Miller's Anesthesia

米勒麻醉学

（简装版）

原著主编　Ronald　D. Miller

原著副主编　Neal H. Cohen

Lars I. Eriksson　　Lee A. Fleisher

Jeanine P. Wiener-Kronish　　William L. Young

主　译　邓小明　曾因明　黄宇光

副主译　李文志　姚尚龙　古妙宁　王国林

第 8 版

第 3 卷

北京大学医学出版社

MILE MAZUIXUE (DI 8 BAN)

图书在版编目（CIP）数据

米勒麻醉学：第8版：简装版／（美）米勒（Miller）
原著，邓小明，曾因明，黄宇光主译. — 北京：北京大学医学出版社，2017.9（2019.8重印）
书名原文：Miller's Anesthesia
ISBN 978-7-5659-1586-4

Ⅰ.①米… Ⅱ.①米… ②邓… ③曾… ④黄… Ⅲ.①麻醉学 Ⅳ.①R614

中国版本图书馆CIP数据核字 (2017) 第071691号

北京市版权局著作权合同登记号：图字：01-2016-2813

ELSEVIER

Elsevier (Singapore) Pte Ltd.
3 Killiney Road, #08-01 Winsland House I, Singapore 239519
Tel: (65) 6349-0200; Fax: (65) 6733-1817

Miller's Anesthesia, 8/E
Ronald D. Miller
Copyright © 2015 by Saunders, an imprint of Elsevier Inc.
ISBN-13: 9780702052835

This translation of Miller's Anesthesia, 8/E by Ronald D. Miller, Neal H. Cohen, Lars I. Eriksson, Lee A. Fleisher, Jeanine P. Wiener-Kronish and William L. Young was undertaken by Peking University Medical Press and is published by arrangement with Elsevier (Singapore) Pte Ltd.
Miller's Anesthesia, 8/E by Ronald D. Miller, Neal H. Cohen, Lars I. Eriksson, Lee A. Fleisher, Jeanine P. Wiener-Kronish and William L. Young 由北京大学医学出版社进行翻译，并根据北京大学医学出版社与爱思唯尔（新加坡）私人有限公司的协议约定出版。

《米勒麻醉学》（第8版）（邓小明　曾因明　黄宇光　译）
ISBN：978-7-5659-1586-4
Copyright © 2017 by Elsevier (Singapore) Pte Ltd. and Peking University Medical Press.

注 意

本译本由 Elsevier (Singapore) Pte Ltd 和 北京大学医学出版社完成。相关从业及研究人员必须凭借其自身经验和知识对文中描述的信息数据、方法策略、搭配组合、实验操作进行评估和使用。由于医学科学发展迅速，临床诊断和给药剂量尤其需要经过独立验证。在法律允许的最大范围内，爱思唯尔、译文的原文作者、原文编辑及原文内容提供者均不对译文或因产品责任、疏忽或其他操作造成的人身及／或财产伤害及／或损失承担责任，亦不对由于使用文中提到的方法、产品、说明或思想而导致的人身及／或财产伤害及／或损失承担责任。

米勒麻醉学（第 8 版）（简装版）（第 3 卷）

主　　译：邓小明　曾因明　黄宇光
出版发行：北京大学医学出版社
地　　址：(100191) 北京市海淀区学院路 38 号 北京大学医学部院内
电　　话：发行部 010-82802230；图书邮购 010-82802495
网　　址：http://www.pumpress.com.cn
E - mail：booksale@bjmu.edu.cn
印　　刷：北京圣彩虹制版印刷技术有限公司
经　　销：新华书店
策划编辑：王智敏
责任编辑：王智敏　　　责任校对：金彤文　　　责任印制：李　啸
开　　本：710 mm ×1000 mm　1/16　印张：190.75　插页：28　字数：6575 千字
版　　次：2017 年 9 月第 1 版　　2019 年 8 月第 2 次印刷
书　　号：ISBN 978-7-5659-1586-4
定　　价：660.00 元（全套定价）

版权所有，违者必究
（凡属质量问题请与本社发行部联系退换）

目 录

第 2 卷

第三部分
麻醉药理学

第四部分
麻醉管理

第 3 卷

第 4 卷

第五部分
成人亚专业麻醉管理

第 5 卷

第六部分
儿科麻醉

第42章　神经肌肉疾病和其他遗传性疾病

Ala Nozari • Aranya Bagchi • Richa Saxena • Brian T. Bateman

黄立宁　石娜 译　董振明　王秀丽 审校

致谢：编者及出版商感谢 Jie Zhou（周捷）、Paul D. Allen、Isaac N. Pessah 和 Mohamed Naguib 在前版本章中所作的贡献，他们的工作为本章奠定了基础。

要　点

- 对患有遗传性或获得性神经疾病的患者，麻醉管理时如何保护受累神经免受与神经阻滞体位相关的卡压和创伤是一个挑战。神经阻滞实施前应该仔细记录和评估神经受累情况（参见第 56、57 章）。
- 一些患者因患有糖尿病神经病变或吉兰 - 巴雷综合征（Guillain-Barré syndrome，GBS）引起自主神经功能紊乱，这些患者对于麻醉药物所引起的血流动力学反应的风险会增加；另外，因为胃排空的延迟，误吸的风险也会增加。
- 重症患者长期制动，导致非成熟型乙酰胆碱受体相对上调，从而对非去极化肌松药（neuromuscular blocking drugs，NMBDs）不敏感，对去极化肌松药敏感性增加，增加钾离子外流的风险（参见第 34 章）。
- 对于重症肌无力（myasthenia gravis，MG）的患者，如果需要应用非去极化肌松药，必须监测神经肌肉传导功能，这些患者可能对非去极化肌松药极其敏感。与非 MG 患者比较，其琥珀酰胆碱需要量会增加（参见第 53 章）。
- Lambert-Eaton 肌无力综合征（Lambert-Eaton myasthenic syndrome，LEMS）是由自身抗体直接抑制突触前膜运动神经末梢电压门控钙通道所致，伴有神经肌肉接头处乙酰胆碱释放减少。对去极化和非去极化肌松药的敏感性增加，对抗胆碱酯酶的药物无效。
- 脊髓麻醉可导致多发性硬化症（multiple sclerosis，MS）的患者术后病情恶化；但是，硬膜外使用低浓度局麻药已成功应用于此类患者。
- 由于存在横纹肌溶解和高血钾症的风险，对于合并有肌萎缩性脊髓侧索硬化症（amyotrophic lateral sclerosis，ALS）、Duchenne 肌营养不良（Duchenne's muscular dystrophy，DMD）和 Becker 肌营养不良（Becker's muscular dystrophy，BMD）的患者，应避免使用琥珀酰胆碱（参见第 34、43 章）。
- DMD 患者常合并有心肌病变和进行性肺功能下降，此类患者易发生围术期的心肺并发症，如果条件允许，尽量选择全凭静脉麻醉，避免吸入麻醉。
- 肌强直性营养不良（myotonic dystrophy，DM）患者常因肌力减退、长期误吸胃内容物和中枢性或外周性通气障碍，多合并有肺部并发症（参见第 43 章），应考虑到术后机械通气时间延长的可能性。此类患者心脏并

要 点（续）

发症的临床表现包括传导异常、心律失常和心肌病变。

- 存在线粒体病变的患者，应仔细评估和记录其器官和系统的受累程度，特别是肌病、内分泌、代谢和神经功能的受累程度。

- 尚无证据表明，患有高血钾周期性瘫痪（hyperkalemic periodic paralysis，HyperPP）的患者易发生恶性高热（malignant hyperthermia，MH）。维持正常的体温，防止高血钾和低血糖对于这些患者非常重要（参见第43章）。

- 线粒体遗传性疾病是孟德尔病的一种特殊类型，遗传缺陷可能位于线粒体 DNA（mitochondrial DNA，mtDNA）或者核 DNA（nuclear DNA，nDNA）所编码的结构区域或调节区域。最近，遗传学研究已经开始解密其他复杂疾病的本质，这可以帮助我们更好地理解围术期相关事件，为患者提供个体化安全有效的治疗。

尽管在日常麻醉中很少遇到周围神经、神经肌肉接头和肌肉组织的疾病，但此类患者围术期的管理是一项艰巨的任务。这些患者的循环和呼吸系统常常受累，增加了围术期心律失常、低血压和呼吸衰竭的风险。应该认真考虑肌松药的副作用，包括严重的高钾血症和作用时间延长。自主神经异常反射会增加麻醉诱导时血流动力学紊乱和误吸的风险。必须全面了解器官系统受累情况，麻醉药物和肌松药的选择必须根据每个患者的具体病情来决定。

本章将讨论一些最常见的神经肌肉疾病以及麻醉药物对其产生的影响，并概述孟德尔遗传病和复杂性线粒体病。由于这些疾病与恶性高热（malignant hyperthermia，MH）有关，我们将会在第43章中进行讨论。将这两种病情进行比较可为读者提供不同的观点。

遗传性和获得性神经疾病

周围神经的损伤可以引起运动功能减弱和感觉功能异常，同时伴有肌肉牵张反射减弱。单神经病变，常是由于一支神经受压或牵拉所造成的制动、卡压、局部缺血。腕管综合征是最常见的卡压性神经病变，是由于在腕管中的正中神经受压所致，表现为手掌和手指的麻木、疼痛以及正中神经远端支配区域包括鱼际隆起的感觉丧失[1]。典型的症状是拇指内收和外展功能减弱导致的握力丧失。应该重视一些合并症比如甲状腺功能减低和糖尿病，神经传导检查和肌电图结果可以帮助确定诊断和判断预后。在髁沟中的尺神经由于缺乏软组织的保护易发生挤压和损伤，是最常见

的围术期周围神经病变[2]，症状包括第四、五手指的麻木和内侧肌群肌力下降，肌力下降表明握力减弱，严重时可见爪型手。臂丛神经从椎间孔发出直到腋窝，相对较长且接近许多活动的骨性结构，所以在围术期由于体位不当容易发生损伤[3]。然而，即使在手术期间使用垫料保护且体位合适，臂丛损伤也可能发生。高血压病、糖尿病与围术期外周神经损伤的联系，提示病因是多因素的[4]。据报道，超过40%合并有糖尿病的患者出现神经病变的临床症状或肌电图提示神经病变[5]。糖尿病神经病变包括许多不同的临床表现，比如发生在下肢和足部的缓慢进展性对称性多发感觉神经病变，涉及膀胱、肠道和循环系统的自主神经病变和能够引起臀部、大腿、膝关节严重疼痛和股四头肌肌力减弱的丛集性神经病变，这些症状可以在几周或几月内改善。糖尿病性肌萎缩或 Bruns-Garland 综合征（也称作缺血性多发性单神经病变）是另一种丛集性神经病变，表现为背部、臀部、大腿和小腿突发的不对称疼痛和进展性肌无力[6]。尽管免疫疗法适用于某些特殊严重病例，但还是应该首先考虑传统疗法。患有严重疾病的患者在机械通气期间卧床易诱发慢性系统性炎症，易发生膈神经的单神经病变。可以通过神经电位变化和膈肌的肌电图记录来诊断，并且此种情况会影响患者对机械通气的依赖程度，延长患者在 ICU 的治疗时间。

遗传性神经病变包括腓骨肌萎缩（Charcot-Marie-Tooth disease，CMT）和遗传性压迫易感性神经病（hereditary neuropathy with liability to pressure palsies，HNPP）。每2500个人中大约有1人患 CMT，CMT 是

最常见的遗传性神经病变[7-8]。在本质上它不是一种单一的疾病，而是代表由于髓鞘或轴突基因突变所导致的一系列疾病[7-8]。尽管根据电生理、组织学和临床特征，传统上分为 7 种类型，但是多种基因亚型[7,9]和突变基因在 30 多种基因存在，这 30 多种基因又涉及可导致疾病的 40 个基因位点[7]。基因遗传模式最常见的是常染色体显性遗传，但也存在伴 X 染色体和常染色体隐性遗传，这是出现散发病例的原因。大约三分之二的病例，是施万细胞基因表达突变引起脱髓鞘引起，余三分之一是在神经细胞基因突变导致轴突功能障碍所致[7,10]。可使得运动神经传导速度减慢的脱髓鞘和常染色体显性遗传是 CMT1 的特征，它是最常见的类型[9]。CMT1 最常见的形式是 CMT1A 亚型，大约占 CMT1 病例的 75%[7]。在染色体 17p11.2 有 1.4 兆碱基的复制可诱发 CMT1A[9,11]。CMT 患者的典型表现为进展性远端肌无力和腰部反射减弱或消失。一些患者也可以表现为手套袜子分布区域的轻度感觉丧失、远端畸形（腓肌萎缩是典型表现）、脊柱后侧凸和神经病理性疼痛。而伴有槌状趾的弓形足（爪形足）、足下垂和频繁的踝关节扭伤并不常见[9]。多在 20 岁以后发病。尽管该病不影响寿命，但是可以引起明显的残疾。CMT 存在多种形式，包括 Dejerine-Sottas 神经病和先天性髓鞘发育不良。先天性髓鞘发育不良多在婴儿期发病，有时是致命的[9]。

与 CMT 相同，HNPP 是一种缓慢进展的神经病，由于髓鞘局部不规则增厚引起，这也说明小的创伤可以引起反复的局部神经病变[12]。HNPP 多在青春期发病，表现为麻木、肌无力、腓侧瘫痪、腕管综合征和其他压迫性神经病变。一项神经传导的研究表明，在损伤区域有局部传导阻滞，传导速度轻微减慢，同弥漫性脱髓鞘病变一致。一些患者可以存在长期的神经功能障碍，也有许多患者发生局部神经病变后完全恢复。

麻醉注意事项

对于单一神经病变患者的麻醉管理，如何保护受累神经因体位引起的进一步压迫和损伤是一项挑战。自主神经病变的患者常因循环反射受累，麻醉药引起的血流动力学波动较大。合并有糖尿病自主神经病变的患者，由于胃排空延迟也存在发生吸入性肺炎的风险[13]。

合并有 CMT 的患者常需要整形手术去治疗骨骼和肌肉的临床表现，包括足踝缺陷、脊柱畸形和臀部发育不良[14]。对 CMT 患者麻醉管理的资料有限，多为个案报道和临床资料。在对 CMT 患者进行麻醉时，

重要关注点多来自于这些报道和病理生理学。CMT 患者围术期主要关注点包括肌松药的副作用、MH 的易感性和需要延长呼吸支持的呼吸衰竭。提示对镇静性麻醉药敏感性增加，但对 CMT 患者使用吸入和静脉麻醉药未见并发症的报道[15]。然而，有许多使用氧化亚氮加重 CMT 患者症状的报道[16]，所以尽量避免使用此药物。其他在围术期使用能加重 CMT 症状的药物包括甲硝唑、胺碘酮、利奈唑胺和呋喃妥因[16]。

CMT 患者对肌松药的反应文献报道还存在争议。Pogson 等报道此类患者对维库溴铵的敏感性增加[17]，然而顺阿曲库铵和美维库铵虽一直应用但未见神经肌肉阻滞延长的报道[18-20]。因为脱髓鞘常出现在四肢远端，所以神经肌肉阻滞监测应该在面部而不是尺神经。尽管琥珀酰胆碱已经成功地应用于此类患者，但考虑到高钾血症的风险，临床上应该尽量避免常规使用[21-22]。有病例报道 CMT 患者使用七氟烷后出现 MH[23-24]。迄今为止，已经出版的临床资料表明 77 例 CMT 患者使用麻醉药物未见并发症出现[25]。已有资料表明 CMT 和 MH 没有关系，吸入麻醉药应用于这些患者是合理的[24]。

区域麻醉一直应用于 CMT 患者，没有证据表明有相关并发症发生[25-28]。然而，由于担心加重神经症状，这些患者一般不采用区域麻醉。超声引导下的周围神经阻滞可以降低神经并发症的风险，可应用于那些不适合全麻的患者[29]。脊髓麻醉也常被应用于这些患者的无痛分娩，未见神经症状加重的报道[26,30]。在麻醉前评估和记录神经系统的情况是非常重要的[24]。

与 CMT 患者一样，HNPP 患者需要格外注意对肌松药的反应及体位引起神经症状的加重。由于全麻或区域阻滞使患者制动，可能诱发压力性麻痹。然而，当前文献报道并未反对区域麻醉和脊髓麻醉在这些患者中的应用[31]。尽管没有充足的证据表明手术体位对 HNPP 患者有所影响，但是合适的体位和充分的垫敷可以减少神经并发症发生的风险。

吉兰-巴雷综合征或急性炎症性脱髓鞘性多发性神经病

吉兰-巴雷综合征（Guillain-Barré syndrome，GBS）或急性炎症性脱髓鞘性多发性神经病（acute inflammatory demyelinating polyradiculopathy，AIDP）是一种急性进展性周围神经病，由致敏事件如呼吸道感染所诱发，体液和细胞共同介导的自身免疫性疾病[32]。表现为典型的上行性麻痹，以对称性肌无力为特点，发生在四肢、面部、呼吸和延髓的肌肉，病变程度从行走困难到完全瘫痪轻重不一。轻度患者表现

为共济失调、眼肌麻痹或反射减弱，无明显的四肢无力；暴发性病例可表现为严重的上行性肌无力进而导致四肢完全麻痹，也可表现为脑神经麻痹、膈神经和肋间神经麻痹而导致的面部和呼吸肌无力，甚至需要呼吸机支持[33]。可出现自主神经功能障碍，引起血流动力学波动和心率失常发生，也有突发循环衰竭和死亡的风险。

诊断主要通过临床症状，比如反射消失和进展性肌无力、脑脊液分析显示蛋白增加而细胞数量不变（蛋白细胞分离）和电生理检查确诊[34]。肌电图和神经传导在发病早期是正常的，但是在发病的 1～2 周可出现典型部分脱髓鞘、传导速度减慢和 F 波离散或消失。

治疗方法包括营养支持、呼吸支持和防止误吸。尽早采用 5% 白蛋白预充做血浆置换可以缓解疾病进展，但是对于存在血流动力学不稳定、家族性自主神经功能紊乱和活动性出血的患者是禁忌的[35]。血浆置换时存在明显的导管相关的并发症风险或者存在家族性自主神经功能紊乱的患者应该采用静脉注射免疫球蛋白疗法（intravenous immunoglobulin，IVIG）。

麻醉注意事项

GBS 患者易合并脑神经麻痹和自主神经功能紊乱，使得误吸的风险增加。因此，在麻醉诱导前应该采取放置胃管减压的措施去预防误吸。由于心血管代偿反应较差，麻醉诱导或低血容量易出现低血压，相反，喉镜置入或不良刺激易引起高血压。尽管血流动力学的紊乱大多是短暂和可控的，但还是应该使用小剂量短效的血管活性药[36]。严密的血流动力学监测是必要的，应该采用动脉置管持续动态监测血压。这些患者也可能会出现对肌松药的异常反应，如出现琥珀酰胆碱诱发的高钾血症[37]。由于存在肌松阻滞延长的风险，非去极化肌松药尽量避免使用。这些患者对非去极化肌松药的反应不一，抵抗和敏感均有报道，所以，如果使用非去极化肌松药应该使用神经刺激仪严密监测神经肌肉传导功能[38]。一些麻醉医师使用区域麻醉[39]，但是由于有加重神经症状的报道所以存在争议[40]。

危重患者多发性神经病和危重患者肌病

Bolton 和他的同事在 1987 年确定了危重患者多发性神经病（critical illness polyneuropathy，CIP），描述

了此疾病以广泛的运动和感觉神经纤维轴索变性为特征，伴随有呼吸肌和四肢的失神经性肌萎缩[41]。尽管 CIP 的确切发生率很难确定，但所有重症神经病变和危重患者肌病（critical illness myopathy，CIM）患者中，在 ICU 治疗两周以上的患者比例超过 50%[42]。CIM 患者下肢的受累程度比上肢严重，远端肌肉受累程度比近端肌肉严重；自主神经功能不受累，外眼运动保持正常。在 CIP 患者中未发现神经肌肉接头异常，肌电图和神经传导检查结果同多发性神经病一致，表现为运动和感觉动作电位振幅降低，传导速度减慢，血清肌酸激酶水平正常。相反，在 CIM 患者中，感觉神经动作电位通常是正常的，但是复合肌肉动作电位是减弱的，肌电图结果同肌病一致，血清肌酸激酶水平升高，无需特殊治疗，在进展期和恢复早期可采用支持疗法。镇静药、麻醉药和类固醇激素应限制使用[43]。有效控制高血糖能够使 CIP 的发生率降低 44%[44]。

麻醉注意事项

这些患者的麻醉注意事项和其他获得性神经病（见前文）一样，包括保护神经免受挤压，特别是尺神经和腓神经。此类患者在急性期延long卧床时间可使成熟型乙酰胆碱受体的相对数量增加，此受体可以增加非去极化肌松药的敏感性[45]。另外，对去极化肌松药（琥珀酰胆碱）的敏感性增加，应用琥珀酰胆碱时，钾离子外流增加的风险加大[46]。

重症肌无力

重症肌无力（myasthenia gravis，MG）是由于抗体抵抗烟碱型乙酰胆碱受体（nicotinic acetylcholine receptors，nAChRs）而导致突触转运的自身免疫功能紊乱。年发生率是 1/500 000 到 1/200 000 不等，在美国每 100 000 例中约有 0.5～14.2 例，多见于 20～30 岁的女性和 60～80 岁的男性。对抗肌肉型乙酰胆碱受体 α- 亚基的自身抗体破坏了神经肌肉接头处的乙酰胆碱受体，导致神经肌肉接头传导异常，引起肌无力和疲劳。这些抗体产生的原因目前还不清楚，但是同胸腺瘤和胸腺增生有一定关系（全身型 MG 占 80%，眼睑型 MG 占 30%～50%）。抵抗肌肉特异性酪氨酸激酶（muscle-specific tyrosine kinase，MuSK）的自身抗体与人白细胞抗原（human leukocyte antigen，HLA）-B8 和 DRw3 抗原有一定关系，主要存在于合并 MG 的年轻患者[47]。由脑神经支配的骨骼肌容易

受累，受累后可能导致眼外肌和面肌无力或延髓和吞咽功能失调，吞咽和发音的协调性将受到影响，导致语言和咀嚼功能受累，此类患者误吸胃内容物和口腔内容物的风险增加。MG 患者骨骼肌无力在白天加重，休息后缓解。临床进程可以分为进展期和恢复期。这些患者可以出现心肌炎、心房纤颤、心脏传导阻滞、Takotsubo 心肌病以及伴随心率和血压波动较大的交感神经功能亢进 [48-49]。MG 可通过神经病学检查和趋势测试做出诊断，常表现为骨骼肌锻炼和反复收缩后肌无力逐渐加重。采用依酚氯铵试验，首先静脉注射 1～2mg 试验剂量后给予 8mg，观察反应做出诊断，给药后 1～5min 原症状改善可做出诊断。血清检查包括血清乙酰胆碱受体抗体（存在于 95% 患者）、横纹肌、MuSK（存在于 65% 乙酰胆碱受体阴性的患者）。肌电图检查提示跳动次数增加，神经传导出现反复刺激后的递减性反应 [50]。治疗措施包括病情需要时呼吸机支持治疗和使用胆碱酯酶抑制剂吡斯的明 [51-52]。免疫调节药物例如类固醇激素和硫唑嘌呤是有效的，但起效时间较晚。尽管类固醇激素能够降低乙酰胆碱受体抗体的数量，明显改善症状，但在治疗初期可能使病情暂时加重。IVIG 和血浆置换起效迅速，可用于严重的延髓、口咽部功能失调和重症 MG 患者。切除胸腺瘤对副肿瘤性肌无力有益，但对于非胸腺瘤自身免疫性 MG 治疗作用还未得到长期的证实 [53]。

麻醉注意事项

充分熟知患者的症状和治疗措极其重要。认真评估 MG 患者术前的气道情况，包括咳嗽和排痰能力以及如何保护和保持气道通畅。应告知这些患者术后症状可能会加重，术后呼吸机支持时间延长。若患者存在下列情况：超过 6 年以上的病史、术前呼吸功能较差或肺部疾患已存在、每天吡斯的明的使用剂量超过 750mg、术前肺活量小于 2.9L，则术后发生肌无力危象的风险和需要呼吸机支持治疗的可能性会增加 [54]。若存在下列情况：术前出现延髓症状，有肌无力危象的病史，术前血清乙酰胆碱受体抗体水平超过 100nmol/L、术中出血量超过 1000ml，也提示术后易发生肌无力危象 [55]。应该在疾病的稳定期且服用免疫调节药物剂量较少时进行择期手术。所服用药物中大部分不会与麻醉药物产生相互作用，但是咪唑硫嘌呤可能会抑制非去极化肌松药的作用，延长琥珀酰胆碱作用时效。多数麻醉医师推荐服用抗胆碱酯酶药物直至术日，但是也应考虑此类药物和肌松药的相互作用 [56]。功能性乙酰胆碱受体数目减少会导致对非去极化肌松

药敏感性增加 [57-58]，此类患者必须进行神经肌肉传导监测，但是麻醉医师应该认识到在这些患者中可能会高估神经肌肉阻滞程度，特别是对眼轮匝肌反应监测的患者。此外，由于肌无力分布不均匀，在一个监测点（如手）进行监测不能代表其他肌肉群的实际阻滞水平。肌松药的使用剂量应采用滴定法确定，例如，采用 0.1 到 0.2 倍 ED95 小剂量递增直至达到预期效果。另一方面，由于功能性乙酰胆碱受体的数目减少，琥珀酰胆碱需要量比正常患者偏大（ED95 是非 MG 患者的 2.6 倍）[59]。也有肌无力终板受体对琥珀酰胆碱快速脱敏的报道，提示容易出现 II 相阻滞 [60]。强效吸入麻醉药已经成功应用于 MG 患者，能够使深部肌肉松弛，在不需要肌松药的情况下开展大部分外科手术 [61]。一直使用静脉诱导所用的麻醉药和阿片类药物，未见明显不良反应。如果采用区域麻醉，严密监测肌肉功能和通气情况同等重要，因为酯类局部麻醉药是被假性胆碱酯酶代谢，对 MG 患者采用抗胆碱酯酶治疗可以提高酯类局部麻醉药的药效，延长阻滞时间。虽然酰胺类局麻药已在 MG 患者成功应用，应对肌无力加重的准备措施和应用恰当的酰胺类局麻药是必要的 [62-63]。

Lambert-Eaton 肌无力综合征

Lambert-Eaton 肌 无 力 综 合 征（Lambert-Eaton myasthenic syndrome，LEMS）是由于自身抗体对抗突触前电压门控钙通道，使乙酰胆碱释放降低而引起。症状常为癌旁现象的一部分（小细胞肺癌中 50%～60% 出现此症状），但也可能和肿瘤无关 [64]。超过 80% 的患者和肿瘤有关，出现肌无力的症状要比肿瘤的诊断早。临床症状通常表现为亚急性发病，尽管存在上肢肌无力、延髓症状和呼吸肌无力，但以下肢近端肌无力为典型特征。和 MG 患者不同，LEMS 患者一般在晨起症状较重，白天逐渐减轻。肌无力的症状在少量锻炼后缓解，但持续的体力活动会导致症状加重。锻炼能够使肌肉功能改善与突触前钙的聚集和后续乙酰胆碱的释放增加有关。自主神经功能紊乱和胆碱能症状包括口干和泪腺分泌障碍。LEMS 可通过物理检查诊断，表现为近端下肢肌无力，伴随有强直刺激后腱反射减弱以及自主神经功能紊乱。肌电图的典型表现为肌肉复合动作电位（compound muscle action potential，CMAP）的波幅变小和快速神经刺激（20～50Hz）后 CMAP 出现增量反应，但缓慢神经刺激（1～5Hz）后 CMAP 出现减量反应 [65]。对 P/Q 型电压门控钙通道的自身抗体是高度特异性的，并且在 85%～90% 的 LEMS 患者能够检测到 [66]。

胆碱酯酶抑制剂不能持续改善这些患者的症状，但在一定程度上可以改善肌无力和口干的症状。对于有 LEMS 症状的患者，氨基吡啶（如 3, 4- 二氨基吡啶）是一线治疗用药，可改善肌力和自主神经功能紊乱症状，且副作用较小[67]。积极采用免疫治疗、血浆置换和免疫球蛋白治疗可使症状暂时迅速改善。

麻醉注意事项

同 MG 患者一样，应该认真评估 LEMS 患者术后呼吸衰竭和延长机械通气时间的风险。对去极化和非去极化肌松药的敏感性增加，而对抗胆碱酯酶药的敏感性降低。自主神经功能紊乱可能会使患者出现对血管扩张剂和麻醉诱导药物的过度反应。密切监测神经肌肉传递功能十分重要，并且对此类患者只监测四个成串刺激是不够的，强直刺激和强直后易化也应考虑监测[68]。对于服用氨基吡啶的患者采用抗胆碱酯酶药物拮抗肌松可能无效，若同时口服氨基吡啶和抗胆碱酯酶药会更加有效[69]。硬膜外麻醉已成功应用于这些患者[70]，但与 MG 患者一样，考虑其会增加肌无力和呼吸衰竭的可能性，对 LEMS 患者应用脊髓麻醉应谨慎。

多发性硬化症

多发性硬化症（multiple sclerosis，MS）是视神经、大脑皮层和脊髓的皮质脊髓束和后柱的一种脱髓鞘病变。它被认为是一种自身免疫性疾病，由于外周血白细胞对髓鞘抗原敏感性增加，继发炎症反应，使单核细胞和淋巴细胞在胶质细胞和外周血管聚集，在中枢神经系统内，特别是在脑室周围白质形成斑块，其病理生理机制也与遗传易感性和环境因素有关。该疾病主要发生于 10 ~ 60 岁女性，其中 20 ~ 40 岁女性最多发。在多数患者的临床进展过程中，病情恶化和缓解交替出现，但在原发进行性 MS 的病例中，高达 10% 的患者可出现连续神经功能恶化。斑块在中枢神经系统的硬化程度和部位与症状密切相关，症状通常包括视觉错乱（如复视、模糊、视野切割）、麻木和感觉异常以及低头曲颈触电样征（Lhermitte 征）。脑神经功能障碍、共济失调、膀胱和肠道功能失调也很常见。在疾病后期，典型表现是下肢局部和整体肌无力情况要比上肢严重。慢性症状还可包括痉挛性截瘫、四肢震颤，表现为抑郁或兴奋的精神错乱和老年痴呆症。病情危重时，呼吸障碍可能会引起低氧血症。MS 也能够引起自主神经功能紊乱，因此，此类患者可能对麻醉诱导药物、血管扩张剂和拟交感神经药物反应

剧烈[71]。目前 MS 的诊断主要基于临床症状和实验室检查，包括结合 CSF 抗体的分析和影像学检查（磁共振成像检测中枢神经系统斑块）。一次单一的快速恢复临床孤立症状不足以支持诊断，而反复发作的症状且伴随有 CSF 免疫球蛋白 G（immunoglobulin G，IgG）增加和多灶性磁共振成像异常则强烈支持诊断[72]。急性发作病例可联合应用多种免疫抑制方式，包括糖皮质激素，其能增加治愈率但不能提高功能恢复的整体水平。可在复发缓解型 MS 患者中使用干扰素 β1a 或醋酸格拉默（模仿髓鞘碱性蛋白的合成多肽）预防性治疗。针对慢性症状的特异疗法包括巴氯芬和苯二氮䓬类药物治疗痉挛、抗惊厥药物或普萘洛尔治疗震颤、奥昔布宁和丙酸太林治疗膀胱痉挛、选择性 5- 羟色胺再摄取抑制剂（selective serotonin reuptake inhibitors，SSRIs）或其他抗抑郁药治疗情感障碍。

麻醉注意事项

MS 患者对身体的和情感的应激非常敏感，在围术期极有可能使症状加重。因此，应告知这些患者手术应激对疾病进程的影响，无论采用何种麻醉方法，术后均存在症状加重的潜在风险。体温升高通常被认为是触发机制，可能是由于脱髓鞘的神经传导完全阻滞所致。因此，在围术期应严密监测体温，并严格控制体温。密观病情发展，尽量维持体液平衡并减少中心血流动力学（例如前负荷和后负荷）的变化。一般而言，术前长期使用免疫抑制药物治疗的患者在围术期应延续原有治疗。虽无文献提供任何证据推荐使用何种吸入或静脉麻醉药，但许多麻醉医师认为，对于这些患者，全身麻醉不会导致病情加重，并优于脊髓麻醉。对于 MS 患者尽量避免应用去极化肌松药，例如琥珀酰胆碱，因为去神经支配或者滥用性病可能导致肌肉组织内的钾离子释放，诱发高钾血症和心律失常。应用非去极化肌松药是安全的，但由于对先前存在肌无力的患者非去极化肌松药敏感性增加，阻滞作用延长，另外也有 MS 患者抵抗非去极化肌松药的报道，因此应谨慎使用非去极化肌松药。据推测，与 MS 相关的脱髓鞘使得脊髓易发生局麻药的神经毒性。然而，硬膜外使用低浓度的局麻药已被成功地用于 MS 患者[73]。另外，脊髓麻醉会导致 MS 患者术后症状加重，因为脱髓鞘也可能损坏血脑屏障，脊髓麻醉通常不建议在这些患者使用。显然，术后是否需要监护主要取决于术前症状、手术类型和出现的并发症。对于严重的术前肌无力、呼吸窘迫和咽肌功能障碍的患者应考虑延长术后监护时间并给予呼吸支持治疗。

肌萎缩性侧索硬化症

肌萎缩性侧索硬化症（Amyotrophic lateral sclerosis, ALS）是一种混合的上下运动神经元病，伴随有脊髓前角 α-运动神经元、脑干运动核和皮质脊髓束变性。此类患者多存在进展性肌无力、肌肉萎缩（手较典型）、痉挛以及下肢反射亢进。也可能发生发音障碍、吞咽困难、舌萎缩和肌束震颤。进展性肌无力会导致呼吸衰竭甚至死亡。ALS 患者通常不会影响感觉功能，包括学习能力和认知功能以及大小便功能。

ALS 的发病率为大约每 100 000 例中有 2 例，高发区每 100 000 例中有 4~6 例。多在 50~75 岁发病，男性多于女性。大多数病例为散发，虽然病理生理过程尚不清楚，但提示与超氧化物歧化酶（superoxide dismutase, SOD）的突变有关。SOD 是一种重要的抗氧化剂，其突变可导致自由基清除率降低，增强氧化应激反应和线粒体功能障碍。大多数家族形式与 C9ORF72（在 9p21）、TDP43、FUS 和 VCP 基因突变有关。可通过肌电图、神经电生理和神经系统检查确定诊断，神经系统查体提示上肢和下肢的早期痉挛无力，特别是皮下肌肉的肌束震颤以及延髓受累，影响咽部功能、语言和面部肌肉。目前尚无有效的根治措施，只能采取对症治疗。利鲁唑是一种谷氨酸释放抑制剂，可以保护神经且延长此类患者的寿命[74]。常常需要气管切开、胃造瘘术和其他支持疗法包括机械通气。

麻醉注意事项

ALS 患者对镇静催眠药的呼吸抑制作用更加敏感。延髓受累合并呼吸肌无力导致容易出现误吸和肺部并发症。这些患者多存在交感神经亢进和自主神经功能紊乱，易发生体位性低血压和静息性心动过速[75]，围术期管理时应引起注意。由于去神经支配和长期卧床引起高钾血症，应该避免使用琥珀酰胆碱。非去极化肌松药可能延长和强化神经肌肉阻滞作用，因此应用此类药物时要格外慎重[76]。全身麻醉可能会引起通气量下降，神经阻滞麻醉可以避免此症状加重。全身麻醉复合硬膜外阻滞已成功地用于这些患者且未见出现并发症。

Duchenne 肌营养不良症

存在遗传缺陷的肌肉细胞易发生进展性骨骼肌和平滑肌功能障碍，这些遗传缺陷是一组统称为肌营养不良的疾病的病因。肌营养不良症的最常见和最严重的形式是 Duchenne 肌营养不良症（Duchenne muscular dystrophy, DMD），其发病率为每 5000 例男婴中有 1 例[77-78]。DMD 是 X 染色体连锁隐性遗传疾病，是由于编码抗肌萎缩蛋白的基因发生突变所致[79-80]。引起 DMD 最常见的突变形式为基因缺失，但也有复制和点突变形式的报道[80]。除大多数情况下是由于遗传突变所致以外，另外约有 10% 是由于自发突变所致，这就可以解释肌营养不良蛋白基因体积巨大的原因[79]。

抗肌萎缩蛋白基因在骨骼肌、平滑肌和心肌上表达。虽然它只占横纹肌蛋白的 0.002%[81]，但肌营养不良蛋白在稳定肌膜和维持肌肉细胞膜完整性中起重要作用。细胞骨架蛋白可以连接细胞内的肌动蛋白和一组叫做抗肌萎缩结合蛋白复合物的细胞膜蛋白[82]。此复合物依次通过层粘连蛋白连接细胞外基质（图 42-1）[82]。DMD 患者不仅没有肌营养不良蛋白，肌营养相关蛋白复合物的表达也明显异常[82]。疾病早期的标志是细胞膜渗透性增加，细胞内容物如肌酸磷酸激酶漏出，细胞外离子如钙离子进入细胞内。过去认为，缺乏抗肌萎缩蛋白使肌膜脆弱和易破裂回缩，也是细胞膜渗透性增加的原因[83]。然而，最近这种机制被质疑，并且有证据表明该疾病早期阶段通道功能的改变，使细胞内钙离子增加，激活蛋白酶和和活性氧[79,82]。

DMD 患者在婴儿期表现正常，大多数患者症状在 2~5 岁时出现[84]。在一个普通人群构成的样本调查中，首次出现迹象或症状的平均年龄是 2.5 岁，明确诊断的平均年龄是 4.9 岁[85]（参见第 93 章）。常见的体征和症状包括近端肌无力[79]，导致步态紊乱（包括蹒跚和脚尖走路），爬楼梯困难，小腿肥大和典型的 Gowers 征（儿童使用双手支撑自己才能站起）[84]。肌酸激酶水平测定可用来做筛选试验，其水平在 DMD 患儿升高（通常在 5000~150 000IU/L）[84]，3~6 岁达到高峰，大部分患儿在 9~12 岁前需要坐轮椅[84]。

患儿由于受到轮椅的束缚，脊柱变形继发躯干无力[86-87]。这种畸形加上渐进性呼吸肌无力，可影响肺功能。这些患者极易发生急性呼吸衰竭，尤其是存在感染的患者[84]。此外，他们很容易发生上气道功能障碍和睡眠窒息[79]。几乎所有 DMD 患者都会发生心肌病[88-89]。抗肌萎缩蛋白出现于心肌细胞，使之发生纤维化变性[89]。这种纤维化最初影响左心室后基底部[89]，导致心肌室壁张力增加和左心室收缩功能降低，最终导致心室扩张和收缩功能障碍。心电图出现特异性改变，包括 V_1 导联 R 波增高，I、V_5 和 V_6 导联 Q 波变深变窄，窦性心动过速和电轴右偏[90]。最初超声心动图显示室壁纤维化部分出现矛盾运动，最终出现心功能不全。乳头肌的纤维化可导致明显二尖瓣反流[91]，由于其结构发生变化，

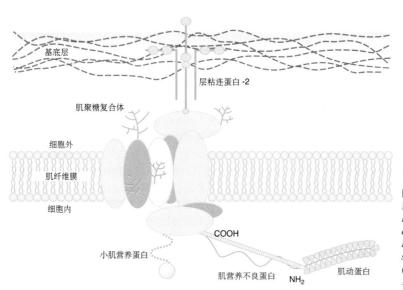

基底层

层粘连蛋白 -2

肌聚糖复合体

细胞外

肌纤维膜

细胞内

COOH

小肌营养蛋白

肌营养不良蛋白 NH₂ 肌动蛋白

图 42-1 细胞膜和细胞骨架蛋白质复合体简图 *(From Zhou J, Allen PD, Pesah IN, et al: Neuromuscular disorders and malignant hyperthermia. In Miller RD, editor: Miller's anesthesia, ed 7. Philadelphia, 2010, Elsevier (Churchill Livingstone), pp 1171-1196.)*

DMD 患者极易发生心律失常[92]。

　　DMD 的首选治疗方法是应用糖皮质激素。现有 meta 分析数据表明糖皮质激素治疗可短期改善肌力和肌肉功能[93]。每日应用泼尼松龙 0.75mg/kg 是最有效的治疗方案[93]。最新数据表明，加入双膦酸盐类固醇更有益于治疗 DMD[94]。心肌病的治疗包括血管紧张素转换酶（angiotensin-converting enzyme，ACE）抑制剂、β受体阻滞剂和利尿剂[89]。经常需要呼吸支持，包括持续气道正压通气、双相气道正压通气和气管切开后完全控制呼吸[84]。新的分子疗法包括基因替代疗法、基因突变抑制和外显子跳跃，这些疗法正在研发且有希望用于治疗这种疾病[95]。临床进程是逐渐恶化直至死亡的过程，通常在 20～30 岁间死于呼吸衰竭或心脏衰竭[96]。

麻醉注意事项

　　DMD 患者因为肌肉活检、脊柱侧凸矫形、脊柱挛缩减压和骨折而需手术治疗，所以经常需要麻醉。麻醉首要注意事项取决于疾病处于什么阶段。年轻患者的骨骼肌正在恶化，麻醉可引起深部横纹肌溶解和高钾血症[79]。对于年龄较大的患者，包括青少年和成人，首要关注的应该是呼吸和心脏[79]。无论年龄大小，对于非急诊手术的 DMD 患者应该仔细进行麻醉评估以及向其他相关的医疗专家咨询[97-99]。

　　由于进行性肺功能下降是本病的主要特点之一，大部分 DMD 患者死于肺部疾患，术前肺功能评估是非常必要的。专家推荐的术前肺功能检测包括用力肺活量（forced vital capacity，FVC）、最大吸气压力、最大呼气压力（maximum expiratory pressure，MEP）、峰值咳嗽流量（peak cough flow，PCF）和用脉搏血氧仪在室内测量血氧饱和度[98]。患者的 FVC 小于 50% 时，应考虑在术前训练无创正压通气[98, 100]。这种训练可以提高术后无创正压通气使用的成功率。对于 PCF 小于 270L/min 或 MEP 小于 60cm 水柱的成年 DMD 患者，应考虑因咳嗽能力减弱而引起呼吸系统并发症。专家建议这些患者通过人工和机械辅助来锻炼其咳嗽[98]。

　　如前文所述，DMD 导致渐进性扩张型心肌病，这使得此类患者在围术期易发生急性心力衰竭和心律失常[99, 101]。为保证患者处于最佳状态行手术治疗，必须结合心电图、超声心动图结果和心内科医师意见认真做术前评估[98]。然而，常规术前心脏的检查不能避免围术期发生心力衰竭的可能性[101]。呼吸困难使呼吸运动作功增加，也使进食变得困难，从而引起营养不良[98]。术前营养优化支持也是必不可少的，适当使用通气支持可以帮助解决这个问题。术前检测前白蛋白和白蛋白可以评估患者是否将因为营养不良的原因导致术后伤口愈合不佳[98]。

　　由于 DMD 是一种无法治愈的疾病，专家建议在大手术前选择适当时机向患者及其监护人交代预后，并选择适当时机让其预立遗嘱[98]。

　　对于 DMD 患者，术中应考虑如下问题。首先，琥珀酰胆碱禁用于 DMD 患者。琥珀酰胆碱可通过两种机制促使这些患者发生高钾血症：①过量的钾释放是由于接头外胎儿型（DMD 患者是否存在还有争议）和成人型乙酰胆碱受体激活导致[102]；②由于肌纤维膜不稳定，肌肉收缩时继发大量横纹肌溶解[79, 103]。实际上，由于在未诊断 DMD 的年轻男性患者使用琥珀酰胆碱后发生了高钾性心搏骤停，导致出现琥珀酰胆碱在儿童和青少年中使用的黑框警告[79]。其次，吸入麻醉药最好不要在这些患者身上使用[24, 79, 104]，大多数专家认为，如果可能，尽量使用全凭静脉麻醉。尽管罕见，但使用吸入性麻醉药可诱发深部横纹肌溶解，出现危及生命的 MH 样反应[103-104]。该反应在低浓度下就可发生，甚至在术后仍然可以进一步加重，这就引发了是否应该使用洁净麻醉机的争论[79, 104]。早期报道显示 DMD 和 MH 有一定关系，但它们的基因突变位点是不同的，DMD 是因为 X 染色体发生基因突变而和 MH 相关的基因位点却在染色体 19 的位置[103]。另一方面，挥发性麻醉药不良反应的机制被认为与横纹肌溶解和高钾血症有关，与代谢亢进无关[104]。因此，使用丹曲林治疗是无效的[104]。治疗的重点应该是积极处理高钾血症。一些学者认为把吸入麻醉药列为绝对禁忌理由不充分，并认为在存在困难气道情况下，短暂的接触吸入麻醉药是合理的[104]。

在 DMD 患者的术中气道管理方面，面临以下方面的挑战：首先，困难气道的发生率增高。在最近涉及 232 例 DMD 患者的整形外科手术中，直接喉镜置入困难的发生率为 4%[105]，可能与巨舌、肥胖、张口受限和颈椎活动受限的高发生率有关[105]。咽喉反射减弱、胃排空延迟均可增加误吸的风险，这些均能使气道管理更加复杂。在 DMD 患者中最常见的睡眠呼吸障碍包括阻塞性睡眠呼吸暂停和通气不足[106]。众所周知，睡眠呼吸障碍会增加儿童对阿片类药物的敏感性[107-108]，因此，DMD 患者给予阿片类药物时应谨慎并监测血药浓度[79]。

DMD 患者对常规剂量非去极化肌松药的敏感性增加，会引起四个成串刺激（TOF）的衰减程度进一步增加，从而导致较长时间的神经肌肉阻滞[109-110]。这可能与 DMD 患者的肌肉量减少有关[79]。在快速麻醉诱导中应注意罗库溴铵的起效时间会出现延迟[110]。

关于 DMD 患者是否容易出血的研究数据还不明确。一些研究中的结果表明：DMD 患者存在血小板功能缺陷[111-112]，而其他的研究则持反对意见[113-114]。最近的一项研究发现，血小板功能正常的 DMD 患者其出血时间也是延长的。基于正常血管平滑肌细胞中存在肌营养不良蛋白，作者认为凝血功能的下降是由血管平滑肌的反应性存在缺陷引起的[114]。一些专家建议 DMD 患者在接受大手术时可使用 6- 氨基己酸减

少出血[79]。

鉴于挥发性麻醉药和肌松药在临床应用中存在的问题，区域麻醉可安全用于 DMD 患者[115]和其他一些临床情况。由于 DMD 患者术后有发生呼吸道并发症的危险，因此区域麻醉对于术后镇痛有其特殊的优势。

DMD 患者的术后护理主要注意潜在的呼吸或心脏方面的损害（或两者都有）。术后护理十分重要，最好进入 ICU 以便对其进行更好的监测。患者 FVC 小于 50% 时，应在拔管后立即给予无创正压通气[98]。在某些情况下，过度镇痛可能会导致通气不足或镇静过度，此时拔管时间应延迟 1～2 天[98]。DMD 患者术后护理还包括：手动或机械辅助咳痰，请心血管科专家对术后体液转移和其他心脏问题进行诊治和处理。由于 DMD 患者常伴随胃肠道消化问题，故专家建议进行肠道准备和服用促胃动力药物，并对患者进行适当的胃肠减压[98]。当不能经口摄取食物时，可进行早期肠内或肠外的营养支持[98]。

Becker 肌营养不良症

Becker 肌营养不良症（Becker's muscular dystrophy，BMD）是轻型的 DMD，其发病率约为 DMD 的 20%[116]。大约 100 000 位男性中有 14 例发生 BMD。其临床症状的出现一般稍迟于 DMD，症状严重的患者在 30 多岁时将出现行走不便。生存期比 DMD 患者有所延长，能够达到 50 岁[79]。

BMD 一个重要的特征是频繁出现的心脏受累，甚至在合并良性或亚临床肌肉病时，该特征也会出现。在一系列研究中，72% 的亚临床肌病患者表现出心脏受累症状[119]。早期为右心室受累，晚期出现左心室舒张功能和射血分数降低[119]。尽管 BMD 很少累及到骨骼肌，但患者一旦进行剧烈的运动，可增加心脏压力负荷导致肌营养不良性的心肌细胞损害[119]。

麻醉注意事项

麻醉的注意事项与疾病的严重程度密切相关，但一般情况下类似于 DMD。与 DMD 患者一样，BMD 患者容易出现麻醉引起的横纹肌溶解症。事实上，临床案例研究报告显示术前未确诊的 BMD 患者应用挥发性麻醉药后，出现了大范围的横纹肌溶解（除外代谢亢进）和心搏骤停现象[120]。因此，与 DMD 一样，BMD 患者应避免使用挥发性麻醉药物，琥珀酰胆碱也禁用于此类患者。考虑到 BMD 患者心肌病的发病率高[119]，对接受中、高风险手术的患者，术前应进行

心电图和超声心动图检查。术后的监测和护理取决于术前患者的疾病情况及临床表现，尤其是心脏状况及手术的类型。

肢带型（limb-girdle）肌营养不良症

肢带型肌营养不良症（limb-girdle muscular dystrophy，LGMD）是临床和遗传异质性原因引起的一组肌肉疾病，其特征为早期阶段出现渐进性肌无力以近端肌肉（肩胛或骨盆带肌肉）明显，并逐渐扩散至其他肌肉群[121-122]。根据不同的临床亚型，其发病年龄可从童年到成年后期。遗传模式可为常染色体显性或隐性遗传。迄今为止，从基因学角度已确定了24种肢带型肌营养不良症，而且这一数字可能会随着新测序技术的进步将大幅增加[122]。目前，该病仍以支持治疗为主。

麻醉注意事项

对于 LGMD 患者的麻醉管理，文献仅限于个案病例报道[123-125]。麻醉计划的制订应与该病的临床表现以及病情进展情况相结合。为充分了解患者疾病的临床特征，神经肌肉疾病专家参与术前讨论非常必要。有些 LGMD 亚型以心肌肥大为临床特征，因此术前应进行心脏检查。与 DMD 和 BMD 患者一样，LGMD 患者也会发生挥发性麻醉药引起的横纹肌溶解症[123]，因此，应避免挥发性麻醉药以及琥珀酰胆碱的使用。

肌强直性营养不良症

肌强直性营养不良症（myotonic dystrophy，DM）是以肌营养不良、心脏传导缺陷、白内障和内分泌失调为临床特征的多系统疾病，为常染色体显性遗传[126]。DMs 有两个主要的亚型：强直性肌营养不良症 I 型（DM1），通常称为 Steinert 病或 Batten-Gibb 病；强直性肌营养不良症 II 型（DM2）。DM1 是 19 号染色体 3' 端非编码区 CTG- 三核苷酸重复序列引起营养障碍肌强直蛋白激酶基因突变所导致[126]。正常人一般只有不到五个的重复序列，但该病患者可有上千个重复序列[127]。一般来讲，DM1 疾病的发病程度与增加的三核苷酸重复序列的数目有关[128]，且 DM1 常分为先天性、儿童期发病和成人发病三类。DM2 的病因是锌指蛋白 9 号基因的内含子 1 中 CTG 重复序列的延展所导致[126]。虽然这两种亚型的疾病有着相同的临床表现，但一般来说，DM2 发病晚且临床进展迟缓[126]。

面部肌肉无力和消瘦造成的"马脸"外观是 DM1 的突出特征[129]。此外，颈部屈肌和前臂外旋肌的无力也是其典型特征[130]；另外包括手、踝及咽部肌肉在内的其他肌群也可被累及。DM2 过去被称作近端肌强直性肌病，近端肌肉无力尤其体现在下肢[131]。一般而言，DM 患者有严重心脏症状，心源性猝死的发生率较高[129]。DM1 与心脏传导异常、快速性心律失常（尤其是房性快速心律失常）、心肌病和心脏瓣膜病的发生关系密切。心肌病的临床表现通常不是很明显，其原因是由于继发性肌肉病导致心脏容量受限[132]。与 DM1 相鉴别的是，DM2 患者的心脏损害并不严重[129]。

DM1 患者易患呼吸系统并发症包括误吸（由咽部肌肉无力所致）和肺通气不足（由膈肌萎缩和呼吸中枢反射减弱所致）[129]，但呼吸并发症在 DM2 患者中少见。同样，DM1 患者也存在许多胃肠疾病的风险，包括食管蠕动减弱、胃排空延迟和吞咽困难[129]。

麻醉注意事项

由于 DM1 患者围术期存在呼吸系统并发症的高风险，因此术后应考虑延长机械通气时间，尤其是那些合并严重的肌肉功能障碍者（诊断为近端肌肉无力）或那些择期行上腹部手术的患者[133]。儿童 DM1 患者术后出现呼吸系统并发症的风险与肌肉受损的程度、CTG 三核苷酸重复序列的数目以及手术时间有关。不使用肌松剂拮抗药是一个潜在的危险因素[134]。总的来说，与 DM1 患者相比，DM2 患者的围术期并发症较少见[135-136]。

由于这种疾病易发生包括传导异常、心律失常及心肌病等心脏病的表现，因此术前应咨询心脏病专家确保及时诊断上述心脏并发症，使患者心脏状态达到最佳。某些情况下术前也有必要进行超声心动图以及电生理学检查[129]。另外，术前对胃肠功能的潜在损伤也应进行评估，制订最佳的气道管理方案。最后，这些患者可对麻醉药和镇静药的呼吸抑制作用显示出高敏感性[137]，因此应考虑滴定法来输注这些药物。

肌管性肌病或中央核肌病

类似于其他先天性肌病，肌管性肌病（myotubular myopathy，MTM）或中央核肌病（centronuclear myopathy，CNM）是以肌纤维特殊结构的改变、发病早期肌张力低下、具有遗传基础但非进展性时程为特征[138]。MTM 最早在 1966 年被描述，其特征是儿童早期的肌无力主要发生在眼外肌、面部、颈部和四肢的肌肉。根据临床和遗传学特征，MTM 分为三类 [139]：严重的 X- 连锁隐性遗传型 （肌管）、常染色体隐性遗传型 （中央核）、迟发轻型常染色体显性遗传型。据估计 X- 连锁隐性遗传型的发生率为 50 000 名男性新生儿中有 1 例发病 [140]。X- 连锁隐性遗传型 MTM 是该病最严重的类型。表达 MTM 的基因定位于 Xq28，可编码肌管——一种酪氨酸磷酸酶蛋白 [141-142]。怀孕期常见的并发症为羊水过多和胎儿活动度降低 [138]。患病的男性新生儿在出生时通常表现出严重的肌肉松弛、喂养困难、呼吸窘迫，必要时需要辅助通气。心肌一般并不受累，也无大脑缺氧，其认知功能也为正常的。其他特征性表现包括身长超过 90% 的新生儿，巨颅 （+/- 脑积水），瘦长脸，细长指 / 趾 [143]。血清肌酸激酶水平、肌电图和运动神经传导速度通常为正常的。其组织学特征是肌纤维上出现了类似于胎儿肌管的中央核 [138]。虽然有研究显示患者的生存期可长达 27 年，但是其中大多数患者部分或完全依赖于呼吸机，故其预后其实较差 [144]。此外，一些患者的肝功能也会出现异常 [144]。

常染色体遗传的 MTM 和 CNM 均为罕见疾病，多为家族性遗传性和散发性 [138]。多数常染色体隐性遗传的 CNM 患者是在婴儿期或儿童早期疾病发病，临床表现为肌张力减退、呼吸窘迫、延髓无力和眼肌麻痹。该过程可能是缓慢渐进的，在青少年期常伴随着脊柱侧弯和行动能力的丧失，其化验检查结果与 MTM 患者相似。与其他两种类型相比，常染色体显性遗传的 MTM 患者发病较晚，且表现轻微。常染色体隐性遗传的 CNM 与编码两性蛋白 -2 的 BIB1 基因突变相关联 [145]，而常染色体显性遗传的 CNM 则与编码启动蛋白 -2 的基因有关 [146]。本病治疗完全依靠支持疗法。

麻醉注意事项

先天性肌病患者进行麻醉时应首先注意触发性全身麻醉 （例如挥发性麻醉药、琥珀酰胆碱） 引起的急性恶性高热的风险 [147]。一些先天性肌病 （例如中枢核团疾病、多核团肌病、线粒体肌病） 与恶性高热的发生密切相关，可能与 RYR1 基因突变有关 [148]。MTM 或 CNM 患者采用非触发性麻醉剂如丙泊酚和瑞芬太尼时，发生恶性高热的风险较低 [149]。然而，有案例报道：即使未使用触发性麻醉药，迟发型 CNM 患者在进行心肺转流手术时出现类似恶性高热症状 [150]。因此，MTM 或 CNM 患者最安全的麻醉策略应尽可能避免使用挥发性麻醉药和琥珀酰胆碱，且非去极化肌松药也存在肌松作用延长的风险 [151]。鉴于这些患者肌张力始终处于减退状态，因此应尽量避免所有肌松药物。

代谢型肌病

肌肉代谢的能量来源取决于多种因素，其中最重要的是运动强度和运动持续时间。在休息时，肌肉主要以脂肪酸为能量来源。在亚极量运动 [70% ~ 80% 最大耗氧量 （VO$_{2max}$）] 时能量的最重要来源为糖原的有氧代谢，当强度接近最大摄氧量时，无氧糖酵解是主要的能量来源 [152]。糖原作为一种动力且有限的葡萄糖储备，主要储存在骨骼肌和肝中。糖原贮存紊乱 （GSD） 是一组由于酶缺乏或功能障碍引起的代谢紊乱性肌病，其通过干扰正常糖原合成和分解来减少有效葡萄糖贮存。糖原合成障碍引起正常糖原贮备减少，而分解障碍则易阻止糖原的降解。随后，由于底物使用缺陷导致低血糖症的发生和组织内糖原堆积。根据酶缺陷类型，分别以罗马数字表示超过 12 种的 GSD。本节所探讨的只是 II 型 GSD，又称酸性麦芽糖酶缺乏症 （acid maltase deficiency，AMD）。

II 型糖原贮积病 （酸性麦芽糖酶缺乏）

酸性麦芽糖酶是能使麦芽糖、低聚糖、肝糖原释放出葡萄糖的一种溶酶体 α- 葡萄糖苷酶。AMD 患者有三种临床分型：婴儿型、儿童型、成人型。婴儿型 AMD，也称为 Pompe 病，通常在刚出生后的 3 个月内发病，表现为进展迅速的肌无力和肌张力减退，心脏增大和肝大以及呼吸衰竭，多在 2 岁之前死于心肺功能衰竭 [153]。儿童型 AMD 的临床特征主要表现为肌病，肌无力症状出现较晚，近端肌无力比远端肌无力更加明显，腓肠肌肥大，导致肌肉萎缩症的临床假象。尽管该疾病进展相对缓慢，但大多数患者在 20 岁前死于呼吸衰竭 [153]。成人型 AMD 通常在 30 或 40 岁后发病，也可能推迟到 70 岁以后，呼吸衰竭和膈肌无力常为最初表现，表明近端肌无力出现最早，但心脏和肝并不受累 [154]。

婴儿型和儿童型 AMD 患者体内的血浆肌酸激酶含量升高达 10 倍，但在成人型其含量正常。肌电图显示为特征性的肌强直放电模式，包括肌纤维颤动、正波形和重复复合放电。婴儿型患者的肌肉活检中发现含有糖原、溶酶体酶以及酸性磷酸酶的空泡。然而，迟发型 AMD 患者的肌肉活检只发现了非特异性的异常改变 [154]。

Pompe 病为常染色体 α- 糖苷酶隐性基因突变引

起的遗传性疾病。已被证明：静脉注射人重组 β- 糖苷酶的酶替代疗法（ERT）可有效治疗婴儿型 Pompe 病[155]，其临床效果表现为减缓心脏扩大、改善心肌功能、减少通气支持且延长寿命。但在迟发型 Pompe 病患者中，ERT 远未产生婴儿型 Pompe 病的治疗效果，它只能稳定疾病进程，在某些方面改善肌肉运动和呼吸功能[156]。

麻醉注意事项

AMD 患者的麻醉报道非常少见，但考虑婴儿型 Pompe 病患者存在相关心肌病，还应更加关注其心脏功能变化。在 5 例婴儿型 Pompe 病患者的系列研究中，Ing 和同事通过超声心动图发现：患儿左心室较正常心脏扩大 4～5 倍[157]。已有文献报道：婴儿型 AMD 患者氟烷麻醉时发生了单纯心脏停搏[158]。尽管氟烷麻醉时存在上述问题，但使用恩氟烷和七氟烷麻醉尚未出现并发症[157]。氟烷易诱发心肌发生心律失常，但与挥发性麻醉药的选择相比，麻醉中更为重要的应为：密切注意血流动力学参数、预防恶性低血压和低心肌灌注。由于氯胺酮是一种间接的拟交感神经药，有人认为：氯胺酮可能比丙泊酚和七氟醚更适合麻醉诱导[159]。虽然氯胺酮对这些患者的作用是肯定的，但如心动过速和随之发生的心肌耗氧量增加等副作用却不容忽视。

迟发型 AMD 患者，应根据其术前肌无力和呼吸功能的情况制订出相应的麻醉计划。硬膜外镇痛作为全麻的辅助方法，已成功地应用于成人型 Pompe 患者[160]。股神经和骶神经阻滞也被成功地应用于儿童型 Pompe 患者[161]。腰 - 硬联合麻醉也被报道成功应用于成人型 Pompe 孕妇剖宫产手术[162]。

肌病患者给予琥珀酰胆碱有高钾血症的潜在风险应避免应用，非去极化肌松药可安全的使用，但应密切注意神经肌肉监测[163]。据报道：即使未应用肌松药，肌病患者也会出现术后长时间的肌无力症状[164]。

线粒体肌病

该疾病的概念来源于线粒体功能障碍，为瑞典研究人员在 1962 年描述患有严重代谢亢进而非甲状腺功能障碍的患者时首次提出[165]。这些研究人员依据以下特点定义其为线粒体疾病：①肌肉中线粒体存在异常的形态学证据；②离体线粒体的氧化磷酸化过程中存在"失偶联"的生化学证据；③生化异常与临床特征（代谢亢进）间存在相互关联[166]。线粒体疾病指的是线粒体代谢五个主要步骤的缺陷：底物转运、底物利用、三羧酸循环、电子传递链和氧化磷酸化偶联[167]。线粒体脑肌病和线粒体肌病现专指呼吸或电子传递链缺陷引起的疾病[166]。呼吸链由嵌入线粒体内膜的五个多重复合受体构成（I 至 V），加上两个小型移动电子载体、复合酶 Q_{10}（CoQ_{10}）和细胞色素 c，其蛋白分子数超过 80 个，其中 13 个蛋白由线粒体 DNA（mtDNA）编码，其他蛋白由核 DNA（nDNA）编码。mtDNA 在下列几个方面与 nDNA 不同：① mtDNA 为环状且无内含子；②比 nDNA 有较大量的复制且自发突变率明显增高；③属母系遗传。鉴于呼吸链由 mtDNA 和 nDNA 双基因控制，因此，其中任何一种基因突变均可引起线粒体疾病[166]。

mtDNA 的主要突变包括多肽、tRNA 或者 rRNA 编码区域的点突变以及大范围的基因重排、折叠或者缺失。点突变引起的常见疾病包括肌阵挛性癫痫伴发不规整红纤维（myoclonic epilepsy with ragged-red fibers，MERRF）；线粒体脑肌病伴高乳酸血症和卒中样发作（mitochondrial encephalopathy，lactic acidosis，and stroke-like episodes，MELAS）；神经病变、共济失调和色素性视网膜炎（neuropathy，ataxia，and retinitis pigmentosa，NARP）；母系遗传性 Leigh 综合征；以及 Leber 遗传性视神经病（Leber's hereditary optic neuropathy，LHON）。散发大规模突变导致 Kearns-Sayre 综合征、进行性外眼肌麻痹和 Pearson 综合征。nDNA 突变能够引起复合体 I～IV 以及电子传递链的 CoQ_{10} 的缺乏[166]。

线粒体疾病的临床表现多变，故其诊断具有挑战性。由于线粒体存在于人体各部位，因此线粒体 DNA 的突变可影响体内各组织功能。nDNA 的突变遵循孟德尔定律，呈现"全或无"的状态。而 mtDNA 的遗传是随机的，导致更大的变异性。据估计线粒体性肌病的总体发病率约为 1/4000[168]。临床上，由于"红旗"样症状或体征出现频率较高，故对 mtDNA 相关病症来讲，它是标志性的体征。这些症状包括两侧或单侧感觉神经性听力丧失、身材矮小、进行性眼外肌麻痹、轴突性神经病变、糖尿病和肥厚型心肌病[169]。单纯线粒体肌病在发病年龄、肌无力的分布及病程上存在较大差异，范围从伴有呼吸衰竭的早发型严重疾病到成年型轻微甚至可逆性肌无力疾病。除了肌无力的特征表现外，线粒体肌病患者还会出现耐力差和过早疲劳的临床特点，一些患者还出现反复性肌红蛋白尿[166]。用 Gomori 三色染色法进行肌肉组织活检时发现，这些疾病标志性的组织学特点是"破红纤维"[170]。常见的实验室结果包括其乳酸丙酮酸比值较正常值（低于 25 ∶ 1）增高（50～250），血液中游离肉碱的水平增加，叶酸含量偶尔降低（如在 Kearns-Sayre 综合征中）。脑部的计算机断层扫描和磁共振成像检查有助于诊断。例如，MELAS 患者显示出基底节钙化以及非限定血管分布区脑卒中样发作的表现 [170]。两种临床特征相类似的脑肌病，MELAS 和 MERRF，将在下面的简单讨论。

线粒体脑病伴高乳酸血症和卒中样发作（mitochondrial encephalopathy, lactic acidosis, and stroke-like episodes, MELAS）

MELAS 综合征是最常见的线粒体脑肌病。最常见的发病年龄在 20 岁之前。反复癫痫和卒中样发作（由于两者血管分布并不一致）可会产生轻微偏瘫、偏盲和皮质盲。年龄小于 40 岁且有卒中病史的患者均可被考虑诊断为 MELAS。相关的疾病还包括糖尿病、听力丧失、垂体和甲状腺功能低下以及第二性征缺失。总之，MELAS 可导致痴呆、卧床不起甚至死亡。目前仍无有效的治疗方法。

肌阵挛性癫痫伴破碎红纤维（myoclonic epilepsy with ragged-red fibers, MERRF）

MERRF 是以肌阵挛、全身性癫痫、共济失调及肌肉活检中发现破碎红纤维为特点的多系统疾病。其他的临床特征还包括耳聋、周围神经病变、视神经萎缩、痴呆、身材矮小和运动耐力差 [166]，偶尔还有心肌病的表现。实验室检测特点包括：休息或运动时乳酸水平的增高、在肌电图及脑电图显示的慢波背景的肌病图像上，会出现广泛的高峰波放电现象。目前治疗只有支持疗法。

麻醉注意事项

在多数情况下麻醉医师应参与线粒体肌病患者的日常护理，了解尚未确诊肌病患儿的肌肉活检结果 [171]。为了避免偶发的医疗并发症，这些患者可接受与该病相关的治疗性外科手术（如 Kearns-Sayre 综合征患者植入永久性心脏起搏器）[172]，也可给患有该疾病的孕妇准备相应的分娩镇痛方案 [173]。鉴于线粒体肌病临床特征的多样性，麻醉医师应对患者进行全面的术前评估，根据患者具体需要制订详细的麻醉方案。

术前，应仔细评估器官系统的受累程度，尤其关注并记录肌肉肌病和神经系统功能的受累情况，必须寻找是否存在心肌病或心律失常的证据。此外，还要密切注意内分泌系统的问题，因为强直性肌营养不良症常常伴发其他代谢功能的失衡，如电解质紊乱 [174]。由于该病患者均存在不同程度的呼吸障碍，因此术后发生呼吸系统并发症的风险性更高 [168]。虽然正常血乳酸水平不能完全排除线粒体病变，但血气和血乳酸水平的基线值变化对临床诊治还是有益的。

理论上，各种类型的麻醉药作用于线粒体疾病患者时均有发生并发症的风险，挥发性麻醉药和琥珀酰胆碱使恶性高热的发生率增加，已知丙泊酚和咪达唑仑对线粒体呼吸链的抑制作用呈剂量依赖性 [175]。事实上，线粒体功能障碍已被推定为丙泊酚相关灌注综合征（propofol-related infusion syndrome, PRI）发生的机制 [176]。神经肌肉阻断药（肌松药）的使用会增加患者长期瘫痪的风险，麻醉药可能使原有的呼吸抑制症状更加恶化 [177]。甚至局部麻醉药也已报道显示：其可引起线粒体毒性 [178]。幸运的是，尽管前面提到了许多麻醉的潜在风险，但目前几乎所有的麻醉技术均已安全地应用于线粒体病患者 [174, 179]。当然，值得警惕的是，由于线粒体疾病的罕见性，到目前为止所有麻醉经验均来自于个案病例报道或并不能得出明确的结论的小样本观察。

线粒体疾病患者发生恶性高热的事件应追溯到 1985 年，是由 Ohtani 及其同事报道的个案病例 [180]。另一例线粒体肌病患者的氟烷收缩试验呈现阳性结果，但并未发现有发生恶性高热的临床证据 [181]。另外，挥发性麻醉药已经普遍应用在此疾病患者的手术中，并无出现任何不良的影响 [173, 182]。目前，没有证据支持恶性高热的发生与线粒体疾病有关。虽然有记录显示不止一例 Kearns-Sayre 综合征患者安全使用琥珀酰胆碱 [183]，但线粒体肌病患者还是应该避免使用琥珀酰胆碱，以使高钾血症发生的风险降至最低。同样，丙泊酚也可安全应用在 MELAS 患者的麻醉中，且在这组患者中并未发生 PRIS。然而丙泊酚并不能应用于线粒体功能障碍患者作为 ICU 镇静。尽管丙泊酚作为麻醉诱导药是安全的，但也应避免长时间的输注。

研究显示：尽管 MELAS 患者对顺式阿曲库铵存在抵抗作用，但对其他非去极化肌松药较为敏感，包括美维库铵、阿曲库铵、维库溴铵、罗库溴铵 [174]。故提醒线粒体肌病患者使用肌松药应小心谨慎。最后，有报道显示：线粒体疾病患者实施脊髓麻醉和硬膜外麻醉是可行的 [173, 184-185]。在选择椎管内麻醉前，应密切注意患者是否术前已存在神经功能障碍。

与麻醉药的选择相比，也许了解患者的合并症和代谢状态更为重要。手术过程中应保持正常体温，静脉输液应加温至正常体温。尽管并无证据表明乳酸钠林格液能够加重酸中毒[174]，但考虑到已经存在的乳酸酸中毒的可能，应尽可能避免使用乳酸钠林格液。多项研究表明：该疾病患者可发生低钠血症（和高钾血症）[174,186-187]。在此种情况下，特别是伴有低血压时，应考虑肾上腺皮质功能不全[174]。最后，在制订麻醉方案时，应考虑到这些患者有并发心脏传导异常和心肌病的高风险。

周期性瘫痪

周期性瘫痪（periodic paralyses）是以电压门控的离子通道功能改变为特征的一组疾病；此类疾病有时也被称为骨骼肌离子通道病[188]。这种特殊的离子通道病的症状取决于特定离子通道的参与，据此可分为三大类：①氯离子通道病——肌强直不伴随麻痹，如先天性肌强直；②钠离子通道病——肌强直伴随麻痹，如高钾性周期性瘫痪；③其他阳离子通道病——麻痹无肌强直，如低钾性周期性瘫痪[189]。

高钾性周期性瘫痪

高钾性周期性瘫痪（hyperkalemic periodic paralysis，HyperPP）是一种在男女性别中均有高外显率的常染色体显性遗传病，其发病率约为 1/200 000[189]。因患者在发作时血钾水平往往正常，故高血钾这一词易产生误解。这一特性使血钾水平正常但周期性瘫痪的患者易被误诊。然而，正常血钾周期性瘫痪现已明确被确定为 HyperPP 变异型[190]。本病的明确特征是钾输入引起的肌麻痹[191]。电压门控钠通道 SCN4A 基因的多位点突变会导致 HyperPP。一旦被去极化药如钾离子激活，突变的通道就不能被失活，它们会在激活和灭活两个状态间不断变化。这种激活作用产生持久的去极化状态（造成肌肉无力），钠离子进入肌细胞内而钾离子从肌细胞内被释放出来（引起高钾血症）。给予排钾利尿剂可减轻高钾血症，钠 - 钾循环可被终止[189]。

尽管随着时间的推移肌无力的发病将会越来越频繁，程度也会愈加严重，但患者在患病的第一个 10 年中肌无力的发生却短暂罕见。一餐富钾膳食或者紧张锻炼后的休息可以诱发一次发作。此外，寒冷的环境、情绪紧张、空腹、糖皮质激素、妊娠均可诱发或加重发作。在两次发病间期，可见轻微的肌强直但不妨碍活动。实验室检查显示：发作期患者的血钾升高或正常水平，且肌酸激酶水平常常升高。血钾水平达到产生心脏毒性的情况很罕见，故其心电图通常是正常的。肌电图记录在发作期和发作间期可出现肌肉的强直性放电。肌肉活检可显示肌细胞肌浆出现微小的周围空泡。治疗药物主要包括乙酰唑胺（碳酸酐酶抑制剂）和美西律（作用机制类似于利多卡因的抗心律失常药）。避免高钾饮食、剧烈运动、空腹及暴露在寒冷环境等，这些对预防该病发作也很重要[189]。

低钾性周期性瘫痪

家族性低钾周期性瘫痪（familial hypokalemic periodic paralysis，HypoPP）是最常见的周期性瘫痪，尽管其发病率仅为 1/100 000[192]。HypoPP 是常染色体显性遗传病，由于其外显率在女性基因中表达较低，故该病常见于男性。一般讲，两种类型的 HypoPP 有相同的临床特征。1 型 HypoPP 患者（更常见）是由 L 型钙通道基因 CACN1AS 突变所引起[193]。2 型 HypoPP 则是由引发 HyperPP 疾病的同一钠离子通道基因 SCNA4 突变所诱发[194]。目前仍不清楚为何同一基因（SCNA4）缺陷却引起两种截然相反的病理特征与临床表现，但有人推测，可能与 HyperPP 是"功能获得"性钠离子通道病，而 2 型 HypoPP 是"功能改变"性通道病有关[194]。

HypoPP 的临床症状主要出现在童年和 30 岁之前。近端肌肉呈现不对称性受累，而眼部和延髓肌受累则罕见。呼吸肌无力虽然罕见，但能危及生命。激烈运动、高糖类饮食均可导致 HypoPP 发作，其他触发因素还包括：细菌或病毒性感染、饮酒、禁食、睡眠缺乏、脱水、长期卧床、应激、月经及怀孕[189]。更为重要的是：应警惕识别 HyperPP 和 HypoPP 患者临床特征间的差异。HypoPP 患者无肌强直的发生，其发病与低钾血症有关（诊断标准），补钾即可缓解症状，而葡萄糖可诱其发作[189]。治疗以明确诊断和避免诱发为主。补钾可有效治疗其急性发作。乙酰唑胺为 1 型 HypoPP 首选的预防性药物[195]，但它却能使 2 型 HypoPP 的病情恶化[196]。这些患者应选择保钾利尿剂如螺内酯[197]。

甲亢性周期性瘫痪

甲亢性周期性瘫痪（thyrotoxic periodic paralysis，TPP）临床上与 HypoPP 相似。TPP 的发病时间比 HypoPP 晚，以男性高发为主，且在亚裔患者中更常见。TPP 的发病与内向整流钾通道基因（Kir2.6）功能缺失的突变有关[198]。抗甲状腺药物如他巴唑对该病有治疗作用[189]。

麻醉注意事项

掌握不同类型周期性瘫痪的病理生理学过程和形成机制，可指导麻醉医师为该病患者制订适合的麻醉方案。下面介绍这些疾病的临床特征。

HyperPP

如果条件允许，所有 HyperPP 患者应术前禁食，同时静脉输注葡萄糖、无钾静脉液[199]。去极化药物如钾、琥珀酰胆碱和胆碱酯酶抑制剂均可加重 HyperPP 患者的肌强直症状，应禁忌使用[189]。相反，非去极化肌松药可安全使用[199-200]。虽然琥珀酰胆碱可引起 HyperPP 患者咬肌痉挛和僵硬[201-202]，但这些症状均与严重肌强直反应有关，而非恶性高热所引起。并无证据显示 HyperPP 患者易于发生恶性高热[148]。文献报道显示：此类患者挥发性麻醉药和丙泊酚均可安全使用[199-200, 203]。麻醉期间给予利多卡因可改善肌肉的强直性收缩，而美西律的使用可改善慢性肌强直症状[189]。

术中保持正常体温、避免高钾血症和低血糖的发生尤为重要[200]。脊髓麻醉和硬膜外麻醉技术已成功地应用于这些患者的手术中[204-205]，包括硬膜外分娩镇痛[206]。区域阻滞技术尚未进行广泛研究，但在最近的一份报道显示：单次股神经阻滞已成功地应用于 1 例 HyperPP 患者[207]。

HypoPP

已有报道显示：HypoPP 患者在全麻术后出现肌无力和呼吸窘迫[208-209]，故应避免一些主要的诱因如围术期应激、葡萄糖过量、低温和去极化肌松药的应用[189]。虽然有报道证实：中、短效非去极化的肌松药如阿曲库铵、米库溴铵可安全应用[210-212]，但长效肌松药还应尽量避免使用[213]。有报道证实：无论是否复合肾上腺素，HypoPP 患者硬膜外麻醉时均有发生低钾血症的风险[215]，但该类患者实施硬膜外麻醉（包括分娩镇痛）和脊髓麻醉技术均被认为是安全的[212-214]。

与 HyperPP 不同，尽管有报道证实异氟烷可在 HypoPP 患者中使用[212]，但 HypoPP 和恶性高热间的联系尚不明确[148]。在 HypoPP 患者中出现类似于恶性高热的代谢危象[216-218]，琥珀酰胆碱也可使患者产生类似肌挛缩样的反应[219]。据前文描述，促发 HypoPP 和对 MH 敏感的两种无关联基因突变可能会发生在同一患者身上[218]。因此，尽管 HypoPP 患者并发恶性高热概率微小，但并不能排除此种情况的发生，故最安全的方法是尽可能应用非触发性麻醉药，如使用挥发性麻醉药时应倍加警惕[148]。

孟德尔遗传病、线粒体疾病和复杂疾病

随着快速、准确且廉价的基因测序技术出现，遗传性疾病的基因研究越来越深入。本章中讨论的内容主要集中在以孟德尔或线粒体遗传为基础的疾病。最新的研究也开始探讨复杂疾病的遗传学基础，包括冠状动脉病、糖尿病、高血压等，而麻醉医师在临床实践过程中每天要面对这些疾病。未来几十年遗传学的探索步伐将来越快，使其成为临床研究中不可或缺的一部分。对麻醉医师而言，掌握现代遗传学的研究方法非常必要，因此，下文将概述孟德尔遗传病、线粒体疾病和复杂疾病。

孟德尔遗传病

在过去的二十年中，遗传学的发展使得人们逐渐对潜在罕见的家族性遗传病发生机制有了进一步的理解[220]，且这些研究结果已应用于患者的诊断、管理、治疗和麻醉实施方面。孟德尔遗传病或单基因疾病表现为单一常染色体或性连锁遗传模式，并伴有表型和外显率的变异。从传统意义上讲，定位克隆技术可鉴别这些疾病的致病基因，其中基因连锁分析（一种家族遗传性疾病染色体标记共分离的测量）用来定位致病基因所在的亚染色体区域，随后对患病和不患病家族成员的基因连锁区域采用基因测序和转录技术鉴别突变基因。在过去的几年中，采用新一代测序技术对整个外显子组（已知基因组中所有基因蛋白编码区）和少数患病 / 不患病家庭成员全部基因组进行直接突变筛查，从而改变了对孟德尔遗传病基因的认识[221-222]。到目前为止，超过 3600 种常见疾病的致病基因均已明确找到，这些致病基因均表现出很大程度的座次基因异质性（即不同基因的突变导致相同的表型）和等位基因异质性（即不同家系患者呈现相同基因的差异突变）（请访问在线网站：http://www.ncbi.nlm.nih.gov/omin）[220]。

线粒体疾病

线粒体疾病是孟德尔遗传病的特殊表现形式，其发生与线粒体编码 mtDNA 或 nDNA 基因结构域或调控元件缺陷有关[223]。如上一节讨论的线粒体疾病，mtDNA 疾病为母系遗传，往往表现为多系统不同程度的受累。通常情况下，患病家族成员的 mtDNA 携带胚系突变基因，但它们的组织和器官可能同时含有正常和突变 mtDNA 的复制（异质性）。因为每一个细胞是由成百上千个线粒体 DNA 基因组成，这些基因在有丝分裂过程中不均等分离，故体内正常与突变基因的线粒体相对比例可影响疾病表观的变异性[224]。利用家族特异多态性确定并与线粒体单倍基因组线比较，可以得到患病家族成员分子量为 16.6kb 的线粒体 DNA 序列，体外培养情况下确定呼吸链活性功能变化可鉴别致病的突变基因[225-227]。由 nDNA 编码基因引起的线粒体疾病，其线粒体结构与其他不同基因表型的孟德尔遗传病相似，借助线粒体蛋白质的种类目录和新一代测序技术，越来越多的基因编码被确定[228]。

复杂疾病

复杂疾病基因的发现对探讨诱发疾病的生物学路径及其机制指出了明确的研究方向。对复杂疾病的研究有助于制定疾病预防、诊断和治疗的新策略。一些常见疾病表现出的复杂性主要是受多重基因和环境的影响，相反，罕见疾病的发生则是单基因缺陷所导致（孟德尔病）。这种复杂的遗传性就是多种致病基因共同表达的结果[229-230]，在双胞胎或家族研究中呈现的显著遗传学特性通常是证明基因探索成功的第一步。单核苷酸置换（即单核苷酸多态性，其频率在超过 1% 的人口中出现），或插入、复制，或删除 1～1000 个碱基对长度（即拷贝数多态性，其频率在超过 1% 的人口中出现），均可促发致病基因的遗传学变异。这种变异既可改变蛋白质的编码序列进而破坏其功能，还可影响基因的调控区域从而改变其表达、剪切和转录的稳定性。人类遗传变异很有限，但基因组的变异较常见[231]。单个基因的有害突变可导致孟德尔遗传病，但并不能预估其在人群中的发生率，因为这些突变可通过降低生殖率而得到优劣选择。一般讲由于普通常见疾病并不影响生殖能力，且往往是延迟发病，故无法进行淘汰选择[232]。同样，对于复杂的遗传药理疾病，直到人类进化的今天药物暴露才开始出现，因此，药物作用靶点或代谢酶仍有待于探索研究。

复杂疾病的遗传特点

新的证据表明，普通疾病的遗传结构通常具有连续性，从具备罕见共同特征的孟德尔亚型、高度有害的单基因突变、低频范围内介导独特作用的单核苷酸或拷贝数的变异，一直到更常见的单核苷酸多态性（SNPs）或拷贝数多态性（CNPs）在人群中适度作用分离。

作为家族遗传表观疾病染色体标记共分离的测量技术，基因连锁分析已成功地进行了孟德尔遗传病的基因定位克隆，而遗传联合分析是一种能更好探测复杂疾病潜在基因变异作用的研究设计[233]。遗传联合研究是为了从统计学上寻找共变及种族配对病例与对照组间等位基因频率存在的显著性差异，从而确定改变患病风险时的基因变异性。

利用模型器官或体外研究探讨致病的病理生理过程及生物学路径，候补基因的相关研究在上述方面已取得一些成果，但结果仍存在一些矛盾和不可重复性，主要原因是由于缺乏具有说服力的小样本个体研究、对人口结构的不充分了解、基因分型的技术问题、或缺乏多重检验矫正的统计阈值[234]。

全基因组关联研究（genome-wide association studies，GWASs）已成为一种突破性的方法，它确定了一些潜在疾病的致病基因，并发现了更多与常见病有关新的、未知的致病基因。为了从统计学上寻找在大样本配对与对照病例间存在的等位基因频率的显著性差异，GWASs 通常要检测基因组中超过 1 百万个常见 SNPs 和拷贝数的变型。GWASs 同样可被用来识别可促发疾病相关数量特征改变的遗传学变异，探讨特殊病程进程中基因的作用。过去十年中已取得关键性的进步使 GWASs 成为可能。这些进步包括人类基因组图谱的应用、常见基因变异的分类以及由国际人类基因组联合会（The International HapMap Consortium）绘制的陆地人种遗传变异相关结构图谱[235]；寡核苷酸芯片技术的进步，促使基因分型具有高通量性、高效益性和优质性[236]；且解释了人口结构中存在的系统偏倚[237]。虽然人群中已发现超过 1 千万的常见变异，但因连锁失衡现象导致出现频率超过 5% 的常见变异中，GWASs 仍能检测出其中大约 85% 的变异。连锁失衡现象是指相邻基因变异共同遗传，只有通过发生在热点区域（如连锁失衡）的重组事件才能阻断上述现象[231,238]。因此，非常相近的 SNPs 彼此有高度的相关性，一个标记基因可作为多重变异的标记。人类常见的遗传变异可分为小范围的单倍体变异或非裔人群中最多样性的特殊变异模式，而起源于非洲人群中单倍体变异较少且连锁失衡区域较长[239]。

GWASs 的成功设计需要仔细限定表型与协变量、样本选择与配对、高通量基因分型与质量控制（包括去除低劣、潜在或人口样本的逸出值，还要去除罕见低基因分型表达的 SNPs 和遗传平衡定律中失衡值）[240]。人群分层及种族间等位基因频率的差异可不均匀地分布在病例组和对照组，这种差异可能是 1 型错误的主要来源，可通过选择同质性人群研究或采用适合全基因组变异模式的分析方法来避免[237]。通常严格的具有统计学

意义阈值设置为 5×10^{-8}，并通过约 1 百万例重复独立的基因组模拟研究实验进行校正[241]。最后，在多重设计的独立样本中 GWASs 要进行显著相关信号的重复，这对区分来自 GWAs 设计中潜在的错误或偏差来源非常重要，并可体现其真实性和可重复性[240]。

国家人类基因组研究所收录了大量在文献报道中有显著意义的 GWASs。到目前为止，与疾病、生物标记物和行为学遗传性状相关的文献有 8000 多篇[242]。GWASs 已使人们对复杂遗传结构有了新的见解，即：

1. 人类的许多特征主要是多基因遗传，有时发挥中等作用的致病风险基因位点超过 100 个。
2. 多数人常见的遗传变异效应较为适度，优势比值在 1.1 ~ 1.5 范围内；因此，需要大样本量（1000 ~ 100 000 例）才能对这种效应进行充足的检测。
3. 致病的 SNPs 及其基因正是研究的关键挑战点，特别是当多数信号是未知基因且可调控远端表达元件时，需要进行深入的生物学信息和实验学追踪。
4. 一个单基因可能隐藏着具有强大作用的罕见等位基因，同时也可隐藏着具有较弱作用的一个或多个相同的独立等位基因，这些奠定了疾病的病因学起源。
5. 多数被发现的基因位点以前并未被认定作为生物学靶点，这些靶点已广泛成为全基因组筛查的重点，并取得了丰硕的成果。
6. 多数遗传变异效应可在多种族人群中观察到，但在人群不同等位基因频率的变异基础上，其发挥遗传变异的相关作用可不同。
7. 遗传特征的关联重叠（例如同一 SNP 病可影响 2 型糖尿病及其相关特征和胰岛素分泌）以及未知遗传特征的多样性，这些都有望被明确[232]。

随着新一代测序技术的快速发展，正在开展对复杂疾病罕见基因变异的广泛研究[243-244]。目前大规模基因测序项目[如 1000 个基因组项目[245]以及国家心脏、肺和血液研究所（NHLBI）资助的基因组测序项目[246]]已测序了成千上万的个体基因，比 GWASs 更深入分析了罕见基因的变异。这些项目为低频基因变异（频率为 0.1% ~ 5%）所致疾病的查询提供了一个窗口，尤其是在所有已知基因组中（外显子）的蛋白质编码区域，基因组的外显子中硅元素可预测蛋白变化异构体的影响，这种影响与调控因子变异相比更易解释。最近已完成外显子组芯片的研制，其由约 240 000 个明确的蛋白变化异构体构成（变异频率＞1 : 1 000）[247]。此基因分型序列包括异常错误变异、剪接位点和无意义的变异，同时在平均每个个体上可预测并捕捉到 95% 的外显子变异。通过分析上千例复杂疾病和对照组病例的外显子或完整基因序列，甚至也可发现更少见的促发常见病罕见基因变异[248]。尽管这些变异较为罕见，但已开发出检测总突变负荷或进行基因区域关联分析的方法[248]。在孟德尔病特性分离的家系中，其中在常见疾病的孟德尔遗传亚型，外显子测序在鉴定其新致病突变基因方面，已被证明取得了巨大的成功，同时外显子测序把定位克隆（用连锁分析技术）与直接编码的基因突变技术结合在一起，成为一种消除偏倚的测序方法[221]。

我们努力的目的在于明确许多常见疾病中基因突变的全部等位基因谱。即使明确了所有促发复杂疾病的致病突变基因，对阐述复杂疾病特征的遗传变异来讲，更为重要的是了解基因与基因、基因与环境间相互作用[249]。在遗传学与基因组学技术相结合的网络医学方面，先进的系统生物学研究方法可有助于探讨导致疾病的潜在生物学网络紊乱[250]。

临床转化的启示

复杂疾病基因识别的进步促进了临床患者治疗，也为某些特殊患者提供了个性化给药方案，这种治疗取决于患者的遗传学风险。在患者疾病的预防和治疗中，探讨新的致病因素为确定药物治疗靶点提供了依据，同样在提高疾病诊断、监测疾病进展和确定治疗效果方面也提供了新的生物标记。通过孟德尔随机抽样研究，有效的基因标记物被认为是确定生物标志物与引起现存疾病间关联的有效工具[251]。在某些临床情况下，依据遗传变异预测某些疾病发生的风险，可实施个性化治疗，如目前常见的癌症治疗。然而，对于多数疾病而言，由于已知的遗传学变异只解释较少部分的疾病风险，故个体化临床治疗未来仍有很长的路要走。

对麻醉医师而言

对麻醉学而言，复杂遗传病研究的最大临床前景是：预测和探讨麻醉药或镇痛药是否达到最有效和最安全的治疗效果[252-253]。如本章所述，孟德尔和线粒体遗传学可识别罕见疾病的基因，且了解这些疾病的发病机制可使麻醉医师最大限度地提高患者麻醉的安全性和有效性。药物基因组学可用来研究遗传变异，它有助于反映对复杂疾病治疗效果的个体差异。尽管许多生物学和生活方式的因素如年龄、性别、肝肾功能、饮食和锻炼、吸烟和饮酒以及严重疾病均可引起治疗效果的差异，如果去除这些因素后差异仍存在，那么则可能是遗传基因作用的结果[254]。两类基因被认为是影响药物反应的潜在突变位点：药代动力学（PK）基因和药效学（PD）基因。

PK 基因使个体间药物代谢存在差异，包括吸收、分布、代谢和排泄方面（ADME）。PK 基因变异可导致药物或慢或快的吸收、转化和排泄，这些变化可使药物在达到治疗效果前被排出体内，或药物残留在体内的时间过长或剂量过高，从而增加发生不良反应的风险。许多肝代谢的酶类（如细胞色素 P450 基因家族）均是重要的 PK 基因，这些基因存在较弱或高效代谢的等位基因如 CYP2D6 基因，目前高达 25% 的临床用药可促进代谢[255]。

PD 基因既是药物靶受体也是信号转导通路中药物靶点的分子成分。当药物反应的变化呈剂量依赖性时 PD 基因变异可能参与其中，这种变异可能在多个信号通路分子间累积出现，并发挥协同性、独立性或拮抗性的相互作用，故 PD 的影响可能比 PK 更为复杂。早期的遗传药理学研究表明，PD 对治疗效果的影响比 PK 更为严重。例如，在华法林抗凝治疗中可观察到 PK 和 PD 效果，其治疗效果在个体间出现了十倍的差异。尽管代谢酶 CYP2C9 基因（PK 基因）携带弱代谢等位基因，且它需要较低的药物剂量却较高的出血风险，但在华法林靶点 VKOR（VKORC1，PD 基因）亚型上，决定其遗传变异的因素仍是达到治疗效果所要求的华法林量。

药物基因组学领域的进展较缓慢，且多数遗传药理学发现均来自于对 PK 和 PD 候选基因的研究；然而 GWASs 和基因测序方法已开始在这一领域应用[256-257]，但严峻的挑战依然存在。首先，探明基因表型的关键是精确测量变异反应，并识别已知影响变异的非基因学因素；其次，遗传研究应包括缜密的实验设计、来自同种族同质人群的大样本量和对测试技术或人群假象具有优化质控的分析方法，这种分析方法要求多次实验校正。研究要求的样本量必须足够大，因为单个基因发生作用的概率无法预计，预先通过大量运算来估计样本量非常困难。

必须有独立样本的可重复性，但对某些药物基因组研究来讲，很难寻找到表型相同的重复样本。令人欣慰的是，早期少量的药物基因组 GWASs 已找到 100 例全基因组检测结果，这些结果表明：药物基因组等位基因的效应似乎大于疾病易感性等位基因的效应，并可能累及较少的基因[256]。在未来的几年中，利用无偏倚的全基因组遗传研究方法，人们将会更深入地了解麻醉药和镇痛药的 PKs 与 PDs 遗传学基础。

参 考 文 献

见本书所附光盘。

第43章 恶性高热和肌肉相关疾病

Jie Zhou（周捷）• Diptiman Bose • Paul D. Allen • Isaac N. Pessah

徐懋 韩彬 译 谭刚 郭向阳 审校

要 点

- 恶性高热（malignant hyperthermia，MH）是由麻醉药物引起的以骨骼肌代谢增强为主要表现的疾病，是一种常染色显性遗传性疾病。
- 骨骼肌约占体重的 40%，其代谢增强势必对全身代谢产生显著影响。
- MH 的体征，包括心动过速、呼气末 CO_2 升高、肌肉僵直和体温升高，均与代谢增强有关。
- MH 易感者（MH susceptible，MHS）骨骼肌罗纳丹（ryanodine）受体（RyR1）的功能异常与细胞内钙离子处理异常有关，未暴露于 MH 触发因子时，其 Ca^{2+} 处理异常可通过细胞内代偿机制控制。
- 暴露于触发因子或者热应激时，细胞内钙离子代偿机制丧失，导致细胞内显著性代谢亢进，产生额外的腺苷三磷酸，驱动钙离子泵，恢复钙储备（例如肌质网、线粒体、细胞外液）。
- 丹曲林显著减少肌浆内钙离子浓度，通过逆转其诱发的代谢亢进体征，从而恢复肌肉正常代谢状态。
- MH 具有遗传性，猪的 MH 均由单一的 RyR1 基因突变产生，而人的 MH 可能由超过 210 个 RyR1 基因突变与 4 个 $Ca_v1.1$ 基因突变所致。
- MH 易感人群的评估包括氟烷和咖啡因骨骼肌活检标本收缩试验，以及 DNA 检测确认突变。MH 猪的诊断仅需 DNA 测试。
- 未来 MH 的防治目标包括北美和欧洲医疗项目计划中的改进基因检测技术和加大基因研究的财政支持，明确丹曲林的作用模式，确定触发 MH 的即刻诱因，以及建立高效、无创的 MH 易感者测试方法。
- Duchenne 肌营养不良（Duchnne's muscular dystrophy，DMD）和 Becker 肌营养不良（Becker's muscular dystrophy，BMD）患者发生 MH 致病突变的风险与一般人群相似，MH 类似麻醉事件发病率的报道中，DMD 患者为 0.002，BMD 患者为 0.00036。
- 肌营养不良蛋白，连同肌营养不良蛋白相关性糖蛋白，与肌纤维膜的稳定性相关，这个基因的突变引起肌营养不良蛋白的缺失，由此导致 DMD 和 BMD。
- 琥珀酰胆碱禁用于 DMD 或 BMD 患者，因在此类患者中肌膜的不稳定性导致横纹肌溶解和高钾血症的风险增高。
- 肌强直性营养不良（myotonic dystrophy，MD）患者的大部分并发症与肺相关，主要是由于肌张力减退、长期胃内容物误吸、中枢及周围性通气不足所致。
- 尚无证据显示钠通道病变患者的 MH 发生率增加。
- 部分神经肌肉疾病在第 42 章也有阐述，对于这些讨论的比较应会为这些麻醉中罕见却极其重要的疾病提供更为深入的认识。

恶性高热是最严重的麻醉相关并发症之一，这种暴发性综合征由触发性麻醉药所引发，如挥发性吸入麻醉剂或去极化肌松剂。如果不能迅速做出诊断和及时治疗，MH 将成为致命性的麻醉并发症。与本章中讨论的其他疾病不同，在暴露于触发药物前，MH 几乎没有任何特异的表现，是基因与环境相互作用的结果。本章也涉及对其他一些在常规麻醉实践中很少遇到的神经肌肉疾病，这些疾病均影响外周神经、神经肌肉接头和（或）肌肉的正常功能，给围术期管理和重症加强医疗带来挑战。尽管这些疾病极其罕见，但是由于医疗水平的提高、人类寿命延长以及其他不确定的原因，临床医生接诊此类疾病患者的数量也逐渐增多。应特别重视神经肌肉疾病患者围术期的麻醉管理，稍有不慎就可能导致严重问题。在该领域的进展主要是研制一些有创和无创的诊断设备，尤其是遗传学方面。

恶 性 高 热

MH 是一种药物遗传性临床综合征，其典型临床表现多发生在麻醉中吸入挥发性卤烷，如氟烷，和（或）应用去极化肌松剂琥珀酰胆碱之后。临床上暴发型 MH，患者体温急剧升高（可高达每 5 分钟升高 1℃）和极度酸中毒，其原因是细胞内钙离子水平调节的快速失控和随之产生的非可控性骨骼肌代谢亢进，可进一步发展为横纹肌溶解。尽管最初恶性高热的死亡率高达 60%，但后来早期诊断和丹曲林的应用使其死亡率降至低于 1.4%[1]。由于诊断意识的提高、呼气末 CO_2 监测利于早期发现、触发性弱的麻醉药物的使用，以及控制暴发发作进程药物的应用，使得 MH 发病严重程度明显下降。当不使用触发药物时，报道的暴发型 MH 发病率为每 62 000 例麻醉患者中有 1 例；但是当使用触发性药物时，每 4500 例麻醉患者中就有 1 例疑似病例[2]。在日本 MH 的患病率介于 1 ∶ 60 000 至 1 ∶ 73 000 之间[3-4]，然而在传递 MH 易感性突变的已知亲属人群中的 MH 突变的发生率高达 1 ∶ 2000[5]。男性较女性更易发生 MH[3, 6]。最近，MHS 的性别差异也通过基因敲除小鼠表达人类 MH 突变的 RyR1-T48251 试验得以证实[7]。儿童占所有 MH 患者的 52.1%[8-9]。

出现临床 MH 综合征和肌肉活检阳性的 50%～80% 的基因型患者，其发病与 1 型罗纳丁受体（RyR1；肌质网 Ca^{2+} 释放通道；sarcoplasmic reticulum，SR）基因的超过 210 处突变中的 1 处突变和慢失活 L 型钙离子通道 $Ca_v1.1$（二氢吡啶类受体，dihydropyridine receptor，DHPR）中的成孔亚基的 4 处突变有关[10]。利用猪和几个新的小鼠动物模型提供的 MH 病因的复杂细节，人们正对 MH 遗传学和相关的 RyR1、DHPR 及关联蛋白的功能异常进行分子生物学水平的研究。由于适用科学研究的材料短缺限制了人类的平行研究，而且性别、年龄、遗传、后天与环境变化引起的同一基因型产生不同表现型，使得研究变得更加复杂。

美国恶性高热协会（MHAUS，11 E. State Street, P.O. Box 1069, Sherburne, New York 13460-1069；电话：1-607-674-7901；传真：1-607-674-7910；邮箱：info@mhaus.org；网址：http://www.mhaus.org）和 MH 紧急咨询热线（1-800-MHHYPER 或 1-800-644-9737）提供有关恶性高热知识的公众教育和交流。MHAUS 的专业附属机构 - 北美恶性高热登记处（North American MH Registry，NAMHR），负责校对整理加拿大和美国各肌肉活检中心的结果，某个患者的具体资料可通过由热线电话或联系主任——Barbara W. Brandom 医生（北美恶性高热登记处，7449 室，匹兹堡大学儿童医院麻醉科，3705 Fifth Avenue，Desoto St. Pittsburgh，PA，15213-2583; 电话：1-888-274-7899；传真：1-412-692-8658；邮箱：bwb@pitt.edu; 网址：https://www.mhreg.org）获取链接。

历 史

在 1915—1925 年间，有一个家族经历了三次麻醉诱发的以肌肉僵直和高热为特点的恶性高热死亡[11-12]，三例患者的死亡原因令人困惑很久，最终离体肌肉组织活检测试[11]证实家族中三个后代为恶性高热易感者。1929 年 Ombrédanne 描述麻醉引起的儿童术后高热以及苍白伴发死亡率显著增加，但未发现与家族之间的关系[13]。1960 年 Denborough 和 Lovell 报道一例 21 岁开放性大腿骨折的澳大利亚患者对于麻醉而非外科手术表现得非常焦虑，因其有 10 位亲属在麻醉中或麻醉后相继死亡[14]，由此引起世界范围的对恶性高热的密切关注。最初 Denborough 和 Lovell 采用当时的新型麻醉药—氟烷给该患者实施麻醉，当患者出现恶性高热表现时停止吸入氟烷，成功对症处理，终止 MH 表现后，随之实施蛛网膜下腔麻醉。威斯康星 Wausau 地区的 George Locher 和加拿大多伦多的 Beverly Britt 进一步深入调查，最终发现 MH 发病具有家族性特点[15]。透过骨骼肌代谢增加或症状早期的肌肉僵直、收缩反应的阈值降低和肌酸激酶（CK）值的升高这些表现，人们逐渐认识到高热症状是骨骼肌的直接参与，而不是中枢体温调节的失常[16]。

有趣的是，在一些通过养殖方式饲养的速生且产肉率高的近亲繁殖猪（如：兰德瑞斯猪，皮特兰猪，杜洛克猪，波中猪）中发现了相似的综合征，即猪应激综合征[17]。出现代谢增加、酸中毒、肌肉僵直、发热等症状，并因肌肉快速降解而死亡，肉质表现苍白、柔软伴渗出，可由任何应激刺激诱发，包括分栏、运输条件、断奶、争斗、交配或准备屠宰等[18]，已成为影响猪肉生产的一个严重问题[19]。1966 年 Hall 等报道了氟烷和琥珀酰胆碱的应用能够诱发应激易感猪出现恶性高热相同的综合征，研究发现猪的这一综合征是 RyR1 的单一错义突变引起的，所有的易感猪在 SR 钙释放通道的 RyR1 发现相同的 Arg615Cys 突变[20]。

1975 年 Harrison 描述丹曲林具有预防和治疗猪恶性高热的疗效[21]，这也很快在多家医院应用丹曲林治疗麻醉诱发的 MH 发作中得以证实[22]。今天，丹曲林仍然是成功治疗 MH 最重要的药物。

兴奋 - 收缩耦联和恶性高热的生理学和病理生理学

恶性高热是骨骼肌兴奋 - 收缩耦联（excitation-contraction coupling，EC coupling）调节失常引起的综合征。正常的肌肉收缩由神经冲动到达神经肌肉接头处（即运动终板）始动，触发乙酰胆碱从运动神经末梢释放。乙酰胆碱活化神经肌肉接头突触后的乙酰胆碱烟碱受体（nicotinic acetylcholine receptors，nAChRs）和非选择性阳离子通道，这对肌膜局部去极化和激发动作电位沿着肌膜表面快速扩散至关重要。肌膜表面内陷（横小管或者 T 小管）作为导管将动作电位快速

而且均匀地直接传递到肌原纤维深部，介导 $Ca_v1.1$ 电压传感器构象变化。$Ca_v1.1$ 构象的改变机械性传递至聚集在 SR 结合面的 Ca^{2+} 释放通道（RyR1）。发生在特殊接头（三接头，triadic junctions）部位的 DHPRs 和 RyR1 通道的机械性耦联对于电信号传递至 T 小管和 SR 贮存的 Ca^{2+} 释放联动至关重要。SR 的 Ca^{2+} 释放引起的细胞质（肌浆）的游离 Ca^{2+} 浓度从 $10^{-7}\mu M$ 增加至约 $10^{-5}\mu M$。在细肌丝处 Ca^{2+} 结合收缩蛋白（肌钙蛋白 C 和肌凝蛋白），暴露肌动蛋白的肌球蛋白结合位点，活化粗肌丝（肌球蛋白）并引起肌肉收缩，这一全过程称为兴奋 - 收缩耦联（EC）。细胞内 Ca^{2+} 泵[即肌质网 / 内质网 Ca^{2+} 腺苷三磷酸酶（ATP 酶），或者 SERCA 泵]迅速驱使 Ca^{2+} 返回 SR 腔，当肌浆 Ca^{2+} 浓度下降至低于 $10^{-6}\mu M$ 时肌肉开始舒张，当肌浆残余 Ca^{2+} 浓度恢复至 $10^{-7}\mu M$ 时肌肉不再舒张。因为收缩和舒张均为需要腺苷三磷酸（ATP）参与消耗能量的过程，了解参与 EC 耦联和肌肉舒张的分子物质对于理解恶性高热的原因非常重要（图 43-1）。猪和人类的临床和实验室资料均提示细胞内 Ca^{2+} 浓度持续升高与 MH 暴发症状相关[23-26]。为纠正肌浆 Ca^{2+} 浓度增高，离子泵活性增强和离子交换增加，也导致 ATP 需求增加，继而产热增加。因此，最终结果是体温过高。肌肉僵直是 MH 暴发很常见的表现，其原因就是由于 Ca^{2+} 泵和转运蛋白的失能，不能降低肌浆内非结合型 Ca^{2+} 浓度至收缩阈值以下。丹曲林治疗作用在于能减少肌浆内 Ca^{2+} 浓度，但是丹曲林降低肌浆内 Ca^{2+} 浓度的通路比较复杂，尚不十分清楚。

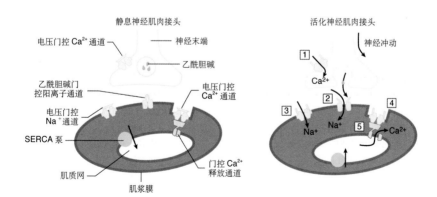

图 43-1 神经肌肉传递和兴奋 - 收缩耦联中主要的离子通道。神经冲动到达神经终末活化电压门控 Ca^{2+} 通道（1）。电压门控 Ca^{2+} 通道活化引起的胞质 Ca^{2+} 浓度增加，触发乙酰胆碱的出胞作用，乙酰胆碱结合突触后烟碱型胆碱能受体活化一个完整的非选择性阳离子通道，使肌纤维膜去极化（2）。肌纤维膜去极化达到阈值，活化电压门控 Na^+ 通道（3），触发动作电位通过横小管系统传递到肌肉深部。在横小管系统内，L 型电压门控 Ca^{2+} 通道感受膜去极化作用，发生构象变化（4）。DHPR 的 α_1 亚单位（$Ca_v1.1$）和罗纳丹受体（RyR1）之间的物理联系是作用途径，通过其将电信号从横小管转换为肌质网 Ca^{2+} 释放（5）*(Modified from Alberts B, Bray D, Lewis J, et al: Molecular biology of the cell, ed 3. New York, 1994, Garland Press.)*

恶性高热是骨骼肌钙释放单位功能异常的结果

罗纳丹受体

罗纳丹受体（Ryanodine Receptors，RyRs），与骨骼肌内结合底物蛋白/SR Ca^{2+} 释放通道同义，因为能够特异性结合一种有毒的植物生物碱——罗纳丹而命名[27-28]。RyR 的三个亚型骨骼肌（RyR1）、心肌（RyR2）和脑组织（RyR3）分别由位于人类染色体的 19q13.1[29]、1q42.1-q43[30] 和 15q14-q15[31] 基因编码。每个功能性 RyR 包括 4 个相同的亚单位（每个约 5 000 氨基酸），每个亚单位结合一个附属蛋白——calstabin1（FK506 结合蛋白 12kD，FKBP12）[32-35]。完整的四聚体质量超过 2 兆道尔顿，它是哺乳动物中已知的最大的蛋白质之一和最大的离子通道。通过在原本缺失 $Ca_v1.1$ 组成型表达的发育不全的肌管上加入 $Ca_v1.1/Ca_v1.2$ 嵌合子互补 DNA 并使之表达，证实了 $Ca_v1.1$ 与 RyR1 之间存在直接耦联[36-37]。这些研究提供的强有力的证据表明 II 和 III（即胞质的 II - III 环）重复序列之间的细胞质区域包含一段 RyR1 双向信号传递至关重要的 46 个氨基酸序列（L720～Q765）[38]。

近十年人们对 EC 耦联的机制了解得越来越清楚，得益于确定了调节骨骼肌 Ca^{2+} 释放和回收的蛋白间相互作用。其基本功能单位被命名为 Ca^{2+} 释放单位（Ca^{2+} release unit，CRU），集中在 T 小管和 SR 膜的结合区域内[39]。CRU 是由一些参与紧密调节 EC 耦联的相互作用的蛋白组装成的一个大分子物质。RyR1 是一种调节 SR Ca^{2+} 释放的高通透性离子通道，是 CRU 的核心组分。附于 SR 膜上功能性 RyR1 四聚体跨越结合间隙与 T 小管膜内的四个电压活化 Cav1.1 亚单位组成的四聚体相互作用，这种相互作用为双向信号途径，能够调节双方蛋白功能。另外，Cav1.1 与 RyR1 的相互作用并非孤立的，而是受位于三联体内的一些蛋白质的调节，包括 Homer1（在物理上结合和在功能上耦联靶蛋白）、calstabin 1、triadin、junctin、Mg29、junctophilin 1 和 2、肌集钙蛋白、钙调节蛋白、蛋白激酶 A 调节和催化亚单位以及蛋白磷酸酶 1[40-44]，上述所列可能并不完全，CRU 代表严密调节的大分子复合物。更为重要的是，越来越多的实验证据提示 RyR1 （$_{MH}$RyR）或 $Ca_v1.1$ 的突变能改变 CRU[45-47] 内的蛋白-蛋白相互作用和双向信号通路的精确性[48-52]。

某些化学物质存在的情况下，RyR1 或者 DIIPR 的 MH 致病突变引起 RyR1 通道功能的严重失调，如

离体情况下可见对挥发性麻醉药、4- 氯 -m- 甲酚、咖啡因、罗纳丹和钾去极化的敏感性增强[53-55]。化学诱导的 RyR1 复合体功能障碍似乎是触发失控性骨骼肌代谢性酸中毒（需氧性和糖酵解性）、肌强直和高钾血症的主要原因，但是控制这一综合征的机制尚不清楚。运动性热病、运动性横纹肌溶解症和 MHS 间关系尚不清楚，需要进一步开展基础和临床病例对照研究[56]。

影响去极化触发的 Ca^{2+} 释放动力学和强度的两种主要的阳离子是 Ca^{2+} 自身和 Mg^{2+}。正常 RyR1 复合体对 Ca^{2+} 反应为双相模式。首先，Ca^{2+} 在 100nM 和 100μM 之间以等级方式活化通道，浓度高出此范围时反而抑制通道活性[57-58]。研究认为这种双相作用方式通过 Ca^{2+} 结合两类 RyR1 调节位点，高亲和性激动位点和低亲和性抑制位点发生[42]。Mg^{2+} 诱导的抑制作用是第二种重要的骨骼肌 RyR1 活性生理调节因子[59-60]。Mg^{2+} 以协助方式 [n_H 约为 2；50% 抑制浓度（IC_{50}）约为 650μM] 抑制 RyR1。或许 Mg^{2+} 通过与 Ca^{2+} 竞争活化位点以及与尚未确认的低亲和力抑制位点结合的方式发挥作用[61-62]。MH 突变可能引起 RyR1 复合体变构不稳定，导致抑制作用的减弱而不是直接改变活化或者抑制位点的 Ca^{2+} 和（或）Mg^{2+} 的结合特性。因此，药物的超敏反应可能与生理配体的反应改变有密切联系。但是，无论是 MHS 的离子通道原发性对 Mg^{2+} 或者 Ca^{2+}（或者两者均有）[63-64] 的抑制作用敏感度减弱，还是对 Ca^{2+} 的激活作用敏感度增高，或者对两个离子表现出双向敏感性的改变，似乎与 MH 突变的位置高度相关[65-66]。还有研究通过检查从 MHS R615C 纯合子猪和 R163C 和 C512S 杂合子鼠制备的 SR，来探索"易漏通道"假说[50]，研究人员观察到 Ca^{2+} 负荷能力（分别低于配对野生型老鼠的 38%、23% 和 22%）的显著降低，主要由即使囊泡外 Ca^{2+}100nM 仍然保持活性的易漏通道的存在而调节[67-68]。最近的研究显示 $Ca_v1.1$ 的表达抑制了罗纳丹不敏感性 RyR1 通道流出相的基础活性[50]。重要的是，MHS 突变似乎不仅改变了 EC 耦合过程中的双向信号[51-52] 和 RyR1 通道功能的固有调节[65-66]，而且还减弱了 RyR1 Ca^{2+} 外流的 $Ca_v1.1$ 介导的负性调节[48]。最近的利用基因敲入小鼠进行的分子和细胞水平研究证实了之前在包括 MHS 肌肉、肌管、肌球标本和表达 $_{MH}$RyR1 的 dyspedic 肌管上的测量结果，即所有这些部位均显示胞质静息 [Ca^{2+}]$_i$ 缓慢升高[47,54,69]。

一些实验证据显示：RyR1 离子通道的调节还存在不同区域内远程域间相互作用的现象，通过稳定对正常通道信号转导关键的蛋白构象来实现[70]。

Samso 等对 RyR1 的三维重建显示 RyR1 的结构支持远程变构通路，例如和 Cav1.1 的耦联，和钙调蛋白、FKBP12 配体的结合 [71]。

电压门控钙离子通道：CA$_v$1.1 的作用

虽然大部分导致恶性高热易感的突变都存在于 RyR1 基因上，但是最近编码骨骼肌 Ca$_v$1.1 亚单位的 *CACNA1S* 基因上的 3 个突变被认为与 MHS 有关 [5, 72-74]。在细胞内环连接 Ca$_v$ 同源重复 III 和 V 的 R1086H 突变是在非 RyR1 蛋白内发现的首个 MH 致病突变，针对该突变蛋白的生理特性测试表明，细胞膜去极化或给予 RyR1 激活药物（如咖啡因）时，RyR1 活化的敏感性显著增加 [75]。此外，Pirone 等已经证实，在 T1354S 突变的同源重复 Ca$_v$1.1 的 IV 的 S5-S6 细胞外孔环区域的 1354 位点有一个致 MHS 的苏氨酸 - 丝氨酸突变位点，可加速 L- 型 Ca^{2+} 电流的动力学并促进 RyR1 介导的 Ca^{2+} 释放 [74]。R174W Ca$_v$1.1 MH 突变发生在 IS4 电压感应螺旋的最内部的残基上，此残基保留于所有的 Ca$_v$ 通道。与其他的 Ca$_v$1.1 MHS 突变不同，R174W 减缓 L 型电流，但对正常 EC 耦联并无影响。然而，与表达野生型 Ca$_v$1.1 肌管相比，R174W 表达的肌管肌质网静息游离 Ca^{2+} 水平缓慢上升，还可以使 Ca^{2+} 释放对咖啡因和氟烷的敏感性提高 [48,76]。

除罗纳丹受体异常以外的其他因素

一些其他的细胞过程也可影响 MH 发作。研究证明同时给予非去极化肌松剂和触发药物能够延缓或者预防临床 MH 综合征的发作。用足够剂量的非去极化肌松剂预处理 MH 易感猪，完全消除电刺激神经引出的肌颤搐，能够防止氟烷触发临床综合征达 90 min，即试验的最长时限 [77]。然而，在氟烷持续存在的情况下，应用乙酰胆碱酯酶抑制剂新斯的明使神经肌肉接头功能恢复时，则立即触发临床 MH 的发作。这提示神经肌肉接头内功能性神经化学递质或者肌纤维膜的去极化作用（或两者都有）与临床综合征之间存在密切联系。

最近，研究已显示肌纤维膜兴奋耦联 Ca^{2+} 内流（excitation-coupled Ca^{2+} entry，ECCE）对 RyR1 构象敏感，RyR1 的若干突变，包括 MH 突变能够增加其敏感性 [40, 46, 78]。ECCE 像是长时间和反复去极化时 Ca$_v$1.1 的内在特性 [79]，可能通过转变 Ca$_v$1.1 为 2 型的门控构象调节。然而，MHS 肌肉细胞 ECCE 增强可能提高了对去极化的敏感性，可能是丹曲林消除对电子

和氯化钾引起的去极化反应的一个靶点 [45]。除 ECCE 外，骨骼肌细胞也存在类似的可见于非兴奋细胞 [80] 的经典的受存储调控的钙进入（store-operated Ca^{2+} entry，SOCE）通道 [81-83]，在 MHS 肌肉由于慢性贮存耗竭而表现得更加活跃。研究提示 SOCE 通道也是丹曲林的一个作用靶点 [84]。总之，现有数据均提示 $_{MH}$RyRs 或者 $_{MH}$Cav1.1 可能形成通过 ECCE 或者 SOCE（或者两者均是）加强 Ca^{2+} 内流的构象。当这种内流增强和 $_{MH}$RyRs 对 Ca^{2+}、Mg^{2+} 抑制作用敏感性下降并存时，可以为提高对触发药物的敏感性和持续的暴发性临床 MH 综合征发作提供细胞基础。

丹　曲　林

丹曲林是唯一已经证明可有效逆转 MH 综合征的药物。纯合子猪或者杂合子鼠暴露于触发药物时，预先服用丹曲林也能预防 MH 暴发性发作。丹曲林是乙内酰脲衍生物 [1-[5-（4- 硝基苯基）-2- 呋喃基] 亚甲基] 亚胺基]-2,4- 咪唑]，不阻断神经肌肉传递，但可通过直接作用于横纹肌引起肌无力。在体外，丹曲林的药理特性与其减少 Ca^{2+} 从 SR 的外流密切相关 [85]。丹曲林（20μM）中和 MH 易感肌肉的 Mg^{2+} 抑制减少的效应 [86]。丹曲林（20μM）能抑制咖啡因对 MH 肌肉的增敏作用，而且丹曲林和其水溶性类似物阿珠莫林（150μM）均已显示减少肌肉和三元囊泡的去极化诱发的 Ca^{2+} 释放作用 [87]。丹曲林与 RyR1 直接作用，抑制 SR Ca^{2+} 释放的理论尚有争议。Paul-Pletzer 等证实 [³H] 叠氮丹曲林特异性标记 RYR1 的 1400- 氨基酸残基 N- 末端钙蛋白酶消化片段的氨基端，更为详细的分析进一步定位 [³H] 叠氮丹曲林结合位点在 RyR1 含有核心序列的相对应 590 至 609 氨基酸残基的单一结构域 [88]。然而，迄今为止脂质双层研究，甚至存在 FKBP12、ATP 和 Ca^{2+} 活化浓度情况下，缺乏丹曲林直接作用于单个 RyR1 通道证据，提示丹曲林的主要作用是改变关键蛋白 - 蛋白交互作用。

遗　传　学

RYR1 基因突变在离体骨骼肌收缩试验（in vitro contracture tests，IVCTs）阳性的 MH 易感人群及其亲属中的阳性率达 50% ~ 80%，在患有中央轴空病（central core disease，CCD）和金 - 德综合征（King-Denborough syndrome）家族中的阳性率几乎达 100%。迄今已检测出与 MH 相关的超过 202 个错义突变和 8 个缺失突变，另有 29 个错义突变与 CCD 和多小核

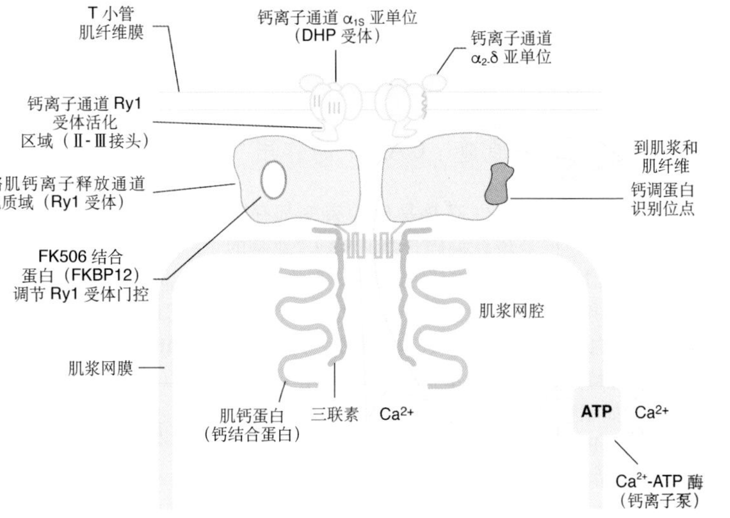

图 43-2 骨骼肌三联体连接示意图显示连接蛋白末端 [罗纳丹受体（RyR1）] 和其关联蛋白。在骨骼肌内，DHPR 的 α_{1S}- 亚单位参与兴奋 - 收缩耦联。这些物理联系经过三联体连接的狭窄间隙传递基础信号，激活 RyR1，促使肌质网释放 Ca^{2+} *(Modified from Pessah IN, Lynch C III, Gronert GA:Complex pharmacology of malignant hyperthermia, Anesthesiology 84:1275-1279, 1996.)*

肌病有关，未知 MH 试验结果 [10]。有趣的是，40% RYR1 错义突变发生在 CpG 二核苷酸序列。其他 5 个染色体位点（17q21-24、1q32、3q13、7q21-24 和 5p）与骨骼肌收缩试验阳性和异常麻醉反应的家系有关，已经分别命名为 MHS 2 ~ 6 位点。然而，这 5 个位点中，除 RYR1 外唯一与 MH 有关的是编码 $Ca_v1.1$（DHPR 的 α_{1S}- 亚单位）的 MHS3 位点的 CANL1A3 基因 [89]，在此基因中的 4 个致病突变与全球不到 1% 的 MHS 家族有关。在其他一些位点，位点中所有基因已经排除可导致 MHS。因此，出于实际原因，RYR1 基因仍为当前临床遗传学分析的主要靶点。

RYR1 突变的分布

与 MHS、CCD 或者在有些情况下两者均有关的错义突变，散布整个 RYR1 基因编码区域，而且全部允许转录特定功能的蛋白质 [10, 90]。直到最近研究认为大多数 RYR1 突变集中在三个"热区"：MH/CCD 域 1- 氨基酸残基的 35 和 614 之间；MH/CCD 域 2- 肌质网底部蛋白的氨基酸残基 2163 和 2458 之间；MH/CCD 域 3- 跨膜环或成孔区域的羧基末端氨基酸 4643 和 4898 之间 [91]（图 43-2）。"热区"的推断似乎只是样本分析的偏差所致，因为与 MHS 或者 CCD（或者两者）有关的错义突变散布在 107 个 RYR1 外显子中的 54 个以上。大约 41% 的报道的 MH 突变在多个家系中出现。CCD 突变主要在基因的 C- 末端域（外显子 85 ~ 103）中发现，只有 10 个突变在超过一个家系

中（17%）出现过：R4861H（n=14）、V4849I（n=9）、I4898T（n=7）、L4824P（n=4）、A4940T（n=4）、G4638D（n=3）、R4893W（n=3）、R4861C（n=2）、R4893Q（n=2）和 G4899E（n=2）。

MH 和 CCD 真正的种族分布特点难以确定。MH 和 CCD 主要报道于西方人群，但这极有可能并不正确，是报告病例的方法和频率造成的结果。似乎有些突变集中在世界的特定区域，其分布和出现频率也有人群特异性。在英国，已经发现 69 个 RYR1 突变型，其中 25 个见于单一家系。在英国接受调查的 434 个阳性突变的 MH 家系中，最常见的突变型是 G2434R 约 40%，次常见的突变型是 T2206M（10%）和 G341R（8%）；在瑞士，V2168M 和 I2336H 是最主要的突变型 [92]；而在德国 R163C（MH 和 CCD）、R614C（MH）、T2206M（MH）、G2434R（MH）和 R2454H（MH）分别在 5 个或者更多的独立病例中检出 [93-94]；在法国常见 G341R 和 R614C 突变 [95]；在意大利 [95] 和加拿大 [96] 的几个 MH 家系中也发现 R614C 突变；G341R 在比利时也常见 [95]；欧洲和北美常见的突变是 G2434R，其在欧洲家系中的发病率为 4% ~ 7%，在北美家族为 5.5% [97]。在日本、中国、中国台湾、澳大利亚和新西兰的 MH 家系最常报道的突变型是单一家系突变 [98-100]，但这可能是由于参与调查的病例少所导致。因为欧洲和北美的遗传学筛查研究主要集中在基因热区的域 1 和域 2，未能筛查到 RYR1 突变的原因可能是这些病例的 RYR1 突变在这两个区域外或者其他基因突变所致。

恶性高热的遗传性和外显率

因为在一些先证者和家系中已经确定含有超过一个的 MH 连锁突变，人类 MH 的遗传性不再认为是可变外显率的单纯常染色体显性遗传。六个非血缘性家系包含了至少两个均与 MHS 有关的 RYR1 突变型，在其中的两个家系中一种是 RYR1 突变型，第二种是 Ca$_v$1.1 突变型 [5]。尽管易感猪常见 MHS 纯合子，但是在人类罕见，转基因鼠中也易变。已知人类 MHS 纯合子的临床表现似乎正常，但是在 IVCT 实验中对咖啡因 / 氟烷的反应比杂合子更为强烈 [101-104]。"热区" 1 的两种 MH 突变型的纯合子小鼠围产期即死亡 [67-68]。在人类，双杂合子个体第二次突变型对 IVCT 实验并不表现出累加效应 [5]。然而 T4826I-RYR1 基因敲入小鼠最新研究显示，在 RYR1 的 S4-S5 胞浆连接体上的 MH 突变对诱发暴发性 MH 和促发肌病的药物和环境应激源表现出基因型和性别依赖的易感性 [7]。

离体收缩试验和咖啡因-氟烷收缩试验

目前诊断 MH 的金标准是氟烷和咖啡因骨骼肌收缩试验［又称为 IVCT 或咖啡因 / 氟烷收缩试验 (caffeine halothane contracture test, CHCT)］的两种方案。第一种由欧洲恶性高热小组（EMHG）制定，第二种由北美恶性高热小组（NAMHG）制定 [9]。此两种方案相似但不完全相同，为了相互区别，EMHG 方案命名为 IVCT，NAMHG 方案命名为 CHCT。

对于 IVCT，肌肉活检标本取自股四头肌（股内侧肌或股外侧肌）[105-106]。研究分为三个部分，分别是：静态咖啡因试验、静态氟烷试验、动态氟烷试验 [106]。静态咖啡因试验中，咖啡因的浓度逐步递增（0.5、1、1.5、2、3、4 和 32mmol/L），较基线张力至少增加 0.2g 的持续肌肉张力的咖啡因最低浓度被认定为咖啡因静态试验的阈值。然后运用相同的方法，将肌肉分别暴露于 0.5%、1%、2% 和 3% 的氟烷浓度下，得出氟烷静态试验的阈值。动态氟烷试验是将肌肉以 4mm/min 的恒定速率牵拉以达到一个大约 3g 的力，在暴露于氟烷 3min 后维持该新的长度 1min。对于每一个循环，氟烷的浓度将由 0.5%、1%、2% 至 3% 逐渐增加。与给予氟烷前对照，能够产生至少 0.2g 肌肉张力持续增加的氟烷浓度被定义为动态氟烷试验阈值 [106]。IVCT 方案将患者分成三组：① MHS 组，咖啡因阈值为咖啡因浓度 2mmol 或更低，且氟烷阈值为氟烷浓度 2% 或更低；② MH 正常组（MH normal，MHN），咖啡因阈值为咖啡因浓度 3mmol 或更高，且氟烷阈值高

于 2%；③ MH 可疑组（MH equivocal，MHE），除上述提到的所有其他结果 [105-106]。

对于 CHCT，可以从以下位点选取肌肉活检，优选排序依次为：①股肌群，②腹直肌，③特殊情况下的其他肌肉群 [107]。需要的测试包括将肌肉仅暴露于 3% 浓度的氟烷和将肌肉暴露于浓度逐渐增加的咖啡因 [0.5、1、2、4、8mmol/L（若肌肉在 4mmol/L 时的反应小于 1g，则将浓度增至 8mmol/L）和 32mmol/L]。可选试验包括将肌肉暴露于 1% 的氟烷与递增的咖啡因混合环境中或是仅将肌肉仅暴露于 2% 的氟烷中 [107]。根据 CHCT 方案，任何个体，无论是氟烷还是咖啡因测试为阳性，此个体即诊断为 MHS；当两项测试均为阴性时，此个体诊断为 MHN [107]。

据报道，如将 MHE 归入 MHS 组，IVCT 的灵敏度和特异度分别为 99.0%（95% CI: 94.8%～100%）和 93.6%（95%CI：89.2%～96.5%）[106]，相应的 CHCT 的灵敏度和特异度分别为 97.0%（95% CI: 84%～100%）和 78%（95%CI：69%～85%）[108]。最近，氟喹诺酮类和他汀类药物，3- 羟基 -3- 甲基戊二酰 - 辅酶 A（HMG-CoA）还原酶抑制剂被发现可以诱发 MHS 患者肌束显著挛缩，但对 MHN 肌束无此反应 [109-110]。昂丹司琼和 3,4- 亚甲基二氧甲基苯丙胺（MDMA），在 MHS 和 MHN 的肌纤维中均可呈剂量依赖性地诱发肌挛缩或者增加钙离子诱发肌肉收缩的敏感性 [111-112]。有研究对 IVCT 方案进行了改进，即加入罗纳丹 [113] 或者 4- 氯甲酚（一种罗纳丹受体特异性激动剂）[114-115]，但此项修改尚未被纳入标准方案。此外，Metterlein 等研究了在 IVCT 中用新的挥发性麻醉剂取代氟烷的可能性。逐渐增加浓度后，除了七氟烷，所有挥发性麻醉剂，包括恩氟烷、异氟烷和地氟烷，均可诱发 MHS 肌束较 MHN 肌束更加显著的收缩。然而，氟烷诱发 MHS 的肌束收缩最为显著从而并被 IVCT 方案认定为最强的鉴别剂 [116]。相比于逐步递增七氟烷浓度，直接应用 8% 高浓度的七氟烷可以显著诱发 MHS 患者更强烈的肌肉收缩 [117]。但是，来自日本 MH 数据库的回顾性分析表明，由七氟烷诱发的 MH 和异氟烷或其他药物诱发的 MH 的严重性之间并无差异，提示七氟烷并非一种弱的或者相对较弱的 MH 触发剂 [118]。

遗传和恶性高热肌肉收缩试验之间的不一致性

遗传和骨骼肌收缩试验结果的不一致性曾困惑世界范围的连锁分析。实例包括 MHN 患者携带一种 MH 相关 RYR1 突变型和 MHS 患者不携带常见 RYR1

突变型。可能有几种解释，最有可能的解释是 IVCT/CHCT 临床精确性有限以及 IVCT 或者 CHCT 的阈值不准确，这将导致在诊断一个患者是 MHN 亦或 MHS 时出现差错；第二种可能性是存在可变外显率的等位基因沉默 [119]；第三种可能性是此类患者还有其他影响 RYR1 功能和表现型外显率的未知基因或修饰基因的突变 [72]。估算的 MH 事件发生率和患病率的差异也可能提示表观遗传因素在起作用。Carpenter 等研究提示 MHS 的严重性可能与 RYR1 基因高度保守区域的变异和突变相关 [72]。MH 大家系的缺乏使连锁分析和理解临床表现的差异性十分困难。Robinson 等通过传递不平衡分析（transmission disequilibrium test，TDT）证明 5 号和 7 号染色体的基因座，以及影响范围更小的 1 号和 7 号染色体基因座，可影响 MH 易感性 [95]。

遗传学筛查指南

在 2000 年，欧洲 MH 小组根据对一些 MH 家系其他位点的连锁数据分析制定了 RYR1 突变筛查指南，但是所有研究者都强调 IVCT 诊断 MH 的重要作用 [120]。这些筛查指南的应用减少了 MH 易感者亲属进行肌肉收缩试验的必要，又不增加误诊的风险 [121-122]，其内容如下：①在基因测试前行 IVCT 证实家系某成员（先证者更好）是 MHS；②应用包含 15 个经体外功能分析证实是 MH 致病的 RYR1 突变，行基因筛查；③如果在一级亲属中检测到一个致病突变，那么 MHS 可以确立，IVCT 则可不做；④如果在一级亲属中未检测到家族性的突变，则需行 IVCT，如果阴性才能诊断为 MHN。

仅有少量的北美 MHS 家系接受了表现型、连锁分析和特异性基因筛查的广泛调查。在过去的几年中，在 MH 活检中心和分子生物学家的合作下，已经筛查出 209 个毫不相关的 MHS 患者携带的 RYR1 基因突变（见"RYR1 突变的分布"）。

最近的专家研讨会达成以下共识：①遗传学检测的局限性包括由于突变位点的分散和涉及多个基因所造成的敏感性低；② RYR1 基因是基因检测的主要焦点，但是更加全面地了解基因突变和易感性之间的关系尚需进一步研究；③在经临床实验室提高法案（CLIA）认证的实验室建立临床检测尚需制定统一的参考和教育指南；④ 2002 年成立的北美 MH RYR1 突变专家小组保持不变（表 43-1）。

据 Larach 等报道，在 1987 年至 2006 年之间报告至 NAMHR 的 181 例恶性高热患者中，发病率为 34.8% [123]。恶性高热事件的发生最常见于年轻男性（75%），并且大约一半的患者据报告都曾经历过两次或以上的无异常反应的全身麻醉。在最近一项对于超过 500 万非生育相关的出院病例分析中，发现儿童患者中，肌肉骨骼系统和结缔组织疾病与 MH 的诊断密切相关 [124]。

暴发性恶性高热

暴发性 MH 罕见，MH 急性发作依赖于四个因素：①遗传倾向，②缺乏抑制因子，③麻醉药或者非麻醉药触发因子的存在，④以及可使其他三个因素中一个或者更多作用强化的环境因素。

麻醉药触发

触发 MH 的麻醉药物包括乙醚、氟烷、恩氟烷、异氟烷、地氟烷、七氟烷和唯一常用的去极化肌松药琥珀酰胆碱。地氟烷和七氟烷似乎是比氟烷效力低的触发药物，引起的 MH 发作较缓慢 [125-126]。如果麻醉中使用了琥珀酰胆碱，那么 MH 的发作可能呈暴发性。通常用挥发性麻醉药诱导进行 MHS 猪筛查，阳性表现为 5min 内，通常更短时间即出现明显的后肢僵直 [127]。预先运动，即使麻醉诱导前一个小时进行运动也会促进肌肉僵直发作，增加发作的严重性 [127]。同样，在新的基因敲入小鼠模型中，暴露于挥发性麻醉药后迅速出现四肢僵直。另外，人类可能存在若干修饰因子，能够改变（或者甚至预防）临床 MH 的发作，而猪或鼠则没有。在 MHS 患者，轻度低温、预先给予巴比妥类、镇静剂、丙泊酚或者非去极化神经肌肉阻滞药能推迟或者防止 MH 的发作 [25, 127-129]，因此他们的反应与猪或者 MH 基因敲入鼠相比更加难以预测。多例 MH 暴发性发作患者，报道其曾经成功接受过强效的 MH 触发药物的麻醉 [130]。这种情况的原因尚不明确，可能与预先或者同时给予预防或延迟 MH 发作的前述药物有关，或者未知的环境因素影响了激发阳性事件的发生。因此，人类 MH 的发作在起始症状和发作时间上有很大的差异。MH 发作的差异给临床麻醉中诊断带来较大难度。Larach 等制定的临床分级量表尽管并不完美，但为回顾性判别一个患者麻醉反应异常，是可能还是实际上发生了临床 MH 发作提供了一个有效的方法 [131]。然而，通过提高警觉性、识别症状和体征、熟悉如何治疗该综合征，MH 还是很容易诊断的。

暴发性 MH 综合征的两个经典的临床表现可能始发于以下两种情景中的一个：

表 43-1　2002 年北美恶性高热突变专家小组研究成果

外显子	突变 *	RYR1 氨基酸改变	北美的家系数 †	欧洲估计发病率（%）	表现型
6	C487T	R163C	2	2～7	MHS, CCD
9	G742A	G248R	2 (11)	2	MHS
11	G1021A	G341R	1	6～17	MHS
17	C1840T	R614C	6 (42)	4～45	MHS
39	C6487T	R2163C	2	4	MHS
39	G6488A	R2163H	0	1	MHS, CCD
39	G6502A	V2168M	1	8	MHS, CCD
40	C6617T	T2206M	2	一个家族	MHS
44	Deletion	△G2347	2	0	MHS
44	G7048A	A2350T	1	0	MHS
45	G7303A	G2434R	9 (54)	4～10	MHS
45	G7307T	R2435H	1	2.5	MHS, CCD
46	G7361A	R2454H	4	一个家族	MHS
46	C7372	R2458C	0	4	MHS
46	G7373A	R2458H	0	4	MHS
101	G14582A	A4861H	多个家族		CCD
102	T14693C	I4898T	0	多个家族	MHS, CCD

CCD, 中央轴空病；MHS 恶性高热易感者；RyR1, 罗纳丹受体 1 型。
* 17 种突变型的标准：①在超过一个北美或者欧洲的家族中存在；②先前的基因序列变化检测显示突变并非多态现象。
† 数据源自 the Uniformed Services University of the Health Sciences, Thomas Jefferson University, Wake Forest University, University of California, Davis, 和 Barrow Neurological Institute。括号内数字提示在加拿大也有发现（例如对于外显子 45，在加拿大发现携带 G2434R 突变型的 4 个家族）

1. 琥珀酰胆碱麻醉诱导后出现僵直，但是能成功插管，随后迅速出现情景 2 列出的症状。
2. 麻醉诱导反应正常，麻醉过程平稳直至出现下列症状：
   - 无法解释的窦性心动过速或者室性心律失常（或两者均有）；
   - 如果有自主呼吸的话，呼吸急促；
   - 无法解释的氧饱和度下降（因为静脉氧饱和度下降）；
   - 充分通气且大多数病例中通气参数不变时，呼气末 CO_2 增加；
   - 意外的代谢性和呼吸性酸中毒；
   - 中心静脉氧合不足；
   - 无明显原因的体温升高，超过 38.8℃。

常见的无先兆 MH 发作（情景 2），大多数情况下，可通过心动过速、呼气末 CO_2 水平增加和肌肉僵直来快速发现。一些原因可能使发作延迟，或直到患者进入术后恢复室症状才明显。MH 一旦触发，进程很快。当患者出现如呼气末 CO_2 分压升高、肌肉僵硬、心动过速和发热等提示 MH 发生的临床表现时，必须具有一个以上的异常体征方能做出诊断，因为根据很多报告病例的 meta 分析，单一异常体征通常不是 MH 发作 [131]。吸入麻醉药和去极化肌松药触发 MH 的机制仍不清楚，但其是致病因素的事实和早期诊断对于成功救治至关重要不容忽视。最近一项对麻醉代谢 / 骨骼肌肉不良反应的回顾性综述报道表明，相比七氟烷，暴露于地氟烷与异氟烷麻醉 MH 的始发时间较晚。相比于过去，出现 MH 表现更加延迟，多在第二和第三个小时出现。在只有一个首发症状的 MH 病例中，首发症状通常是高碳酸血症（30.7%）、咬肌痉挛（24.8%）和窦性心动过速（21.1%）[131a]。

非麻醉药触发 MH

当 MH 猪暴露于环境应激，如运动、高温、缺氧、忧虑和兴奋，暴发性 MH 很容易被触发（见本章前述"历史"）[9, 127]。人处于紧张状态或暴露于高热环境后发生恶性高热样发作也有报道 [132-137]。对于运动过程中血浆儿茶酚胺水平的测量显示在 MHS 和正常个体中并无差异 [138-139]。因此，这些反应可能不是由交感神经过度兴奋或儿茶酚胺急剧增高引起的 [140]。

Wappler 等报道了 12 例互无关系的患者发生运动诱发的横纹肌溶解，其中 3 例有 RyR1 突变；这 12 例患者中 10 例对 IVCT 产生异常收缩反应 [141]，还有一例收缩反应可疑。在所有报道的恶性高热的小鼠品系中，周围环境温度的增高可以触发暴发型 MH[68-69]。一项流行病学研究显示，运动诱发症状包括横纹肌溶解，在 MHS 患者中更为常见 [141]。而且，在 3 例运动诱发的横纹肌溶解病例中，发现含有 Arg401Cys RYR1 突变 [98]。而其他报告在很大程度上是传闻，并涉及中暑、突然和意外死亡、异常的紧张和疲劳、或肌痛等可能的"清醒" MH 发作。与这些事件相关的应激包括运动和暴露于挥发性的非麻醉气体环境中 [134, 142-143]。MHAUS 已经就 MHS 有关的高温和运动的不良反应制定了建议 [144]。

恶性高热相关综合征

咬肌痉挛（氟烷 - 琥珀酰胆碱僵直）

咬肌痉挛或牙关紧闭为应用琥珀酰胆碱后下颌肌肌肉僵直而肢体肌肉松弛的现象。咬肌和翼外肌富含慢张力纤维，对去极化神经肌肉阻滞药的反应表现为强直收缩 [145-146]。van der Spek 等发现了临床应用琥珀酰胆碱后患者出现咬肌强直收缩，引起下颌肌张力增加 [147]。反应依次表现为：下颌紧，然后下颌僵硬，最后下颌严重僵硬（图 43-3）。即使在使用小剂量非去极化肌松药预处理后仍有可能出现下颌僵硬。如果在牙关紧闭的基础上出现了其他肌肉的僵直，则与 MH 绝对相关，麻醉应当立即终止，并开始 MH 的治疗。

然而，超过 80% 的患者仅有牙关紧闭但没有其他肌肉僵直，这是正常患者的不同表现。一旦出现牙关紧闭，应当加强患者监测，包括监测呼气末二氧化碳，观察尿的颜色，动脉或静脉采血分析 CK、酸碱状态和电解质水平，特别是钾的水平。尽管未经科学验证，但最初的下颌紧张和持续时间被认为可以预示反应的严重程度。MHAUS 建议在 36h 内每隔 6h 检查 CK 水

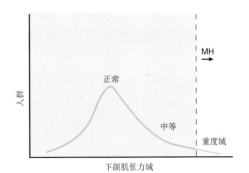

图 43-3　琥珀酰胆碱通常轻度增加下颌肌张力。有些患者下颌肌张力中度增加，在极少数患者极度增加（即"钢性下颌"）。后者有接近 50% 的患者为 MHS。与虚线相交下降曲线下区域是 MH 人群的分布区域

平和尿肌红蛋白水平 [148]。出现咬肌痉挛的患者应密切观察至少 12h。

轴空肌病（core myopathies，CCD）

CCD 是一种罕见的遗传性疾病，于 1956 年首先由 Magee 和 Shy 报道 [149]。最近的一项英格兰北部的人群研究显示患病率为 1 : 250 000[150]。在 1971 年，Engel 等报道了一种相关的先天性肌病，多轴空肌病（multicore disease，MCD）[151-152]。接着，此疾病的不同变种也被冠以不同名称，包括微轴空肌病和多发微轴空肌病 [151]。多发微轴空病（multiminicore disease，MmD）是目前欧洲神经肌肉研究中心采用的最为正式的名称 [151]。

如前所述，大多数的 CCD 病例是由于 RyR1 上的显性错义突变。在临床上，被诊断为 CCD 的患者都表现出不同程度的肌肉无力，且在组织学上均为 I 型骨骼肌纤维上存在有中央轴空 [153]。MmD 被认为是一种隐性遗传性肌肉病，有严重轴向无力，呼吸、延髓和眼外肌通常受累 [153]。MmD 与染色体 1p36 上的 SEPN1 基因和 RyR1 基因的隐性突变有着异源性遗传关联，且在 MmD 中，1 型和 2 型肌纤维均可能受累 [151]。

在 CCD 患者中，血浆 CK 水平往往是正常的，但在个别病例可以升高 6 至 14 倍。股四头肌超声检查通常显示回声增强，而腹直肌相对较少及。在典型 CCD 患者中，受累肌肉的特征性 MRI 影像学表现已有报道，并且根据 RyR1 位点的不同而表现出不同特征 [151]。

CCD 与 MHS 之间的关系很复杂，在很多 CCD 患者中，IVCT 证实为阳性，然而在其他患者中，

MHS 却被予以排除。考虑到 CCD 与 MHS 之间的紧密联系与潜在风险，除非患者 IVCT 显示阴性，否则将所有 CCD 患者视为有 MH 的风险是明智的。虽然 MHS 未曾在 SEPN-1 相关肌病患者中报道过，然而考虑到 RyR1 相关 MmD 中的潜在风险，谨慎起见，应使用非触发药物。MmD 患者临床出现 MH 反应已有报道[154-155]。

金 - 德综合征

金 - 德综合征（King-Denborough syndrome，KDS）类似于努南综合征（Noonan syndrome）和近端肌群无力的先天性肌病，以面部畸形和骨骼异常为特征[156]。文献中已有此疾病的零星病例报道[157-166]，本病的遗传方式尚不明确。在大约一半的 KDS 患者中出现 CK 基础水平升高。已有报道 RyR1 的外显子 2 上的一个杂合子 A97G 点突变引起了 33 位氨基酸残基上由赖氨酸替代了谷氨酰胺（Lys33Glu）[167]，这个替换可以使已知的一个 MH 致病突变热点产生重大的极性变化：由正变负。Dowling 等最近在 4 例 KDS 患者中的 3 例发现了 RyR1 突变，这也证实了其遗传异质性的假说[168]。考虑到 KDS 患者中有 MHS 的强力证据，对 KDS 患者麻醉时应避免应用 MH 触发药物。

手术室和麻醉恢复室内的诊断

如前所述，暴发性 MH 十分罕见，MH 早期临床体征可能不明显（框 43-1），必须与出现相似体征的其他疾病注意鉴别（框 43-2）。

当诊断明确（例如暴发性或琥珀酰胆碱诱发的肌肉僵直伴有快速的代谢变化），出现显著的高代谢和产热时，为避免死亡或不可逆的并发症而采取特殊治疗的时间可能已经很少。如果综合征是以呼气末二氧化碳缓慢增加起始，那么特定治疗能够等待临床检查完善后进行。一般来说，当不使用触发药物时，MH 很少发生（见本章后面"易感患者的麻醉"）。然而，一些已经证实的非麻醉剂引起的暴发性 MH 并导致死亡的病例已有报道（见本章前述"与麻醉药无关的 MH"）[141]。

当使用挥发性麻醉药或琥珀酰胆碱时，如果出现意外的呼气末二氧化碳增加、严重心动过速、呼吸急促、心律失常、皮肤花斑、发绀、肌肉僵硬、出汗、体温升高或血压不稳，应怀疑 MH 的发生。如果发生任一上述情况，必须注意检查有无代谢增加、酸中毒或高钾血症出现的征象。全身麻醉或者镇静过程中突然出现呼气末 CO_2 增加的最常见原因是通气不足，增加分钟通气量应可以纠正。

如果动脉或静脉血气分析显示为混合性的呼吸 - 代谢性酸中毒，则支持 MH 的诊断[169]；然而，在暴发性 MH 的早期阶段，呼吸性酸中毒可能占主导。

框 43-1　恶性高热的临床体征

早期体征

呼气末 CO_2 升高
呼吸急促和（或）心动过速
应用琥珀酰胆碱后咬肌痉挛
全身肌肉僵直
混合性代谢和呼吸性酸中毒
大量出汗
皮肤花斑
心律失常
血压不稳定

后期体征

高钾血症
中心体温快速升高
肌酸磷酸激酶水平升高
肉眼可见的肌红蛋白血症和肌红蛋白尿症
心搏骤停
DIC

框 43-2　与恶性高热症状类似的情形或疾病

过敏性反应
酒精治疗肢体动静脉畸形
造影剂注射
胱氨酸病
糖尿病昏迷
药物中毒或滥用
环境热量摄取大于丧失
设备故障致二氧化碳增加
运动性体温过高
Freeman-Sheldon 综合征
中暑
甲状腺功能亢进症
低钾性周期性麻痹
通气不足或低新鲜气流量
腹腔镜手术呼气末二氧化碳增加
麻醉或镇痛不足（或两者）
颅内游离血液
恶性神经安定剂综合征
肌营养不良（Duchenne 和 Becker）
肌肉强直
成骨不全症
嗜铬细胞瘤
Prader-Willi 综合征
横纹肌溶解症
脓毒症
甲状腺危象
通风问题
Wolf-Hirschhorn 综合征

中心静脉血的 O_2 和 CO_2 水平变化较动脉血变化更为明显，因此呼气末或静脉血 CO_2 水平更能精确反映全身的储备情况。除非恰好抽取到代谢活性增加区域的血液，否则静脉血 PCO_2 水平应仅比预期或测量的 $PaCO_2$ 约高 5mmHg。在小儿，特别是长时间没有进食或补充液体时，由于能量储备较低，碱剩余可能为 5mEq/L。

在北美，任何疑有 MH 发作患者均应向 MHAUS 的 NAMHR 报告，可从网站（http：//www.mhaus.org/registry/downloads）通过 AMRA 报告。另外，MHAUS 有一个 MH 急诊热线（在美国 1-800-644-9737；国外热线为 1-209-417-3722）。

治 疗

MH 急性期的治疗总结如下：

1. 停用所有麻醉药物，100% 纯氧过度通气，新鲜气流量至少 10L/min。需氧代谢的增加要求正常通气量必须增加。因为碳酸氢盐可中和固定酸，但是增加二氧化碳的产生，过度通气可以排出多的二氧化碳。

2. 注射用水（非生理盐水）溶解丹曲林，快速给予丹曲林（2.5mg/kg，静脉输注，总量可达 10mg/kg），每 5～10min 给药一次，直到最初症状消退。

3. 给予碳酸氢盐（1～4mEq/kg，静脉输注）纠正代谢性酸中毒，多次检查血气和 pH。

4. 输注冰的液体控制发热，体表降温，灭菌冰液体体腔降温，必要时应用有氧和泵的热交换器。体温降至接近 38℃ 时应停止降温，以防止出现意外的体温过低。

5. 监测尿量，尿量不足时保持利尿。给予碳酸氢盐碱化尿液保护肾，防止血红蛋白尿导致肾衰竭。

6. 根据血气分析、电解质、CK、体温、心律失常、肌张力和尿量指导进一步治疗。高钾血症可用碳酸氢盐、葡萄糖和胰岛素治疗。有效剂量的丹曲林逆转 MH 是降低血钾的最有效方法。严重病例中，可以使用氯化钙或葡萄糖酸钙。

7. 凝血功能检查［如国际标准化比率（INR）、血小板计数、凝血酶原时间、纤维蛋白原、纤维蛋白降解产物］。

此类危象的成功治疗需要充足的人员支持。如果发作缓慢或是接触药物时间短暂，停止应用触发药物对于急性 MH 可能已经足够。更换呼吸环路和 CO_2 吸收剂可能过于耗时，但是使用活性碳过滤器可以在 2 分钟内快速将挥发性麻醉药浓度降至可以接受的水平，如果可以拿到，紧急情况下应该尽快使用[170]。

丹曲林为 20mg 瓶装，内有氢氧化钠（调节 pH 为 9.5，否则不易溶解）和甘露醇（3g，将低张溶液变成等张溶液）。丹曲林初始剂量应为 2.5mg/kg，用灭菌注射用水溶解，经静脉给药。必须用灭菌注射用水溶解丹曲林而非含盐溶液，否则将产生沉淀物。与常温水相比，预热的注射用水可以加快丹曲林的溶解[171]。2009 年，一种新型的丹曲林静脉制剂用于临床，其溶解更加迅速，大约 20s 可以溶解，较以前使用的丹曲林显著加快[172]。

在清醒、健康的志愿者当中，丹曲林 2.4mg/kg 剂量时达到最大肌颤搐抑制[173]。因此，治疗浓度丹曲林可能延长需要气管插管和辅助通气的时间并不奇怪。Brandom 等利用 AMRA 报告的 NAMHR 内的数据库，回顾了自 1987 年至 2006 年期间与使用丹曲林相关的并发症，发现最常见的并发症为肌肉无力（21.7%）、静脉炎（9%）、胃肠不适（4.1%）、呼吸衰竭（3.8%）、高钾血症（3.3%）和分泌物过多（8.2%）[174]。考虑到其 pH 值过高，应该通过一个大孔径的静脉输液通路给予丹曲林，但是如果大孔径的静脉输液通路未准备好，则应尽快从其他通路给药，不要延误。丹曲林干扰鼠类的肠平滑肌细胞[175]、大鼠胃底和结肠的兴奋 - 收缩耦联[176]，这也部分解释了其胃肠副作用。在这种情况下使用昂丹司琼应该特别注意，作为 5- 羟色胺拮抗剂，昂丹司琼可能增加在突触前间隙内 5-HT_{2A} 受体处的 5- 羟色胺。在 MHS 个体中，5-HT_{2A} 受体的激动作用可能会触发 MH[177]。

临床进程将决定进一步的治疗和研究。丹曲林在儿童和成人的半衰期至少为 10h，因此至少每 10～15h 需要重复给药[173, 178]。部分患者丹曲林的总量可高达 30mg/kg。MH 的复发率接近 50%，通常发生于 6.5h 内[179-180]。当有适应证时，钙和强心苷可以安全使用，并可以在持续高钾血症期间挽救生命。慢电压门控钙通道阻滞剂并不增加猪的存活率[181-182]，但是 Migita 等的一项最近研究显示，二氢吡啶类（如硝苯地平）、苯烷胺类（如维拉帕米）和苯硫䓬类（如地尔硫䓬）都可导致人类骨骼肌细胞内 $[Ca^{2+}]_i$ 增加。有趣的是，这类钙释放的效能是与 DHPR 上结合位点的数量有关的，即硝苯地平 > 维拉帕米 > 地尔硫䓬[183]。临床应用剂量的丹曲林只能够减少 20% 的硝苯地平引起的细胞内 $[Ca^{2+}]_i$ 增加[183]。MHAUS 目前不推荐在使用丹曲林时应用钙通道阻滞剂，因为钙通道阻滞剂能加重高钾血症从而导致心搏骤停[184]。给予硫酸镁不能防止 MH 的发生和改变临床进程[184]。晚期病例可能会出现永久性神经后遗症，如昏迷和麻痹，可能是由于代谢增加而脑氧和与灌注不足、体温升高、酸中毒、低渗液体的转移和钾释放导致。

在门诊手术中心诊断为 MH 的患者，指南建议收治入院治疗[185]。虽然即刻治疗和现场稳定病情是优先考虑的，但是在完成初次丹曲林治疗后，实施转运患者前应该考虑如下因素：最初治疗的医疗人员和收治机构的专业能力，患者临床治疗的最大收益和转运团队的能力[186]。

当不确定时，无论何时，医生应该联系 MH 热线（美国国内 1-800-644-9737；国外 1-315-464-7079）以明确治疗并将病例报告给 NAMHR（1-888-274-7899）。MHAUS 的网站也可以提供网上支持和指导临床处理的资源（https://medical.mhaus.org）。

易感者的麻醉

安全的麻醉药包括氧化亚氮、巴比妥类、依托咪酯、丙泊酚、阿片类药物、镇静剂和非去极化肌松剂。即使在有丹曲林的情况下，也应避免使用强效挥发性麻醉药和琥珀酰胆碱。非病例对照研究报道提示，尽管采取预防措施，仍有患者出现高代谢状态，但是这些患者对静脉给予丹曲林有良好的治疗反应。没有必要术前给予丹曲林，因为使用非触发药物的麻醉大多很平稳。区域阻滞是安全的，如果可能应首选。酰胺类局麻药，如利多卡因，可增加 SR 的钙离子外流，诱发或加重离体肌肉的收缩，曾认为对于易感患者是危险的。但对猪和人类的研究证实酰胺类局麻药的应用并无危险。

在易感患者麻醉前，应将麻醉机中的强效挥发性麻醉药清除干净，包括去除挥发罐，更换 CO_2 吸收剂，使用一次性回路，如果可能更换新鲜气体输出管路。如果不能为 MHS 患者准备一台专用机器，可以接受的做法是冲洗麻醉机，使挥发性麻醉药的浓度降至 5ppm 以下[187]。冲洗不同的麻醉机可能需要 10 ~ 104min 不等[107, 188-197]。这个准备过程应根据使用过的卤化挥发剂为指导。Johns 等证明，在 Datex-Ohmeda Aestiva 和 Aisys 两种机器上，地氟烷相比七氟烷需要更长的清洗时间[196]。活性炭过滤器的使用已证明能够成功加速清洗过程[170, 198-200]。在麻醉机的吸气和呼气端上均应安置活性炭过滤器，并每隔 60min 更换一组新的[170]。MHAUS 推荐应根据制造商的使用说明或已发表的研究来冲洗和准备麻醉工作站[201]。在此过程中，清洗后降低新鲜气体流速可能导致挥发性麻醉

剂的浓度再次积累[192]。应将流速保持最低 10L/min，避免挥发性麻醉气体浓度再次上升。

重要的是，要了解美国国立职业安全与卫生研究所（NIOSH）发布的"职业性暴露于麻醉废气（WAGs）和蒸汽的推荐标准"[202]。任何工作人员都不应在单独使用卤化麻醉剂时暴露于高于 2ppm 浓度卤化麻醉剂或在联合使用氧化亚氮时暴露于高于 0.5ppm 浓度卤化麻醉剂超过 1 小时。麻醉呼吸机，非重复呼吸系统和 T 型管设备均应具有收集所有麻醉废气的有效清除装置。此外，美国职业安全和卫生署（OSHA）对于工作场所暴露也有指南[203]。

麻醉医师应当与 MHS 患者自信地讨论麻醉问题，使患者确信将采取所有可能措施防止 MH 的出现，如果有任何问题发生，可立即随时运用适当的药物、医疗知识和技术治疗。很多患者在诊断 MHS 之前，曾经接受过平稳的手术治疗，如牙科镇痛和产科麻醉。患者完全可以放心、轻松和舒适的状态进入治疗环境。大多数情况下门诊手术是可行的，出院时间视常规门诊患者的出院标准而定。

任何麻醉医师给住院或门诊者使用 MH 触发药物时，应备有能即刻可用的丹曲林。MHAUS 当前的指南建议丹曲林的储备量为 36 瓶是基于治疗一个 70kg 的 MH 危象患者所需用量[172]。

易感性评价

易感性评价包括病史和体格检查以检测亚临床异常状况。家系中接触麻醉药的具体资料能够评估暴露于触发药的可能性。在静息、空腹且没有新近发生创伤时，血 CK 值反映肌膜稳定性。当 MHS 患者近亲属 CK 水平升高时，其亲属可认为具有 MHS 而不需行肌肉收缩试验。如果在多个情况下 CK 水平正常，则失去预测价值，需要进行肌肉收缩试验。患者必须到检验中心进行组织活检，以确保组织存活力和试验结果的准确性。肌肉活检及肌肉收缩试验在全球约 30 个中心进行，将肌肉活检标本暴露于氟烷或咖啡因，在北美采用同时暴露于氟烷和咖啡因[120]。有些中心还采用对 4- 氯 -m- 甲酚和罗纳丹的敏感性试验[46]。需要注意的是某些肌肉病患者肌肉收缩反应有时也呈阳性，但与 MH 没有直接联系，因此不能诊断为易感者。在活检前应避免使用丹曲林，因为其掩盖对诱发肌肉收缩药物的反应。患者诊断 MHS 后，应随之进行 DNA 突变检测。当检测到突变时，携带该突变基因的其他家系成员应考虑为 MHS，不需行有创的肌肉收缩试验，亦无前往检测中心的必要（见本章前述

"遗传学")。

应告知易感患者和没有组织活检但临床高度怀疑 MHS 患者，接受全麻应谨慎，且尽量避免使用强效吸入麻醉药、琥珀酰胆碱等 MH 触发药物。清醒发作不常见，如果在诊断前没有相关经历，则一般不会有问题。肌肉收缩试验对确定普通人群易感性的预测价值（即阳性结果中真阳性的比率）或有效性（即所有结果不论阳性或阴性结果准确性的比率）尚不能估计，因为检测资料已经进行过筛选（即限于那些有麻醉反应但从未患有任何其他肌病的人群）。对结果的谨慎解释或特异性的降低掩盖了假阳性结果，因为患者永远不会暴露于触发药物。一项很有发展前景的创新性在体研究，基于生理学基础向 MHS 患者的肌肉内微透析输注咖啡因或氟烷，触发局部酸碱平衡的放大的变化[204-208]。白细胞表达 RYR1-MH 突变，提供易感性检测时创伤更小的分析底物，但局限性是白细胞不能表达所有致病突变[209-213]。磁共振波谱法是有发展前景的方法[214-215]，但是迄今难以使应激标准化（例如前臂缺血）以从非易感者中鉴别出易感者。

对于非 MHS 但孕有一个潜在 MHS 胎儿的孕妇麻醉评估来说，直至胎儿被娩出前，这些患者都应当作为 MHS 来对待[216-218]。对于这类患者的急诊手术，虽然仅有极少量的琥珀酰胆碱会通过胎盘，但其使用仍有争议[219]。

多发性硬化症

多发性硬化症（multiple sclerosis，MS）是一种自身免疫性疾病，是由 T 细胞介导的自身抗髓鞘抗体和随之产生的中枢神经系统（central nervous system，CNS；指的是脑和脊髓）炎性反应为特点的疾病。因此 MS 是轴突有髓鞘部分的功能障碍，引起次级神经传导障碍所导致的疾病。MS 主要累及女性，年龄在 20～40 岁或者 45～60 岁。其发病原因仍不清楚，一般推测 MS 是由于环境因素与基因的遗传缺陷共同作用引起。自然而然地，研究的重点放在了明确关键性病变机制和疾病的遗传起源方面，希望对 MS 患者提供诊断工具和可能的治疗手段。

MS 患者经常主诉感觉异常、肌无力和感觉障碍等症状。其具有代表性的症状为局限性的肌无力，在疾病晚期，会出现腿部受累较手臂更严重的广泛性肌无力。重症病例可能出现呼吸功能受累，伴有进行性低氧血症。早期的常见体征有复视和其他脑神经相关损害，伴有感觉异常以及有时出现的胃肠道和膀胱功能紊乱。患者的症状与 CNS 的受累部位密切相关，症状的严重程度与 CNS 硬化斑块的范围有关。值得注意的是由于 MS 与自主神经功能受损有关，这可能导致对拟交感神经药物的不良反应[220]。

目前 MS 的诊断是结合临床和实验室检查的结果，包括脑脊液（cerebrospinal fluid，CSF）抗体分析和放射学检查（应用磁共振成像检测 CNS 斑块）。治疗手段包括联合应用不同的免疫抑制剂的方案。

麻醉处理

全身麻醉和外科手术有可能会使 MS 症状加重的风险[221]。在目前对此并未达成共识，因此术前应告知患者在手术后存在症状加重的可能性。一般来说，术前长期使用免疫抑制剂治疗的患者在围术期应继续服用。由于 MS 患者对身体（疼痛、发热和感染）和情绪的应激敏感，在围术期症状极有可能加重。应该加强监护，减少体温波动，维持液体平衡，以及确保重要的血流动力学参数（前负荷和后负荷）平稳和维持呼吸。虽然静脉诱导药和挥发性麻醉药都已经证明可以安全使用，但是对 MS 患者应避免应用去极化神经肌肉阻滞剂，因为 MS 诱导的去神经支配或者失用性肌病可能导致琥珀酰胆碱诱发高钾血症的危险，从而导致致命的心律失常（参见第 34 章）。应用非去极化神经肌肉阻滞剂可能会更安全。硬膜外麻醉对于 MS 的患者是安全的，有一些证据显示使用较低浓度的局麻药对 MS 的患者可能更有利。由于 MS 可能增加脊髓对局麻药脱髓鞘作用的敏感性，因此对于 MS 患者使用蛛网膜下腔阻滞是有争议的，需要慎重考虑。值得注意的是，有记录显示 20% 的妇女在产后出现 MS 的症状加重（参见第 77 章）。患者是否需要延长术后治疗取决于患者术前的症状、手术方式以及在手术结束时的状态。因此，对于重度肌无力和呼吸窘迫，包括咽肌功能障碍的患者，可能需要长期的术后治疗，如无创性呼吸支持和强化的物理治疗，以避免肺功能的进一步受损。

运动神经元病

运动神经元病累及大脑皮层、脑干和脊髓的上或者下运动神经元。有些是混合性的，而其他则主要累及上或者下运动神经元的其中一种。肌萎缩性侧索硬化病（amyotrophic lateral sclerosis，ALS）是最常见的运动神经元病，上和下运动神经元均受累。另外一些运动神经元病有 Kennedy 病（脊髓延髓肌萎缩症）、Friedreich 运动失调症（混合性上和下运动神经元）和脊髓性肌萎缩症（下运动神经元）。

ALS（Lou Gehrig 病）的特点是大脑皮层、脑神经核和脊髓腹侧核的运动神经元的进行性和不确定性的缺失。由于这些运动神经元的退行性缺失而导致进行性肌无力、肌萎缩和这些区域神经支配的缺失。ALS 患者的感觉功能、智力和认知能力以及肠道和膀胱功能通常并不受影响。

ALS 的发病率大约每 100 000 人中有 2 例，常见的发病年龄为 40～50 岁，男性的发病率高于女性。大多数病例为散发性，家族性发病极为罕见（常染色体显性和隐性遗传形式），但是这种情况的确存在。选择性和进展性的运动神经元死亡的机制迄今尚不清楚，但是最近有研究提示超氧化物歧化酶突变导致的自由基生成增加，可能在部分患者的发病中扮演了重要角色。诊断主要依靠电生理学 [肌电图（electromyography，EMG）和神经电图] 和神经学检查，早期显示上肢和下肢的痉挛无力，典型症状是皮下肌肉的肌束震颤，以及延髓受累影响咽肌、讲话和面部肌肉功能等。目前没有有效的根治措施，只能采取对症治疗。

麻醉处理

延髓受累以及呼吸肌无力会导致误吸和肺部并发症风险增加。值得注意的是，这类患者可能对镇静药和催眠药的呼吸抑制作用更加敏感。有研究报道患者可能出现交感神经高反应性和自主神经衰竭[222]。由于去神经支配和制动，应用琥珀酰胆碱会引起高钾血症，故应该避免使用。非去极化神经肌肉阻滞剂可能延长和增强肌肉阻滞作用，因此应用这类药时需要格外谨慎[223]。已有患者安全应用全身麻醉复合硬膜外阻滞而没有出现并发症的报道。由于这类患者具有呼吸系统的内在不稳定性，因此对患者进行严密的术后呼吸监测和氧疗十分重要。

吉兰 - 巴雷综合征

吉兰 - 巴雷综合征（Guillain-Barré syndrome，GBS）是由免疫反应引起的急性炎症性多发神经炎。虽然病因学不清楚，但是在多数病例中可以证实与病毒性（类似流感的）或者细菌感染甚至是淋巴瘤有一定的时间相关性[224]。患者表现为进展性的对称性外周肌肉迟缓性肌无力和感觉缺失。下肢最先受累，紧接着发展到上肢，部分病例出现脑神经支配的肌肉受累。值得注意的是，由于患者的自主神经也可能受累而导致意外的致死性心脏和循环衰竭。确诊主要依赖

于对患者进行详细的神经学检查、临床电生理学检查和脑脊液（CSF）分析。该病脑脊液检查的特征性表现是脑脊液蛋白升高和细胞计数正常。治疗主要依靠呼吸支持、营养支持和尽早开始血浆置换。

麻醉处理

由于患者具有高钾血症的危险所以应禁忌使用琥珀酰胆碱。值得注意的是，有病例报道表明，即使已经临床痊愈的 GBS 患者在麻醉诱导时使用了琥珀酰胆碱，之后迅速发生了致命性的高钾血症。非去极化肌松药并非禁忌，但由于存在对肌松剂敏感性增强和长时间肌无力的危险，所以应该避免应用。由于患者存在自主神经功能障碍、呼吸衰竭和误吸的风险，因此在术后可能仍然需要进行辅助通气或者机械通气。对于此类患者应进行严密监测以维持循环稳定，包括维持适当的心脏前负荷和后负荷，加强血流动力学监测至关重要。可以采用全身麻醉，采用全身麻醉复合硬膜外阻滞仍存在较大争议[225]。

遗传性运动 - 感觉神经病，包括夏科 - 马里 - 图斯病

遗传性运动 - 感觉神经病包括一系列外周神经病，其中夏科 - 马里 - 图斯（Charcot-Marie-Tooth，CMT）病常被列出。它们是由几个髓磷脂基因中的某一个发生特异性突变，导致髓磷脂结构、维持和构型发生缺损。遗传性运动 - 感觉神经病根据发病年龄、遗传方式、主要受累肌群以及基因型可分成七种类型和多种亚型[227-228]。1 型和 2 型 CMT 病是最常见的遗传性外周神经病，其估测的发病率约为每 100 000 人中 40 例[228]。CMT 病的典型病程为缓慢进行性远端肌无力和肌萎缩。感觉轴突的受累也可能引起感觉缺失，导致患者经常发生跌绊。某些患者可能出现神经病理性疼痛。CMT 病患者预期寿命通常是正常的。3 型 CMT 病，也叫 Dejerine-Sottas 神经病（Dejerine-Sottas neuropathy），是早在婴儿期即出现张力减退的严重疾病。本病的典型特征是神经传导速度显著降低甚至低于 10ms[228]。CMT 病的基因遗传模式具有异质性。

麻醉处理

由于 CMT 病患者病例数量较少，对于这类患者的麻醉经验有限。麻醉主要应该关注催眠药、肌松药、挥发性麻醉药的使用和椎管内操作。研究报道 1 型 CMT 病患者在麻醉诱导时对硫喷妥钠的敏感性显著增强，并与运动和感觉受损的严重程度相关。然而，全

凭静脉麻醉（total intravenous anesthesia，TIVA）已经成功用于多个病例而没有出现任何问题[229-231]。

由于患者乙酰胆碱受体数量的减少，对非去极化肌松药的敏感性增加，同时对琥珀酰胆碱的反应降低[232]。尽管应用琥珀酰胆碱并没有不良反应出现[233-234]，但是由于可能存在严重的高钾血症反应的危险，对于可能存在去神经支配肌肉的患者应禁用琥珀酰胆碱[234]。已有报道指出，此类患者使用维库溴铵其神经肌肉阻滞的作用延长[235]。由于此类患者病情差别很大，因此在应用非去极化肌松剂之前，应该认真地进行神经肌肉基本情况的评估。已经证实这类患者对阿曲库铵和美维库铵的反应正常[236-237]。全凭静脉麻醉和挥发性麻醉药均已安全地用于 CMT 病的患者[233]。尽管 CMT 病的产科患者应用椎管内麻醉技术一般都是成功的[238-241]，但考虑到可能会加重神经损害的症状，是否应用区域麻醉仍存在争议[242]。由于可能导致感觉缺失和四肢畸形，在涉及 CTM 病患者的手术和麻醉时可采用类似法医学的方法。

Duchenne 肌营养不良症和 Becker 肌营养不良症

Duchenne 肌营养不良症（Duchenne's muscular dystrophy，DMD）是一种最常见的严重的肌营养不良症，其发病率为每 3500 个成活男婴中有 1 例[243]，患病率大约为每百万男性中有 50～60 例[244]。Becker 肌营养不良症（Becker's muscular dystrophy，BMD）相对罕见，其发病率为每 18 000 个成活男婴中约有 1

例，患病率为每百万男性 23.8 例[244]。DMD 和 BMD 均为 X 染色体连锁隐性遗传疾病，缺陷位于 X 染色体短臂的 Xp21 区域，该区域含有 Dp427 巨型蛋白的基因，该蛋白也称为肌营养不良蛋白。肌营养不良蛋白基因含有 250 万个碱基对，超过 70 个外显子[244]。肌营养不良蛋白不仅分布在骨骼肌、心肌和平滑肌，也分布在大脑[245]。由于肌营养不良蛋白基因很大，新的自发突变经常发生，约三分之一的新发病例由此引起[246]。

最常见的突变形式为碱基缺失（见于 65%～70% 的 DMD 和超过 80% 的 BMD），其他的患者是由于碱基复制和点突变。另外，也存在所谓的"热区"，位于前 20 个外显子和基因的中心区域（45～55 外显子），这些区域容易发生碱基缺失和复制[244]。女性 DMD 患者亦有报道，其染色体核型为 45 X 和 46 XX。研究认为女性 46 XX 染色体核型病例的发病机制为通过合子后不分离的父系 X 染色体的优先缺失，源自母系 X 染色体的 DMD 基因在肌细胞发生表达[247]。BMD 的症状常常较 DMD 的略轻，因为其发病机制为基因翻译过程中到达基因远端部位时发生断裂，导致截短的肌营养不良蛋白的数量减少[244,248]。

肌营养不良蛋白和肌营养不良蛋白相关性糖蛋白（dystrophin-associated glycoproteins，DAGs）均与肌膜稳定性有关。肌营养不良蛋白虽然仅占横纹肌蛋白含量的 0.002%，却与维持肌膜的完整性有关[249]。肌营养不良蛋白聚集并连接到肌动蛋白（在其 N 末端）和 DAG 复合物（在其 C 末端）形成稳定结构，与细胞外基质的层粘连蛋白相互作用（图 43-4）。肌营养

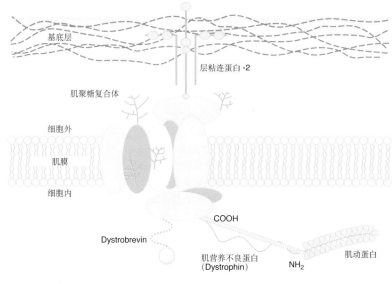

基底层

层粘连蛋白 -2

肌聚糖复合体

细胞外

肌膜

细胞内

COOH

Dystrobrevin

肌营养不良蛋白
(Dystrophin)

NH₂

肌动蛋白

图 43-4　细胞膜和细胞骨架蛋白质复合体的简图

不良蛋白的缺失或者功能障碍导致细胞和细胞膜不稳定，细胞内容物持续漏出，肌酸磷酸激酶（CK）水平升高。最终，受损的肌细胞单位被巨噬细胞识别并破坏。最近的研究表明细胞毒性 T 细胞可能是罪魁祸首。之后，随着纤维脂肪组织浸润取代了死亡的肌细胞外壳，临床上则表现为肌肉假性肥大。肌单位的消失导致肌无力和肌挛缩[245]。

DMD 和 BMD 的特点均为近端肌肉组织的进行性无力和消瘦。腓肠肌和其他肌群的假性肥大也很常见。对于这两种疾病究竟哪一种更严重，一般认为 DMD 患者症状出现得更早，DMD 患儿有 74% 在 4 岁时即出现症状[243]。DMD 患儿往往直到约 18 个月或者更晚些才开始走路。

由于骨盆带的近端肌无力，患者早期的临床症状包括蹒跚步态、经常跌倒和登楼梯困难。经典的高尔征（Gowers sign）描述的就是在双臂帮助下从坐位起身到站立位的姿势。患者也可能出现肩带和躯干竖脊肌群的无力，引起胸腰段的脊柱侧凸。发病越早，疾病的进展越快。在大多数病例中，DMD 儿童在 9～11 岁时就不能行走。尽管没有去神经支配，患者上肢和膝盖的近端深肌腱反射也可能消失[248]。然而，即使在疾病的晚期跟腱反射依然保持正常。大约 60% 的患者会出现腓肠肌的假性肥大，30% 的患者会出现巨舌症。有些患者也可能会出现活动时的腓肠肌疼痛。

患者出现与病程相关的智力受损，早期认为与患者受教育机会受限有关。然而随着教育机会的均等化，心理测验研究显示 DMD 患者的平均智商仍明显低于健康人群[250]。这提示大脑的肌营养不良蛋白功能障碍可能对学习产生影响。

DMD 患者常见的死亡原因是 30 多岁时出现的心肺功能衰竭[243]。BMD 是轻型的 DMD。引起 BMD 的突变，表达的肌营养不良蛋白能保留部分功能。在 20～30 岁出现首发症状。因此，BMD 患者的生存期能够达到 40 多岁，肺炎是最常见的死亡原因（图 43-5）[248]。

根据疾病的分期和突变类型不同，心脏也有不同程度的受累。由于结缔组织或者脂肪组织替换心肌组织而导致心肌退化，引发扩张型心肌病[251]。在疾病初期尽管临床体征常不明显，但心脏已经开始受累。心脏病的严重程度与骨骼肌疾病的严重程度之间没有发现对应关系。尸体解剖研究显示 DMD 患者的心肌病中心肌营养不良最初和最主要的部位位于左心室侧壁的后基底部和毗邻部位，在这些区域并没有出现冠状动脉小血管病变[252]。DMD 和 BMD 患者的初期典型心电图（ECG）表现为窦性心动过速、右胸前导联 R 波增高、左胸前导联 Q 波加深、QT 间期增宽和

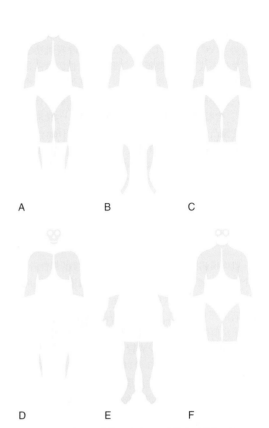

图 43-5　不同类型肌营养不良症肌无力的主要分布。A. Duchenne 型和 Becker 型；B. Emery-Dreifuss 型；C. 四肢束带型；D. 面肩胛臂型；E. 末梢型；F. 眼咽型 *(Redrawn from Emery AE: The muscular dystrophies, Br Med J 317:991-995, 1998.)*

左心室后基底部瘢痕形成后出现的 T 波倒置。最初超声心动图正常或者纤维化区域出现室壁节段性运动异常，随着心肌纤维化区域的扩大，出现左心室功能障碍，室性心律失常也较常见。在疾病终末期，收缩功能障碍可能导致心脏衰竭和猝死。约有 90% 的 DMD/BMD 患者呈现心脏受累的亚临床或者临床表现，但是仅有 20% 的 DMD 患者和 50% 的 BMD 患者死于心脏病。在疾病的早期推荐使用血管紧张素转换酶抑制剂，如果有用药指征也可以选用 β 受体阻滞剂[251]。

肺功能不全是 DMD 患者发病和死亡的首要原因[253]。由于最早出现的是腹肌无力，所以通常呼气肌最先受累。相对而言，在发病的第一个十年吸气肌功能能够相对正常，这提示膈肌没有受累[254]。由于身体的全面发育，肺活量（vital capacity，VC）在第一个十年增加，在青春期早期处于平台期，然后由于膈肌的进

行性无力，VC 急剧减少[254]。其他的肺容量检测例如吸气储备量和肺总量（total lung capacity，TLC）的变化趋势与 VC 相同。VC 和 TLC 呈现与呼吸肌功能障碍相关但不成比例的降低，一部分是其他因素所造成的，例如胸壁和肺力学的改变，表面活性物质分布的变化，微小肺不张和继发于复发性肺炎的局限性纤维化[254]。脊柱侧凸会进一步损害肺功能。一般来说胸段脊柱侧凸曲度每增加 10°，用力肺活量（forced vital capacity，FVC）下降 4%[249]。胸段脊柱侧凸曲度超过 20° 持续 3～4 年后，90% 的患者开始轮椅生活。在生命的第二个十年，呼吸衰竭会不可避免地出现，并且是患者最常见的死亡原因[255]。

诊断和鉴别诊断

肌肉疾病的普遍特点是血清 CK 浓度的慢性升高。一个月内分别三次血清检测显示 CK 浓度升高即可以诊断肌营养不良症。CK 仅提示酶从肌肉细胞漏出，与疾病的严重程度无关。在疾病的早期阶段 CK 可以高达正常值的 50～300 倍。随着肌肉组织的减少，CK 水平逐渐下降。CK-MB 片段的升高并不能作为心肌损伤的标记物[248]。EMG 可以帮助诊断，但是对于儿童患者进行 EMG 检查的难度较大。推荐的诊断试验是进行肌肉活检，然后进行免疫染色或者免疫印迹分析肌营养不良蛋白。由于聚合酶链反应也可检测到超过 98% 的已知碱基缺失[245]，而且通常在 24h 内就可以得到结果，因此可以废弃肌肉活检这一过时的"金标准"。

麻醉处理

DMD 和 BMD 患者进行肌肉活检、脊柱侧凸矫正术、解除挛缩、肠梗阻剖腹探查术[248]，以及牙科[256]和产科[257] 手术时需要麻醉。随着疾病的自然进程，外科手术的风险增加，伴随着与疾病晚期相关的病症也同时增加。然而围术期的并发症与疾病的严重程度并不成比例，甚至轻度受累的患者也可能出现并发症，因此术前应该对患者进行认真的访视和评估。

50%～70% 的肌营养不良症患者会出现某些心脏异常症状，但临床上有意义的仅占 10%[248]。术前对患者进行 ECG 和超声心动图检查评估心脏状况是基本要求。如果 ECG 捕捉到心律失常或者患者描述与心律失常有关的症状时，则必须进行心脏 Holter 监测。10%～25% 的患者超声心动图显示二尖瓣脱垂，超声心动图还可显示在变薄的心室壁的后基底部室壁运动减弱，舒张期运动缓慢而收缩期正常，这是 DMD 患者心肌病的特征性表现[248]。但是超声心动图并不总是能反映出病变心肌对围术期应激的反应能力。曾有人主张应用血管紧张素的应激超声心动图检测隐匿性心力衰竭，以及鉴别诱导性收缩功能异常[258]。

约有 30% 的 DMD 患者死于呼吸系统的原因[259]，因此术前详细评估肺功能非常重要。Webster 证实了手法肌力测试与所有的同步功能测试具有明显的统计学相关性。峰值呼气流速不仅易于测定，而且与所有的同步功能测试显著相关[260]。而 VC 或者 1 秒用力呼气容量（forced expiratory volume in 1 second，FEV_1）的相关性并不明显。

在术中的气道管理方面，DMD 和 BMD 患者的喉反射降低，胃排空时间延长，这会增加误吸的危险[261]。咳出口腔分泌物能力的下降是肌营养不良症患者术后呼吸道易于感染的原因[248]。咬肌痉挛也是此类患者在麻醉诱导过程中可能出现的并发症[262]，因此必须做好困难气道的充分准备，特别是对存在潜在气道问题的患者。

DMD 患者术后发生呼吸道并发症的风险增加[263]。回顾性分析指出术前 FVC 低于 40% 预计值的 DMD 患者术后呼吸支持时间延长（>36h）的发生率最高[264-265]。术前肺功能检查对确定术后转归很有价值。VC 明显高于 30% 预计值的患者，手术后通常可以立即拔管[248]。这类患者也可能并存睡眠呼吸暂停，加剧肺动脉高压的进展。已经证实持续气道正压通气和双相气道正压通气可以有效治疗患者术后呼吸窘迫。尽管骨骼肌力已经明显恢复，但直至术后 36h 仍可能发生迟发性肺功能不全[266]。

已经有研究提示，DMD/BMD 和 MH 之间存在联系，但是这种联系并非基于合理的依据而得出的[267]。DMD/BMD 患者发生 MH 突变的危险与普通人群的相似，已有报道 MH 样的麻醉事件的发生率在 DMD 患者为 0.002，在 BMD 患者为 0.00036[268]。曾有报道 DMD/BMD 患者出现无法解释的心搏骤停[262, 269]和急性心力衰竭[50]。由于此类患者肌纤维膜不稳定，给予琥珀酰胆碱可能导致潜在的横纹肌溶解和高钾血症，因此应禁忌使用。与烧伤患者的乙酰胆碱受体上调引起的钾外流相比，在急性横纹肌溶解过程中，琥珀酰胆碱诱发的高钾血症更有可能导致心搏停止和复苏不成功[226]。使用非去极化肌松药通常会产生最大效应和作用持续时间的增加[271]。麻醉性镇痛药可以使用，但由于存在呼吸抑制的风险，仅仅推荐使用短效药物和小剂量追加的给药方法。由于挥发性麻醉药的不良反应报道较多[248]，近来越来越流行使用 TIVA[272]。由于丙泊酚或者巴比妥会引起严重的低血压和器官低灌注，因此使用时必须考虑患者当时的心肌状态[248, 273]。区域麻醉与全身麻醉相比，可以避免使用触发药物和呼吸抑制的危险，而且还能够用于术后镇痛，因此可以替代全身麻醉，另外区域麻醉也有助于胸部物理治疗[274]。

肢带型肌营养不良症

肢带型肌营养不良症（Limb-girdle muscular dystrophy，LGMD）是一组由遗传异质性引起的肌肉疾病。迄今为止已经证实至少 18 个基因与该病有关，其中 7 个为常染色体显性遗传，11 个为常染色体隐性遗传[275]。同一基因内的不同突变可产生不同的表现型，有时与 LGMD 并不一致。这一组疾病的典型特征是近端肌肉（肩胛或者骨盆）带无力。由于明显的遗传异质性，这类疾病的临床表现各不相同。常染色体隐性遗传类型常见，是常染色体显性遗传类型的 10 倍。研究已经证实 Fukutin 相关性蛋白（Fukutin-related protein，FKRP）和钙蛋白酶 3（calpain3，CAPN3）基因的突变与 LGMD 有关。而且，并未严格包含在 LGMD 分类中的许多其他疾病也具有 LGMD 样的表现型[275]。

麻 醉 处 理

在麻醉学文献中已经有 LGMD 散发病例的报道[276-278]。这些患者的一般麻醉处理与 DMD/BMD 患者相同。

营养不良性肌强直

营养不良性肌强直症（myotonic dystrophy，MD）是以进行性肌无力和肌萎缩为特点的遗传性肌病。MD 的两种分型是根据基因突变位于 19q13.3 染色体的营养障碍肌强直 - 蛋白激酶（dystrophiamyotonica–protein kinase，DMPK）（MD1，也称之为 Steinert 病），以及定位于 3q21 染色体的 CysCysHisCys（CCHC）- 型锌指的核酸结合蛋白（nucleic acid binding protein，CNBP）基因的突变（MD2）[279]。

MD 的发病率为 1/8000。目前两种分型中最常见的类型是 MD1，约占所有病例中 98%。MD1 为常染色体显性遗传，是由于 DMPK 基因的 CTG- 三核苷酸重复序列的多次重复引起[280]。典型的症状和体征包括肌无力和肌萎缩（以颅肌和远端肢体的肌肉组织最为明显）、周期性肌强直、进行性肌病、胰岛素抵抗、心脏

传导功能受损、神经精神损害、白内障、睾丸萎缩和男性前额脱发。已经证实典型的颅肌无力和肌萎缩不仅表现在面肌、颞肌、咬肌和胸锁乳突肌，而且声带结构也会发生变化。20% 的患者可见二尖瓣脱垂[266]。疾病的严重程度与增加的三核苷酸重复序列的数目有关[86]。MD1 患者的 CK 水平也会出现轻度升高。肌强直放电可以通过 EMG 确认，握手后肌肉不能松弛下来也可提示肌强直。在妊娠期间，症状可能会加重。宫缩乏力和胎盘残留可使经阴道分娩变得复杂。在症状出现之前 ECG 常见 Ⅰ 度房室传导阻滞[266]。

MD2 也叫做近端肌强直性肌病。MD2 的病因是由于 CNBP 基因的内含子 1 包含一个重复序列复合体——（TG）n（TCTG）n（CCTG）n——和 CTG 重复序列的延长。MD2 患者的症状包括肌强直（90% 患者受累）、肌肉功能障碍（82% 伴有无力、疼痛和肌僵），而心脏传导功能受损、虹膜下囊下白内障、胰岛素抵抗的 2 型糖尿病和睾丸功能障碍等比较少见[281]。

没有病例报告显示 MD 与 MH 具有相关性[282]。Lehmann-Horn 等对 44 例肌强直和周期性瘫痪的患者进行 IVCT 检测，发现 4 例阳性结果，10 例可疑结果以及 30 例阴性结果[283]。

麻醉处理

MD 患者的一般麻醉处理与其他类型的肌营养不良症相似。Mathieu 等对 MD 患者的麻醉和手术相关并发症进行了回顾性研究，发现大多数的并发症与呼吸系统有关，并且上腹部手术患者和出现近端肢体肌无力的严重残疾患者更为常见[284]。MD 患者的肺部并发症是由于肌张力减退、慢性误吸以及中心性与外周性通气不足所造成的[248]。当平滑肌萎缩导致胃动力减弱，与咳嗽反射减弱共同作用时，误吸的风险会增加。

琥珀酰胆碱会产生持续长达几分钟的肌肉收缩，这会给气管插管和通气造成困难，非去极化肌松剂不能拮抗这种肌肉收缩。其他药物，包括美索比妥、依托咪酯、丙泊酚，甚至新斯的明也可以诱发肌强直反应。因此建议采用短效非去极化肌松药或者避免使用肌松剂[248]。某些触发因素，如低体温、寒战、机械或者电刺激，都可能引发肌强直反应[285]。苯妥英 [4 ～ 6mg/(kg·d)] 或者奎宁（0.3 ～ 1.5g/d）能够治疗肌强直反应[248]。此外，MD 患者对麻醉药非常敏感，可能会出现嗜睡和 CO_2 潴留。小剂量分次给予相对短效的麻醉药可能更好。MD 患者应严密监测心脏功能，由于 1/3 的 Ⅰ 度房室传导阻滞患者可能对阿托品没有反应，因此必须准备好起搏设备[248]。所有患者均应视为合并心肌病和心脏传导障碍来对待。

先天性肌强直

先天性肌强直（myotonia congenita，MC）是由于骨骼肌氯离子通道基因（CLCN1）的突变而引起的以骨骼肌不受控制的短暂性易兴奋性为特点的先天性肌营养不良。MC 有两种遗传模式，一种为常染色体显性遗传，另一种为常染色体隐性遗传。前一种称之为 Thomsen 病，后一种称为 Becker 肌强直。MC 患者的肌强直通常从一次有力的肌肉收缩开始，尤其是经过至少 10 分钟的休息以后，然后在第二次和第三次短暂但是强有力的收缩之后，强直肌肉的僵硬度变得越来越明显。进一步收缩常常会使肌强直程度减弱[286]。

Thomsen 病是第一种被描述的肌强直性疾病。患者的肌肉肥大，外形类似运动员般的健壮。叩击性肌强直体征表现为轻敲肌肉即可触发锯齿样的肌强直。常见眼睑下垂和伸肌反射正常[286]。Becker 肌强直的肌强直症状通常在 10 ~ 14 岁或者更晚些开始出现，而且比 Thomsen 病的症状要严重得多。Becker 肌强直可能出现严重的全身性肌僵硬，可致患者跌倒，常被误诊为癫痫，但抗癫痫药物的确能够改善症状[286]。

麻醉处理

与很多肌病一样，文献报道建议将 MC 患者当做 MH 易感者看待，但是几乎所有的病例，没有证据支持这一假说[287-289]。然而去极化肌松药会导致 MC 患者严重的咬肌痉挛，还有呼吸肌和骨骼肌均受累的全身性痉挛的报道[287]，由于这些表现与 MH 的相似，所以有时会给予丹曲林治疗[286]。因为丹曲林抑制钙从肌质网（sarcoplasmic reticulum，SR）释放，通常能够有效终止肌强直[287-288]。有研究者认为对于肌强直反应的治疗应该使用局麻药和 Ib 类抗心律失常药如利多卡因，而不是丹曲林[290]。因为手术间发生的寒战也能触发肌强直反应，所以 MC 患者术中体温应该保持正常[286]。

肌管性肌病

肌管性肌病（myotubular myopathy，MTM）病理学定义为大部分梭外肌纤维出现中央核，类似于正常肌肉发育过程中出现胎儿肌管。因此 MTM 亦被称为中央核肌病（centronuclear myopathy，CNM）[291]。但是现在 MTM 主要指的是 X- 连锁遗传的类型，而 CNM 指的是常染色体遗传的类型[291]。

MTM 和 CNM 均为罕见的疾病。估计 MTM 的发病率为 50 000 名男性新生儿中有 1 例[291]。MTM是位于染色体 Xq28 区的肌管素（MTM1）基因的连锁遗传。羊水过多和胎动减少是孕期常见的并发症。患病的男婴典型症状包括严重的猛然摔倒和肌无力，以及出生时呼吸窘迫。心肌一般并不受累。患者通常对疼痛的反应正常，但是腱反射消失。MTM 患者的长期预后非常差[291]，出生后第一年存活下来的大多数患者完全或者部分依赖呼吸机[292]。通常这类患者的肝功能异常[292]。已经观察到 CNM 患者既有常染色体隐性遗传类型，也有常染色体显性遗传类型。CNM 患者的临床特点包括呼吸窘迫、肌张力减退、延髓肌无力、眼肌麻痹、上睑下垂和双侧面瘫。虽然确切的遗传机制尚不十分清楚，但是肌管素（MTM1）、肌管素相关蛋白（MTMR2）和肌管素相关磷酸酶（MTMR3）基因均参与其中[291]。病理学上 MTM 和 CNM 都有一个相似的组织学特点：即甲醛固定的石蜡包埋组织切片经苏丹红染色大部分 I 型纤维可见中央核[291]。

麻醉处理

有关 MTM 患者麻醉的报道比较少见[293-298]。虽然没有证据支持，但出于对 MH 可能易感的考虑，过去 MTM 患者的均采用了非触发性的全身麻醉药物，如丙泊酚、芬太尼、瑞芬太尼和氧化亚氮均成功地用于这类患者，而没有出现不良反应[293-298]。机械性运动肌动描记图提示非去极化肌松药作用时间可能延长[293-298]。然而，临床实践中，由于这类患者处于肌张力减退状态，因此对此类患者行气管插管可能不需要使用任何肌松药。Costi 和 van der Walt 推测 MTM 的缺陷位于神经肌肉接头处的远端[294]，但是 Dorchies 等提出 MTM 患者的肌肉本身可能正常，是肌管素缺陷的运动神经元参与了疾病发展过程[299]。

代谢型肌病

肌肉的两种主要能量来源分别是：糖原和脂肪酸。除了有限的葡萄糖储备外，作为动力的糖原主要贮存在骨骼肌和肝。糖原贮积症（GSDs）是一组由于酶缺乏或者功能障碍引起的代谢性疾病。他们通过干扰正常的糖原合成和分解，从而减少有效的葡萄糖贮存。糖原合成错误引起正常贮存糖原的减少，而分解错误则阻止糖原的断裂。随后，由于底物利用的结果发生低血糖症和组织内糖原堆积。GSD 有超过 12 种类型，根据酶缺陷分别以罗马数字表示。本节所探讨的只是 I 型和 II 型 GSD。

I 型糖原贮积病

I 型糖原贮积病（GSD I）的发病率大约为每 100 000 成活新生儿中有 1 例[300]。北非的非 Ashkenazi 犹太人的发病率较高，可能为 5420 人中有 1 例[300]。本病缺陷酶是葡萄糖 -6- 磷酸酶，它的作用是在肝将葡萄糖 -6- 磷酸（G6P）转化为葡萄糖。I a 型（von Gierke 病）是由于 G6P 水解酶（催化亚基）活性的缺乏所致，占所有病例的 80%。I b 型（G6P 转运蛋白缺乏）、I c 型和 I d 型是与 G6P 有关的变位酶的等位基因缺陷。GSD I 为常染色体隐性遗传。G6P 基因（G6PC）编码的水解酶残基位于 17q21，G6P 变位酶（G6PT）的基因编码位于 11q23。在 I a 型和 I b 型患者中均已有引起 GSD I 的突变的报道[300]。

糖原分解受损会导致肝、肾、肠、骨骼肌和心脏的糖原和 G6P 积累，引起肝肿大、肾肿大、近端肾小管功能障碍以及腹泻[301]。疾病的初期表现为禁食性低血糖，其结果是转运与合成的调控激素，例如高血糖素、皮质醇、儿茶酚胺和生长激素等明显上调，导致丙酮酸、乳酸和自由脂肪酸的释放。在无脂肪组织，如肝、骨骼肌、心肌和胰腺会出现脂质沉积导致脂质中毒和器官衰竭，包括肺动脉高压、脂肪性肝炎、终末期肾病、胰岛素抵抗、心脏收缩功能衰竭和胰腺 β 细胞功能衰竭[300]。I b 患者特殊症状如中性粒细胞减少症和中性粒细胞功能障碍很常见，患者经常发生反复感染和炎性肠病[302]。

麻醉处理

GSD I 患者的麻醉病例报告罕见[303-304]。GSD I 患者术前禁食期间，应该静脉给予含葡萄糖液体。由于此类患者不能将乳酸转变成糖原，应该避免应用含乳酸盐液体[248]。为避免发生低血糖，应该常规监测患者的血糖水平。

II 型糖原贮积病（酸性麦芽糖酶缺乏）

酸性麦芽糖酶缺乏（acid maltase deficiency, AMD）的发病率估计为每 14 000 ~ 40 000 新生儿中有 1 例。它的遗传方式为常染色体隐性遗传，但有少数例外[305-306]。常染色体 17q25 位点的酸性麦芽糖酶基因的突变会产生溶酶体酸性麦芽糖酶（酸性 α-1, 4- 糖苷酶）的缺陷[306]。AMD 患者根据发病年龄或者死亡时间、进展速度和组织器官受累程度人为地分成三种类型——婴儿型、儿童型和成年型[306]。

酸性麦芽糖酶是催化糖原转化成 G6P 的单向氢化作用的溶酶体酶，存在于包括骨骼肌和心肌[307]的所有组织中。因此，肌肉组织糖原沉积患者是麦芽糖酶缺乏引起的。婴儿型 AMD，也称为 Pompe 病，通常在刚出生后的几个月内即表现为迅速进展的肌无力和肌张力减退，以及舌、心脏和肝增大。大量糖原（占组织湿重的 8% ~ 15%）累积在心脏、肝和骨骼肌中，相对少量的糖原沉积在平滑肌、眼睛、肾脏、内皮细胞、淋巴细胞、大脑和脊髓。心肌的糖原累积导致婴儿型患者出现心脏功能衰竭[306]。超声心动图显示室间隔和左心室后壁明显增厚，左心室流出道梗阻和小梁肥大[306]。心室壁增厚可达 25mm[308]。Wolff-Parkinson-White 综合征亦有报道[309]。婴儿型 AMD 患者的症状和体征与 DMD 的相似。在疾病进展的几年内，患者常常死于心肺功能失代偿[310]。

儿童型 AMD 在婴儿期至儿童早期发病，出现肌病的临床体征，患者容易出现呼吸肌的选择性受累，也可出现腓肠肌肥大。儿童型 AMD 的疾病进程相对缓慢，少数患者能够存活超过十年[306]。舌、心脏和肝的增大在这类患者中比较少见[311]。但是，血管平滑肌的受累比婴儿型的严重得多。有报道指出在动脉血管壁上广泛糖原沉积会引起基底动脉瘤[311]。

成人型 AMD 通常在 20 岁后发病，其特点为缓慢进展性肌病或者呼吸衰竭症状[306]。近端肌无力比远端肌无力更加明显。1/3 的成年 AMD 患者会出现限制性呼吸衰竭。膈肌无力导致广泛性肺不张，VC 显著减少[306]。

麻醉处理

AMD 患者的麻醉报告罕见[312-315]。已有文献记载婴儿型 AMD 患者氟烷麻醉时出现单一的心脏停搏[315]。尽管氟烷麻醉可能有问题，但是恩氟烷[313]和七氟烷[314]使用后并无并发症的报道。理论上，丙泊酚全凭静脉麻醉引起后负荷减少，会导致心肌缺血的危险性增加，尤其是当患者合并心动过速时会变得更加明显[314]。

室壁增厚的患者可发生心内膜下心肌缺血，在左心室容量较低的情况下导致左心室舒张末压力增高[314, 316]，因此需要严密监测心脏功能。在没有出现心脏功能衰竭而且血容量正常的患者，中心静脉或者肺动脉置管并非必要[314]。为了确保有效的冠状动脉灌注，需要维持适当的充盈压与正常或较高的外周血管阻力（systemic vascular resistance, SVR）[314]。氯胺酮因具有维持 SVR 和心肌收缩性的能力，已经成功用于很多病例。呼吸衰竭和肌无力也是麻醉医生关注的问题。从不使用肌松药[313]到阿曲库铵[312]再到罗库溴铵[314]，麻醉医生尝试应用了一系列肌松方案。小剂量罗库溴铵 0.5mg/kg，同时严密监测神经肌肉功能和恰当使用拮抗剂，足以有效预防术后肌无力时间的延长[314]。由于去极化肌松药有导致高钾血症和横纹肌溶解的潜在风险，应该避免应用[314-315]。

线粒体肌病

线粒体疾病指的是线粒体代谢五个主要步骤的缺陷：①底物转运，②底物利用，③三羧酸循环，④电子传递链，⑤氧化磷酸化偶联[317]。可是线粒体肌病这一术语专指呼吸链缺陷所引起的疾病[317]。呼吸链是由嵌入线粒体内膜的五个多聚体复合物（Ⅰ～Ⅴ），加上两个小的移动电子载体、辅酶Q_{10}（CoQ_{10}）和细胞色素 c 等总数超过 80 个的蛋白所构成的[317]，其中 13 个蛋白由线粒体 DNA（mtDNA）编码，其他的蛋白由核 DNA（nDNA）编码。mtDNA 在下列几个方面与 nDNA 不同：① mtDNA 为环状，无内含子；②较 nDNA 而言，其进行复制量大，自发突变率更高；③母系遗传。由于临床的异质性，线粒体疾病的诊断较困难。

mtDNA 的主要突变包括多肽、转运 RNA（tRNA）或核糖体 RNA（rRNA）编码区域的点突变，以及大范围重排、复制或缺失[318]。点突变引起的常见疾病包括破红纤维肌阵挛型癫痫（myoclonic epilepsy with ragged-red fibers，MERRF）；线粒体脑病、乳酸酸中毒和卒中样发作（mitochondrial encephalopathy, lactic acidosis, and stroke-like episodes，MELAS）；神经病、共济失调和色素性视网膜炎（neuropathy, ataxia, and retinitis pigmentosa，NARP）；母系遗传性利氏病；以及 Leber 遗传性视神经病（Leber hereditary optic neuropathy，LHON）[317]。散发的大范围突变可导致 Kearns-Sayre 综合征、进行性眼外肌麻痹和 Pearson 综合征[317]。nDNA 突变能够引起电子传递链上的复合物Ⅰ～Ⅳ和 CoQ_{10} 的缺乏[317]。

线粒体性肌病的发病率估计为 4000 人中有 1 例[319]。在所有的线粒体功能中，线粒体肌病的最常见的原因是由于电子传递和氧化磷酸化的异常所引起的[320]。线粒体肌病的特点是以伴有乳酸增高的近端肌无力和肌肉活检呈线粒体细胞病变阳性[321]。线粒体肌病的标志是将肌肉活检标本使用改良的果莫里三色染色法染色时呈现出"破碎的红肌纤维"[322]，而且这些特异性酶活性的缺陷已经在线粒体病患者获得证实[323]。患者主要的临床特点为易疲劳和耐力差。运动障碍如共济失调、肌张力失调、肌阵挛、舞蹈病、手足徐动症和颤抖等均是线粒体功能异常所引起的[323]。

麻醉选择

术前评估 考虑到线粒体疾病的表现形式多样，对此类疾病患者需进行仔细全面的术前评估，尤其需要重点关注神经系统、心脏、呼吸系统、肌肉骨骼、内分泌系统和代谢方面的损害的评估（参见第 38 章和第 39 章）。对于有心肌病或者传导障碍（或者二者均有）的症状和体征的患者应该考虑行 ECG 和超声心动图检查。实验室检查应该包括葡萄糖、阴离子间隙、全血细胞计数、血尿素氮、乳酸、丙酮酸、氨、CK、生物素酶、酰基肉毒碱、血和尿中的氨基酸与有机酸，尽管乳酸和葡萄糖水平正常并不能排除线粒体疾病，但这些检查可以用作对可疑线粒体疾病患者的初步检查[324]。后续检查应该涵盖红细胞沉降率、糖化血红蛋白（glycosylated hemoglobin，HbA1C）、肝和肾形态学、甲状腺功能测试、动脉血气和尿液分析等[319, 323]，必要时组织多学科会诊及进行特殊实验室和影像学检查[323]。

麻醉诱导与维持 麻醉会对线粒体功能产生显著影响。巴比妥类和丙泊酚均抑制电子传递链复合物Ⅰ的功能[324]。已经证实局部麻醉药会破坏氧化磷酸化过程以及减弱线粒体生物能[324]。研究报道线粒体病患者对静脉注射巴比妥类和依托咪酯敏感性增加[325-326]。但是咪达唑仑[327]、硫喷妥钠[328]、丙泊酚[329-330]、瑞芬太尼[331]和氯胺酮[330]均有安全应用的报道。麻醉前用药应该注意避免引起呼吸抑制，此类患者对低氧血症的呼吸反应已经受损。挥发性麻醉药例如氟烷、异氟烷和七氟烷也已证实能抑制复合物Ⅰ的功能[324]。这种直接抑制线粒体电子传递系统酶和心肌线粒体生物能的改变被认为是挥发性麻醉药心脏预处理的机制[332-333]。由于七氟烷的刺激性低，吸入七氟烷已经广泛用于麻醉诱导[321]。在某些情况下，氟烷[327]和异氟烷[327, 334]也曾被用于麻醉诱导。由于氟烷有引起 Kearns-Sayre 综合征患者出现节律紊乱的报道，因此对这类患者推荐使用异氟烷[327, 334]，另外，人工起搏装置也被推荐用于这类特殊患者[321]。随着脑电双频指数的应用，发现对于线粒体疾病，特别是复合物Ⅰ功能障碍的患儿对挥发性麻醉药敏感性提高很多[335]。然而，这种研究的方法仍存在争议[336]。研究发现精神发育迟滞的患者氟烷的最低肺泡有效浓度（MAC）值下降[337]。

尽管没有确切的证据，事实上吸入麻醉剂又通常是需要给予肌松剂的患者最常使用的麻醉剂，数项研究表达了关于这类肌病患者与 MH 易感性增加相关的担忧，但这一结论并没有得到任何资料的支持。研究提到的敏感性增强的非去极化肌松药包括米维库铵[338]、阿曲库铵[339]和罗库溴铵[339-340]。然而，也有报道认为对去极化和非去极化神经肌肉阻滞药例如泮库溴铵[341]、维库溴铵[342]和阿曲库铵[329,343]的反应正常。根据当前的文献研究，尽管应用肌松药并非绝对禁忌，但是对于线粒体病患者，去极化或者非去极化肌松剂应该慎重给予，同时必须使用神经肌肉监测仪[319]。

非甾体消炎药[321]和区域阻滞技术包括局部麻醉[321,344]、腰麻[345]和硬膜外麻醉，均有用于这类患者的报道。但是，只有当明确排除脊髓和外周神经系统异常时，方可施行区域阻滞[345]。此外，由于患者可能存在肝功能障碍，故应注意评估凝血功能[321]。

由于使用阿片类药增加呼吸抑制的风险以及诱发呼吸性酸中毒，还有潜在的代谢性酸中毒的可能性，故应该慎重[321]。由于线粒体病患者存在有氧代谢障碍，所以应该防止基础代谢率的任何轻微增加[323]。这些患者由于寒战、缺氧、禁食和低血压会加重乳酸酸中毒，故应该避免上述情况发生[346]。最后，由于肝线粒体活性低下、枯否细胞吞噬作用和网状内皮系统活性降低，线粒体病患者术后感染率增加[347]。

重症肌无力

重症肌无力（myasthenia gravis，MG）是一种神经肌肉接头处的自身免疫性疾病。抗肌肉型烟碱乙酰胆碱受体 α- 亚单位的自身抗体破坏了神经肌肉接头处的乙酰胆碱受体，引起肌无力和易疲劳等典型的传导衰竭症状。神经元型烟碱乙酰胆碱受体的 α - 亚单位未被累及，可以解释本病并不累及自主神经和中枢神经系统（CNS）。MG 的发病率在不同地域有所不同，在日本每百万人中有 1.2 例，而在美国某些地区每 100 000 人中约有 14 例[348-349]。在青年组中，女性通常比男性易于发病，然而在老年人组中（>60 岁），通常男性比女性易于受累。

MG 与胸腺增生之间有着惊人的相关性，超过 70% 的 MG 患者伴有胸腺增生，10% 的患者伴有胸腺瘤[349]。故 MG 也可以看做是副肿瘤综合征的一部分[349]。

MG 患者典型的首发症状多为延髓症状包括复视和上睑下垂，随后出现肢端和颜面不均衡性的肌无力和疲劳。与咽部功能和吞咽协调性受影响一样，语言和咀嚼功能可能也受累，随后口腔内容物误吸的频率增加。运动和白天过后肌无力症状常常加重。除了肌无力的部位呈斑片样分布，每天的症状也可能有很大差异，而且缓解周期的时长也可能不同。

MG 的诊断主要依靠神经病学检查和疲劳倾向测试，以及运动或重复收缩时肌无力加重的表现。滕喜龙试验（给予胆碱酯酶抑制剂，如依酚氯铵）能够确诊。给药 5 分钟内可以观察到症状改善，并且作用持续约 10 分钟。此外，电生理学检查也经常用来评估 MG，重复神经刺激后患者会出现典型的复合肌肉动作电位递减性变化。

麻醉处理

理论上 MG 患者应行包括神经系统检查在内的详细的术前评估，其目的在于优化药物治疗和为术后治疗做好准备。肺功能测试可以提示术后是否需要机械通气[338]。一般的原则是，患者应该继续抗胆碱酯酶药物治疗，并且告知其术后可能行呼吸机支持治疗。如需行快速气管插管，可以使用琥珀酰胆碱。但是由于功能性乙酰胆碱受体数量的减少，MG 患者可能需要远大于正常剂量（1.5～2.0mg/kg）的琥珀酰胆碱[350]。另一方面，由于抗胆碱酯酶药物的治疗降低了胆碱酯酶活性，琥珀酰胆碱或米库氯铵神经肌肉阻滞作用通常延长[351-352]。非去极化肌松剂可以用于 MG 患者，但是由于肌松效应的强度具有不可预测性，以及肌无力的分布通常呈现不均衡性，应该慎重给药。因此，使用外周神经刺激器监测 MG 患者的神经肌肉功能可能并不可靠，而且任何非去极化肌松药应该以相当于 0.1～0.2 倍的 95% 有效剂量（95% effective dose，ED_{95}）的小剂量递增给药，直至获得满意的神经肌肉阻滞效应。由于围术期抗胆碱酯酶药物治疗已产生的胆碱酯酶阻断作用，将改变患者对胆碱酯酶抑制剂的反应，有研究报道称在某些患者给予拮抗药后神经肌肉功能的恢复延迟[353]。近来，大量病例报告推荐使用适当剂量的环糊精（sugammadex）来完全逆转维库溴铵和罗库溴铵对 MG 患者的残余肌松作用，以代替传统的拮抗方案。

强效吸入麻醉剂已经成功用于 MG 患者的麻醉。由于神经肌肉接头的功能已经受损，无需使用神经肌肉阻滞剂，仅用吸入性麻醉剂通常就能满足大多数外科手术的肌松要求。如果在围术期能够像全身麻醉一样密切监测肌肉功能和通气情况，那么 MG 患者能够施行硬膜外和蛛网膜下腔阻滞［更为详细的综述，参见 Baraka[133]及 Abel 和 Eisenkraftd 的文章[355]（参见本章末参考文献）］。

Eaton-Lambert 肌无力综合征

Eaton-Lambert 肌无力综合征（Eaton-Lambert myasthenic syndrome，ELMS）是由于自身抗体对抗突触前电压门控钙通道和其他突触前成分产生乙酰胆碱释放增加而引起的一种免疫介导的通道病[356]。ELMS 患者的肌无力与易疲劳性，通常出现在四肢近端肌肉，下肢肌肉受累比眼外肌和延髓肌群受累更常见。该综合征往往是副肿瘤综合征的一部分，最常见的是与小细胞肺癌有关。与 MG 不同，ELMS 患者的症状通常晨起时最重，随后逐渐减轻。运动可以改善肌肉功能是由于突触前的钙蓄积及其后的乙酰胆碱释放增加[357]。少数患者会表现出自主神经功能障碍的症状。通过详细的体格检查，结合临床电生理学检查显示高频神经刺激（30～50Hz）下的典型性运动动作电位易化作用可以得出 ELMS 的诊断。抗胆碱酯酶治疗对 ELMS 患者的效果不明显。血浆置换、免疫球蛋白治疗和 3，4- 二氨基吡啶（3，4-diaminopyridine，DAP）会短期改善症状。

麻醉处理

正如 MG 患者一样，麻醉医生应该认真评估 ELMS 患者术后呼吸衰竭的危险和术后是否需要延长呼吸监测的时间。ELMS 患者对去极化和非去极化肌松剂的敏感性常常增强。用 DAP 或者抗胆碱酯酶药治疗的患者，肌松拮抗剂可能无效。

周期性瘫痪（高钾性、低钾性和钾离子正常性）

1951 年，Tyler 等首次描述了高钾性周期性瘫痪（hyperkalemic periodic paralysis，HyperPP）[286]，它是一种染色体显性遗传性疾病，其特点为伴有血浆钾浓度升高的发作性弛缓性肌无力[358]。一餐富含钾的饮食或者高强度锻炼后休息时都可能产生一次突然发作。应激情况下也可引起麻痹的发作。麻痹发作可以持续 15 分钟到 1 小时，伴有腱反射减弱。在发作间期，HyperPP 通常伴随不妨碍自主运动的轻度肌强直[286]。

HyperPP 的遗传病理机制是编码成熟肌纤维的电压门控钠通道 NaV1.4 的 SCN4A 基因突变；这些突变导致病理性钠电流增加以及肌纤维去极化趋向增强[286,358]，钠向肌细胞内流的同时伴随钾的外流以及高钾血症。突变型通道表现为持续的钠电流导致膜去极化延长，引起肌强直，随后发生膜脱敏现象（或者失活）并导致麻痹。HyperPP 患者血清 CK 水平可升高，有时高于正常值的 5～10 倍，而在发作间期血清钠和钾的水平正常[286]。近期研究表明，由于血钾正常的周期性瘫痪所有的临床表现和实验室检查都与高钾性周期性瘫痪相似，所以认为它是高钾性周期性瘫痪的一个变

种，而不是另外一种疾病[359-261]。

低钾性周期性瘫痪（hypokalemic periodic paralysis，HypoPP）的特点是血液中钾的水平降低。激烈运动、应激、高糖类或高盐饮食、怀孕、月经、低体温或者药物如胰岛素都能诱发 HypoPP 的发作[362-363]。EMG 通常不表现出肌强直[358]。发作时的严重程度常常超过 HyperPP 患者的症状。HypoPP 是一种男性高发的常染色体显性遗传性疾病。疾病是由于两种不同类型离子通道 CaV1.1 和 NaV1.4 中的一种功能丧失所引起[358]。最常见的受累肌群分布在手臂和腿；同时疾病也可能影响吞咽和呼吸肌群，对于重症患者可能致命[364]。通过实验室检查显示发作期的低血钾症和发作间期的正常血钾可以得出 HypoPP 的诊断。已经证实该病是由 CACNA1S（HypoPP type 1）和 SCN4A（HypoPP type 2）基因编码的骨骼肌电压门控钙离子通道的变异引起的[282]。由于小部分 MH 患者具有 CACNA1S 的基因变异[282]，因此 HypoPP 与 MH 存在理论上的联系。然而，一般认为，HypoPP 患者中 MH 易感者的比例与普通人群相似。导致患者出现低钾性麻痹的确切机制仍不清楚。

麻醉处理

钾、乙酰胆碱酯酶抑制剂和去极化肌松药将加重 HyperPP 患者的肌强直[286]。已有报道指出，当使用琥珀酰胆碱时会出现肌无力延长[365]。尽管三分之一的患者无肌强直的症状[366]，在气管插管和通气时仍然可能发生咬肌痉挛和呼吸肌、骨骼肌僵直[286]。因此，HyperPP 患者应该禁忌使用新斯的明和琥珀酰胆碱。理想的情况是，术前所有的 HyperPP 患者均应收住院，以保证在术前禁食期间给予含葡萄糖的无钾液体适当维持[367]。HyperPP 患者术后残余麻痹可长达几个小时。保持正常体温和血浆低钾水平以及避免低血糖等预防措施都有助于减轻麻痹[368]。尽管通常认为钠通道病变的患者对 MH 易感，但是这些患者发生 MH 的风险并没有增加[283]。用和不用非去极化肌松药的全身麻醉都预后良好[365,367-370]。区域技术也适用于这些患者[366,369-370]。通过给予葡萄糖、胰岛素、肾上腺素和钙剂，或者选用高血糖素以终止高钾血症的发作。给予羟异丙肾上腺素的 β- 肾上腺素能受体激动剂治疗也能预防发作和促进恢复[367]。

HypoPP 患者的治疗应该集中在避免触发因素和避免使用引起钾转移的药物上。全身麻醉、手术后应激、静脉输注含葡萄糖液体和长效肌松剂与术后麻痹事件相关[362]。硬膜外镇痛可以减少疼痛相关的过度通气和血清儿茶酚胺水平升高，因此降低了血清钾水平的变化[362]。含肾上腺素的局麻药的拟交感效应也

会产生低血钾症 [362]。

小　结

MH 是一种亚临床肌肉病，其特点是接触强效挥发性麻醉药或琥珀酰胆碱后出现可怕的不稳定的代谢性紊乱。骨骼肌肌浆 Ca^{2+} 浓度的突然急剧增加，导致氧耗和乳酸产物增加，引起产热增加、呼吸性和代谢性酸中度、肌肉僵直、交感兴奋和细胞通透性增加。MHS 的骨骼肌细胞与正常肌肉的不同，其肌纤维细胞内 Ca^{2+} 浓度总是近于失控，而且其细胞膜或亚细胞膜通透性广泛改变。CRU 的蛋白 - 蛋白相互作用的改变导致 EC 偶联的缺陷。对于猪是 *RYR1* 纯合子的单点突变，对于人类是杂合子的病变，修饰 *RYR1* 蛋白功能的因素也可能参与发病，如通过干扰蛋白结构、膜或酶类等。MH 的诊断依赖于对这个综合征的症状和体征的清醒认识，体温过高是晚期出现的体征。MH 特异性治疗是给予丹曲林以降低骨骼肌细胞内的 Ca^{2+} 水平；其他对症治疗包括逆转酸碱失调和体温变化。对受累家族成员的易感性评价可以通过分析药物诱导的肌肉收缩试验（根据欧洲 IVCT 和北美 CHCT 方案）和 DNA 样本的基因检测。如果在麻醉前将麻醉机进行特殊准备，选择全身麻醉时避免使用所有强效挥发性麻醉药和琥珀酰胆碱，那么 MH 易感患者采用全身麻醉或局部麻醉都是安全的。对 MH 的研究已深入到代谢生理学层面和遗传性肌肉病的分子生物学基础水平。但仍面临挑战的领域包括：确认引起人类 MH 的所有基因突变，阐明接触激发药物后继发 Ca^{2+} 失控的机制，研发检测易感性的无创和非破坏性的试验方法，以及明确丹曲林的作用机制等多个方面。

参 考 文 献

见本书所附光盘。

第 44 章 监护仪的基本原理

James Szocik • Steven J. Barker • Kevin K. Tremper
陈恺铮 杨 涛 译 李文献 审校

要 点

* 准确度和精确度不同。准确度是一个值与真实值之间的接近程度。精确度是指测量的可重复性。一个缺乏准确度但精确度很高的监测设备可以经过校准后变得准确，但没有任何方法能使一个精确度很低的监测设备得到改良。
* 过滤可改进信号的显示情况，但也会导致结果失真和丧失某些信息。
* 信号可以通过反复测定后从噪声中提取，因为噪声随时间随机出现，而信号却不是。
* 电信号可以从模拟信号转换为数字信号。转换会导致伪像出现，但可使信号具有更大的存储和分析价值。
* 有创压力监测受阻尼和共振的影响。阻尼导致信号变形、丢失以及峰值下降。共振可导致峰值的扩大和估计过高。
* 脉搏血氧饱和度仪将光电体积描计分析和光吸收分析与经验性数据库结合，从而产生出一个估计的动脉氧饱和度（SaO_2）值。
* 波长和频率与波速的关系可由以下公式表示：速度＝波长 × 频率。短波长具有提高光及超声测量分辨率的特点。
* 流量测定是最难实现的测量方法之一，通常需要间接测量（例如通过测定温度变化或压力降低的数值，由此推算出流量大小。在此过程中，最初的小误差却会造成推算结果的大误差）。

为什么基本原理是重要的

患者监护专业自诞生的那天起就一直是麻醉学的一个重要组成部分。麻醉监护设备及其所产生的数据伴随着麻醉学科的发展而日益复杂精妙。麻醉医师的视觉、听觉和触觉起初由听诊器、血压计和心电图得以拓展，如今又补充了脉搏血氧仪、呼出气体分析仪、诱发电位监测仪以及经食管超声心动图。某些设备的复杂性令人望而生畏，但他们是麻醉医师临床职责的重要组成部分。因为，麻醉医师需要理解并解释监护仪器所提供的数据，而且还必须能够预测并识别使用过程中的相关错误。了解这些设备的工作原理是我们需要掌握的知识中重要的组成部分。

首先将介绍临床上常用监测设备的设计和功能相关的科学原理。在详细描述这些原理和监测应用之前将首先简要介绍一些基本物理学概念，阐述原理的正文和图表主要采用定性方式。为了满足读者能够定量阐释有关原理的需求，相关物理学原理和方程以附录方式附于章末。

基 本 原 理

物理学本质与测量

物理是关于物质和能量以及两者之间相互作用的科学，这就意味着其研究对象涉及宇宙万物的所有部分。从细微的原子到浩瀚的银河，无论是简单的外层运动还是深奥的内部结构，所有这些都是物理学的研究内容。物理学是定量科学，其表述的语言是数学。实际上，牛顿和莱布尼茨所发明的"微积分"就是用

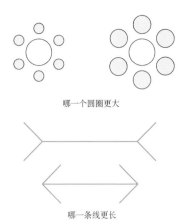

哪一个圆圈更大

哪一条线更长

图 44-1 视觉错觉。我们感觉两个圆圈大小不等是因为我们根据相对的比例环境来推断它们的大小。贴近的较小圆圈使得中心的圆圈显得较小，反之亦然。下图中两条横线似乎长度不等是由于我们使用了直线透视来估计大小和距离，有报道称这种视觉上的错觉在不使用直线图形时便不会产生。因此，我们的内在感知有可能在判断大小和长度上产生错误，而监测仪器的内部程序同样有可能使我们曲解监测结果

于研究和表述物理学定律的数学工具。监护仪亦需量化。在我们讨论和理解现代麻醉监测仪器的复杂性之前，必须对相关的测量对象进行定量表述以及理解这些测量的局限性。

麻醉医生对于物质及能量的测量和监测是为了确定特定物质存在的多少及其所处的能量状态如何。我们对于监测指标的期待大多超出了人类生理感知能力的极限，因此，只有利用特定设备来强化或者延伸我们的感知才可能使测量得以进行。正如感觉具有局限性而且在特定环境下可以被"愚弄"（图 44-1），生理监测仪在设计上具有局限性，在某些情况下也会被"愚弄"。聪明的使用者应该掌握这些设备的基本设计思路，以便于预测它们在何种情况下可能发生错误。

测量的准确度与精确度

所有测量都会产生误差。误差通常由实际测量结果与相应的"金标准"进行比较所产生。不幸的是，一切测量，即使所谓的"金标准"都有可能在重复过程中产生误差。从临床医师的角度讲，一项生理学测量的准确度必须能够满足临床决策所需。例如，目前有数种测量动脉血压的方法，从通过袖带血压计和听诊器听 Korotkoff 音，到通过动脉内置管方法持续记录动脉血压。不幸的是，不同方法所得到的动脉血压值之间存在细微差异，而且每种方法都有各自的误差原因。选择何种方法常可能基于对准确性的考虑，也可

能基于对测压频率的要求以及测压手段的难易程度。自动示波血压测量仪在数值获取的方便程度和重复性上优于袖带听诊式血压计。同一患者利用听诊器测量血压时，因为检查者不同而可能会在略微不同时点听到 Korotkoff 音，从而使测得的血压值有所不同。对临床监护仪准确度的要求取决于调整临床决策所要求的最小测量数值变化。测量"绝对准确"（测得值是否正确？）与"相对准确"（测得值是否符合变化趋势？）的要求可能并不相同。

假设一理论设备可通过测量体内光吸收度估计血红蛋白（Hb）的浓度。比较通过手指吸光度测定经皮血红蛋白浓度（SpHb）和从体外实验室分析确定总血红蛋白（tHb）浓度，SpHb 与手指的灌注显著相关（温度）（见第 61 章）。而动脉血采集和其他体外测量的某些因素也会使 tHb 检测产生误差。尽管如此，体外实验室分析仍被认为是相关方法比较时的"金标准"。

正如 Bland 和 Altman 所介绍的那样（图 44-2）[1]，经皮血红蛋白值（SpHb）与总血红蛋白值的比较可以用偏倚和精确度来反映。偏倚是指两种方法同时测量所得数值的平均差异，被称为系统误差或补偿。如果经皮血红蛋白值（SpHb）读数相对于总血红蛋白（tHb）平均高 5g/dl，则称其具有 5g/dl 的偏倚，这时可以通过对仪器重新定标来对此系统误差进行校正。精确度是指两种测量方法各自所得值差异的标准差，用于量化随机误差或者"离散"程度。精确度的值越高也意味着随机误差越大（这一统计现象被称之为"不精确"也许更为合适）。如果随机误差太大，该设备可能不宜用于临床。我们可以通过反复校准来调整系统误差（偏倚），但对于随机误差却无法应对。相对偏倚是另一个问题，偏倚和精确度都会在临床感兴趣的值范围内发生变化。监测仪可在正常范围内提供准确和精确的值，但在我们感兴趣并需做出临床决策的特定范围内却会在偏倚或精确度上出现误差。例如，血红蛋白测量装置可以正确读出从 11g/dl 至 14g/dl 的 Hb 值，但当值小于 11g/dl 时会有显著误差（见第 61 章），而该范围却更具有重要临床意义（即会影响输血决策）。这样的显示器可以通过初步审查，但在临床上是无用甚至是有害的，因为它导致我们基于不正确的信息过度或延迟治疗[2]。

质 量 测 定

测量是对物理量的判定。"量纲"（dimensions）是对特定种类或类型物理量的一种表述形式，例如质量、长度、时间、能量，或任何上述物理量的衍生形

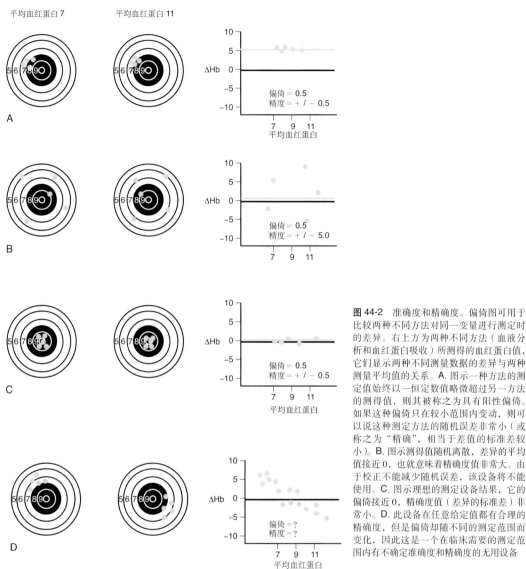

图 44-2　准确度和精确度。偏倚图可用于比较两种不同方法对同一变量进行测定时的差异。右上方为两种不同方法（血液分析和血红蛋白吸收）所测得的血红蛋白值，它们显示两种不同测量数据的差异与两种测量平均值的关系。A. 图示一种方法的测定值始终以一恒定数值略微超过另一方法的测得值，则其被称之为具有阳性偏倚。如果这种偏倚只在较小范围内变动，则可以说这种测定方法的随机误差非常小（或称之为"精确"，相当于差值的标准差较小）。B. 图示测得值随机离散，差异的平均值接近 0，也就意味着精确度值非常大。由于校正不能减少随机误差，该设备将不能使用。C. 图示理想的测定设备结果，它的偏倚接近 0，精确度值（差异的标准差）非常小。D. 此设备在任意给定值都有合理的精确度，但是偏倚却随不同的测定范围而变化，因此这是一个在临床需要的测定范围内有不确定准确度和精确度的无用设备。

式。"单位"（units）是指某一给定量纲的测量形式，例如米（m，长度）、秒（s，时间）、千克（kg，质量）、安培（A，电流）、绝对温度（温度）。在描述一种测量时如果不给出单位将是毫无意义，例如华氏 30° 的天气是极度寒冷的，而摄氏 30° 时却很热。单位可分为基本单位和衍生单位，科学体系中的国际制单位（SI；Le Système International d'Unités）共有七个基本单位，分别为米、千克、秒、安培、开氏温度、摩尔和坎德拉，并由此衍生出其他多个单位。

当我们"称量"一位患者时，我们是在确定作用于该患者质量的重力，通常认定这种测量是在地球表面，但重量的概念在其他地方也能使用。（在木星表面，一个 70kg 的人要比他在地球表面重 12 倍，但他的质量仍然是 70kg）。由于力 = 质量 × 重力加速度（牛顿第二定律），我们通过已知质量的物体来平衡作用于患者的重力，从而确定患者的"重量"（力或重量的国际单位都是"牛顿"）和质量（kg）（图 44-3）。平衡力的概念被用于其他多种监测设备。当我们用一简单的测压计测定中心静脉压时，我们是在观察患者中心静脉压力与作用于液体柱的重力之间的平衡（图

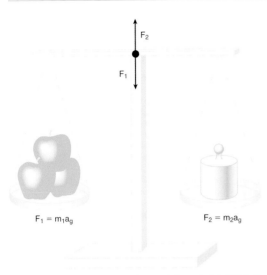

图 44-3 平衡。当两力大小相等且方向相反则可达到平衡状态。图中未知水果质量产生的重力和天平另一侧已知质量的砝码达到平衡状态。$F_1 = F_2$，因此 $m_1 a_g = m_2 a_g$，因为 $a_g = a_g$，也就可以得出 $m_1 = m_2$；a_g 是重力引起的加速度（见附录 44-1）

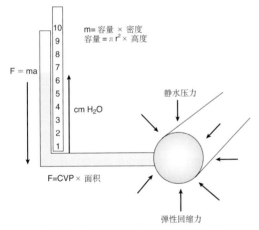

图 44-4 测压计。水测压计利用了力的平衡原理。本装置中向下压强由液体柱密度和高度所决定，向上压强即中心静脉系统的压强则由循环中液体的静水压以及弹性回缩力所组成。当上、下两种压强处于平衡状态时，水柱的高度也就反映了中心静脉压的大小

44-4）。当同样的压力通过电子手段来测量时，我们所"平衡"的对象变为惠斯登电桥（一个用于测定未知电阻的电阻器系统）（图 44-5）。

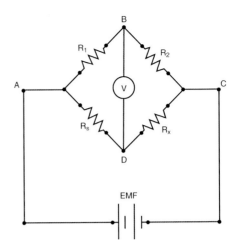

图 44-5 惠斯登电桥。惠斯登电桥是一种电子环路，可根据下面两个已知的变量来测定未知电阻值：①电桥两端的电压下降；②回路中另一电阻值（见附录 44-3）

表 44-1 不同事件能级比较

事件	能量
1 kg 重的物体从 1m 高处下落	9.8 J
心跳	10 J（静息状态，60 次／分，10 W）
心室颤动后的内部除颤	30 J
体表除颤仪的最大输出	360 J
1 kcal	4186 J
汽车电池	$1.8\ MJ = 1.8 \times 10^6\ J$
1 kg 脂肪	$3.8 \times 10^7\ J$
1 吨 TNT 炸药	$4.2 \times 10^9\ J$
广岛原子弹	$15\ 千吨 = 15 \times 10^3 \times 4.2 \times 10^9\ J = 6.3 \times 10^{13}\ J$
氢弹	$1\ 百万吨 = 4.2 \times 10^{15}\ J$
1 kg 物质全部转化为能量	$8.987 \times 10^{16}\ J$
太阳能（4.2×10^9 千克物质／秒）	$3.8 \times 10^{26}\ J/s$

Modified from Hecht E: Physics: algebra/trig. Pacific Grove, Calif, 1994, Brooks/Cole

能 量 测 定

能量能以多种形式存在，所有物质均与能量相关，可以通过爱因斯坦的著名公式 $E = mc^2$ 来建立数

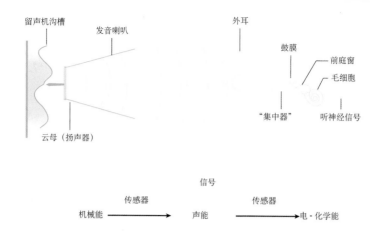

图 44-6 机械和生理传导系统。发条装置的机械能使留声机的唱盘转动，唱盘的转动和曲面使唱针活动，将能量转化为声能（一种纵向波）。机械振动持续产生的纵向声波进入人耳，接触鼓膜引起震动，进而引起听骨链运动，放大了作用于前庭窗的压力，又通过内耳中的淋巴液传导，引起毛细胞共振并产生神经信号（传导）。毛细胞缺失将导致耳聋，最常发生于老年人对高频段的反应，这与监护仪在某一期望的数值范围内缺乏灵敏度相类似

学联系，也就是说物质和能量只是同一事物的不同形式。从绝对意义上讲，热核武器、原子反应堆和太阳能等都是物质向能量转换的例证，反之亦然（见表 44-1）。运动的能量被描述为动能（$KE = \frac{1}{2}mv^2$）。温度是分子层面的动能，声能（声音）是声波穿越物质的能量，光是一种电磁能。势能是一种可以以重力、化学能、压力和电磁能等多种形式储存的能量。能量守恒定律（能量和物质既不能被创造也不能被毁灭，只是从一种形式转换为另一种形式）是理解很多麻醉监护仪的核心。

信号处理和信息理论

当某个待测数值随时间而改变时即构成了信号。记录患者生命体征及其他信息行为最早出现在一个世纪前，由 Harvey Cushing 完成[3]，这被认为是信号分析的原始形式。回顾一下 Cushing 博士的记录[4]：

对于所有情况严重或者有疑问的病例，均应在手术前记录脉搏和血压以及两者在普通病房中的水平，并应持续于整个诊疗过程中。所有观察将记录在图表中。只有通过这一途径我们才能获得有关患者生理异常方面的信息：相关操作是否会导致休克，血压下降是否由于大量失血造成，脉搏变慢是否因压迫导致等等。

我们监测的信号（能量或物质浓度）常常由于过于微小而无法感知其变化。此时，我们必须集中或放大这些信号。通常，信号为了放大和加工被从一种

形式转化成另一种形式。老式留声机就是个很好的例子：信息被储存在磁盘沟槽中，唱针通过接触云母膜片（扬声器）连接到发声喇叭。机械震动转变为纵向声波，这些声波进入人耳后接触到鼓膜，引起鼓膜震动。这种震动引起听骨链活动，放大作用于前庭窗的压力，后者又通过内耳中的淋巴液传导，引起毛细胞共振并产生神经信号传导（图 44-6）。这一过程可比拟动脉压力传感器的传导过程（图 44-7）。

数 据 处 理

当放大模拟信号（如电压对时间）时，背景噪声和所期望的信号都被放大（图 44-8）。各种技术可用于增强信噪比（signal-to-noise ratio）。例如，大多数脉搏血氧仪假设患者脉率为 30 ~ 300 次/分之间。因此该装置会将脉率低于 30 次/分或高于 300 次/分的任何搏动过滤掉（见"交流电"和图 44-23）。某些情况下，所期望获得的周期性信号会反复出现并累加，则伴随出现的随机噪声比例就会变小。诱发电位就是这样一个实现"总体平均"（ensemble averaging）过程的极好例子。单一刺激的诱发反应信号实际上远远小于随机噪声，但每次刺激后这种信号几乎是相同的。因此，经过多次刺激后的电势累加，诱发反应信号而非噪声被增强（图 44-9）。

最后，任何周期信号的波形都能表现为累加而成的正弦波形，称为"傅立叶级数"（图 44-10）。正弦波的组成部分包括频率和振幅（或功率，其与振幅的

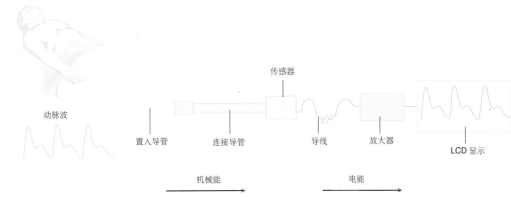

图 44-7 传感器。传感器将一种形式的能量转换为其他形式。麻醉过程中常见将机械能如动脉搏动转换为电能的传感器实例，后者以时间 - 振幅形式显示于液晶显示器（LCD）或阴极射线管显示器（CRT）。麦克风和扬声器也是传感器的实例

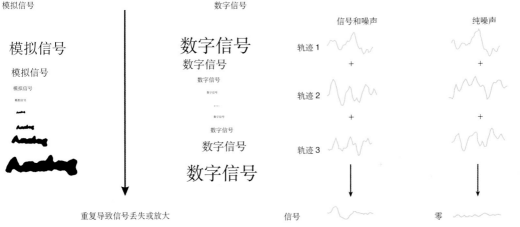

图 44-8 数字和模拟信号的处理。模拟信号在减弱随后放大时出现信号失真和精确度下降，而数字信号没有出现这种损失。复印机工作时先缩小文本然后再予放大就是一个模拟信号的例子。而对于数字信号，类似于先缩小字体后再复制，随后这一过程逆向进行

图 44-9 体感诱发电位。通过反复叠加信号的方式可以将背景信号和随机噪声区别开来。噪声（随机）为阳性和阴性的概率相同，因此多次叠加阳性和阴性的噪声信号将使其信号的总和趋向于零

平方成正比）。因此，可将最初"振幅 - 时间"波形转变为"功率 - 频率"曲线。最终的图形称作"功率谱"，常用于显示和解释一些波形数据类型，如脑电图（EEG）。目前常用的脑电图监测仪利用计算机分析将功率谱转化为单个、易于理解的数字（见第 49 章）。

信号分析中的错误

信号分析中存在多种类型的错误，最简单的是数据丢失。试图使用 1cm 的探针来定位 1mm 的神经将不会成功，因为缺乏空间分辨率。这类似于用粗扫描器扫描非常精细的印刷品，只会带来信息的丢失。另一种错误是"失真"，即呈现的是不真实的信号。我们都曾看到过这样的电影场景，当车辆向前运动时车轮好像是在朝后旋转，这种瞬时错觉是取样频率太慢、不能捕获快速变化所带来的信号失真（图 44-11）。超声也会发生失真，此时会显示实际并不存在的物体回声。当处理非移动物体时，可因分辨率太低而出现空间失真。本书中的图片为避免失真要求至少达到 300点 / 英寸（dpi）的分辨率。图 44-8 是一个失真的实

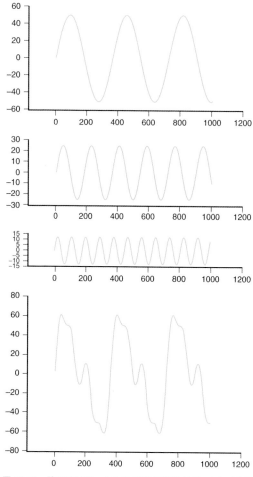

图 44-10 傅立叶级数。此动脉模拟波形通过叠加三个正弦波所产生：y = 50 sinx，y = 25 sin2x，y = 12 sin4x

例，其中小的数字信号因分辨率过低被缩小后成为了"锯齿"状。

机械系统中，诸如用传统的充液管和压力传导来测量动脉压力时，摩擦力可对信号产生阻尼。当信号能量被临时储存于具有顺应性的管道中然后释放（见附录 44-4）（图 44-12）时，共振放大效应也会造成信号扭曲。如果显示速率太快，我们也会错过重要的信号。收缩期血压变异（SPV）（例如正压通气时的收缩压变化）[5-6] 被用来判断低血压时容量治疗的反应。因为它的变化要比心率改变慢得多，加之许多显示器使用"自动增益"功能，也就是说，它们控制所显示波形的尺寸以使之保持一个恒定的波幅（例如：大多数脉搏血氧仪的图形描计），这使得临床上许多年一直忽

略了收缩压变异的价值。

随着现代数据记录和存储的发展，Cushing 最初将患者生理情况变化与术中事件相关联的基本理念现在可运用于群体乃至个人。原始信号，无论是观察瞳孔、触诊脉搏，或者是感知压力、听诊呼吸音，所有这些既往需要经由麻醉医师整合、阐释（是真实还是伪像）然后加以图示（数据存储）的过程现在都可以进行自动处理。这一点十分重要，因为它使监测既具备有了新的可能（如趋势、信号和给用户的反馈），当然同时也带来了新的问题。请想象一下，一项麻醉记录能从现有的监测数据和预测性演算中警示你将来可能发生的生理事件，换而言之，一个真正称得上"智能化"的麻醉记录；而新的问题将是：安全性，数据丢失风险（丢失不仅仅是一个数据表或数据点而可能是全部数据）或者错误的信号处理（想象因一个错误的数据演算而拒绝一个按照 Cushing 医生的设想本可能用以改善患者治疗的重要信息）。

压 强 测 量

压强测量的原理

有了一些测量基础知识的支持，我们现在可以进行一项临床测量了。作为一项临床检查，我们注意到了颈静脉的扩张，这是通过观察下层结构（颈静脉）充盈与塌陷所伴随的患者皮肤透光反射改变来做出的临床判断。那么这一扩张在物理学上怎么表述呢？如果我们将一个透明管插入静脉并将其相对于重力垂直放置，我们可以观察到中心静脉压力（CVP）使管中的血液克服重力而升高了一定距离（cm），直到达到一个平衡点。在使液体柱上升、管道扩张以及克服摩擦力的过程中会因做功而消耗能量，因此真实的中心静脉压力要比我们实际测到的高一些。尽管有一定局限性，液体压力计依然是一种简单而有效的中心静脉压力测定方法。

压强的单位可以告诉我们一些测量如何进行的信息。我们通常用毫米汞柱 (mmHg)、厘米水柱 (cmH2O)、磅每英寸 (psi)，或大气压 (atm) 来定义压强。我们在前述透明液压管中心静脉压力测量过程中所测到的其实是以厘米血压力表示的压强。假定管中的血液成分是可变的，我们需要厘米血以外的更多标准单位。为此，我们必须了解液压计的物理学原理。流体密度为单位容积中该流体的质量，国际单位是千克/立方米（kg/m³），或者更常用的克/毫升（g/ml）。垂直高度为 z、密度 ρ 的液柱所产生的压强为 ρgz（见附录 44-2）。如果液压计中所装液体是密度为 13 600 kg/m³（或 13.6g/ml）的汞，则

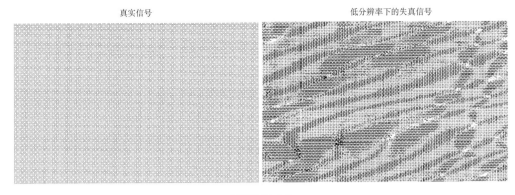

真实信号   低分辨率下的失真信号

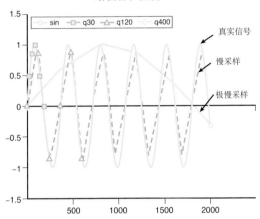

时间分辨率与失真

图 44-11 失真与分辨率。空间上：分辨率太低导致信息完全丢失或空间失真。时间上：不合适的样本导致错误的波形。一个较慢的采样速率导致波幅及波长的变化

液压计所得的压强值为：

$$P(Pa)=13\,6000 \times 9.8 \times z(m)=1.333 \times 10^5 \times z(m)$$

由于所得数值较大而带来不便，我们通常将压强以千帕（kPa）、z 以 mmHg 来表示：

$$P(kPa)=0.1333z(mmHg)$$

目前各种压强单位中应用最为广泛的是地球上海平面水平的大气压，称为"1 个大气压"或"1atm"：

1atm=101.3kPa

=760mmHg=29.92 英寸汞柱

=14.7 磅／平方英寸

=988cmH₂O

如果将液压计的充液管接入患者的循环系统，则管中液体的高度反映了充液管尖端的平均压强。如果所测压强是中心静脉压，则可据此推测右心室前负荷。由于这种测量方法是将测压计与患者循环系统直接相连，因此所用液体必须能够和血液相容，而且必须是等渗和无毒的。对于缓慢变化的压强，水或汞测压计是一种简单而可靠的测量装置（图 44-4）。由于惯性的缘故，液柱的质量会抵抗液柱高度的快速变化，因此液压计不能对快速变化的压强作出迅即反应。

动态压力测量（传感器）

对快速变化的压力（例如动脉压）进行精确测量较为困难和复杂，其中许多压力－时间波形的特征有待于我们去确定。收缩压、舒张压和平均动脉压是我们所命名的心动周期内动脉压力的最高、最低和平均值（图 44-13）。另外，可以测定波形中向上部分的最大斜率，它与心室射血速率相关。波形中主动脉瓣闭合后所产生的异常快速的向下斜坡变化（降中峡）提

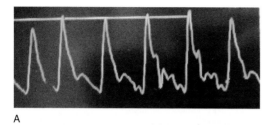

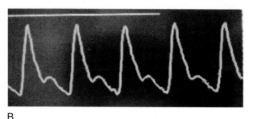

图 44-12　动脉波形共振。A. 一个由于共振而导致的动脉波峰，动脉压力被高估。B. 描绘同一患者在系统中加入阻尼后的动脉压力波形

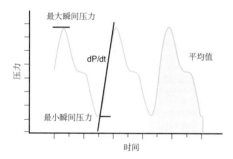

图 44-13　动脉波形。一个心动周期内瞬间出现的最大压强为收缩压，瞬间出现的最小压力为舒张压，而平均压则为这一周期内的平均压力。dP/dT 提示动脉压的上升支，即压力的形成速度。在只知道收缩压和舒张压的时候，平均动脉压可以用舒张压＋1/3 脉压（收缩压－舒张压）来估计

示主动脉瓣关闭不全可能。因此，压力-时间波形的细节和最大值、最小值一起均对临床医生具有重要临床意义。尽管波形在垂直轴上显示，重要的是我们要牢记动脉压力不是横波（类似于海浪的波形），而是类似于声波或震动经弹簧圈传递时的纵波（图 44-14）。

现代压力传感器是一种可以将作用于固态装置的压力变化转换为电阻抗和电容变化的装置。将可变的传感器电阻置于一个已经包括三个已知电阻的电路中（惠斯登电桥，见图 44-5 和附录 44-3），电路中阻抗的变化被转换为电压。传感器活动部分的体积和质量都非常小，波动的驱动压（也就是待测量的动脉压）、充

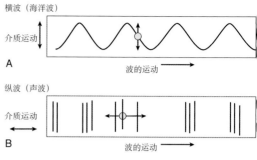

图 44-14　横波和纵波。A. 横波（例如海洋波）中粒子运动方向和波的运动方向相垂直。B. 纵波（例如声波）中则是粒子在波的运动方向上来回运动。两种波的相同点在于粒子并没有做远距离移动，其能量传递并不需要质量转移。本图示澄清这一事实，即在动脉测压系统中，是能量（血压）传递而非质量转移（血流）

满液体的管道和压力传感器所构成的系统从机械角度上讲相当于悬挂有一定质量的弹簧谐振系统（图 44-15）。其中悬挂物质量（m）相当于管道中的液体质量，弹簧相当于管道和传感器的弹性。减震器，即图示中在油料中运动的活塞，代表着流体在管道中来回移动所产生的摩擦力。

生活中最常见的一个共振现象发生在汽车行驶于崎岖不平的路面时（图 44-15）。车与地面的撞击产生了汽车震动的驱动压，驱使车轮上下振动。汽车的弹簧系统与动脉测压管道的顺应性相类似；汽车减震器能够避免轮胎在多个方向上的运动，这也类似于液体在测压管道中来回运动所产生的摩擦力。随着撞击频率（也可以说是驱动压频率）的改变，系统可以使在颠簸路面上的振动幅度降低，也可以使之显著增加。导致最大振动幅度出现的驱动压频率被称为自然或共振频率（图 44-16）。频率被放大的程度与物体质量呈正相关，而与摩擦程度呈负相关；当摩擦力较大时，信号衰减较之于信号放大更易发生（见附录 44-4）。

下面的现象也许更为直观。假设你手提一根橡皮筋的上端，而在其末端悬挂一重物。如果你的手缓慢地上下移动，重物的运动和你手的运动基本保持一致。当你手上下运动的频率增加时，则重物的运动会出现滞后现象，重物振动的幅度则开始增加。当你达到这个简单系统的固有频率，你就会看到共振现象，此时重物振幅达到最大。更换不同的橡皮筋和重物，你会发现较硬的橡皮筋或者分量较轻的重物其固有频率较高。上述现象也会发生在充填液体的压力传感器系统内。硬质（也就是顺应性较差）或者较短（质量较小）的管道具有较高的固有频率，即在遇到相对较快的脉

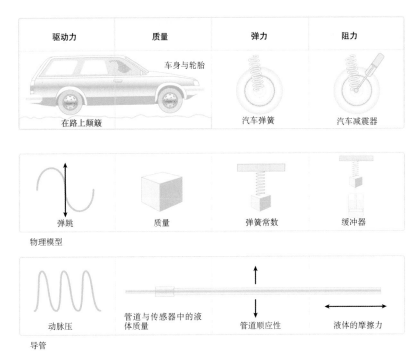

图 44-15 阻尼和共振。利用有创动脉导管测量压强可能会出现超射也就是增加实际动脉压的数值。这与充满液体的动脉管路和传感器所构成的系统内部固有的动态频率反应有关。该现象可以本图的物理学模型所产生的一个方程来预测输出压反应，结果取决于输入压频率以及系统的其他几个物理参数。该物理学模型中（中间排），驱动压（动脉血压）作用于具有一定质量的物体（动脉测压管中的液体），使其能够对抗弹簧自身的回缩力而做上下运动，从而储存能量（具有一定顺应性的测压导管）。模型中的减震器用于减弱来自不同方向的推动力（测压管中液体来回运动所产生的阻力）。以输入频率为参照，当输出频率达到某一特定值后输出值会被放大，这一特定值也就是系统的共振频率。最上排，以一辆在颠簸不平的道路上行进的轿车为例，此时的驱动力为汽车轮胎与地面发生的撞击。汽车弹簧与测压管道的顺应性相类似，汽车减震器则和测压管内液体来回运动所产生的阻尼作用相当，测压管中液体的质量相当于汽车前部的质量。你可能经历过以下的印象：当汽车在颠簸不平的道路上行驶到一定速度，汽车前部的振幅会变得越来越大，而如果你加速或减速，这种现象就消失了。实际上，汽车颠簸幅度最大的时刻即为系统共振频率出现的时刻（关于这一过程详细的数学描述见附录 44-4）

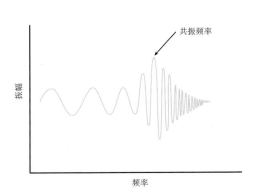

图 44-16 振幅和频率。随着振动频率的增加，振幅可达到最大值，随后又随频率的继续增加而衰减 *(Modified from Sykes MK, Vickers MD, Hull CJ: Principles of measurement and monitoring in anesthesia and intensive care, ed 3. Oxford, 1991, Blackwell.)*

率时才会出现信号（压强）放大。

为降低实际动脉压被放大的可能性，测压管道系统的顺应性应降低到最小（也就是需要硬质管道），并且尽量减少管道中的液体质量，后者可以通过选用直径最小和长度最短的管道来实现。大多数临床上使用的管道系统，其固有共振频率为 10 ~ 15Hz，远远高于动脉波形的基础频率（心率为 60 ~ 120 次 / 分，或者 1 ~ 2Hz）。但是，动脉波形并非正弦波，而是如图 44-10 中所显示由数个正弦波叠加组成的复杂谐波系列。动脉波形中频率较高的部分（高频谐波）是那些接近固有频率并因此被放大的部分，这就是为什么即使心率本身不在共振频率范围内时，我们仍可以在动脉波形中见到一个挥鞭样波形，显示动脉收缩压峰值和初始上升支被显著放大而超过真实值的情况。理论上讲，平均动脉压会保持不变，因为导致收缩压增加的同时也会产生舒张压的降低（见附录 44-4）。

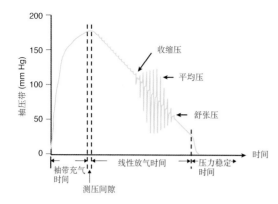

图 44-17 无创血压测量。利用动脉搏动信号，振动法血压测量通过检测信号最早出现、最大振幅及其衰减速率来实现其目标 *(Modified from Ehrenwerth J, Eisenkraft J: Anesthesia equipment: principles and applications, St Louis, 1993, Mosby.)*

经信号处理的压力测量（无创血压监测仪）

通过袖带阻断肱动脉血流，然后观察血流恢复，据此可测量收缩压。判断血流恢复可通过：①简单的桡动脉触诊，②利用多普勒装置对桡动脉进行监测，以及③利用脉搏血氧仪来明确。大多数麻醉医师知道，当测量无创血压时脉搏血氧仪信号会因血流被阻断而暂时消失。

目前大多数手术室运用的自动无创血压监测仪是对上述原理更为高级的运用。这种仪器可监测由于动脉压力变化而在袖带内产生的振动信号。首先袖带充气超过收缩压，此时振动信号消失。随后袖带以阶梯式缓慢放气，首次出现振动信号时的压力定为收缩压。随着袖带压力的降低，振动信号进一步增加，信号最大时的压力可以解释为平均动脉压。以后，随着袖带压力的继续下降，振动信号也很快减弱。舒张压是根据其与收缩压和平均动脉压的关系利用数学公式推断出来的（图 44-17）[7]。与听诊 Korotkoff 音进行人工袖带测压相类似，过窄或过宽的袖带由于需要过高或过低的压力来阻断动脉血流，从而导致测量误差。同样，粥样硬化动脉由于弹性较差，血流也不易被阻断。患者活动或手术医师倚靠可给袖带带来外部压迫，从而影响袖带振动信号，导致错误的无创动脉血压测量数值，通常为舒张压高于其真实值。

水银血压计在大多数国家和医院正在被逐步淘汰，这也引发了有关替代血压监测设备（例如上文所描述的无创自动血压监测仪和无液血压计）准确性和精确度的讨论。

利用声能（纵向波）的测量技术

声学原理

声波是可以经由包括固体、液体或气体在内的任何物质形式传播的小幅压强、密度和速度波动（图 44-14）。和电磁波（比如光波）不同（见本章"运用光能的测量技术"相关部分），声波不能在真空中传播。声音的常用单位是分贝（dB），它不是一个国际单位，而是声能与正常人听阈 20 μPa（或 0.0002 毫巴）比值的对数值。

声音在医学诊断和监测过程中的应用已有多年，作为诊断方法其应用具有被动和主动两种。被动检查指对患者产生的声音进行研究，如最基本的听诊器检查。主动检查将声能传递给患者，记录并分析该能量与患者之间相互作用的情况。两种不同应用方法具有相同的物理学原理。

1842 年 Christian Johann Doppler 首先指出，当声源或者听者移动时音调会发生显著变化，这种后来被称为多普勒效应的理论现在已经应用于一些监护措施中，例如经心前区或经食管多普勒超声来监测局部血流速度或心排血量。

当声源向听者靠近时，音调可显著增高，反之亦然。频率改变的情况取决于音源和听者是否在移动（图 44-18，见附录 44-7）。由于正弦波频率的变化能够得到精确测定，因此应用多普勒理论可以非常准确地测定声波反射物的移动速度。在常见的高频信号（>5MHz）中，如同红细胞一样小的微粒可以散射出足够可供检测的声波。

被动声波检查技术（听诊器）

振动（如心脏瓣膜开启和关闭以及气体通过呼吸道等）能够通过声波形式在身体各部位传递。通常声音在液体中的传导速度快于在气体中，因此，支气管周围肺实变时听诊支气管呼吸音较为清晰。若声波传导路径上突然发生密度变化（例如在液-气交界处），部分能量将会被反射。

许多简单实例有助于了解声波在体内的散射和反射过程。首先，所有声波都可以表示为不同频率和振幅的正弦波的叠加（与此相关的傅立叶级数或功率谱分析已在本章前面部分加以阐述）。乐器的音符包含一个在基础频率上的正弦波和数倍于该频率的许多声。基础频率描述的是音调的高低，例如，中音 C 是标准的 256 Hz。

幸运的是，对于我们的耳朵，所有这些不同频率

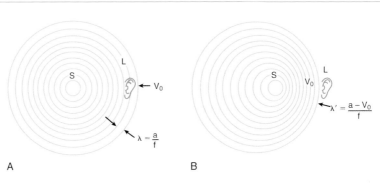

图 44-18 多普勒效应。A. 当听者向静止的声源移动时，听者感知到声音频率增加，这是因为和静止的听者相比，他在单位时间内穿过了更多的声波。B. 当声源向静止的听者移动时，波前出现"堆积"，因此音频显著增加

的声波是以同样的速度（即音速，以 a 表示）在传播。对于理想气体，音速和温度的平方根成正比。常温下空气中的音速为 344 米 / 秒（m/s），或 1129 英尺 / 秒（ft/s），或 770 英里 / 小时（mph）。位于海拔 13000m（40 000 ft）高度的标准温度为 –57℃，此时音速只有 295m/s 或 661mph。声音在液体中的传播速度远高于气体中，例如，其在 15℃ 水中的传播速度为 1450m/s，这和声音在体内大多数实质器官的传播速度相近；而在固体中，声音的传播速度差异很大，在橡胶中为 54m/s，而在花岗岩中为 6000m/s。在任何接触面上，如果组织密度和声音速度两者的乘积发生突然变化（ρ×a），声音都会发生反射。这种声阻抗的变化越大，声音的反射越多，而传导就越少。体内最大的声阻抗变化发生在有气体 - 组织交界界面的脏器如肺和胃肠道中。由于声音反射的存在，当胸腔内积气过多时心脏听诊会受到影响。同样原因，经食管超声心动图与经胸超声心动图相比，前者能够提供更为详细的信息，因为后者需要经过肺。

最早利用声音采集患者体内信息的方法是用耳朵直接在患者身上进行听诊，虽然具有许多局限性，但这使现代听诊器得以发展，而后者的出现正是利用了声波传递的物理学原理。听诊器利用一个大的薄膜来聚集和传送声音能量。钟形听诊器头有放大器和低通滤波器的作用，可传导低频舒张期隆隆样杂音。Rappaort 和 Sprague 深入阐述了听诊器的物理学原理[8]。

一般听诊器检查的错误主要出现在"信息处理"也就是听诊者对于听诊结果的判读上。作为一种不需要额外动力和特殊技术装置的产品（能量水平来自于现象本身），食管或心前区听诊器可以作为停电条件下的一种持续监测手段。存在下列情况时其应用受到一定限制：体内含气腔隙疾病（这本身也是一种发现疾病的信息）、无法恰当放置监测设备以及缺乏可量化的数据。

主动声波检查技术（叩诊、回声、多普勒）

胸壁叩诊是最早得到运用的听觉诊断技术。有经验的临床医师可以利用此技术对肺部实变、胸膜渗出性疾病以及其他一些胸部病理性改变进行诊断。虽然该技术是以声音的传导和反射为基础，但叩击只能作出定性分析而无法准确进行病变定位。现代超声利用短波长声波并定量检测其反射量（即回声）使叩诊技术得到了改善。利用声音进行检查的准确度受到所用声波波长的限制（图 44-11）。频率在兆赫兹（MHz）（10^6 次循环 / 秒）级的声波能够提高对细微目标检查的分辨率。波长 1MHz 的声波在固体中的波长大约为 1.5mm，而频率为 256Hz 的音符（中音 C）在组织中的波长为 5.7 m。

由于食管内传感器的使用，超声心动图现已成为一种常用的术中监测技术。频率为 2 ~ 10MHz 的声波以短脉冲形式向心脏传输。每次脉冲传送后，传感器被动接收来自于不同组织的反射性信息（回声）。放置传感器在食管内的优势在于声波向心脏的传输和回声的接收不需要经过含气组织及骨质。声音在心脏和周围组织中的传输速度保持在 1540m/s，因此，通过脉冲传输和回声接收之间消耗的时间即可推算出声源与反射物之间的距离。传感器所发出的声束是一条狭窄的探测光束，所以我们还可以得到回声所发出组织的准确方向。

利用多普勒效应，超声心动描计技术通过将红细胞对声波反射所形成的多普勒频移转换为颜色变化，以此来探测瓣膜反流的存在及其严重程度（见附录 44-7）。通过多普勒技术检测胸降主动脉血流速度可以估算心排血量，但该项技术所检测的只是降主动脉的血流而忽略了流向头部和上肢的血流部分。假设流向胸降主动脉与头部和上肢的血流具有恒定比例，则可据此将降主动脉的血流量校正为心排血量[9]。

利用电能（横向波）的测量技术

电学原理

大多数检测仪器和麻醉设备都运用了电和磁的基本原理。几乎所有传感器都使用了某种形式的电能作为其输出技术，而且后续的数据处理和显示也几乎完全和电能有关。下面通过一些医疗设备中的例子对电学原理进行阐述。电磁波（包括光波）都是横向波，这就意味着电场和磁场的向量与波的传播方向相垂直。与声波不同，电磁波的传播不需要介质。

静电

电是"电荷"内在特性的一种表象，电荷可以呈阴性、阳性和中性。静电是物质处于静息状态时的电荷：同性电荷相斥，异性电荷相吸。我们常说的"电"包含电荷的移动或称电流。电流方向始终不变者称为直流电（DC），而方向来回变换者称为交流电（AC）。

库仑是电荷的国际单位，最小部分是电子。电子与质子电量相同，但正负相反。（按照最新的发现，最小的亚原子粒子为"夸克"，它含有更少的电荷。这一内容超出了本章的讨论部分，并且与医学的相关性不大。）两个带电物体间存在静电作用力，其大小与两带电物体所带电量的乘积成正比，与两者之间距离的平方成反比（库仑定律）：

$$F = k \times q_1 \times q_2/r^2 \tag{1}$$

两物体所带电荷相反会产生吸引力，而如果所带电荷相同则产生排斥力。在一项获得诺贝尔奖的试验中，Robert Millikan 将带电油滴置于两水平电极之间，利用静电作用力来平衡重力使油滴能悬浮在电极间，从而确定了电子携带电荷的事实（图 44-19）。约 20 年后的 1940 年，他的儿子（Glen Allen Millikan）成为最早红外线耳氧饱和度仪、也就是最早的脉搏血氧仪（见"复杂吸光度监测仪"脉搏血氧仪部分）的发明人之一。

直流电

如同机械能可以通过势能形式储存，电能也可以通过电位差形式来储存。将电位差与水位造成的压差进行比较是常见的例子（图 44-20，表 44-2）。我们将 A 点和 B 点之间的电位差定义为将单位电荷从 A 移到 B 所做功的大小。电位差的国际单位是伏特。因此，电位差常以电压来表示。电荷很容易地通过导体，但却难以通过绝缘体。如果 AB 间存在电位差（V）且

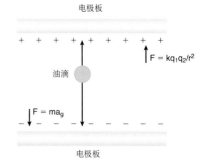

图 44-19 电引力。电子所带电荷数量可通过电引力平衡油滴重力的实验来确定。$F_1 = kq_1q_2/r^2 = F_2 = m_1a_g$

两者间通过导体相连，电荷就会流经导体形成电流（I）。

电流的国际单位是库仑 / 秒，也叫安培。如果 A 和 B 之间通过绝缘体相隔，除非两者之间电位差达到一定程度发生放电击穿该绝缘体，否则两者之间不会产生电流。例如，如果 A 和 B 之间是干燥的空气，在电位差达到 3000 V/mm 前，两者之间不会产生电流。但一旦电位差达到 3000 V/mm 时，空气就会发生电离而变成导体，电流以一种可以视听到的电弧形式出现。要在相隔 1cm 远的两电极之间产生电弧，所需电位差为 30000 伏特。汽车点火器两电极距离 0.8mm，需要至少 2400V 的电压才能使点火器产生电弧。闪电则是该现象另一个大范围展示。

电池是一种可以在两电极间产生持续电位差的化学容器，这种电位差也被称之为电动势（EMF）。当电池两极间以导体相连形成环路后可以产生持续的电子流动或称电流。电流大小与电路阻抗成反比，这和水管中水流的阻力类似。对于大多数材料而言，电路中的电阻（R）、电压（V）以及电流（I）之间存在以下关系：

$$V=IR \tag{2}$$

这一关系称为欧姆定律，符合这种条件的材料称为欧姆材料。这和血流动力学中的一些情况类似，压力在体循环血管中的下降（平均动脉压 − 中心静脉压）（ΔP）等于心排血量（CO）乘以体循环血管阻力。

$$\Delta P=CO \times SVR \tag{3}$$

用于驱动电流的功率（做功效率，见先前章节）为电路中电压和电流的乘积：P = VI。结合欧姆定律

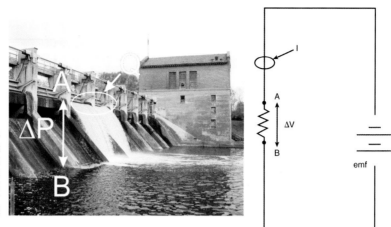

图 44-20　水和电。我们可以将水坝上从 A 点到 B 点间的压强差比喻为电路中从 A 点到 B 点间（例如灯泡）的电压差，流量（水的宽度）Q 比作电流 I。下落的水和电位差都可以做功，这点可以从利用水坝发电和利用电能泵水这两个常见实例得到验证

表 44-2　常见水流与相当电能的比较

水流	电	能量
水枪	静电火花	高压，低流量，低能量
浇水管	家用电	中压，中度流量，中度能量
	汽车电池	低压，中度流量，中度能量
河流		低压，高流量，高能量
消防水管	高压电线	高压，高流量
	闪电	高压，高流量

可以得出：$P = I^2R = V^2/R$。因此如果以 2 倍电流通过固定电阻，则需要 4 倍的功率。电阻中损失的功率以热形式消失，这也解释了为何用电电器附近可以感觉到发热的原因。白炽灯灯丝就是一个电阻，通电后会发光、产热。

电容器是电荷储存装置，电容大小（Q）和两电极间电位差（V）成正比：$Q = CV$。比例常数（C）为电容，其国际单位是法拉（1 法拉 = 1 库仑 / 伏特）。当电容和电池相连后将产生电流直至电容充电至两极间电位差等于电池的电动势：$V = Q/C = EMF$（图 44-21）。当我们按下除颤仪的"充电"键后，将激活电路使其内部电容充电至期望值。由图 44-21B 可见，充电过程需要时间，电容越大则充电时间越长，因此除颤仪充电至 200 J 比充电至 50 J 所需时间更长。

交流电

交流电路中，电流和电压在快速变动（图 44-22）。交流电和直流电之间存在许多差别，普通交流电

用户的电源电压以 60 Hz 的频率（欧洲为 50Hz）呈正弦样变动。我们通过计算均方根（RMS）的方法来描述变动电压的振幅。也就是以 V^2 除以时间的平方根，因此，对于使用交流电供电的住宅，$V_{RMS} = 115V$（欧洲为 230V）。交流电系统中的电流也在持续变化，同样也可使用 RMS 值进行计算。

交流电路中含有三种阻抗形式：电阻（R）、电容（C）和电感（L）。感应器是环路中的一个组成部分，其阻抗（感抗）随电流波动频率（f）的增加而增加（$R_L = 2\pi fL$）；相反，电容阻抗（容抗）的大小随电流频率增加而变小（$R_C = 1/2\pi fC$）。因此感应器倾向于阻滞较高频率者，而电容则倾向于阻滞较低频率者（图 44-23）。立体声系统就是运用了这一原理对低音扬声器（低频信号）和高音扬声器（高频信号）进行控制。医疗器械中，阻抗和电容环路可用于"过滤"信号，例如降低因交流电线产生、频率为 60Hz 的信号干扰。

被动性电检查技术（心电图、脑电图）

在介绍完电学的基本知识后，现在开始介绍心电图（ECG）和脑电图（EEG）的原理。两者的电动势（EMF）分别来自心脏和脑（见第 47 章和第 49 章）。由于生物膜表面的电势非常小，只有经过放大和加工才能探测到其存在并显示出来。皮肤上的 ECG 电势在 1mV 范围内，而 EEG 电势接近 0.1mV。

图 44-24 解释了生物体表面的电势为何如此之低。心脏通过许多细胞的同步去极化和复极化产生电信号，其产生的电势可通过两个体表电极 A 和 B 进行测量。如图所示，在测量电极和电动势来源之间存在有许多有效电阻和电容。这些电阻降低了皮肤上电压信号的量级。分流电阻器 R_3、R_4 和 R_5 结合串联电阻

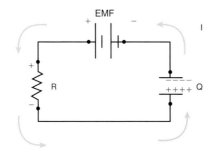

A　直流电路中的电荷、电压与时间的关系

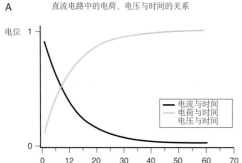

B

图 44-21　直流电路（DC）中的电阻和电容。A. DC 中，电阻对电流产生阻碍作用，电阻两端将产生电位差。电容器在充电完成前允许电流通过。B. DC 中，电压随时间保持不变，电流随电容器上电荷的增加而逐渐减小。除颤仪即使用这种电路进行充电

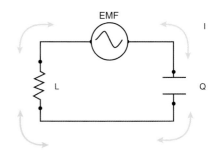

A　直流电路中的电荷、电压与时间的关系

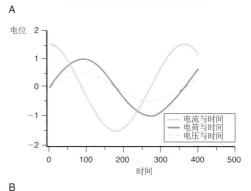

B

图 44-22　交流电路（AC）中的电阻和电容。A. 和直流电路不同，交流电路的电容并不会对电流产生阻碍作用。B. 电容和电阻的作用是改变交流电路电流的位相。电流的改变滞后于电压改变。EMF：电动势

R_1、R_2 和 R_3，通过这些所谓的电压分配网络。分流电阻的低值或串联电阻的高值最终导致皮肤上的电压较小。皮肤的电容（CS）也可导致低频组件变弱和波形扭曲。皮肤的阻抗在干燥时可能达到百万欧姆（10^6 欧姆），但可以利用导电胶将其降低为数百欧姆。

如果在两个体表电极间使用直流电压，则电流将从两电极间组织流过。金属中的电流完全由电子组成，但在组织中始终有阳性和阴性离子的迁移。阴性离子倾向于在阳极聚集（正极），阳性离子则在阴极聚集（负极）。阳离子和阴离子在各自相应的电极聚集后便产生电动势，后者将对最初形成电流的电动势产生对抗，电流也将因此下降，两电极间的有效电阻逐渐增加，这一现象称为"电极的极化"。出现该现象有两个不利之处：第一，两电极间阻抗的增加将导致除颤或直流电转复后数秒内心电图信号减弱，而这种减弱可能被误认为心电活动缺乏，因此导致不必要的二次电击除颤。长时间应用直流电压的第二个不良后果是造成电极附近有毒离子的聚集，使之局部浓度升高，有可能造成局部烧伤或组织坏死。使用非极化电极（例如银和氯化银复合物

电极）有望部分解决这一问题。这种电极可制作成槽型，阳极或阴极都可以使用这种电极，借此可减少离子的聚集。现在大多数一次性心电电极都使用这种材料。然而即便是这类电极，也只能在一段有限时间内保证自身的非极性，因此无论任何组织，均应避免在电极间长时间应用直流电。

与心电图测定相似的问题同样困扰脑电信号的测定，因为脑电信号大小只是心电信号的 1/10（100 μV 比 1mV）。表面自发脑电图来源于八条或更多记录通道所采集的表面电压 - 时间数据，这也使其在手术室内作为监护手段的应用受到了限制。为达到快速监控和诊断的目的，振幅 - 时间数据常转换为振幅 - 频率图表。（此功率谱分析过程已在前文"信号处理"部分讨论过）。脑电图功率谱的使用促进了对脑半球不对称性改变以及脑缺氧和深麻醉下脑电频率变化的快速诊断。"双频谱密度"是一种分析脑电图的新方法，它可以确定在功率谱中不同频率组成部分的相关程度（时相同步）。另一个衍生出来的参数是"爆发 - 抑制比"，它是脑电图波幅小于 +5μV 的时间百分比。最后两种

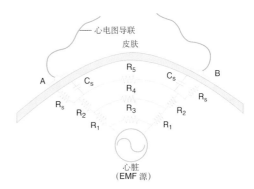

图 44-24　心电图电势非常小的原因。在电动势到达皮肤之前，体内的许多电阻和电容使其减小并最终导致波形扭曲

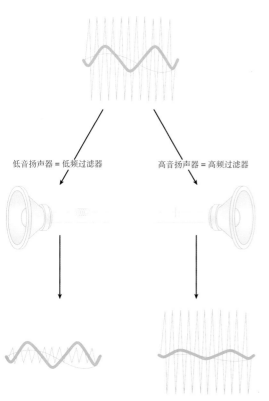

低音扬声器 = 低频过滤器　　　高音扬声器 = 高频过滤器

图 44-23　低音扩音器和高音扩音器。立体声喇叭通过电阻达到阻滞声音中高频部分的目的，只有低频声音可以传至低音扩音器。电容作为低频过滤器仅允许高频声音传至高音扩音器。可以运用同样原理来减弱电器所产生的 60Hz 电干扰信号。*(From Hecht E: Physics: algebra/trig. Pacific Grove, Calif, 1994, Brooks/Cole.)*

分析方法在临床研究已显示与麻醉深度监测相关（见第 49 章脑电信号监护）。

主动性电检查技术（神经肌肉阻滞监护仪、躯体感觉诱发电位）

　　肌肉颤搐可以通过用 0.2 ~ 0.3ms 电脉冲使运动神经去极化而引出。随后，这些冲动经自主神经传导到肌肉，使之产生颤动。我们可以跟随信号传递的通路来理解这些设备在运用中所出现的错误。很显然，我们必须从动力开始（没有动力 = 没有颤搐）。抛开装置的内在机械故障不谈，如果患者身上的配对电极连接不佳，也就是说如果电极较干燥或与皮肤间接触情况不好或两者兼而有之，则环路阻抗较大，电流较小（见前面的讨论和公式 2），所得到是一个肌肉颤搐减弱的信号。总之，明确监护设备是否正常工作的最简单方法是完成一次正调控（观察期望出现的反应，例如在用药之前的拇指颤搐）和一次负调控（给药后颤搐反应消失）（见第 49、53 章）。

　　诱发电位（诱发反应）监测仪可测定中枢神经系统对非连续性感觉刺激的反应，以此来确定多部位感觉神经系统的状况。这种刺激可以是声觉、视觉或外周感觉。能在皮肤测到的诱发反应信号可能非常小——如听觉皮质诱发电位小于 $1\mu V$，如此小的信号就如同置身于自脑电信号（$>100\mu V$）的海洋中。因此，我们可通过一种称为"整体平均"的信号增强技术加以处理，将成百上千次刺激所造成的反应累加取其平均值，而不是试图测量单次刺激反应。由于诱发反应始终发生在刺激后的同一时间里，这一平均化过程增强了诱发反应信号并使随机干扰信号自我消亡。通过该方法，可以测量振幅大概为背景干扰信号振幅 1% 的信号（见图 44-9）。

　　当带电物体电流运动时，其电流的垂直方向产生磁场。顺磁性是一种当有外部磁场存在时，只在一些特定物质中展示的磁性形式。氧气是一种顺磁性气体。这种特性被用来测量吸入和呼出氧浓度，比较而言，其他利用化学物质诸如燃料电池电化学传感器和极谱电极的测量反应则过于缓慢。对于一个快速反应顺磁性氧传感器，100% 的氧可在一个 2.4 特斯拉的磁场中产生 3Pa 的压强。

运用光能的测量技术

光　学　原　理

　　我们通常所说的光是指在可视范围内的一种电磁波。任何在温度绝对零度以上的物质都能发出电磁辐射，称为"黑体发射"（black body radiation）。此种辐射具有一定的频率和波长，两者均与光速有关：频率

= 光速 ÷ 波长（真空条件下，c = 光速 = $3 \times 10^8 \text{m/s}$ 或 186400 英里/秒或围绕地球转动 7.5 圈/秒）。电磁波的高能量意味着高频率和短波长，例如 γ 射线和 X 射线。当波长增加到微米级时，紫外线就开始进入可见光范围（大约 0.5 ~ 0.8μm）。随着波长的进一步增加，出现了红外光，而后是微波、无线电波，这时的波长甚至增加到了千米级。

电磁波和声波具有一些显著的不同点。声波中粒子的运动和声波传导方向一致（纵波），而电磁波中电场和磁场则垂直于波的传播方向（横波）。声波只能在物质中传播，而电磁波却能在真空中无衰减地传播。在海平面空气中，光速约为声速的一百万倍。如果观测者与声源做相对运动，声速的测量结果取决于观察者的运动情况，但光速对于任何观察者以及任何参照物而言都是一样的，这一现象正是爱因斯坦相对论的基本假设。在电磁波谱的高频端是两种离子形式的辐射：X 线和 γ 射线。这些高频波能撞击电子使其从轨道脱离，导致细胞损伤、死亡，当然也可能导致新个体发生。γ 射线通常是在放射性核素衰变过程中产生的。

可见光和红外线显示了电磁波所具有的一些共性。光代表了一种形式的能量；当其通过某种物质的时候，能够被反射、传播或吸收；虽然光本身不能被储存，但它可以被转换成其他形式的能量，例如电能、化学能以及热能；另外，光也可以由其他形式的能量转变而来，这包括热能（白炽灯）、电能（气体放电）和化学能（荧光图像）。

光的广泛应用：比耳 - 兰伯特定律

光通过物质时会发生传导、吸收或反射。不同波长光的相对吸收或反射特性被许多监护设备所采用，可以测定溶质浓度，例如呼出气中二氧化碳浓度（CO_2）的测定和血浆中血红蛋白浓度的测定等。分光光度法测定的理论基础是比耳－兰伯特（Beer-Lambert）光吸收定律。该定律可描述为强度已知的光照在大小已知的空间里，如果能够测定入射光和透射光的强度，则可计算出待测溶质的浓度：

$$I_t = I_i e^{-dC\alpha} \tag{4}$$

由此可以解出 C

$$C = (1/d\alpha)\ln[I_i/I_t] \tag{5}$$

其中 C 是溶质浓度，d 是光在溶质中穿行的距离，α 是溶质 C 对该波长光波的吸收常数，I_i 和 I_t 分

别是入射和透射光的强度。未知浓度 C 与 d 的大小成反比，与入射光强度和发射光强度比值的对数成正比（图 44-25）。红光和红外光（波长 0.6 ~ 1μm）的使用较为广泛，因为这个范围内的光能够被麻醉医师需要测定的成分（吸入麻醉气体、CO_2、Hb）所吸收。幸运的是，红光和红外光都可透过组织，因此可用以测定活体组织中血红蛋白的种类（见"复杂吸光度监测仪"章节）。红外光能够被小分子物质吸收需要一个前提，那就是该分子结构中必须含有不对称键，换而言之，它们的分子中含有偶极矩，也因此，氮气、氧气和氢气不能使用红外光进行测定。红外光的另外一个缺点是能够被普通玻璃所吸收，因此测量装置中的测量室必须使用蓝宝石或其他能透过红外光的物质制作。

简单吸光度监测仪（二氧化碳监测仪、麻醉气体分析仪）

二氧化碳监测仪和麻醉气体分析仪都是运用比耳-兰伯特定律对呼吸气流的成分进行分析。二氧化碳监护仪仅能提供离散的二氧化碳压力值（PCO_2）监测，如呼末二氧化碳值监测，而二氧化碳描记图则可以显示连续的二氧化碳压力随时间的变化。二氧化碳监测仪根据其设计分为两类：主流式和旁流式。主流式二氧化碳监测仪中，光吸收室被直接放置在气道中，光源可以直接照射通过光吸收室的气体，从而对吸入和呼出时所经过的 CO_2 进行测量。其优点在于反应时间快而且不存在采样管堵塞困扰，后者也正是旁流式二氧化碳监测仪的缺点所在。主流式二氧化碳监测仪的缺点在于必须将一相对较重而且价格昂贵的红外线测量装置直接放置在呼吸回路中，另外该装置也不能同时测量 CO_2 和麻醉气体。手术室中最常见的是旁流式二氧化碳监测仪，它通过一个细小的毛细采样管与气道相连，样本气体以 200 ~ 400ml/min 的速度通过采样管被抽吸入位于监测仪中的光吸收室内。其优点正好弥补主流式二氧化碳监测仪的不足，包括采样管较轻而且能同时测量 CO_2 和麻醉气体。旁流式的缺点主要是反应时间相对延迟，另外存在采样管堵塞的可能。

吸入麻醉药物分析仪和二氧化碳监测仪的物理学原理相同，区别在于所使用光的波长不同（图 44-26）。气体混合后相互间会产生干扰，因此目前使用的装置对此采取了补偿措施。

复杂吸光度监测仪（脉搏血氧仪）

脉搏血氧仪通过测量吸光度来测定不同种类血红

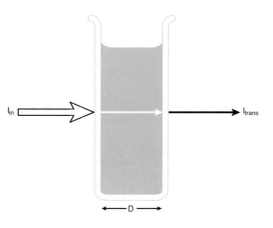

$$I_{trans} = I_{in}e^{-(D \times C \times a_\lambda)}$$

I_{trans} = 透射光密度

I_{in} = 入射光密度

D = 光在液体中的传播距离

C = 溶质浓度（氧合血红蛋白）

a_λ = 溶质的消光系数（常数）

图 44-25 比色杯。光进入比色杯后发生反射和吸收。导致光被吸收和反射的溶质浓度可通过测定进入和离开比色杯的光量来计算

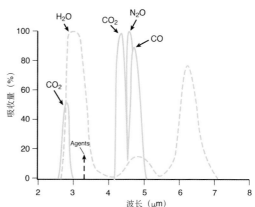

图 44-26 光吸收谱。麻醉中较为重要的气体和材料的光吸收谱。请注意不同波长下的吸收情况并非恒定，因此选择合适波长的光进行测量就显得非常重要。另外，当待测对象中同时含有多种物质时，如果有各种波长的光供选，仍有可能测得这些物质的各自浓度 *(From Gravenstein JS, Paulus DA, Hayes TJ: Capnography in clinical practice. Boston, 1989, Butterworths.)*

蛋白的浓度。最早使用的在体脉搏血氧仪是二次世界大战期间航天研究中所采用的一个无创监测装置。这个装置使用两种波长的光透照耳垂，一种波长对于氧合血红蛋白（HbO_2）的变化比较敏感，而另一个不敏感。实际上，耳垂相当于一个包含悬浮血红蛋白的试管。要了解脉搏血氧仪的发展史可参阅 Severinghaus 和 Astrup 的论文[10]。

一个需要解决的问题是待测血红蛋白的类型。成人血液中通常包含四类血红蛋白：氧合血红蛋白（HbO_2）、还原血红蛋白（Hb）、高铁血红蛋白（metHb）和碳氧血红蛋白（COHb）。后两者是异常血红蛋白（或称之为"非功能性血红蛋白"）。不同血红蛋白具有各自不同的光吸收特征。图 44-27 显示了每种血红蛋白在红光到红外线范围内不同的光吸收常量。血红蛋白饱和度分数（$O_2Hb\%$）定义为 HbO_2 占所有血红蛋白的比例。

$$O_2Hb\% = HbO_2/（HbO_2 + Hb + metHb + COHb）$$

测量这一参数需要利用 4 种不同波长的光，通过同时得到的 4 个比耳 - 兰伯特方程计算 4 种血红蛋白的量。由于 metHb 和 COHb 并不参与氧运输，功能性

氧饱和度可定义为 HbO_2 与 HbO_2 加还原性 Hb 之和的比值：

$$SaO_2 = HbO_2/（HbO_2 + Hb）$$

虽然功能性饱和度值肯定只取决于 HbO_2 和 Hb，但如果存在较高浓度的 COHb 和 metHb 时，则仍需测定四种波长的光吸收量[11]。当 COHb 和 metHb 的浓度都为 0 时，$O_2Hb\%$ 和 SaO_2 相等。

脉搏血氧仪可以对光学传导的生理数据进行具体的信号处理。虽然脉搏血氧仪的原理较为简单，但将该原理转化为临床产品则包含了许多重要的工程学难题。本节剩余部分将讨论脉搏血氧仪设计的物理学和生理学难题以及有关的工程学解决对策。讨论将分为基本设计和信号假象处理两部分。

脉搏血氧仪的基本设计

在体无创氧饱和度监测仪是测量红光或红外光在向组织床传送过程中发生透射和反射后取得的资料。应用这一技术来对 SaO_2 进行准确评估包含几个技术问题。首先，在光传播通路上除动脉血红蛋白外还有许多光吸收物质（例如皮肤、软组织以及静脉血和毛细血管血）。脉搏血氧仪假定只有动脉血具有搏动特征，以此来解决组织和静脉血对光的吸收效应。图 44-28 通过图示阐释了典型活体组织中存在的不同光吸收物

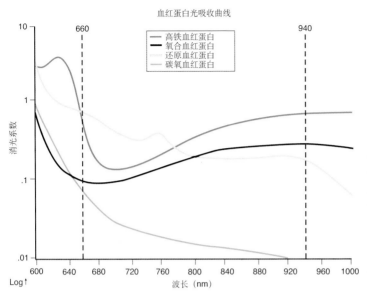

血红蛋白光吸收曲线

图 44-27　血红蛋白光吸收曲线。利用波长为 660nm 和 940nm 的光测量脉搏血氧饱和度是因为这两种光波可通过固态辐射源产生（并非所有波长的光都能够通过二极管来发生）。然而，HbCO 和 HbO$_2$ 对于波长为 660nm 的光吸收情况相同，因此，传统脉搏血氧仪会将 HbCO 和 HbO$_2$ 都辨识为 SaO$_2$。另外，Hbmet 和 Hb 共同吸收波长为 660nm 的光，干扰对 SaO$_2$ 的正确测量（*Courtesy Susan Manson, Boulder, Colorado, 1986, Biox/ Ohmeda.*）

质。图顶部的 AC 部分代表了搏动动脉对光的吸收。DC（基线）部分表现了组织床（包括静脉、毛细血管和非搏动性动脉血）对光的吸收。小动脉床搏动时的扩张增加了光通路的长度（公式 4 和公式 5），同时也增加了光吸收程度。传统的脉搏血氧仪（2005 年前的所有商业氧饱和度仪）仅使用两种波长的光：660nm（红光）和 940nm（近红外光）。测量时首先确定各个波长下 AC 部分所代表的光吸收量，再除以相应波长下 DC 部分所代表的光吸收量，从而获得一个加入脉搏因素的光吸收值，该数值不依赖于入射光的强度。随后脉搏血氧仪就进行两种波长下光吸收值比率的计算[11]：

$$R=(AC660 / DC660) / (AC940 / DC940)　　(6)$$

最后，将 R 值（通常称为"比中比"）与脉搏氧饱和度监测仪内置软件中的 R 值与 SpO$_2$ 数值"查询表"相比较得出所测定的 SpO$_2$ 值。所有商用脉搏氧饱和度监测仪的内置"查询表"都是基于对健康志愿者的研究结果。虽然每家生产者的精确定标曲线都具有专利，但它们都是相似的。比如，当红光与红外光的搏动性光吸收受度比为 1.0，所显示的 SpO$_2$ 就大约为 85%。这一事实具有重要的临床意义（下文将对此进行讨论）。

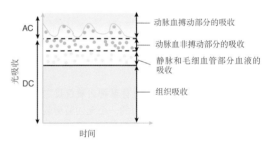

图 44-28　脉搏血氧饱和度信号。脉搏血氧仪使用时最基本的困难在于：相对于待测耳垂和手指的所有光吸收值而言，搏动部分的信号值太小，而正是需要明确搏动血流才能测定 SaO$_2$ 值。AC，交流电；DC，直流电（*Modified from Ohmeda Pulse Oximeter model 3700 Service Manual.*）

信号假象的处理

脉搏氧饱和度监测仪在工程学上最大的问题可能就是如何在电磁和其他伪象信号的海洋中识别动脉血光吸收程度的波动形式。伪象主要有以下四种来源：周围环境中的光线、低灌注（脉搏弱、低 AC-DC 信号比）、静脉血搏动（由于患者活动等导致）以及额外的血液光波吸收（如非功能性血红蛋白、静脉染料）。所有这些原因所产生的伪象均导致信噪比降低，引起 SpO$_2$ 数值错误或完全没有数值。

传感器中使用的光电二极管可以用来探测光源但不能区分光的波长，因此，探测器无法感知所探测到的是来自发光二极管（LED）的红光（660nm）还是

LED 的红外光 (940nm)，或者是来自其他室内光源。多数脉搏血氧仪通过交替改变红光和红外光的 LED 使这一问题得到解决。首先打开红光的 LED，光电二极管探测器因为红光的 LED 和室内光源的共同作用产生电流。而后，关闭红光的 LED，打开红外光的 LED，则光电二极管探测到的信号由红外光和室内光源共同产生。最后，关闭所有的 LED，光电二极管探测器产生的信号都来自室内光源。这一过程每秒钟可以持续数百次，通过这种方式，饱和度仪试图消除室内背景光源甚至快速变动对测量所产生的干扰[10]。但即使包含如此聪明的设计，一些波动光源仍会给测量带来困难。当然，使用不透明的外罩罩住传感器这一简单方法同样可以减少周围光源产生的伪信号。

低 AC-DC 信号比或者说低灌注是另外一个工程学的难题。当一个低搏动吸收信号被探知后，脉搏血氧仪会放大该信号并通过吸光度的放大比例对饱和度进行估计。通过这一方法，脉搏血氧仪可以对脉搏吸光度范围变化很大的患者群体进行 SpO_2 值的估算。不幸的是，当使用无线电接收器将较弱信号放大的同时，背景噪声（或静态信号）干扰也同时被放大。当放大到最大倍数时（可达百万倍），部分脉搏血氧仪可能对此干扰信号进行分析并错误地产生一个 SpO_2 值。由于对红光以及红外光的干扰信号通常相同，两者比接近 1.0，从而产生一个 85% 左右的饱和度值。对于早期的脉搏血氧仪，可以用下面的方法来验证这一问题的存在。在传感器的光电二极管和 LED 之间放一张纸，一些老型号的设备常在搜寻脉搏信号的同时将背景干扰信号放大，直到最后从这些干扰信号中得到一个搏动信号和饱和度值。为了避免这些假象的出现，现在的产品已经通过技术手段尽可能地采用最小的信噪比值，当低于此比值时，装置将不显示出任何 SpO_2 值。一些产品会在低信号强度时提供错误信息；另外，许多产品还会显示出干扰信号的体积描计波以供识别。

患者运动（高 AC-DC 信号比）可能是伪信号产生原因中最难排除的一种。工程技术人员尝试了很多方法来解决这个问题，开始是通过增加信号平均值的取值时间，如果在长时间内取测量结果的平均值，间歇出现的伪象通常会减少，但这会延长对急性 SaO_2 变化的反应时间，导致当饱和度真正在快速改变时所显示的 SpO_2 值却如"冻结"一般。绝大多数脉搏血氧仪现在允许使用者自行选择数个平均值采样时间。另外，设计者也可通过高级算法来鉴别信号的真伪并加以取舍。

因为运动会造成组织床中的静脉血搏动，一种以减少因运动造成的假象为目的的改进方法得以产生。传统的脉搏血氧饱和度测定方法不能区分静脉和动脉的搏动信号，因此，可能造成较大的误差或信号丢失。在 Masimo 公司所提出的新的信号处理算法中，血氧饱和度仪实际上计算了静脉的"相关干扰信号"，这实际上存在于两种波长光波的测量中。干扰信号随后从所有信号中减去，留下了一个"真实的"动脉搏动信号。这是 Masimo 公司开发的五项"平行引擎"（信号提取技术）之一，用来在目前的信号环境下找到最可靠的 SpO_2。人体志愿者试验与临床研究均发现，这项新技术对于在低信噪比环境中监测脉搏血氧饱和度具有明显优势[12-13]。

更近一些时间，Masimo 公司在市场上推出了第一款多波长脉搏血氧仪：彩虹拉德 -57 脉搏血氧仪（Rainbow Rad-57 Pulse CO-oximeter.），这种仪器运用八种波长的光波而不是传统的两种波长，使其除能测量传统的 SpO_2 和脉搏波之外还能测量碳氧血红蛋白（COHb）和高铁血红蛋白（metHb）。这个设备的第一项人体志愿者研究显示测量碳氧血红蛋白（COHb）误差为 ±2%，高铁血红蛋白（metHb）误差为 ±0.5%[14]。

在过去的十年中，其他关于脉搏血氧饱和度监测的体内研究已发展到可以测量活体组织中的光反射，这也是对特定器官组织内血红蛋白氧饱和度进行测定的尝试。利用光反射而不是传导也增加了测量的复杂性，因为光在组织中的传导路径可能会有偏倚，从而增加了校正的难度。然而，使用反射型血氧饱和度监测仪可以得到活体组织中关于血红蛋白平均饱和度这一有价值的信息。例如，大脑血氧饱和度监测仪也许能够测定大脑平均血红蛋白饱和度，从而反映颅内动静脉和毛细血管血的平衡以及三者的氧合情况。

温 度 测 量

温度的原理

运动的物体具有能量。即使是静止的物体在原子水平也处于运动状态中。这种分子和原子的动能被定义为温度。当所有原子运动停止时，物体被称为处于绝对零度——极度最低温度。这个温度相当于 −273℃，并被定义为 0 开尔文度 (°K)，这种状态是所有温度测定的参考点，所有热动力计算都必须用开尔文度来表示（见第 54 章）。

热是一种可以在两个相互接触而温度不同的物体间传递的内在动能。1g 某物质温度升高 1℃ 所需要的热量叫做该物质的比热。常用的热量单位是卡路里（卡），表示将1g水的温度由14.5℃升高至15.5℃时所需要的热量。1卡路里等于4.184 J能量。当我们谈及食物中所含卡路里或者锻炼时所消耗的卡路里时，通常是指千卡路里（千卡）（1000卡路里或被称为"厨房卡路里"）。一种物质所含的总热能与其比热、温度及质量相关。例如，尽管一杯60℃的咖啡要比30℃的游泳池水温度更高，但该杯咖啡所含的热能总量要比该游泳池水所含的热能少得多。同样可以拿以压强势能或电势能形式存储的势能作类比，一个内部压强高的小容器可能比内部压强低的大容器所包含的势能要小得多。

温度监测仪（温度计、热敏电阻、热电偶、热电堆、液晶）

有三种普通技术可用于温度测量：①物质受热时膨胀，②物质的电属性随温度而改变，③物质的光学属性发生变化。大多数物质（气体、液体或固体）在受热时，分子的运动都加强，压力恒定的情况下物质的体积膨胀。物质的这种膨胀经校准后可以与温度呈线性相关。液体特别是水银是最常用的物质，因其有效温度范围从其冰点-39℃至大约250℃之间。水银温度计有两个缺点：首先，它需要2～3min才能达到完全的热平衡（水银是一种比热较高的液体）；另外，因为需要将水银密封在玻璃容器内，有可能被打破而伤及患者。基于气体膨胀的温度计（布尔东管）或金属材料（双金属片）的温度计常用于恒温装置中，因为它们对温度的一过性改变反应较慢。

与温度测量有关的电技术有三类：电阻温度计、热敏电阻和热电偶。电阻温度计的原理是金属的电阻随温度升高而增加。此类设备通常使用铂金导线作为温度感知电阻，另外需要电池和电流计来测量电流，电流计可根据温度来校准。铂金导线位于一个惠斯登电桥环路中，可以精确测量电阻的微小变化（图44-5）。

与铂金温度计比较，热敏电阻是一个半导体，其特点与电阻相反：当热敏电阻加热时，其电阻将下降。热敏电阻是固态设备，可以设计得很小巧，其对温度变化的反应也非常快（即很少的热量就可以使其温度升高）。麻醉中所使用的温度探头大多数都是热敏电阻，包括肺动脉导管的温度探头以及食管温度探头。关于热敏电阻物理学方面的问题（比如因导线损坏导致阻力增高、温度测量失准）比较少见。常见的问题是因探头位置放置不当所造成的测量错误，如将食管温度探头放置在口咽部，所测量的是气道温度而被误认为是中心温度。热电偶是将温度级差转变为电压的传感器。

借助物质光学特性的温度测量有两种方法：①利用热电堆测量物体的红外"黑体"发射，将射线转化为温度；②液晶"基质"可直接接触想要测温的部位，这时可观察到光学变化（颜色改变）。最常见的红外温度测量设备为病房、恢复室以及小儿患者所使用的鼓膜温度计。红外线探测仪产生的电信号与两物体间绝对温度四次方的差值成正比。以下公式描述了这一特征：

$$Q_{1,2} = K \ (T_1^4 - T_2^4) \qquad (7)$$

其中$Q_{1,2}$为纯的热传导（W/cm²），K是Stefan-Boltzmann常数，T_1和T_2是两物体的绝对温度（°K）。理论上，这种方法测量的中心温度比较准确。实际操作中，温度探头放置不当或没有校准而非耳道耵聍是导致真性误差的原因[15]。此外，如果作为术中监测使用，此类红外探头会显得过大。

液晶测温技术多用于皮肤温度测定（如见于日常生活中的"情绪指环"）。如同液晶手表显示装置的分子在小量电流作用下会改变其光学特性（使其极化和变黑），液晶温度测定设备中的分子也随温度变化而改变其光学特性（产生彩虹样的颜色变化）。液晶基质对压力和温度同样敏感（触摸损坏了的液晶显示屏可以看见彩虹样的色彩变化）。有关液晶设备准确性的临床报道差异较大[16]。

流体测量

流体原理

仅从概念上讲，流量测定可以简单理解为对单位时间内容积或质量改变的测量，但实际操作却并不容易。我们必须仔细区分表述液体"流量"和液体"速度"的差异，这两个概念通常容易混淆。流量（Q）是指单位时间内通过特定区域的液体容积，其国际单位是立方米/秒（m³/s），但在医学中，以毫升/秒（ml/s）或升/分（L/min）表示更为常用。液体流速（U）仅指在空间中某一点上液体的流动速度，单位为米/秒（m/s）。举个例子，假设在一条多车道的高速公路上，依照要求在不同车道上行驶的汽车其速度各不相同，所谓流量指每分钟内从某一点通过的汽车数量。

质量 / 容量流量计（尿比重计、容量计）

流量可通过将流体引入测量容器来直接测量。将流体装入容器中称重或测量容积可以达到测量单位时间内流体质量或容积的目的，使用尿比重计测量尿容积就是这样一个例子。北美 Drager 麻醉机使用的容量计也是通过计算单位时间内容量份额数的变化来得到潮气量和分钟通气量的数值（图 44-29）[17]。

稀释法流量测定（热稀释法，Fick 原理）

容量和质量都可以利用稀释技术进行测量。将可检测的指示剂（染料团、热脉冲、氧耗量和二氧化碳生成量）加入到流体中并在下游某一点对其浓度进行检测，则可通过积分法计算流体容量（Q）。通过肺动脉热稀释法测定心排血量（见附录 44-6）就是该原理在医学上最为广泛的应用。该方法的误差包括注射容积错误（容积过小会导致测定容积过大）或温度测量误差（见本章"温度测量"相关部分）。

使用电热线圈加热血液进行的"持续"心排血量测定方法避免了因注射技术导致的误差，但需要在一段相对较长的时间轴上使小的信号平均化；另外，为避免损伤血液细胞，加热程度也有上限，因此发热患者信号质量往往有一定程度的下降。稍有不同的一个步骤是需要测量能够保持导管尖端温度恒定的电流，这是恒温热导丝风速仪用于心排血量测定的原理（用来测量迂曲管道和一些麻醉机的气体流量）。

利用 Fick 方程或其改良方法（见附录 44-6）测定二氧化碳或氧气的质量流动可以用来计算心排血量。当利用上述参数时，代谢率变化可能会造成心排血量的测量误差。

速度和压强流量计（文丘里，皮托）

管道内流动的液体具有速度和压强，可用于流量的间接测量。如前所述，液体压强可以被看做一种势能形式。液体的动能可通过"流动"一词来反映，即一定容积的液体沿一定方向并以一定幅度运动。压强势能可以被转化为流体的动能。例如，重力作用于一垂直液体柱产生静水压，当在柱底开启一个出口后，液体的流动就是静压强转化为动能的体现。压强和流量也可以各自独立改变。以人体循环系统为例，一个年轻而健的创伤患者在低血容量性休克时血压仍可相对维持正常，但外周血管阻力高、血流量低；相反，严重感染患者血压可能极低，但外周血管阻力低、血流量高（高排出量感染

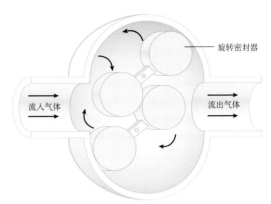

Q = 容量 / 时间
Q α 装置的旋转次数

图 44-29　容量计。流量可以用一定时间内所经过的流体容积来表述。流量计的设计只允许气体以小份额方式通过并加以计数，除以计数时间后即可得到流量测定结果 (Modified from Ehrenwerth J, Eisenkraft J: Anesthesia equipment: principles and applications. St. Louis, 1993, Mosby.)

性休克）。流动液体所具有的机械能为动能（流量）和势能（压强）的总和（表 44-2）。

压强梯度（在一特定空间和方向上的压强改变）对液体发挥推动力作用，结果使液体在减压的同时具有加速趋势。压强阶差通常只是作用在液体上各种力的一种，其他还包括重力（前述"压强测量"章节）、黏滞力或摩擦力。如果其他力可以被忽略而且液体不能被压缩（也就是密度保持不变的液体），则利用运动方程 F = ma 可得出：

$$P + \frac{1}{2}\rho U^2 = P_0 \qquad (8)$$

其中 P 是压强，ρ 是液体密度，U 是液体流速的大小，P_0 是滞留压常数（见附录 44-5）。这个被称为伯努利方程的公式告诉我们，对于一个摩擦力可以忽略不计的流体，速度增加则压强降低，反之亦然。这个概念也纠正了压强在流动方向上总是下降的常见错误概念。例如，液体在直径逐渐增加的管内（管道或大静脉）流动时，如果管道直径和截面积增加，流速（U）将下降。当流速 U 下降时，公式 8 告诉我们在流动方向上的 P 将增加。这个例子再次印证了液体中动能和势能的关系：当管道中液体动能在流动方向上下降一定量时（U^2 下降），势能将有相应量的增加（P 上升）。在假设摩擦为零的情况下，总能量仍保持恒定。

在已知管道内液体平均流速的情况下可以计算出流量。层流（图 44-30A）时，在同一剖面上流速呈抛物线状，速度最高者出现在管道正中而管道边缘处液

体则相对静止；湍流状态时同一剖面上液体速度差异相对较小（图 44-30B）。

伯努利方程所描述的是一组如前所述符合特殊条件（摩擦力忽略不计）的流体参数子集。但对于麻醉医师非常重要的许多流体参数并不符合伯努利方程。通常我们最希望监测的流量是湍流而非层流。从层流到湍流的转变和流体的类型以及流体的速度有关。Reynolds 指数（Re）对流体的各参数进行了总结：

$$Re=\rho UL/\mu \qquad (9)$$

其中 ρ 是液体密度，U 是平均流速，L 是流体的特有维度（长度），μ 是流体的黏稠度。对于一给定的几何流体（例如通过一环形横截面的流体），在某一临界 Re 值时，层流会转变为湍流。如果是在一笔直、平滑而且呈环形的管道内，层流向湍流转换的 Re 指数大约为 2100（附录 44-5）。

文丘里管为一直径逐渐收缩和扩张的管道，这和锐孔流量计的突然收缩和扩张截然不同（图 44-31）。由于收缩是逐渐而且平滑的，其几何学模型符合伯努利方程（公式 7）。根据质量和能量守恒定律，当我们通过收缩管径而限制流量时，流速将增加，管壁压强会下降以保持总能量（伯努利方程中的"滞留压"）不变。管道收缩对称部分的总集流应相等（物质总量无增加或丢失），测量文丘里管中最粗和最细部分的压力差异，就可以解答伯努利方程中有关速度的问题（见附录 44-5）。文丘里管根据压强差异而非流体容积（Q）变化来推算流体速度（U）。许多工业产品和航空器即应用文丘里管来测量速度。

要得到一个可测量的压强梯度，液体通路上需要有一定阻抗。流速越小，要产生同样的压强梯度需要的阻抗就越大。在呼吸设备中，儿童流量表由于阻力太大而不能用于成人（原因在于流速较低），想反，成人流量表由于不能提供足够阻抗来产生适当的信号（压强改变）亦不能用于儿童。一种可变阻抗流量测定仪已经诞生（欧美达 7900/Aisys），其管口是活瓣状能随流量增加而移动，其压力的上下限值间没有简单的公式或关系可循。这种流量监测仪必须凭借经验来定标并且每种传感器的校准曲线都需要电子储存。

皮托管是一个圆柱形管，其末端开口直接面对流体，可以描述成一种"逆流而上"的导管（图 44-32）。皮托管所测得的压力接近滞留压，可由公式 7 计算得出。如果我们能在同一点单独测量静压 p（图 44-32 中 p_i 的侧孔部位），并已知流体密度 ρ，根据公式 7 便能够很方便地得出流速（U）。皮托管所测出的是速度

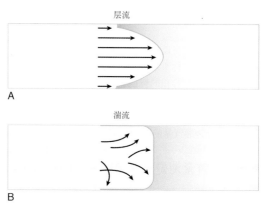

图 44-30　层流和湍流。A. 在内壁光滑的管道内，若液体流量较低（也就是说压强阶差较小）则发生层流，即液体平稳地以同心环的形式流动，环的中心部位流速最大而接触管壁的部分相对静止。B. 当流量（压强差异）增加时，流动的形式就从层流变为湍流。和层流流速的有序排列不同，发生湍流后液体内部的速度大小随机分布，能量以热的形式消散，达到特定流量所需的能量增加。这一流动形式的转变和许多因素相关，包括管道直径的大小、液体黏滞度的高低以及流量和压强阶差的大小。Reynolds 指数是上述因素的共同反映（见附录 44-5）

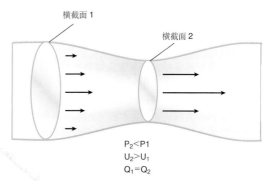

$P_2 < P1$
$U_2 > U_1$
$Q_1 = Q_2$

图 44-31　文丘里管。通过在层流中测量两点间的压强差异便可确定平均流速，因为流体质量和总能量保持不变（设定摩擦力丢失最小）（见附录 44-5）

（U）而非流量（Q）。皮托管简单、可靠，早已广泛应用于航天工业中的速度测量。麻醉设备中皮托管应用的实例如 Datex Ultima 监护仪。为了测量在两个方向上的气流情况，Datex 监护仪合并使用两个皮托管，分别面对着各自不同的方向。另外，监护仪也可通过皮托管抽取气体样本来校准混合气体的密度和黏滞度。

压力平衡流量计（索普管、布尔登管）

管道内的流体在其通路上如果突然受到限制，例

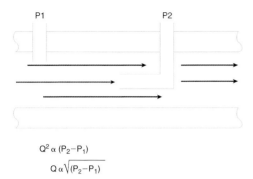

$$Q^2 \alpha\,(P_2 - P_1)$$

$$Q \alpha \sqrt{(P_2 - P_1)}$$

图 44-32 皮托管。根据伯努利原理，流速增加时管壁压将下降。皮托管可测量流体中部和贴近管壁部分的压强差异，并可进一步转化为对流速的测量（见附录 44-5）*(Modified from Ehrenwerth J, Eisenkraft J: Anesthesia equipment: principles and applications. St. Louis, 1993, Mosby.)*

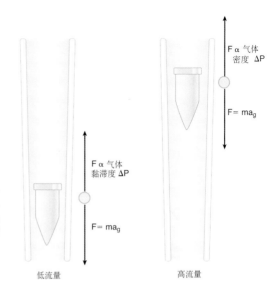

图 44-33 索普管流量计。当流量较低时，气体的黏滞度占优势（如在同一管道中），流体在重力吸引和孔口两端的压力阶差相等时达到平衡时。流量较大时，气体的密度占优势，虽然最终同样达到平衡，但决定压强的公式已发生了改变（作用如同一锐孔）（见附录 44-5）

如通过一狭窄口时，流量（Q）将会根据狭窄口的大小进行相应调整，同时压力的平方根下降（伯努利方程不适用于这种流量模型），这是所有锐孔流量计包括麻醉机中的浮标式转子流量计的共同原理（见附录 44-5）。

麻醉医师最常看到的流量表就是麻醉机的浮标式转子流量计，也就是索普管（图 44-33）。这种口径可变的流量计是根据力的平衡原理来测定压强变化从而测定流量。打开流量计阀后，气流通过位于浮标和锥形玻璃管之间的环行口，形成推力而导致浮标上升。由于玻璃管为锥型，当浮标上升后，浮标和玻璃管之间环行间隙的面积将会增加。因为管口压强改变和管口面积的平方成反比，因此随着管口间隙面积的增加，压强随之降低。当浮标所受向上的推力与其向下的重力相等后，其向上运动即停止。浮标上升的高度同气体流量成正比。虽然这个流量计的原理较为简单，但当流速和管内直径增加后气流可由层流变为湍流，给其应用带来新的问题。相关的数学推导见附录 44-5。

还有一种流量计（布尔登管，图 44-34）是在保证管口口径大小不变的前提下允许压强变化。当流量（Q）增加时，P_1 到 P_2 的阶差增加，导致水平金属管内部空间延伸同时指针移动。

动能流量计（赖特肺量计）

将叶片或螺旋片与其轴承放置在具有一定流速的某一受限空间内，如果叶片或螺旋片与其轴承之间没有摩擦，则其转速与该空间内流体的流量成正比，这就是各种叶片式肺量计（例如赖特肺量计）的工作原理（图 44-35）。当转动频率非常高和非常低时，由于摩擦力的存在，测量结果可能不准确。

流量测定小结

每一种流量测定方法都存在一些局限性和不确定性。由于并非全部气体都是纯净的和具有恒定的密度，运用伯努利方程（公式 7）的流量测定也就会产生误差。另外，任何置入流体中的装置都会因为其存在而影响流体的运动性质。例如，旋转的叶片式肺量计在较高转速时会因为内在摩擦的缘故减少气体流量。一些关于流量和流速的检测方法（例如皮托管、文丘里管和管口流量表）是建立在压强测定基础上，因此，流量测定的结果不会比压强测定更加准确。

总体而言，尽管新的监测设备不断推出，但新理论则鲜有出现。物理学作为一门科学一直试图用定量方式来理解、简化并预测宇宙行为。本章所讨论的这些定律和原理还将在以后的章节中被反复提及。

参 考 文 献

见本书所附光盘。

$$Q \propto P_1 - P_2 \propto 阻力 \propto r^4$$

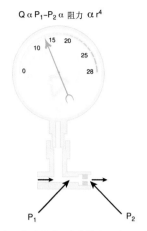

图 44-34 布尔登管流量计和索普管流量计。因管口可变而具有恒定压强不同，布尔登管管口大小不变而压强在变化，因为当逆向压强增加时管道空间会延伸。该特点使其不适用于压强相对较低的呼吸系统中，但在可移动的氧储存装置中却得到了广泛应用。显然，如果管口内径增加，则流量测定值可能低于实际值；如果因为灰尘等导致管径变小，则可能过高估计流量值 *(From Mushin WW, Jones PL: Physics for the anaesthetist, ed 4. Oxford, 1987, Blackwell.)*

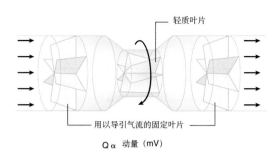

$$Q \propto 动量（mV）$$

图 44-35 叶片式肺量计。流动的气体具有动能。这可从在气流中旋转的风车得到验证 *(Modified from Ehrenwerth J, Eisenkraft J: Anesthesia equipment: principles and applications. St. Louis, 1993, Mosby.)*

附录 44-1

恒定加速度下距离与时间的关系：势能与动能的等效性

速度 v 代表了距离的改变率。也就是说，速度是距离随时间的衍变：

$$v = dx/dt \tag{1}$$

将变量 v 写成黑体表示其是一个矢量，即具有大小和方向。x 是微粒或物质从起始位置向现在位置运动的距离，也是一个矢量，叫做"位移"。时间（t）是一个标量，有大小而无方向，因此以常规字体表示。

加速度 a 是速度相对于时间的变化率，也就是速度矢量随时间的衍变，或者说是距离随时间的第二次衍变。

$$a = dv/dt = (d/dt)(dx/dt) = d^2x/dt^2 \tag{2}$$

一个物体的起始时间点（t = 0）的速度为 0（v = 0），然后以恒定加速度 a 运动，其速度和时间的关系可简单表示为 v=at。为了计算该物体在 0 到 t 这段时间内所经过的距离，必须将时间从 0 到 t 分隔为许多个很小的间隔，每个时间间隔的长度为 dt，在这段 dt 时间内所经过的距离简单可以表示成该点的速度与时间间隔的乘积。

$$dx = vdt = (at)dt \tag{3}$$

在第二步中，我们已经得到了加速度常量的变化关系 v=at。为计算总距离，需要取 0 ~ t 时间内所有 dt 间隔内的位移之和：

$$x = \Sigma(at)dt \tag{4}$$

假设允许时间间隔 dt 趋向于 0，这种累积过程就可理解为对时间从 0 到 t 的积分：

$$x = \int vdt = \int (at)dt = \frac{1}{2}at^2 \tag{5}$$

因此，一个物体在 t = 0 时间点出发，以恒定加速度 a 移动到时间点 t，其移动距离将为 $\frac{1}{2}at^2$。如果这是一个自由落体（在真空环境下，也就是没有任何空气阻力时），$a = g = 9.8m/s^2$，距离公式变为：

$$x = \frac{1}{2}gt^2 = 4.9t^2 \tag{6}$$

第 1 秒物体下降了 4.9m，至第 2 秒末下降了 19.6m，到第 3 秒为 44.1m，依此类推。运动物体的动能公式为：

$$KE=\frac{1}{2}mv^2 \tag{7}$$

其中 m 是物体质量，v 是速度大小（也叫速率）。要注意这里的 v 是普通字体，没有写作黑体。再次设想落体在 t = 0 时间点从位置 x = 0 处出发，下落距离为 h：

$$h=\frac{1}{2}gt^2，或者 \ t=\sqrt{2h/g} \tag{8}$$

由于速度 v = at = gt，可将公式 8 改为

$$v=gt=g\sqrt{2h/g}=\sqrt{2gh} \tag{9}$$

由此可以得出动能为：

$$KE=\frac{1}{2}mv^2=\frac{1}{2}m(2gh)=mgh \tag{10}$$

现在设想将物体从下降后的位置提回到其原来高度为 h 的位置所需要做的"功"。记住我们将其定义为所需要的力乘以物体在力的方向上运动的距离：W = Fd。作用在物体上的重力 $F_g = mg$，因此将物体提升回原位置 x = 0 需要

$$W=Fd=(mg)d=mgh \tag{11}$$

因此，将物体提升回某一高度所做的功等于该物体在其降落底部时所具有的动能，即 KE = W = mgh。当我们把一个物体从 x = h 提升至 x = 0 时，我们使它的势能（PE）升高了 mgh。允许该物体降落距离 h，则该势能再次转化为动能。这种势能也叫重力势能，其大小取决于我们设定的原始位置 x = 0。当势能和动能相互转化时，所改变的是势能而不是其绝对值。

$$\Delta KE=-\Delta PE \tag{12}$$

动能与势能的改变大小相等但方向相反。

附录 44-2

流体静力压物理学

对于不会急速变化的压强进行检测，液压计是一种简单并且可靠的方法。液压计的原理较为简单，它通过垂直液柱自身重力来平衡另一侧压力对液柱管底部的作用。我们已把重量定义为地球引力对质量 m 的作用 $F_g = mg$。对于体积已知的液柱（测压计见图 44-4），测量其重量首先要知道液体密度（单位容积液体的质量）。密度的量纲为 m/L^3，国际单位为 kg/m^3。由于液体几乎不可压缩，其密度受压强影响很小（但受温度影响较大）。水的密度在室温下是 997.8 kg/m^3，或 1.0 g/cm^3。

液压计中垂直液柱底部的压强（p）（见图 44-4）取决于以下因素。如果液柱的横截面积为 A，高度为 z，其体积 V = Az。如果液体的密度是 ρ，该液柱的质量为：

$$m=\rho V=\rho Az \tag{1}$$

其重量为：

$$W=mg=\rho Azg \tag{2}$$

液柱对其底部产生的压力等于其重力。当面积为 A 时，对该面积产生的压强为：

$$p=力/受力面积=\rho Azg/A=\rho gz \tag{3}$$

从上式可以看出，测压计产生的压强与其管道横截面积 A 无关，而与液体的密度和液柱的高度有关。如果已知液体密度，再测得液柱高度（z），就可计算出压强（p）。例如，如果液体是水银（比如血压计），其密度为 13 680 kg/m^3（13.68 g/cm^3，或是水密度的 13.68 倍），压强和高度的关系即：

$$p=\rho gz=(13\,600\ kg/m^3)(9.8\ N/kg)(z)$$
$$p[N/m^2]=133\,300(z) \tag{4}$$

压强的单位是牛顿 / 米 ^{2}（N/m^2），又称帕斯卡或帕（Pa），由于帕斯卡作为压强单位太小，我们通常用的是千帕（10^3Pa）。如果压强以千帕（kPa）表示，高度以毫米（mm）表示，公式 4 可以写成

$$p[kPa]=0.1333(z)[mmHg] \tag{5}$$

附录 44-3

惠斯顿电桥

惠斯顿电桥由 4 个电阻如图 44-5 所示连接，A 与 C 之间有一个电池或直流电源（电动势），B 和 D 之间有一个电压计。当电压计读数为 0 时，表示 B 和 D 之间电势为 0，电桥处于平衡状态。由欧姆定律（V = IR）得出 $R_x = R_s \times (R_2/R_1)$。如果 R_s 是一个可调节的标准电阻，R_1 和 R_2 是已知的固定电阻，平衡电桥就能精确测得 R_x 的电阻值。这一原理在生物医学工程中应用广泛，例如变应性压力传感器测压中的传感器就相当于未知电阻 R_x。

附录 44-4

液体管道对传感器压力波伪像的放大

如果已知系统的几个参数，液体管道对传感器压力波伪像的放大是可以计算的。最相关的部分是根据驱动频率（f）绘制的应答振幅（见图 44-16）。该图显示了液体和其相连传感器以及其他谐振子的重要特性，其中之一就是共振频率 f_0 的存在，其定义如下：

$$f_0 = \frac{1}{2}\pi\sqrt{k/m} \tag{1}$$

m 是系统的质量，k 是弹性系数，或称为弹簧常数。

当阻尼（即摩擦，c 是摩擦系数）增加时，发现共振峰值振幅减小，且出现共振时频率轻度减慢。阻尼系数定义为：

$$z = c/\sqrt{2km} \tag{2}$$

尽管动脉压波形并非标准的正弦波，图 44-15 显示了压力传感器反应的最重要特征。导管、连接管、传感器可以归纳出两种特性：具有共振频率（f_0）和阻尼系数（z）。Gardner 测量了许多传感器和连接系统的上述特性，发现多数系统的共振频率在 10 ~ 20 次 / 秒或赫兹（Hz），阻尼系数在 0.2 ~ 0.3。临床上所应用的上述系统中，共振发生时的最大放大系数（传感器输出与传入波形振幅比）接近 2.5。

如果共振频率是 10Hz（600 次 / 分），在临床脉率范围内可以认为这种放大作用不会产生明显影响，因脉率只是其共振频率的 1/10 ~ 1/5。但是，动脉压力波形并非正弦波，而是一系列频率高出脉率很多倍的正弦波（Fourier 系列）叠加的结果。正是由于这些较高的共振频率，导致最大程度放大并输出了处理不良的脉冲样动脉波形。根据真实的动脉压波形，这种扭曲可以导致收缩期血压出现 20% ~ 40% 的"超射"误差。更糟糕的是，这种误差的出现和脉率相关。因此，对于任一患者而言，在麻醉用药开始时判断存在的某一误差并不会一直保持不变。

经过这样的讨论我们可以轻松预测压力传感器系统的优化方法。首先，应尽可能提高共振频率（f_0），因此方程（1）中的 k 值应尽可能地大（即弹簧比较硬），而 m 值应尽可能地小（即测压导管和连接管道应当尽量硬，尽量不要有弹性）。为了减少运动的液体质量，管道长度应短、直径应小。从不同阻尼系数下的"振幅 - 频率与共振频率"图可以得出，理想的阻尼系数应在 0.4 ~ 0.5 之间。测压者还应仔细排除测压系统中的气泡，因为后者会增加系统弹性和摩擦，从而降低共振频率。临床上，如果能够获得图形输出，则可测得传感器系统大致的 f_0 和 z 值。如果打开高压冲洗液流然后迅速关闭，并在一张高速图纸（50mm/s）上对振动进行描记，则可记录到数个频率接近 f_0 的波形。阻尼系数可以根据连续描记峰值的振幅比计算得出。这是一个很实用的例子，说明基础力学原理如何可以用来预测和优化监测系统的测量结果。这些力学概念还会出现在本章以后的内容中。

附录 44-5

流量计、伯努利原理、层流和湍流

液体运动方程可以用牛顿第二运动定律 F = ma 来表达。源自液体的力分为 3 类：重力、压力和摩擦力。测压计的例子中，单位体积液体的重力为 ρg，作用于垂直方向上。压力实际上是两点间压强不同的结果，数学上以负压力阶差表示。（压力阶差是一个矢量，其方向是压力增加最快的方向，大小为在此方向产生的压力。）摩擦力与液体的黏滞度相关。黏滞度是液体的一种物理特性，与剪切应变率有关。

$$P_0 = p + \frac{1}{2}\rho U^2 + \rho gz \tag{1}$$

方程（1）显示了符合条件的流体速度和压力间的关系。对于在管道内流动的液体，测压计提供了一种简便平均压测量方法。因此，最简单的流量计针对管道直径的变化结合了这两种原理进行测量。例如，图 44-31 的文丘理流量计中有一段横截面积发生变化的管道可以在两个位置对压强进行测量。图中 1 点和 2 点的伯努利方程可写成：

$$P_1 + \frac{1}{2}\rho U_1^2 = P_2 + \frac{1}{2}\rho U_2^2 \tag{2}$$

此处由于管子是水平的，所以重力因素被抵消了。这些因素对于在各个方向上的气流而言通常是可以忽略不计的。

由于在任何位置都没有液体经管壁渗出或进入，因此图中两点的流量应该是一致的。流量的量纲和国际单位分别是 L^3/t 和 m^3/s。管道内各个横截面上的流量等于横截面积（A）乘以液体的平均流速（U）：

$$Q = U_1 A_1 = U_2 A_2 \tag{3}$$

假设 A_1、A_2、P_1 和 P_2 已知，可以通过两个方程求 U_1 和 U_2，计算 U_1 的公式如下：

$$U_1 = \sqrt{2(P_1 - P_2) \big/ \rho(1 - A_1^2 - A_2^2)} \tag{4}$$

为了计算流量 Q，现在只需再乘以 A_1 值即可。请注意，流速和压强差值的平方根成正比，或者说压强随速度的平方而改变。当 U_1 值已知，或者说流速的大小已知，压力会随面积比值的平方或直径比值的 4 次方而改变。如果我们选择的 A_2 大于 A_1，从方程 4 可以看出 P_2 大于 P_1，在这个例子中，压强在流动的方向上增加，这和最初的直觉相反。

麻醉机中使用的浮标流量计（也叫口径可变式流量计）应用了相似的原理。这些装置包含一个锥形垂直管和一个与管道内径相称的浮标或球（见图 44-33）。浮标和管道间环行间隙的截面积和浮标高度成比例关系。由于流动时截面积的变化并非渐进性而是比较突然的（见图 44-31），伯努利方程并不能正确描述这种形式的流体。浮标上方（也就是下游）的流动为高度湍流。所谓湍流是指一种动能以热形式消散的状态。然而，经验常数 C_d 的引入使公式 4 得以适用：

$$Q = C_d A \sqrt{2(P_1 - P_2) \big/ \rho} \tag{5}$$

以及

$$P_1 - P_2 = \left(\frac{1}{2}\rho Q^2\right) \Big/ (C_d^2 A^2) \tag{6}$$

其中 C_d 是一个无量纲的常数，称为释放系数。这个常数随管口形状以及另一个无量纲的参数——雷诺数（Re）的变化而变化。雷诺数是特定流体中整体惯性力和黏滞力的比例，其计算如下：

$$Re = \rho U L / \mu \tag{7}$$

其中 U 是平均流速，L 是流体中的一个特定的长度（在流量计中，L 是管道的直径），μ 是液体的黏滞度，后者的量纲为 M/LT。雷诺数决定了流体一些最为重要的特性，因此对任何液体而言都是重要的参数。例如，从层流或"平滑流动"向湍流的变化就是由流体形态和雷诺数来决定的。在一根长而直并且内壁光滑的管道中，如果雷诺数接近 2 100，湍流就会发生。另一方面，如果流体经过一个口径突然变化的管口（例如图 44-34 中的流量计），即使雷诺数小于 100，湍流也可发生。

回到关于流量计功能的讨论，当向上的气流通过锥形管时，浮标便开始上升。由于管道呈锥形，随着浮标的上升，管道横截面积逐渐增加，压强差值（P_1-P_2）随之减小。特定流量时，浮标所受向上的作用力和其重力达到一个平衡位置，此时浮标静止不动。对于此类流量计，由于浮标重力不变，因此压强差也为固定值，而管道截面积随流量大小而改变，"管口可变型流量计"即因此得名。公式 5 和公式 6 显示这些流量计的校正依赖于气体密度和黏滞度：密度（ρ）较为明确，黏滞度（μ）和 C_d 及雷诺数有关。如果在特定的流量计中使用了错误的气体，则公式 5、公式 6 以及新气体的密度、黏滞度使我们能够预测校正过程的改变。

附录 44-6

热稀释法和集流技术测定心排血量

利用染料或热稀释进行稀释计量是血流量测定常用的方法。简单地说，当给一定容积的液体中加入一定量的染料或热能后，根据物质或能量的平衡原理就可确定该液体容积的大小。如果有一桶室温（25℃）下的水并且试图测定这桶水的体积，则可以加入一定量已知温度和体积的水。如果加入 100ml 35℃ 的水后桶内的水温是 27℃，假设热量没有向周围环境丢失，则未知的水容量就可以通过热平衡稀释法来计算。只要在一定时间内完成热平衡测量过程，这种稀释法同样可以用来测量血流量。因为该方法基于许多假设，例如快速注入热稀释液、注射液温度和体积的准确测量、血热容量常数（也可以理解为血细胞比容数值的一个引申）以及经肺热量丢失较少等，热稀释法测量心排血量可能导致严重误差。

因为体积小、易弯曲并且价格便宜，热敏电阻探头成为临床上应用最为广泛的体温监测方法，热稀释法心排血量测定过程中同样应用热敏电阻探头。此法测定心排血量的计算方法事实上是对右心热平衡的测定。（热平衡是对某一过程中所有热量或者热转移导致的热量变化的计算方法。）该技术包括快速注入一定体积的无菌液体（通常为 10 ml 5% 葡萄糖液）至右心，并将传感器置于肺动脉处测定血温。假设注入的低温液体在向肺动脉灌注时与血液发生热平衡而不会从其他组织获得热量，则可以得到下面的热平衡方程：

$$CO = \left[\rho_i C_i V_i (T_b - T_i)(60Cr)\right] / \left[P_b C_b \int_0^\infty T_b(t)dt\right] \quad (1)$$

其中 CO 为心排血量（L/min），ρ_i 和 ρ_b 分别为注射液体和血液的密度，C_i 和 C_b 是注射液和血液

的热能，V_i 是注射液体积，T_b 和 T_i 分别是注射液和血液的温度，计算常数 Cr 用以注射液温度升高的校正，积分代表着热稀释曲线下方的面积。将校正因子 Cr 加入方程的原因是由于注射液在被注入导管内而与血液混合之前即受到升温的影响。

利用温度平衡法测定心排血量的原理也同样适用于 O_2 或 CO_2 平衡法。Fick 曾经阐述了经典的氧气平衡法，但其中氧耗量和氧含量的测定过程十分不便，因此利用 CO_2 生成量进行计算的改良 Fick 方程开始出现。NICO 是一种新的部分重复呼吸法，所采用的方程如下：

$$Q = \dot{V}_{CO_2} / (C\bar{V}_{CO_2} - Ca_{CO_2}) \quad (2)$$

即心排血量（Q）等于呼出 CO_2 量除以动 – 静脉 CO_2 含量差。假设 Q 不变，无论有没有呼吸，CO_2 的排出方程应当保持不变。如果以 N 表示正常呼吸、R 表示重复呼吸，通过方程再排列，心排血量就是 CO_2 排出量除以动脉血 CO_2 含量所得比值的变化。动脉血 CO_2 含量由 P_{ETCO_2} 斜率得来。

$$Q = \dot{V}_{CO_2N} / (C\bar{V}_{CO_2N} - Ca_{CO_2N})$$
$$= \dot{V}_{CO_2R} / (C\bar{V}_{CO_2R} - Ca_{CO_2R}) = \frac{\Delta \dot{V}_{CO_2}}{\Delta Ca_{CO_2}} \quad (3)$$

由此方程可以预测，当下述假设存在时，误差可能出现：①测量过程中 Q 的改变；②代谢率改变以及由此导致的 CO_2 生成量改变；③通气的改变。对于慢性阻塞性肺疾病患者，由于 $PaCO_2$ 与 $P_{ET}CO_2$ 的数值相差甚远，通过这一方法计算得来的 Q 值绝对误差较大，但作为一项趋势分析，该方法仍可反映出 Q 的变化趋势。

附录 44-7

超 声

声波最简单的数学表达形式是在一维空间内传播的正弦波。

$$p' = p_0 \sin\left[(2\pi/\lambda)(x - at)\right] \quad (1)$$

p' 是压力波动，λ 是波长（波与波之间的距离），x 是波传播方向的坐标，a 是传播速度，即声速。

声波振幅值即压强波动的平方根，该值叫做声压级（SPL）。由于 SPL 的范围非常宽，因此使用其对数形式进行表述：

$$SPL = 20\log\left(p^*/P_0\right) \quad (2)$$

p^* 是压强波动的平方根，P_0 是一个参考压，指

人耳所能听见的最低声压。此压强代表在声音频率为 2kHz（2 000 次 / 秒）时的听觉阈值为 2×10^{-8} kPa。SPL 度量单位是分贝，因此 2×10^{-8} kPa 的声压相当于 SPL 的 0 分贝（0dB），这是指声音可闻及的最低水平 $[(p^*/P_0 = 1; \log(1) = 0)]$。平静谈话时 SPL 约为 40 ~ 50dB，这时的声压为听觉最低阈值的 10 ~ 300 倍。

当传导声波的介质发生突然变化时，一些声音会传播到新的介质中，而另一些会被反射回来，向各个方向发生"散射"。虽然此过程的数学形式非常复杂，但有一点很明确：两种物质的密度和可压缩性差异越大，发生反射的声波就越多。反映临界面反射程度最好的指标是不同介质的密度和声波速度乘积的比率：

$$R = (\rho_1 a_1)/(\rho_2 a_2) \qquad (3)$$

显而易见，人体内声音传导最不匹配的情况发生在固体组织和肺之间。对于充满气体的肺而言，介质密度和声波传导速度都要比固体组织内低得多。因此，超声波无法穿过肺而到达与其相邻组织或器官。体内另外一种不匹配情况发生在软组织和骨之间，后者密度和声波速度的乘积要比前者高得多。1842 年，Christian Johann Doppler 首次描述了当声源或收听者处于移动过程时所听到的音调会发生改变，这种被称为"多普勒效应"的原理目前已被广泛应用于临床患者的监测中（包括心前和食管多普勒超声设备），可用来测定局部血流速度和心排血量。如果固定声源发出的声音频率为（f），而收听者处于移动状态（见图 44-18 A），则声波波长可由以下方程得出：

$$\lambda = a/f \qquad (4)$$

波传播一个波长距离的时间是 1/f，而波速为声速 a。如果收听者向声源以速度 V_0 移动，则他相对于波的速度是（$a + V_0$），因此收听者单位时间内遇到的波的数量是：

$$f' = 速度 / 波长 = (\square + \square)/\lambda \qquad (5)$$

由于收听者处于静止状态时声音频率 f = a/λ（方程4），因此移动的收听者所听到的声音频率 f' 为：

$$f' = (a + V_0)/\lambda = f + (V_0/\lambda) = f + (V_0 f/a) = f[1 + (V_0/a)] \qquad (6)$$

收听者所听到的声音频率增加量由 $[1 + (V_0/a)]$ 决定，若收听者以声速的一半向声源移动，则其听

到的声音频率是静止者的 1.5 倍。

如图 44-18B 所示，现在假设有一个静止的收听者和一个以速度 V_0 移动的声源，声波的波前不再符合同心圆形状，而是以更加紧密的间距沿声源移动的方向移动。如果声源频率为 f，则每次振动声波移动的距离为 V_0/f。声源移动方向上的波长就减少了 V_0/f，变成 $l = (a - V_0)/f$，波本身移动的速度为 a，因此静止者听到的声音频率为：

$$f' = a/\lambda' = af/(a - V_0) = f[1/(1 - V_0/a)] \qquad (7)$$

现在，如果声源以声速的一半向收听者移动，则所听到的声音频率将加倍。不同于前面所述当收听者（以声速的一半）向声源移动时所听到的声音频率只增加 50% 的情况。多普勒超声系统将两种情况相结合（图 44-18）。最初的声源是一个静止的传感器，由此传出的声波在移动的（如红细胞）作用下发生散射，散射波再次返回静止的接收装置即接收换能器。事实上，这相当于移动的收听者（目标物）收听静止声源所发出的声音。随后目标物体作为移动的声源再次将声波传送给静止的收听者。结合方程 6 和方程 7 可以得到由接收换能器所接收到的声波频率：

$$f' = f \left[\frac{\square + \square/\square}{\square - \square/\square} \right] \qquad (8)$$

此例中我们假设目标物体向着超声发射器以速度 V 移动，如果目标物体以声速的一半移动，所接收到的频率将会增加 3 倍！因为正弦波频率的变化能够被精确测量，利用多普勒效应就可使移动声音反射体（即目标物）的移动速度有了一个准确的测量方法。在常用的高频（>5 MHz）条件下，小到红细胞大小的物体可以散射出足以被探测到的声音能量。

超声成像是一个非常复杂的过程。可以回想一下关于潜水艇的电影，经常听到声呐操作者的讯号："范围 2000 码，方位 36 度。"可以想象出，这两个参数对于描述超声的数学关系非常关键。

最先要考虑的因素是超声的最大范围，这可由以下关系式表达：

$$r_{max} = cT/2 \qquad (9)$$

也可以说，最大范围等于组织中声音传播速度（$\approx$ 1 540m/s）乘以脉搏时间的一半。另一显著的制约因素为能量在组织里的消散。（例如当你需要叩诊检查深部组织时，需要加大叩击的强度）。为了穿透

深部的组织，需要更高的能量和更慢的脉率。波长和频率有以下的关系：

$$\lambda = c/f \qquad (10)$$

这里，f 是频率，λ 是波长，c 是声速。

下面我们需要考虑的是轴向分辨率（比如要判明目标物是在 2000 码处还是在 2005 码？）和环状分辨率（比如目标物方向是 36 度还是 38 度？）。声波在组织中是以一个和基础频率相关的带宽展开，因此为了达到 2mm 轴向分辨率所需带宽可通过以下公式估计：

$$B = 2c/\Delta r$$

其中 Δr 是轴向分辨率。因此需要 1.54 MHz 的带宽以得到轴向 2 mm 的分辨率。

关于环形分辨率（$\Delta\theta$），需了解光束传播越远其向周围发散也就越多。不需数学计算就可以得出，两个因素决定了环形分辨率，即频率和发射口的大小。发射口大小的要求是如何恰好使声波到达体表或进入人体。记住在 1 cm 范围内发生 1 度的误差会放大到 10 cm 范围：圆周长 = $2\pi r$，1 cm 范围 1 度误差对应的圆周 = $\frac{1}{360} \times 2 \times \pi \times 1$ = 0.17 mm，可同样算出 10 cm 处的圆周 = 1.7 mm。

第45章 心血管监测

Becky Schroeder • Atilio Barbeito • Shahar Bar-Yosef • Jonathan B. Mark

赵延华 肖 洁 译 王祥瑞 审校

要 点

- 大多数自动无创动脉血压监测装置采用振荡测量技术，很少引起并发症。但在不能主诉手臂疼痛、伴不规则节律促使袖带反复充气和接受抗凝治疗的患者中应谨慎使用。

- 用于评估手掌动脉侧支循环的 Allen 试验并不是预测桡动脉置管并发症的可靠方法。虽然肘部解剖学上没有侧支血流，但肱动脉置管是围术期替代桡动脉或股动脉置管的血压监测的安全方法。

- 直接记录动脉压波形的准确性由压力监测系统的固有频率和阻尼系数决定。当固有频率快速变化时，将达到系统最佳动态响应，从而在阻尼系数大范围变化时准确记录压力。

- 外部压力传感器的首选校正（或"归零"）位置是胸骨胸骨柄结合部后约 5cm，而非常用的腋中线位置。当使用外部传感器和液体填充的监测系统时，这一传感器位置将消除混杂于静水压的测量伪像。

- 由于波反射和其他物理现象，由周围部位记录的动脉血压比更靠近中心部位测量的脉压更宽。

- 心脏前负荷的动态测量，如每搏量和脉压变异度，是比静态指标如中心静脉压和肺毛细血管嵌压更好的血管内容量反应性预测指标。

- 选择最佳位置、导管和方法用于安全有效地中心静脉置管需要麻醉医师考虑置管的目的、患者的基础医疗状况、想实施的手术和麻醉医师施行操作的技能和经验。右颈内静脉置管是最佳选择，因其解剖部位固定、可预见和术中相对易于穿刺。

- 通过应用超声血管定位、置入较粗导管前静脉压测定、放射确认导管尖端位于心包外并与上腔静脉壁平行可降低中心静脉导管的机械性并发症。

- 中心静脉压是多种不同生理变量复合与多重相互作用的结果，其中主要是静脉回流和心脏功能。中心静脉压和循环血容量之间不存在简单的关系。尽管如此，仍可通过仔细分析中心静脉压波形形态获得重要的病理生理信息。

- 导管滥用和数据错误解读是中心静脉和肺动脉导管最常见的并发症。

- 肺动脉楔压是左心房压的延迟和衰减反射。许多情况下，肺动脉楔压提供了对肺毛细血管压的准确估计，但当毛细血管后肺血管阻力增加时，如脓毒症患者，肺动脉楔压可能低估毛细血管压。

- 应用中心静脉压、肺动脉舒张压或肺动脉嵌压估测左心室前负荷受很多干扰因素的影响，包括舒张期心室顺应性和近心端压力的变化。

- 肺动脉导管监测仍未被证实能改善患者的预后。得出这些结果的原因包括导管衍生数据的错误解读和经特定血流动力学参数指导的血流动力学治疗失败。

要　点（续）

- 温度稀释法心排血量监测——最广泛使用的临床技术——受快速静脉补液、心内分流和三尖瓣反流引起的测量误差的影响。
- 混合静脉血红蛋白氧饱和度测量相对于机体氧需心排血量是否充足。该测定也取决于动脉血红蛋白氧饱和度和血红蛋白浓度。

心血管监测简介：着重体格检查

　　尽管电子设备构成了极其重要的心血管监测仪，但临床医师的感官提供了患者病情的完整、全面视野，并通过对具体临床环境的理解得到进一步加强。而电子设备准确、可靠地收集了大量数据，临床医师通过评估和解读这些数据发挥至关重要的作用[1]。如同视诊、触诊和听诊是体格检查的基石，也是围术期心血管监测的根本。例如直接触诊搏脉搏能比排除心电图监护仪故障更有效地从监护干扰中区分心脏停搏，心脏手术期间直接观察跳动的心脏或由手术医师直接触摸主动脉提供血流动力学不稳定可能原因的即时宝贵信息。但必须了解所有监测技术的优势和局限。

　　鉴于心血管系统负责将营养物质运至所有器官系统并带走代谢产物，终末器官功能可规反映心血管表现。观察黏膜、皮肤色泽和皮肤弹性常可提供容量、氧合和灌注的重要信息。经验性估计血管内液体缺失和失血、尿量和精神状态的改变也有帮助。遗憾的是，这些临床体征和症状的解读常被麻醉药和之前存在的器官功能障碍所混淆。

听　　诊

　　尽管1818年将听诊器引入一般医疗实践归功于Laennec，但将近一个世纪后Harvey Cushing才建议在手术中常规使用[2]。听诊器提供了持续监测心脏和呼吸音的简便可靠方法。心前区听诊器由连接于长橡胶或塑料延长管的重的金属铃或集声器以及定制的单声道塑料耳塞组成。食管听诊器便于温度、清晰呼吸音和心音的监测，但只能用于全麻患者[3]。尽管通常认为风险很低，但还是有咽部或食管损伤或因气管支气管压迫造成低氧血症的罕见病例。

　　尽管听诊器具有应用价值，但近年来持续听诊广泛应用的减少可能与常规使用脉搏氧饱和度或呼气末二氧化碳监测有关[4-6]。作为一个实际问题，由于对电子监测设备的依赖、注意力分散或手术室噪音的缘故，临床医师可能不再擅长识别心音或呼吸音的变化。因此，术中听诊器已主要局限于某些特殊情况（例如小儿麻醉、远离手术室区域）。

心 率 监 测

　　通过"触诊脉搏"快速估测心率是一项经常如此表述的重要技能，尽管电子设备最常用于持续监测这一关键生命体征作为麻醉深度和手术刺激的重要指标。心电图是手术室中最常用的方法，尽管任何测量心动周期的设备都能满足这一要求。准确检测R波和测定R-R间期作为数字显示值和定时更新的基础（例如间隔5~15s）[7]（图45-1）。

　　心电图波形中的电干扰最常来源于电子手术器

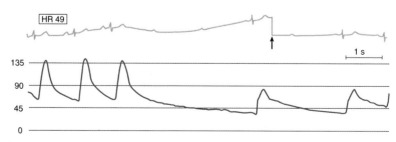

图45-1　数字心率显示无法提示危险的心动过缓报警。直接观察心电图和动脉压波形可揭示完全心脏传导阻滞和心脏停搏4s时长，而数字显示心率为49次/min。图中指出心电图滤波（箭头处）纠正了基线偏移使心电图波形仍显示于记录屏幕上 *(From Mark JB: Atlas of cardiovascular monitoring, New York, 1998, Churchill Livingstone.)*

械，但其他干扰源也可能有问题。电源线噪音在显示为 60Hz 的干扰波，可通过选装窄频带通心电图滤波器消除，包括 60Hz 的陷波滤波器。问题也可由随机颤搐和束颤，以及医疗设备如碎石机、体外循环转流设备和液体加温仪产生[8]。高尖的起搏信号会被误认为 R 波并干扰心率测定，高 T 波也是如此。降低心电图增益、调节 R 波检测敏感度、将心电图改为起搏信号或 T 波波幅较小的导联，或选择起搏检测模式改善 R 波的检测和心率的测定。

脉率监测

心率和脉率的区别在于收缩期收缩电去极化（心率）和能检测到的外周动脉搏动（脉率）间的差异。细脉描绘的是脉率少于心率的程度，可发生于某些状况如心房颤动（房颤），很短的 R-R 间期间歇地累及每搏量至收缩期射血无法探测到相应动脉搏动的程度。细脉最极端的例子为电机械分离或无脉性电活动，见于心脏压塞、极度低血容量患者和其他心脏收缩未产生可触摸到的外周搏动的状况。

许多监护仪分别显示心率和脉率，前者来自心电图波形，后者来自脉搏氧饱和度容积描记或动脉血压监测。除了显示脉率，这一波形还可提供心血管功能的辅助诊断信息[9-10]。尽管同时监测心率和脉率可能显得多余，但这样多余的做法是故意的，可改善准确度并降低测量误差和虚假报警[11]。

动脉血压监测

和心率一样，动脉血压是基本麻醉监测强制性标准中包含的基本心血管生命体征[12]。血压通常通过间接袖带装置或使用压力传导直接动脉置管测定。这些技术测量不同的物理信号且其创伤程度不同。但两种方法都受众多干扰因素影响，即使同时进行测定也经常导致显著不同的结果[13]。

动脉血压的间接测定

手动间断技术

大多数动脉血压测定间接法使用血压计，首次于 1896 年由 Riva-Rocci 描述[14]。使用环绕手臂的可充气弹性袖带、给袖带充气的橡胶球和测量袖带压的水银压力计，随着袖带压增加（或随后快速放气）触摸桡动脉搏动，确定收缩压。随着 Korotkoff 于 1905 年对听诊法血压测量的描述使测定收缩压和舒张压成为

可能[15]。Korotkoff 音是由部分阻断袖带外湍流产生的一系列复合可听频率。听到第一个 Korotkoff 音时的压力被看做收缩压（I 相）。声音特性逐渐变化（II 相和 III 相），变得低沉（IV 相），最后消失（V 相）。IV 相或 V 相（即明显低沉或完全消失）时记录的是舒张压。

听诊法的根本缺陷在于依赖血流产生 Korotkoff 音。任何病因导致外周血流降低，包括休克或剧烈的血管收缩可减轻或掩盖声音的形成或检测[16]。相反，袖带下血管或组织顺应性的改变（如严重水肿、寒战或钙化性动脉粥样硬化）需高的袖带阻断压，可能给出完全不准的读数[17]。

间断手动血压测量期间，其他常见的误差源包括袖带大小选择不当和袖带放气过快。合适的袖带内充气覆盖囊臂围的 40% 和上臂长度的 80%[17]。袖带应紧贴上臂没有残余空气，充气囊对准动脉。尽管太大的袖带通常提供可接受的结果，但使用太小的袖带通常导致虚高的读数[17]。袖带压应缓慢降低足以检测 Korotkoff 音的变化并正确解读。过快放气将导致声音变化被遗漏并给出错误的低压读数。

自动间断技术

自动无创血压装置是大多数危重医疗设置的标准设备，因为能提供反复、定时的血压测定、使操作者有时间执行其他重要临床工作、提供声音报警，并将数据传输到计算机信息系统。大多数 NIBP 装置基于振荡技术，1876 年首次由 Marey 描述[17]。在该方法中，袖带放气期间袖带压随动脉搏动的微小变化用于估计平均动脉压（MAP）。与听诊法不同，在这种情况下，可探测到的最大程度搏动被确定为平均动脉压。根据制造商不同的专利运算法计算出收缩压和舒张压，因此它们不如平均动脉压数值可靠[17-19]。通常当搏动逐渐增强达最大值 25% ~ 50% 时的压力确定为收缩压。振荡法测定的舒张压是最不可靠的，通常当搏动幅度降至峰值的小部分时记录为舒张压。在临床实践中，是从上臂测定振荡法自动无创血压。

一般来说，自动无创血压测量与直接测定的动脉压非常接近，特别是平均动脉压为 75mmHg 和更低时[17,20]。然而，临床研究已证实了其显著缺陷，加以识别很重要。美国医学仪器改进协会（AAMI）和英国高血压协会（BHS）制定了自动无创血压装置的性能标准，但是鉴于无创装置对比有创直接动脉测量的验证要求存在伦理冲突，听诊法仍是与所有装置对比评价的标准。因此，所有无创血压装置需满足的最低性能标准受听诊法基本特性和每次验证过程期间特定方案的显著影响[21]。目前，在有 85 位受试者的样本中，新的自动装置必须表明平

均差不超过 ±5mmHg，标准差不超过 8mmHg。这意味着有些数值可偏离真实压力达 20mmHg，但根据 AAMI 的定义仍达到"性能合格"[22]。然而，在临床情况下试图再现这些验证过程提示，应用至少一种很常用的装置仅有 74% 的舒张压和 60% 的平均压和收缩压测量值在直接测量值的 10% 以内。尽管该装置确实满足了最低性能标准，（平均动脉压与标准相差 ≤ 5mmHg），但变异度较大[23]。

比较无创血压和直接动脉压测量的临床研究也反映了无创血压监测问题的本质。振荡法常低估收缩压和高估舒张压测量值，并显著低估脉压计算值[24]。这些装置也倾向于低估高血压时和高估低血压时的平均值，可能使不稳定患者的临床决策出现偏移[25]。尽管有时没有选择只能使用脚踝、小腿或大腿袖带，但这一方式从未得到验证。几项在危重患者中精心实施的研究表明当上臂使用大小合适的袖带时显示无创血压测量可以接受。这些装置也能可靠地用于不稳定患者或在备选部位确定低血压患者（MAP ≤ 65mmHg），并从那些对治疗性干预无反应的患者中区分出有反应的患者（例如 MAP ≤ 65mmHg 对比 MAP >65mmHg）。然而，这些装置不能可靠地用于这些变量之外的滴定治疗，几次测量的平均是被认为可靠的测量所必需的[20,26]。

无创血压装置作为一种以根本不同的方式测量的东西略有不同的技术得到了验证。听诊法测量收缩压和舒张压，估计平均压，而振荡装置测量平均压并（以不同的方式）计算收缩压和舒张压。此外，直接动脉压测定完全采用另一项技术。证据表明"目前用于验证血压监测仪的方案无法保证临床使用中的准确性"[21]。也许指望这些技术得出相同或甚至相似的数值是不现实的，特别是在复杂和不稳定的临床情况下。

无创测压的并发症

尽管自动无创血压测量通常是安全的，严重并发症虽罕见，但确有发生[27]（框 45-1）。筋膜间隙综合征发生于长时间反复袖带充气放气，可能与创伤或远端肢体灌注受损有关。其他影响因素包括袖带置于关节或其他易受损组织，或反复用于明显的混杂因素如肌肉震颤、显著心率失常或导线扭结。患周围神经病变、动脉或静脉功能不全、严重凝血障碍或近期接受溶栓治疗的患者容易因使用无创血压监护仪发生并发症。

自动连续技术

微处理器和机械伺服控制技术的进步使无创技术能恰当反映动脉压波形和几乎连续评估血压而无需用直接动脉置管。一种这样的设备采用动脉容量阻断

框 45-1	无创血压（NIBP）测量的并发症
疼痛
瘀点和瘀斑
肢体水肿
静脉淤滞和血栓性静脉炎
周围神经病变
筋膜间隙综合征

框 45-2	动脉置管的适应证
连续、实时血压监测
计划药物或机械性心血管操作
反复采集血样
间接动脉血压测量失败
由动脉波形获取补充诊断信息

法测量手指血压由 Penaz 于 1973 年设计并首先报道[28]。尽管手指血压合理的精度可作为动脉内压测定的替代，但许多因素排除了该技术更广泛的应用[29]。在许多情况下，手指血压监测不能反映肱动脉压。另外，手指动脉容易痉挛导致远端缺血，手的位置可影响压力值，而且不留置导管无法采集血样。手指生理的变化也可影响无创血红蛋白（SpHb）的监测（参见第 61 章）。

其他自动连续无创技术采用基于动脉壁位移技术、脉搏波传导时间、动脉张力和其他技术可用于测量动脉血压。所有技术都有局限性，包括需要校正、对动干扰的敏感性和在危重患者中的应用受限[17,30-31]。任何无创技术是否将减少直接动脉压监测的需求或这些方法是否将替代自动间断振荡法作为麻醉和危重医疗中标准的无创血压监测方法目前尚不清楚。

动脉血压的直接测定

采用连续压力传导动脉置管仍是动脉血压监测公认的参考标准。尽管其风险、费用增高并需要放置和管理的专业技术，但在许多情况下其提供重要和及时信息的作用超过了其风险（框 45-2）。1993 年澳大利亚事故监测研究会明确了直接动脉压监测用于早期发现术中低血压优于间接监测技术[26,32]。

也许直接动脉压监测最未受重视的价值在于动脉压波形分析提供关于患者病情变化的诊断信息的潜力。半个多世纪以前 Eather 和同事们直接提出这点，他们主张对麻醉患者监测"动脉压和压力搏动曲线"[33]。有些方面是显而易见和常规使用的，如确认重搏切迹指导主动脉内球囊反搏的适当时机。其他方面，如对作为前负荷储备的动脉血压变量的过度波动的认识，最

近才得到显著关注[34]。

经皮桡动脉置管

桡动脉是最常用的有创血压监测部位，因其在技术上易于置管且并发症少见[35-36]。Slogoff 和合作者描绘了 1700 例无缺血并发症行桡动脉置管的心血管手术患者，尽管有超过 25% 的患者拔管后有桡动脉阻塞的证据[37]。而且，对手部灌注的大部分研究发现，在取桡动脉作为冠状动脉旁路和皮瓣转移手术后的早期和晚期，与对侧手相比没有显著降低[38-43]。

在尝试桡动脉置管前，许多临床医师通过施行改良 Allen 试验评估手部的侧支血流是否充足。这一床边检查是一最初于 1929 年描述用于评估血栓闭塞性脉管炎患者手部动脉狭窄技术的演变[44]。检查者压迫桡动脉和尺动脉并要求患者先握紧拳头，将血驱离手掌。然后患者松开手，避免手腕或手指过度伸展。松开对尺动脉的阻塞，观察松开手掌的颜色。正常情况下手掌颜色在数秒内恢复，当手掌持续苍白超过 6～10s 存在严重的尺动脉侧支血流减少。

尽管 Allen 试验常用于确定桡动脉置管后缺血并发症风险增高的患者，但这一试验的预测价值较差。大量永久性缺血后遗症报道指出动脉置管前 Allen 试验结果正常[38,45]。相反，有许多记录异常 Allen 试验而没有桡动脉监测并发症的描述[37,46]。近年来，桡动脉已作为通路安全用于冠状动脉导管检查和支架置入或被取用于冠状动脉旁路移植术，即使个别患者 Allen 试验异常[46-47]。尽管大多数患者在整体手的灌注方面表现为桡动脉优势，但桡动脉完全阻塞不会累及远端灌注，可能是侧支循环启用的缘故[47]。总之，采用 5s 阈值的改良 Allen 试验诊断准确率只有 80%，敏感度和特异性为 76% 和 82%。该试验似乎不能提供灌注被认为可能易受损的临界点[48]。遗憾的是，使用脉搏氧饱和度、容积描记图或多普勒超声作为目视检查手掌循环恢复的辅助手段并没有改善其准确性。氧饱和度能检测极低流量的血流，导致特异性较低，目前还没有建立评估桡动脉或尺动脉血流并判断其异常的超声标准[38,49-50]。总之，尽管正常的改良 Allen 试验可能有助于明确患者可接受桡动脉或用于冠状动脉造影，但从目前临床实践来看，不能预测动脉血压监测置管后的临床结果[38]。

准备桡动脉置管时，腕部和手被固定，手腕安全地置于软垫上。手腕应尽量轻度背屈，避免牵拉或外部组织压迫减弱脉搏。通过轻柔触诊确定桡动脉近端至腕部的走行，用消毒剂处理皮肤，在动脉旁皮内和皮下注射局麻药。动脉置管可采用标准静脉内导管或

专门设计的集成导丝导管套件施行。近期的教学录像提供了这一标准操作很详细过程[50-52]。

一旦导管完全进入血管腔内，在近端加压阻断桡动脉，拔出针芯，将监测系统测压管道与动脉导管紧密连接，用大小合适的无菌敷料覆盖，用胶带将装置安全地固定于手腕。尽管动脉压监测期间可用软的臂托使手腕保持自然解剖位，但应避免手腕过度背屈防止损伤正中神经[53-54]。

有些临床医师选择"穿透"技术行动脉置管，该技术有意刺破血管前后壁，从导管中拔出针芯，回退导管直至出现搏动性血流，然后导管向前直接或采用 Seldinger 技术在导丝依托下置入血管腔。尽管没有必要为了成功置管在桡动脉后壁多刺破一个洞，但该技术本身与并发症发生率或失败率增加无关[55]。

动脉置管的其他辅助手段包括应用超声成像引导导管置入，尤其可作为尝试失败后的补救方法[56]。尽管超声技术能提高首次置管成功率，但改善临床结果和缩短置管时间并未被作为常规应用的理由记录在案[57-60]。

其他可选的动脉压监测部位

若桡动脉不适合或不可用，存在多个可选部位。尺动脉可用桡动脉相似的方式置管并已得到安全应用，即使在同侧桡动脉尝试失败后[37,61]。同样，尽管肱动脉没有侧支血管保护手，但有安全使用的长期跟踪记录。Bazaral 和同事报道了 3000 多例肱动脉置管行心脏手术患者，其中只有 1 例严重血栓并发症且没有长期后遗症[62]。肱动脉的优点在于患者较舒适、可活动和可获得中央动脉压力波形，且并发症发生率与桡动脉和股动脉相似[36]。应优先选择稍长的导管用于肱动脉或腋动脉部位，因为它们的位置相对较深且靠近肩膀和肘关节。然而，当采用更靠近中心的血管时，脑栓塞的风险显著增加。

尽管股动脉是常用监测中最大的血管，但其安全性似乎与其他部位相同[36]。与腋动脉压监测相同，股动脉波形比其他从周围动脉记录的波形更像主动脉压。由于动脉管径大，远端缺血的风险降低，但首次血管操作期间粥样硬化斑块栓塞的风险值得注意。股动脉置管最好采用导丝技术实施，血管入口必须远离腹股沟韧带以最大程度减少动脉损伤、隐匿性血肿形成或甚至于无法控制的出血进入盆腔或腹膜的风险[63]。

不太常用的部位包括足背动脉、胫后动脉、颞浅动脉，小儿患者足部血管更常用。

直接动脉压监测的并发症

大量临床研究证实桡动脉监测后的长期并发症发

框 45-3　直接动脉压监测的并发症
远端缺血、假性动脉瘤、动静脉瘘
出血
动脉栓塞
感染
周围神经病变
数据解读错误
设备误用

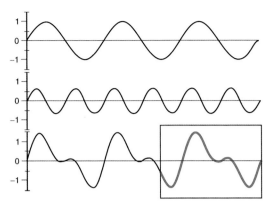

图 45-2　由正弦波整合而成的动脉血压波形。基础波（顶部）与 63% 的第二谐波（中间）叠加形成类似于典型动脉血压波形（方框）的压力波（底部）(From Mark JB: Atlas of cardiovascular monitoring, New York, 1998, Churchill Livingstone.)

生率很低 [35-37]。尽管桡动脉置管的血管并发症很少见，但可能增加风险的因素包括血管痉挛性动脉病变、既往动脉损伤、血小板增多症、长时间休克、大剂量血管收缩药的应用、导管留置时间延长和感染 [38, 64-65]。导管直径和材料以及动脉粗细和患者性别可能与动脉损伤有关 [38]。

任何部位动脉置管后都可发生罕见的并发症（框 45-3）。大多数情况下，存在技术上置管困难或有诱发因素如休克或凝血障碍。在一项由于各种血管穿刺导致的 2000 例不良临床事件的观察研究中，仅有 13 例与周围动脉置管有关，少于与中心静脉 [18] 或周围静脉置管 [33] 有关的事件。在这些病例中，5 例为仪器问题，3 例无意中将动脉管道用作给药通道，其余病例为动脉管道破裂或扭结。仅有 1 例确实为桡动脉置管后一过性血管痉挛 [32, 66]。该研究的第二份报告指出 10 例直接压力监测有问题，原因为校正错误或对压力波形的解读错误或未识别锁骨下动脉狭窄。此外，麻醉终结索赔研究会报道称与任何部位动脉压监测有关的索赔仅占所有与任何血管穿刺有关索赔（占总索赔 2%）的 8%。在这些索赔中几乎 54% 与采用桡动脉有关（缺血性损伤、正中神经或桡神经损伤、导丝部分残留），不足 8% 与采用肱动脉有关，其余为股动脉监测后严重血栓性或出血性并发症 [67]。尽管在与动脉压监测有关的许多并发症中患者的生理功能很重要，但设备误用、细致的留置技术和导管护理以及不当的数据解读都是主要问题。

直接血压测定的技术问题

动脉血压的直接测压需要将准确适当的压力波形复制在监护仪上。遗憾的是，有些因素包括延长管道、三通、冲洗装置、记录仪、放大器和传感器影响了这一过程并可能产生显著误差 [68]。

大多数有创血压监测系统是弹簧物质系统塑形的阻尼不足的二阶动态系统，表现为依赖弹性、质量和摩擦力的简单谐波运动 [68-70]。这三个特性决定了系统的运行特征（即频率响应或动态响应），这又以关键

的系统参数固有频率（f_n, ω）和阻尼系数（τ, Z, α, D）为特征。系统固有频率决定受到刺激后系统如何快速振荡，而阻尼系数反映作用于系统的摩擦力并决定受到刺激后如何快速回到静息状态。两个变量可在床边估计或测量，可显著影响所显示的压力波形外观。

压力监测系统的固有频率、阻尼系数和动态响应　显示的动脉血压波形是由 Fourier 分析一系列简单但传播和反射多样化的压力波的总和产生的周期性复合波。因此，它是一个由每搏量射血产生的原始复合波的数学再创造 [71-72]。原始压力波以基本频率为特征，临床上表现为脉率。尽管脉率以每分钟心跳测定，但基本频率表达为每秒周期或赫兹（Hz）。

正弦波总和生成最终复合波，频率为基本频率的倍数或谐波。描绘收缩期上升支和峰值、重搏切迹等等的原始动脉波形可仅由两个正弦波在合理的精确度下重建，即基本频率和第二谐波重（图 45-2）。如果最初的动脉压波形包含高频成分如峭的收缩期上升支，需要更高频正弦波（和更多谐波）提供最初压力波形的忠实重建。作为一般规则，需 6～10 个谐波提供大多数动脉压波形的无失真重建 [71, 73]。于是，脉率为 120 次 / 分（2 周期 /s 或 2Hz）患者的准确动脉血压测定需动态响应为 12～20Hz（即 6～10 个波形 ×2Hz）的监测系统。心率越快和收缩期上升支越陡，需动态响应越大的监测系统。

所有监测系统都有内在固有频率和阻尼系数。如果固有频率太低，监测到的压力波形频率会与测量系统的固有频率重叠，系统将产生共振，监护仪上记录的压力波形就会被夸大或成为真实动脉内压力的放大

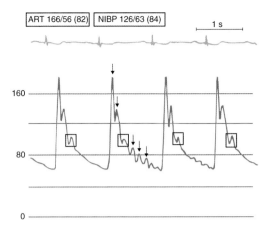

图 45-3　阻尼不足的动脉压力波形。收缩压超射和叠加小的非生理压力波（箭头）使波形失真并难以辨别重搏切迹（方框）。数字值显示直接动脉血压（ART 166/56，平均压 82mmHg）和无创血压（NIBP 126/63，平均压 84mmHg）说明了存在阻尼不足系统时两种测量技术之间的特征性关系 *(From Mark JB: Atlas of cardiovascular monitoring, New York, 1998, Churchill Livingstone.)*

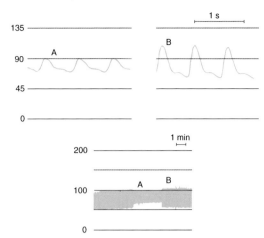

图 45-4　阻尼过大的动脉压力波形。阻尼过大的压力波形（A）与正常波形（B）相比，显示为脉压减小。慢速记录（底部）阐明了 3min 时间的阻尼动脉压。图中指出尽管存在阻尼系统，但平均动脉压保持不变 *(From Mark JB: Atlas of cardiovascular monitoring, New York, 1998, Churchill Livingstone.)*

版本。阻尼不足的压力波形显示为收缩压超射并可能包含测量系统本身产生的因素而非原始传播压力波（图 45-3）。相反，阻尼过大的波形可通过其钝挫的上升支、无重搏切迹和详细细节的丢失来识别。这样的波形显示为假性的脉压过窄，尽管平均动脉压可能还是比较准确的（图 45-4）。

　　常规临床使用的导管 - 管道传感器系统往往阻尼不足，但具有可接受的超过 12Hz 的固有频率[68]（图 45-5）。总的来说，监测系统的固有频率越低，确保压力波忠实重建所需的阻尼系数范围越窄。例如，如果监测系统的固有频率为 10Hz，所需准确压力波形监测的阻尼系数必须为 0.45～0.6。如果阻尼系数太低，监测系统将阻尼不足、产生共振，并虚假地显示升高的收缩压，如果阻尼系数太高，系统将阻尼过大，收缩压将被假性降低，且压力波形中的详细细节将丢失。

　　对任何特定系统来说，可能达到的最快固有频率有助于实现最佳动态响应[72]。理论上，可通过使用较短的硬质压力管道和限制三通和其他监测系统部件的数量达到最佳动态响应。隐藏于三通和其他连接装置中的血块和气泡对系统动态响应有相似的影响。作为一般规则，在监测系统中加入气泡不会改善其动态响应，这是由于系统阻尼的增加需伴随固有频率的降低。有点矛盾的是，监测系统共振可增加并引起更大的收缩压超射（图 45-6）。

　　快速冲洗试验为确定系统动态响应和评估信号失

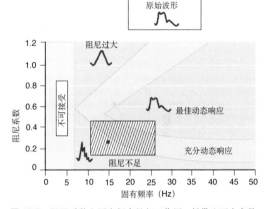

图 45-5　阻尼系数和固有频率的相互作用。凭借这两个参数，导管管道 - 传感器系统可根据动态响应范围进行分类。具有最佳或充分动态响应的系统将记录和显示临床实践中遇到的所有或大多数压力波形。阻尼过大和阻尼不足的系统以可预见的方式歪曲了测量值，固有频率 <7Hz 的系统被证明是不可接受的。带阴影的矩形框提示临床测压系统常见的阻尼系数和固有频率范围。方框内的红点标记了 30 个这种系统的平均值[74] *(From Mark JB: Atlas of cardiovascular monitoring, New York, 1998, Churchill Livingstone.)*

真提供了简便的床边方法[68, 70, 72]。记录快速冲洗阀短暂开放后冲洗干扰波的特征和时长。固有频率与两个相邻振荡波峰间的时间成反比，计算公式为 1 周期 / 1.7mm×25mm/s = 14.7 周期 /s（14.7Hz）（图 45-7A）。较短的振荡周期提示较快的固有频率[72]。另外，阻尼

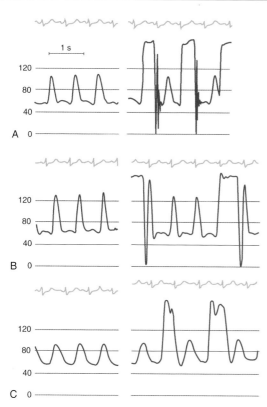

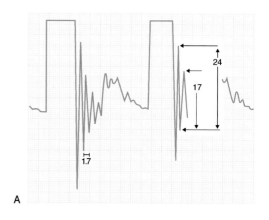

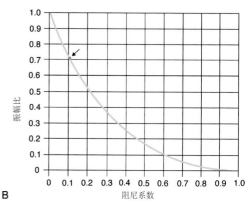

图 45-6 动脉压力监测系统中小气泡的影响。显示动脉压力波形和叠加的快速冲洗方波干扰。A. 最初的监测系统有充足的动态响应（固有频率 17Hz，阻尼系数 0.2）。B. 监测系统中加入0.1ml 小气泡导致动脉血压反常升高。提示系统固有频率降低。C. 0.5ml 的大气泡进一步降低动态响应并产生动脉低血压假象 *(From Mark JB: Atlas of cardiovascular monitoring, New York, 1998, Churchill Livingstone.)*

图 45-7 固有频率和阻尼系数的临床测定。A. 两个方波快速冲洗干扰打断了以 25mm/s 速度在标准 1mm 方格纸上记录的动脉压力波形。通过测量相邻振荡波峰（1.7mm）一个周期的时间确定固有频率。通过测量相邻振荡波峰的高度（17mm 和 24mm）确定阻尼系数。由这些测定可计算出固有频率 14.7Hz 和振幅比 0.71。B. 振幅比和阻尼系数的关系。图 A 中快速冲洗试验确定的振幅比与阻尼系数 0.11 相对应 *(From Mark JB: Atlas of cardiovascular monitoring, New York, 1998, Churchill Livingstone.)*

系数与连续振荡波峰的振幅有关。因此产生的振幅比提示测量系统快速回复至静息状态的程度。阻尼系数可用数学方法计算，但通常由振幅比图解确定[68, 72]。例如，两个连续振荡周期的振幅为 24mm 和 17mm，给出的振幅比为 17/24 或 0.71。这与基于图解法的阻尼系数 0.11 相对应（图 45-7B）。注意图中的监测系统有足够的固有频率（约 15Hz），但阻尼不足（阻尼系数 0.11，最佳范围 0.45～0.6，见前文）。在这样的系统中预期可发现收缩压超射。

尽管已知准确动脉血压测量的技术要求，但在常规临床实践中常常缺乏这些条件。对常规用于重症监测的 30 个桡动脉导管 - 传感器系统的频率响应测试显示固有频率（平均 14.7±3.7Hz）和阻尼系数（平均0.24±0.07）值降至阻尼不足范围内[68, 74]。而且，在

此设置下测得的频率响应（10.2～25.3Hz）和阻尼系数（0.15～0.44）范围提示临床实践中动脉波形失真很常见，特别是阻尼不足系统导致的收缩期动脉血压超射（参见图 45-5）。

压力监测系统的组成 动脉压力监测系统有多个部件，始于动脉内导管并包括延长管道、三通、嵌入式采血装置、压力传感器、持续冲洗装置和连接床边监护仪与波形显示屏的导线。系统中的三通提供了采血和将传感器暴露于大气压设定零点参考值的部位。无针采血口和嵌入式吸引系统可不用锋利的针头采血

并将吸出的多余血液在简便的闭合系统内返还给患者。这些改良旨在减少针头损伤的风险和减少取样时患者血液的浪费。然而，这些附加特性可能降低监测系统的动态响应并进一步加剧了收缩期动脉压超射。

冲洗装置提供了持续、缓慢（1～3ml/h）滴注生理盐水清洗监测系统和预防动脉导管内血栓形成的作用。不应使用葡萄糖溶液，这是因为血样被冲洗液污染可导致血糖测定的严重误差[75]。浓度稀释的肝素（1～2U/ml生理盐水）加入冲洗液可进一步降低导管血栓形成的发生率，但这一做法增加了肝素诱导的血小板减少症的风险，应尽量避免。冲洗装置不仅确保了管道和导管的持续、缓慢冲洗，而且包含一个用于周期性高压冲洗的装有弹簧的阀门。这一快速冲洗用于清洗动脉血样采集后延长管道内的血液，或恢复压力监测系统的动态响应特性，否则随时间缓慢变差[76]。

设定传感器：归零和定位　使用前，压力传感器必须调零、校正和确定相对于患者的适当水平位。必须通过打开三通使传感器暴露于大气压并执行归零指令来确立零点压力参考值，具体操作可能因生产商而不同。这再次说明监测仪上显示的所有压力都是参照当地大气压的。准确地说，三通水平的气体界面是零点压力的位置。这点必须相对于患者专门定位以确保准确的传感器水平位。当压力出现显著或意想不到的变化时，通过打开三通并观察床旁监护仪上的压力值是否仍为零，可快速重新检查零点参考值[72]。偶尔出故障的传感器、导线或监护仪会导致零点基线漂移，将显著误差引入随后的压力测定直至重新确立零点参考值[77-78]。

从历史上看，传感器的校正紧随归零之后。校正是系统增益的调整以确保相对于已知参考值的准确的传感器测量。尽管传统上依靠水银压力计校正，但目前一次性压力传感器符合由 AAMI 和美国国家标准协会制定的准确性标准[77]。因此不再实施正规的床旁传感器校正。然而，常规比较由新放置的动脉导管所测的血压与由其他方法所测的血压作为非正规但有用的校正是一种非常好的做法。有时，尽管传感器成功归零，但所测血压值似乎是错误的，应确认并替换出故障的压力传感器、导线或监护仪[78]。

传感器设定的最后步骤是将压力监测的零点设置于相对患者的适当水平位。需注意传感器归零和定位是两个不同的步骤。归零是为传感器系统建立零参考点，而定位是将该参考点与患者身体的特定部位相对应。也就是说，确定数值 0 在哪里并从哪里开始测量。尽管零参考点水平的精确定位对于血压的准确监测很

重要，但对于生理值范围更小的，如心脏充盈压更为关键。在这种情况下，小的绝对误差将对显示的压力产生很大影响。

动脉压力传感器应置于最佳估测主动脉根部压力的位置。尽管仰卧位患者常采用胸腔中部位置，但一些研究者发现当传感器处于胸腔中部而非胸骨缘后约5cm 处时，心脏充盈压被显著高估[79-80]。这一更佳的（更靠前）传感器位置消除了静水压对心脏充盈压测定的干扰作用。

在解读血压测定中必须考虑压力传感器相对于患者的位置。在某些情况下，临床医师可能选择将动脉传感器置于有别于标准的水平。在这种情况下，重要的是要注意显示的压力是该水平测定的压力，与主动脉根部的压力不同。例如，坐位神经外科手术期间，当动脉压传感器升至接近患者 Willis 环的耳部水平时，测量和显示的是脑水平的动脉压，此处主动脉根部的压力更高（高出部分等于两点间的垂直高度差）。传感器移动时，无需重新归零，因为数英寸高度调整下的大气压变化很小。当压力传感器固定于静脉输液架并调整患者病床高度时，也常出现误差。相对于传感器升高病床将高估动脉压，而降低患者至传感器以下将导致动脉压低估。

正确解读侧卧位患者的血压测量，有助于区分归零和定位压力传感器并了解无创和有创血压测量间的差别。侧卧位时，尽管主动脉根部仍保持固定，一侧手臂必定高于另一侧。然而，只要压力传感器仍固定于心脏水平，手臂的位置或其导管留置的血管对测定的动脉压没有影响。另一方面，两上肢无创袖带的压力测量有所不同，有依托（下部）的手臂较高，无依托（上部）的手臂较低（图 45-8）。因此，为了检查袖带测量的准确性，有必要将压力传感器暂时移至有疑问的血压袖带水平。

正常动脉压波形

在动脉压监测的早期时代，由波形分析采集有意义的诊断信息[33]。遗憾的是，这种做法减少了，可能是由于对袖带血压测量法的依赖增加，该法提供了"一种简单的与心脏做功（收缩压）和动脉张力（舒张压）相关联方法的数字，伪科学伴随（这些）数字产生了……"[81]随着自动图形分析和高分辨率、彩色显示器的出现，对波形分析新的兴趣正吸引新的关注[34]。然而，充分评价直接动脉压波形提供的诊断线索需理解正常波形组成、与心动周期的关系和在不同动脉部位记录时波形变化的含义。

收缩期左心室射血入主动脉产生体循环动脉压波

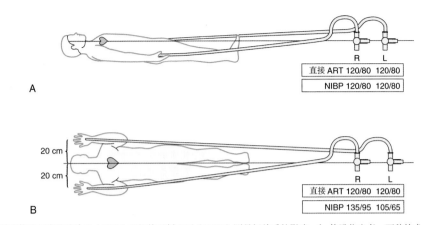

图45-8 患者体位对直接动脉压（ART）和间接无创血压（NIBP）测量间关系的影响。A. 仰卧位患者，两种技术在右侧（R）或左侧（L）手臂所测的压力相同。B. 右侧卧位患者，只要各自的压力传感器保持在心脏水平，由右侧和左侧桡动脉直接记录的ART 维持不变。然而，有依托的右臂的 NIBP 较高，无依托的左臂 NIBP 较低。NIBP 的差异由手臂高于或低于心脏水平决定，等于心脏和各臂间水平的静水压差。高度相差 20cm 产生 15mmHg 的压差 *(From Mark JB: Atlas of cardiovascular monitoring, New York, 1998, Churchill Livingstone.)*

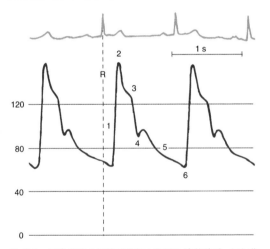

图45-9 正常动脉血压波形和与心电图 R 波的关系。（1）收缩期上升支；（2）收缩期峰压；（3）收缩期下降支；（4）重搏切迹；（5）舒张期径流；（6）舒张末压 *(From Mark JB: Atlas of cardiovascular monitoring, New York, 1998, Churchill Livingstone.)*

形，随后是舒张期周围径流。收缩期波形组成包括陡峭的压力上升支、峰值和随后的降段，并紧随心电图R 波之后。动脉压波形的下降支被重搏切迹所中断，并在舒张期随心电图 T 波继续下降，在舒张末达到最低点（图45-9）。重搏切迹，当在中央主动脉记录时被称为切迹（来自拉丁语，指"切入"），其轮廓清晰，据认为由主动脉瓣关闭所致[82]。相反，越靠近周围的动脉波形通常显示为更依赖于动脉壁特性的更滞后、更钝的重搏切迹。注意收缩期上升支始于 R 波开始后

120 ～ 180ms（参见图45-9）。该时间间隔反映了心室肌去极化、左心室等容收缩、主动脉瓣开放、左心室射血、主动脉压力波传播和最终信号传递至压力传感器所需的总的时间。

床旁监护仪显示的是收缩期峰压和舒张末最低压的数值。平均动脉压取决于监护仪所用的计算方法。最简单地说，平均动脉压等于动脉压力曲线下面积除以心搏时间，取多个心动周期的平均值。尽管平均动脉压通常估测为舒张压加三分之一脉压，但这种估测仅在心率较慢时有效，因为随着心率增加舒张期占心动周期的比例降低[83]。

动脉压波形的一个重要特征为远端脉搏放大。由不同部位同时记录的压力波形因血管树物理特性，即阻抗和谐振有不同的形态[31, 81]（图45-10）。随着压力波从中央主动脉向周围传递，动脉上升支变陡，收缩期峰压升高，重搏切迹滞后，舒张期波更突出，舒张末压降低。因此，与中央主动脉压相比，周围动脉波形收缩压更高、舒张压更低和脉压更宽。而且，由于信号延迟到达外周部位，桡动脉收缩期上升支的开始比主动脉晚60ms。主动脉平均动脉压仅轻度高于周围动脉压。

随着动脉压波形向周围传递，动脉树内的压力反射对其有很大影响[81]。当血液从主动脉动脉向桡动脉流动时，因大动脉相对血流阻力较小，平均动脉压仅轻度下降。而血流至小动脉流向桡动脉时，由于主要流经动脉的阻力较小，平均压仅轻度降低。而在小动脉水平由于血管阻力大幅增加，平均血压显著降低。这一对血流的阻力减弱了下游小血管的压力搏动但通过

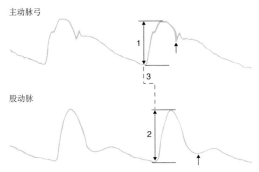

主动脉弓

股动脉

图 45-10　动脉压力波形的远端脉搏波放大。与主动脉弓压力相比，更靠周围的股动脉压力波形显示脉压更宽（比较 1 和 2）、收缩压上升支延迟开始（3）、重搏切迹滞后、不明显（比较箭头），舒张期波形更突出 *(From Mark JB: Atlas of cardiovascular monitoring, New York, 1998, Churchill Livingstone.)*

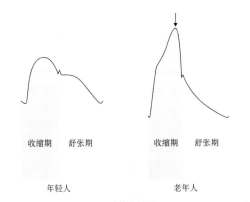

收缩期　　舒张期　　　　收缩期　　舒张期

年轻人　　　　　　　　　老年人

图 45-11　压力波反射对动脉压波形的影响。伴动脉顺应性降低的老年人，反射波从周围早期折返导致收缩压峰值滞后（箭头），舒张压波减弱，而且有时收缩早期的驼峰扭曲了平滑的上升支

压力波反射增强了上游动脉压力搏动[84]。这些前行波和反射波的总和决定了不同动脉部位记录的动脉搏动波形态。例如，动脉顺应性降低导致反射压力波过早折返，使动脉压波形中脉压升高、收缩压峰值滞后、舒张压波减弱，而且有时出现收缩早期平滑上升支的驼峰扭曲（图 45-11）。

基于这些考虑，正常情况下即便健康个体动脉波形的形态和收缩压与舒张压的准确数值在整个动脉系统也不同。这些改变可增强而且有时被各种因素所加剧，包括但不限于年龄、病理过程和药物干预。

动脉血压压差

很多病理生理状况导致监测部位间的动脉血压压差增

加，无论是真实的、医源性的或人为造成的。Frank 和同事们发现 21% 的经历周围血管手术患者双臂间血压差超过 20mmHg[85]。很显然，监测一侧手臂血压发现无创血压较低或触摸到的脉搏较弱将可能导致测量误差并可能导致处理错误。动脉粥样硬化或其他病理状况如动脉夹层、狭窄或栓塞可妨碍受累部位准确的血压监测。另外，术中不常用的患者体位可压迫局部动脉，而手术牵拉可影响灌注和更局限区域的监测[86-87]。

手术操作的特点对选择恰当部位动脉压监测很重要。需放置胸段降主动脉阻断钳的手术可能中断至左锁骨下动脉的血流、左上肢灌注和所有阻断钳远端的血管，除非采用某种形式的旁路。在这种情况下，右臂监测的血压提供了主动脉根部和颈动脉压的最佳估测。可同时监测股动脉压估测主动脉阻断钳远端的灌注压。

显著的生理学紊乱如败血症或休克，可产生大范围的动脉压压差影响动脉压监测部位的选择。在滴注血管收缩药的败血症休克患者中，股动脉压超出桡动脉压 50mmHg 以上[88]。这样的压差，尽管不那么严重，已见于使用麻醉药、椎管内阻滞、患者体温改变时[31]。低温期间，温度调节血管收缩导致桡动脉收缩压超过股动脉，而复温期间血管扩张逆转了这一压差[89]。

中心和外周部位间的特征性压差已在体外循环下心脏手术患者中得以描述（图 45-12）（参见第 67 章）。桡动脉平均压在转流开始时降低，并在整个转流期间持续低于股动脉压[90]。值得注意的是，这种情况持续到脱离体外循环后的最初几分钟，通常压差超过 20mmHg[91]。大多数患者这一压差在最初 1h 内消失，但偶尔会持续至术后阶段。

异常动脉压波形

详细检查单个动脉压波形的形态特征可提供重要的诊断信息（表 45-1）（图 45-13，A～D）。主动脉狭窄造成对射血的固定梗阻，导致每搏量降低和射血速率减慢。因此，波形的波幅小（细脉）且动脉压波形中收缩期上升支缓慢升高，收缩期峰压滞后（滞脉）（见图 45-13B）。其独特的肩状部分，称为升支切迹，常造成压力上升支扭曲，甚至使重搏切迹波无法辨认。这些特征可使动脉压波形表现为阻尼过大。

主动脉反流时，动脉压波形表现为急剧增高、脉压变宽和舒张压降低，这是由于舒张期血液分流入左心室和周围血管的缘故。动脉波形可能有两个收缩期峰值（双波脉），第一个波峰由前向射血所致，第二个波峰来源于外周血管的反射波（见图 45-13C）。肥厚型心肌病时，动脉压波形呈现奇特的双裂形态，称为

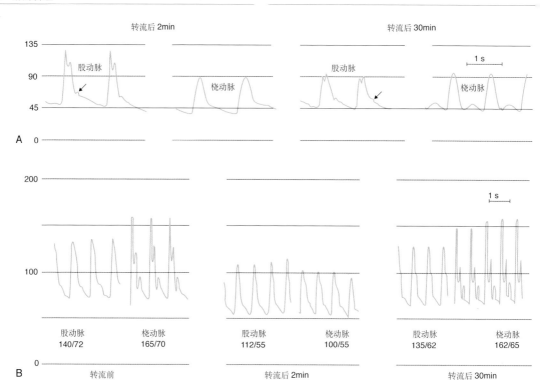

图 45-12 体外循环后的动脉压压差。A. 转流后 2min 记录的股动脉和桡动脉压力波形（转流后 2min），此时桡动脉压低估了更靠近中心的股动脉压。30min 后（转流后 30min）桡动脉压和股动脉压已相等且桡动脉压力已恢复成更典型的形态。注意转流后即刻股动脉压波形中可见重搏切迹（箭头），但桡动脉压波形中滞后。B. 心肺体外循环前（转流前）、转流后 2min 和转流后 30min 记录的股动脉和桡动脉压力波形。注意这些不同时点股动脉压和桡动脉压间关系的变化

表 45-1　异常动脉血压波形

状况	特征
主动脉狭窄	细脉（脉压变窄），滞脉（上升支延迟）
主动脉反流	双波脉（双峰值），脉压增宽
肥厚型心肌病	尖峰拱顶型（收缩中期梗阻）
收缩期左心室衰竭	交替脉（脉压幅度交替变化）
心脏压塞	奇脉（自主呼吸时收缩压过度降低）

尖峰拱顶型。快速、收缩早期射血导致最初血压急剧升高后，随着收缩中期左心室流出道梗阻阻碍射血，脉压骤降。最后是与周围血管反射波到达相关的收缩晚期第二波升高（见图 45-13D）。

观察动脉波形形态如何随时间变化是另一个有用的信息来源。交替脉是一种脉压较大和较小的交替心搏模式，也随呼吸周期变化，尽管其作用机制仍知之甚少（图 45-14A）。它可能是严重左心室收缩功能不全

的体征，但也可见于晚期主动脉狭窄患者。交替脉应与起源于心室的双波脉相区别。尽管两者在动脉压波形中均表现为交替的脉压，但交替脉有固定的节律。

奇脉是平静呼吸时动脉压的过度变化（< 10 ~ 12mmHg）[92-93]（图 45-14B）。奇脉并非真的反常，而是血压随自主呼吸的过度正常变化。吸气时血压下降比较明显。奇脉极具特点，心脏压塞患者几乎是普遍的，但也可发生于心包缩窄、严重气道梗阻、支气管痉挛、呼吸困难或涉及胸膜腔内压大幅波动的任何状况。重要的是注意，虽然发生心脏压塞时脉压和左心室每搏量在吸气时降低，但对比用力呼吸模式和胸膜腔内压过度变化患者观察到的动脉血压变化，其脉压保持不变[94]。

动脉压监测和血管内容量反应性预测的波形分析

血流动力学复苏的起点始于优化心脏前负荷，或

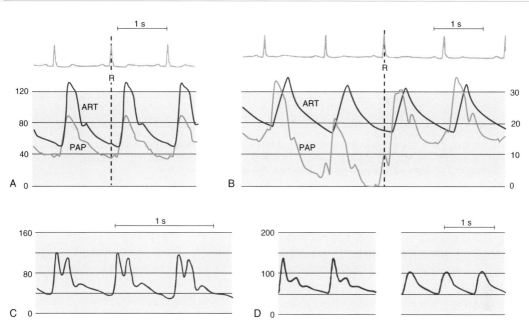

图 45-13 病理状态对动脉压（ART）波形形态的影响。**A.** 阐述相对于心电图 R 波时间节点相似的正常 ART 和肺动脉压（PAP）波形态。**B.** 主动脉狭窄时，ART 波形扭曲伴上升支显示不清和收缩期峰值滞后。与正常 PAP 波形相比，这些改变特别明显。注意 PAP 波形中随心搏的呼吸变化。在图 A 和图 B 中，ART 标尺位于左侧，PAP 标尺位于右侧。**C.** 主动脉反流产生双波脉和增宽的脉压。**D.** 肥厚型心肌病动脉压波形显示为奇特的尖峰拱顶型。手术矫正这一状况后波形呈现较正常的形态 *(From Mark JB: Atlas of cardiovascular monitoring, New York, 1998, Churchill Livingstone.)*

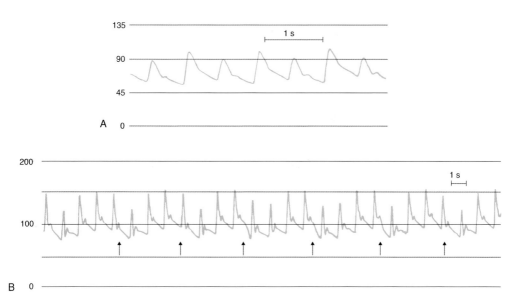

图 45-14 动脉压波形形态随心搏的变异性。**A.** 交替脉。**B.** 奇脉。自主吸气时收缩压和脉压均显著下降（箭头）是心脏压塞的特点 *(From Mark JB: Atlas of cardiovascular monitoring, New York, 1998, Churchill Livingstone.)*

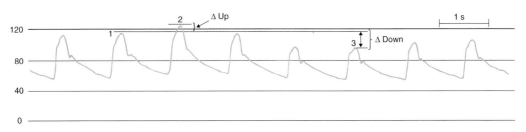

图 45-15 收缩压变异度。与呼气末记录的收缩压（1）比较，正压通气吸气期收缩压略有增加（2，ΔUp），随后降低（3，ΔDown）。正常情况下，收缩压变异度不超过 10mmHg。在本例中，大的 ΔDown 提示低血容量，即使收缩压和心率相对正常
(From Mark JB: Atlas of cardiovascular monitoring, New York, 1998, Churchill Livingstone.)

更精确地说，确定特定患者是否有充足的前负荷储备。前负荷静态指标如中心静脉压的局限性有明确的记录，因存在众多混淆其解读的因素[95]。前负荷和血管内容量反应性较新的动态指标已被研究用于区分患者是否因容量扩充而受益的能力。正压通气期间观察到的动脉血压变化和各种衍生指标是这些动态指标中研究最广泛的。血压的这种变化可在接受直接动脉血压监测患者的床旁监护仪上观察到，它们由呼吸周期中胸膜腔内压和肺容量的改变所致。

正压通气期间，肺容量的增加压迫了肺组织并促使肺静脉血管床内的血液进入左心腔，因而增加了左心室前负荷。同时，胸膜腔内压升高降低了左心室后负荷。左心室前负荷的增加和后负荷的降低导致左心室每搏量增加、心排血量增加，并在外周阻力不变的情况下使体循环动脉脉压升高。在大多数患者中前负荷效应更突出，但在严重左心室收缩衰竭患者中，后负荷降低对增加心室射血起了重要作用。吸气早期左心充盈增加的同时，胸膜腔内压升高导致体循环静脉回流减少和右心室前负荷降低。肺容量增加也可轻度增加肺血管阻力，从而增加右心室后负荷。这些作用相结合降低了吸气早期的右心室搏射血。在呼气早期，情况正好相反。吸气期间来自右心室的少量射血通过肺血管床进入左心，导致左心室充盈降低。左心室每搏量下降，体循环动脉压降低。体循环动脉压这种周期性变化称为收缩压变异度（systolic pressure variation，SPV）。

SPV 通常通过测定以呼气末、呼吸暂停为基础压的收缩压增高（ΔUp）和降低（ΔDown）细分为吸气相和呼气相（图 45-15）。在机械通气患者中，正常 SPV 为 7~10mmHg，其中 ΔUp 为 2~4mmHg，ΔDown 为 5~6mmHg[96]。这一观察已试图用于临床上判断低血容量患者[97]。在实验动物和危重患者中，低血容量引起 SPV 大幅增加，特别是 ΔDown。然

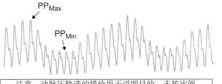

注意：动脉压轨迹的描绘用于说明目的，未按比例

PP_Max =150−70=80
PP_Min =120−60=60
PPV =(PP_Max−PP_Min)/[(PP_Max+PP_Min)/2]
PPV =80−60/[(80+60)/2]=29%

图 45-16 脉压变异度。脉压变异度（PPV）被计算为一个机械呼吸周期期间最大脉压值（PP_Max）与最小脉压值（PP_Min）的差值，除以这两个值的平均值（注意动脉压轨迹的描绘用于说明目的，未按比例）

而，通过增加的 SPV 判定患者存在残余前负荷储备可能更准确。尽管不等同于低血容量，前负荷储备描述了血管内扩容或补液使患者的 Frank-Starling 曲线上移，导致只要体循环血管阻力保持不变时，每搏量和心排血量增加的生理状态。

在一组各类重症患者中，Marik 阐明大的 SPV（> 15mmHg）高度预示肺动脉楔压（pulmonary artery wedge pressure，PAWP）偏低（< 10mmHg）[98]。采用超声心动图测定左心室切面面积代表前负荷，Coriat 和同事们发现 ΔDown 是比 PAWP 更好的前负荷预测指标[99]。采用受试者工作特征曲线分析，Tavernier 和合作者显示与 PAWP 或左心室舒张末面积相比，ΔDown 是更好的容量反应性指标[100]。

前负荷储备另一个动态指标是脉压变异度（pulse pressure variation，PPV）。现在有很多自动装置提供实时 PPV，尽管是根据略有不同的专门运算法则计算所得，PPV 不应超过 13%~17%[101-105]（图 45-16）。除了 SPV 和 PPV，更复杂的测定心排血量脉搏轮廓的方法（参见后文），允许在线测定每搏量变异度（stroke volume variation，SVV）的变化。与其他前负荷储备动态指标相同，正常 SVV 约为 10%～13%，而更大的变异性预示对扩容治疗的良好反应[104, 106]。尽管理论上 SVV 可能优于 PPV，但临床研究并未证明这一点[104]。

已研制出基于脉搏容积描记图中呼吸周期引起变化的设备，作为微创但类似的替代产品。如光电容积变异度（ΔPOP）或容积描记变异指数（PVI）测定在条件好的时候似乎有用，但这一独特生理信号比动脉血压波形更容易受混杂的影响[103, 107-108]。数字脉搏氧饱和度和光电容积波形均对局部循环的交感神经变化很敏感，特别是危重患者的皮肤和四肢。潮气量、核心和外周温度、环境光线和心律失常对有效的和可重复的数据收集和解读造成显著障碍。关于有意义的阈值没有达成共识，而且小儿、镇静但未麻痹患者的机械通气状况下和开腹情况下有效性特别差[108]。而且，大多数市售监测系统整合了复杂的自动增益特性以优化信号显示。因此，肉眼可见的变化程度可能与实际的信号变化不一致，导致错误的临床决策。

动态测量显著优于血管内容量的静态指标，并对作出明智的临床决策更有价值，尤其是危重患者。心室功能正常和减退患者心脏手术后（参见第 67 章）PVV 和 SVV 均是准确的，而 PPV 被证实可准确评价败血性休克患者血管内容量反应性[109-110]。术中应用也得出相似的结果[111-112]。的确，临床医师"细看"监护仪上显示的动脉血压波形中呼吸变化的能力似乎也相当准确。对这种压力变化的主观估计的错误率仅为 4.4%，由此导致的治疗错误率只有 1%[105]。

为了区分 ΔUp 和 ΔDown，以及能持续显示 PPV 或 SVV，较新的自动监护仪已避免了中断机械通气和建立呼吸暂停基线的要求[96, 113-114]。但是，这些监护仪的自动特性重要的是识别其使用得到验证下的临床状况。观察到的动脉压变异度大小受正压通气变量的影响，大多数患者不再处于与支持临床研究相似的常规通气模式。大体上，潮气量 8～10ml/kg、呼气末正压 5mmHg 或更高、心脏节律规整、腹内压正常、胸腔处于闭合状态的机械通气是重复这些实验状况所必需的。而且，患者体位改变如过度头低脚高位或侧卧位的影响并不清楚[104]。另外，伴肺动脉高压或右心室射血分数减低的患者可能对胸膜腔内压的变化无可靠反应，导致补液过多和加重右心衰竭[115]。呼吸频率增快，特别是当伴有呼吸衰竭或显著心动过缓时，可破坏呼吸周期引起的胸膜腔内压变化和心腔容量的关系，因而使这些患者中的血压变异度分析完全丧失理论基础[104]。

如前所述，呼吸周期引起的动脉压变异度并不仅仅与左心室前负荷变化有关，也部分依赖于后负荷的

变化。的确，动脉顺应性降低和见于正常与病理性血管老化的基础脉压升高导致 PPV 对任何刺激引发每搏量变化的过度反应。因此，这些患者的 PPV 阈值应高于那些血管树顺应性较好的患者[116-117]。

关于区分反应者与无反应者的确切阈值尚无统一意见，且技术种类、设备和方法还未标准化[103]。在一项近期的系统回顾中，PPV 和 SVV 的平均辨别阈值分别为 12.5%±1.6% 和 11.6%±1.9%，其敏感度（89% 和 88%）和特异度（82% 和 86%）均在可接受范围[118]。然而，简单将患者区分为反应者和无反应者没有考虑临床干预的性质问题。血管内扩容不会导致非此即彼的结果；不会产生简单的两边等同范围数值的阳性或阴性结果。Frank-Starling 曲线的不对称性决定了一个方向作用的成本-效益将不同于另一个方向的作用。任何前负荷的特定变化将导致每搏量朝一个方向的变化不同于另一个方向的变化，不同的变化取决于患者的起始离曲线峰值有多近。因此，提出了"灰色地带"的概念，即确定两个临界值，在两个值范围内不可能作出循证决定[119]。对 PPV 来说，该地带为 9%～13%，对那些低于 9% 的患者应接受血管内扩容，而 PPV 高于 13% 则不必。对介于两者之间者，测定不能提供有用的信息，应根据其他标准作出决定[104, 120]。

中心静脉压监测

在血流动力学不稳患者和实施大手术患者中常实施中心静脉置管和直接测定中心静脉压（CVP）。因为多种理由置入中心静脉导管以提供安全的静脉通路，包括给予血管活性药物或输注液体、监测 CVP、经静脉心脏起搏、临时血液透析、肺动脉导管置入或吸引夹带的空气。当无法获取外周通路或需要反复抽取血样时，也需要置入中心静脉导管（框 45-4）。

中心静脉置管

当需要术中置管时，选择麻醉诱导前或诱导后行中心静脉置管，最常取决于个体患者的情况、医生的偏好或医院的惯例。术前行中心静脉置管，若操作过程中任何患者出现过度镇静或不配合，应终止操作。在麻醉诱导和气管插管后重新评估中心静脉置管的必要性。

中心静脉置管时导管、穿刺部位和方法的选择

选择导管　中心静脉导管有各种长度、直径、材

中心静脉压监测
肺动脉置管和监测
经静脉心脏起搏
暂时性血液透析
经中心静脉给药
- 浓缩的血管活性药物
- 静脉营养液
- 化疗药物
- 刺激外周静脉的药物
- 长期抗生素治疗（例如，心内膜炎）

快速输注液体（经较粗导管）
- 创伤
- 重大手术

抽吸气栓
外周静脉通路不足
反复血液检测的取样部位

料和管腔组成[121-122]。根据置管的目的是监测 CVP 或其他治疗适应证、是想短期还是长期使用，可以选择不同的导管。最常用的导管是 7Fr-20cm 多端导管，可同时 CVP 监测和输注药物和液体[123]。快速血管内液体复苏最有效的是采用短而粗的外周静脉内导管，因为中心静脉导管较长而且单个管腔较窄，会显著增加流体的阻力。例如，根据制造商的产品说明，标准 7Fr-20cm 中心静脉导管的最大流速仅为 16G-3cm 静脉内导管的四分之一。

对多腔中心静脉通路流行的替代方法为采用大管径导管鞘，导管鞘带一到两个集成端口用于多重药物输注，结合经止血阀置入的单腔导管用于持续 CVP 监测。尽管使用这些较大管径导管鞘并非没有并发症，但确实满足了快速置入起搏导线或肺动脉导管的需求。

选择置管部位　选择最佳部位行中心静脉置管需考虑置管的适应证（压力监测还是药物或液体输注）、患者的基本医疗情况、临床设备情况、临床医师操作的技术和经验。对有严重出血倾向的患者，应选择容易发现出血来自静脉或相邻动脉并容易经局部压迫控制的穿刺部位。对于这种患者，颈内或颈外静脉路径要优于锁骨下部位。同样，严重肺气肿患者或其他受气胸严重影响的患者，最好选择颈内静脉而非锁骨下静脉置管，因为后一路径发生气胸风险的频率较高。如果紧急情况下需经静脉心脏起搏，应推荐有颈内静脉，因其提供了至右心室的最直接路径。创伤患者由于硬颈托中的颈部活动受限，最好采用股静脉或锁骨下静脉复苏；如果之前已放置胸腔引流管消除气胸风险，锁骨下静脉置管会更安全。临床医师必须认识到导管插入点到导管尖端正好

位于上腔静脉的长度随穿刺部位而不同，与右侧颈内静脉相比，当选择左侧颈内或颈外静脉时，置管深度偏长（3~5cm）[124]。最后，临床医师的个人经验对确定最安全置管部位无疑发挥着重要作用，尤其是在紧急或急诊情况下进行操作。

自 20 世纪 60 年代后期应用于临床实践以来，经皮右颈内静脉穿刺是麻醉医师行中心静脉置管的首选[125-127]。其原因包括颈内静脉解剖部位的固定、变异少、容易确认、体表标识明显、离上腔静脉距离短而直。大多数外科手术期间颈内静脉置管极易达成，且置管成功率高（90%~99%）[126,128]。

尽管一些解剖细节使左颈内静脉不如右颈内静脉更具吸引力，但左颈内静脉置管可靠安全。左侧胸膜顶更高，理论上增加了气胸风险。操作中可能损伤胸导管，因其在左颈内静脉和锁骨下静脉连接处汇入静脉系统[129]。通常左颈内静脉比右颈内静脉细，更大程度地与相邻颈动脉交叠[130]。最重要的是，任何经患者左侧置入的导管必须经过无名静脉（左头臂静脉）并垂直进入上腔静脉。因此，导管尖端可触及上腔静脉右侧壁，增加血管损伤的风险。这一解剖学缺点涉及所有左侧置管部位，并强调需 X 线确定导管尖端的正确位置。最后，大多数操作者缺乏左颈内静脉置管的经验，导致更多不良事件和并发症的发生[131-132]。

锁骨下静脉是中心静脉置管的重要部位，特别受外科医师和其他临床医师欢迎，用于急诊容量复苏和长期经静脉内治疗或透析，而非用于短期监测目的[133-134]。锁骨下静脉置管的优点包括与股静脉相比感染发生率低、创伤患者硬颈托中颈部活动受限时易于穿刺、增加患者舒适度、特别是长期静脉内治疗如静脉高营养和化疗[135-136]。

尽管有技术上的挑战，右侧和左侧颈外静脉均可提供安全、作为颈内静脉或锁骨下静脉替代的中心静脉穿刺部位。因颈外静脉表浅，使中心静脉置管基本无气胸或意外刺破动脉的风险。多数情况下，最好采用 18G 套管针而不是薄壁针头置入导丝（即改良 Seldinger 法，而不是 Seldinger 技术），因为颈外静脉走行弯曲，常需反复调整导丝方向使其进入上腔静脉。应始终采用 J 形头导丝，因为它比直头导丝更容易经过锁骨下成功进入中心静脉[137-138]。当导丝不如预期那样前进，而是移向外周进入锁骨下静脉，推进导丝前将同侧肩关节外展 90° 可能方便进入中心静脉通道。此外，导丝推进时，患者同侧手臂置于体侧，由助手向骶尾侧轻轻牵拉肩膀，使颈外静脉走行变直。基本上，排除颈外静脉用于 CVP 监测的唯一因素为无法暴露颈部静脉并置管，并推进导管进入中心循环。

推进导管和僵硬的扩张器入颈外静脉需特别小心。导管进入锁骨下静脉时需以锐角向前推进。置管过程中如果用力不当，此处可能导致静脉损伤。不出所料，约 20% 的问题发生于尝试颈外静脉置管中，因此限制了这项技术更广泛应用 [139-140]。

当更常用的颈静脉和锁骨下静脉部位无法穿刺时，如烧伤、创伤或手术涉及头部、颈部和上胸部、或在心肺复苏期间（参见第 85、66 和 108 章），可采用股静脉置管。采用股静脉避免了许多中心静脉置管的常见并发症，尤其是气胸，但也有股动脉损伤甚至更罕见的股神经损伤的风险。利用体表标志技术，在腹股沟韧带下方触及股动脉搏动的内侧行股静脉穿刺。中心静脉压可采用较长的（40～70cm）导管置于下腔静脉或置入较短的（15～20cm）导管到达髂总静脉来测定。两者均可测定与右房压相关的 CVP，尽管位于更远端的较短导管所测 CVP 值有较大的偏差 [141-142]。机械通气和自主呼吸患者均是如此 [142-143]。股静脉路径的缺点包括血栓性并发症的风险增加，以及血管损伤可能导致腹腔内或腹膜后出血 [144]。另外，留置股静脉导管的患者一般不能行走，可能延迟和影响术后恢复。

大面积严重烧伤的患者，其腋下区域常可幸免，提供了动脉压或静脉压监测的部位 [145]。触及腋动脉，在其内侧约 1cm 处将标准 20cm CVP 导管置入腋静脉，可监测上腔静脉压力。在择期手术患者中，即使更远端的手和前臂外周静脉测定的压力可提供相当精确的 CVP 估计值 [146]。改良容积输液泵甚至可以测定外周静脉内的压力，而无需额外的传感器和监测设备 [147]。虽然这种测量 CVP 的方法除了置入标准外周静脉导管相关的风险外几乎没有风险，但由于未经广泛证实，在多数情况下不能替代中心静脉置管。

经外周静脉置入中心静脉导管（PICC）已经普遍替代经中心静脉置管，用于需长期静脉内治疗的患者。PICC 的优点包括在局麻下床边放置、置管相关的主要并发症风险极低、非临床医师（即注册护士和助理医师）可安全放置。这一技术特别经济有效，因为避免了那些需 Hickman 或 Broviac 中心静脉导管患者实施小型手术操作的需求 [148]。PICC 的静脉通路通常选择肘前静脉，最好是贵要静脉，因其走向较直，置管成功率高于头静脉。早期的报道显示 PICC 置入合适中心静脉部位的成功率有限，并有相当大的静脉血栓风险，但目前导管设计和置管技术的改进使多数患者均能成功置管且并发症很少 [148-150]。多数 PICC 置管用于长期药物治疗（化疗或胃肠外营养），采用非常柔软的抗凝硅胶导管。少数情况下经外周置入标准聚乙烯 40cm 静脉内导管并推进至中心部位用于短期输注血管

活性药物或监测 CVP 或 PAP。经 PICCs 记录的 CVP 略高于经中心静脉置管所测 CVP，但这种差异没有临床意义 [151]。当这些标准的长静脉导管从肘前静脉置入时，手臂外展时导管尖端可能进入心脏，因而增加了心脏穿孔或心律失常的风险 [152-153]。当有 PICCs 管道在位时，临床医师应谨慎置入额外的中心静脉导管，因为有切断中心静脉循环内 PICC 导管的风险。

选择中心静脉置管方法　中心静脉置管可采用标记技术或超声引导。超声技术正迅速获得认可，众多的专业团队和政府机构发布了中心静脉置管过程中其应用的实用推荐 [154-156]。可查阅其他关于应用体表标志在不同部位各种置管技术的详尽说明和辅导教程资料 [123, 157]。

无论应用何种穿刺技术或选择哪个置管部位，对所有中心静脉置管必须强调某些一般原则。理想情况下，每个医疗机构都应有中心静脉穿刺基本操作步骤的方案或清单，当所有职员目睹违反方案的情况时，都应大声地加以指正。标准化的设备、常规配备助手、洗手和最大程度的消毒预防都有助于操作过程的无菌 [154]。应重点考虑为血管定位和静脉穿刺应用实时超声引导，尤其是选择颈内静脉置管时。使用前应采用测压法或波形监测确认导管的静脉位置。最后，只要临床上适合应确认导管尖端的位置，避免延迟性并发症（参见后文）。

超声引导中心静脉置管

首次于 1984 年描述的超声引导中心静脉导管置入已被证明在多数情况下有益，包括加强医疗病房和手术室 [156, 158]（参见第 58 章）。当采用实时二维超声引导时，成功静脉置管所需的试穿次数较少。另外，超声引导缩短了置管所需时间、提高了总的成功率并减少直接并发症 [159-160]。超声引导置管的优势在无经验操作者行颈内静脉置管时很明显，成人患者比小儿患者更明显。基于这一证据，美国医疗保健研究与质量署（AHRQ）将实时超声引导中心静脉置管列为改善医疗质量的 11 项技术之一 [155]。与实时超声引导相关的附加设备和操作是否会增加导管相关性感染的发生率或在那些临床设置情况下受训人员对这一技术依赖性的增加是否将被证明是有害的尚不知晓。

作为实时超声引导置管的替代，可采用超声明确血管的位置和通畅情况，在皮肤做上标记提供明确的目标，然后以常规方式行颈静脉穿刺 [154, 161]。

实时二维超声引导下颈内静脉置管需 7.5～10 MHz 的超声探头。一旦患者处于头低脚高位，在皮肤消毒前快速超声扫描定位目标静脉、明确其通畅情况、

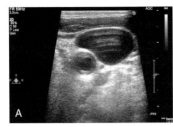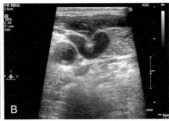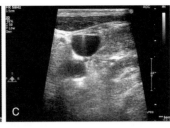

图 45-17　A. 横切面超声图像显示右颈内静脉和典型的解剖位置，位于右颈总动脉的前外侧。B. 穿刺针进入右颈内静脉，重要的是如图所示操作直视穿刺针进入血管腔，避免意外刺破静脉后壁。C. 血管腔内可见导丝呈强回声结构。使用血管扩张器前总应确定导丝的位置

排除解剖异常。这个简单步骤旨在避免当患者中心静脉有血栓、狭窄或异常时的无效穿刺。

一旦穿刺部位消毒和铺巾后，操作者用非穿刺手持无菌套保护的超声探头，获取目标血管图像。静脉和动脉在超声影像上呈两个环形黑色结构。可通过解剖位置和可被压瘪的特性确定静脉。动脉有轻微的搏动，一般较细，管壁较厚（图 45-17A）。当采用超声引导时，横切面（短轴）或纵切面（长轴）图像都可以。总的来说，横切面图像容易识别，可同时确定动脉和静脉，而纵切面图像可始终显示针尖位置，从而减少穿透静脉后壁[162]。当静脉定位于超声屏幕中央后，可在直视下用 18G 针头穿刺血管（参见图 45-17B），然后进行标准 Seldinger 技术（导丝穿过针头）或改良 Seldinger 技术（导丝穿过导管）穿刺。另一项推荐的安全步骤是在用血管扩张器对之前，确定静脉内导丝的位置（参见图 45-17C）。

锁骨下血管超声成像较困难，常受患者体型和超声探头大小和形状的影响。使用超声引导锁骨下静脉置管时，探头置于锁骨中外 1/3 交界处的锁骨下沟，当其穿出锁骨和第一肋骨形成的骨性通道时，可以看到腋静脉和腋静脉[163]。通常通过位于静脉头侧、不易被压瘪、管径不随呼吸改变来识别动脉。横切面或纵切面图像均可获得，用于引导穿刺针置入[164]。对于小儿患者描述了另一种方法，将探头置于锁骨上以获得锁骨下静脉的纵切面图像，通过常规锁骨下路径进行置管[145]（参见第 93 章）。

确定导管位置

在手术室内放置中心静脉导管通常用于手术过程中，无影像学证实导管尖端的位置。开始监测或输液前，应回抽血液明确多腔导管每个腔在静脉内的位置，并排出导管-管道系统内的任何残留空气。然而，手术后必须用影像学确定导管尖端的位置。导管尖端位于心脏内或上腔静脉的心包折返水平以下，会增加心脏穿孔和致命性心脏压塞的风险。理想情况下导管尖端应位于上腔静脉内、平行于血管壁、位置低于锁骨下缘并高于第三肋骨、T_4 至 T_5 椎间隙、奇静脉、气管隆嵴或右主支气管起始部[166-167]。Albrecht 和同事们通过解剖新鲜尸体证实，气管隆嵴总是比上腔静脉心包折返处更靠近头侧，因此建议中心静脉导管顶端应始终位于该影像学标记的上方[168]。

中心静脉压监测的并发症

中心静脉置管的并发症作为发病的主要来源日益得到认识，超过 15% 的患者经历过某种形式的相关不良事件[144]。尽管当由训练有素、经验丰富的临床医师操作时不常发生严重的即时并发症，但感染并发症很常见，中心静脉导管的应用不断导致明显的发病率和死亡率。并发症通常分为机械性损伤、血栓形成和成为感染性病因（框 45-5）。

中心静脉置管的机械性并发症

并发症的发生率取决于诸多因素，包括导管置入的部位和患者的医疗条件。大量回顾性和观察性研究提供了这些类型并发症发生率的最佳估计。

中心静脉置管引发的血管损伤有一系列的临床后果。最常见的轻微并发症是局部血肿或损伤静脉瓣[169]。更严重的并发症包括穿破胸膜膜腔或纵隔，导致胸腔积液、胸腔积血、纵隔积液、纵隔积血和（或）乳糜胸[129,170-173]。

总的来说，意外穿破动脉是最常见的急性机械性并发症，发生率为 1.9%～15%[174]。多数这类损伤导致局部血肿形成，但在极少情况下，即使细针误伤动脉可导致严重并发症如动脉血栓栓塞[175]。如果在中心静脉置管过程中细针伤及动脉，应拔出针头，按压数分钟以防

止血肿形成。当意外发生扩张器或大口径导管误入颈动脉时，应将扩张器或导管留在原处，立即请血管外科医生会诊是否应该拔除。即刻拔除导管可导致严重并发症如血胸、动静脉瘘、假性血管瘤和脑梗死[176-177]。通常需要在密切监测神经功能的情况下行开放或血管内修补术（因此需推迟任何择期手术）[176]。

据报道其他灾难性但罕见的血管损伤包括主动脉穿孔和面静脉撕脱[178-179]。中心静脉置管后延迟性血管并发症虽不常见，但应作为操作的后果加以考虑。文献报道的许多这类并发症包括主动脉 - 心房瘘、静脉 - 支气管瘘、颈动脉 - 颈内静脉瘘和假性动脉瘤形成[180-183]。

中心静脉置管最重要的致命性血管并发症是心脏压塞，是由心包内上腔静脉、右心房或右心室穿孔引起的。这些血管损伤可引起心包积血或意外地将静脉液体注入心包，导致心脏压迫[184]。据 2004 年美国麻醉医师学会终审索赔项目报道，这一损伤是与中心静脉导管相关的第二大最常见并发症[185]。在该报告中，心脏压塞导致 81% 病例死亡，且常为延迟性临床表现（1～5 天），提示与穿刺操作本身相比，该并发症与导管的留置和使用更有关系。大多数报道说明这种致命性事件是可以避免的，并强调当中心静脉导管尖端错误的位于心腔内或以锐角紧邻上腔静脉壁时，易于发生该并发症。后一种位置可通过影像学检查发现导管尖端在上腔静脉内呈轻微弧度来加以识别[186]。这些

观察强调了无论从中心还是外周部位置入导管，必须客观确认适当的导管尖端位置。事实上，许多导管相关的心脏和血管穿孔的早期报道提示外周导管可能存在不同寻常的高风险，这是因为手臂外展可导致导管尖端进入心脏内的危险部位[152, 187]。当导管导致心脏穿孔引起心脏压塞时，症状突然出现，如果放置了中心静脉导管的任何患者出现严重低血压，需高度怀疑。心律失常可提供导管尖端心内位置的早期线索[153]。有时，需通过后前位和侧位胸片以及注射造影剂来准确定位导管尖端的位置[188]。

气胸是锁骨下静脉置管最常见的并发症，尽管实际上意外刺破动脉可能更常见[66, 189]。Mansfield 和合作者报道了 821 例试图行锁骨下静脉置管的患者，当采用体表标记技术时，气胸发生率为 1.5%，穿破动脉的发生率为 3.7%[189]。颈内静脉路径的气胸发生率更低。Shah 和同事们系列报道了近 6000 例颈内静脉置管气胸发生率为 0.5%[174]。这很可能是一个更大的超预期估计，因为这些患者行心脏手术需锯开胸骨，该操作可能与许多患者的气胸有关。少量气胸可保守治疗，而胸腔闭式引流是大量空气积聚或接受正压机械通气或拟行重大手术患者的最佳处理方法。临床医师必须为可能发生张力性气胸和其不良血流动力学后果做好准备。除气胸外，中心静脉置管后可发生其他呼吸道损伤，包括皮下和纵隔气肿、气管穿孔和气管内导管套囊破裂[190]。

神经损伤是中心静脉置管另一个潜在并发症。损伤可发生于臂丛神经、星状神经节、膈神经或声带[191-192]。此外，该操作可能导致慢性疼痛综合征[193]。

中心静脉置管的血栓栓塞并发症

导管相关性血栓根据中心静脉置管部位有所不同，高达 21.5% 的股静脉置管患者和 1.9% 的锁骨下静脉置管患者发生[135]。导管位于右心房深部可能更易形成血栓，可能与导管对右心房心内膜的机械刺激有关[194]。导管尖端或附着于心内膜的血栓可能成为感染灶，引起上腔静脉综合征或血栓进入肺循环[195-197]。有时需手术取出[198]。

除了血栓栓塞，其他报道的中心静脉置管栓塞并发症包括部分导管或导丝栓塞以及空气栓塞[199-200]。这些情况几乎无一例外是器材使用不当的结果，强调了对使用这些器材的护士和医师进行正确教育与培训的需求。

中心静脉置管的感染性并发症

到目前为止，感染是中心静脉置管晚期最常见的

主要并发症。中心静脉路径相关血行感染（CLABSI）发生的降低可能是由于聚焦于导管置入和维护的最佳方法的循证依据的缘故。尽管如此，2009 年美国所有健康护理相关性感染中 CLABSI 仍占 14%[201]。尽管多数病例发生于非 ICU 患者（接受血液透析的住院患者和门诊患者），但许多是在 ICU 患者中诊断的[201-203]（参见第 101 和 102 章）。

如前所述，防止感染的首要条件是严格注意无菌操作[204]。近期的回顾显示，除了 CLABSI 发生率降低，颈内静脉、股静脉和锁骨下静脉穿刺部位的感染率相同[205]。尽管多腔导管附加的临床功能常常强制要求其使用，但其比单腔导管发生感染的风险更高[136, 144]。导管可由各种材料制成，包括硅胶、聚氯乙烯、聚四氟乙烯、聚氨酯等。而且，相同材料的导管制作工艺不同，可影响其表面和细菌黏附于表面的频率[206]。证据显示肝素涂层中心静脉导管可降低儿童和成人导管相关性血栓和感染的发生率[207-208]。结合抗微生物治疗如银（该金属有广泛抗微生物作用且无毒性）、抗菌氯己定和磺胺嘧啶银组合，或抗生素米诺环素和利福平导管表面涂层降低了导管细菌定植率和某些病例的血行感染[208-210]。增加的费用限制了这些导管的广泛采用，尽管有分析提示其成本效益设置，在此情况下导管相关性感染发生率仍较高，如免疫缺陷患者（超过 3.3/1000 导管天数）[211]。

氯己定浸渍海绵敷料降低了婴幼儿导管的细菌定植率，但未减少导管相关血行感染[212-213]（参见第 93 章）。来自疾病控制和预防中心（CDC）最新指南不支持常规更换导管位置或按计划经导丝更换导管。CDC 指南提供了导管管理的详细建议以减少感染性并发症的风险[136]。

中心静脉置管的其他并发症

据报道中心静脉置管有各种其他不良后遗症，尽管其发生率不是很清楚，大多数并不常见（参见框 45-5）。所有操作医师应熟悉这些情况，特别是因为很多这类并发症与操作者的失误有关[66, 214]。

使用导丝、血管扩张器和大口径导管会带来某些额外风险，要求技术上一丝不苟。导丝近端必须始终保持在临床医师的控制中，避免置入过深进入心脏，从而引起心律失常或可能将导丝遗留在循环内[199, 215]。扩张器在设计上比导管僵硬，如果置入用力过猛或不必要的过深扩张皮肤到静脉之间的皮下组织隧道，可能引起明显损伤[216]。大口径引导鞘和多腔导管由于其临床应用特性广受欢迎，但其尺寸可能增加导管相关损伤，未发现导管脱落引起出血和大量

静脉空气栓塞的风险。由于空气可经大的穿刺点直接进入中心静脉循环，不仅可能在最初的置管时进入血液，而且可能由于大口径导管的连接不当增加额外风险[200, 217]。

尽管 CVP 监测的很多并发症与设备使用不当有关，但数据解读错误的影响并不清楚。虽然临床医师极有可能对 CVP 监测认识不足，并因此更容易错误解读监测数据。相似的现象已在肺动脉导管监测中反复阐述（参见后文讨论）。安全有效地应用 CVP 监测需充分理解心血管生理学、正常 CVP 波形和这些测量中的常见病理学异常。

中心静脉压监测的生理学基础

心脏充盈压可以从血管系统的多个部位直接测定。中心静脉压监测是创伤最小的方法，其次是肺动脉压和左心房压监测。正确解读所有心脏充盈压，需了解心腔和大血管内压力正常值，以及其他测定和衍生的血流动力学变量（表 45-2）。

CVP 是多个生理变量间复杂相互作用的结果，

表 45-2　正常心血管压力

压力	平均值（mmHg）	范围（mmHg）
右心房		
a 波	6	2 ~ 7
v 波	5	2 ~ 7
平均值	3	1 ~ 5
右心室		
收缩期峰值	25	15 ~ 30
舒张末	6	1 ~ 7
肺动脉		
收缩期峰值	25	15 ~ 30
舒张末	9	4 ~ 12
平均值	15	9 ~ 19
肺动脉楔压		
平均值	9	4 ~ 12
左心房		
a 波	10	4 ~ 16
v 波	12	6 ~ 21
平均值	8	2 ~ 12
左心室		
收缩期峰值	130	90 ~ 140
舒张末	7	5 ~ 12
中央主动脉		
收缩期峰值	130	90 ~ 140
舒张末	70	60 ~ 90
平均值	90	70 ~ 105

其中很多变量在手术室或加强医疗病房内无法测量。不出所料，CVP 有时不能预测血管内容量状态或液体的反应性。CVP 和循环血容量间根本上没有简单的联系[95, 218-219]。尽管如此，CVP 波形很重要，因此必须理解其组成和可能的缺陷。

正常中心静脉压波形

心动周期期间的机械活动可在典型的 CVP 波形中反映出来。CVP 波形由 5 部分组成：3 个峰波（a、c、v）和两个降支（x、y）（表 45-3）（图 45-18）[220-221]。最突出的波为心房收缩的 a 波，出现在 ECG 的 P 波后的舒张末期。心房收缩升高心房压并经开放的三尖瓣提供心房收缩对右心室的充盈。随着心房舒张，a 波后心房压降低。这一压力平稳下降被 c 波打断。此波是三尖瓣关闭时凸向心房时等容心室收缩产生的心房压短暂升高。c 波总是出现在 ECG 的 R 波之后，因为其产生于心室收缩开始时。需注意的是，颈静脉压波形中观察到的 c 波起源稍复杂。此波受邻近颈动脉早期收缩压传播的影响，可称为颈动脉冲击波[222]。然而，由于颈静脉压也反映右心房压，因而此 c 波可能代表了动脉（颈动脉冲击）和静脉（三尖瓣活动）来源。心室收缩期间，由于心房持续舒张和心室收缩与射血产生的心房几何形态改变，致使心房压力持续下降。这就是 x 降支，或称为心房压的收缩期低估。x 降支可分为两部分，x 和 x′，对应 c 波前后两段。最后的心房压波峰是 v 波，由收缩晚期三尖瓣保持关闭时心房静脉充盈产生。v 波波峰通常紧随 ECG 的 T 波之后。随后，当三尖瓣开放，血液由心房进入心室时，心房压下降，表现为 y 降支或舒张期波谷。CVP 波形的最后组成部分为 h 波，偶尔表现为舒张中晚期的压力平台。h 波正常无法发现，除非心率缓慢或静脉压升高[222-223]。综上所

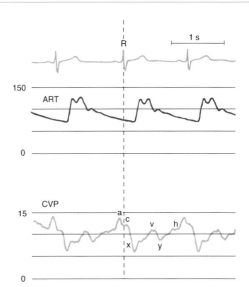

图 45-18　正常中心静脉压（CVP）波形。舒张期组成（y 降支，舒张末期 a 波）和收缩期组成（c 波、x 降支、收缩末期 v 波）均明确标记。由于心率缓慢，还可见到舒张中期平台波形，即 h 波。通过各波形组成与 ECG 的 R 波间的时间关系来辅助波形识别。采用动脉压（ART）轨迹的波形时间容易混淆，这是由于收缩期动脉压上升支相对延迟的缘故 *(From Mark JB: Atlas of cardiovascular monitoring, New York, 1998, Churchill Livingstone.)*

述，正常静脉波形组成可如下记忆：a 波源于心房收缩；c 波源于三尖瓣关闭和右心室等容收缩；x 降支是心房舒张导致收缩期心房压下降；v 波源于心室射血，驱动静脉充盈心房；y 降支是血液流经开放的三尖瓣使舒张期心房压降低所致。

涉及心动周期和心室机械活动，CVP 波形可被认为有 3 个收缩期部分（c 波、x 降支、v 波）和两个舒张期部分（y 降支、a 波）。通过回顾产生压力波峰和波谷的机械活动，对照 CVP 波形和 ECG 轨迹并采用 ECG 的 R 波标记舒张末期和收缩期开始可正确识别 CVP 波形的组成。当采用桡动脉压轨迹代替 ECG 用作 CVP 波形时程时，因桡动脉压上升支出现于 ECG 的 R 波后 200ms，可能产生混淆（参见图 45-18）。这一正常生理延迟反映了经心室（≈60ms）、等容左心室收缩（≈60ms）、主动脉压升高传播至桡动脉（≈50ms），桡动脉压升高经充满液体的管道传播到传感器所需的时间（≈10ms）[82, 224]。

根据心动周期中波形起始的时相，正常 CVP 波峰指的是收缩期（c 波、v 波）和舒张期（a 波）。然而，要识别这些波，一般不是根据其起始段或上升段，而是根据波峰的位置。例如，a 波的起始段和波峰一般

表 45-3　中心静脉压力波形组成

波形组成	心动周期时相	机械活动
a 波	舒张末	心房收缩
c 波	收缩早期	等容心室收缩，三尖瓣凸向右心房
v 波	收缩晚期	收缩期心房充盈
h 波	舒张中晚期	舒张期平台
x 降支	收缩中期	心房舒张，基底段下降，收缩期波谷
y 降支	舒张早期	早期心室充盈，舒张期波谷

在舒张末期，但波峰会延迟至与 ECG 的 R 波同时出现，特别见于短 PR 间期患者。在这种情况下，a 波和 c 波融合，这一混合波称为 a-c 波。而将 CVP 的 v 波作为收缩期部分则更令人迷惑。虽然 v 波的上升支始于收缩晚期，v 波的波峰却发生于等容心室舒张期，在房室瓣开放和 y 降支出现前即刻。因此，最精确的描绘是 v 波始于收缩晚期，但波峰出现于等容心室舒张期，是心室舒张最早的一部分。出于临床考虑，最简单的是将 v 波看作收缩期波。

尽管在正常静脉压波形中，可以辨别三个截然不同的 CVP 波峰（a、c、v）和两个波谷（x、y）。但心率变化和传导异常改变了这种模式。ECG 的短 PR 间期导致 a 波和 c 波融合，心动过速缩短舒张期长度和 y 降支的持续时间，导致 v 波和 a 波融合。相反，心动过缓使每个波都很明显，可肉眼区分 x 和 x' 降支，h 波更明显。尽管有 CVP 波形中其他病理性波更明显的情况，但不应认为每一个小的压力波峰都有生理意义，因为很多情况是充满液体的管道 - 换能器系统的人工干扰所致。搜寻预期的波形组成更为有用，包括那些怀疑有病理状况特征的波形。

异常的中心静脉压波形

通过检查 CVP 波形可诊断或明确各种病理生理状况（表 45-4）。其中最常用的是快速诊断心律失常[225]。房颤患者由于缺乏心房有效收缩使舒张末期和收缩开始时容量较大，a 波消失，c 波更明显（图 45-19A）。有时，当心室率缓慢时在 CVP 波形中可见到房颤或房扑波。等律性房室分离或交界性（结性）节律改变了心室收缩前心房收缩的正常顺序（图 45-19B）。相反，经心房的房室结冲动逆向传导引起心室收缩期三尖瓣关闭时的心房收缩，导致 CVP 波形中出现高大的"大炮样"a 波。心室起搏期间正常的房室同步消失可以相似的方式通过静脉压波形中搜寻大炮样波得以确认（图 45-19C）。在这些情况下，CVP 有助于诊断动脉低血压的原因；ECG 轨迹 P 波消失可能不像 CVP 波形的变化那么明显。

右侧瓣膜性心脏病以不同方式改变 CVP 波形[226]。三尖瓣反流通过不完整的瓣膜产生右心房收缩期充盈异常。这导致了收缩早期开始时突而高的收缩期 c-v 波和收缩期心房压中 x 降支的消失（图 45-20A）。这是指 CVP 波形的心室化，类似于右心室压。应注意该反流波在起始时间、持续时间和幅度均不同于收缩末来自腔静脉心房充盈引起的正常 v 波。在三尖瓣反流患者中，由床旁监护仪显示的数字，仅显示 CVP

表 45-4　中心静脉压波形异常

状况	特征
房颤	a 波消失 c 波明显
房室分离	大炮样 a 波
三尖瓣反流	高大的收缩期 c-v 波 x 降支消失
三尖瓣狭窄	高大的 a 波 y 降支平缓
右心室缺血	高大的 a 波和 v 波 陡峭的 x 和 y 降支 M 型或 W 型
心包缩窄	高大的 a 波和 v 波 陡峭的 x 和 y 降支 M 型或 W 型
心脏压塞	x 降支明显 y 降支平缓
自主呼吸或正压通气期间的呼吸变化	呼气末测压

平均值，高估了舒张末右心室压。相反，右心室舒张末压最好用反流收缩波之前 ECG 中 R 波出现时测量的 CVP 值来估计（图 45-20A）。与三尖瓣反流不同，三尖瓣狭窄导致舒张期心房排空和心室充盈受限（图 45-20B），平均 CVP 增高，舒张期全程存在右心房和右心室间压力梯度。由于来自心房的舒张期血液出口受损，a 波异常突出而 y 降支低平。其他降低右心室顺应性的状况，如右心室缺血、肺动脉高压、肺动脉瓣狭窄等，可产生 CVP 波形中突出的舒张末 a 波，但不减弱舒张早期 y 降支。存在心包疾病和右心室梗死的情况下，CVP 波的形态以其他特征形式发生改变。这些模式最好与肺动脉压监测相结合来解读，将在后面讨论。

也许 CVP 监测最重要的传统应用在于提供了对循环血容量的适当估计。几项随机试验和系统回顾已阐明 CVP 和循环血容量间的相关性很差，且静态 CVP 值不能预测对液体冲击的血流动力学反应[227-229]。考虑到影响 CVP 诸多变量间的相互作用的复杂性，这也不足为奇。也许关于血管内容量反应性的重要临床问题应该以否定形式提出，即患者是否不可能对静脉内液体冲击有反应。对罹患液体输注所有有害作用（毛细血管渗漏和组织水肿）和无益（心排血量增加）的那些患者是大多数情况下临床关注的人群。

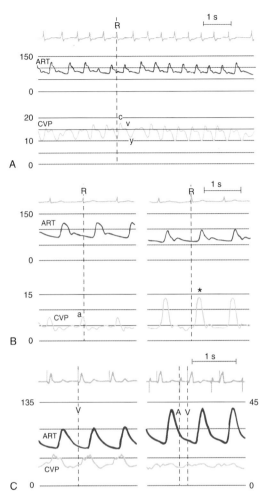

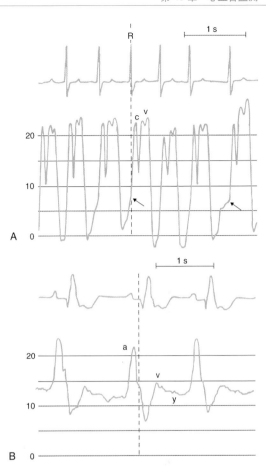

图 45-19 心律失常引起的中心静脉压（CVP）改变。A. 房颤。注意 a 波消失，c 波明显，仍有 v 波和 y 降支。这种心律失常也导致心电图中 R-R 间期和左心室每搏量的改变，可在心电图（ECG）和动脉压波形（ART）中观察到。B. 等律性房室分离。与 CVP 波形中的正常舒张末 a 波相比（左图），可见收缩早期大炮样波（＊，右图）。伴随这种心律失常的心室充盈减少导致动脉压降低。C. 心室起搏。心室起搏期间 CVP 波形中的收缩期大炮样波明显（左图）。房室顺序起搏使静脉波形恢复正常并使动脉压升高（右图）。动脉压（ART）的标尺位于左侧；中心静脉压（CVP）的标尺位于右侧 (From Mark JB: Atlas of cardiovascular monitoring, New York, 1998, Churchill Livingstone.)

图 45-20 三尖瓣病变中的中心静脉压（CVP）改变。A. 三尖瓣反流增加平均 CVP，波形显示为高的收缩期 c-v 波从而使 x 降支减弱。在本例中，由于房颤 a 波消失。右心室舒张末压最好在 ECG 中的 R 波（箭头所示）出现时评估，并低于平均 CVP。B. 三尖瓣狭窄增加平均 CVP，舒张期 y 降支减弱，而舒张末 a 波明显 (From Mark JB: Atlas of cardiovascular monitoring, New York, 1998, Churchill Livingstone.)

血管生理变量，其临床使用率不断飙升。至 20 世纪 90 年代中叶，估计美国每年 PAC 销售量达 200 万根，与其使用的相关费用估计每年超过 20 亿美元 [231]。

PAC 提供了许多临床医师包括危重病医学专家无法从标准临床体征和症状预测的数项血流动力学变量的测定 [232]。然而，PAC 监测是否改善患者的预后仍无法确定 [233]。

▌肺动脉导管监测

1970 年，Swan、Ganz 及其同事将肺动脉导管（PAC）引入临床实践用以急性心肌梗死患者的血流动力学评估 [230]。这些导管可在床旁准确测量重要的心

▌肺动脉置管

标准 PAC 导管周径为 7.0 ~ 9.0Fr，长 110 cm，间

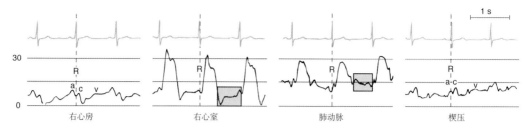

图 45-21 肺动脉导管置入期间记录到的特征性波形。右心房压类似于中心静脉压波形，显示 a 波、c 波和 v 波。尽管右心房和右心室的舒张末压相等，但右心室收缩压高于右心房。与心室压相比，肺动脉压显示为舒张期抬高。也要注意舒张时右心室压升高，而肺动脉压降低（阴影框所示）。肺动脉楔压与右心房压波形形态相似，尽管相对于心电图，心动周期的 a-c 波和 v 波出现较晚 *(From Mark JB: Atlas of cardiovascular monitoring, New York, 1998, Churchill Livingstone.)*

隔 10cm 标记刻度，导管内含 4 个管腔。导管尖端的远端开口用于肺动脉压监测，而第二个开口位于较近端的 30cm 处，用于 CVP 监测。第三腔通向尖端附近的气囊，第四腔内有温度热敏电阻丝，其终点就在气囊的近端。

PAC 可从前文所述的任何中心静脉置管部位插入，但右颈内静脉提供了至右心腔最直接的路径。应用与中心静脉置管相似的方法，插入其外端带止血阀的大口径导引鞘。PAC 通过无菌保护套置入，便于之后对 PAC 位置的无菌调整，其远端腔连接压力传感器，然后经导引鞘的止血阀插入至 20cm 深。PAC 的自然弯曲度应被定向为指向矢状面略偏左侧（从患者头侧观察 11 点的位置），利于通过位于前内侧的三尖瓣。导管尖端的气囊用空气充盈，导管向前进入右心房，经过三尖瓣、右心室、肺动脉瓣，进入肺动脉，最后到达楔压位置。这些位置每个点的特征性波形确定了正确的导管走向与位置（图 45-21）。

测得肺动脉楔压后，气囊放气，肺动脉压波形应再次出现。根据需要再次充盈气囊可获得楔压，使导管漂向远端直至肺动脉再次被阻塞。

肺动脉导管置入的附加指南

从右颈内静脉穿刺部位，当 PAC 插入 20 ~ 25cm 时应到达右心房，30 ~ 35cm 到达右心室，肺动脉为 40 ~ 45cm，楔压位置为 45 ~ 55cm。当选择其他部位放置导管时，需额外增加距离，通常经左颈内静脉和左、右颈外静脉额外增加 5 ~ 10cm，从股静脉额外增加 15cm，从肘前静脉额外增加 30 ~ 35cm[234]。这些距离只能作为粗略的参照，必须经常判断波形形态，按实际情况尽早用胸片确定导管位置。在标准前后位胸片上，PAC 尖端应位于心影 2cm 范围内[235]。

使用这些常用的距离数值有助于避免导管在心脏

内意外成袢、打结引起的并发症。如果导管插入 40cm 未观察到右心室波形，导管可能盘绕在右心房内。同样的，如果导管插入 50cm 未观察到肺动脉波形，导管可能盘绕在右心室内。应气囊放气，并将导管退至 20cm，重复 PAC 漂浮过程。

如果反复尝试置入 PAC 难以进入右心室，可能存在静脉解剖异常。全身静脉最常见的异常为永存左上腔静脉（LSVC），其发生率约为总人口的 0.1% ~ 0.2%，其他类型先天性心脏病患者的发生率为 2% ~ 9%[236-237]。永存左上腔静脉沿左侧纵隔下降，汇入扩张的冠状静脉窦。由于 LSVC 的良性特性，实际上所有病例均无症状，是在中心静脉或肺动脉置管失败时偶然被发现。因为这些患者大多数存在正常的右上腔静脉，所以只有当试图从左侧静脉放置 PAC 时才认识到这一解剖异常。更罕见的是，由于右上腔静脉也缺如，尝试右侧静脉置管时遭遇 PAC 置管困难。这种患者的右颈内静脉通过桥无名静脉与永存左上腔静脉相通。一种房间隔缺损的罕见形式，称为无顶冠状静脉窦，也可见于这类患者，存在冠状静脉窦 - 左心房交通支，PAC 可能进入左心房和体循环[237]。伴有这些静脉异常的患者，PAC 进入冠状静脉窦可能揭示意想不到的压力波形，即冠状静脉窦压力。

一些额外的要点可能有助于成功定位 PAC。空气充盈的气囊当通过心脏进入肺血管时倾向于漂向非重力依赖区域。因此，将患者置于头低位将有助于漂向三尖瓣，使患者右倾且头抬高将有助于漂出右心室，同时降低置管期间心律失常的发生率[238-239]。在低心排血量患者中，自主呼吸时深吸气将短暂增加静脉回流和右心室排出量，可能有利于导管漂入。有时，当从导管远端腔注入 10 ~ 20ml 冰水使导管变硬时，导管可能容易漂到正确位置。最后，最初难以放置的导管，当血流动力学状况改变时可能容易放置，常见于全身麻醉诱导和正压通气开始后。

肺动脉导管监测的并发症

PAC 应用的并发症可分为导管放置引起的、导管留置引起的和导管应用与使用不当引起的。在大多数情况下，导管放置期间遇到的问题在 PAC 和 CVP 监测是相同的（参见框 45-5）。然而，右心室和肺动脉置管可引起与 PAC 有关的独特并发症（框 45-6）[240]。

当考虑 PAC 应用的所有不利影响时，包括导管插入期间观察到的自限性心律失常，超过 50% 的置管患者发生小的并发症[231]。然而，与 PAC 应用有关的特定重大并发症并不见多[241]。2003 年美国麻醉医师学会肺动脉置管专案组强调，来自 PAC 监测报道的并发症发生率差异很大，尽管严重并发症发生于 0.1%～0.5% 的 PAC 监测的手术患者[231]。1984 年 Shah 和同事们报道了在 6245 例经历心脏和非心脏手术患者中 PAC 的应用情况[174]。很显然，只有 10 例患者（0.16%）发生严重并发症导致发病，只有 1 例患者（0.016%）死于肺动脉置管。而且，一项 1998 年在 5306 例经历心脏手术患者中应用 PAC 的欧洲报道证实这一严重并发症很低的发生率，仅有 4 例患者（0.07%）发生右心室或肺动脉损伤[242]。最后，1993 年澳大利亚事故监测研究报道的 2000 个不良事件中仅 1 例与 PAC 应用有关，相比较与动脉或静脉系统有关的不良事件为 64 例[66]。然而，尽管这些大规模研究提示与应用 PAC 有关的严重并发症发生率很低，但在特殊临床情况或特殊患者群中并发症的发生率尚不明确。

心律失常是肺动脉置管期间的主要并发症。事实上，自限性房性或室性心律失常在 PAC 通过心脏时很常见，以致大多数医师并不认为它们是并发症，而是用于确认 PAC 正确穿过心腔。Shah 和合作者观察到

框 45-6　肺动脉导管监测的并发症

导管置入
　心律失常，室颤
　右束支传导阻滞，完全性心脏传导阻滞
导管留置
　机械性，导管打结
　血栓栓塞
　肺梗死
　感染，心内膜炎
　心内膜损伤，心脏瓣膜损伤
　肺动脉撕裂
　肺动脉假性动脉瘤
数据解读错误
设备使用不当

其置管患者 68% 有一过性室性期前收缩，房性心律失常为 1.3%[174]。更有临床意义的是，需治疗的持续性室性心律失常患者仅为 3.1%，这些患者均无长时间血流动力学紊乱。尽管当末端带有气囊的 PAC 碰到心内膜时引起心律失常的可能性小于标准静脉内导管和经静脉起搏导线，但有报道 PAC 引起持续性房颤、室性心动过速、甚至室颤[242-244]。

肺动脉置管前预防性静脉使用利多卡因对减少室性异位心律失常无效[245]。当出现这类问题时，应将气囊放气并将导管退回到右心房。当 PAC 放置后数小时或甚至数天发生血流动力学显著受累的心律失常，不可能与 PAC 有关。然而，应始终通过观察压力波形和胸部影像学检查导管尖端的位置，判断导管是否已退回到右心室。

当 PAC 通过右心室并碰到室间隔时，有高达 5% 的患者发生一过性右束支传导阻滞[246-247]。这点仅在之前存在左束支传导阻滞的患者才重要。在这些患者中可能发生完全性心脏传导阻滞，尽管这种情况很罕见。Shah 和合作者给之前存在左束支传导阻滞的 113 例患者置管，只有 1 例患者发生完全性心脏传导阻滞（0.9%）[174]。在 47 例伴有左束支传导阻滞的高危患者的不同人群中，很多患者有急性心肌梗死或心力衰竭，Morris 和同事们插入 82 个 PAC，最初 24h 内无 1 例完全性心脏传导阻滞发生[246]。然而，经皮起搏装置、体外起搏器和临时经静脉起搏导线或带起搏功能的 PAC 应随时准备作为预防措施，尤其是在这种情况下心脏传导阻滞的发生可能会延迟出现。

已有许多关于 PAC 或导引鞘机械性问题的报道。在心脏手术中，PAC 可能被手术器械损伤，或被缝线或体外循环插管缠住[174,248-250]。当手术涉及右心结构时，关胸前应确认 PAC 能自由移动。心脏手术期间胸骨撑开可能产生其他问题，尤其是当 PAC 经颈外静脉或锁骨下静脉路径插入时。PAC 穿出导引鞘时可能打折，在导引鞘与血管壁间形成锐角[251-252]。当监测的压力波形有衰减情况或液体输入不畅或经导管其中一腔回抽血液不畅时，应怀疑这些机械性问题。

尽管置入前通过检查导管应可发现导管本身的大体结构缺陷，但更细微的生产问题可能逃过检查。有时，只有当数据矛盾或不一致时才怀疑，如 PAP、CVP 和气囊充气腔之间相通[253-254]。

PAC 可能使临时静脉内起搏导线移位，与其他心导管纠结在一起，或在心脏内打结[255-256]。Arnaout 和同事们报道了一例 PAC 在三尖瓣腱索周围打结，导管拔除后导致严重三尖瓣反流[255]。当 PAC 退出困难时应怀疑导管打结，通过胸片可确诊。放射科医师在荧

光剂指示下采用血管内套圈可使打结松开[257]。如果打结过紧，通常需手术探查和移除。

尽管有严重三尖瓣反流和肺动脉瓣反流的报道，这些是 PAC 应用的罕见并发症[255,258-259]。利用彩色血流多普勒超声心动图，Sherman 和合作者证明 PAC 置管导致三尖瓣反流轻度增加，但在任何情况下 PAC 都不会引起严重的右心瓣膜关闭不全[260]。

尽管血栓栓塞性并发症的发生率在需更长时间 PAC 监测的患者中有所增加，但留置数小时内已发现导管上有血栓[261]。当使用药物如抑肽酶和氨基己酸降低围术期出血时，PAC 血栓形成的风险可能增加[262-263]。尽管外壁带有肝素涂层的导管毫无疑问会减少 PAC 上血栓形成，但并不能完全消除这种可能性[261,264]。幸运的是，严重肺栓塞的发生非常罕见[265]。

连续监测 3 天后和原有脓毒症患者的 PAC 相关性感染的发生率增加[266]。这些感染中最致命的是心内膜炎，最常见于右心瓣膜[259,267]。Mermel 及同事们利用先进的微生物技术对 297 例危重患者的研究显示，导引鞘的局部感染发生率为 22%，但与 PAC 有关的菌血症发生率仅为 0.7%[268]。更换 PAC 并不能降低血行感染的风险，尤其是当使用导丝更换导管时[269]。然而，在一个新的穿刺点置管有血管并发症的显著风险。必须权衡每例患者的具体风险与好处。尽管肝素涂层 PAC 的感染风险与中心静脉导管相似，但非肝素涂层导管有双重风险[136]。

肺动脉破裂，最致命但也是最能预防的并发症，置管患者的发生率约为 0.02% ~ 0.2%，死亡率为 50%[174,270]。几项因素增加了这一致命性并发症的风险，包括低温、抗凝和高龄，尽管许多报道的病例包括心脏移植手术[270-272]。肺动脉高压也可能使患者在气囊充气时动脉易于受损，这是由于近端动脉压和远端楔压增加的压力梯度，或由于肺动脉高压扩张了肺血管系统，导致 PAC 楔入远端顺应性较差的血管中[273]。

肺动脉损伤存在几种机制。这些机制包括用力扩张 PAC 气囊和导管尖端紧贴血管壁致其慢性腐蚀、或偏心性气囊膨胀使无缓冲的导管尖端穿过血管壁[272,274]。无论肺动脉损伤发生的确切机制如何，病例报道强调这一并发症常由导管置入与管理技术不佳所致。操作错误包括不必要的置管操作、置入过深、未识别持续楔压状态、气囊长时间充气，或不当地使用液体而非空气充盈气囊[273-275]。关键是临床医生要识别人为的"过度楔"压波形，提示 PAC 尖端移至周围血管或紧贴于血管壁，纠正这一问题应立即将导管退至肺动脉近端。这一问题在体外循环期间更常见，这是由于反复心脏操作和温度变化改变了导管的硬度。

导管引起肺动脉破裂的特点为咯血，可导致致命性出血或低氧血症，偶尔发生隐匿性低血压或呼吸窘迫。如果脏层胸膜未能限制出血，破入胸膜腔导致大量血胸。时间允许的话，拍摄胸片通过显示血胸或位于远端的 PAC 尖端附近有新的浸润阴影有助于明确诊断。尽管其最初的表现可能与导管相关性肺梗死混淆，但分辨率模式和临床过程可区分这些诊断。对易混淆的病例，可经楔形血管造影明确诊断，经楔压位置 PAC 注入的不透射线染料将外渗入肺实质以明确动脉破裂的位置[271]。

肺动脉破裂治疗的重点在于复苏和立即控制出血。特异性治疗手段应高度个体化，取决于具体情况。首要原则是保证足够的氧合和通气，并可能需要单腔或双腔气管内导管行支气管内插管行选择性通气和保护健侧肺。另外，患侧肺应用呼气末正压可能有助于控制出血[277]。应拮抗任何抗凝治疗，除非患者必须维持体外循环，实施支气管镜检查确定出血位置并控制出血。可将支气管封堵器导入受累的支气管填塞出血并保护健侧肺[278]。对 PAC 本身的处置多有争议。有些专家推荐拔出导管，但其他专家建议保留 PAC 在原位以监测肺动脉压并指导抗高血压治疗，目的在于降低肺动脉压并减少出血[279-280]。可以谨慎地再次充盈 PAC 气囊，将导管漂至受累的肺动脉以闭塞出血的动脉段，作为一种临时性措施[278]。尽管这些措施可能对某些病例有效，但很多患者需要明确的手术治疗，如缝合受累肺动脉或切除受累的肺段、肺叶或全肺[271,278]。另外，建议对那些由于与继发性出血有关的高发病而采取保守治疗的患者，推荐血管造影排除假性动脉瘤的形成[270,278,281-282]。

PAC 应用更隐匿但可能更常见的并发症是对数据的误解[283-284]。尽管不清楚这一问题的严重程度，但应用 PAC 的操作者中可能存在普遍的知识缺乏。1990 年，Iberti 和同事们报道了在 13 个北美医学中心实施的，给予 496 名内科、外科和麻醉科住院医师和工作人员 31 个问题的多选题的测试结果。作者发现 PAC 知识的整体水平较差，结果证实平均分数只有正确答案的 67%。尽管较高得分证明个别医师经过更多培训和置管和使用 PAC 的更多经验，但这些因素无法确保其知识的高水平[285]。这些结果已在各种其他专业监护组得到复制[286]。在这些研究中特别是关于实施肺动脉楔压的测量，医师的错误率达到 30% ~ 50%，且教育计划未能改善这种状况[287-288]。综合考虑，这些观察强调了有效使用 PAC 需有大量的专业知识和临床经验的事实，即使测定最基本的 PAC 衍生参数如楔压也是很复杂的[289]。

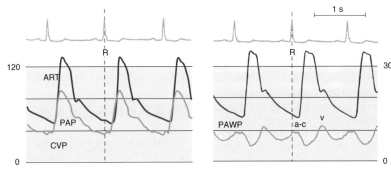

图 45-22　正常体循环动脉压（ART）、肺动脉压（PAP）、中心静脉压（CVP）和肺动脉楔压（PAWP）之间的时间关系。需注意，与 CVP 波形中所见的右心对应点相比，PAWP、a-c 波和 v 波在心动周期中出现较晚。ART 压标尺位于左侧，PAP、CVP 和 PAWP 标尺位于右侧 *(From Mark JB: Atlas of cardiovascular monitoring, New York, 1998, Churchill Livingstone.)*

正常肺动脉压和波形

当尖端带气囊的 PAC 漂入肺动脉内恰当位置时，可记录到特征性压力波形（见图 45-21）。在上腔静脉或右心房，应观察到带有特征性的 a 波、c 波和 v 波及较低的平均压的 CVP 波形。此时，使 PAC 气囊充气，导管向前直至通过三尖瓣，显示右心室压，其特征为快速的收缩上升支、宽大的脉压和较低的舒张压。然后 PAC 进入右心室流出道，漂过肺动脉瓣进入肺动脉主干。这期间当带尖端气囊的导管触击右心室漏斗部室壁时常见室性期前收缩。舒张压抬高且波的形态改变预示进入了肺动脉。

有时可能难以区分右心室压与 PAP，特别是仅显示压力数值时。然而，仔细观察压力波形，重点是舒张压轮廓，可加以区分。舒张期由于肺动脉瓣关闭期间血流的中断 PAP 将下降，而右心室压由于来自右心房的充盈而升高[234]（参见图 45-21）。

正常情况下，由于左心室等容收缩期较长且压力波传播到远端监测部位需要时间，PAP 的上升支比桡动脉压上升支稍提前。尽管如此，但实际上，床旁监护仪上显示肺动脉压和体循环压波重叠（图 45-22）。如果要正确解读异常肺动脉压和楔压波形，理解这些时间关系非常重要，特别是出现高大的 v 波时（见后文）。

如前所述，楔压可间接反映肺静脉压和左心房压，因此应该像这些静脉波形，具有特征性 a 波、v 波和 x 和 y 降支。但是，由于肺血管床位于 PAC 尖端和左心房之间，楔压成为左心房压的一种延迟和衰减表现[290]。左心房压脉冲通过肺静脉、毛细血管、小动脉和动脉平均需 160ms。另外，心房去极化始于上腔静脉和右心房结合处的窦房结，因此左心波形稍迟于右心波形（图 45-23）。由于这两种现象，在心室收缩早期楔压的 a 波

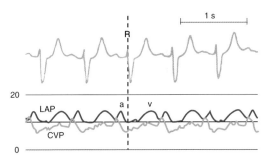

图 45-23　心电图、中心静脉压（CVP）和左心房压（LAP）波形间正常的时间关系。LAP 和 CVP 波形几乎一样，尽管 CVP 的 a 波稍早于 LAP 的 a 波 *(From Mark JB: Atlas of cardiovascular monitoring, New York, 1998, Churchill Livingstone.)*

紧随心电图 R 波出现，即使 a 波是舒张末事件（参见图 45-22）。尽管 a 波是正常 CVP 波形中最显著的压力波峰，但在正常左心房压波形中 v 波常高于 a 波，提示右心房收缩强于左心房，左心房的舒张性弱于右心房[82]。最后，右侧心房和心室的收缩期比左约长 40ms[82]。因此，右房压波形中可见分离的 a 波和 c 波，而在左心房压波形中融合为 a-c 复合波（参见图 45-22）。

为了在楔压波形中识别明显的 a 波或 v 波，并不总需为 PAC 气囊充气。由于 PAWP 波形反映了由左心房逆行方式传播的压力波，这些波形在由右心室射血产生的顺行肺动脉压波形中无法正常辨别。在有明显 a 波或 v 波的情况下，PAP 波形变成复合波，同时反映了逆行和顺行组成。高大的左心房 a 波或 v 波将导致正常肺动脉压波变形，a 波出现在收缩期升支起始段，而 v 波使重搏切迹变形[290-291]（图 45-24）。一旦通过楔入 PAC 识别这些波形并比较 PAP 和 PAWP 波形，明智的是"跟随"未楔入的 PAP 波形中楔压的 a

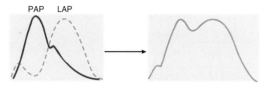

图 45-24 高大的左心房压（LAP）a 波和 v 波经肺血管逆向传播使顺行肺动脉压（PAP）波形发生变形。LAP 的 a 波使收缩期上升支变形，v 波使重搏波变形 *(From Mark JB: Atlas of cardiovascular monitoring, New York, 1998, Churchill Livingstone.)*

波和 v 波，而非反复充盈气囊。

术语肺动脉楔压和肺动脉闭塞压的使用可以互换使用，都是指气囊充气并漂至楔入位置后 PAC 尖端所测量的值。然而，肺毛细血管压既不应与楔压或左心房压混淆，也不应再使用肺毛细血管楔压的术语。根据 Starling 方程导致水肿形成的肺毛细血管静水压与 LAP 不同。这是一个为了维持经肺前向血流必须超过左心房压的压力。尽管肺毛细血管压和楔压的差值一般很小，但在肺静脉血流阻力升高时，该差值可显著增大 [292]。大多数情况下，肺血管阻力主要产生于毛细血管前的肺小动脉水平。但是，罕见的情况下如肺静脉闭塞性疾病，可能导致毛细血管后血流阻力的显著升高。在肺静脉阻力不成比例升高的情况下会有相似的升高状况，如中枢神经系统损伤、急性肺损伤、低血容量性休克、内毒素血症和输注去甲肾上腺素 [291, 293]。在这些情况下，

楔压测量将明显低估肺毛细血管压，从而低估静水压型肺水肿的风险。尽管通过分析 PAC 气囊充气后肺动脉波形的衰变可测量肺毛细血管压，但这些技术尚未在临床实践中广泛采用 [294-295]。为了避免混淆，"肺毛细血管楔压"一词应弃用，因为它不准确且容易误导。

异常肺动脉压和楔压波形

PAC 监测受所有有创压监测技术固有的同样技术干扰的影响，还有这一方法一些额外的独特问题 [274, 296-297]。由于 PAC 较长而经过心腔，更容易因血块或气泡而失真，与心脏活动有关的干扰更成问题。可以从固有的生理性压力波形独特的形态和时间区分干扰性压力波峰。

收缩期开始时，三尖瓣关闭伴随右心室收缩和射血导致过度的导管移动，引起最常见的 PAC 波形干扰 [296, 298]。这一压力干扰与 CVP 的 c 波同时出现，可产生干扰性低压或压力峰值。如果监护仪检测到这一不当的压力最低值，可能误认为是肺动脉舒张压（图 45-25）。重新定位 PAC，常可解决这一问题。

PAC 压力测定中另一个常见的干扰发生在过度充盈气囊并管腔开口被阻塞时。这种现象被称为过度楔压，通常是由于导管远端移行和气囊偏心性膨胀致导管尖端抵在血管壁上。导管此时记录到逐渐升高的压力，类似于持续冲洗系统升高压力对抗阻塞的远端开口（图 45-26）。由于 PAC 移入更远端部位，无需气囊

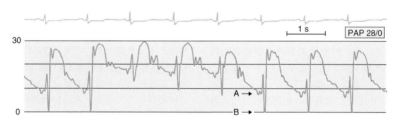

图 45-25 导管移动引起的肺动脉压（PAP）波形中的干扰性压力波峰和波谷。肺动脉舒张末压的正确值为 8mmHg（A），尽管监护仪将肺动脉压（PAP）错误地数字显示为 28/0mmHg（B）*(From Mark JB: Atlas of cardiovascular monitoring, New York, 1998, Churchill Livingstone.)*

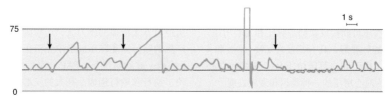

图 45-26 肺动脉（PA）导管过度楔入引起的干扰波形记录。前两次试图对 PAC 气囊充气（前两个箭头）堵塞的导管尖端引起压力非搏动性的不断增高的压力。稍退回导管后，气囊充气能测得正确的楔压（第三个箭头）。试图第三次气囊充气前，冲洗肺动脉测压腔，在右侧波形中恢复了肺动脉正常的搏动特性和楔压波形 *(From Mark JB: Atlas of cardiovascular monitoring, New York, 1998, Churchill Livingstone.)*

充气也可发生过度楔压。注意过度楔压没有搏动波形，高于预期值，且由于连续冲洗的压力而持续升高。应回退导管纠正这一问题。

如前文所强调的，随着每次充盈气囊和楔压测定，导管尖端向远端移行。当气囊部分充盈出现楔压波形时，提示 PAC 不当地位于较小的肺动脉远端分支。应退回导管以防过度楔入导致血管损伤或肺梗死。

涉及左心腔或瓣膜的病理生理状况产生肺动脉和楔压波形的特征性改变。其中最容易识别的波形之一为二尖瓣反流的高大 v 波。不像收缩晚期肺静脉血流入产生的正常楔压的 v 波，二尖瓣反流突出的 v 波始于收缩早期。二尖瓣反流引起 c 波和 v 波融合及收缩期 x 降支消失，这是由于血液逆向射入左心房致左心室等容收缩期消失[226]。因为二尖瓣反流突出的 v 波

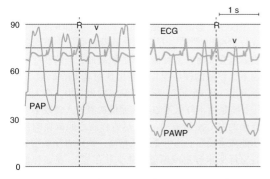

图 45-27 重度二尖瓣反流。肺动脉楔压（PAWP）波形中可见高大的收缩期 v 波，肺动脉压（PAP）也有变形，表现为双峰波形。由于心室起搏心电图（ECG）异常。在心电图 R 波出现且反流性 v 波开始之前，测定 PAWP 能最好地估计左心室舒张末压。需要注意的是，在这种情况下平均 PAWP 高于左心室舒张末压 *(From Mark JB: Atlas of cardiovascular monitoring, New York, 1998, Churchill Livingstone.)*

产生于心室收缩期，平均楔压高估了左心室舒张末充盈压，可通过反流性 v 波开始前的压力值进行更好的估测（图 45-27）。尽管重度二尖瓣反流患者中平均楔压超过左心室舒张末，但它仍是较好的左心房平均压和随后静水压型肺水肿风险的近似值。

当楔压波形出现大的 v 波时，进行辨认并与未楔入的压力波形相区分非常重要。乍一看，带有高大收缩期 v 波的楔压波形与典型的肺动脉压波形很相似，但仔细观察发现若干鉴别细节。肺动脉压上升支较陡峭，稍早于体循环动脉压上升支，而带有突出 v 波的楔压波形上升支更平缓，并始于桡动脉压上升支之后。而且，楔压 v 波在心动周期晚期达到峰值，相对于同时出现的体循环峰值和肺动脉的峰值，其波峰在 ECG 的 T 波之后[226, 299]（参见图 45-27）。重度二尖瓣反流患者另一个特征为肺动脉压波形本身形态异常。反流性 v 波越突大，肺动脉压波形变形越严重，表现为双峰波形和正常收缩末重搏切迹被掩盖[291]（参见图 45-27）。

仔细观察左心房压力 - 容量关系有助于解释重度二尖瓣反流和正常 PAWP 波形的明显矛盾的并存情况[300-301]。三个因素决定了二尖瓣反流是否造成左心房或楔压波形突出的 v 波：左心房容量、左心房顺应性和反流量（图 45-28）。鉴于左心房压力 - 容量之间非线性关系，相同的反流量将导致收缩压不等量增加，取决于心房收缩开始时原有心房容量。而且，该关系的性质取决于左心房顺应性（即僵硬度）。尽管反流入左心房的血液总量可影响 v 波的高度，但很明显不是决定 v 波高度的唯一因素。这可以解释为什么急性二尖瓣反流患者往往有高大的楔压 v 波——因为与长期疾病患者相比左心房较小、更僵硬，顺应性较差。因此，楔压 v 波既非二尖瓣反流严重程度敏感的也非特异性指标不足为奇，这些波的高度不应以这种方式使

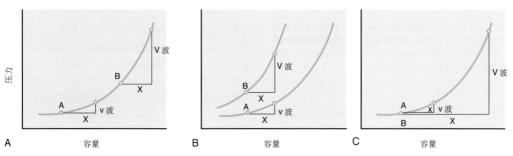

图 45-28 V 波高度可作为二尖瓣反流严重程度的指标。左心房压力 - 容量曲线描述了决定 v 波高度的 3 个因素。A. 左心房容量的影响。对相同的反流量（x）而言，如果基础心房容量比较大（B 点和 A 点比较），左心房 v 波较高。B. 左心房顺应性的影响。对相同的反流量（x）而言，如果基础心房顺应性降低（B 点和 A 点比较），左心房 v 波较高。C. 反流量的影响。始于相同的基础左心房容量（A 点和 B 点），如果反流增加（X 和 x 比较），左心房压 v 波将增加（V 和 v 比较）*(From Mark JB: Atlas of cardiovascular monitoring, New York, 1998, Churchill Livingstone.)*

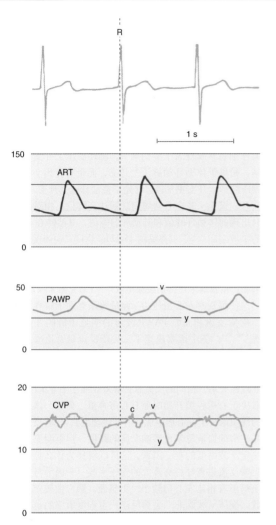

图 45-29 二尖瓣狭窄。平均肺动脉楔压（PAWP）升高（35mmHg），而舒张期 y 降支明显减弱。比较 PAWP 波形中 y 降支和中心静脉压（CVP）波形中 y 降支的坡度。另外，比较该 PAWP 的 y 降支和二尖瓣反流（参见图 45-27）中 PAWP 的 y 降支；由于房颤，PAWP 或 CVP 波形中未见到 a 波。ART，动脉压 *(From Mark JB:Atlas of cardiovascular monitoring, New York, 1998, Churchill Livingstone.)*

用 [300]。当左心房压较高时，没有二尖瓣反流可存在突出的楔压 v 波，左心房受压时也可发生 [302]。高大的 v 波也常见于高血容量、充血性心力衰竭、室间隔缺损的患者 [300]。需注意室间隔缺损患者巨大的 v 波非逆向血流所致，而是心内分流导致进入左心房的前向血流过多所致 [303]。

对比二尖瓣反流使楔压波形的收缩部分发生变形，

二尖瓣狭窄改变了其舒张部分。在这种情况下，跨二尖瓣全息舒张压梯度导致平均楔压增加、舒张早期 y 降支模糊和舒张末期高大的 a 波。相似的血流动力学异常可见于左心房黏液瘤或每当二尖瓣血流受阻时。增加左心室僵硬度的疾病（如左心室梗死、心包缩窄、主动脉狭窄和体循环高血压）导致楔压发生与二尖瓣狭窄所见部分相似的改变。在这些情况下，平均楔压增加、波形显示突出的 a 波，但 y 降支仍陡峭，因为舒张期跨二尖瓣血流未受阻。由于二尖瓣狭窄晚期常合并房颤，因此许多这类患者不出现 a 波 [226]（图 45-29）。

PAC 通过几种途径可检测心肌缺血。心肌缺血本身会损害左心室舒张导致舒张功能障碍，一种尤其以与心动过速或快速心房起搏诱发有关的需求性缺血为特征的模式 [304-306]。心室舒张功能受损导致左心室变硬、顺应性降低，使左心室舒张末压增加。不但如此，反过来可增加左心房压和楔压，而且这些波的形态也发生改变，当舒张期充盈压升高时，局部 a 波和 v 波成分更突出 [307-309]。尽管当肺动脉舒张压、平均压和收缩压升高时将常可检测到心肌缺血，但这些变化一般不如伴随的楔压变化和新出现的高大的 a 波，v 波更突出（图 45-30）。左心室缺血的患者中，高大的楔压 a 波是由于舒张末心房收缩使血液进入僵硬不完全舒张的左心室造成的 [310]。尽管伴随心肌缺血的舒张功能障碍使左心室舒张末压增高，该压力升高常与左心室舒张末容量或前负荷减少并存 [304]。在这种情况下充盈压与充盈容量间的分离应正确理解以避免诊断和治疗失误。

心肌缺血还可导致左心室收缩功能障碍的特征性模式。收缩功能障碍是供应性心肌缺血的特征，由局部心肌的冠状动脉血流突然下降或中止所致 [306, 311]。严重收缩功能障碍时，整个左心室收缩性能发生改变，可通过血流动力学监测检测。当射血分数显著下降时，左心室舒张末容量与压力升高，体循环动脉压下降，而肺动脉舒张压与楔压升高 [312]。当左心室几何形态变形或缺血区域涉及乳头肌导致急性二尖瓣反流时，发生更常见的心肌缺血血流动力学表现 [313]。这种形式的缺血性二尖瓣反流常称为乳头肌缺血或功能性二尖瓣反流。如前所述，通过揭示肺动脉压或楔压波形中新的反流性 v 波，PAC 监测特别适合检测这一事件（参见图 45-27）。

PAC 是否应用于高危患者作为心肌缺血的辅助监测尚有争议 [309, 314-316]。目前用于检测围术期心肌缺血的方法均缺乏很好的敏感性和特异性。尽管左心室缺血患者的平均楔压可能高于没有缺血的患者，但是这些差异很小，临床难以检测 [309]。而且，作为诊断缺

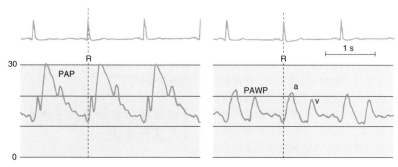

图 45-30 心肌缺血。肺动脉压（PAP）相对正常，平均肺动脉楔压（PAWP）仅轻微升高（15mmHg）。然而，在这种情况下可见 PAWP 形态明显异常，出现舒张功能障碍引起的高大 a 波（21mmHg）*(From Mark JB: Atlas of cardiovascular monitoring, New York, 1998, Churchill Livingstone.)*

血的平均楔压或 a 波和 v 波峰压的明确量化阈值尚未确定，可能与正常患者变化较大有关。因此，当 PAC 用于诊断心肌缺血时，最好的方法是综合分析 PAC 数据与其他临床监测信息 [317]。

右心室缺血导致 PAC 波形特征性改变可能有助于诊断和治疗。正如左心室缺血使 PAWP 升高，右心室缺血使 CVP 升高。实际上，这是 CVP 高于楔压的少数情况之一。另外，CVP 波形可显示右心室舒张功能障碍引起的突出的 a 波和三尖瓣反流导致缺血引起的突出的 v 波 [318-319]。这一特殊 CVP 波形被描述为 M 或 W 型，涉及高大的 a 波和 v 波以及其间陡峭的 x 降支与 y 降支。重度肺动脉高压也可导致右心室缺血和功能障碍及 CVP 升高，但这与肺动脉压和计算所得的肺血管阻力正常的原发性右心室功能障碍不同。

右心室梗死的 CVP 波形与限制型心肌病或心包缩窄的患者相似，包括平均压升高、突出的 a 波和 v 波、陡峭的 x 降支和 y 降支 [320]。这些状况的重要共同特征为右心室舒张顺应性受损，常称为限制性生理状态。在限制型心肌病和右心室梗死的情况下，舒张功能障碍损害了心室舒张并降低了心腔顺应性，而缩窄性心包炎中心脏充盈受僵硬且常有钙化的心包外壳的限制。静脉回流受损降低了舒张末容量、每搏量和心排血量。尽管心脏容量减少，但心脏充盈压显著升高，并且 4 个心腔在舒张末期压力相等（图 45-31）。虽然 PAC 监测揭示了这一压力等同状况，但特征性 M 或 W 型波在 CVP 波形中更明显，最可能由于肺血管对左心充盈压的衰减效应 [321-323]。

心包缩窄的另一特征见于右心室压和左心室压波形，显示为心室舒张早期快速而短暂的充盈，产生"舒张期急降 - 和 - 平台模式"或"平方根符号"[92, 324]。在某些病例中，特别是心率缓慢时，CVP 波形中可观

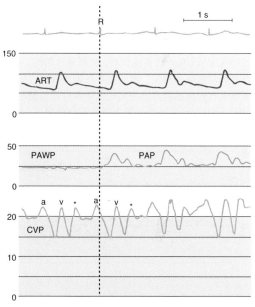

图 45-31 心包缩窄。这种情况引起肺动脉压（PAP）、肺动脉楔压（PAWP）和中心静脉压（CVP）波形中舒张期充盈压升高和等同。CVP 波形显示高大的 a 波和 v 波，伴陡峭的 x 降支和 y 降支及舒张中期平台波（*）或 h 波 *(From Mark JB: Atlas of cardiovascular monitoring, New York, 1998, Churchill Livingstone.)*

察到相似的波形模式：由舒张早期血流快速由心房进入心室产生的陡峭的 y 降支（舒张期急降），随后是由缩窄的心包外壳中断血流造成的舒张中期 h 波（平台）（参见图 45-31）。

如同心包缩窄，心脏压塞损害心脏充盈，但心脏压塞的情况下，压迫性的心包积液积聚导致了这一效

应。这一状况导致 CVP 明显升高和舒张期容量、每搏量和心排血量降低。尽管有许多相似的血流动力学特征，心脏压塞与心包缩窄可以在这两种情况下通过不同的 CVP 波形加以区分。心脏压塞时，静脉压波形显示多为单相波，主要是收缩期 x 压力降支，而舒张期 y 压力降支减弱或缺失，这是由于舒张早期血流由右心房至右心室受到周围压迫性心包积液积聚的损害所致[321, 325-326]（图 45-32）。显然，其他临床和血流动力学证据有助于鉴别这些诊断，如心脏压塞几乎都会出现的奇脉[327]（参见图 45-14）。同时存在的异常如心动过速、心律失常和心房收缩衰竭可能使这些波形的解读更加复杂。有时，局部的心包缩窄可模拟瓣膜狭窄，低血容量可降低心脏充盈压至正常范围并混淆诊断。

PAC 监测中一个可能最重要的波形异常或解读问题是在胸膜腔内压剧烈波动患者中（如接受正压通气或费力自主呼吸的患者）辨别正确的压力测量值。正如在 CVP 监测的情况下，所有透壁心脏充盈压在记录到呼气末压力值时被最佳估测。正压通气期间，吸气升高肺动脉压和楔压。通过在呼气末测量这些压力，可将吸气时胸膜腔内压增加的混杂效应降到最小[328]（图 45-33）。自主呼吸时用力吸气的作用相反，但在

呼气末再次测量这些压力消除了这一混杂因素。床边监护仪被设计计算的目的在于识别和显示呼气末压力数值，但通常不准确[329-330]。呼气末测量中心血管压力最可靠的方法是在校正过的监护仪屏幕或记录纸上检查波形[330-331]。

肺动脉导管监测的生理学意义：预测左室充盈压

测定肺动脉舒张压和楔压的主要原因之一是能估计左心室舒张末压，是最能替代左心室舒张末容量的指标，是真正的左心室前负荷（也可参见第 46 章）。当 PAC 漂至楔入位置时，充气气囊从上游的肺动脉隔绝了远端测压口。此时连续静态血柱将楔入的 PAC 尖端与肺静脉和左心房结合部相连。因而楔入 PAC 实际上延伸了导管尖端来测定肺循环静脉侧血流量恢复点的压力。由于大的肺静脉的阻力可忽略不计，故肺动脉楔压提供了肺静脉压和左心房压的间接测量方法[71, 332]。

肺动脉舒张压（PAD）常用作替代 PAWP 估计左室充盈压。正常情况下是可以接受的，因为当肺静脉阻力低下时，舒张末期的肺动脉压将等于下游的肺静脉压和左心房压[333-334]。从监测的角度来看，PAD 有用于连续监测的附加优点，而 PAWP 只能间断测量。

因为 PAD 和 PAWP 是左室充盈压的有效估计值，连接楔入导管尖端和引流肺静脉的血柱必须处于连续而且静止状态。在微循环水平，该通道由肺毛细血管组成，易受周围肺泡外来压力的影响。West 和合作者描绘了一个基于重力决定的肺动脉、肺静脉和周围肺泡相对压力之间的关系的肺血管三区模型[335]。在 West 1 区，肺泡压超过肺动脉压和肺静脉压，而在 2 区介于这两个压力之间（图 45-34）。PAC 位于 1 区和 2 区将很容易受肺泡压的影响，测量值将反映肺泡压或气道压，而非左室充盈压。因此，PAC 尖端必须位于 3 区来准确测量 PAWP。在大多数临床情况下，患者处于仰卧位利于 3 区状态，这一发现已得到放射

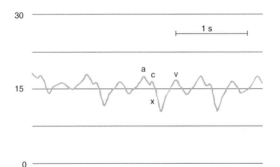

图 45-32　心脏压塞。中心静脉压波形显示平均压升高（16mmHg）和 y 降支减弱。与图 45-31 比较 *(From Mark JB: Atlas of cardiovascular monitoring, New York, 1998, Churchill Livingstone.)*

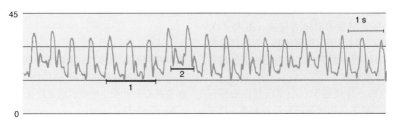

图 45-33　正压机械通气对肺动脉压的影响。肺动脉压应在呼气末进行测定（1, 15mmHg），为了避免正压吸气的干扰（2, 22mmHg）*(From Mark JB: Atlas of cardiovascular monitoring, New York, 1998, Churchill Livingstone.)*

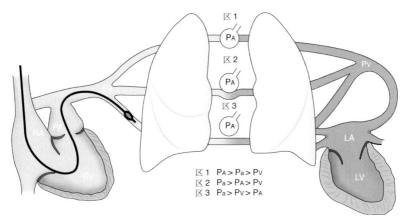

区 1 Pa > Pa > Pv
区 2 Pa > PA > Pv
区 3 Pa > Pv > PA

图 45-34 肺动脉导管尖端必须在肺中楔入 3 区以准确测量肺静脉压（Pv）或左心房压（LA）。当肺泡压（P_A）在肺中 2 区高于 Pv 或在肺中 1 区高于肺动脉压（Pa）时，楔压将反映肺泡压而非血管内压力。LV，左心室；PA，肺动脉；RA，右心房；RV，右心室 (From Mark JB: Atlas of cardiovascular monitoring, New York, 1998, Churchill Livingstone.)

学研究的证实[336]。但是，当患者被置于侧卧或半卧位时，2 区可显著扩大。总之，当左心房压较低时、PAC 尖端位于左心房垂直上方时，或肺泡压较高时，1 区和 2 区的范围会越来越广。导管位置不准确的线索包括正常 PAWP 的 a 波和 v 波缺失、PAWP 随呼吸明显变化和 PAD 超过 PAWP 而波形中未见过高的 a 波或 v 波[71]。

假设 PAC 位于 West 3 区的合适部位，心房收缩后的舒张末楔压一般是 Z 点测量的左心室舒张末充盈压的最佳预测值。这是左心室压力上升斜率变化的拐点，约在 ECG 的 Q 波后的 50ms，一般与 ECG 的 R 波一致[82]（图 45-35）。

然而，在很多情况下，PAWP 和（或）PAD 会低估或高估左心室舒张末压。这些情况总结在图 45-36 和表 45-5、表 45-6（这一话题的进一步讨论也可参见几篇非常好的文献）[71,332,337]。

应用中心充盈压估计左心室前负荷

详细理解左室充盈压和前负荷间的关系对于 PAC 衍生数据的临床意义解读很重要。即使当替代压力如肺动脉舒张压和楔压准确估计左心室舒张末压时，许多因素可影响舒张末压和舒张末心腔容量，即真实前负荷之间的关系。例如，20mmHg 的 PAWP 稍微高于正常值，但根据其解读和临床情况，会指示不同的治疗方法。充盈压的正确解读需评估近心压和心室顺应性。当近心压和心室顺应性正常时，20mmHg 楔压被解读为血容量过高，左心室舒张末容量增加导致

PAWP 升高。然而，如果近心压升高，例如，由于心脏压塞、心包缩窄或正压通气，可以得出不同的结论。而且，20mmHg 楔压意味着心室顺应性降低，可见于心肌缺血、肥厚或心肌病引起的舒张功能障碍（图 45-37）。在这两种情况下，20mmHg 楔压可与小的、低血容量左心室并存。

液体冲击可帮助确定是否存在低血容量。在超过 15min 时间静脉推注晶体液或胶体液（250～500ml），测定楔压的变化。液体冲击后楔压轻度增加（如 <3mmHg）提示心室在舒张充盈曲线的平坦部分工作，而楔压大量增加（如 7mmHg 或更高）提示已达到曲线的陡峭部分，在没有静水压肺水肿潜在风险的情况下每搏量和心排血量的增加很少[71,330]。

左右心室共用室间隔和心包的存在给采用 CVP 评估心室前负荷带来更多解读问题。心室相互依存和心包限制左右心室功能的偶联变化，如右心室充盈的原发改变可能通过改变左心室舒张期压力-容量关系产生左心室充盈继发的和相反的变化[338-339]。例如，急性肺动脉高压可增加右心室舒张末容量和压力，使室间隔左移，增加左心室舒张末压，同时由于左心室压力-容量关系曲线偏移至更陡峭、僵硬部分，左心室舒张末容量减少。反过来，左心的原发改变以相似的方式对右心结构产生不利影响。最后，大量额外因素可能改变 CVP 与左心室前负荷的关系[340]（参见图 45-37）。综合所有这些考虑因素，CVP 和 PAWP 与血容量均无关，不能预测心排血量对静脉液体冲击的反应[227,341]。

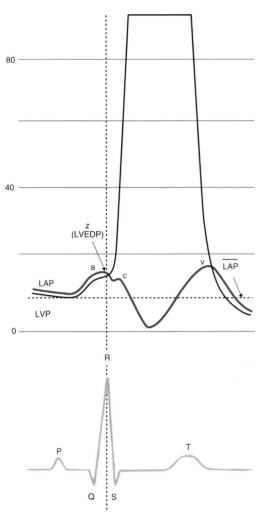

图 45-35　左心房压（LAP）和左心室舒张末压（LVEDP）之间的关系。在左心室压（LVP）波形的 Z 点测定 LVEDP，时间上对应于 ECG 的 R 波。平均 LAP（9mmHg）低估了 LVEDP（15mmHg），但 LAP 的 a 波压力峰值非常接近 LVEDP[456] *(From Mark JB: Atlas of cardiovascular monitoring, New York, 1998, Churchill Livingstone.)*

肺动脉导管衍生的血流动力学参数

通常将心血管系统模拟为电路，心排血量、血压和血流阻力之间的关系类似于欧姆定律：

$$SVR = \frac{MAP - CVP}{CO} \times 80$$

$$PVR = \frac{MPAP - PAWP}{CO} \times 80$$

其中 SVR = 全身血管阻力（dyne·s/cm^5）
PVR = 肺血管阻力（dyne·s/cm^5）
MAP = 平均动脉压（mmHg）
CVP = 中心静脉压（mmHg）
MPAP = 平均肺动脉压（mmHg）
PAWP = 肺动脉楔压（mmHg）
CO = 心排血量（L/min）

SVR 和 PVR 的正常值见表 45-7。当上述公式中不包含数字常数（80）时，SVR 和 PVR 的单位是 Wood 而非计算出来的度量单位值。注意 SVR 和 PVR 的这些计算是基于假设连续、层流流经一系列刚性管道的流体力学模型[342]。心房压被用作全身或肺血流的下游压力，在 SVR 的计算中 CVP 用作右心房压，在 PVR 的计算中 PAWP 用作左心房压。

这些公式在极大程度上过分简化心血管系统的行为。更加符合生理的全身循环模型将血管视为一系列有内在张力的可塌陷的管道。这种模型也被称为血管瀑布，描绘了回路下游终点的一个临界闭合压，超过右心房压并用于限制血流——有效的下游压力高于 SVR 公式中使用的右心房压。这些问题的详细考虑超出了本文讨论范围，可参阅其他资料[343-344]。不过对临床医师来说最重要的是将治疗聚焦于微调 SVR 可能是极度误导，应避免。

在考虑肺血管和采用公式作为测量流经肺的血流阻力时产生额外的问题[345]。肺血管的顺应性高于体循环血管，肺血流的显著增加可能不会导致肺动脉压的任何显著升高。另外，在低阻力的肺循环中血流通常在舒张末停止。因此，PVR 的改变可能缘于肺血管内在张力的改变（收缩或舒张）、血管募集或血液流变学改变。对肺循环来说，评价 PVR 变化更好的方法可能是检查舒张末期肺动脉舒张压和楔压间的压力梯度（图 45-38）。

另一套常用的衍生于标准血流动力学参数的计算法为患者的体表面积（BSA）调节这些测量值，试图为不同体型的患者规范化这些测量值。BSA 一般由基于身高和体重的标准列线图来确定。最常用的指数变量是心指数（心指数 = 心排血量 /BSA）、每搏指数（每搏指数 = 每搏量 /BSA）。有时也将 SVR 和 PVR 表示为指数形式（SVR 指数 = SVR×BSA，PVR 指数 = PVR×BSA）。理论上，通过"指数化"使血流动力学值规范化应有助于临床医师确定适当的正常生理范围以帮助指导治疗。不幸的是，几乎没有证据说明

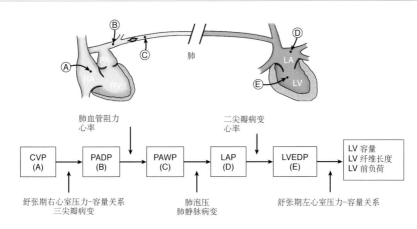

图 45-36　影响左室充盈压各种测定值与实际左心室前负荷之间关系的解剖和生理因素。越靠上游测定充盈压，影响这一测定值与左心室前负荷之间关系的干扰因素越多。CVP，中心静脉压；LA，左心房；LAP，左心房压；LVEDP，左心室舒张末压；PA，肺动脉；PADP，肺动脉舒张压；PAWP，肺动脉楔压；P-V，压力 - 容量；RA，右心房；RV，右心室 *(From Mark JB: Atlas of cardiovascular monitoring, New York, 1998, Churchill Livingstone.)*

<table>
<tr><td colspan="3">表 45-5　低估左心室舒张末压的情况</td></tr>
</table>

状况	差异部位	差异的原因
舒张功能障碍	平均 LAP < LVEDP	舒张末 a 波增大
主动脉反流	LAP 的 a 波 < LVEDP	舒张末前二尖瓣关闭
肺动脉反流	PADP < LVEDP	肺动脉双向血流
右束支传导阻滞	PADP < LVEDP	肺动脉瓣延迟开放
肺切除术后	PAWP < LAP 或 LVEDP	肺血流受阻

Modified from Mark JB: Predicting left ventricular end-diastolic pressure. In Mark JB, editor: Atlas of cardiovascular monitoring, New York, 1998, Churchill Livingstone, p 59.
LAP，左心房压；LVEDP，左心室舒张末压；PADP，肺动脉舒张压；PAWP，肺动脉楔压

表 45-6　高估左心室舒张末压的情况

状况	差异部位	差异的原因
呼气末正压	平均 PAWP > 平均 LAP	肺的 1 区、2 区或心包压力改变造成
肺动脉高压	PADP > 平均 PAWP	肺血管阻力增加
肺静脉闭塞性疾病	平均 PAWP > 平均 LAP	大的肺静脉血流受阻
二尖瓣狭窄	平均 LAP > LVEDP	经二尖瓣血流受阻
二尖瓣反流	平均 LAP > LVEDP	逆向收缩期 v 波升高平均心房压
室间隔缺损	平均 LAP > LVEDP	前向收缩期 v 波升高平均心房压
心动过速	PADP > 平均 LAP > LVEDP	短舒张期产生肺血管和二尖瓣压差

Modified from Mark JB: Predicting left ventricular end-diastolic pressure. In Mark JB, editor: Atlas of cardiovascular monitoring, New York, 1998, Churchill Livingstone, p 59.
LAP，左心房压；LVEDP，左心室舒张末压；PADP，肺动脉舒张压；PAWP，肺动脉楔压

这些附加的计算值提供了有效的规范化调整。BSA 是一个生物特征测量值，与血流的关系不明确，而且未调整基于年龄、性别、体形或代谢率的个体差异[346]。患者的体型和病史对解读和纠正测定或计算的血流动力学参数的变化很重要。治疗不应仅针对实现正常的指数值。

肺动脉置管和预后的争论

　　肺动脉置管已激起了很多争议。这一昂贵的有创技术得到广泛运用但仍无法证明可改善患者的预后。PAC 争议的重燃部分是由著名医师发表的措辞强烈的评论引起的，争论在于 PAC 有效性的科学证据待定之前是否应暂停临床使用[347-349]。尽管同样的争议也围绕其他广泛采用的高科技临床监测技术如电子胎儿监测仪[350]，但使用 PAC 的医师应特别评价围绕 PAC 监测的不确定性，并须充分了解指导患者选择的证据[351-352]。

　　Connors 和同事们 1996 年发表的研究观察了重症监护第一个 24h 内应用 PAC 与随后存活率之间的关

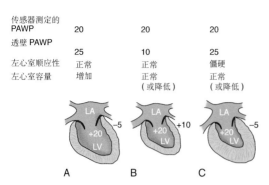

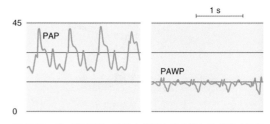

图 45-38　肺动脉高压。跨肺血管压力梯度增加导致肺动脉舒张压超过肺动脉楔压（PAWP）。PAP, 肺动脉压 *(From Mark JB: Atlas of cardiovascular monitoring, New York, 1998, Churchill Livingstone.)*

图 45-37　近心压和心室顺应性对左心室（LV）前负荷的影响。传感器测定的肺动脉楔压（PAWP，20mmHg）升高可能的三种解读。A. 近心压（−5mmHg）和左心室顺应性正常，透壁 PAWP 增加（25mmHg），左心室容量增加。B. 近心压增加（+10mmHg），左心室顺应性正常，透壁 PAWP 降低（10mmHg），左心室容量正常或减少。C. 近心压正常，左心室顺应性降低，透壁 PAWP 增加（25mmHg），左心室容量正常或减少 *(From Mark JB: Atlas of cardiovascular monitoring, New York, 1998, Churchill Livingstone.)*

表 45-7　正常血流动力学数值

	平均值	范围
心排血量（L/min）	5.0	4.0～6.5
每搏量（ml）	75	60～90
全身血管阻力 （Wood 单位） Dynes·s/cm⁵	15 1200	10～20 800～1600
肺血管阻力 （Wood 单位） Dynes·s/cm⁵	1 80	0.5～3 40～180
动脉血氧含量（ml/dl）	18	16～20
混合静脉血氧含量（ml/dl）	14	13～15
混合静脉血氧饱和度（%）	75	70～80
动静脉血氧含量差（ml/dl）	4	3～4
氧耗量（ml/min）	225	200～250

系，标志着使用 PAC 成为监测的转折点[353]。该前瞻性多中心队列研究包含 5735 例预期 6 个月死亡率超过 50% 的患者。PAC 监测组患者通过每次测量记录判定病情加重，虽然在某种程度上存在统计学可能，但作者采用病例匹配分析和应用倾向评分调整这些混淆的医疗相关变量。经所有调整后，PAC 监测患者住院时间延长、死亡率增加 20%，费用发生额增加。而且，没有亚组患者从 PAC 监测中获益。该研究的发表配有

措辞强烈的社论，呼吁暂停 PAC 使用或随机对照试验确定其疗效[347]。

Connors 及其同事们的开始研究的数年里，大量研究试图确定使用 PAC 是否对患者有帮助或有害。其中很多研究受研究设计问题（缺乏随机性、样本量偏小）、缺乏统一标准和患者及临床情况均不同（内科与外科、心脏手术患者与急性充血性心力衰竭患者）的困扰。另外，关于从导管应用获得的哪些血流动力学参数最相关也缺乏共识。而且，针对特殊情况的相应治疗措施也不清楚[283]。已发表了关于 PAC 在各种情况下使用的几项大型、随机、具有充分把握的研究：一般非心脏手术[233]、血管手术[354]、CABG 手术[338]、伴充血性心力衰竭的非手术患者[355]、急性肺损伤患者[356]、重症监护室中的危重病患者[357]。总的来说，这些研究显示 PAC 使用没有益处，但也没有显示死亡率增加、住院时间或重症监护病房滞留时间延长，尽管有时不良事件的发生率更高，主要是感染或穿刺相关事件。

大多数这类大型随机研究的一个共同缺陷是必然会观察 PAC 的常规使用并入选患者序列，这些患者中多数伴有相对中等的死亡或并发症风险。而且，不是所有研究都使用特定的干预治疗方案[358]。

在特别高危的患者中，应用 PAC 的临床效益明显。一篇来自国家外伤数据资料库包含 53 312 例患者的综述显示使用 PAC 治疗的整组患者无死亡率优势。然而，在创伤严重程度评分超过 25 分的患者、到达医院时严重休克的患者或年龄大于 60 岁的患者，如果应用 PAC 死亡率显著降低[359]。在另一队列包含 7300 例内科和外科患者的研究中，使用 PAC 与急性生理和慢性健康（APACHE）评分较高（>31）患者的死亡率降低有关，但 APACHE 评分较低（<25）患者的死亡率增高[360]。最近，在一项经历结肠手术的 280 例老年患者的队列研究中，采用 PAC 术前优化使 Goldman 心脏风险指数高的患者死亡率减少 3 倍，但心脏风险

低的患者未受益（也可参见第 80 章）[361]。

肺动脉置管：适应证

有关围术期 PAC 应用的最新建议是 2003 年发布的美国麻醉医师学会操作指南 [231]。该专门小组认为 PAC 监测适用于行高风险操作的高危手术患者。而且，应考虑具体的操作状况及临床医师的熟练程度与经验。

PAC 的应用必须与患者的风险程度和操作本身带来的风险相对应。例如，晚期缺血性心肌病患者在区域麻醉下行下肢截肢技术无需 PAC 监测，而稳定的缺血性心脏病患者择期行腹腔肿瘤广泛切除术可从围术期应用中获益。而且，必须考虑个体化的操作设置 [231]。Keats 将该功能称为"手术预后中的环境作用"，他的意思是临床状况下有很重要的不可测量环节，包括但不限于技术技能和经验 [362]。很显然，使用 PAC 的所有医师和护士必须具备必要的安全和有效使用该技术的知识和技能。

结论是尽管暂停使用 PAC 是不明智之举，但其应用应有所限制。数据显示 PAC 的使用确实显著和持续下降 [316]。其应用应在具有丰富经验和专业知识的医学中心得以保留。PAC 一般应用于监测和指导血流动力学不稳定高危者的治疗、通过各种临床手段判断为更危重的患者、处于休克状态特别是老年并罹患其他系统疾病的患者。

许多不确定性和争论持续围绕 PAC 的应用。在众多可以从 PAC 测量和计算的血流动力学参数中，关于最有意义或最有用的指标缺乏共识。很显然，PAC 本身并不会带来好处，除非其指导治疗改善患者的预后。未来的研究应侧重于定义可能从 PAC 使用中获益的亚组患者，以及定义根据 PAC 得出的血流动力学信息采取的有效治疗措施 [351, 358]。

特殊类型的肺动脉导管

PAC 的普及主要是由于具有多重用途并为治疗和诊断提供了广泛的补充功能。有些导管有第三腔，常用作额外的静脉输液通路，其开口位于距离导管顶端 20～30cm 处。特殊设计的 PAC 可以进行临时心内膜下起搏或心内 ECG 记录，甚至可以沿其长度与永久性植入的电极联合行双极心室、心房或房室起搏 [363]。这些导管在微创心脏手术中特别有用，避免了胸骨切开妨碍放置心外膜起搏导线 [364]。其他类型有开口入右心室的特殊管腔，通过该腔可导入细的双极导线进行心内膜心室起搏，或将心房和心室腔分开，经通道置入两根起搏导线行双腔顺序起搏 [365]。

特殊的 PAC 改良设计成可以连续测定心排血量、监测混合静脉血氧饱和度或评估右心功能，大大扩大了用于治疗危重者的生理学信息类型。

混合静脉血氧饱和度肺动脉导管

虽然正规的 Fick 心排血量测定方法并没有广泛应用于心导管室外的临床实践，但 Fick 方程中描绘的生理学关系构成了另一项 PAC 为基础的监测技术，称为持续混合静脉血氧饱和度。重排 Fick 方程式显示了决定混合静脉血红蛋白氧饱和度（$S\bar{v}O_2$）的 4 个决定因素：

$$S\bar{v}O_2 = SaO_2 - \frac{\dot{V}O_2}{\dot{Q} \times 1.36 \times Hgb}$$

其中 $S\bar{v}O_2$ = 混合静脉血红蛋白氧饱和度（%）
SaO_2 = 动脉血红蛋白氧饱和度（%）
$\dot{V}O_2$ = 氧耗（ml O_2/min）
$\dot{Q}$ = 心排血量（L/min）
Hgb = 血红蛋白浓度（g/dl）

在动脉血红蛋白氧饱和度、氧耗和血红蛋白浓度恒定的情况下，混合静脉血红蛋白氧饱和度可用作心排血量的间接指标。例如，当心排血量减低时，组织氧摄取增加，混合静脉血氧含量较低，血红蛋白氧饱和度较低。然而，正如本方程式所示，混合静脉血红蛋白氧饱和度也直接随动脉血红蛋白浓度和氧饱和度而变化，与氧耗的变化相反。当任何这些参数显著变化时，不能假定混合静脉血红蛋白氧饱和度是由心排血量的单一改变所致。尽管这些考虑可能混淆混合静脉血红蛋白氧饱和度用作心排血量的指标，但监测该参数提供了更全面的机体氧输送和氧耗平衡的信息——不仅只是反映心排血量值，而且与组织氧需相比也反映心排血量是否充足 [366]。

尽管混合静脉血红蛋白氧饱和度可从 PAC 远端开口通过间断采血测定，但一种特殊设计的 PAC 能可靠持续地提供这一信息。光纤束并入 PAC，基于反射血氧仪原理，采用两个或三个波长系统测定肺动脉内血红蛋白氧饱和度。将 PAC 与特殊计算机相连持续显示混合静脉血红蛋白氧饱和度。该技术通常被整合入标准 PAC 或持续心排血量 PAC（参见后文），后者提供持续心排血量和静脉血氧饱和度数据。

持续混合静脉血氧饱和度的技术问题一般限于 PAC 尖端位置不当地顶在血管壁上或未准确校正 [367]。多波长光纤技术和反射强度计算法有助于减少来自 PAC 血块或肺动脉壁假反射产生的血管壁干扰。使用前这些导管在床旁校正，但也可以通过肺动脉血气分析样本体内校正。由于漂移干扰，通常推荐每24h重新校正。需注意楔入的PAC将读数与动脉化肺动血有关的虚高的氧饱和度值。大多数临床试验将源于PAC的持续静脉血氧饱和度值与肺动脉血样的实验室分析相比较，显示了两种技术很好的一致性[368]。混合静脉血红蛋白氧饱和度值反映的是整体、全身测量状况。因此，局部血流和组织氧供不足（如肢体或肠道缺血）可与正常或偏高的混合静脉血红蛋白氧饱和度并存。

近来，持续测定血氧饱和度技术也已整合入中心静脉导管。这些导管在上腔静脉内测定中心静脉血氧饱和度。正常情况下，该饱和度约为70%，而肺动脉为75%[366]。中心静脉血氧饱和度偏低与创伤患者和大手术患者并发症的增加有关[369-370]。

测量静脉血氧饱和度的真正价值在于指导治疗性干预措施的能力。因为机体对贫血的生理性代偿之一是增加氧的摄取，低静脉血红蛋白氧饱和度已被用于指导输血的需求[371]。有几项研究采用静脉血氧饱和度指导干预措施旨在提高心排血量，一种目标导向方法。近来在经历心脏手术的患者中进行的一项随机研究显示，根据随机方案导向干预措施旨在实现混合静脉血红蛋白氧饱和度超过70%（和血乳酸<2mg/dl）的患者预后更好[372]。同样，优化中心静脉血氧饱和度已被证实可改善早期脓毒症患者[373]和高危非心脏手术患者和非体外循环心脏手术患者的预后[374-375]。

这些研究采用严格的方案导向治疗措施。相反，退伍军人事务局对3265例心脏手术患者进行的一项大型观察性试验指出，49%患者使用了持续混合静脉血氧饱和度PAC，该导管的使用与费用增加相关，但与标准PAC组相比预后并无改善[376]。然而，在这项研究中没有根据监测结果制定的指导治疗性干预措施的方案。

右心室射血分数肺动脉导管

尽管心血管监测主要聚焦于左心室功能，但有些情况下右心室功能不全可能是限制循环的更重要的因素。右心室功能不全风险增高的患者群包括慢性阻塞性肺疾病、成人呼吸窘迫综合征、肺动脉高压和右心室缺血和梗死[377]。对右心室梗死患者行肺动脉导管监测往往揭示前文描述过的特征性血流动力学形式。然而，准确评估右心室功能已被证明更为复杂。例如在严重呼吸衰竭的患者中，高水平呼吸末正压（PEEP）机械通气的混杂效应使心脏充盈压的解读变得困难，在某些情况下甚至造成误导[378]。

通过特殊设计的PAC测量右心室射血分数（RVEF）提供了另一种评价右心室功能的方法。这种方法采用装有快速反应热敏电阻的标准PAC，测量伴随每次心搏出现的肺动脉血温的微小变化，在某种程度上类似于标准的持续心排血量PAC。心排血量计算机测量每次心搏后温度信号的剩余分数并计算出RVEF[379]。显然，所有干扰标准温度稀释法心排血量测定的因素（后文所述）也将干扰RVEF的准确测量。另外，由于RVEF PAC测量的温度变化是心搏间的微小改变，因此如果心动过速导致R-R间期缩短无法准确检测心电图R波，或如果心脏节律不规则，该方法将无用[367]。比较基于PAC的RVEF测量法、血管造影法和核素技术在准确性方面产生了好坏参半的结果，但这也部分反映了该测量技术缺乏能被广泛接受的参照标准[379-380]。术中应用RVEF PAC主要聚焦于检测经血管重建手术的冠心病患者的右心室功能不全。已发现体外循环后RVEF降低，尤其是之前右冠状动脉阻塞的患者[381]。然而，RVEF是一项极其依赖负荷的右心室功能测量指标，临床医师必须牢记这点以便正确解读测量结果[367, 382]。似乎已发现RVEF PAC迄今为止最大的临床应用是在危重患者特别是呼吸衰竭患者[382-383]。在这些应用中，最感兴趣的测量一直是右心室舒张末期容积，可由RVEF计算得出：

$$RVEDV = \frac{SV}{RVEF}$$

其中 RVEDV = 右心室舒张末容积（ml）

SV = 每搏量（ml）

RVEF = 右心室射血分数

右心室舒张末容量似乎与容量状态的关系更紧密，而非标准的前负荷测定指标如CVP或PAWP相比[383-384]。这些发现并不令人惊讶，考虑到前面讨论过的与心脏充盈压监测有关的解读问题。然而，应该记住，右心室舒张末期容量和心排血量之间的良好相关性可能源于测定方法的数学耦合，因为两者都是PAC测定的每搏量的衍生值。而且，在标准PAC监测的情况下，RVEF PAC监测对患者预后的益处尚未得到证实[231]。

心排血量监测

心排血量是心脏泵出的全部血流量，正常成人静息时的范围为4.0～6.5L/min。心排血量的测定提供了对循环的全面评估，结合其他血流动力学测量（心率、动脉压、CVP、肺动脉压和楔压），可计算出另外的重要循环参数如全身血管阻力、肺血管阻力和心室每搏功（参见表 45-7）。

有三个因素促使临床实践中测定心排血量。首先是认识到在许多危重患者中，低心排血量导致发病率和死亡率显著增加[385]。其次，心排血量的临床评估常常不准确，例如心排血量降低的危重患者可能体循环动脉压正常[386]。最后，新的心排血量测定技术越来越微创，因此可能对许多患者有益并无有创监测伴随的风险[386-387]。为正确临床使用，必须了解每一种技术的优缺点。

温度稀释法心排血量监测

由于温度稀释技术易于实施，并有各种情况下使用的长期临床经验，因此该技术实际上已成为测量心排血量的临床标准。它是指示剂稀释法的演变，第 44 章有详细描述，即将已知量的示踪物质注入血流，在下游部位随时间测量其浓度变化[388]。温度稀释法是将已知量的冰水或室温液体经 PAC 近端管腔（右心房）注入，由导管顶端的热敏电阻记录肺动脉血温的相应变化。与所有其他形式的心血管监测一样，重要的是可实时显示来自每个心排血量测定的温度稀释曲线[389]。使临床医师识别心排血量测定无效的干扰状况如血温不稳定、再循环，或指示剂注入不完全。

由于几组研究显示心排血量测定中用冰水或室温注射水的准确性相同，因此似乎几乎所有临床应用中更偏爱室温注射水[390]。成人应采用 10ml 注射水，而儿童推荐的注射容量为 0.15ml/kg[389]。

通常快速连续实施的 3 次心排血量测定取平均值可提供更可靠的结果。当采用单次注射测量心排血量时，连续心排血量测量结果之间的差异达到 22% 时，才提示有临床意义的改变。相反，当 3 次注射平均值决定温度稀释测量值时，心排血量的变化超过 13% 提示有临床意义的改变[391]。

有些研究已发现，即使谨慎操作，温度稀释法心排血量测定可能与其他参考方法不一致[392-393]。然而，该技术本身直接引起的并发症很少，而且关注心排血量的变化趋势可能比强调单次测量值在临床上更有用。

温度稀释法心排血量监测的误差来源

为了正确解读温度稀释法心排血量测定结果，必须考虑几个重要的技术问题和潜在的误差来源[388-389]（框 45-7）。温度稀释法测定的是右心室排出量。存在心内分流时，右心室和左心室排出量不等。在左向右分流患者中，可以发现由于温度指示剂早期再循环使

框 45-7　影响温度稀释法心排血量测定准确性的因素

心内分流
三尖瓣或肺动脉瓣反流
温度指示剂输送不充分
　　中心静脉注射点位于导管引导鞘内
　　冰水注射液温度升高
纤维蛋白或血凝块导致热敏电阻故障
肺动脉血温波动
　　体外循环后
　　快速静脉补液
呼吸周期影响

温度稀释曲线的下降部分变形。在右向左分流患者中，部分注射的指示剂会绕过热敏电阻，导致左心室排出量的高估。

三尖瓣或肺动脉瓣反流患者，由于指示剂经关闭不全瓣膜的再循环，给温度稀释法心排血量测定造成了额外问题。在重度三尖瓣反流患者中，温度稀释曲线伴有异常延长的衰减时间，测得的心排血量根本不可靠，根据瓣膜反流的严重程度和心排血量的大小要么高估心排血量，要么低估心排血量[389,394]。

温度稀释心排血量测定的其他技术问题由温度指示剂输送不充分所致。对有冰冷注射液的注射器处理不当可使液体温度升高，降低所给温度指示剂的信噪比。另外，PAC 顶端的纤维蛋白或血凝块可导致热敏电阻故障，得出虚假的心排血量。未能识别的血温波动也可影响心排血量的测定。在大多数患者中，当体外循环结束时复温的机体核心再分布获得的热量时，体外循环后最初数分钟内肺动脉血温迅速下降。由于中心温度和肺动脉血温进行性下降，导致温度基线不稳。体外循环后此时测定的温度稀释心排血量非常不可靠，最常导致真实心排血量的显著低估[395]。温度稀释法心排血量测定其他不准确状况发生于肺动脉血温由于快速补液变化时[396]。根据额外液体输注的时程，可能发生高估或低估心排血量的情况。

围绕快速注射温度稀释法心排血量监测的一个争议为最佳测量时机与呼吸周期的关系，特别是接受正压机械通气的患者，因为右心室每搏量呼吸周期期间的变化多达 50%。尽管当快速推注与呼吸周期的同一时相同步时，连续测量的可重复性显著得到改善，但通过呼吸周期不同时相期间多次注射并随后平均结果可获取更可靠的平均心排血量的准确测量值[389,397]。最后，由于低流量状态期间缓慢注射导致热量显著丢失，测定的温度稀释心排血量可能高估真实的心排血量[398]。

连续温度稀释法心排血量监测

较新的技术应用于 PAC 监测采用温暖的热指示剂进行近乎连续心排血量（CCO）监测[388-389]。简单来说，由 PAC 距离导管顶端约 15～25cm 的右心室部分融入一段长 10cm 加热导丝可释放少量热量，产生的热信号被位于肺动脉内导管顶端的热敏电阻所测得。加热导丝以伪随机的二进制序列模式循环开闭，心排血量由测得的肺动脉温度和已知加热导丝激活序列的相互关联推算所得[399]。通常心排血量的显示值每 30～60s 更新一次，代表之前 3～6min 内测得的心排血量平均值。在一项验证 CCO 如何对不稳定血流动力学状况如出血和液体复苏作出反应的实验研究中，Siegel 和合作者发现 CCO 的变化显著慢于超声流量探头、血压或混合静脉血氧饱和度检测的变化[400]。鉴于这些固有的时间延迟，PAC CCO 方法应被看做重复监测而非连续实时监测。

一般来说，CCO 方法与标准推注的温度稀释心排血量测定或电磁流量探头技术有很好的一致性[388,401]。该仪器在心排血量（1.6～10.6L/min）和核心体温（33.2～39.8℃）范围较宽的患者中运行良好。与标准推注温度稀释技术相比，CCO 方法的可重复性和准确度较好，可能因为相对于单次瞬时测定，连续法显示时间加权的心排血量平均值[402-403]。

由于多个实际原因，CCO PAC 已被临床应用所广泛接受。尽管这些导管比标准 PAC 更贵，但避免了推注的需求，降低了护理工作量和液体超负荷或感染的潜在风险。而且，由于 CCO PAC 提供了之前数分钟内心排血量的平均值，因而单次呼吸周期期间心搏间的每搏量变异度都显示相等。因此，CCO 法测量的心排血量可为接受正压机械通气的患者提供更准确的全心心排血量测定。

然而，与推注冷液体温度稀释技术一样，温暖的 CCO 有某些方法学缺陷，必须识别和避免。CCO 计算机和导管需要一定的时间预热，而且在有大量热噪声的环境中可能运行不佳，如心脏手术室。正如已经强调的，CCO 监测仪对心排血量突然变化的反应有 5～15min 的固有延迟，这一延迟的大小取决于生理学波动的类型以及 CCO 计算机监护仪的运算法则[400]。尽管 CCO 运算法则的改良提供了一个"即时模式"快速反应时间，但 CCO 监测对心排血量急性变化的检测仍慢于其他方法，如直接动脉血压或混合静脉血氧饱和度。在效果上，CCO 技术涉及响应时间和整体测量准确度的基本权衡。这些性能特征没有明确标准，但必须平衡响应时间对显示值的稳定性和对热噪声的免疫力[402]。

经肺温度稀释法心排血量监测

经肺温度稀释测量法，将冰盐水注入中心静脉通路，同时经带有热敏电阻的特殊动脉导管测量外周大动脉（股动脉、腋动脉或肱动脉）的温度变化[404]。几项研究已经显示了与标准温度稀释法心排血量的一致性[405-406]。与标准温度稀释法相比，由于该测定法持续数个心动周期，因此呼吸对每搏量的影响可以被平均和消除[407]。

来自经肺温度稀释曲线的数学推演可产生数个有用的额外指标。血管外肺水测定肺水肿，可用于指导急性肺损伤或脓毒血症患者的液体治疗[408-410]。其他衍生指标为总舒张末容量和胸腔内血容量。这些指标比传统测量值，如 CVP 或肺动脉楔压，更好地反映心脏前负荷[411-412]。然而，这些指标仍不能预测心排血量对静脉内输液的反应[413]。衍生于经肺温度稀释曲线的最后一个指标称为心功能指数，由心排血量和胸腔内血容量计算所得，它与超声心动图得出的左心室射血分数密切相关[414]。

锂稀释法心排血量监测

锂稀释技术是以指示剂稀释原则为根本基础的另一种心排血量监测方法[415]。简单来说，静脉内推注小剂量氯化锂后，安装在外周动脉导管上的离子选择性电极测量锂稀释曲线，从而推算出心排血量。与标准温度稀释法或电磁流量法相比，锂稀释法是一项精确技术[416-417]。锂指示剂可经外周静脉内导管以相似的测量准确度注入，因此无需置入中心静脉导管[418]。该技术也可用于儿童[419]。锂稀释法不能用于正在服用锂剂或刚接受过非去极化肌松药拮抗剂的患者（因为这些拮抗剂也会改变锂感受电极的测定）。

监测心排血量和灌注的其他方法

食管多普勒心排血量监测

所有基于超声的心排血量监测方法均采用多普勒原理（也参见第 44 和第 46 章）。通过经胸或经食管超声心动图检查期间采用多普勒技术可间断测定心排血量（参见第 46 章）。已经开发了一种特殊的食管多普勒探头，可放置和留在食管内持续监测，无需临床医师或超声检查者花时间测定和计算。传感器被整合入探头顶端，类似于标准的食管听诊器，通过测量胸段降主动脉内探测血流的多普勒频移连续监测心排血量。将多普勒探头插入食管距门齿约 35cm 处，调整以优化降主动脉多普勒血流回声。在多数患者中，最佳探头顶端位置在 $T_5 \sim T_6$ 椎间隙或第 3 胸肋结合处，因为此处食管与降主动脉位置靠近且走行基本相互平行[420]。超声传感器以固定的角度安装，该角度根据解剖学确定和心排血量计算机已知的。然后该角度用于修正所得的多普勒频移，以提供准确的流速测量。

必须了解食管道多普勒技术的几个局限性，避免数据解读错误。该监测方法检查胸段降主动脉血流，因此只测量全心心排血量的一部分。为了取得全心心排血量，要么必须通过其他方法对食管多普勒测量法进行"校正"，要么采用 1.4 作为经验性测定校正常数[421]。该常数对大多数患者是准确的，但并非普遍适用，特别是存在再分布血流的情况（如妊娠）、主动脉阻断和体外循环后[420, 422]。另外，用 A 型超声测量胸段降主动脉直径或根据源于患者年龄、性别、身高和体重的列线图计算[423]。计算好后，假定整个心动周期主动脉直径不变[424]。另外，该技术在存在主动脉瓣狭窄或反流以及患者有胸主动脉病变时可能不准确。该方法不易用于未气管插管和未镇静患者，不能用于有食管病变的患者。最后，与所有超声技术一样，获取多普勒信号所需的声窗可能不适用于某些患者，因此排除使用该方法。

食管多普勒监测技术的优点包括使用方便、微创、固有的安全性。似乎对临床成功的经验要求有限，只需准确应用该技术 10 ~ 12 例即可[420]。最近的一项综述分析了 25 项比较食管多普勒心排血量测定和 PAC 温度稀释法的临床试验，指出多普勒心排血量值与温度稀释法测量值相关性良好，整体偏差小，较小的观察者内和观察者间变异度导致能较好地跟踪温度稀释法心排血量的方向性变化[420]。

近来，食管多普勒法重新受到欢迎[425-426]。目前的装置提供了清晰的可视化频谱多普勒波形显示，也计算和显示额外的血流动力学参数，包括血流峰速、血流加速度和心率校正血流时间（图 45-39）。一些研究显示这些额外的测量值提供了关于左心室前负荷、液体反应性、收缩力和全身血管阻力的有用信息[421, 427-428]。该监护仪更重要益处之一为使临床关注于优化每搏量而非总心排血量。的确，在重危患者中，低每搏比低心排血量更好地预测并发症[429]。几项研究显示在中度风险的手术患者中，最大化食管多普勒测得的每搏量指导容量复苏降低了围术期发病率和缩短了住院时间[425-426]。

生物阻抗法心排血量监测

生物阻抗心排血量监测技术最早由 Kubicek 和合

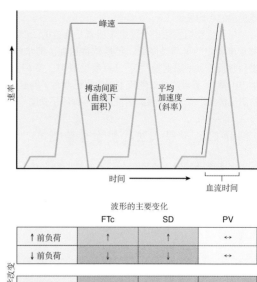

图 45-39　食管多普勒心排血量监测设备显示的速率 - 时间波形反映了收缩力、前负荷和后负荷的变化。搏动间距（SD）与计算的心排血量直接相关，为心排血量测定提供了有用的替代值。FTc，心率校正的收缩期血流时间；PV，峰值流速

作者提出，基于心脏收缩期射血时胸腔电阻抗发生的变化[430]。将这些生物阻抗与每搏量联系起来的最初公式为：

$$SV = \rho L^2 / Zo^2 \cdot VET \cdot \max \frac{dZ}{dt}$$

其中 SV = 每搏量

ρ = 血液的电阻率

L = 胸腔长度

Z_O = 基础胸腔阻抗

VET = 心室射血时间

$\max \dfrac{dZ}{dt}$ = 心脏收缩时胸阻抗变化的最大速率

为实施测量，将一次性电极沿颈部两侧和下胸部外侧面贴于皮肤表面，并经胸腔连续释放少量电流。患者的身高、体重和性别用于计算胸腔容积。计算每个心动周期的生物阻抗心排血量，持续显示数次心搏

过程中的平均值。

尽管生物阻抗法用于健康志愿者是准确的，但在危重患者中的可靠性降低，包括脓毒血症、肺水肿、主动脉反流和心脏起搏[431-435]（可参见第 47、第 67 和第 101 章）。最近信号处理技术的变化已改善了胸腔生物阻抗法测定值的准确度，可能提高其临床接受度[434]。

部分 CO_2 复吸入法心排血量监测

无需肺动脉置管的另一个心排血量监测方法为部分 CO_2 复吸入法[435-436]。由于在标准 Fick 法中涉及测量氧耗和混合静脉血红蛋白氧饱和度遭遇难度，该替代技术是基于二氧化碳清除而非氧摄取的 Fick 方程重述。

$$\dot{Q} = \dot{V}_{CO_2}/(C\bar{v}_{CO_2} - CaCO_2)$$

其中 $\dot{Q}$ = 心排血量
$\dot{V}_{CO_2}$ = 二氧化碳清除速率
$C\bar{v}_{CO_2}$ = 混合静脉血二氧化碳含量
$CaCO_2$ = 动脉血二氧化碳含量

该方法用 CO_2 生成量和潮气末 CO_2 浓度的变化来反映分钟通气量短暂、突然的变化。利用特别设计的呼吸系统和监测计算机，该测量法易于在任何气管插管患者中实施。每 3min 计算机控制的气动阀间断增加无效腔分钟时间达 50s，因而导致部分呼出气体被复吸入。将复吸入引起的潮气末 CO_2 变化用于 CO_2 Fick 方程微积分版的心排血量计算。该方法为完全无创，可每隔数分钟测定，且短暂的复吸入对大多数患者不构成较大风险，伴随潮气末 CO_2 上升值小于 3mmHg。不幸的是，采用该技术准确测量需气管插管以准确测定呼出气体。而且，改变通气模式可对测量结果产生不可预知的影响。如同所有以 Fick 法为基础的技术，部分 CO_2 复吸入技术测量肺毛细血管血流作为全心心排血量的指标，因而需纠正肺内分流。

部分 CO_2 复吸入心排血量测定法与其他技术如温度稀释法有很好的一致性。然而，临床试验规模很小（即研究的患者数量），且主要集中于特殊患者群体，尤其是冠状动脉旁路移植术患者[437]。该技术的临床作用主要集中于术中短时间应用或术后机械通气患者。由于需强制增加 $PaCO_2$，该技术相对禁忌用于颅内压增高患者。

脉搏波形心排血量监测

动脉脉压波形分析是心排血量监测领域最近的发展之一。连续心排血量测定基本源于动脉脉压波形的分析。这些方法，通常被称为脉搏波形心排血量，通过计算分析动脉导管记录的动脉压波形或甚至无创的手指血压波形下的面积来测定每搏量[438-441]。脉搏波形法提供了具有无创、连续、逐次心搏潜力的心排血量监测方法。而且，逐次心搏的每搏量变化（称为每搏量变异度）可用于评价机械通气患者的容量状态[118,442]。

然而，需考虑几个不足之处[443]。首先，需用已知的心排血量进行基线校正，以考虑在血管阻力、阻抗和波形反射的个体差异。另外，考虑到血管特征随时间的变化，需每 8～12h 重新校正。体外校正可能需要使用更加有创的技术，抵消了脉搏波形法无创的优点。近来建立了几个能根据患者的人口统计学变量自动校正的系统。但这一自动校正的准确性在各种临床情况下是有疑问的[444]。准确识别收缩期和舒张期需用可分辨的重搏切迹合理定义动脉压波形，这在严重心动过速或心律失常或其他心排血量非常低的情况下可能不存在。最后，为了有意义地应用心搏间的每搏量变异度（和收缩压或脉压变异度），患者需控制性机械通气，潮气量至少为 8ml/kg 体重[445]。

对手术患者的临床试验仍然显示脉搏波形心排血量法提供了可接受的准确度水平，与温度稀释法心排血量相比其偏差小于 0.5L/min[440,446-447]。每搏量变异度超过 10% 是静脉内液体疗法反应性的有用预测指标[106]。最后，基于使脉搏波形衍生的心排血量最大化或使每搏量变异度最小化的目标导向治疗改善了围术期结果。

胃张力法

胃张力法目的在于监测胃的循环作为早期内脏低灌注的指标[450]。将顶端带球囊的导管置入胃内，使球囊内的盐水或空气与胃腔内的 CO_2 达到平衡。间断抽出盐水或空气并测定 CO_2 水平。随着胃灌注的降低，胃黏膜对 CO_2 的清除能力减弱，而来自无氧代谢释放的酸滴定碳酸氢盐的 CO_2 生成增多。CO_2 从黏膜自由弥散到胃腔，由胃张力计检测。

胃黏膜 CO_2 和 pH 值是预测创伤后和围术期并发症或死亡的指标[453]。而且，胃张力法指导的治疗可改善危重患者或围术期患者的预后[454-455]。然而，这种有点繁琐和耗时的监测组织灌注的方法还未被广泛采用。

参 考 文 献

见本书所附光盘。

第46章　围术期超声心动图

Georges Desjardins • Daniel P. Vezina • Ken B. Johnson • Michael K. Cahalan

许　涛　卞金俊　译　朱文忠　审校

要　点

- 围术期经食管超声心动图（TEE）的最新指南推荐：除非受食管病变的禁忌，所有心内直视手术和胸主动脉血管手术患者，以及伴有无法解释的危及生命的循环不稳定患者，均应行 TEE 检查。
- 超声传感器频率越高，影像质量越好，但穿透深度越有限。
- 改良伯努利方程将多普勒超声心动图测得的速度转化为跨瓣压差，压差 $=4V^2$，其中 V 代表速度（m/s）。
- 组织多普勒成像用于测量心肌运动速度，是评估心室收缩和舒张功能的主要工具。
- 实时三维 TEE 现已得到广泛应用，且被证明对围术期患者具有重要价值。
- 基本 TEE 检查是综合检查的缩略版本。它明显比综合检查实施更快，并可确定大多数危及生命的围术期心脏病理性并发症。
- 基本经胸超声心动图（TTE）检查始于三个标准视窗，并提供了可与那些 TEE 检查切面相比较的切面。
- TEE 提供了高度可信和可重复的评估心脏充盈和射血功能的方法。
- TEE 在检查术中心肌缺血方面比心电图更敏感。其对术后结局的预测比术前心脏应激试验更准确。
- TEE 是心脏外科单元的必备工具，其在评估治疗方案变化的需要和指导这些变化以及评价手术有效性方面均发挥着重要作用。

概　述

超声心动图使麻醉实践发生了改观。经食管超声心动图（TEE）是当今围术期医疗实践中所用的最强有力的心血管诊断技术。大量出版的报道证实其在血流动力学测定、心肌缺血检测、心血管病理评估和心脏手术方案和效果评价方面的重要作用。通过 TEE 提供的信息，麻醉医师、外科医师和加强医疗医师能改变治疗方案来降低发病率并增加手术患者的存活率，没有其他诊断技术对麻醉和危重医学有如此影响。因此，我们期待在大多数心脏外科实践中应常规术中 TEE 检查，而在许多非心脏手术实践中，基本 TEE 检查应作为可选监测手段。此外，经胸超声心动图（TTE）已演变为高度便携式工具，可方便于未实施气管插管患者的心脏评估。本章节在简要总结 TEE 发展史、其基本物理原理和操作所需技术后通过回顾已发表的文献来证明围术期治疗中超声心动图的作用。

历　史

1976 年，Leon Frazin 医生发表了采用食管 M 型传感器研究的结果，从而引入了经食管超声心动图的概念 [1]。随后，Matsumoto 及其合作者采用 M 型 TEE 研究了心血管手术期间的左心室功能 [2]。但是，M 型超声心动图提供的空间关系视野太局限以至于对术中监测或实时决策缺乏实用价值。20 世纪 80 年代早期，Hanrath 及其合作者介绍了安装于可弯曲的胃镜顶端的二维相控阵传感器，TEE 的术中潜能逐渐明了 [3]。然而，直至 20 世纪 80 年代中期 TEE 才得到广泛使用，此时 TEE 传感器的设计得到改进，彩色数码血流多普勒实现了商业化。伴随着这些进步，TEE 才能提供结构和血流的高分辨率实时影像，这是我们目前日常工作的基础。但是，最初的单平面和随后的双平面 TEE 探头限制了潜在的成像平面。在探头顶端内采用可旋转的二维传感器的多平面 TEE 大体解决了这些限制并成为目前标准的做法。

伴随探头技术的进步，超声制造商改进了影像压缩的计算、高密度数码储存技术和宽带通讯网络，彻底革新了 TEE 影像的储存与处理。安全数码服务器已取代临床研究的磁带库，可以极高速地访问高保真的存储影像。另外，经过数十年的研究，三维实时成像最终成为现实。该技术对临床实践的影响仍在持续发展之中，但其已在瓣膜性疾病的评估和修补中成为极有价值的工具 [4]。

经食管超声心动图实用指南

1992 年，美国超声心动图协会超声心动图医师培训委员会出版了 TEE 培训指南 [5]。它们以之前的经胸超声心动图（TTE）培训建议为基础，将 TEE 培训对准手术和非手术领域的应用。这些指南要求受训者至少获得中级水平的超声心动图培训，并操作和判读不少于 50 例监护下的 TEE 检查。1996 年，美国麻醉医师协会（ASA）和心血管麻醉医师协会（SCA）联合工作组发表的围术期 TEE 指南确定了两种水平的 TEE 检查：初级检查和高级检查 [6]。经围术期 TEE 初级培训的麻醉医师"应能为麻醉惯例内的适应证使用 TEE"，同时"必须能认识到这种场合中使用的局限，并能及时从经高级培训的医师处请求帮助"。经围术期 TEE 高级培训的麻醉医师"应在上述检查之外，能利用围术期 TEE 的全部诊断潜力"。2010 年，ASA 众议院通过了 TEE 更新指南，该指南描绘了 TEE 循证适应证的三个分类 [7]。

心脏和胸主动脉手术："对于无禁忌的成年患者，TEE 应用于心内直视手术（如瓣膜手术）和胸主动脉手术以及应考虑用于冠状动脉旁路术中，以用于：①确定和完善术前诊断；②检测新发或毋庸置疑的病变；③相应地调整麻醉和手术方案；④评估手术治疗的结果。在儿童患者中，TEE 的使用应基于每个个体患者的不同情况进行考虑，因其对这类患者具有特殊的风险（如支气管堵塞）（亦可见第 94 章）。"

非心脏手术："当拟进行的手术性质或患者已知或怀疑有心血管病变并可能会导致严重的血流动力学、肺或神经学受累时，可考虑行 TEE 检查。虽经纠正性治疗，但患者仍持续表现为不能解释的危及生命的循环不稳定，若具备设备和操作人员，则应行 TEE 检查。"

重症患者："当可期望改变治疗的诊断信息不能及时经 TTE 或其他方式获得时，应考虑行 TEE 检查"（亦可见第 102 章）。

1999 年，美国超声心动图协会（ASE）和心血管麻醉医师协会（SCA）联合工作组发表了完整的 TEE 检查建议 [8]，这些建议详细描绘了综合性检查包括的 20 个 TEE 切面。另外，在 2002 年，ASE 和 SCA 联合工作组使用前面提到的、已发表指南中的原则和建议系统地阐述了围术期 TEE 培训指南，包括先期的医疗知识和培训、超声心动图知识和技巧、培训的组成和时间、培训环境和监督管理，以及已经执业的研究生医师等同的需求 [9]。尽管描绘的病例数很少，但临床经验和培训质量的深度和病种多样性要比这些数字更为重要。和之前出版的指南一样，这些指南提供了一个围术期初级水平和高级水平超声心动图培训建议；而与之前的指南不同，这些指南没有明确说明培训时间，却强调了培训的目标和达到这些目标的病例数目及其病种的多样性（表 46-1）。围术期培训所需时间将根据隶属的心脏手术科室手术量和病种多样性而有很大的不同。

美国心脏协会、美国心脏病学会、欧洲超声心动图协会和其他专业机构均发表了包含 TEE 的其他指南 [10-12]。2011 年，ASE 和其他协会更新发布了超声心动图的适宜标准，包括其在围术期中的应用。超过 200 项适应证被归类为适宜、不明确或不适宜。不稳定型冠状动脉综合征、失代偿性心力衰竭、严重心律失常和重度瓣膜疾病均被列为围术期应用超声心动图的适宜指征 [13]。最近的对 2500 例患者进行的回顾性研究显示，80% 的病例适合应用超声心动图，而不恰当的应用低于 15% [14-15]。已公布的审计特别强调围术期超声心动图服务显示，合理应用适应证可判别 26% 病例的严重心脏病并发症，并可显著改变内外科治疗 60% 的时间 [16-17]。围术期超声心动图应用的不断扩展将需要持续的基于结局的研究和质量评估项目。ASE 最近发布了此类项目的推荐组成部分 [18]。当这些指南提及围术期 TEE 时，其推荐均与之前叙述的相一致。最后，2014 年发布的非心脏手术围术期心血管评估的新指南将会涵盖围术期 TEE 适应证的部分。

表 46-1　初级和高级围术期超声心动图推荐

	初级 *	高级 *
最小检查数目 †	150	300
独立操作的最小数目 ‡	50	150
项目负责人资质	高级围术期超声心动图培训	高级围术期超声心动图培训加上至少 150 例额外的围术期 TEE 检查
项目资格	多种超声心动图围术期应用	全部超声心动图围术期应用

Adapted from Cahalan MK, Abel M, Goldman M, et al: American Society of Echocardiography and Society of Cardiovascular Anesthesiologists task force guidelines for training in perioperative echocardiography, Anesth Analg 94:1384-1388, 2002.
* 假定初级培训是在高级培训的环境下完成的，计算初级培训至高级培训的总数。
† 在适当管理下由受训者判读全部超声心动图检查；可以包含由有资格的医师而非受训者出具的经胸检查报告。
‡ 在适当管理下由受训者独立完成全面术中经食管超声心动图检查，判读并出具报告

超声的特性

　　为了达到无创观察身体内结构的目的，超声仪传感器内产生一个难以察觉的振动，当将其置于紧邻的组织表面时，使周围组织（肌肉、血液、脂肪或骨骼）产生振动。振动发生期间，组织内颗粒先压缩然后分散开，这一双重过程被称为压缩（compression）和稀疏（rarefaction）。通过正弦波描绘一连串压缩和稀疏，从而得出其波长、频率、振幅和传播速度的特征（图46-1）。

　　波长是两个正弦波峰间的距离，超声波长以毫米为测量单位。频率是指 1 秒内发生的周期数，每秒一个周期定义为 1 赫兹（Hz）。超声是指频率高于人类听觉范围的声音，或每秒超过 20000 周（20 kHz）。用于超声影像的特定频率为 2～10 兆赫（MHz）。波长与频率呈反相关。

　　振幅是组织压缩的测量单位，代表了超声波的音量。振幅相差范围很大，用分贝（dB）来描述。分贝是能使大振幅在同一示波器上紧邻于小振幅（即 1000 和 0.001）显示的一种对数转换。经验性法则为 6dB 的变化相当于振幅的加倍或减半。

　　传播速度描绘超声穿越组织时的速度。在血液中为 1540 m/s。公式 1 描绘了传播速度、频率和波长间的相互关系：

$$C = f \times \lambda \tag{1}$$

　　其中 c 为传播速度，f 为频率（Hz），λ 为波长（mm）。假定传播速度不变，可以通过公式 2 和 3 计算出任何频率的波长：

$$\lambda\,(mm) = 1\,540\,000\,(mm/s) \div f\,(Hz) \tag{2}$$

或者

$$\lambda\,(mm) = 1.54\,(km/s) \div f\,(MHz) \tag{3}$$

　　常用传感器频率相对应的波长范围为 0.1～0.6mm。表 46-2 列出了常用传感器频率的示例。

　　传感器采用石英或钛酸盐陶瓷特制的晶体产生压电效应，通电后晶体振动并发出超声波。反过来也一样：当超声波撞击压电晶体并产生振动时，晶体产生电流。因此，同一组晶体可以作为超声的发射器和接收器。振动的频率由压电晶体的厚度决定。为了改善和控制发出的超声波束，在晶体周围安装了数层材料（图 46-2）。

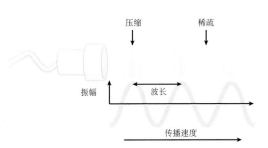

图 46-1 用于描绘超声能量从传感器进入邻近组织的术语图解。当超声振动进入周围组织时，组织内的颗粒先压缩然后分散开（压缩和稀疏）。正弦波用于描绘一连串压缩和稀疏的特点，波长为两个正弦波峰间的距离，振幅为组织压缩的幅度，传播速度为组织内超声波的速度

传感器频率、影像分辨率和穿透深度

　　超声心动图采用频率为 2.5～7.5 MHz 的超声波。

表 46-2　频率、波长和穿透深度的相互关系

频率（MHz）	波长（mm）	穿透深度 [(200~400)× 波长]（cm）	近似分辨率（2× 波长）（mm）
3.5	0.44	9~18	0.9
5.0	0.31	6~12	0.6
6.0	0.26	5~10	0.5
7.0	0.21	4~8	0.4

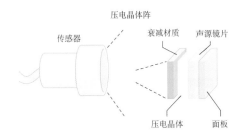

图 46-2　超声传感器内所含压电晶体阵图解。当给予脉冲交流电时，压电晶体更像铃声"响起"，电脉冲终止后晶体仍持续振动。为了达到明显的脉冲效果，一种基材被用于晶体以消减脉冲终止后的铃声。为了使从晶体至组织的传播效果最佳，一个声源镜片聚焦超声束，同时阻抗匹配面板改善了超声波由传感器进入组织的传导

不采用频率超过 7.5 MHz 的超声波是因为其产生的波长太短不足以穿透组织。穿透深度仅限于波长的约 200~400 倍。不使用频率低于 2.5MHz 是因为其产生的波长太长不适宜小型目标的分辨率（分辨率仅限于波长的约两倍）。因此，范围为 2.5~7.5 MHz 的超声波传感器可辨析 0.4~1.2mm 大小的目标，穿透组织最高达 24cm。

影像分辨率具有轴向分辨率、横向分辨率、仰角分辨率和瞬时分辨率等特征。轴向分辨率是指沿超声束长轴的分辨率，与传感器的频率和脉冲宽度密切相关。长波长具有较深的组织穿透能力，但不能分辨沿超声束扫描线附近的物体；短波长度正好相反。同样，短时程超声脉冲可以改善轴分辨率。

横向分辨率为从一侧到另一侧横穿二维影像的解析，其与超声束的构成有关。超声束最初节段（近场）为圆筒形，其长度依赖传感器的宽度和波长（图 46-3A）。超出近场后，超声束发生偏离（远场）。偏离也与传感器的频率有关（46-3B）。当频率增加时，近场变长，偏离角度降低。当传感器宽度变小时，偏离角度变大。较大深度时缺乏横向分辨率将导致远场影像模糊。

影响横向分辨率的超声束形成的另一特征为光栅波瓣（图 46-4）。光栅波瓣是一束沿主要超声束由传感器发出的偏离的超声束。光栅波瓣的偏离角度由传感器阵中晶体间的空间位置决定。相邻两个相差一个波长的传感器晶体间超声波路径长度的角度构成了光栅波瓣。光栅波瓣伪像的一个例子是将正常放置的肺动脉导管看作似乎其走行经过了主动脉。伪像的出现如同一个穿过心脏内结构的回声密集的

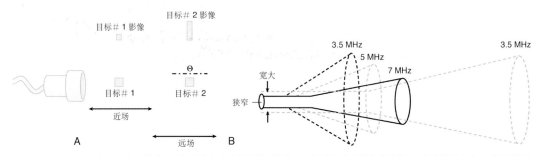

图 46-3　A. 近场和远场超声束的构成。近场是指超声束的圆柱形部分，远场是超声束偏离的节段。θ代表偏离角度。近场内结构（目标 1）影像具有清晰的横向分辨率，而远场内结构（目标 2）影像横向分辨率较模糊。B. 近场长度与传感器频率和宽度的相互关系。近场长度与传感器宽度和频率密切相关。当频率增加时，近场变长。偏离角度也与传感器频率有关。随着传感器频率增加，偏离角度降低。黑色虚线、点和实线代表频率分别为 3.5MHz、5.0MHz 和 7.0MHz 传感器的超声束偏离。随着传感器宽度的增加，近场长度增加。蓝色虚线代表宽度为狭窄传感器两倍的 3.5MHz 传感器的近场和远场

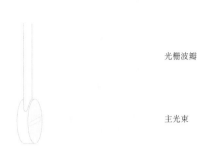

图 46-4　自传感器发出的主超声束（实线）伴随着一系列光栅波瓣（虚线）。光栅波瓣是波束构成的一种现象，与传感器中压电晶体阵有关。从主波束的某个特定角度，阵中每个晶体发出的超声波刚好与相邻晶体相差一个波长，这一设计导致了光栅波瓣的形成。光栅波瓣的临床意义在于高回声物体如 Swan-Ganz 导管或人工二尖瓣瓣膜可能"出现"在心脏（如主动脉）内的不正确位置

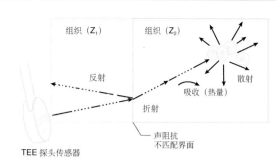

图 46-5　镜面反射、折射、吸收、散射和声阻抗图解。当超声波撞击两种不同组织类型的界面时，其中部分被反射，剩下的穿过组织。反射超声波有一个与入射角相等的轨道角。折射是指当超声束从一个组织类型到另一个时的偏转。当超声波撞击横向尺寸小于一个波长（一个红细胞）的结构时产生散射。吸收代表超声能量以热量消散的总量。声阻抗是指超声波穿行组织时所遇到的阻力。声阻抗（Z）定义为组织密度与传播速度的乘积

拱形样物体，并在整个影像中距传感器的距离相等。在本例中，光栅波瓣发出的一股偏离的超声束反射回传感器，超声仪无法在主超声束和光栅波瓣之间区分反射的超声波。

仰角分辨率是指楔形超声影像的厚度。这种厚度通常为 10mm。瞬时分辨率是指某一特定时刻即时精确定位移动结构的能力。每秒显示的影像越多（帧速），瞬时分辨率越好。通常帧率在 90° 的二维影像中有 128 线。如果深度设为 20cm，每线所需取样时间为 0.3ms，扫描全部 128 线需 33ms。在 1s 内，扇面扫描 30 次。为了显示心脏内的移动结构，所需帧率至少为每秒 30 帧。降低影像深度将提高瞬时分辨率。超声仪允许操作者在二维显示中放大感兴趣的区域，这一功能重新分配扫描线数量用在感兴趣的较小区域内生成完整的二维影像，从而改善瞬时分辨率。

当超声波穿透组织时，信号强度衰减。衰减是组织吸收（超声能量转化为热量）、超声能量从传感器发出后偏离、反射和散射的作用（图 46-5）。吸收依赖于组织类型。例如，空气吸收的超声能量比骨骼多，但骨骼的吸收比血液和水多。用于描绘吸收的术语为半功率距离，是指超声能量降为 50% 时所需距离。空气、骨骼、血液和水的半功率距离分别为 0.08cm、0.8cm、15cm 和 380cm。

当超声波撞击两种不同组织类型的界面时，其中部分被反射，剩下的穿过组织（见图 46-5）。就如同光

从镜面被反射一样，反射超声波有一个与入射角相等的轨道角。反射超声波的幅度降至 40~60dB（100~1000 倍）。穿过邻近组织的超声波受折射影响，折射是指当超声束从一个组织类型到另一个时的偏转。折射的一个例子为当一个物体部分淹没在鱼缸或泳池中时其影像失真。折射能使超声束弯曲，因而使物体出现在其不存在的部位。当超声波撞击横向尺寸小于一个波长（例如一个红细胞）的结构时产生散射。散射的超声能量向各个方向辐射。

声阻抗是指超声波穿行组织时所遇到的阻力，它与组织密度密切相关，由公式 4 定义：

$$Z = \rho \times c \qquad (4)$$

其中 Z、ρ 和 c 分别指声阻抗、组织密度和传播速度。组织密度越高，超声束穿过组织越快。例如，超声波在空气中较慢（330m/s），在血液中较快（1540m/s），在骨骼中很快（4080m/s）。超声束反射程度与两种相邻组织间声阻抗的差异密切相关。声阻抗的差异越大，反射的超声能量越多。骨骼-软组织和空气-软组织反射的超声束最多。对这些界面的深部结构成像较困难。

声阻抗与衰减不匹配是使用 TEE 进行心脏成像中要考虑的重要因素。例如，当扫经含气的气管或隆突时，经食管难以看到主动脉弓。TEE 探头经过气管中空气时，其发出的超声能量明显衰减。另外，确实对应气管-组织界面的大多数超声能量由于空气和组织间巨大的声阻抗差异而被反射了。

影像优化的基本原则：增益、深度和聚焦

增益用于放大反射回传感器的低振幅超声波，代表了超声系统的听觉质量。它可用于抵消由远端结构回馈的低振幅信号中的由近端结构回馈的大振幅信号。许多超声仪拥有一系列被称为时间增益补偿控制的滑块控制键，允许操作者在设定的深度调节增益。当在通明的手术室中结构不易看清时，调大增益是一种诱惑。尽管增益增加了结构的亮度，但代价是放大了背景噪音。更好的方法是调暗手术室灯光亮度，并保持增益在正常设置范围。

在超声心动图中，晶体发出非常短的超声脉冲（大约 1μs），并接受或"听到" 250～500μs 的反射超声。脉冲重复频率（PRF）是指一秒内脉冲离开和返回传感器的数目。通过调整影像深度可以改变 PRF 值。当影像深度增加时，达到目标深度和返回所需的时间增加，因此，一秒内可能完成的周期数降低。相反也一样，当影像深度降低时，PRF 增加。PRF 也以赫兹（Hz）描述，它是可听见的波段，范围为 1～10kHz。

早期超声心动图显示采用这样的原理描绘心脏内结构的深度。第一幅超声心动图，"运动"或"M 型"研究，为单晶体传感器成像并在移动的光敏纸上示踪的心脏结构一维视图。目前，M 型超声心动图主要用于观察快速移动的结构，如瓣叶，这是因为 M 型传感器能产生高达每秒 1800 幅影像（图 46-6）。但是，M 型影像同一时间内仅能显示小部分心脏，因而对方向和空间关系的判读较困难。

为了生成二维影像，超声仪被配置为顺序重定向超声束于感兴趣的区域（扇面）。传感器包含一排压电晶体（线性列阵）。通过在阵中（相控阵）相邻晶体发射时引入少量延迟，超声仪能引导波束穿过感兴趣的扇面（通常为 90° 扇面）。尽管二维技术每秒仅产生约 30 幅影像，但二维的精确度提供了识别解剖和病理标志的巨大优点（图 46-7）。影像能在监视屏幕上实时显示并数字化记录以便之后回顾。用相似的方式诱导超声束，通过触发压电晶体调节超声束的聚焦深度来集中超声束于理想深度（图 46-8）。典型的聚焦深度定在二维图像中感兴趣的结构上或紧邻其下。

血流和结构的整合

通过测量多普勒频移，现代超声成像可测定血流速度。多普勒频移是指当声波来源运动时（如运动的红细胞反射声波时）声波频率发生的变化。当使用脉冲波时（脉冲波多普勒，PWD），操作者将小的取样容积置于二维扇形扫描区内的任何位置，超声成像自动将此样本容积内的多普勒数据转换为实时血流速率的显示。因此，PWD 可反映血流速度以及血流在心脏和大血管内的位置（图 46-9）。

但多普勒频移存在以下两个重要的局限性。首先，多普勒频移与超声波束和血细胞运动的方向之间的角度余弦值呈正相关。如果细胞与超声波束直接呈平行方向移动，则该角度为 0，其余弦值为 1。因而当角度为 0 时，多普勒超声心动图可真实地估计血流速度。而在其他所有角度时，余弦值小于 1，导致多普勒频移减少，血流速度被低估。临床上低于 15 度的截角（余弦值接近 1）对血流速度估算的影响不大，而超过 20 度的截角则显著减弱多普勒频移，在判读此类数值时需要谨慎对待。多普勒方程很好地表达了这种关系：

$$V = (C \times F_d) \div (2F_0 \times \cos\theta)$$

其中 V 为待测量的速度，C 为组织中声波的速度（为常量），F_d 为超声仪测得的多普勒频移（超声频率），F_0 是传感器的频率，$\cos\theta$ 是血流方向和超声波之间夹角的余弦值。其次，血流最大速度的精确测量受尼奎斯特极限（Nyquist limit）的影响。尼奎斯

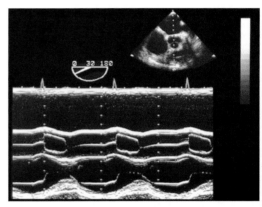

图 46-6 正常主动脉瓣 M 型经食管超声心动图。作为参考，单帧（静态）二维切面显示于图右上角。穿过二维超声心动图的垂直虚线描绘随时间（图的下三分之二横轴）由 M 型超声心动图提供的单线采样。超声心动图明确了收缩期和舒张期，可以看到 M 型影像中间三个被轻度波动的线相连接的斜的矩形。这些矩形和线由所显示的心动周期期间主动脉瓣开放和关闭时瓣叶运动构成。从这幅 M 型超声心动图的顶部到底部，白线表示的结构为左心房后壁（紧邻超声心动图上方）、主动脉瓣环后壁、主动脉瓣（如上所述）、主动脉瓣环前壁、肺动脉导管和右心室流出道心肌 *(Reproduced with permission from Cahalan MK: Intraoperative transesophageal echocardiography. An interactive text and atlas, New York, 1997, Churchill Livingstone.)*

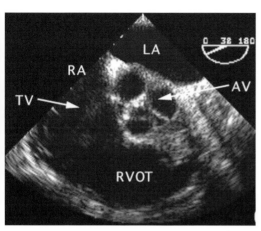

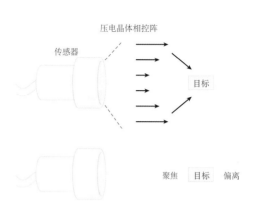

图 46-7 正常主动脉瓣静态短轴二维切面。这一食管中段主动脉瓣视图显示了正常瓣膜三个瓣叶的形态。LA，左心房；RA，右心房；RVOT，右心室流出道；TV，三尖瓣 *(Reproduced with permission from Cahalan MK: Intraoperative transesophageal echocardiography. An interactive text and atlas, New York, 1997, Churchill Livingstone.)*

图 46-8 压电晶体阵逐步启动聚焦超声束示意图。晶体阵以从边缘到中间的顺序发射超声束，由此产生的凹形波汇集于距传感器某段距离的一点上，距传感器的聚焦距离与从边缘向阵中间发射晶体间的时间延迟有关

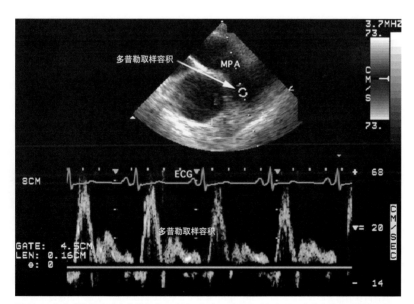

图 46-9 主肺动脉脉冲波多普勒超声心动图。超声心动图的顶部为用于定位多普勒取样容积的二维切面静态影像（白色箭头所指断圈）。超声心动图底部三分之二用白色显示部分为发生于取样容积中的瞬间血流速度（纵轴）与时间（横轴）。心电图提供了校时点，粗的横线为血流速度的基线（无血流）。这条线以上的血流速度为正值（也就是面向传感器），最高达 68cm/s；这条线以下的血流速度为负值（也就是远离传感器），最大为 -14cm/s *(Reproduced with permission from Cahalan MK: Intraoperative transesophageal echocardiography. An interactive text and atlas, New York, 1997, Churchill Livingstone.)*

特极限与超声频率和脉冲重复频率（PRF）直接相关。PRF 是指每秒发出的超声脉冲数目。因为在 PWD 中发放的脉冲必须要在下一个脉冲波发射之前返回，增加超声扫描的深度会降低 PRF 和尼奎斯特极限。这样在操作者的控制下，超声扫描的深度是尼奎斯特极限的主要决定因素。如果血流速度超越了尼奎斯特极限，则会忽然出现明显的血流转向，或混叠现象（aliasing）（图 46-10）。混叠就如同观看老西部片中四轮马车轮子的车辐时，当其旋转速度超出了电影摄影机的帧速，则会突然出现马车轮子的反向转动。通常，脉冲波多普勒混叠发生于血流速度在 0.8 ~ 1.0m/s 时，心脏内的正常血流可以达到 1.4m/s，病理性血流可高达 6m/s。为了测量这样的速度，需要连续波多普勒（CWD）。

连续波多普勒

CWD 采用两组分离的晶体：一组连续发射超声而另一组连续接受。CWD 拥有无限脉冲重复频率，能消除混迭问题（图 46-11）。但是这一无限脉冲重复速度的时间不足以使首个脉冲在下一个发射前返回传感器。因

此，超声仪不能判断哪个脉冲波发生了频移，从而不能精确定位移动的目标。另外，通过简化伯努利方程，Hatle 和同事们 [19] 以及 Holen 和同事们 [20] 已证实：

$$\Delta P = 4V^2$$

其中 ΔP 为跨狭窄部位的压差峰值，V 是指 CWD 测得的最大速度（m/s）[19-20]。因此 CWD 比 PWD 擅长测定高速血流，而不像 PWD 一样，CWD 不能精确描述速度的位置。

彩色多普勒

脉冲波多普勒以点对点的方式测定血流速度，太为耗时，且不能反映许多诊断决策所需的切面影像内的瞬时血流分布。彩色多普勒正是基于此目的而开发的。彩色多普勒是脉冲波多普勒的一种类型，一个色码被用于描绘血流面向（红色）和远离（蓝色）传感器；红色和蓝色的浅色与深色阴影分别表示相对较快和较慢的流速，连续彩色血流图重叠在灰度切面的超声心动图上。但彩色多普勒通常为半定量技术，且与

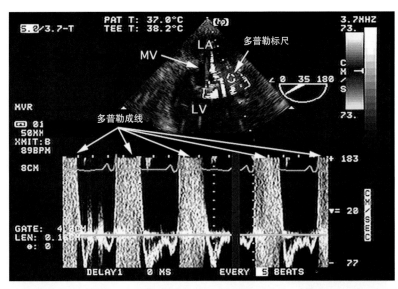

图 46-10 高速时伴有混叠的脉冲波超声心动图。图中显示了 4 个心动周期期间二尖瓣开口血流速度脉冲波多普勒测量。图的顶部为用于定位多普勒取样容积（由多普勒光标指示——箭头标记）的二维切面静态影像，图的底部三分之二用白色显示了发生于取样容积中的瞬时血流速度（纵轴）和时间（横轴）。心电图提供了校准点，粗的横线为血流速度的基线（无血流）。这条线以上的血流速度为正值（也就是面向传感器），最高达 183cm/s ；这条线以下的血流速度为负值（也就是远离传感器），最大为 -77cm/s。这一描记证实了显著二尖瓣反流（正的收缩期速度），但由于反流血流的峰值速度超出了取样极限（收缩期速度超出尺顶端的另一种表达）而无法测量；即它们脱离了标尺并包入负速度区域。LA，左心房 ；LV，左心室 *(Reproduced with permission from Cahalan MK: Intraoperative transesophageal echocardiography. An interactive text and atlas, New York, 1997, Churchill Livingstone.)*

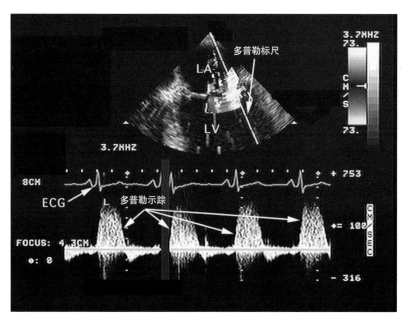

图 46-11　无混叠的高速血流连续波多普勒测定。图中显示了四个心动周期期间二尖瓣开口血流速度连续波多普勒测量。图的顶部为用于定位多普勒光标（白色对角线）的二维切面静态影像，图的底部三分之二用白色显示了发生于沿光标任何部位的所有瞬时血流速度（纵轴）和时间（横轴）。心电图提供了校时点，粗的横线为血流速度的基线（无血流）。这条线以上的血流速度为正值（也就是面向传感器），最高达 753cm/s；这条线以下的血流速度为负值（也就是远离传感器），最大为-316cm/s。这一迹线证实了峰值血流速度约为 5m/s（纵轴上每个白点等于 100cm/s 或 1m/s）的显著二尖瓣反流（正的收缩期速度）。LA，左心房；LV，左心室 *(Reproduced with permission from Cahalan MK: Intraoperative transesophageal echocardiography. An interactive text and atlas, New York, 1997, Churchill Livingstone.)*

脉冲波多普勒一样，当超过尼奎斯特极限时，会产生混叠现象（色彩逆转）。两种混叠方式易于识别。第一种是"正常"混叠，拥有相对均一的色彩表面，其中明显的血流反转区域构成一个或多个宽色带（彩图46-12）。由于超出尼奎斯特极限（0.6～0.8m/s），正常心脏中的血流速度常常产生这种类型的混叠。第二种类型混叠由心脏内的干扰性血流或湍流（例如二尖瓣反流）所致，这种混叠永远都是不正常的（彩图46-13）。当超声心动图在同一个小的取样容积中检测到两种不同速度时（干扰性血流的缘故），显示为彩色的混合体或嵌合体。在大多数心脏病变中，这些嵌合体形成喷射样外形并被称为"彩色喷血"。因为彩色多普勒呈现了结构和血流之间的空间关系，它可以增强对瓣膜疾病和心内分流的识别。表 46-3 列出了 PWD、CWD 和彩色多普勒的临床特征比较。

组织多普勒

组织多普勒成像（TDI）是脉冲波多普勒技术为适应测量心肌速度而非血流速度相对较新的用法[21]。正常左心室收缩期间，二尖瓣环向心尖方向下沉，TDI 测量这一下沉的速度（S_m），S_m 与左心室功能传统测量方法相关性较好，包括射血分数和左心室收缩期压力上升速度（dP/dt）[22-23]。另外，存在心肌缺血时 S_m 降低并在使用强心药时如预期变化发生反应[24-25]。四腔切面是测量 S_m 的最佳视图；取样容积置于二尖瓣进入左心室的侧切入点并对齐切面以便取样光标直接与运动的瓣环平行。S_m 是一个方便可重复测定的指标。但是，与射血分数一样，当前负荷发生变化时应谨慎判读。Ama 与同事们在 42 例冠状动脉手术后节段性左心室收缩功能正常的血流动力学稳定患者中测试了其对负荷的依赖度[26]，S_m 对去氧肾上腺素或硝酸甘油引起的平均动脉压升高或降低 20% 的反应没有显著变化。但当快速输注胶体导致前负荷增加时 S_m 显著增加。总之，S_m 比射血分数更少依赖于后负荷，但与射血分数一样，依旧极度依赖前负荷。几项不依赖前负荷和后负荷的左心室功能测量值临床上不实用。

TDI 还能测量心肌舒张功能。每个心动周期中通

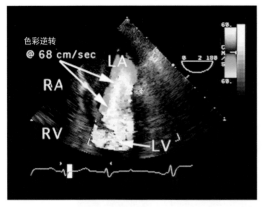

彩图 46-12　正常彩色多普勒混叠。在这幅超声心动图中，可以看见"正常"彩色多普勒混叠是因为流经并进入左心室的分层血流超过了尼奎斯特极限（本例中为 68cm/s——见图右上方彩色参考插图），从而导致流向色码的逆转。可以看到这一色彩逆转穿越相当宽阔、规则的区域，并非以随机或点对点的方式伴随湍流（总是异常的）而发生。在这个实例中，跟随来自左心房上部的蓝色血流加速进入二尖瓣口，并注意到彩色多普勒如何描绘增加的流速：蓝色变得越来越淡直至达到取样极限。然后发生色彩逆转，淡蓝色逐渐变成黄色。就在逆转点，速度与取样极限相等（本例中为 68cm/s）。之后的逆转发生于那一极限或那一极限的倍数。RA，右心房；RV，右心室 (Reproduced with permission from Cahalan MK: Intraoperative transesophageal echocardiography. An interactive text and atlas, New York, 1997, Churchill Livingstone.)

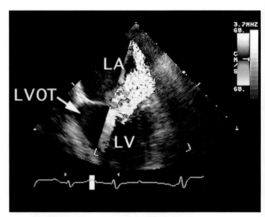

彩图 46-13　描绘湍流的彩色多普勒混叠。在这幅超声心动图中，彩色多普勒显示严重二尖瓣反流所致的混叠：发自二尖瓣的基底宽大的收缩期彩色喷血扩散至左心房远端。这一喷血由随机的、点状彩色马赛克混合组成，这是因为喷血由二尖瓣反流的湍流所致。由于心脏中湍流永远都是不正常的，因此这里显示的嵌合体喷血具有高度基础病理学体征的诊断价值。LV，左心室；LVOT，左心室流出道 (Reproduced with permission from Cahalan MK: Intraoperative transesophageal echocardiography. An interactive text and atlas, New York, 1997, Churchill Livingstone.)

表 46-3　多普勒模式的优缺点比较

多普勒类型	优点	缺点	临床应用
脉冲波	沿超声扫描线在选定的 3～5mm 宽的感兴趣区域测定血流速度	由于混叠，无法测定快速血流（>1m/s）	测定跨肺静脉、二尖瓣和心脏内低血流区域的血流速度
连续波	检测高达 7m/s 的血流速度（不受尼奎斯特极限限制）	无法确定沿超声扫描线的峰值流速	测定跨主动脉、主动脉瓣、狭窄性瓣膜损害和瓣膜反流喷血的血流速度
彩色血流	显示结构与血流间的空间关系	与脉冲波多普勒相似，由于混叠，不能测定快速血流	强化识别瓣膜病变、主动脉夹层和心内分流

常会出现一个舒张早期组织速度（e'）和舒张晚期组织速度（a'），它们代表心室充盈初期和心房收缩期充盈晚期时心肌主动放松的内在能力。TDI 被推荐与其他方法如 PWD 二尖瓣流入速度联合使用来评估患者舒张状态和估测患者的左室充盈压 [27]（见本章中有关此专题的后续节段）。

设备的设计与运行

　　TEE 探头是工程学上的一个奇迹。一个安装于胃镜顶端的小型化超声心动图传感器（约长 40mm，宽 13mm，厚 11mm）。典型传感器是由 64 块工作频率为 3.7～7.5MHz 的压电元件构成的相控阵，通过连续发射元件和位于传感器槽中的声学透镜，超声波产生 2～10mm 厚的 90° 波束以正确的角度发往传感器。与标准胃镜一样，两个旋转钮（"转轮"）控制镜子顶端的运动，其中一个转轮使传感器前曲和后曲（也就是使传感器朝向和远离心脏），另一个转轮使传感器向右和向左弯曲（图 46-14）。

　　目前，大多数多平面传感器采用同样的传感器技

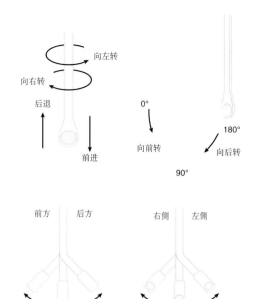

图 46-14　用于描绘经食管超声心动图探头运动的专用术语图解 *(Reproduced with permission from Shanewise JS, Cheung AT, Aronson S, et al: ASE/SCA guidelines for performing a comprehensive intraoperative multiplane transesophageal echocardiography examination: recommendations of the American Society of Echocardiography Council for Intraoperative Echocardiography and the Society of Cardiovascular Anesthesiologists Task Force for Certification in Perioperative Transesophageal Echocardiography, Anesth Analg 89:870-884, 1999.)*

术，但将传感器安装于一个旋转装置中以使其在胃镜顶端（传感器槽）中沿轴自转 0～180°。由于心脏结构和血流没有精确对准相应的传感器，这一设计显著增强了成像能力。矩阵传感器同样旋转波束但却是电子式的（也就是非机械移动传感器）。已通过减少晶体数目缩小探头尺寸方便小儿患者应用，目前探头小到可在婴儿和新生儿中使用。

超声图像记录仪包含能触发超声束和处理反馈资料的大功率计算机，一系列电子化改造（有些属商业机密级）创造了显示在电视屏幕上的实时影像。所有超声图像记录仪在常见技术方面得到共享，包括增益、深度和多普勒控制。但制造商之间、甚至同一制造商不同型号间技术方面的差异很大，妨碍了任何通用操作说明的形成。幸运的是，每一型号的详细说明书提供了随每种超声图像记录仪的操作者使用手册。另外心脏超声检查人员常常也是指导操作这些机器的优秀人选。

三　维　成　像

新型超声仪提供生成制作三维影像的能力，包括记录视频剪辑和实况三维影像（亦称为四维影像，其中时间为第四维）。该技术代表了心脏成像的飞跃，等同于数年前 M 型向二维影像的飞跃。更好地观察心脏瓣膜、反流性瓣膜病、心脏腔室容积（无需几何学假设）、局部室壁运动和三维应激试验成像是三维技术的某些独特优势[4]。

三　维　传　感　器

不同于二维探头中的传感器呈线性阵列，三维探头的传感器为矩阵阵列。一个探头中的矩阵阵列可含有 2500～3000 个压电晶体[28]。计算机处理速度的显著提升、电子元件微型化和有所需软件使得这一技术得到应用。经胸和经食管三维探头的运行频率分别为 2～4MHz 和 5～7MHz。矩阵阵列探头可使用的成像模式包括多平面、三维和四维（实时三维）。

多　平　面　成　像

多平面成像模式中同时呈现一系列二维影像，通常为两幅图像。一幅作为参考，另一幅可绕着第一幅作轴向旋转或以一仰角作旋转（图 46-15A、B）。这些影像还可叠加使用 CFD。尽管不是真正的三维影像，这种同步呈现方式为超声检查者提供了多角度的结构描绘，并可实时使用 CFD 进行观察。

三维实时成像——窄形容积模式

三维实时成像可提供实时呈现的三维影像（彩图 46-16A、B），探测一窄形扇区椎体容积，有利于复杂疾病的诊断（如二尖瓣腱索部分断裂）。它包含两个窄形扇区的宽度（即 30×60°）。缺点在于可探测的容积受限制，不能囊括感兴趣的整个区域。虽然这种模式具备较好的时间和空间分辨率，扇区宽度（即锥体容积的侧边）必须保持窄形以维持这一分辨率。

三维实时成像——容积缩放模式

与三维实时窄形模式类似，三维实时缩放模式可实时探测采用被时间和空间分辨率良好的缩放视窗截短的宽形扇区椎体容积（彩图 46-16A、B）。这一特性为超声操作者提供了捕捉窄形三维成像显示不佳的心

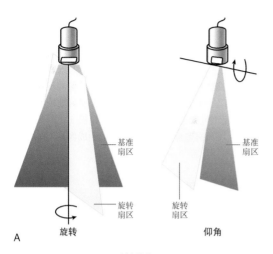

轴向旋转

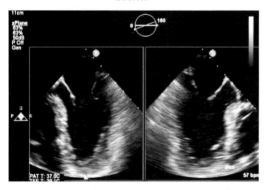

仰角旋转

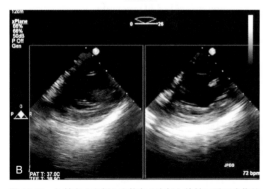

图 46-15 A. 轴向（左侧）和仰角（右侧）旋转双平面成像的示意图。红色和蓝色分别代表基准扇区和旋转扇区。B. 轴向（上端）和仰角（底端）旋转双平面二维影像。左侧图像为基准扇区，右侧图像为旋转扇区。每个基准扇区图像中的白色虚线为第二幅图像旋转所围绕的轴向（译者注：原书图有误，应为彩图）

脏结构实时三维容积的额外选项。

三维成像——全容积模式

三维成像全容积模式采用门控获取来实现。门控获取将获得的容积分为一系列的亚容积。为保证心动周期内同时测量每个亚容积，心电图中的 R 波被用作门控触发。操作者决定亚容积数目（如 3～8），这一数值决定覆盖整个椎体容积所需要的心跳次数。这一全容积成像将所有亚容积图像拼接在一起（彩图 46-17A、B）。当患者因心律失常难以跟踪 R 波，或腔室大小随呼吸发生显著变化时，可能会出现拼接伪像（stitching artifacts）（彩图 46-18）。该技术不能显示实时成像。

彩色血流多普勒

与二维成像一样，全容积成像可叠加使用 CFD 技术，但需要额外的时间来捕捉多普勒信息，并将其叠加至三维影像中。若使用实时模式，则 CFD 可能将屏幕刷新频率降慢至低于 30Hz，这是心脏成像时保证足够的时间分辨率所需的频率。为使这一限制降至最低，应缩窄椎体扇区宽度、降低深度，或使用缩放功能来保证足够的屏幕刷新频率。彩色多普勒也可用于三维全容积模式。采用多个亚容积，超声仪将能同时显示三维和彩色血流数据。当叠加彩色多普勒时，会受到三维全容积成像的同样限制，即不能实时成像，且可能会受到拼接伪像的干扰。

时间和空间分辨率

不同三维成像模式的主要权衡在于时间和空间分辨率。时间分辨率的决定因素包括椎体宽度（s）、影像深度和扫描线密度。空间分辨率是一个椎体容积内所包含的扫描线数目的函数。扫描线密度高，正如二维成像中所观察到的，在一个 90° 扇区内高达 128 线，可为观察心脏结构提供较好的空间分辨率。当在三维成像中使用这种扫描线密度时，屏幕刷新率降至低于 30Hz，这是心脏成像时为维持足够的时间分辨率所需要的取样率，因而使得大容积成像不切实际。实时三维成像时使用窄形成像和缩放（宽）成像技术，以维持时间分辨率，而不降低扫描线密度和降低空间分辨率。

假设超声在组织中的速度为 1540m/s，扇区宽度（s）和椎体容积、深度和扫描线密度对各种模式时间

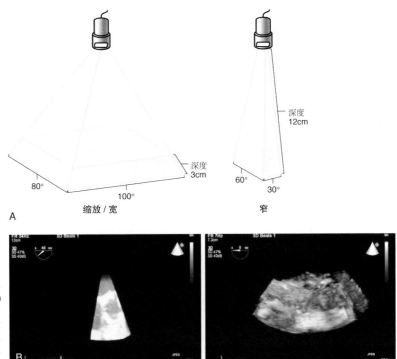

彩图 46-16 A.三维实时成像-缩放（左侧）和窄形（右侧）模式示意图。每幅图均标注了扇区宽度和深度。B.显示缩放模式中的二尖瓣三维实时成像和窄形模式中的主动脉瓣三维实时成像

表 46-4　不同二维和三维成像模式中的图像刷新频率

模式	深度（cm）	扫描线密度（线/度）	扇区宽度（s）（度）	图像刷新率（Hz）
二维	12	高	90	50
双平面	10	高	90 × 90	30
三维：窄形	10	低	30 × 30	24
三维：缩放（宽）	3	低	90 × 30	19
全容积	12	高	90 × 90	<1
全容积	12	低	90 × 90	5

显示的数值为模拟数值，假设超声在组织中的传播速度为 1540m/s。假设高密度扫描线和低密度扫描线的密度分别为 0.4 和 1.4 扫描线/度

分辨率估测的影响见表 46-4。超声仪使用并行处理来改善时间分辨率。这种方式需要来自单一发射的沿多个扫描线反射的超声波下移一个扫描线。通过这种技术，超声仪可以实现较快的屏幕刷新率。当达使用极限时（即单一发射束远离接收扫描线），信噪比下降，影像质量下降。值得注意的是，双平面模式提供最好的时间和空间分辨率，但其呈现的并非真实的三维影像。与全容积成像相比，时间和空间分辨率的权衡在窄形成像和缩放成像中比较明显。

三维成像操作

三维成像（所有模式）的优点在于其可以从不同角度旋转来观察结构。超声心动图操作者并不受限于在最佳角度全面探测无法捕获感兴趣的整个结构的二维影像。较流行的视图是旋转三维影像以观察正面结构。这种正面视图提供了诊断优势。例如，当检查二尖瓣或主动脉瓣功能时（图 46-19），这一特性提供了空间关系的可视化，而这在二维成像则需要超声操

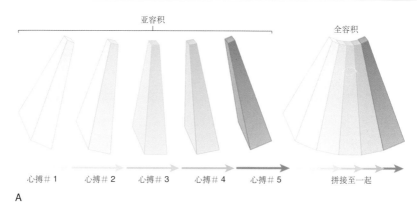

A

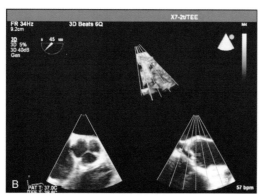

彩图46-17　A.全容积三维成像中的门控获取示意图。亚容积利用心电图的R波作为触发从而按顺序依次扫描每一个亚容积。然后亚容积被拼接在一起形成全容积影像。B.通过将二维影像分割成的七个亚容积（白线）构建为一个全容积三维影像

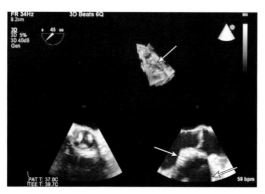

彩图46-18　图示伴有拼接伪像的主动脉瓣全容积成像。沿扫描线指示的成像不连贯（箭头处）

作者在头脑中进行通常错综复杂的空间重建。三维成像也提供了对图像进行切片面包式处理的方法。部分或全部心脏可通过矢状或冠状平面来进行检查。

当从二维向三维成像过渡时，超声心动图操作者在观念上应更多地跟外科医师的做法一致，将不同切面的心脏看做三维器官。为观察心脏深部的结构，应

剥除更多的表面结构。超声心动图操作者可通过裁切工具裁剪掉表面结构以观察内部结构。例如，为观察房间隔的三维结构，心房侧壁应予以裁剪。

像素和三维像素

从每根扫描线反射的超声波用于构建图像。在二维图像中，灰色标度用来代表从部分扫描线反射的超声波的幅度，将其分配至投射图像中相应的小空间内，即为像素（pixel）。像素复合形成二维图像。根据称为"三维像素"的灰色标度，相似的处理过程用于分配小容积。

经食管超声心动图基本检查

TEE检查之前，操作者必须明确TEE的益处大于风险。除非存在食管疾病或损伤，其风险相当小。绝对禁忌证包括先前食管切除术、严重食管梗阻、食管穿孔和活动性食管出血。相对禁忌证包括食管憩室、血管曲张、瘘管和先前食管手术以及胃手术史、纵隔

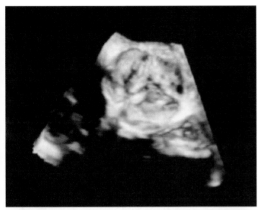

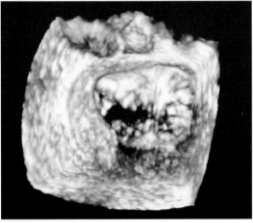

图 46-19 主动脉瓣（上）和二尖瓣（下）的正视图

放射治疗、无法解释的吞咽困难和其他可能加大放置和操作 TEE 探头难度的情况。

某些研究中与 TEE 相关口咽部损伤的发生率较低（0.1%～0.3%），而另一些研究中术后胃肠道不适发生率与未行 TEE 检查的患者比较无显著差别[29-30]。未设对比的研究报道了 TEE 检查后一过性声音嘶哑的发生率为 0.1%～12%，有 TEE 检查后严重咽和食管损伤的报道但很少[31]。两篇个案报道指出了 TEE 相关性脾损伤的可能[32-33]。在 10 218 例（欧洲多中心研究）经 TEE 检查的患者（主要为门诊患者）中，1 例发生食管穿孔，随后死亡；尸检显示恶性肿瘤侵犯食管[34]。尽管 TEE 检查期间的菌血症不常见，但门诊患者有心内膜炎的报道[35-36]。术中 TEE 检查所致心内膜炎尚未有报道，这一风险可能接近零，理由是抗生素通常被用于预防手术伤口的感染。在小儿患者中，TEE 并发症发生率较低，但即使是大小再合适的 TEE 探头也可能阻塞气管内导管远端的气道或压迫降主动脉[37]。（亦

可见第 94 章）

一旦患者被麻醉并安全地实施气管插管，应轻吸胃内容物。吸引时轻轻按摩腹部左上象限可能有助于排除可降低成像的空气，然后将患者的颈部伸展并沿下咽部中线导入传感器的 TEE 探头，探头面向前方并充分润滑。通常，只需用最小的力量将探头盲插入食管，尤其是颈部处于伸展位时。如果探头无法盲插，用喉镜向前提起喉头并在直视下将探头放入食管。插入或退出传感器时，胃镜的控制键必须置于中位或松弛位，使传感器沿着食管的自然走向，由此可将损伤的可能降至最低。

由于时间限制和诊断目标相对较窄，麻醉医师常常实施比美国超声心动图协会和心血管麻醉医师协会联合工作组推荐的全面 TEE 检查（见本章前面的"TEE 操作指南"部分）更局限的术中检查[8, 38]。然而，即使时间非常紧迫，所实施的检查至少应遵循术中 TEE 最初指南中的 TEE 基本应用大纲：检测显著异常的心室充盈和功能、广泛心肌缺血或梗死、大的气体栓子、严重瓣膜功能不全、巨大心脏块影或栓子、巨大心包积液和主要大血管病变[6]。从全面检查所描绘的 20 个切面中最少需要抽出 8 个不同切面来满足这些诊断目的。其中 4 个切面需有二维和多普勒影像评价瓣膜功能。下一节描述了获取这些切面所需的探头操作，推荐读者回顾图 46-14 来理解后续描述中所用的术语。

TEE 探头安全置入食管后，前进至食管中段（ME）水平（距上门齿 28～32cm），通过转动探头显露主动脉瓣短轴切面（SAX），调整其在食管中的深度，并旋转多平面传感器 25°～45° 直至看见大小和形状几乎相等的三个瓣叶（图 46-20H）。将影像深度设为所需的 10～12cm 使主动脉瓣定位于电视屏幕中央。这是检测主动脉狭窄的理想切面，其和随后所有切面被数字化记录下来。接着轻轻转动探头将主动脉瓣定位于电视屏幕中央，然后多平面角向前转至 110°～130° 显露主动脉瓣长轴切面（LAX）（见图 46-20I）。这是检测升主动脉异常的最佳切面，包括 I 型主动脉夹层。彩色多普勒用于评估主动脉瓣状态。为了检测瓣膜狭窄和反流，将尼奎斯特极限设为 50～60cm/s[39]。接着断开多普勒，探头向右转至出现食管中段二腔心切面（见图 46-20L）。通常这一切面在多平面角 90°～110° 之间最佳，是评价腔静脉异常和从位于前方的块影或积液压迫右心房以及从位于后方的块影或积液压迫左心房的理想切面。另外，二腔心切面可显示位于左心房或右心房前部的空气积聚以及房间隔的结构包括卵圆孔。接着，多平面角转回 60°～80°，并向左转动探头正好经过主动脉瓣出现食管中段右心室流入道

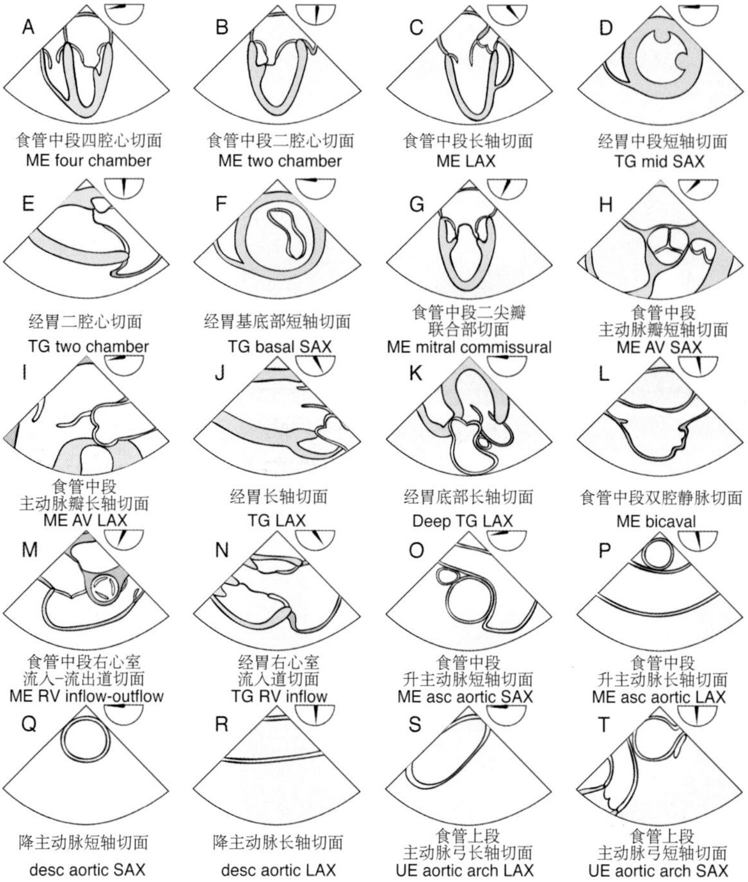

图 46-20　全面检查的经食管超声心动图切面。线条图描绘了 20 个标准切面和其缩写名，正文中阐述了获取每一个切面所需的探头操作步骤 (Reproduced with permission from Shanewise JS, Cheung AT, Aronson S. et al: ASE/SCA guidelines for performing a comprehensive intraoperative multiplane transesophageal echocardiography examination: recommendations of the American Society of Echocardiography Council for Intraoperative Echocardiography and the Society of Cardiovascular Anesthesiologists Task Force for Certification in Perioperative Transesophageal Echocardiography, Anesth Analg 89:870-884, 1999.)

和流出道切面（见图 46-20M）。通常，需要影像深度 12～14cm 将右心室流出道（RVOT）定位于电视屏幕中央。应用彩色多普勒这一切面可显示右心室收缩功能、RVOT 和肺动脉瓣功能。随后传感器转回 0°，探头前进 4～6cm 进入食管并轻轻后曲直至可见全部四个心腔（食管中段四腔心切面）（图 46-20A）。旋转传感器 10°～15° 常会增强三尖瓣环的显露。通常，扇面扫描中包含左心室心尖部所需的影像深度为 14～16cm。在二维成像中，右心室游离壁和左心室侧壁与室间隔节段用于评估收缩功能。采用彩色多普勒，可以评价二尖瓣和三尖瓣，可以精确诊断狭窄和反流性疾病。在这一评估期间，影像深度降至 10～12cm 以提供瓣膜放大视图和彩色多普勒血流图像。然后停止彩色多普勒，左心室定位于屏幕中央，多平面角向前旋转至 90° 出现食管中段二腔心切面视图（见图 46-20B），影像深度回至 14～16cm。这一切面最适合用于显示左心室前壁和下壁基底部和心尖部节段功能、前壁和下壁心包集合部最佳。空气栓子聚

集于左心室时，由于强回声区域位于沿心尖前壁的心内膜表面，一般这一视图能最清晰地显露。随后传感器向前旋转至 135° 显示食管中段长轴切面（ME-LAX），这是评估室间隔前部和后壁节段左心室收缩功能的最佳切面（见图 46-20C）。食管中段四腔心切面、二腔心切面和长轴切面结合在一起可显示左心室 16 个节段（图 46-21）。然而，下一个也是最后一个基本切面可二次观察中心心室节段，并具有其他益处。为了获得这一切面，传感器转回 0°，将左心室置于屏幕中央，探头向胃部前进 4～6cm，然后轻轻前曲显示经胃短轴切面（TG）（见图 46-20D）。这是监测心室充盈和收缩功能的理想切面，供应心肌的所有主要冠状动脉可以显示在这一切面。而且，前负荷变化所致的左心室短轴（LV SAX）变化大于长轴（LAX）尺寸的变化，从这一切面移动探头显而易见，这是由于乳头肌提供了显著的标记。因为这一切面用于判断充盈和射血，所以影像深度固定于 12cm 以便心脏大小与功能可以容易地与先前检查的心脏进行鉴别。

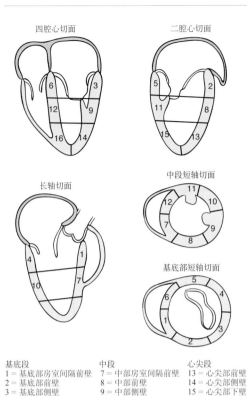

四腔心切面　　二腔心切面

长轴切面　　中段短轴切面

基底部短轴切面

基底段
1 = 基底部房室间隔前壁
2 = 基底部前壁
3 = 基底部侧壁
4 = 基底部后壁
5 = 基底部下壁
6 = 基底部室间隔

中段
7 = 中部房室间隔前壁
8 = 中部前壁
9 = 中部侧壁
10 = 中部后壁
11 = 中部下壁
12 = 中部室间隔

心尖段
13 = 心尖部前壁
14 = 心尖部侧壁
15 = 心尖部下壁
16 = 室间隔心尖段

图 46-21 辨别心肌节段的 5 个 TEE 切面。辨别的心肌节段总共为 16 个，其命名根据美国超声心动图协会和心血管麻醉医师协会采用的标准 *(Reproduced with permission from Shanewise JS, Cheung AT, Aronson S, et al: ASE/SCA guidelines for performing a comprehensive intraoperative multiplane transesophageal echocardiography examination: recommendations of the American Society of Echocardiography Council for Intraoperative Echocardiography and the Society of Cardiovascular Anesthesiologists Task Force for Certification in Perioperative Transesophageal Echocardiography, Anesth Analg 89:870-884, 1999. Since the time of this publication, a 17th segment has been added to the model, consisting of the apical tip of the left ventricle.)*

　　笔者在操作实践时还对所有患者获取额外的切面成像-降主动脉短轴切面（图 46-20Q）作为基本检查的一部分。增加这一额外操作的理由在于该切面对动脉硬化的相对严重程度和是否存在主动脉夹层所提供重要信息的价值（该切面成像所需技术描述见下节）。

全面经食管超声心动图检查

　　除了前一节中描述的 9 个切面外，1999 年美国超声心动图协会和心血管麻醉医师协会联合工作组的建议中描述了需要另外 11 个切面来完成全面围术期 TEE 检查 [8]。当时间允许或诊断问题所需时，全面检查可按操作者认为最合适的任何顺序来完成。Shanewise 和同事们描述了一个根据解剖结构的检查顺序，读者可将其作为一种好方法详细参考 [8]。但是当单人负责麻醉管理和 TEE 检查时，全面检查应在基本检查已记录后且时间允许的基础上来完成。在这种情况下，操作者可采用 9 个基本切面中的 3 个作为其他 11 个切面的起点，而使全面检查完成的顺序相对容易记忆，操作相对快捷。

　　将探头置于主动脉瓣短轴切面（AV SAX）时，容易获得其他 6 个主动脉切面。首先，将探头缓慢退出 1 ~ 3cm，同时保持主动脉位于电视屏幕中央以便显露升主动脉短轴（见图 46-20O）。当探头退出时，操作者从窦管结合部开始逐渐显露更上面的主动脉短轴切面直至影像消失，这是因为气管位于食管和主动脉之间的缘故。其次，当保持主动脉位于电视屏幕中央显露升主动脉短轴时，多平面角向前旋转至 100° ~ 120° 并缓慢前进 1 ~ 3cm（见图 46-20P）。这是两个评价升主动脉病变的理想切面，如 I 型主动脉夹层和主动脉斑块。但最上面的主动脉很少见到，包括无名脉起点，这是因为前面提到过的气管位于中间的缘故。接着传感器转至 0°，影像深度降至 6cm，探头向左转动经过心脏结构显示降主动脉短轴（见图 46-20Q）。在保持主动脉位于屏幕中央的情况下前后移动探头直至在短轴中检查完全部降主动脉。在传感器位于 90° 时重复这一操作来检查降主动脉长轴（见图 46-20R）。然后传感器回到 0°，探头退出直至显露远端主动脉弓长轴（见图 46-20S）。旋转传感器至 90° 显示远端主动脉弓短轴切面（见图 46-20T）。探头向左转动直至主动脉正好从视野消失，然后缓慢向右转动辨别左锁骨下动脉起点（大多数患者能见到）和左颈动脉（少数患者能见到）。这些降主动脉和远端主动脉弓切面可靠地显示了夹层和斑块样疾病。

　　将探头定位于食管中段四腔心切面，通过将二尖瓣结合点置于电视屏幕中央并向前旋转多平面角至约 60° 容易获得食管中段二尖瓣联合部切面（见图 46-20G），这一操作将超声束置于二尖瓣瓣叶闭合线的平行位置并完成了二尖瓣长轴的检查。尽管二尖瓣瓣叶结构和功能的详细讨论超出了本章的范围，图 46-22 总结了挑战这一任务的出色方法 [40]。

　　将探头置于经胃中部短轴切面，大多数患者容易找到全面检查剩下的 5 个切面。首先，左心室置于电视屏幕中央，多平面角向前旋转至 90° 显示经胃二腔

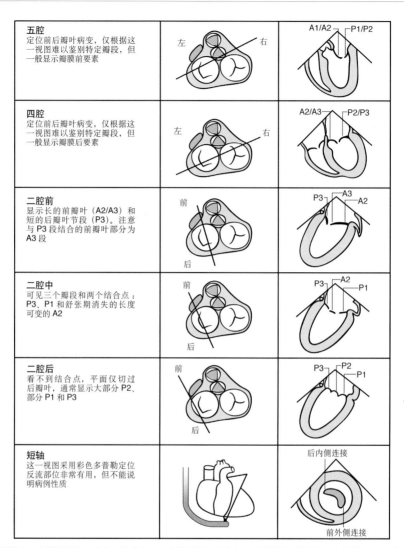

图 46-22　系统性检查二尖瓣的描述。在这一检查中，二尖瓣显露于多个切面来描绘瓣叶解剖。通过从标准四腔切面轻轻退出探头直至左心室流出道显露获得五腔切面。中间栏显示了直接从心脏基底部上面显露时不同切面的视图。通过从患者右面至左面转动探头获得标准二腔切面中二腔前、中、后切面的变异。P1、P2 和 P3 指二尖瓣后瓣叶的 3 个瓣段，A1、A2 和 A3 指二尖瓣前瓣叶的并列节段。右侧栏显示相应切面的瓣叶节段 *(Reproduced with permission from Lambert AS, Miller JP, Foster E, et al: Improved evaluation of the location and mechanism of mitral valve regurgitation with a systematic transesophageal echocardiography examination, Anesth Analg 88:1205-1212, 1999.)*

心切面（见图 46-20E）。尽管这一切面显示的结构与食管中段二腔心切面相同，但显示角与前面的视角正交，因此可以更好地看见瓣膜下结构。其次，传感器旋转至 100° ~ 120° 显示经胃长轴切面（见图 46-20J），同样，这一切面显示的结构与食管中段长轴切面相同，但经胃长轴切面使超声束直线更平行于流经左心室流出道和主动脉瓣的血流。接着通过使探头回至经胃中部短轴位获得经胃右心室流入切面，向右转动直至

右心室位于屏幕的中央，然后旋转多平面角至 100° ~ 120° 显露右心室心尖部（见图 46-20N）。这是显露右心室下游离壁的理想切面。下一步通过转动探头至经胃中部短轴位、放松弯曲的探头、后退 1 ~ 2cm，并随后轻轻弯曲探头直至短轴中可见二尖瓣开口来获得经胃基底部短轴切面（图 46-20F）。这一切面是确定二尖瓣反流精确位置的重要证明 [40]。最后，通过转回探头至经胃中部短轴位、放松弯曲的探头、向胃部前进

6 ~ 8cm，一旦到胃里后完全弯曲探头、轻轻后退直至在胃食管结合部遇到极微小的阻力、然后向左或向右轻轻转动探头显示左心室流出道和主动脉瓣来获得经胃底部长轴切面（图 46-20K）。通常，这一切面不显示食管中段长轴切面显露的结构，但为多普勒探查左心室流出道和主动脉瓣提供最佳的超声束直线。这往往是最难显露的切面，如果几次轻柔的尝试失败后，应该放弃。

经胸初步检查

对于气道不安全患者，TTE 比 TEE 容易实施，因为 TTE 完全是无创的。TTE 使用低于 TEE 所用的频率（1 ~ 3MHz）来穿透较大的距离，这是经胸技术的固有特性，但所有先前讨论的模式（M 型、多普勒频谱、彩色多普勒和组织多普勒）都可以用 TTE 实施。

经胸心脏探头与用于识别浅表血管结构和神经束的线性探头有显著区别，因此，TTE 探头不适合用作超声引导神经阻滞和确定血管通道。TTE 采用三种标准"窗口"（避免骨骼介于传感器和心脏之间的软组织点）：胸骨旁、心尖部和肋骨下。下一节描述在这些窗口获取 TTE 切面所需的探头操作步骤。

检查开始时患者左臂上举靠在头旁，身体向左侧半转身，获取最佳成像需要在探头和胸壁间涂上超声胶，应提醒患者胶体在皮肤上冷冷的感觉。通过将探头置于第 4 肋间水平胸骨左侧并将超声束对准患者右肩首先获得胸骨旁长轴切面（图 46-23），适当调整影像深度（15 ~ 18cm）、旋转和传感器角度在视野上部显示右心室的小三角形节段和在视野中部显示左心室腔、左心房和主动脉根部。这一切面与 TEE 检查中食管中段长轴切面描绘了同样的断层视图（见图 46-20C）。与食管中段长轴切面一样，胸骨旁长轴切面能评估主动脉瓣、二尖瓣和房室间隔基底段与左心室后壁的结构和功能。主动脉瓣狭窄可见主动脉瓣钙化硬变和瓣叶动度减弱。舒张期二尖瓣前瓣叶运动减弱可看做是二尖瓣狭窄、左心室扩张、左心室功能不全、充盈压升高或这些病变任何组合的指征。在这一切面中，彩色多普勒可诊断两个房室瓣的狭窄和反流性疾病。然后通过顺时针旋转传感器至 90° 并角度向下对准左侧臀部直至月牙形结构的右心室显示于视野顶部和短轴左心室显示于底部来获得胸骨旁短轴切面（图 46-24）。这一切面与 TEE 检查中经胃短轴切面描绘了同样的断层视图（见图 46-20D）。在没有心尖部或心脏基底段节段性功能不全的情况下，胸骨旁短轴切面能精确评价左心室和右心室的大小和收缩功能。

通过将传感器置于第 4 或第 5 肋间乳头线旁并将传感器标记（凹口或传感器上指示超声束方向的其他标记）指向地面，从心尖部窗口获取下一个切面。适当旋转或调整传感器的角度显示心尖部四腔切面（图 46-25），可见心尖位于视野的顶部，左、右心房位于底部。这一切面与 TEE 检查中食管中段四腔切面描绘了同样的断层视图（见图 46-20A）。心尖部四腔切面

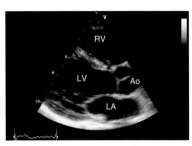

图 46-23　正常心脏的经胸胸骨旁长轴二维切面。这一切面显示视野上部的右心室小三角形节段和中部的左心室腔、左心房和主动脉根部。这一切面与 TEE 检查中食管中段长轴切面描绘了同样的断层视图（见图 46-20C）。RV，右心室；LV，左心室；Ao，主动脉；LA，左心房

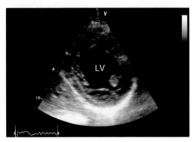

图 46-24　正常心脏的经胸胸骨旁短轴二维切面。这一切面显示视野顶部小部分月牙形右心室和其余部分左心室短轴视图。这一切面与 TEE 检查中经胃短轴切面描绘了同样的断层视图（见图 46-20D）。LV，左心室

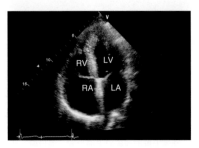

图 46-25　正常心脏的经胸心尖部四腔二维切面。这一切面显示视野顶部的心尖和底部的左右心房，这一切面与 TEE 检查中食管中段四腔切面描绘了同样的断层视图（见图 46-20A）。LV，左心室；RV，右心室；LA，左心房；RA，右心房

显示了心室的大小和整体收缩以及其侧壁和室间隔的节段性功能。三尖瓣和二尖瓣彩色多普勒方便了瓣膜狭窄和反流的诊断。另外，可见右上肺静脉，此处的脉冲波多普勒血流估测可能有助于容量治疗（见关于"心室充盈功能评估"和"评估心室舒张功能"节段）。下一个切面为心尖部二腔视图，通过逆时针旋转传感器 60° 获得（图 46-26）。这一切面与 TEE 检查中食管中段二腔切面描绘了同样的断层视图并显示左心室前壁和下壁的节段性功能（见图 46-20B）。最后的心尖部切面为心尖部长轴视图（图 46-27），通过逆时针旋转传感器又一个 60° 直至视野底部看到左心室流出道和主动脉瓣，这一切面与 TEE 检查中食管中段长轴描绘了同样的断层视图（见图 46-20C）。由于超声束与血流方向平行，心尖部长轴切面为主动脉狭窄和反流的多普勒量化提供了理想的有利位置。

患者取仰卧位从肋骨下窗口获得最后两个切面。传感器平放于紧邻剑突的右肋脊下并指向患者左肩部，传感器标记指向左。可见肋骨下四腔视图（图 46-28），视野的上三分之一为肝，下面为心脏。这一视图评价右心室游离壁和心包积液最佳。最后，通过逆时针旋转传感器 90° 获得肋骨下下腔静脉切面（图 46-29）。视野左侧可见肝内连接右心房的下腔静脉呈直角形无回声结构。在自主呼吸患者中，这一视图可通过评估下腔静脉的大小和压陷程度来评价右心的充盈压 [41]。

当 TEE 无法实施而必须可靠评估心血管状态时，这些基本的 TTE 切面能提供大量 TEE 提供的同样信息，从而将超声心动图的优势扩展到更多的手术和重症患者，而不仅仅只有 TEE 可用。我们预测 TTE 将成为心血管麻醉医师和其他围术期医师常规治疗重症患者未来的听诊器。麻醉住院医师培训项目已经将 TTE 和 TEE 加入至培训课程中 [42-43]。另外最近的研究已证实非心脏病医师在急诊室、围术期间和 ICU 中操作和判读 TTE 的安全性和价值 [44-49]。

评估心室充盈

TEE 发现的左心室前负荷的变化比充盈压更可靠。

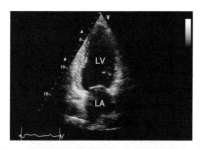

图 46-26　正常心脏的经胸心尖部二腔二维切面。这一切面显示视野顶部（心尖）和中部的左心室与底部的左心房，这一切面与 TEE 检查中食管中段二腔切面描绘了同样的断层视图（见图 46-20B）。LV，左心室；LA，左心房

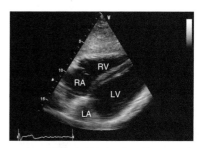

图 46-28　正常心脏的经胸肋骨下四腔二维切面。肝占视野上三分之一，下三分之二为心脏。LA，左心房；LV，左心室；RA，右心房；RV，右心室

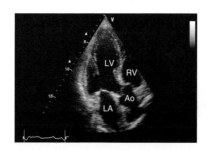

图 46-27　正常心脏的经胸心尖部长轴二维切面。这一切面显示视野顶部（心尖）和中部的左心室与底部的左心室流出道和主动脉瓣，这一切面与 TEE 检查中食管中段二腔视图描绘了同样的断层视图（见图 46-20C）。LA，左心房；RV，右心室；LV，左心室；Ao，主动脉

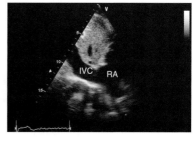

图 46-29　正常心脏的经胸下腔静脉二维切面。视野左侧可见肝内连接右心房的下腔静脉呈直角形无回声结构。IVC，下腔静脉；RA，右心房

Cheung 和同事们将 30 例拟行心脏手术的患者在体外循环前分六等分抽出每位患者 15% 的血容量 [50]。TEE 证明抽出第一等分（约 200ml）后舒张末切面面积显著缩小并随着后续等分呈线性缩小，肺动脉嵌压和中心静脉压也降低但与舒张末切面面积相关性较差。在大多数成人中，舒张末切面面积小于 12cm² 提示低血容量，但数值在 12～15cm² 可能不是低血容量，因为患者体魄和舒张期顺应性的个体差异也会对其有影响。然而，当容量冲击增加舒张末切面面积时，每搏量也增加 [51]。尽管心室前负荷的 TEE 量化测定如之前所述得到了充分证实，但术中实施操作繁琐不实用。相反，医生用"训练有素的眼睛"主观评估左心室充盈和功能。在向心性肥厚患者中，这是指导输液的有效方法，可以判定获得高于正常的充盈压以期达到理想的左室充盈和功能 [52]。

除了估计左心室充盈容量，TEE 提供了估计左心室充盈压的实用方法。将多普勒光标置于左心房和左上肺静脉结合部，Kuecherer 和同事阐明低于 55% 的收缩期流量分数是一个左心房压大于 15mmHg 的特定和敏感标志，这一标志在舒张期优势血流中容易测定（图 46-30 和图 46-31）[53]。严重二尖瓣反流、存在非窦性节律和心排血量极低时影响肺静脉血流，从而限制了 TEE 的这一应用。已有一些替代方法可以消除这些限制 [54-55]。但目前使用组织多普勒成像（TDI）来测定瓣环早期舒张速度（e'）被推荐用来评估左室舒张充盈压 [27]。随着左心室舒张性松弛和顺应性下降，左室充盈压和 PWD 二尖瓣流入速度峰值（E）增加，而 TDI- e' 降低 [56]。因此 E：e' 的速度比值与左心室充盈压的相关性较好。比值低于 8 时通常提示左心室充盈压正常，而比值大于 15 时通常提示充盈压增高 [57]。虽然这种估测左室充盈压的方法得到广泛的应用，但其在存在严重的二尖瓣钙化、二尖瓣反流或狭窄或人工瓣膜的情况下可信度较低 [27]。表 46-5 为用于估算左室充盈压的心脏超声参数的小结。Rudski 及其同事曾发表过评估右心室充盈压和功能的心脏超声技术 [58]。

心室充盈功能评估

左心室充盈和射血的实时 TEE 影像允许定性、即刻测量心排血量的剧烈变化。但是，TEE 能更精确地通过在心脏和大血管的适当部位测量血流速度和血流切面面积定量心排血量。这些测量的结果为每搏量。合理操作 TEE 估测的心排血量应比温度稀释法估测的低 0.3～0.8L/min，除非患者有严重的三尖瓣反流，温度稀释法会低估心排血量 [59-60]。

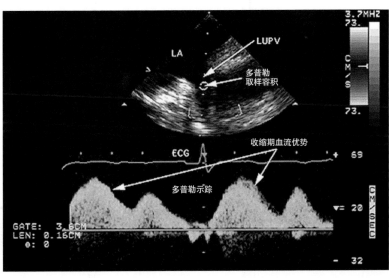

图 46-30　左上肺静脉正常血流速度的脉冲波多普勒测量。图的顶部为用于定位多普勒取样容积（箭头所指破圈）的二维切面静态影像。图的底部三分之二用白色显示的为发生在该取样容积中的瞬间血流速度（纵轴）和时间（横轴）。心电图提供了校时点，粗的横线为血流速度的基线（无血流）。这条线以上的血流速度为正值（也就是面向传感器），最高达 69cm/s；这条线以下的血流速度为负值（也就是远离传感器），最大为 -32cm/s。在这个左心房压正常的患者中，收缩期血流优势较明显；即收缩期峰值和平均流速大于舒张期证明了心室收缩进入心房的血流多于心室舒张期。LA，左心房；LUPV，左上肺静脉 *(Reproduced with permission from Cahalan MK: Intraoperative transesophageal echocardiography. An interactive text and atlas, New York, 1997, Churchill Livingstone.)*

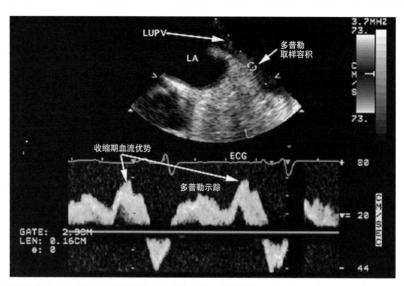

图 46-31　左心房压异常增高患者左上肺静脉血流速度的脉冲波多普勒测量。图的底部三分之二用白色显示的为发生于该取样容积中的瞬间血流速度（纵轴）和时间（横轴）。心电图提供了校时点，粗的横线为血流速度的基线（无血流）。这条线以上的血流速度为正值（也就是面向传感器），最高达 80cm/s；这条线以下的血流速度为负值（也就是远离传感器），最大为–44cm/s。在这个左心房压异常增高的患者中，舒张期血流优势较明显；即舒张期峰值和平均流速大于收缩期证明了心室舒张期进入心房的血流多于心室收缩期。负的血流速度是由于心房收缩将血流推回入肺静脉的缘故。LA，左心房；LUPV，左上肺静脉 *(Reproduced with permission from Cahalan MK: Intraoperative transesophageal echocardiography. An interactive text and atlas, New York, 1997, Churchill Livingstone.)*

表 46-5　用于估算左室充盈压的参数

参数	数值	估测充盈压
Valsalva 动作时的二尖瓣流速	在 E/A 时下降 >50%	LAP 增加
肺静脉血流	收缩分数 <40%	左心房顺应性下降，LAP 增加
肺静脉舒张减速时间	DT<175ms	LAP 增加
肺静脉逆向 A 速度	Ar>35cm/s Ar-A 时程 >30ms	LVEDP 增加 LVEDP 增加
彩色 M 型传导测得的左心室舒张速度	Vp>50cm/s E/Vp>2.5	LAP 正常 LAP 增加
组织多普勒成像	E/ e'<8 E/ e'>15	LAP 正常 LAP 增加
主动脉瓣反流射血	舒张末期流速峰值 DBP-EDP 差值	LVEDP
二尖瓣反流射血	二尖瓣反流射血速度峰值 SBP-MR 的差值	LAP

A，跨二尖瓣多普勒晚期充盈速度；Ar，心房收缩性逆向波；E，二尖瓣跨多普勒充盈早期速度；DBP，舒张压；e'，组织多普勒舒张早期二尖瓣环速度；EDP，经主动脉瓣测得的舒张末期压力差；LAP，左心房压；LVEDP，左心室舒张末期压；SBP，收缩压；Vp，彩色 M 型传导测得的左心室舒张速度

评价心室收缩功能

常用于测量左心室整体功能的指标是左心室短轴缩短指数（fractional shortening，FS）和收缩期面积变化分数（fractional area change，FAC）。FS 是指在心室中部短轴视图横切面使用 M 型测得的收缩期缩短指数；FAC 是指使用二维超声测量收缩期时心室中部横切面积再经计算得到的面积变化分数。它们通过以下两个简单公式进行计算：

$$FS = (EDD - ESD) \div EDD$$

和

$$FAC = (EDA - ESA) \div EDA$$

其中 EDD 为舒张末长度，ESD 为收缩末长度，EDA 是指舒张末期横切面积，ESA 是指收缩末期横切面积。通过简单观察实时影像，FS 和 FAC 值得关注的变化显易见。因此，TEE 容易检测严重左心室功能降低。尽管 FS 和 FAC 与心室功能的其他近似值相关性很好，但仍存在明显局限。首先，TEE 常常低估左心室长轴（透视缩短显示左心室）；其次，如果其他部位的心室功能显著不同，心室中部短轴视图对整个心室射血的指导作用较差；最后，与其他传统的收缩功能超声心动图指标一样，FS 和 FAC 依赖于负荷：前负荷和后负荷的改变显著改变 FAC，但不改变心室的内在功能。

使用超声心动图估测左心室舒张末和收缩末容积（EDV 和 ESV）来计算左心室射血分数（LVEF）可以克服上述部分限制：

$$LVEF = (EDV - ESV) \div EDV$$

在二维成像时，使用了二维双平面改良辛普森法。但这种技术比较费时，且相对于现代三维仪器已较为过时，因为三维仪器可基于每个心动周期测定左心室 EDV、ESV 和 LVED，且无需操作者心中推测心室的形状[4]。

右心室功能的测量比左心室难是因为右心室形态的复杂性和对容量变化的反应。然而，严重的右心室功能不全不难识别，标志有右心室游离壁严重收缩无力或不收缩、右心室扩大超过了左心室和右心室形态由月牙形变为圆形。当右心室功能不全是由于急性肺动脉高压所致时，如同发生肺栓塞，室间隔变平或向左膨出。

然而，数项指标可用来客观评估右心室收缩功能，包括心肌性能指数、三尖瓣环收缩期位移（tricuspid annular plane systolic excursion，TAPSE）、右心室收缩期面积变化分数（RV FAC）、二维右心室射血分数（RVEF）、三维 RVEF、TDI 衍生的三尖瓣环收缩后期速度（S'）、右心室纵向应变及应变率[58]。TAPSE 测量右心室纵向功能（收缩期右心室长轴切面时为降低）。TAPSE 低于 16mm 提示右心室收缩功能异常，其与估测全右心室功能的放射性核素衍生的 RVEF、RV FAC 和二维 RVEF 等技术具有良好的相关性。S' 易于测定，具有可信性和可重复性。S' 速率低于 10cm/s 时提示右心室收缩功能障碍。RV FAC 可用下面的公式表示：

$$(RV\ EDA - RV\ ESA) \div RV\ EDA$$

该方法擅长定量估测右心室收缩功能，正常右心室收缩功能的参考值较低，仅为 0.35（通常表示为 35%）。RV FAC 可通过在收缩期和舒张期两个期沿着游离室壁从三尖瓣环至心尖部，再沿着室间隔返回至三尖瓣环，来追踪右心室的心内膜而获得。RVEF 的测定更为困难。数项研究得出的参考值低限为 44%。

评估心室舒张功能

约三分之一伴有症状的心力衰竭患者左心室收缩功能正常，他们心力衰竭是由于舒张功能不全：异常的舒张期松弛和充盈。TEE 作为评价舒张功能的理想工具是因为其无阻挡的二尖瓣和肺静脉视野[61]。流经二尖瓣的舒张期正常血流有一个心房压和心室舒张产生的早期高速成分（多普勒超声心动图上的 E 波）和心房收缩（A 波）产生的后期低速成分。心率较慢时，这两个波被一段相对小的血流（舒张末期）分开。通过二尖瓣和肺静脉的流量图式相结合可诊断舒张功能不全的三种严重情况（图 46-32）[62]。严重程度最小的为"舒张受损"，其特点为 E 波速度降低，早期充盈减速的下降（见 E 波下降的斜率，称为"减速时间"）和 A 波速度的增加超过 E 波，从而使 E/A 呈反比。舒张受损时，左心房压正常，因此肺静脉流量图式也一样：S 波大于 D 波。第二种和较重度的舒张功能不全称为"假性正常"，其特点为因左心房压病理性升高出现正常的 E/A 比率回复导致异常肺静脉血流的出现——D 波大于 S 波。确定二尖瓣流量图式为假性正常和不正常的一个简单方法为通过 Valsalva 动作短时间降低左心房盈压，如果舒张功能为假性正常，A 大于 E，E/A 将短时间呈反比。如果舒张功能正常，

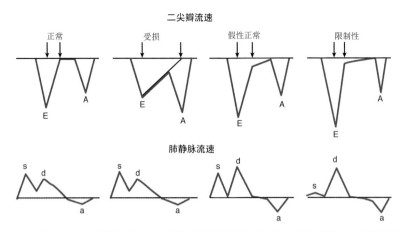

二尖瓣流速

正常　　　　　受损　　　　　假性正常　　　　　限制性

肺静脉流速

图 46-32　显示来自二尖瓣环和右上肺静脉代表同步经食管脉冲波多普勒描记的正常、受损、假性正常和限制性左心室舒张功能线条图。蓝色实线代表 E 波速度的斜率，从线位于 E 波拐点的起点至其在基线被截断为减速时间，用黑色箭头所画的每个二尖瓣流速描绘了这一时间，详情请查看正文

E 大于 A 的正常比率将持续，两个波的波幅降低。第三种和最重度的舒张功能不全称为"限制性"，其特点为 E 波的速度很快、减速时间短和 A 波速度低。在限制性舒张功能不全中，左心房压非常高导致肺静脉的 S 波很小，D 波较大。伴有这一图式的患者其预后较差，不管他们的收缩功能如何，充血性心力衰竭的症状较明显[63]。

关于这一专题的其他阅读，笔者推荐两篇非常好的有关围术期舒张功能评估的综述[64-65]。

经食管超声心动图 在危及生命低血压期间的应用

归根到底，低血压只有两个原因：心排血量不足或体循环血管阻力极度低下（框 46-1）。TEE 非常适合用于它们之间的鉴别诊断。严重低血压期间，TEE 定性评估心室充盈和功能可以指导输液、强心药和升压药的使用。有经验的观察者能区分严重心室功能不

全和其他危及生命的低血压原因。严重左心衰竭的心室充盈（通过舒张末面积评估）增加，射血降低，而体循环血管阻力低下的心室充盈通常是正常的或轻度降低，射血显著增加。当心室充盈显著降低和射血显著增加时容易识别低血容量。尽管体循环血管阻力极度低下、严重主动脉瓣反流、严重二尖瓣反流和室间隔缺损在经胃短轴切面上可表现为同样的心室充盈和射血图式，但采用其他切面和彩色多普勒不难区分这些低血压原因。当评估患者的血流动力学不稳定时，另外两个重要的可能诊断为心脏压塞导致的左心室动态梗阻和生理性改变。动态梗阻可在左心室向心性肥厚和相对低血容量的患者中观察到。肥厚的左室心肌自堵了来自左心室的射血，导致低心排血量和严重的二尖瓣离心性反流。当心包积液或对心脏的其他压迫引起心腔压力高于充盈压，产生心腔塌陷和心排血量的急速恶化时，心脏压塞可产生生理性改变。收缩期心房塌陷通常发生于心室舒张性塌陷之前。总之，快速增大的小量渗出对患者血流动力学的损害要大于缓慢累积的大量渗出。

尽管有创监测指导下的加强治疗，一项对心脏手术后严重、持续低血压的连续 60 例患者的研究为在低血压患者中使用 TEE 提供了一个生动的例子[66]。这些患者中只有 30 例经 TEE 确认了假设的低血压病因，在 2 例患者中，TEE 发现了未被怀疑的心脏压塞并在其他 6 例患者中发现未被怀疑的低血容量。在 5 例患者中，尽管血流动力学资料提示心脏压塞，但 TEE 通过证明其不存在阻止了不必要的再次手术。在另一项研究中，手术室中（57 例）和加强医疗病房中

框 46-1　严重血流动力学不稳定（低血压）的鉴别诊断
心指数低
低血容量
左心室收缩功能不全
右心室收缩功能不全
心脏压塞
严重瓣膜功能障碍
左心室流出道动态梗阻
肺动脉栓塞
体循环血管阻力低

（83 例）不稳定的心脏手术患者行急诊 TEE 检查[67]。仅根据 TEE 的发现，22 例患者实施了急诊手术处理，诊断平均时间为 11min。在包含危重手术患者的另一项研究中，TEE 被证明比 TTE 更经济有效，原因是后者常常无法显示诊断影像[68]。而且，TEE 在诊断低血压的危重患者中有预后价值：当显示非心室病因低血压时（例如瓣膜或心包），患者可能的存活率为其他病因低血压的两倍[69]。即使在长时间心肺复苏的情况下，TEE 可揭示决定性的诊断信息[70]。

检测心肌缺血

在心肌缺血发生后的几秒钟内，心脏受影响的节段停止正常收缩。在 50 例行心血管手术的患者中，20 例患者出现新的术中节段性室壁运动异常（SWMAs）诊断为心肌缺血，而只有 6 例患者有缺血性 ST 段改变[71]。在 3 例持续术中心肌梗死的患者中，SWMAs 在相应的心肌区域发生并持续至手术结束，但术中只有 1 例患者有缺血性 ST 段改变。具可比性患者的后期研究中证实了 TEE 优于心电图监测的这些优点[72]。事实上，新发生的术中 SWMAs 比术前应激试验诱发的 SWMAs 更能预测术后结局[73]。

应该认识到 TEE 检测缺血的局限性，当心肌区域清晰地显示于视野中时，如果收缩时心脏旋转或显著平移，或者因束支传导阻滞或心室起搏致收缩不协调都难以评价节段收缩。因此，评估 SWMAs 的有效系统必须既能评价区域性的心内膜运动，又能评价心肌变厚。诊断缺血需要有节段性室壁运动显著恶化和室壁增厚（全心缺乏相似的改变）；即使专家也无法一贯地解释不太明显的变化。并非所有节段性室壁运动异常都提示心肌缺血，心肌炎、心肌梗死和心肌顿抑也导致 SWMAs。在冠状动脉手术中，区分梗死、顿抑和缺血非常重要。当 TEE 显示左心室壁增厚小于 0.6cm 时，几乎可以肯定薄的区域中存在陈旧性心肌梗死[74]。如果强心药的刺激改善了 SWMAs 的节段运动，可能是顿抑而非缺血[75]。SWMAs 的另一个原因为之前存在 SWMAs 的患者有严重低血容量[76]。然而，排除了刚才提到的心肌顿抑和严重低血容量，突发的严重节段收缩减弱几乎可以肯定是心肌缺血所致。

心脏手术中的经食管超声心动图

新　诊　断

TEE 能在心肺转流术（CPB）前揭示新的诊断发现以便及时改变手术处理（参见第 67 章和第 94 章）。Skinner 及其助手回顾了 797 例术中 TEE 操作以判断 46 个术中意外发现的原因；20 个在术前超声心动图检查中即已有表现但未能诊断（发送错误报告），14 个归因于相对于 TEE 而言 TTE 的局限性，10 个是由于疾病的进展，2 个是由于不同观察者之间的差异[77]。报告错误的 20 例患者中有 18 例手术方案发生显著改变。然而，报道的术中使用 TEE 出现新诊断的发生率变异范围较大（心脏病患者中为 3.4%~27%），取决于不同患者人群、选择性或连续性使用 TEE 以及手术实施，特别是在治疗卵圆孔未闭（PFO）和缺血性二尖瓣反流（IMR）时[78-81]。最近的研究有助于阐明这两种不同手术方案的正确方法。首先，Krasuski 及其助手回顾了在 13 092 例拟行心脏手术且术前无 PFO 诊断的患者中进行的术中 TEE 检查[82]。这些患者中有 2 277 例在术中新诊断为 PFO，639 例行手术闭合。与未进行 PFO 闭合的配对组相比，PFO 闭合的患者出现术后脑卒中的概率增大 2.5 倍。PFO 闭合并不具备长期生存优势。因此，当心脏术中出现新诊断的 PFO 时，不应在未经仔细考虑其额外的卒中风险的情况下急于进行手术闭合。其次，Fattouch 及其助手将行冠状动脉旁路术（CABG）的中度 IMR 患者随机分为仅行 CABG 手术组（n=54）和行 CABG 加二尖瓣修补术（MVR）（n=48）[83]。院内总死亡率为 3%（CABG 组 1 例，CABG/MVR 组 2 例）。两组间 5 年生存率无统计学差异（CABG 组为 88%，CABG/MVR 为 94%）。但 CABG/MVR 组的患者较 CABG 组的患者术后运动能力较强，心脏扩张较少。CABG 组中仅 40% 的患者其缺血性二尖瓣反流减轻，25% 维持稳定，35% 加重。在 5 年随访期中 CABG/MVR 组中无患者的病情超过轻度 IMR。一项后续的多中心随机研究证实了这些发现[84]；但两项研究的病例数均不足以最终证明患有轻至中度二尖瓣反流的患者在 CABG 术中增加 MVR 术的风险和益处[85]。另外，全身麻醉引起的血流动力学改变影响了二尖瓣反流的程度（通常减少反流），因而使手术决定复杂化。用去氧肾上腺素将术中血压回复至术前水平改善了术前和术中二尖瓣反流评估间的一致性，但偏差仍然存在[86]。在冠状动脉手术患者中，即使是术中 TEE 判定的轻度二尖瓣反流预示着随后 3 年死亡或因心力衰竭住院的可能性比没有二尖瓣反流的冠状动脉手术患者显著增大[87]。因此在 CABG 术中决定是否修补反流性二尖瓣比较复杂，取决于许多因素包括反流的机制和程度、患者承受额外手术的能力以及手术医师的技能。

主动脉疾病

　　TEE 在主动脉外科疾病中有非常重要的作用。2010 年胸主动脉疾病治疗的多学科指南中指出 TEE 对于检测近端主动脉夹层的敏感性为 88%~ 98%，特异性为 90%~ 95%[88]。在这种真正的外科急症中，速度至关重要，TEE 花时比其他替代诊断技术相对较少。为进一步缩短手术前的时间，某医疗中心使用地区性策略，即将确诊或疑似急性主动脉夹层的患者直接送入手术室[89]。在此机构中 TEE 在全麻下实施，决定是否进一步手术取决于 TEE 的结果。在另一项研究中，TEE 可靠地区分了需急诊手术的外膜破裂和不需急诊手术的内膜撕裂[90]。尽管如此，应注意到 TEE 的一些重要的限制，包括：TEE 可能会漏掉局限于升主动脉上段的夹层，此处部分 TEE 成像会被气管阻断；TEE 可能不会发现同时发生的冠状动脉病灶，而这些病灶应在术中进行旁路手术。然而，TEE 可以描绘出任何相关的主动脉反流的机制和严重程度，因而可辨识出实施瓣膜修补术可能会成功的患者[91]。同样，TEE 检测主动脉斑块有重要意义。在 130 例年龄大于 65 岁行冠状动脉旁路移植手术患者中，TEE 检出升主动脉突出斑块被证明是卒中唯一的独立预测因子[92]。当 TEE 检出这些斑块时，改变主动脉插管技术或体外循环期间提高血压可降低卒中的发生率[93-94]。尽管 TEE 不如主动脉上扫描检测主动脉弓斑块敏感，但却是一个好的筛选工具。如果 TEE 未在升主动脉或降主动脉发现明显的斑块，主动脉弓可能不存在斑块[85]。但术中 TEE 发现严重的主动脉粥样病变，非体外循环下冠状动脉手术所致的死亡和卒中风险低于体外循环下手术[96]。

　　2008 年发布了关于术中主动脉周超声检查的新指南[97]。主动脉周扫描可避免 TEE 评估升主动脉和主动脉弓的局限性。这些指南详述了主动脉周扫描在心脏手术中评估升主动脉和弓部粥样硬化病变的临床应用，以指导适当的插管策略，有望减少围术期卒中的发生率。

瓣　膜　疾　病

　　TEE 已深刻地影响了瓣膜心脏手术。在 205 例行二尖瓣后瓣叶四角切除术（最常见的二尖瓣修补手术）治疗二尖瓣反流的连续患者中，TEE 即刻发现手术失败 24 例（11.7%）[98]。其中 20 例 TEE 判定了失败原因并立即指导进一步修复，1 例患者需瓣膜置换。在另一项研究中，通过各种技术行二尖瓣修补术的 437 例

患者[99]，平均随访 29 个月期间，41 例（9.4%）患者因修补失败需再次手术。经术中 TEE 评估的首次成功修补是修补术耐用年限最重要的预测因子。已知经术中 TEE 诊断的二尖瓣瓣叶收缩期前向运动（SAM）是二尖瓣修补术的一个并发症。在一项 2076 例患者行二尖瓣修补术的研究中，TEE 识别了 174 例（8.4%）患 SAM 的患者[100]。其中 4 例患者需立即再次手术缓解严重顽固的 SAM，其他患者采用药物治疗。在 5.4 年的中期随访期间，其中 93 例患者可行超声心动图检查，13 例存在收缩期前向运动，其中 4 例患者病情严重导致部分左心室流出道梗阻。Londoni 及其同事报道了达到这一策略的循序渐进的方法[102]。在主动脉反流的患者中，TEE 可高度可靠地评估潜在病因，预测瓣膜是否可以置换以及使用人工瓣膜的结局[103]。瓣膜置换手术期间，TEE 能确实检测人工瓣周的泄漏（令人惊讶地常见），尽管中重度人工瓣周泄漏几乎都须行即刻修补，轻度泄漏中差不多半数通过给予鱼精蛋白缓解。然而，发生于其他患者的可手术矫正的人工瓣功能障碍因没有使用 TEE 被漏诊了。在一项 417 例行瓣膜置换术患者的研究中，15 例（3.6%）患者需即刻手术矫正：人工瓣周漏（8 例）、瓣叶不动（4 例）、冠状动脉梗阻（2 例）和异种移植物功能不全（1 例）[104]。更近的一项研究将患者人群限制于行择期主动脉置换的患者（n=604），104 例患者在 CPB 前通过 TEE 发现的新信息影响了手术；关于二尖瓣的改变最为常见[105]。CPB 后，20 例患者通过 TEE 的意外发现需要二次转流。在将来，三维 TEE 在心脏瓣膜手术特别是二尖瓣修补中的价值，将会越来越重要，但毫无疑问，正确的操作和三维 TEE 的判读需要操作者具备额外的扎实技能[106]。

　　虽然瓣膜评价的全面回顾超出了本章的范围，但简短概述读者应准备的最常用技术来至少达成基本 TEE 操作所需，以便能识别大体瓣膜功能不全。主动脉瓣狭窄的程度容易在食管中段主动脉瓣短轴切面评估，瓣叶打开的程度可目测估计或通过面积法直接测量[107]，严重狭窄的特点为瓣叶显著增厚，瓣叶活动严重减弱（瓣膜开口面积小于 1cm^2）。在经胃底部长轴切面中，连续波多普勒能可靠估计跨主动脉瓣压差（图 46-33）[108]。只要心排血量未显著受损，严重狭窄的峰值瞬时压差将超过 64mmHg（连续波多普勒速度超过 4m/s）。值得注意的事实是超声心动图衍生的主动脉瓣压差可高于导管研究报道的峰-峰压差，这是因为后者没有像多普勒超声心动图那样测定瞬时压差。主动脉瓣形态学上的附加信息包括瓣环大小窦管结合部和升主动脉，可以从食管中段主动脉瓣长轴切面获

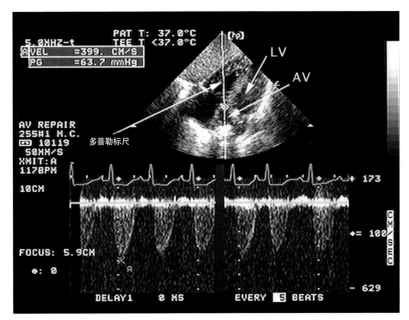

图 46-33 7 个心动周期期间紧邻主动脉瓣上方的血流速度的连续波多普勒测量。图的顶部为用于定位多普勒取样光标（对角直线）的二维切面静态影像。图的底部三分之二用白色显示的为发生于沿光标任何部位的瞬间血流速度（纵轴）和时间（横轴）。心电图提供了校时点，粗的横线为血流速度的基线（无血流）。这一多普勒线条的所有流速均为负值（即远离传感器）。多普勒标尺已被设为最大-629cm/s，这一扫描证明了显著的主动脉瓣狭窄：峰值血流速度约为 4m/s（纵轴上每一个白点等于 100cm/s 或 1m/s），相对应的跨主动脉瓣压差为 64mmHg。LV，左心室 *(Reproduced with permission from Cahalan MK: Intraoperative transesophageal echocardiography. An interactive text and atlas, New York, 1997, Churchill Livingstone.)*

取，这是评估主动脉瓣反流程度的最佳切面。将彩色多普勒置于瓣叶和流出道上，从舒张期瓣膜发出的彩色喷血可识别主动脉瓣反流。心脏手术期间，临床上即使温和的主动脉瓣反流也会相当明显，并导致体外循环期间左心室扩张，从而减弱前向心搏停跳液的有效作用[109]。轻度反流的特点为占据 LVOT 不足三分之一面积的基底部狭窄的舒张期彩色喷血（瓣膜中的起源小于 2mm），并延伸入左心室最少（1~2cm）；中度反流为占据 LVOT 不足三分之二面积的基底部较宽的舒张期彩色喷血（3~5cm），并适度延伸入左心室（3~5cm）；重度反流为占据整个 LVOT 的基底部宽大的舒张期彩色喷血（大于 5mm），并充分延伸入左心室（表 46-6）。

二尖瓣狭窄的存在和严重程度可方便地用 TEE 的食管中段四腔心切面、二腔心切面、联合部切面或长轴切面以及经胃基底部短轴切面来测定。二维成像显示增厚的瓣叶向左心室穿窿突起并开放受限，彩色多普勒显示分层血流加速进入狭窄的瓣口，湍流样喷血射入心室（彩图 46-34）。脉冲波多普勒和连续波多普勒示踪显示了特有的包含峰值和平均流速增高的血流

表 46-6　主动脉瓣关闭不全的分级

参数	轻度	中度	重度
射血宽度或 LVOT（%）	<25	25~60	>60
反流喷血源头宽度（mm）	<3	3~6	>6
CWD 喷血密度	微弱	中等密集	密集
减速斜率	<1.5	1.5~3	>3
$P_{1/2}$ 时间（ms）	>400	400~250	<250
胸主动脉逆向血流	舒张早期	舒张早到中期	全舒张期
反流容积（ml）	<45	45~60	>60
反流分数（%）	30	30~55	>55
反流口面积（cm²）	<0.2	0.2~0.3	>0.3

CWD，连续波多普勒；LVOT，左心室流出道；$P_{1/2}$，在主动脉瓣处测得的压力减半时间

模式（图 46-35）。来自这些示踪的数学计算，比如压力半衰期，是评估二尖瓣严重程度的最精确方法，这些计算公式被植入使用的每台超声记录仪软件中[110]。

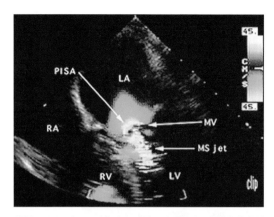

彩图 46-34　这一四腔超声心动图显示了提示二尖瓣狭窄的增厚和狭窄的瓣膜。彩色多普勒显示：①血流加速进入狭窄的瓣膜[紧邻瓣膜上方的淡蓝色半圆形区域，称为近端等速表面积（PISA）]，②跨瓣膜本身的狭窄彩色喷血，和③一股 1 ~ 4cm 的彩色喷血从瓣膜底面延伸进入左心室。LA，左心房；RA，右心房；RV，右心室 *(Reproduced with permission from Cahalan MK: Intraoperative transesophageal echocardiography. An interactive text and atlas, New York, 1997, Churchill Livingstone.)*

除了刚提到的标志，严重二尖瓣狭窄总是引起显著的左心房增大和左心房自发显影，自发显影是指一种非外源性给予显影剂所致，但能使低流量区域红细胞聚集的密度 1 ~ 2mm 打漩烟雾样表现。无论何时发现左心房增大和自发显影，应怀疑左心房血栓，特别是左心耳，并应仔细检查。

采用评估二尖瓣狭窄同样的切面评估二尖瓣反流的存在和严重程度，并采用主动脉反流同样的分级策略（表 46-7）。轻度反流的特点为基底部狭窄、占左心房切面面积不足 25% 并延伸到瓣膜至左心房后壁距离不到一半的收缩期彩色喷血（瓣膜中的源头小于 2mm）；中度反流为基底部较宽、占左心房切面面积不足 50% 并延伸到瓣膜至左心房后壁距离的 50%~90% 的收缩期彩色喷血（瓣膜中的源头 3 ~ 5mm）。重度反流为基底部宽大、占据大部分左心房并延伸如肺静脉和左心耳的收缩期彩色喷血（大于 5mm）（彩图 46-36）。紧靠心房壁的二尖瓣反流偏心向喷血一般与更重度的瓣膜反流有关，而非切面面积提示的那样（彩

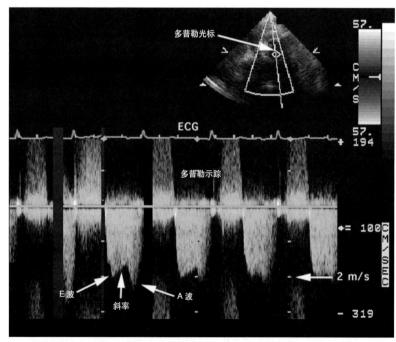

图 46-35　跨狭窄二尖瓣的血流速度连续波多普勒测定。图的顶部为用于定位多普勒光标的四腔切面静态影像，图的底部三分之二用白色显示的为发生于沿光标任何部位的瞬间血流速度（纵轴）和时间（横轴）。显示心电图的目的为确定时间点，经多普勒示踪的粗的横线为流速基线（无血流）。基线以上显示的速度为正值，代表血流面向传感器。这些速度是由于二尖瓣反流，速度太高超出了本例中所用的标尺。基线以下显示的速度为负值，代表血流远离传感器。这些速度是由于严重的二尖瓣狭窄，平均为 2m/s，提示跨二尖瓣压差 16mmHg。也可看到 E 波峰值后流速下降很慢（即斜率）。自该斜率可以计算压力半衰期，存在重度二尖瓣狭窄时其显著升高 *(Reproduced with permission from Cahalan MK: Intraoperative transesophageal echocardiography. An interactive text and atlas, New York, 1997, Churchill Livingstone.)*

表 46-7　二尖瓣关闭不全的分级

	屏幕示踪	轻度	中度	重度
定性指标				
血管造影分级	1+	2+	3+	4+
二尖瓣形态	正常	正常或异常	正常或异常	异常（连枷瓣叶）
彩色血流二尖瓣反流喷血	少量	少量且居中	中等量	非常大量的居中或偏心血流喷向左心房后壁
血流汇聚区	无	无或少量	中等量	大量
二尖瓣反流喷血的连续波多普勒信号	微弱	微弱，抛物线形	稠密，抛物线形	稠密，三角形
LV 和 LA 大小以及 PA 压力	正常	正常		通常扩张；PAP 升高
半定量指标				
反流喷血源头宽度（mm）	<3	<3	3～6	≥7（双平面 >8）
肺静脉血流	收缩为主	收缩为主	收缩时减弱	收缩时逆向血流
二尖瓣流入	A 波为主	A 波为主	变化不定	E 波为主（>1.5m/s）
二尖瓣 VTI 和 VTI LVOT	<1	<1	中等量	>1.4
定量指标				
反流孔有效面积（mm²）	<20	<20	20～29；30～39	≥40 ≥20
反流容积（ml）	<30	<30	30～44；45～59	>60 >30

Modified from Lancellotti P, Moura L, Pierard LA, et al: European Association of Echocardiography recommendations for the assessment of valvular regurgitation.
Part 2: mitral and tricuspid regurgitation (native valve disease), Eur J Echocardiogr 11:307-332, 2010.
LA，左心房；LV，左心室；LVOT，左心室流出道；PA，肺动脉；PAP，肺动脉压力；VTI，速度时间积分

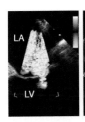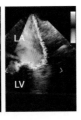

彩图 46-36　两磨刀石状静态四腔经食管超声心动图阐述了重度二尖瓣反流的表现。左侧视图显示用于描述二尖瓣对合点中央发出湍流的巨大彩色喷血。这个患者反流的病因为瓣环扩张，注意瓣叶水平喷血的宽大基底部和喷血穿入左心房的范围。右侧静态超声心动图显示另一种偏心性基底宽大的喷血提示二尖瓣前瓣叶脱垂，这一紧靠心房壁的喷血因为其大多数能量被心房壁吸收，显示的切面面积较小。LA，左心房；LV，左心室

图 46-36）。而且，假定反流的病因为瓣叶脱垂或连枷，偏心向喷血通常偏离缺损瓣叶（即典型的侧向喷血与前瓣叶缺损有关，居中向喷血与后瓣叶缺损有关）[111]。重度二尖瓣反流常常与收缩期肺静脉流入的倒流有关（图 46-37）[112]。虽然较早列出的一般性指南被广泛采用，但更多的标准已被用于二尖瓣反流评估的描述[39]。最重要的是，反流的程度非常依赖于左心室充盈的状

况。实际用途中反流定量测定，例如依据近端等速表面面积理论基础上的反流口面积（PISA），由于时间限制手术室中不常用到。

肺动脉瓣和三尖瓣病变可用前面描述主动脉瓣和二尖瓣的类似方式来评估（见表 46-6 和 46-7）。

冠状动脉疾病

在一项 82 例高危患者行冠状动脉手术的研究中，研究者在手术关键时点采用阶段性心脏外科医师和麻醉医师盲性选择来证明 TEE 的临床作用。在这些医师明确了每阶段按计划处理之后，揭示 TEE 检查结果。结果发现，51% 的患者至少有一项显著的麻醉处理改变，而 33% 的患者有手术处理的改变，包括附加非计划性或修正血管移植和非计划瓣膜手术（20%）[113]。这些高危患者发生术后心肌梗死和死亡率低于预期（1% 和预期 3%，没有统计学差异）。在本章早先提到过的包含 457 例连续行冠状动脉手术患者的研究中，TEE 证实 13% 患者有 71 项新的病情发现，新的发现导致 6% 患者改变了手术处理。体外循环后，有 10 例患者实施手术处理，包括移植物评估或修正和二尖瓣

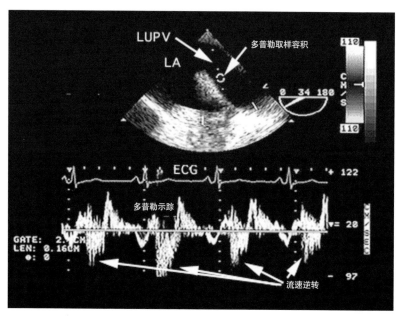

图 46-37 左上肺静脉中血流速度的脉冲波多普勒测量。图的顶部为用于定位多普勒取样光标（箭头所指破圈）的二维切面静态影像，图的底部三分之二显示发生于左上肺静脉中的瞬时血流速度（纵轴）和时间（横轴）。显示心电图的目的为确定时间点，经多普勒迹线的粗的横线为流速基线（无血流）。基线以上显示的速度为正值，代表血流面向传感器（本例中为进入左心房）；基线以下显示的速度为负值，代表血流远离传感器（本例中为进入左上肺静脉）。这一多普勒迹线证明了收缩期血流逆流（正常为正值，即收缩时面向左心房）和证实重度二尖瓣反流的存在 *(Reproduced with permission from Cahalan MK: Intraoperative transesophageal echocardiography. An interactive text and atlas, New York, 1997, Churchill Livingstone.)*

修补（亦可阅读第 67 章）。

先天性心脏手术

　　小儿 TEE 探头可用于小到 3kg 的婴儿。Stevenson 等报道了在 230 例连续行先天性心脏手术患者中，术中 TEE 可靠地检测出 17 例（7%）残余心脏缺损[114]。这些患者立即实施手术矫正了残余缺损。然而，同一中心随后发文报道，当麻醉主治医师而非独立的超声心动图医师实施 TEE 检查时，术中 TEE 遗漏的残余缺损从 2% 升至 13%[115]。这一研究产生了相当大的争议。尽管它并非解决行先天性心脏修补术患者是否需要独立的超声心动图医师实施充分的 TEE 检查的问题，但它确实充分说明了当术中 TEE 未经熟练实施、判读和按此执行时患者遭受的严重后果。在这一研究中，死亡的 7 例患者可能与残余损害的延迟识别有关。随着小儿先天性心脏病手术的进步，越来越多的患可缓解先天性心脏病儿童将存活到成年并接受心脏其他类型的手术（亦可阅读第 94 章）。更完整的关于成人和小儿先天性心脏病的更新资料请查阅 Russell 和同事

们的最新综述[116-117]。

其他疾病与应用

　　TEE 在微创心脏手术和心脏辅助装置植入中发挥着关键的作用[118-119]。另外发表的大量报道说明事实上 TEE 能揭示任何心脏形态学或功能病变，TEE 对包含左心房和二尖瓣的异常特别敏感，包括块影、血栓和栓子，这是由于左心房和二尖瓣离 TEE 传感器较近的缘故。相反，右心室和左心室心尖部病变无法可靠检测。TEE 对气栓尤其敏感，因此，循环中少量气体会在电视屏幕上引起可观的密度变化。目前，TEE 不可能精确估计循环中的气体量，但大量气体代表性地使相应心腔变得不透明直至在定位的大多数心腔上部（即仰卧位患者的左心室前心内膜表面）形成气体聚集（即很亮的高密度区）。如果肺动脉栓子位于主肺动脉近端分叉，TEE 可以发现。

　　麻醉医师在综合性手术室中被要求在术中实施 TEE 的操作次数越来越多。超声影像的作用已从复杂的心脏评估演变为直接的操作引导。TEE 可用于评估

中心静脉导管、肺动脉导管和冠状窦插管的正确位置。随着微创心脏手术的应用，术中 TEE 已经成为安全应用这些新技术的必需工具。TEE 被用来评估右心房行静脉 CPB 插管、冠状窦插管、肺血管引流管以及腔内主动脉夹闭的正确放置。框 46-2 列出了常规使用 TEE 来指引和评估结果的操作。

经食管超声心动图在非心脏手术和加强医疗中的应用

与心脏手术患者一样，TEE 在非心脏手术患者和危重患者中有许多同样的应用。大量病例报道和一系列病例已证明它对处理患者与结局的影响。在我们的实践中，主要适应证为血流动力学不稳定和大量失血，在明确不稳定病因（详见"经食管超声心动图在危及生命低血压期间的作用"）和指导容量复苏方面 TEE 发挥着重要作用 [120-121]。在加强医疗病房中，TEE 有相似应用，这些内容最近已作回顾 [122-123]。

资料储存、归档和质量保证

传统的超声心动图存储于录像带并将手写报告置于患者病历中。目前，单个心动周期或多个循环的数码录像是标准模式，数据结果通过医院网络或互联网传输至安全服务器，在这里研究可以快速检索。心血管麻醉医师协会已出版了成人术中 TEE 报告指南（http://www.scahq.org/TEE/Standar dizedReportforAdult-PeriopEcho.aspx）。

美国超声心动图协会和心血管麻醉医师协会已出版了围术期超声心动图持续质量改进（CQI）指南 [124]。然而，即使相对简单的 CQI 干预也可能产生影像采集和储存的戏剧性结果 [125]。如果医师们想达到和保持其诊断潜力，则必须周期性回顾 TEE 判读结果。麻醉科与心内科间的合作是一个形成独立于 CQI 项目之外的最大限度减少原始资料重复这一回顾过程的途径。

资 质 认 证

美国超声心动图国家委员会（NBE）提供了初级和高级围术期 TEE 考试和资质认证途径（http://www.echoboards .org/content/verification-physicians-certification）。在初级水平，要求达到：①通过 NBE 的围术期超声心动图的基础考核（basic PTeXAM）；②不受限制的现有行医执照；③麻醉学委员会认证；④围

框 46-2　用于引导和心脏手术评估的术中 TEE 操作

* 心脏手术过程中股静脉插管（放置于静脉心房位置）
* 自右颈内静脉行冠状窦插管
* 左心室辅助装置流入 / 流出定位
* 经心肌激光穿透定位
* 左心室辅助装置定位
* 右心室和肺动脉引流管定位
* 主动脉腔内阻断定位
* 经导管主动脉瓣换评估
* 经皮心室辅助装置定位
* 主动脉内球囊反搏定位
* 房间隔缺损闭合引导和评估
* 瓣周漏位点识别和闭合引导
* 经间隔穿刺引导
* 二尖瓣反流修补（二尖瓣抓捕）评估
* 经导管肺动脉瓣置换评估
* 瓣膜成形评估
* 起搏器导联拔除评估和即刻随访
* 房颤消融引导（三维和四维应用）
* 左心耳封堵器定位
* 肺静脉支架定位
* 胸主动脉腔内修补引导和评估

术期 TEE 的专门训练。专门训练有监督和实践经验两种途径。实践经验途径是最有可能的适用于所有麻醉医师的方法。它需要"在申请之后立即在连续的 4 年内实施至少 150 例 TEE 检查，且每年不应少于 25 例检查"。另外，该途径需要参加至少 40h 的美国医学会关于围术期 TEE 的 1 类继续医学教育。特别强调指出的是 NBE 已对初级 TEE 认证设定了明确的限制：

"本认证的根本宗旨是为在全身麻醉中使用 TEE 作为监测的麻醉医师提供用该技术展示其能力的机会。围术期初级 TEE 并不旨在为医师个体使用 TEE 作为引导的诊断工具或用来评估心脏外科操作提供资质认证；NBE 提供的围术期 TEE 认证委员会自 2003 年来仍未发生变化，并坚持这一宗旨，在此基础上才会考虑到高级 PTE 认证。"

实际上，多数麻醉医师的操作介于初级和高级水平之间。不管操作水平如何，无论何时，只要麻醉管理、TEE 判读需要或两人处理优于一人单独处理时，麻醉医师必须做好请求会诊的准备。

参 考 文 献

见本书所附光盘。

第47章 心电图、围术期心肌缺血与心肌梗死

GIORA LANDESBERG · ZAK HILLEL

刘 灿 译 方向明 审校

要 点

- 对于诊断围术期心率（HR）与心律失常，心电图（ECG）是一种简便而重要的工具。某些心率与心律失常如严重心动过缓、新发房室（AV）传导阻滞、室性心动过速（VT）或心室颤动（室颤），即刻危及患者的生命，需要迅速做出诊断并予以治疗。

- 了解基础 ECG 异常是高危心脏手术患者术前评估的重要内容。然而，单纯依靠心电图常不能提供足够信息来反映心肌或者瓣膜功能以及围术期发生心脏并发症的风险。鉴于此，有必要进行生理性或药理性应激试验，联合或不联合心脏影像学诊断（放射性核素扫描或者超声心动图）以及冠状动脉造影。

- 心电图是诊断急性心肌缺血的重要手段，最常显示为新发或者增大的 ST 段变化，如明显的 ST 段抬高或者压低。

- 心肌缺血常见于心脏疾病患者接受非心脏手术时，主要发生于术后早期阶段（术后 24 h 内），几乎都表现为 ST 段压低型心肌缺血。术后持续性 ST 段压低型心肌缺血与患者术后前三天血清肌钙蛋白增高密切相关，而后者较强烈地预测患者 30 天和远期死亡率增加。

- 术后心肌梗死最常见为 II 型心肌梗死，这是由于长时间心肌氧供-氧需失衡所致，也可能发生 I 型心肌梗死，即粥样斑块自发性破裂和冠状动脉血栓形成所致。因此，任何时候监测发现或甚至考虑心肌缺血的情况下，应该采取治疗性措施来防止和治疗心肌氧供-氧需失衡的任何可能因素，尤其是 HR 增快。β-受体阻滞剂的预防性治疗效果仍存有争议，且对术后低血压患者有害。然而，长期接受 β 受体阻滞剂治疗的患者围术期必须持续用药，除非患者目前或新出现的血流动力学状况禁忌应用。

William Einthoven 于 1901 年发明了心电图（ECG），使用振弦式电流记录仪收集数据。这一相对简便的诊断设备久经时间考验，至今仍作为诊断心脏相关疾病的基石，广泛应用于临床。心电图在围术期的应用有两个主要目的：诊断和监测。在术前，标准 12 导联心电图主要用于风险评估。它提供了心肌缺血、传导或节律异常等患者的基础（长期）心功能状况信息，是整个术前评估中的重要组成部分。有时，术前心电图可以发现急性或者新发的异常，尤其是在进行急诊手术时，同以往心电图的对比尤为重要。术中和术后的心电图可以监测心率、心律和心肌缺血的改变。对于许多携带起搏器或者植入式心脏除颤器的患者来说，麻醉医师还可以在术中通过心电图监测上述装置的性能。（上述设备的围术期管理将在 48 章中介绍。）在心脏手术中，常并发心肌缺血和心律失常，尤其是在撤离体外循环旁路之后更是如此。正确的诊断和处理围

术期心肌缺血与心律失常是心脏手术麻醉医师必备的技能（见第 67 章与 68 章）。当患者存在新发的心肌缺血和心律失常等高危风险时，通常进行术后 12 导联心电图监测。在所有上述情况下，麻醉医师对心电图的正确判读至关重要。本章节涵盖了麻醉及围术期心电图的判读。

心电图导联系统

标准记录电极和导联

心肌电活动产生的微弱电流以电场的形式在人体这一容积导体中扩散，因而在体表的许多位置可以记录到心电信号。体表特定位置放置的电极（导联）探测到皮肤的电势，然后信号经增强和过滤杂波后以图形的方式显示。心电图导联分为两种：双极导联和单极导联。双极导联由放置在不同部位的电极组成，测量两者之间的电势差。单极导联测量某点相对参考点或"无限远"处（默认为此处电势为 0）的绝对电势。标准的临床心电图由来自 12 个导联的记录组成，包括 3 个双极导联（导联 I 、 II 和 III ）， 6 个心前区单极导联（导联 $V_1 \sim V_6$ ）和 3 个改良肢体单极导联（加压肢体导联 aVR、aVL 和 aVF）（表 47-1）。

表 47-1　标准 12 导联心电图和其他导联心电图
电极和导联的连接位置

导联类型	正极输入	负极（参考点）输入
双极肢体导联		
I 导联	左臂	右臂
II 导联	左腿	右臂
III 导联	左腿	左臂
加压单极肢体导联		
aVR	右臂	左臂加左腿
aVL	左臂	右臂加左腿
aVF	左腿	左臂加右臂
胸导联		
V_1	胸骨右缘，第 4 肋间	Wilson 中心电端
V_2	胸骨左缘，第 4 肋间	Wilson 中心电端
V_3	V_2 与 V_4 连线中点	Wilson 中心电端
V_4	左锁骨中线，第 5 肋间	Wilson 中心电端
V_5	左腋前线，V_4 水平	Wilson 中心电端
V_6	左腋中线，V_4 水平	Wilson 中心电端

Modified from Zipes DP, Libby P, Bonow R, Braunwald E: Braunwald's heart disease: a textbook of cardiovascular medicine, ed 7. Philadelphia, 2010,Churchill Livingstone

标准心电图记录

心电图通常记录在一种由横线和纵线划分成网格的特殊记录纸上。纵线间距代表时间间隔，横线间距代表电压。每条线间隔 1mm，每隔 4 条线线条加粗，标准走纸速度为 25mm/s。横轴上 1mm 代表 0.04s，0.5cm 代表 0.2s ；纵轴上 10mm 代表 1mV。在每一次记录中，应该有 1cm（1mV）的校正标志，表明心电图已校准。

正常心脏电活动

P 波

正常情况下，窦房结（SA）的自动去极化速度最快，因而成为心脏的优势起搏点。来自窦房结的冲动经一条左侧通路和两条右侧通路下传至房室结（AV）。P 波是心房正常去极化的结果，也是识别正常窦性心律的重要标志。解剖位置上，右心房首先被激动，随后信号后移激动左心房。因此，右胸导联（V_1，偶尔 V_2）的 P 波往往是双向的，正向波后接有一个负向波，在侧壁导联，P 波是直立的，反映了激动是从右向左传播的。

PR 间期

PR 间期是从心房激动开始到心室激动开始之间的间隔，在此期间，房室结、希氏束、左右束支和心室内传导系统被依次激动（图 47-1）。通常情况下，PR 间期主要是由于房室结内电信号传导速度慢引起。正常的 PR 间期时程为 120 ～ 200 ms。

心肌激动－QRS 波群

QRS 波群代表左、右心室心肌的去极化，其波形为心室电兴奋传导所产生的各种电动力在该导联方向上的总和。电兴奋可在数毫秒内由左、右束支传导至浦肯野纤维，后者广泛分布于整个左、右心室的心内膜表面。心内膜上，浦肯野纤维 - 心室肌接头处的电兴奋随后逐个激动心肌细胞，电兴奋由心内膜向心外膜方向传导，从而激动整个心室。心室的正常激动始于室间隔，其向量在额面为从左向右，在水平面为从后向前（取决于室间隔在胸腔内的解剖位置）。这种激动在右向导联（aVR 和 V_1）表现为一个正向小波 R，而在左向导联（I、aVL、V_5 和 V_6）表现为一个负向小波（室间隔激动产生的 Q 波，时程短于 30~40ms）。随后的 QRS 波群反映了左、右心室游离壁的去极化。由于右心室心肌厚度显著小于左心室，故而 QRS 波群主要反映了左心室（LV）的电活动，其向量在轴面先向右后转为向左，在水平面先向前后转为向后（在左向导联上 R 波后紧跟着小 S 波）。可通过 QRS 波群在额面主向量的方向计算心脏的电轴，通常是 -30°~+90°。电轴小于 -30° 的称为电轴左偏，大于 +90° 的称为电轴右偏。正常 QRS 波群时程小于 120ms（图 47-2）。

ST 段和 T 波

心室复极产生 ST 段和 T 波。复极同去极化一样，产生一个特征性的几何图形。由于心内膜动作电位持

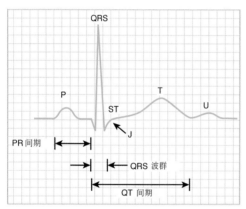

图 47-1　单个正常心电周期的波形和间期 *(From Goldberger AL: Clinical electrocardiography: a simplified approach, ed 6. St. Louis, 1999, Mosby; and from Figure 9-11 in Zipes DP, Libby P, Bonow R, Braunwald E: Braunwald's heart disease: a textbook of cardiovascular medicine, ed 7. Philadelphia, 2005, Saunders.)*

续时间长于覆盖于其外的心外膜，因而心外膜的复极常早于心内膜。然而，在正常情况下，心室电恢复特性存在局部差异，跨壁电势梯度差是 ST 段形态的主要决定因素。

正常情况下，QRS 波群和 T 波具有同向性。QRS 波群和 ST 段的交汇点称为 J 点。QT 间期——从 Q 波起始至 T 波结束的间隔，受心率（HR）影响极大，可通过公式计算校正后的 QT 间期（QTc）。QTc 的延长可能与严重的室性心律失常相关。T 波后面有时会有一个小的 U 波，可能与低钾血症和低镁血症有关。

异常心电图

房性心律失常

房性异位心律起源于心房内窦房结以外的某一兴奋点，其发生机制通常有两种：①正常窦性节律缓慢或停搏所致房性逸搏心律；②房性异位起搏点节律高于窦性节律所致房性异位心律。房性异位激动通常表现为形态异常的 P 波（与正常的窦性 P 波不同）。最常见的情况是 P 波在应为正向的导联上（Ⅰ、Ⅱ、aVF、V4~V6）表现为负向波，同时伴或不伴 PR 间期缩短。探寻房性异位起搏点的具体位置临床意义较小，左心房起源的异位心律常与左心室或左心瓣膜异常有关，而右心房起源的异位心律常见于患有慢性阻塞性肺疾病或其他可致右心功能不全疾病的患者。

心室肥厚和扩大

左心室肥厚（LVH）或扩大均可导致 QRS-T 的改变。最具特征性的改变为 QRS 波群电压增高：左向导联（Ⅰ、aVL、V5 和 V6）可见高 R 波，右向导联（V1 和 V2）可见深 S 波。ST 段和 T 波波幅正常或增大。

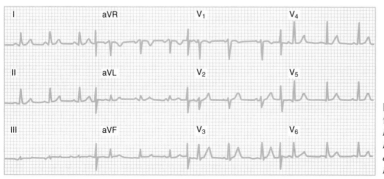

图 47-2　正常 12 导联心电图示例 *(From Figure 9-12 in Zipes DP, Libby P, Bonow R, Braunwald E: Braunwald's heart disease: a textbook of cardiovascular medicine, ed 7. Philadelphia, 2005, Saunders.)*

ST 段由压低的 J 点开始下斜型压低伴不对称的倒置 T 波常见于长期、重度左心室肥厚。同样，QRS 波群时程延长至超过 110ms 反映了激动增厚的心室壁所需的时间延长（图 47-3）。已经出台了一系列左心室肥厚的心电图诊断标准，然而其重要性在广泛应用心脏超声检查的今天已经大大减弱。Sololow 和 Lyon 通过尸检发现：S_{V1} +（R_{V5} 或 R_{V6}）> 3.5mV 和（或）R_{aVL} > 1.1mV 这一诊断标准与左心室肥厚相关性最佳。

右心室肥厚（RVH）的心电图特征性改变为右向导联（aVR、V_1 和 V_2）可见高 R 波，胸导联 R 波方向发生反转，左向导联（Ⅰ、aVL、V_5 和 V_6）出现深 S 波伴异常小 R 波和电轴明显右偏（> 110°）（图 47-4）。慢性阻塞性肺疾病可导致右心室肥厚，改变心脏在胸腔内的相对位置，引起肺过度充气。急性右心室压力过高，例如肺栓塞所致右心室压力过高，可引起心电图的特征性改变：右向导联呈 QR 型或 qR 型，心电图 $S_1Q_3T_3$ 型改变以及急性完全性或不完全性右束支传导阻滞（RBBB）。然而，急性肺栓塞典型的心电图改变并不常见，甚至连最具特征性的 $S_1Q_3T_3$ 型改变也仅见于大约 10% 的急性肺栓塞患者。

心 肌 缺 血

ST-T 代表心肌复极化，为心电图中针对急性心肌缺血最敏感的指标。ST 段升高，伴随或不伴随高大正向（超急性）T 波，提示透壁性心肌缺血，最常见于冠状动脉血栓性栓塞或痉挛（Prinzmetal 变异型心绞痛）所致急性冠状动脉阻塞。相应的 ST 段压低可见于对侧导联。心内膜下区域心肌缺血通常表现为 ST 段压低，常见于症状型或无症状型（缄默型）的稳定型心绞痛。这种特征性的心肌缺血常在中重度稳定型冠心病（CAD）患者运动、心动过速或药物应激试验中发生（图 47-5）。

心 肌 梗 死

随着心肌缺血时间延长，心肌坏死或梗死（MI）的风险逐渐增加。心肌梗死的心电图表现为由于梗死区域的电势能损失所致 R 波波幅减小和病理性的 Q 波的形成。透壁性梗死较心内膜下（非透壁性）梗死更易产生病理性 Q 波。然而，病理学研究显示上述两种梗死类型存在广泛的重叠，其心电图表现亦然。因此，病理性 Q 波型或非病理性 Q 波型梗死并不等同于透壁性或非透壁性梗死。病理性 Q 波通常于急性心肌梗死起病后数日出现，且一旦出现就很难消失，可视作某区域存在梗死灶的一个标志。持续性 T 波倒置可能是长期心肌缺血以及新近或较早发生心肌梗死的唯一表现。心肌梗死后持续数周或更久的病理性 Q 波伴 ST

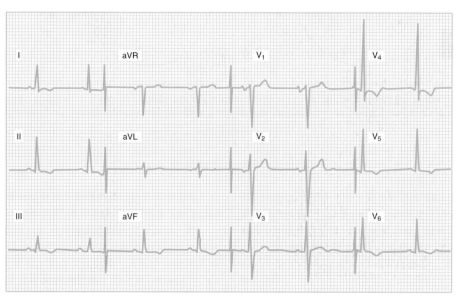

图 47-3 左心室肥厚的心电图表现。左向导联可见高 R 波，右向导联可见深 S 波，ST 段下斜型压低，T 波倒置，双向 P 波提示左心房异常 *(From Zipes DP, Libby P, Bonow R, Braunwald E: Braunwald's heart disease: a textbook of cardiovascular medicine, ed 7. Philadelphia, 2005, Saunders.)*

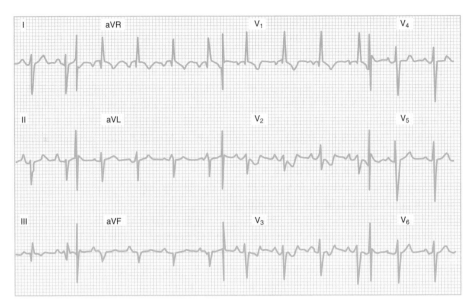

图 47-4 重度右心室肥厚的心电图表现。右向导联可见高 R 波，左向导联可见深 S 波，右向导联 T 波倒置（$S_1Q_3T_3$），提示重度右心室肥厚

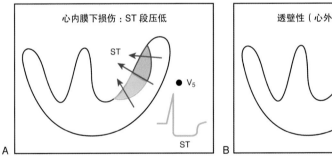
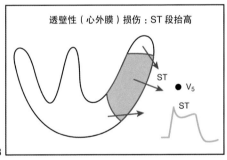

图 47-5 心肌缺血性损伤的心电图表现。A. 急性心内膜下型 ST 段压低型心肌缺血。B. 透壁性 ST 段抬高型心肌缺血 *(From Zipes DP, Libby P, Bonow R, Braunwald E: Braunwald's heart disease: a textbook of cardiovascular medicine, ed 7, Philadelphia, 2005, Saunders.)*

段抬高与严重的心肌功能障碍、心肌节段性运动丧失或室壁瘤有较强的相关性。

发生 ST-T 改变或出现病理性 Q 波的心电图导联有助于定位心肌缺血或梗死的部位以及相应的病变冠状动脉。例如，胸导联 $V_1 \sim V_3$ 与左心室间隔壁和前壁相关；$V_4 \sim V_6$ 导联与左心室前壁或侧壁相关（图47-6）；II、III 和 aVF 导联与左心室下壁相关（图42-7）；右向导联与右心室相关。后壁梗死可引起左侧和背侧导联（$V_7 \sim V_9$）的 ST 段抬高或出现病理性 Q 波，而相应的 ST 段压低或高大 R 波则可见于 $V_1 \sim V_3$ 导联。

电解质紊乱

心电图不仅受心肌结构或功能异常改变的影响，同时也受到各种代谢和电解质紊乱的影响。

钙 高钙血症可缩短 2 期动作电位时程，低钙血症则可延长 2 期动作电位时程，因而分别可致 QT 间期的缩短和延长。重度高钙血症（例如：血清总 $Ca^{2+} > 15mg/dl$）可引起 T 波波幅的减小或 T 波倒置，而低钙血症可使 V_1 和 V_2 导联的 ST 段起点抬高，出现类似急性心肌缺血的心电图表现。

钾 高钾血症可引起心电图的特征性序贯改变，

前壁病理性 Q 波型心肌梗死的心电图演变

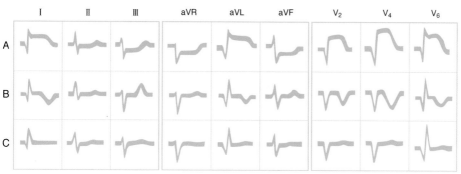

图 47-6　急性 ST 段抬高型前壁心肌梗死的心电图表现。A. 急性期：ST 段抬高和新发 Q 波。B. 进展期：T 波倒置加深。C. 恢复期：ST-T（有时 Q 波也会）部分或完全恢复原样。注意下壁导联（Ⅱ、Ⅲ和 aVF）相反的 ST-T 改变 *(From Figure 8-4 in Goldberg AL: Clinical electrocardiography: a simplified approach, ed 7. St. Louis, 2006, Mosby.)*

下壁病理性 Q 波型心肌梗死的心电图演变

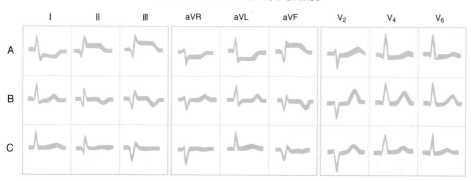

图 47-7　下壁心肌梗死的心电图表现。A. 急性期：ST 段抬高和新发 Q 波。B. 进展期：T 波倒置加深。C. 恢复期：ST-T（有时 Q 波也会）部分或完全恢复原样。注意前壁导联（Ⅰ、aVL 和 V₂）相反的 ST-T 改变 *(From Goldberger AL: Clinical electrocardiography: a simplified approach, ed 7. St. Louis, 2006, Mosby.)*

以 T 波窄而高尖和 QT 间期缩短为起始改变。进行性高钾血症可导致 QRS 波群增宽，P 波波幅减小，PR 间期延长，可引起二度至三度房室传导阻滞（图 47-8）。重度高钾血症可引起正弦波型室性扑动最终导致心脏停搏。相反，低钾血症可导致 ST 段压低、T 波低平和明显的 U 波，其波幅有时可超过 T 波。低钾血症延长心肌复极时间导致长 QT（U）综合征，易引发尖端扭转型室速。

　　镁　轻度到中度的高镁或低镁血症无特征性的心电图改变。然而重度高镁血症可干扰房室间和心室内传导，引起完全性心脏传导阻滞和心搏骤停（$Mg^{2+} > 15mEq/L$）。低镁血症通常与低钙血症或低钾血症有关，易引发长 QT（U）综合征和尖端扭转型室速。

心电监护系统

杂波过滤器

低频滤波器

　　所有的心电监护仪均采用滤波器缩窄信号带宽，以减少环境因素的干扰并提高信号的质量。患者呼吸或体动产生的低频杂波可导致心电图波形沿基线水平上下波动。因而心电监护仪安装了低频滤波器。每分钟的心跳次数换算为以赫兹（Hz，每秒的循环次数）为单位的频率为滤波器提供了一个大致的下限。由于心率很少低于 40 次 /min（0.67Hz），传统的低频模拟信号滤波器通常会除去频率低于 0.5Hz 的信号。然而，此类滤波器可引起心电图波形，尤

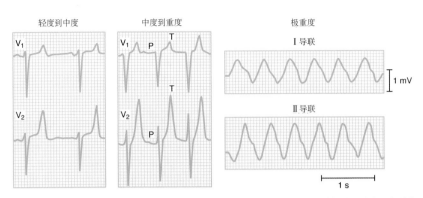

轻度到中度　　中度到重度　　极重度

图 47-8　高钾血症心电图表现。高钾血症的最早期改变为 T 波高尖（帐篷型 T 波）。随着血清钾离子浓度逐渐增高，QRS 波群开始增宽，P 波波幅减小甚至消失，如没有采取紧急治疗措施，最后心电图将出现正弦波型样改变直至心脏停搏 *(From Goldberger AL: Clinical electrocardiography: a simplified approach, ed 7. St. Louis, 2006, Mosby.)*

其是 ST 段的明显改变。当波形的频率和波幅突然改变时，如 QRS 波群与 ST 段相遇时，心电图的某些相位会呈现非线性改变。美国心脏学会（AHA）于 1975 年建议用于诊断的心电图应以 0.05Hz 为界划分低频。这个建议使复极化的显示更加精确，却未能解决基线漂移问题。现代的数字滤波器采用了更为复杂的方法来提高低频的分界点，而不引起模拟信号滤波时出现的相位失真。因此，为了减少干扰引起的 ST 段失真，现在 AHA 建议 [1]：①配备模拟信号滤波器的监护仪的低频分界点应为 0.05Hz；②配备线性数字滤波器、无相移滤波技术的监护仪的低频分界点应为 0.67 Hz 或更低。

高频滤波器

高频滤波器用以减少因肌肉震颤、颤抖或其他电子设备产生的电磁干扰等所引起的失真。旧式监护仪采用 40Hz 滤波器以减少电流干扰。然而，滤波器信号涵盖的频率越高，上升速率、短时峰值波幅和波长测量值越精确。虽然 AHA 于 1975 年提出以 100Hz 作为高频分界点即可满足肉眼诊断心电图所需的精度，但 QRS 波群的高频相位仍长期被认为对诊疗多种心脏疾病具有临床意义。根据目前的 AHA 建议，精确测量成人、青少年和儿童常规时程和波幅所需的高频分界点应为 150Hz，对于新生儿的诊断，以 250Hz 作为高频分界点更为合适。

大多数现代心电监护仪允许操作者设置不同的带宽。实际滤波频率因生产商不同而存在差异。某一生产商提供了 3 种不同的滤波模式：①诊断模式有带宽为 0.05～130Hz 的成人模式和 0.5～130Hz 的新生儿模式；②监护模式有 0.5～40Hz 的成人模式和 0.5～60Hz 的新生儿模式；③带宽为 0.5～20Hz 的滤波模式。Slogoff 等 [2] 研究了心电监护仪不同带宽选择对围术期心肌缺血诊断的影响，结果显示所有采用 AHA 推荐的以 0.05Hz 作为低频滤波分界点的监护仪系统其 ST 段的位置是相似的。

三电极心电监护

相对于 4 个肢体电极分别放置于双侧腕部和踝部的标准 12 导联心电图来说，连续心脏监护将电极放置于躯干，以降低肢体运动带来的干扰并减少对患者的束缚。因此，右臂（RA）和左臂（LA）电极分别放置于近右肩和左肩的锁骨下窝处，左腿（LL）电极被放置在左侧腹部肋骨下缘。若有接地或参考电极（RL），则可放置于任意部位，但通常被放于右侧腹部。

三电极系统最为简单，最常见于手术室和加强医疗病房（ICU）。它可以监测记录 3 对双极导联间的电势差：Ⅰ 导联（正极，LA；负极，RA），Ⅱ 导联（正极，LL；负极，RA），Ⅲ 导联（正极，LL；负极，LA），及其他改良胸导联 [3]。

三电极系统通常能较好地示踪心率、探测在进行同步直流电复律时的 R 波和诊断室颤。但在诊断复杂心律失常时仍存在不足，如区分右束支传导阻滞（RBBB）和左束支传导阻滞（LBBB）或室性心动过速（VT）和室上性心动过速（SVT）伴心室内差异性传导，因而一个"真正"的 V₁ 导联还是必要的。三电极系统在 ST 段监测方面同样存在不足，因为该系统无法进行多导联监测，且不具备监测心肌缺血最为敏感的胸导联。改良胸导联，例如 CS_5（RA 电极置于右锁骨下，LA 电极置于 V_5 导联处）或 CB_5（RA 电极置于右肩胛骨上，LA 电极置于 V_5 导联处），可能有助于监测前壁心肌缺血；但是，目前认为这些导联不够精确，不推荐用于心肌缺血的监测。

五电极心电监护

五电极心电监护中，4 个肢体电极，LA、RA、LL 和 RL 分别放置于相应的部位，从而能够获取 I 导联、II 导联、III 导联、aVR、aVL 和 aVF 波形。第 5 个电极，即胸电极，可以放置于标准 $V_1 \sim V_6$ 导联中的任何位置（图 47-9）。V_1 导联特别适用于监测心律失常，而其他胸导联，特别是 $V_3 \sim V_5$，适用于监测心肌缺血。五电极心电监护是目前围术期心肌缺血高危患者的标准监护方式。不同心电图导联监测心肌缺血的敏感性和特异性方面的差异将于后文进一步讨论。

十电极、12 导联心电监护

1966 年，Mason 和 Likar 引入了一种变换 12 导联心电图的标准肢体电极安放位置的方法，以最大程度地降低运动负荷试验中运动对肢体导联的干扰 [4]。此系统中，RA 和 LA 电极分别放置于右、左锁骨下窝，LL 电极放置于左髂窝。RL 电极可放置于任何位置，但通常被对称地放置于右髂窝。

研究显示 Mason-Likar 12 导联心电图系统与标准 12 导联心电图相比 [5]，虽然肢体导联的 QRS 波群的波幅和电轴稍显不同，胸导联也略有差异，但运动负荷试验中的 ST 段测量几乎不受影响。Mason-Likar 12 导联心电监护系统的一个重要优势为可以应用 ST 段监测软件对所有 12 导联进行分析，并在 ST 段发生改变时发出警报，无论这些导联是否正显示在监护仪上（图 47-10）。因此，即使监护仪显示的是 II 导联，而患者在 V_5 导联发生了短暂性心肌缺血，仍会触发 ST 段报警。并非所有生产商提供的 Mason-Likar 导联系统都具备完整的 12 导联 ST 段分析、储存和后继打印功能。Mason-Likar 导联系统的另一个优势为可以同时显示多个胸导联。该系统的不足之处为需要 10 个电极，而 6 个胸电极通常会给诊断（例：超声心动图、胸部 X 线摄片）和急救过程（除颤）带来不便。此外，胸电极在乳房肥大和胸毛旺盛的患者身上很难持续留置。

Holter 监护仪

Holter 监护仪，最初为心脏病学家所用，现已被一些麻醉医师用于记录围术期发生的心律失常和心肌缺血事件。Holter 监护仪采用小型记录仪存储两到三个双极导联采集的心电信号，最多可连续采集 48h，随后通过回放系统处理数据并进行分析。最新一代的回放系统拥有一台可快速分析并自动识别心律失常和心肌缺血的专用计算机。

传统的 Holter 监护仪只能进行延迟的、回顾性的分析和判读是限制其在围术期广泛使用的重要原因。实时 Holter 监护仪在一定程度上可以克服这种缺点，它不仅能够记录特定的心电信息以供回放分析，同时也可以实时分析心脏节律和 ST 段以便在遇上紧急事件时警告使用者 [6-7]。然而，尽管技术已有了长足的进步，但 Holter 监护仪在临床一线的诊疗中仍未能得到广泛应用。

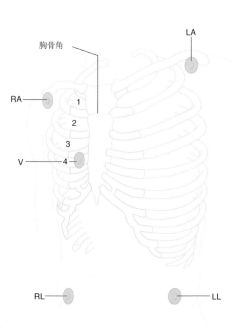

图 47-9　常用的五电极心电监护，可记录 6 个肢体导联加 1 个胸导联（V）。如图所示，安置的电极可记录 V_1 导联 *(From Drew BJ, Califf RM, Funk M, et al: Practice standards for electrocardiographic monitoring in hospital settings: an American Heart Association Scientific Statement from the Councils on Cardiovascular Nursing, Clinical Cardiology, and Cardiovascular Disease in the Young, Circulation 110:2721-2746, 2004.)*

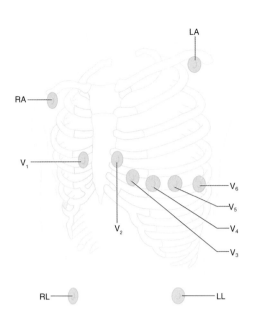

图 47-10　Mason-Likar 12 导联心电监护。胸导联放置的解剖位置同标准 12 导联心电图一样，只是标准 12 导联心电图中放置于手腕和脚踝的肢体导联在这里放置于躯干上 *(From Drew BJ, Califf RM, Funk M, et al: Practice standards for electrocardiographic monitoring in hospital settings: an American Heart Association Scientific Statement from the Councils on Cardiovascular Nursing,Clinical Cardiology, and Cardiovascular Disease in the Young, Circulation 110:2721-2746, 2004.)*

心律失常的判读和治疗

毋庸置疑，在面对心电监护仪进行长时间肉眼监测时，可能会遗漏一些心律失常。有文献报道，心脏病监护病房（CCU）的护士未能发现高达 84% 的患者发生的严重室性心律失常[8]。随后，人们设计了能自动识别心律失常的计算机系统，以提高对异常和潜在高危心律的检出率。这些监护仪设计有复杂的专用算法，如模式识别、QRS 波群宽度测量、起始和偏移、波幅以及面积计算等以便依据形态进行分类[9-10]。大多数监护仪可探测到如严重心动过缓或心脏停搏等致死性心律失常，以及室性心动过速或室颤等高危快速型心律失常。但目前尚无研究评估这些可进行实时监测并自动识别心律失常的监护仪的精确性、敏感性和特异性。然而，有研究显示，当护士关注监护仪及其报警时，心脏病监护病房内患者心律失常的检出率得到显著提高[11]。当今计算机化的监护系统仍未达到足够精确、无需人工监测的水平；其报警仍需关注，提醒经验丰富的专职医师及时解读心电图（见第 67、68 章）。

心律失常的诊断

术中和术后心律失常时有发生，其诱因多种多样。术后心律失常好发于有器质性心脏病的患者。诱发因素往往为一些短暂的打击，如低氧血症、心肌缺血、儿茶酚胺使用过量或电解质紊乱等[12]。Mahla 及其同事使用 Holter 监护仪记录围术期心电信号[13]，评估了对于接受非心脏手术的器质性心脏病患者，麻醉和手术操作对术前已知室性心律失常（室性期前收缩和反复发作的室性心律：成联律的非持续性室性心动过速）过程的影响，并且得出室性心律失常的发生频率与心脏的不良预后无关的结论。预后不良的患者（8%）与预后较好的患者相比，围术期心律失常的发生率无明显差异。心脏手术的患者心律失常的发生率较高。接近 33% 的心脏手术患者术后出现新发房颤，且与不良预后相关[14]。围术期发生心律失常的原因，主要包括以下几个方面：

1. **全身麻醉药**：吸入性麻醉药如氟烷或恩氟烷能够通过折返机制引起心律失常[15]。氟烷可以增加心肌对内源性和外源性儿茶酚胺的敏感性。能阻断去甲肾上腺素再摄取的药物，如可卡因和氯胺酮都能促发肾上腺素诱发的心律失常（见第 28 章）。相反，至少在犬模型中已经观察到，吸入性麻醉药在急性冠状动脉缺血再灌注时具有抗纤颤作用[16]。对婴儿使用高浓度的七氟烷进行麻醉诱导，可能会引起严重的心动过缓及结性心律[17]，而地氟烷在麻醉开始后 1min 内可引起原先心律正常患者的 QT 间期延长[18]。

2. **局部麻醉药**：阻滞椎管内神经是硬膜外和蛛网膜下腔麻醉的目标，但同时可造成深度的暂时性的药物性交感神经阻断（见第 36 章和第 56 章），导致副交感神经系统占主导优势，可引起中重度缓慢型心律失常，当阻滞平面达到上胸段水平时尤为明显。血管内不慎注入大量局麻药可引起心搏骤停，且难以救治[19]。有研究建议注射 20% 脂肪乳（英脱利匹特）进行治疗[20-21]。

3. **动脉血气或电解质水平异常**：过度通气，尤其是伴随血钾过低时，会引起严重的心律失常[22]。血气或电解质紊乱引起心律失常的可能机制为折返机制或影响传导纤维 4 期去极化过程。体外循环期间电解质紊乱也能造成术中心律失常（见第 59 章和第 67 章）。

4. **气管插管**：气管插管可能是造成术中心律失常的最常见原因，且常常伴随自主神经反射所致血流动力学紊乱（见第 55 章）。

5. **自主神经反射**：迷走神经兴奋可造成窦性心动过缓，室性逸搏，房室传导阻滞甚至是心搏骤停。这些反射可能是由于牵拉腹膜或者颈动脉手术过程中对迷走神经的直接压迫所致（见第 69 章）。颈内静脉穿刺置管期间，手指压迫到颈动脉窦可导致心动过缓。特殊反射如眼心反射同样能够造成严重的心动过缓或心脏停搏。

6. **中枢神经系统受刺激和自主神经功能障碍**：颅脑疾病特别是蛛网膜下腔出血的患者可出现多种心律失常。这些异常以 ST-T 改变最为常见，常与心肌缺血及心肌梗死的心电图表现相似[23]（见第 70 章）。具体机制可能与自主神经系统张力的改变有关。

7. **原有心脏病**：原有心脏病可能是麻醉和手术过程中心律失常的最常见原因[24]。围术期应激更易诱发原有房性或室性心律失常倾向的心脏病患者在术中和术后出现心律失常。β 受体阻滞剂等口服抗心律失常药的急性撤药反应也可诱发心律失常。

8. **中心静脉置管**：中心静脉内置入导管或者导引钢丝常会引起心律失常（见第 45 章）。

9. **心脏手术操作**：在缝合心房和放置体外循环的静脉导管时往往发生心律失常（见第 67 章、68 章和 94 章）。这些心律失常通常为自限性，在操作结束后即自行消失。

10. **手术部位**：牙科手术时由于经常对交感和副交感神经产生深度刺激，易发生心律失常[25]，常见第

5 对脑神经刺激自主神经系统导致的交界性心律失常。牵拉眼直肌引起的眼心反射可导致严重的心动过缓。眼心反射以三叉神经为传入神经，以迷走神经为传出神经，在新生儿和儿童中尤为敏感，常见于斜视矫正手术。

一旦发现心律失常，首要任务是判断血流动力学是否会发生紊乱，应采取何种治疗措施，是否需要紧急干预。如果心律失常可导致明显的血流动力学紊乱，或可能诱发更为严重的心律失常 [如频发多源性室性期前收缩（VPB）伴 R-on-T 现象可导致室颤]，或者患者存在心脏基础疾病（如二尖瓣狭窄、主动脉瓣狭窄或缺血性心脏病的患者出现心动过速），则应该立即进行妥当治疗。心律失常可以按照心率或心脏的解剖学起源进行分类。以心率划分，心律失常可以分为三类：缓慢型心律失常（心率 <60 次 / 分）、快速型心律失常（心率 >100 次 / 分）和传导阻滞（可见于任何心率）。心律失常以心脏的解剖学起源可分为室性、室上性、交界性及其他心律失常。当观察心电图的显示波形时，可通过回答以下问题简化心律失常的诊断与治疗：

1. 心率是多少？
2. 节律是否规则？
3. 是否每个 QRS 波群前都有一个 P 波？
4. QRS 波群是否正常？
5. 该心律失常是否危险？
6. 该心律失常是否需要治疗？

以下将对一些术中常见的心律失常进行具体分析。

窦性心动过缓

窦性心动过缓指起搏点位于窦房结，但心率低于正常。病因包括药物效应、急性下壁心肌梗死、低氧血症、迷走神经刺激和高位交感神经阻滞。窦性心动过缓约占术中心律失常的 11%。窦性心动过缓的要点如下：

1. **心率**：心率小于 60 次 / 分。对于长期应用 β 受体阻滞剂的患者，窦性心动过缓定义为心率小于 50 次 / 分。
2. **节律**：规则，除了起源于其他起搏部位的偶发逸搏。
3. **P/QRS 比值**：1 : 1。
4. **QRS 波群**：形态正常。
5. **临床意义**：健康人也难以耐受低于 40 次 / 分的心

率，因而应评估其对心排血量的影响。如果合并低血压、室性心律失常或外周组织灌注不良等情况应进行治疗。窦性心动过缓可能是病态窦房结综合征的一个临床症状，后者可表现为心动过缓、传导阻滞、快速型心律失常或者慢-快综合征[26]。

6. **治疗**：一般不需要特殊处理。必要时，可考虑以下方法：①阿托品，0.5～1.0mg 单次静脉注射，每 3～5min 重复应用，直至达到 0.04mg/kg 或总量 3.0mg 左右（按男性平均体重为 75kg 计算）；②麻黄碱，5～25mg 单次静脉注射；③多巴胺或多巴酚丁胺（如果血压无禁忌），5～20μg/（kg·min）持续静脉输注；④肾上腺素，2～10μg/min 持续静脉输注；⑤异丙肾上腺素，2～10μg/min 持续静脉输注。重度难治型窦性心动过缓患者可植入临时性经皮起搏器或经静脉起搏器。症状严重者应立即植入经皮起搏器。

窦性心动过速

窦性心动过速指起搏点位于窦房结，但心率高于正常。窦性心动过速是围术期最常见的心律失常。它的发生频率极高，以至于大多数涉及心律失常发生率的研究都将其排除在外。窦性心动过速的常见病因包括疼痛、麻醉深度不足、低血容量、发热、低氧血症、高碳酸血症、心力衰竭以及药物效应。窦性心动过速的要点如下：

1. **心率**：窦性心动过速指成年人的心率大于 100 次/分，甚至高达 170 次/分。重度冠心病患者可能无法耐受 70～80 次/分的心率，此时有可能诱发心内膜下心肌缺血。同样，重度二尖瓣或主动脉瓣狭窄的患者对于心率的轻度增加也极为敏感。
2. **节律**：规则。
3. **P/QRS 比值**：1∶1。
4. **QRS 波群**：形态正常，但心率过快时可导致心肌缺血并出现 ST 段压低。
5. **临床意义**：长期心动过速的心脏病患者，由于心脏负荷增加以及舒张期冠状动脉灌注时间减少所致的心肌氧供减少，易引发心肌梗死和充血性心力衰竭（CHF）。当心率达到 150 次/分时可能引起鉴别诊断困难，因为该心率常见于窦性心动过速、阵发性房性心动过速或房扑 2∶1 传导时。有时可通过颈动脉窦按摩、静脉注射依酚氯铵或腺苷来加以区分。
6. **治疗**：应针对诱因进行治疗。低血容量和麻醉深度过浅是最常见的原因。当缺血性心脏病患者出现心动过速时，无论 ST 段是否发生改变均应及时给予 β 受体

阻滞剂以预防心肌缺血。同时，也应对症治疗低血容量和其他诱因。

窦性心律不齐

窦性心律不齐指起搏点位于窦房结，但节律不齐。PR 间期和 QRS 波群均正常。最为常见但不是唯一的表现是，心率在吸气时增快，呼气时减慢。小儿窦性心律不齐的发生率高于成人。窦性心律不齐的要点如下：

1. **心率**：60～100 次/分。
2. **节律**：不规则。
3. **P/QRS 比值**：1∶1。
4. **QRS 波群**：形态正常。
5. **临床意义**：窦性心律不齐临床意义不大。
6. **治疗**：正常人也可出现，一般不需要特殊处理。

房性期前收缩

房性期前收缩（APB）的异位起搏点位于左心房或右心房。P 波形态与正常窦性 P 波不同，可见 P 波倒置。PR 间期可能较正常值延长或缩短，取决于异位起搏点的具体位置和房室结传导通路的不应期。房性期前收缩经房室结及心室内传导系统进行传播，并逆行传导至窦房结，重新设置窦性起搏点的节律。因而，从本次房性期前收缩到下一个窦性心搏的间期是一个正常的窦性周期（即没有代偿间歇）。有无代偿间歇是房性期前收缩与室性期前收缩（VPB）的重要区别。偶尔有房性期前收缩下传时，部分心室内传导系统处于不应期，此时房性期前收缩经异常传导通道下传，产生一个异常的 QRS 波群。这一现象称为房性期前收缩伴心室内差异性传导，易与室性期前收缩相混淆。由于右心室传导系统的恢复期长于左心室，因此最常见的差异性传导波形与右束支传导阻滞相似。以下几点有助于区别房性期前收缩伴心室内差异性传导和室性期前收缩：① QRS 波群前有 P 波，形态一般与正常窦性 P 波不同；② QRS 波群呈现右束支传导阻滞样波形；③ V_1 导联 QRS 波群呈 rsR′ 型；④房性期前收缩的起始向量与窦性节律相一致，而室性期前收缩的起始向量一般与窦性节律相反。房性期前收缩的要点如下：

1. **心率**：因房性期前收缩频率不同而存在差异。
2. **节律**：不规则。

3. **P/QRS 比值**：通常情况下为 1∶1。房性期前收缩 P 波形态各异，可能融合于 QRS 波群或 T 波中。偶尔过早出现的 P 波落于心室的不应期内，冲动无法下传。

4. **QRS 波群**：形态一般正常，除非伴有心室内差异性传导。

5. **临床意义**：一项研究显示，房性期前收缩占所有术中心律失常的 10%。房性期前收缩临床意义不大，但是频发房性期前收缩可能会导致其他更严重的室上性心律失常，也可能是洋地黄中毒的表现。

6. **治疗**：一般不需要特殊处理。

阵发性室上性心动过速

　　阵发性室上性心动过速（PSVT）以心率快而节律规则为特征，通常 QRS 波群窄且之前缺乏正常的窦性 P 波。阵发性室上性心动过速包括起源于房室结的心动过速，可按房室结折返、显性或隐匿性房室传导旁路以及较少见的窦房结折返等机制进行分类（图 47-11）。起源于房性或结性的心动过速是较为少见的室上性心动过速。异常或持续性的窦性心动过速是另一种变异的阵发性室上性心动过速。阵发性室上性心动过速往往突发突止，与房扑和房颤较易鉴别，快速型房扑具有扑动波，房颤节律不规则。阵发性室上性心动过速的要点如下：

1. **心率**：130～270 次／分。

2. **节律**：一般规则，除非异位冲动起源于多个房性异位起搏点。

3. **P/QRS 比值**：1∶1，P 波可能常常融合于 QRS 波群或 T 波中。

4. **QRS 波群**：形态一般正常，但心肌缺血时可能导

正常窦性节律

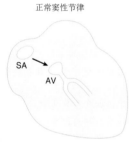

房性心动过速（AT）

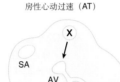

房室结折返性心动过速（AVNRT）

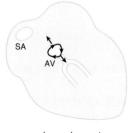

室性折返性心动过速（AVRT）

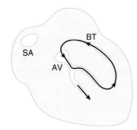

图 47-11　室上性心动过速的主要类型。A. 正常窦性节律。B. 房性心动过速（AT）。窦房（SA）结外的一点（X）以高频率发放自发冲动。C. 房室（AV）结折返性心动过速。心脏的电冲动起源于环绕房室结（房室交界）区域的折返波。因为心房和心室几乎同时激动，逆行的 P 波则可能融合于 QRS 波群里或紧贴于 QRS 波群（箭头处）的前后出现。D. 在 Wolff-Parkinson-White 预激综合征中也存在类似的折返机制（环形运动），并伴随旁路（BT）传导。这个机制被称为房室折返性心动过速（AVRT）。注意 II 导联的负向 P 波（箭头处），有时会落在 QRS 波群后（房室折返性心动过速的心电图中，P 波在 II 导联上为负向或与等电位线相重合）(From Goldberger AL: Clinical electrocardiography: a simplified approach, ed 7. St. Louis, 2006, Mosby.)

致 ST-T 变化。可能伴有心室内差异性传导，从而与室性心动过速（VT）难以鉴别。室上性心动过速（SVT）也可能与窦性心动过速、房扑和房颤相混淆。鉴别这些心律失常以往习惯采用颈动脉窦按摩或者静脉注射依酚氯铵（5 ～ 10mg）的方法。近年来主张通过应用腺苷（单次静脉注射 6 ～ 12mg）一过性增强生理性房室传导延隔来减慢心率或终止心律失常[27]。经食管心电图可能有助于更好地了解心房电活动[28]。

5. **临床意义**：阵发性室上性心动过速可见于 5% 的正常青年人、Wolff-Parkinson-White 预激综合征（WPW 预激综合征，又称为典型预激综合征）或其他预激综合征的患者。麻醉期间，阵发性室上性心动过速约占所有心律失常的 2.5%，与原有心脏疾病、系统性疾病、甲亢、洋地黄中毒、肺栓塞、妊娠有关。麻醉状态下的患者，自主神经系统张力的改变、药物效应、血容量的变化等都能诱发阵发性室上性心动过速，引起血流动力学严重紊乱。由于异位冲动频率快而房室传导相对缓慢，阵发性室上性心动过速有时会伴随房室传导阻滞。患者若出现阵发性室上性心动过速伴 2：1 传导，往往提示洋地黄中毒。

6. **治疗**：阵发性室上性心动过速往往会引起严重血流动力学紊乱，因此需要进行及时妥当治疗，具体方法如下：

　　a. 刺激迷走神经，如按摩颈动脉窦，应注意，严禁同时按摩双侧颈动脉窦[29]。

　　b. 药物治疗首选腺苷，优先选择肘前静脉或中心静脉，6mg 快速（2s）推注。如果没有反应，可重复给药一至两次，至总剂量达 12 ～ 18mg[30]。

　　c. 在腺苷应用之前，维拉帕米一直是治疗阵发性室上性心动过速的首选药物。2.5 ～ 10mg 静脉注射可有效终止房室结折返，成功率高达 90%[31]。

　　d. 胺碘酮为近年来应用于治疗阵发性室上性心动过速的药物，负荷量 150mg，10min 以上静脉推注[32]。

　　e. 艾司洛尔可有效地终止阵发性室上性心动过速，负荷量 1mg/kg 静脉推注，然后以 50 ～ 200μg/（kg·min）持续静脉输注维持[33]。

　　f. 依酚氯铵或新斯的明[34]。

　　g. 如果患者同时伴有低血压，可单次静脉注射去氧肾上腺素 100μg[35]。

　　h. 静脉注射短效洋地黄类药物，如毒毛花苷 G 0.25 ～ 0.5mg，或者地高辛 0.5 ～ 1.0mg（缓慢注射）[36]。

　　i. 应用超速起搏，可夺获异位起搏点[36]。

　　j. 同步直流电复律，可逐渐增加能量至 100J、200J、300J、360J，建议在复律前应用少量镇静剂[37]。对于大多数持续性房室折返性或局灶性房性室上性心动过速，经导管射频消融术是可靠的长期治疗措施[38]。

心 房 扑 动

　　心房扑动（房扑）绝大多数为大折返性心律失常，电冲动以一种特殊的方式在右心房循环往复（即在心脏血管造影左前斜位视角上呈逆时针方向旋转）。由于心率极快，因而往往伴随房室传导阻滞。心电图常常表现为典型的锯齿样扑动波（F 波）（图 47-12）。房扑的要点如下：

1. **心率**：心房率为 250 ～ 350 次 / 分，心室率约为 150 次 / 分（2：1 或 3：1 传导）。

2. **节律**：心房律规则。如果房室传导阻滞恒定，则心室律可能规则；反之，则心室律不规则。

3. **P/QRS 比值**：一般呈 2：1 传导，即心房率 300 次 / 分，心室率 150 次 / 分，但信号下传比例可能波动于 2：1 ～ 8：1。F 波最常见于 V₁、Ⅱ 和食管导联。

4. **QRS 波群**：形态正常，T 波融合在 F 波中。

5. **临床意义**：房扑通常意味着合并有严重心脏疾病。冠心病、二尖瓣病变、肺栓塞、甲亢、心脏创伤、心脏肿瘤和心肌炎患者房扑发生率较高。

6. **治疗**：若有治疗指征可考虑药物复律或同步直流电复律，但之前必须充分考虑和评估发生血栓性栓塞事件的风险。

　　药物治疗的目的在于减慢房室传导速度，以控制心室率：

　　a. β 受体阻滞剂，如艾司洛尔 1mg/kg 单次静脉注射，或者使用普萘洛尔。

　　b. 钙通道阻滞剂，如维拉帕米（5 ～ 10mg 静脉注射）或者使用地尔硫䓬[39]。

　　β 受体阻滞剂和钙通道阻滞剂同样可以有效预防心胸外科手术术后发生的快速型房性心律失常[40]。

　　如果心室率特别快或（和）继发血流动力学紊乱，则应该采用以下指南：

　　a. 如果有应用指征，使用同步直流电复律，开始即使用 100J，逐渐增大到 360J。

　　b. 现已证实，大多数新发房扑患者在应用 Ⅲ 类抗心律失常药伊布利特（Corvert，1mg 稀释于10ml 生理盐水或者 5% 葡萄糖，缓慢静脉注射

10min 以上）可转为窦性心律[41]，可重复应用一次。尽管伊布利特疗效显著，但给药后数小时内可能出现致命性尖端扭转型室速（将在后文讨论），因而给药后 4 ~ 8h 必须密切监护。

c. 普鲁卡因胺 [负荷量 5 ~ 10mg/kg，静脉注射速度不超过 0.5mg/（kg · min)]，有效控制心室率后不宜继续应用[42]。

心房颤动

心房颤动（房颤）是一种相当快速且不规则的心律失常，心电图表现为 P 波消失，代之以细小的颤动波（f 波，见图 47-12），心律绝对不齐，可伴有脉搏短绌。房颤的要点如下：

1. **心率**：心房率为 350 ~ 500 次 / 分，心室率为 60 ~ 170 次 / 分。

2. **节律**：绝对不齐。

3. **P/QRS 比值**：P 波消失代之以 f 波，或明显心房电活动不可见。

4. **QRS 波群**：形态正常。

5. **临床意义**：房颤的诱因与房扑类似。房颤往往预示着严重的心脏疾病，同时特发性、孤立性房颤也逐渐为人所知。房颤的临床意义和治疗方法也与房扑类似，但是有两点需要注意。心房的无效收缩引起心房排血能力丧失可减少心室充盈，从而明显降低心排血量。房颤持续达 24 ~ 48h 以上可形成心房血栓，导致肺循环栓塞或体循环栓塞。

房颤是最常见的术后心律失常，严重影响患者的身体健康。术后房颤发生率，非心脏手术中为 8%，非心脏胸部外科手术为 3% ~ 30%，心脏手术为 16% ~ 46%。术后房颤与发病率、死亡率、住院时间以及住院费用的增加相关。发生术后房颤的风险与一些流行病学因素和术中因素相关，同时也受原有心血管疾病和肺部疾病的影响。患者术前原有或手术所致心脏电生理异常可诱发短暂而可逆的房颤。有研究显示 β 受体阻滞剂可有效预防术后房颤的发生。围术期应用胺碘酮、索他洛尔、非二氢吡啶类钙通道阻滞剂和硫酸镁同样可降低房颤的发生率[43]。

6. **治疗**：

a. **急性房颤**：急性房颤的处理原则与房扑相似。应格外注意心室率的变化，特别是在静脉注射地尔硫草或艾司洛尔时。伊布利特可终止房颤并恢复窦性节律，但治疗效果较房扑差。患者发生明显血流动力学紊乱时应使用同步直流电复律。如果房颤持续时间超过 48h，恢复窦性心律后，发生血栓性栓塞的风险升高。在这种情况下，如果患者的凝血功能正常，在复律前应进行 3 ~ 4 周足量的抗凝药物治疗。电生理技术的新发展催生了双相除颤技术，治疗效果要优于传统的单相电除颤（详见下文）。然而，使用双相电除颤治疗房颤仍处于试验阶段。BiCard 研究人员[44]进行的一项多中心随机双盲对照研究表明，同治疗室颤的结果相类似，与单相电除颤相比，双相电除颤治疗房颤的成功率更高，电击次数更少，能量更低，造成的皮肤损伤更小。

b. **长期治疗**：房颤长期治疗的方案各不相同，取决于诸多因素，例如房颤是持续性或阵发性，

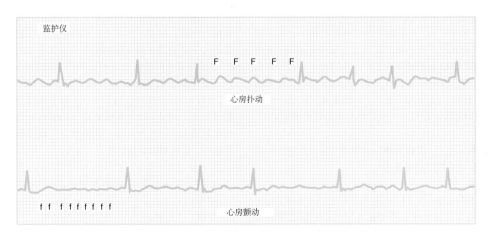

图 47-12 心房扑动和心房颤动。注意心房扑动的锯齿样扑动波（F 波）和心房颤动的不规则颤动波（f 波）*(From Goldberger AL: Clinical electrocardiography: a simplified approach, ed 7. St. Louis, 2006, Mosby.)*

原有心脏疾病性质和心室功能状态，血流动力学状态及其储备能力。对于老年或者存在其他风险因素（如高血压、糖尿病、严重左心室收缩功能不全）的患者，强烈建议采用华法林（Coumadin）进行抗凝治疗。如果应用常规药物（如β受体阻滞剂、钙通道阻滞剂、洋地黄类药物）难以控制心室率，则应考虑采用经导管房室交界射频消融术或植入永久性起搏器进行治疗。另一种可选的治疗措施是在体外循环下进行"迷宫"手术，利用射频、冰冻和微波在左心房或右心房内壁形成微小切口或瘢痕，干扰窦房结和房室结之间的异常传导通路。同时，瘢痕组织可以阻止异常冲动的形成。如果不存在冠心病或者明显的左心室收缩功能不全，可以选择 Ic 类抗心律失常药（如氟卡尼或者普罗帕酮）[45]。由于 Ia 类抗心律失常药（如奎尼丁、普鲁卡因胺、丙吡胺）具有明显的致心律失常作用，且全身及脏器不良反应较大，目前已不再使用。钾离子通道阻滞剂（Ⅲ类抗心律失常药）（如索他洛尔[46]和胺碘酮[47]）广泛应用于心脏明显器质性病变患者的房颤治疗。然而，索他洛尔的疗效要远低于 Ic 类抗心律失常药。新型Ⅲ类抗心律失常药对房颤的复律效果良好。伊布利特转复迅速，有效率可以达到50%[48]，优于索他洛尔和普鲁卡因胺。所有上述药物均有明显的致心律失常作用。

交界性心律

房室结本身不发生 4 期自动去极化，故而无法成为起搏点。交界性心律的异位起搏点往往紧贴在房室结的上方或下方，故而称之为交界性心律。心电图表现为异常 P 波，由于异位起搏点具体位置不同，P 波可以紧贴 QRS 波群或融合其中，也可位于其后。根据异位起搏点放电频率不同，交界性心律可以表现为结性期前收缩，结性四联律、三联律或者二联律，结性心律或者结性心动过速。交界性心律的要点如下：

1. **心率**：可变，范围为 40～180 次 / 分（即结性心动过缓至交界性心动过速）。
2. **节律**：规则。
3. **P/QRS 比值**：1∶1，但是可以存在以下 3 种情况：
   a. 高位结性节律：冲动在传导至心室前已传到心房，因此 P 波在 QRS 波群之前，但是 PR 间期缩短（0.1s）。
   b. 中位结性节律：冲动同时传到心房和心室，P 波融合在 QRS 波群中。
   c. 低位结性节律：冲动首先传导至心室然后再传到心房，因此 P 波在 QRS 波群之后。
4. **QRS 波群**：形态一般正常，除非受到 P 波的干扰。
5. **临床意义**：交界性心律在麻醉状态下很常见（约占20%），特别是在应用吸入性麻醉药时。交界性心率常使血压和心排血量下降15% 左右，心脏病患者可达 30%[49]。
6. **治疗**：一般情况不需要特殊处理，交界性心律可自行恢复至窦性心律。如果伴有低血压和外周灌注不良，则应该积极处理。可应用阿托品、麻黄碱或异丙肾上腺素来提高窦性频率以重新夺获起搏点。应用双腔起搏器进行超速起搏是另一个可选方案。

室性期前收缩

室性期前收缩（VPB）的异位起搏点位于房室交界以下的心肌或心室内传导系统，并沿心肌或心室内传导系统进行传导，从而出现宽大畸形的 QRS 波群（时程 >0.12s）。ST 段常下斜型压低，一般与 QRS 波群主波方向相反。QRS 波群之前没有与之相关的 P 波，如果伴有逆行性心房去极化或窦性节律未下传则可增加鉴别诊断的难度。

室性期前收缩与房性期前收缩伴心室内差异性传导的鉴别诊断最为重要，在任何时候都应尽可能加以区别。

房性期前收缩正常情况下可以逆传至窦房结，并重置窦性节律，但当异位起搏点位于心室时，这种情况比较罕见。一次室性期前收缩通常能阻断来自窦房结下一次自动去极化发出的冲动，但随后的窦性节律则按时出现，形成一个完全性代偿间歇，包括室性期前收缩至被阻滞在房室结的窦性节律原本该引出的正常 QRS 波群之间的间期，加上一个正常的窦性周期。

室性期前收缩是麻醉过程中常见的一种心律失常，约占心律失常总数的15%，在原有基础心脏病的患者中更为常见。除心脏病外，已知的其他诱因还包括电解质紊乱与血气异常、药物效应、刺激脑干和心脏创伤。室性期前收缩的特征如下：

1. **心率**：取决于窦性频率和室性期前收缩的发生频率。
2. **节律**：不规则。
3. **P/QRS 比值**：室性期前收缩前无相关 P 波。
4. **QRS 波群**：宽大畸形，宽度超过 0.12s。如果伴有右束支传导阻滞（RBBB），则在 V₁ 导联可见明显突起的 R 波。如果伴有左束支传导阻滞（LBBB），则常见 S 波切迹和较为缓和的 ST 段下斜型压低。

5. **临床意义**：必须将新发的室性期前收缩看作潜在的严重事件，因为在冠状动脉供血不足、心肌梗死、洋地黄中毒伴低钾血症、低氧血症等情况下，室性期前收缩可能进展为室性心动过速或室颤。如果室性期前收缩是多发性、多源性、成对出现或落于前一个心室复极的易损期（R-on-T 现象）[50]，或者出现"短长短周期现象"，容易引起室颤。

6. **治疗**：大多数的室性期前收缩（单发、二联律或三联律，除外短阵室速）并不需要特殊处理，尤其是对于非急性冠状动脉综合征（ACS）患者，通常只对出现相关症状的患者进行治疗。首先应纠正患者各种内环境紊乱，如低钾血症和低氧血症。如果室性期前收缩严重干扰血流动力学，或者被认为是其他更严重心律失常的前兆，常用利多卡因进行治疗，首剂量为 1.5mg/kg。复发的室性期前收缩可以持续静脉输注利多卡因 1 ~ 4mg/min 进行维持。其他治疗方法包括艾司洛尔、普萘洛尔、普鲁卡因胺、奎尼丁、丙吡胺、阿托品、维拉帕米或超速起搏。

室性心动过速

连续出现 3 个或 3 个以上的室性期前收缩定义为室性心动过速（室速）（VT）（图 47-13）。诊断标准包括室性融合波、心室夺获和房室分离。QRS 波群的特殊形态有助于鉴别诊断。可根据持续时间长短和形态学对室速进行分类。室速按持续时间分为非持续性室速（持续时间不超过 30s）和持续性室速（持续时间超过 30s）。室速按形态学可分为单形性室速（即 QRS 波群形态一致）和多形性室速（即 QRS 波群形态经常改变）。多形性室速伴长 QT 间期也被称为"尖端扭转

阵发性非持续性室性心动过速

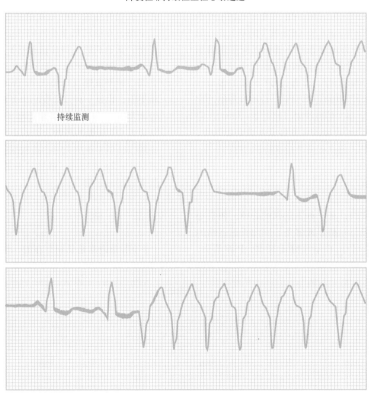

持续监测

图 47-13　室性心动过速的短阵发作 *(From Goldberger AL: Clinical electrocardiography: a simplified approach, ed 7. St. Louis, 2006, Mosby.)*

型室速"。室速的要点如下：

1. **心率**：100 ～ 200 次 / 分。
2. **节律**：一般规则，阵发性室速可能不规则。
3. **P/QRS 比值**：没有固定的关系，因为室速存在房室分离，QRS 波群中能见到 P 波。
4. **QRS 波群**：增宽，宽度超过 0.12s，与室性期前收缩在 V_1 导联上的形态相似。
5. **临床意义**：急性发作的室速可危及生命，需要紧急处理。
6. **治疗**：如果患者血流动力学稳定，目前主张静脉注射胺碘酮治疗。将 150mg 胺碘酮用 100ml 生理盐水或者 5% 葡萄糖稀释，缓慢静脉注射（超过 10min），可以重复数次。然后以 1mg/min 的速度持续静脉输注 6h，继之以 0.5mg/min 的速度持续静脉维持（静脉用药 24h 最大剂量为 2.2g）。虽然同溴苄铵相比胺碘酮引起的血压下降较弱，但低血压和心动过缓仍是其主要不良反应。胺碘酮的药理学效应可持续 45 天以上。过去一直应用利多卡因和普鲁卡因治疗室速，其治疗效果各异。同步电复律是所有宽 QRS 波型心动过速的主要非药物治疗手段，适用于单形性室速和宽 QRS 波型的室上性心动过速。QT 间期正常的多形性室速可以应用胺碘酮与电复律。必须考虑到胺碘酮引起的代谢异常和毒性积累并进行对症治疗。伴有长 QT 间期的多形性室速是一种更为严重的心律失常，目前推荐的治疗方法是镁剂 1g，单次静脉注射（超过 2 ～ 3min）。应用镁剂前要考虑到可能的代谢性紊乱或药物毒性，并予以对症处理。超速起搏可能有助于治疗。

心 室 颤 动

心室颤动（室颤）是一种不规则的心律，源自心室内一个或多个异位起搏点或多条心室内折返通路的快速放电（图 47-14）。心室收缩无规则，P 波消失，心电图呈现出大小不一，形态各异的异常波形。心肌缺血、低氧血症、低体温、电休克、电解质紊乱和药物效应等都可以引起室颤。室颤的要点如下：

1. **心率**：快速且完全无序。
2. **节律**：绝对不规则。
3. **P/QRS 比值**：消失。
4. **QRS 波群**：消失。
5. **临床意义**：心脏无效收缩，无法进行正常泵血，必须依靠胸外按压等手段进行生命支持。
6. **治疗**：
a. 必须立即进行心肺复苏，尽早实施电除颤。采用非同步体外除颤，能量从 200J 逐渐增加到 360J。采用双相（方波）除颤可降低需要的能量，并提高除颤的效率。ZOLL 的研究者们 [51-52] 在一项前瞻性多中心随机对照研究中发现，120J 双相电除颤优于 200J 单相电除颤，尤其是在患者胸壁电阻抗增加的情况下。
b. 早期给予 1g 硫酸镁可能有助于除颤成功。某些情况下，使用肾上腺素使细颤转变为粗颤以利于除颤。血管升压素 40U 单次静脉注射也可以用于治疗室颤，在给药后至少间隔 5min，才能应用肾上腺素。其他药物支持疗法包括利多卡因、胺碘酮、溴苄胺、普鲁卡因胺、苯妥英钠和艾司洛尔。
c. 尖端扭转型室速（Torsade de point）与室颤的表现相类似，也是一种致命性心律失常，发生于心室复极紊乱时，与 QT 间期延长有关 [53]。停止使用可以延长 QT 间期的药物，并纠正电解质紊乱是治疗尖端扭转型室速的关键。抢救措施包括除颤、静脉注射 1 ～ 2g 硫酸镁、静脉注射胺碘酮、异丙肾上腺素和超速起搏 [54]。

传 导 阻 滞

传导阻滞通常是长期存在的，患者的术前心电图

心室颤动

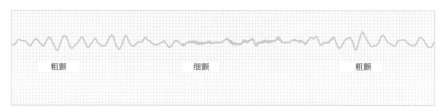

粗颤　　　　　细颤　　　　　粗颤

图 47-14　粗颤和细颤 *(From Goldberger AL: Clinical electrocardiography: a simplified approach, ed 7. St. Louis, 2006, Mosby.)*

检查即可发现，提示心肌或心传导系统有潜在病变。然而，传导阻滞也可能是在手术或麻醉过程中首次发现。一些轻微的操作即可引起传导阻滞，如肺动脉导管穿过右心室。同时，传导阻滞也可能是心肌缺血的一个表现。严重的（二度和三度房室传导阻滞）传导阻滞常影响血流动力学，因而术中及时做出诊断尤为重要。

传导阻滞共分 3 种类型，即窦房传导阻滞、房室传导阻滞和室内传导阻滞。希氏束心电图的应用大大地提高了心脏病学家对于心传导系统的认识。窦房传导阻滞的阻滞部位在窦房结，因为没有冲动下传至心房，因而心电图上看不到 P 波。下一个心搏周期可能是窦性心律、结性逸搏或者室性逸搏。

第二类传导阻滞是完全性或者不完全性房室传导阻滞。一般认为一度和二度房室传导阻滞是不完全性的，而三度房室传导阻滞为完全性传导阻滞。一度房室传导阻滞常见于健康人，也与冠心病或者应用洋地黄类药物相关。其特征为 PR 间期延长，大于 0.21s，所有的心房冲动都可通过房室结下传至浦肯野纤维，一般不需要特殊处理。二度房室传导阻滞有部分心房冲动不能通过房室结下传，可以进一步分为两种特殊类型：莫氏 I 型或文氏阻滞，以 PR 间期进行性延长直至一个激动不能下传致使心搏脱落（图 47-15）。这种传导阻滞相对良性，常常可逆，并不需要植入起搏器，可能由洋地黄中毒或是心肌梗死所致，一般呈一过性。同时，该传导阻滞也反映了房室结自身的病变。

另一种二度房室传导阻滞是莫氏 II 型，可能反映

出希氏束和浦肯野纤维的病变，尤其是当 QRS 波群增宽时。这种相对少见但更为严重的传导阻滞，PR 间期恒定，同时伴有心搏脱落（图 47-16）。莫氏 II 型房室传导阻滞预后较差，常进展为完全性传导阻滞，在重大手术前可能需要植入起搏器。

三度房室传导阻滞又称为完全性传导阻滞，所有的心房电冲动都无法下传至浦肯野纤维。虽然心房和心室的收缩都是规则的，但两者之间没有任何联系，心室率约为 40 次 / 分。如果起搏点位于房室结，则 QRS 波群宽度可能正常；如果起搏点位于心室，则 QRS 波群增宽，超过 0.12s（图 47-17）。心室率通常很慢，不能维持足够的心排血量，患者可能发生晕厥或阿 - 斯综合征以及心脏衰竭。这类患者一般需要植入起搏器，以提高心率增加心排血量。

心室内传导阻滞

正常情况下，左心室电活动同时经左前和左后分支进行传导。这些分支的阻滞甚至是轻度传导延迟将引起相应位置心肌的不同步激动，从而产生心电图异常（图 47-18）。

左前分支阻滞　希氏束的左束支发出两个分支，左前分支和左后分支。因为左前分支相对细长，故左前分支阻滞（LAFB）较常见，可引起左心室前上壁激动延迟，表现为电轴明显左偏（-45°～-90°）。虽然无明显心脏质性病变的患者也可出现左前分支阻

莫氏 I 型（文氏）二度房室传导阻滞

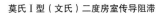
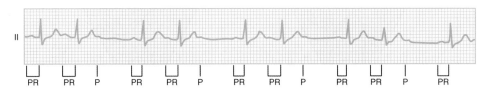

图 47-15　莫氏 I 型阻滞，呈现特征性的"切分音"节律，QRS 波群聚集；PR 间期进行性延长，第 3 个窦性 P 波后无 QRS 波群跟随 *(From Goldberger AL: Clinical electrocardiography: a simplified approach, ed 7. St. Louis, 2006, Mosby.)*

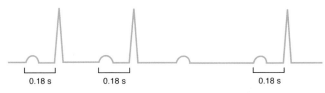

图 47-16　莫氏 II 型阻滞，与莫氏 I 型不同，PR 间期保持恒定，QRS 波群发生脱落 *(From Goldberger AL: Clinical electrocardiography: a simplified approach, ed 7. St. Louis, 2006, Mosby.)*

滞，但 LAFB 主要还是多见于存在心肌和心传导系统疾病的患者，如冠心病和左心室肥厚（LVH）的患者。单纯的左前分支阻滞与患者预后的相关性较小。

左后分支阻滞　左后分支相对粗短，且其走行靠近左心室流入道附近，一般情况下难以触及，故左后分支阻滞（LPFB）没有左前分支阻滞常见。LPFB 可引起左心室下后壁的激动延迟，表现为电轴极度右偏（>120°）。LPFB 可见于所有类型的心脏病患者，但健康人很难见到。同 LAFB 一样，LPFB 的 QRS 波群宽度正常（<0.12s）。

左束支传导阻滞　左束支传导阻滞（LBBB）由左束支主干或它的两条分支同时出现严重传导延迟或阻滞引起，可导致 QRS 波群时程延长，QRS 波群及 ST-T 形态异常。LBBB 的心电图基本改变是 QRS 波群时程 ≥0.12s（图 47-19）。有时左胸导联（I 导联、aVL、V_5 和 V_6 导联）也可见宽大畸形带有切迹的 R 波，右胸导联出现深 S 波，以及代表室间隔除极的 Q 波缺失。QRS 波群主轴方向多变，既可以正常，也可左偏或者右偏；ST-T 通常与 QRS 波群主波方向相反。LBBB 反映了基础心脏病的严重程度，是预后不良的征兆，患者生存率仅为 50%。QRS 波群的宽度与心室射血分数呈反比，是目前进行心脏再同步化治疗的指征之一（双心室起搏）。

LBBB 心电图表现可与其他心电波形相类似。存

三度（完全性）房室传导阻滞

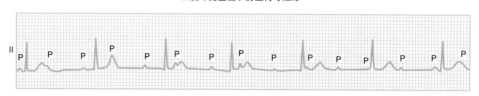

图 47-17　完全性房室传导阻滞，特征为房室分离，即心房（P 波）和心室（QRS 波群）的电活动各自独立，互不相关；心房率总是快于心室率；PR 间期绝对不恒定 *(From Goldberger AL: Clinical electrocardiography: a simplified approach, ed 7. St. Louis, 2006, Mosby.)*

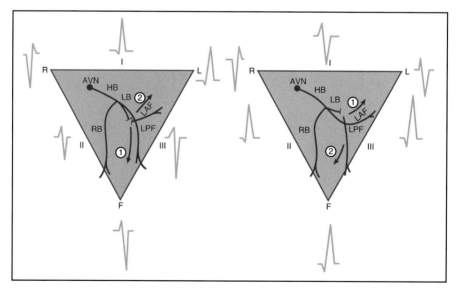

图 47-18　图示为左束支传导阻滞。左前分支阻滞（左）引起起始部向下（1）主波随后向上（2）的激动（II 导联为负向，I 导联和 aVL 导联为正向）。左后分支阻滞（右）引起起始部向上（1）主波随后向下（2）的激动（I 导联为负向，II 和 III 导联为正向）。AVN，房室结；HB，希氏束；LB，左束支；RB，右束支；LAF，左前分支；LPF，左后分支 *(Courtesy of Fisch C from Zipes DP, Libby P, Bonow R, Braunwald E: Braunwald's heart disease: a textbook of cardiovascular medicine, ed 7. Philadelphia, 2005, Saunders.)*

左束支传导阻滞

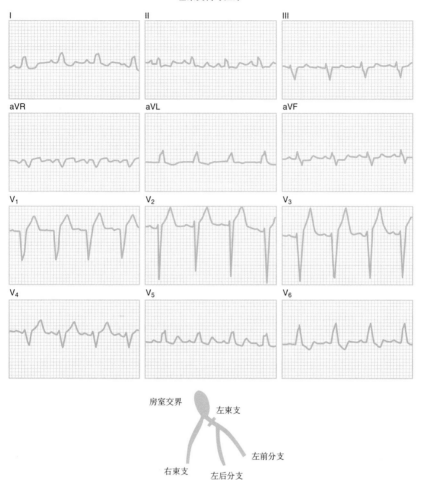

图 47-19　左束支传导阻滞，V_1 导联出现 QS 型复合波，V_6 导联出现宽大 R 波，波峰伴有小切迹。V_5 导联、V_6 导联 T 波倒置（继发性 T 波倒置）也是左束支传导阻滞的特征之一 *(From Goldberger AL: Clinical electrocardiography: a simplified approach, ed 7. St. Louis, 2006, Mosby.)*

在 LBBB 的情况下，诊断左心室肥大、急性心肌缺血或心肌梗死的难度大大增加。

右束支传导阻滞　右心室内传导系统任何部位出现传导延迟均可导致右束支传导阻滞（RBBB）。右束支传导阻滞的高发生率与右束支脆弱的解剖结构相关，右心室置管引起的微小创伤就可引发 RBBB。RBBB 的心电图表现为高大畸形并带有切迹的 R 波伴右向导联 rsr′、rsR′ 或 rSR′ 型 QRS 波群，以及左向导联典型的宽 S 波伴 QRS 波群增宽（≥0.12s）。如 QRS 波群时程没有延长，则为不完全性右束支传导阻滞

（IRBBB）。与左束支传导阻滞一样，ST-T 与 QRS 波群主波方向相反（图 47-20）。

　　RBBB 在健康人群中常见，不提示心脏器质性病变，与预后没有关联。然而，在心脏器质性病变的患者中，新发的 RBBB 提示患者发生冠心病、充血性心力衰竭以及死亡的风险的增加。

　　三支阻滞通常包括一项上述的双束支阻滞（如 RBBB + LAFB 或 LPFB），外加 PR 间期延长。必须采用希氏束电图来确定房室传导阻滞是位于房室结还是远端组织，可能意味着在束支的剩余部分，存在着不完全性传导阻滞。

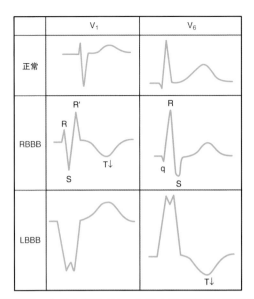

	V₁	V₆
正常		
RBBB		
LBBB		

图 47-20　左束支阻滞（LBBB）和右束支阻滞（RBBB）QRS-T 波形变化的比较 *(From Zipes DP, Libby P, Bonow R, Braunwald E: Braunwald's heart disease: a textbook of cardiovascular medicine, ed 7. Philadelphia, 2005, Saunders; and from Goldberger AL: Clinical electrocardiography: a simplified approach, ed 7. St. Louis, 2006, Mosby.)*

实时心肌缺血监测系统

　　20 世纪 80 年代中期，ST 段实时分析系统首次面世，应用于心电监护仪，而今已成为大多数心电监护仪的标准配置。一些心电监护仪在进行五电极心电监护时，ST 段实时分析系统默认开启。术中麻醉医师主要使用带有 ST 段分析的五电极心电监护系统，然而，术后恢复室（PACU）或加强医疗病房（ICU）的应用较为局限。一项近期的调查发现，即使在心脏病监护病房，只有不到半数的急性冠状动脉综合征的患者常规应用 ST 段实时分析系统监测心肌缺血情况[55]。阻碍 ST 段实时分析系统大规模应用的原因为频发的假警报、操作者没有接受完善的培训以应对 ST 段报警。此外，没有证据表明应用 ST 段实时监护系统会改善急性冠状动脉综合征患者及术后患者的预后。

　　技术层面上说，ST 段分析算法相对简单。计算机测量每个心电图导联 J 点之后 60 ~ 80ms（表示为 J+60ms 或 J+80ms）处的电压，然后与等电势点（通常于 PR 间期测得）相比较。ST 段 1mm 的高度差相当于 100mV 的电压差。各导联一段时间内 ST 段的高度变化显示为 ST 段趋势。为了过滤噪波和干扰杂波，监护仪往往使用滤波器剔除异常的心电图波形，然后计算连续 8 ~ 15 次心搏的 ST 段平均值。现代的监护仪可以自动识别 J 点并计算 J+60ms ST 段水平。对于心电图异常的患者，操作者仍可以人工设置 J 点和 ST 段测量位点。

　　同标准 12 导联心电图相比，连续性 ST 段监测的一个重要优势在于，心电极总是保持原位，而不像标准 12 导联心电图那样，每次测量的位置都发生变动。为了提高 ST 段实时监测的准确度，可以采用以下措施：

1. 体位的改变可导致 ST 段的变化，引起 ST 段假警报。然而，QRS 波群的变化总是伴随着体位性 ST 段变化，可以借此与"真"ST 段变化相区别。另外，让患者回到平卧位有助于诊断 ST 段变化。纵隔内心脏位置的改变，也会影响到 ST 段变化。Mark 及其同事[56] 观察到心脏手术中，放置胸骨牵引器可以引起 V₅ 导联中 R 波和 S 波波幅降低，同时，ST 段明显压低。他们认为监测 R 波波幅可能有助于改善围术期心肌缺血的监测。

2. 许多冠心病患者不具备"完美"的等电位 ST 段。早期复极（一种正常变异）、心室内传导延迟、心室肥厚、应用洋地黄类药物、非特异性 ST-T 变化，均可引起 ST 段基线异常。因此，结合患者 ST 段基线情况合理设置 ST 段报警参数是非常重要的。许多现代 ST 段监测软件允许临床医师手动设置报警参数。如果报警参数设置为相对等电势点（0mV）改变 1 ~ 2mm 左右，而非以患者的 ST 段基线水平为对照指标，那么会频繁出现假警报。心肌缺血高风险患者的报警参数应设置为 ST 段基线水平升高或降低 1mm。同时，应当考虑到大约 10% 的患者存在其他异常情况干扰对 ST 段的分析，包括低钾血症、应用洋地黄类药物、左束支传导阻滞、WPW 预激综合征、左心室肥厚伴劳损、急性心包炎等。对于这些患者，应考虑应用其他的心肌缺血诊断技术，例如经食管超声心动图（TEE）。

3. 虽然，大多数心电监护仪自带的 ST 段分析软件可以显示单一导联或者各导联上 ST 段变化趋势之和，便于快速识别潜在的心肌缺血事件。但是打印存在疑问的心电图波形，以确定 ST 段变化是来自心肌缺血还是一过性心律失常（如加速性室性心律、新发束支传导阻滞），同样至关重要。

急性心肌缺血的心电图诊断标准

ST 段压低型心肌缺血

在心电图连续监测下，由运动负荷试验引出并验证的心肌缺血诊断标准被广泛采纳[57]。急性心内膜下心肌缺血的患者在运动负荷试验中，ST 段相关的心电向量偏向心内膜，引起 ST 段压低（图 47-21）。急性透壁（心外膜）性心肌缺血的患者，缺血区的心电向量偏向心外膜，导致相应导联的 ST 段抬高（图 47-5）。随着心率的增快，J 点或交界点，通常会出现上斜型压低。在心肌缺血的患者中，ST 段随着缺血程度的加重而变得低平。心肌缺血时随着运动量的增加或心率的加快，ST 段压低愈发严重，可能呈下斜型压低，甚至导致 1 个以上导联的 T 波倒置，可诱发心绞痛（图 47-22）。大约 10% 的患者，特别是无症状性心肌缺血的患者，心肌缺血仅发生于运动后的恢复期。

运动负荷试验的心肌缺血诊断标准为：J 点后 60 ~ 80ms 的 ST 段水平或下斜型压低 1mm（0.1mV）或更多，至少连续出现三次且心电图基线稳定。如之前所述，ST 段压低可伴 T 波低平或倒置；然而，运动负荷试验中出现单纯 J 点或交界点压低不提示病理性改变。此外，快速上斜型 ST 段抬高（>1mV/s）同时压低小于 1.5mm（0.15mV）也被认为是正常表现。在患者 J 点后 80ms 测得缓慢上斜型 ST 段压低 ≥ 1.5mm（0.15mV）可能提示患者患有冠心病（图 47-21 和 47-22）。

如果患者既往有心肌梗死、束支传导阻滞或左心室肥厚等病史，可能会增加 ST 段的分析难度。在这些患者中，额外的 ST 段水平或下斜型较基线压低 ≥ 1mm，可考虑为发生心肌缺血。除心肌缺血以外，其他可引起 ST 段变化的因素包括药物（主要是洋地黄类药物）、体温变化、过度通气以及体位改变。ST 段压低型心肌缺血的分布范围与冠心病发生的具体部位关系不大。

ST 段抬高型心肌缺血

运动负荷试验中，没有病理性 Q 波的导联很少出现 ST 段抬高，仅发生于大约 1% 的冠心病患者，提示冠状动脉痉挛或高度狭窄引起的透壁性心肌缺血。与 ST 段压低型心肌缺血不同，ST 段抬高的导联与心肌缺血的具体区域相关。运动负荷试验中存在病理性 Q 波的导联发生的 ST 段抬高并不提示心肌缺血，但与左心室功能下降和预后不良相关。

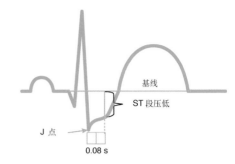

图 47-21　图示如何测量 J 点后 80msST 段的偏移状况

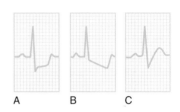

图 47-22　ST 段水平型压低（A）和 ST 段下斜型压低（B）提示心肌缺血。ST 段上斜型压低（C）可以为正常表现

T 波 改 变

T 波的形态很大程度上受体位、呼吸、过度通气、治疗药物、心肌缺血和心肌坏死的影响。因此，如果 ST 段不发生实质性的改变，T 波变化不提示心肌缺血。"伪正常化"的 T 波（静息时倒置，运动时直立）很少发生，却是心肌缺血的标志。

一项包括 147 项研究的 meta 分析，选择了同时接受血管造影术和运动负荷试验患者，结果发现运动负荷试验诊断冠心病的敏感性和特异性分别为 68% 和 77%[58]。

心电图导联监测围术期心肌缺血的敏感性

在围术期，心电监护发现最多的是应激性 ST 段压低型心肌缺血。但这些心电图改变并不能提供有关缺血具体部位的信息。相反，ST 段抬高意味着透壁性心肌缺血，尤其常见于心脏手术中，提供了受累心肌和灌注不良的冠状动脉的位置。鉴于绝大多数现代心电监护系统不能同时监测 12 个心电导联，胸导联的选择便至关重要，尤其是对于非心脏手术患者。在运动负荷试验中，研究者已经确认 V_4 和 V_5 导联对运动引起的心肌缺血最敏感（敏感性为 90% ~ 100%）[59]。London 及其同事[60]通过研究接受非心脏手术的心肌缺血高危患者，发现 V_5 导联监测心肌缺血敏感性最高（75%），其次为 V_4 导联（61%）。联合 V_4 和 V_5 导联监测的敏感性可增至 90%，而联合标准 Ⅱ 导联和 V_5 导联监测的敏感性只有 80%。他们同时建议，如果能同时监测 3 个导联（Ⅱ、V_4 和 V_5），敏感性将升至 98%。最近，Landesberg 及其同事 [61] 在大血管手术中采用 12 导联心电监护，观察持续时间超过 10min 的单导联 ST 段变化超过基线水平 0.2mV 或两个相邻导联在 J 点后 60ms 处 ST 段改变超过 0.1mV 的情况，并以肌钙蛋白作为心肌梗死的诊断标准。研究显示 V_3 和 V_4 导联监测围术期心肌缺血比 V_5 导联更敏感（分别为 87%、79% 和 66%）。既往发生心肌梗死的患者，V_4 导联监测心肌缺血的敏感性最高（83.3%），其次为 V_3 和 V_5 导联（均为 75%）。联合上述 3 个导联中任意两个进行监测（如 V_3 和 V_5 导联）可使敏感性增至 97%[64]。麻醉前 ST 段基线水平在 $V_1 \sim V_3$ 导联上高于等电位点，在 V_5、V_6 导联上低于等电位点，而 V_4 导联的 ST 段水平最接近于心电图的等电位点，V_4 导联可以更早地发现心肌缺血，并且 ST 段变化更明显，因而更适合用于心肌缺血的监测。Martinez 及其同事 [65] 采用了相同的方法观察大血管手术后的 ICU 患者的心电图表现，也得出了同样的结论。

对急性冠状动脉综合征的患者（如冠状动脉粥样硬化斑块破裂者），推荐联合 Ⅲ 导联、V_3 和 V_5 导联监测心肌缺血 [63]。监测右胸导联（V_4R）对右冠状动脉闭塞的患者有益 [64]，疑似后壁心肌缺血的患者则建议监测后壁导联（$V_7 \sim V_9$ 导联）。

通常认为没有必要监测新生儿术中心肌缺血。成人心电监护系统主要用于监测心肌缺血和心律失常，而新生儿心电监护仪关注对心律失常的识别。然而，一些研究的结果显示新生儿的心脏较成人更易发生心肌缺血 [65]。这些研究证实了对患有先天性心脏病的新生儿使用校准后的心电监护的重要性（见第 94 章）。

围术期心肌缺血和心肌梗死

应用围术期心肌缺血监护已有 20 余年的历史。1980 年，Tinker [66] 意识到术中监测 V_5 导联 ST 段变化的重要性，同时发现收缩压的剧烈变化、术后低体温伴寒战与心肌缺血相关。Coriat 及其同事 [67] 是对大血管手术患者应用 Holter 监护仪的先驱，他们发现 Holter 监护仪所示术中心肌缺血与术前心绞痛发作的剧烈程度密切相关。1985 年，Slogoff 和 Keats[71] 首次阐述了术中心肌缺血和术后心肌梗死的相关性。他们发现麻醉诱导前或体外循环开始前就可以监测到心肌缺血，与冠状动脉旁路移植手术（CABG）过程中 Holter 监护仪发现的心肌梗死密切相关。1989 年，一些研究者对大血管手术患者采用了 Holter 监护仪进行围术期监护，发现术后早期心动过速所致无症状型心肌缺血发作频繁，并与术后心肌缺血事件密切相关 [69-71]。Mangano 及其同事 [72] 于 1990 年报道 Holter 监护仪发现术后心肌缺血最为常见（41%），对术后不良心脏事件最有预测价值，相对于术前和术中出现心肌缺血，发生术后心肌缺血的患者心脏病的发生率和死亡率均增高 9 倍。

1990 年至 2003 年之间，发表了一系列关于监测围术期心肌缺血的文献报道 [73-87]。归纳起来，这些研究纳入了 2400 多例患者。大多数研究集中于大血管手术患者，其中大多数采用 Holter 监护仪监测围术期心肌缺血情况（除了 Landesberg 及其同事开展的研究，他们应用的是连续 12 导联心电监护）。数据显示围术期心肌缺血常见于高危患者，发生率为 24% ~ 63%，几乎均为 ST 段压低型心肌缺血（97% ~ 100%）。这些研究的平均术后心肌梗死发生率为 3.9%（0.6% ~ 15%），大多数为非病理性 Q 波型心肌梗死（66% ~ 100%）。所有术后心肌缺血事件的发生率为 7.3%（3% ~ 37%），平均致死率为 1.04%（0% ~ 2.8%）。一项重要的发现为术后心肌缺血的持续时间与术后心脏事件密切相关。术后持续性（超过 1h）ST 段压低型心肌缺血的患者较易出现术后心肌梗死伴随血清标志物水平升高，而短时间心肌缺血（<30min）的患者较少发展为心肌梗死。围术期心肌缺血与术后早期和远期（5 年）发病率和死亡率均相关 [88, 90]。

围术期心肌缺血和心肌梗死举例

例 1 **持续性心率相关性 ST 段压低型心肌缺血致患者术后死亡一例。** Frank 及其同事 [73] 发表了最早也最为详细的病例报道，即应用 Holter 监护仪记录的术后持续性心率相关性 ST 段压低型心肌缺血与患者心因性死亡相关。接受下肢动脉旁路手术的患者围术期应用 Holter 监护仪。既往病史显示患者术前存在心率相关性无症状型心肌缺血，麻醉开始后心电图显示心肌缺血消失，患者苏醒后立即出现。图 47-23 显示术后心肌缺血进行性加重直至患者于术后 10h 突然死亡。有趣的是，当发生 ST 段压低型心肌缺血时，患者心率处于 80 ~ 85 次 / 分相对较低的水平，血压也无显著变化。午夜 12 点左右 Holter 监护仪记录了两张心电图，一张是心率大约为 90 次 / 分时，出现 ST 段显著压低，而在随后不久，另一张心电图显示心率暂时降低至约 60 次 / 分，此时 ST 段压低几乎完全消失。

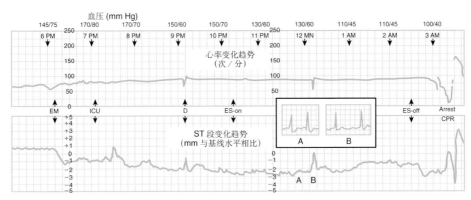

图 47-23 从麻醉开始（EM）到心搏骤停的心率和 ST 段变化趋势。CPR，心肺复苏；D，心率下降；ES-on/off，开始 / 结束输注艾司洛尔；ICU，收入加强医疗病房 *(Modified from FrankSM, Beattie C, Christopherson R, et al: Perioperative rate-related silent myocardial ischemia and postoperative death, J Clin Anesth 2:326-331, 1990.)*

虽然没有检测心肌标记物，也没用超声心动图评估心肌功能情况，但上述资料还是强烈提示患者死于持续性无症状型心率相关性 ST 段压低心肌缺血，至少在心率减慢时其心肌缺血症状得到暂时性逆转。

例 2 颈动脉内膜剥脱术后即刻发生的持续性心肌缺血和心肌梗死一例。70 岁老年患者，既往有冠心病病史，于 7 年前接受冠状动脉旁路移植手术，左心室功能减退，胰岛素依赖型糖尿病，周围血管病变。当患者进入手术间后，立刻对患者进行连续 12 导联心电监护，实时 ST 段分析。术中未发现心肌缺血（图 47-24）。然而，手术结束麻醉苏醒期，患者心率轻度升高，最高心率 102 次 / 分，此时心电图显示明显的 ST 段压低型心肌缺血，患者同时出现下颌部位隐痛。ST 段缺血性改变持续了 193min 后，心电图才彻底恢复到基础水平。术后 6h 测得肌钙蛋白 I 水平升高至 10.2ng/ml，术后第二天上午升高至 32.1ng/ml（见图 47-24；插图显示了心肌缺血高峰期所有 12 导联心电图在其基线水平或术前水平上的叠加）[92]。如图所示，所有的胸导联 ST 段显著压低，V_4 导联压低程度最大（缺血高峰期为 3.7mm）。有趣的是，患者的基础状态心电图中，可见显著的异常改变（左心室肥厚、右束支传导阻滞、左前半分支阻滞以及 ST-T 改变）。除外这些心电图异常，12 导联心电图连续监测 ST 段变化趋势和肌钙蛋白 I 水平的显著升高都强烈提示患者发生了长时间（＞ 3h）的心肌缺血，并引起了肌钙蛋白的升高和心肌梗死的发生。

例 3 冠状动脉一支慢性完全性闭塞所致术后持续性心肌缺血和心肌梗死一例。患者，65 岁，因无症

状型腹主动脉瘤（7cm）入院行手术治疗。既往病史有显著高血压、轻度肥胖（85kg），入院前已戒烟 12 年。该患者无心脏缺血性疾病病史，因上楼时发生气短，术前进行了放射性铊显像检查（彩图 47-25），证实整个左心室前壁存在中重度可逆性缺损。

超声心动图显示患者左右心室大小和功能均正常，伴有中度二尖瓣反流。鉴于放射性铊显像检查的结果，患者术前接受了冠状动脉血管造影（图 47-26），结果显示左前降支近端完全性闭塞伴右冠状动脉侧支循环充盈良好。

基于上述发现，决定术前不进行冠状动脉血管再通术。患者每日服用比索洛尔（选择性 β_1 受体阻滞剂）50mg，治疗 1 个月后再进行手术（腹主动脉 - 双侧股动脉旁路术）。

与前例患者相同，该患者于术中和术后进行了连续性 12 导联心电图监护并监测 ST 段水平。术中，心率维持在 50 ~ 70 次 / 分，ST 段无明显改变。然而，术毕拔管时，患者心率加快，达 98 次 / 分，血压升高至 155/86 mmHg，同时出现了明显的 ST 段压低型心肌缺血（图 42-27）。静脉输注艾司洛尔和拉贝洛尔及时对症治疗 15min 后，心肌缺血症状消失。患者拔管送至 ICU，转运途中予以艾司洛尔持续输注。在 ICU，因心率持续增快，艾司洛尔的使用剂量也逐渐加大。患者采用硬膜外输注药物进行术后镇痛。术后 5h，整个前胸导联又出现显著的 ST 段压低型心肌缺血。此时，心肌缺血持续时间超过 5h，且对 β 受体阻滞剂（见图 47-27）反应不良。患者出现谵妄，呼吸急促。静脉给予利尿剂、缓慢输注浓缩红细胞等治疗措施后，于术后 24h 心电图

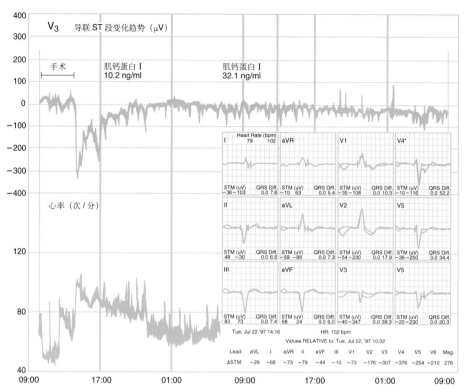

图 47-24　术后持续性（193min）ST 段压低，肌钙蛋白升高患者的 V₃ 导联 ST 段和心率变化趋势。插图显示了心肌缺血高峰期时所有 12 导联心电图在其基线水平上叠加的波形

缺血性改变几乎消失，回复至正常水平，但血清肌钙蛋白 T 水平仍上升至 0.64ng/ml，并在随后的 5 天内仍维持在升高水平。

这个独特的病例证明术后心肌梗死可能在稳定型冠心病伴慢性冠状动脉一支完全性闭塞不伴有粥样斑块破裂的情况下，由持续性应激性 ST 段压低型心肌缺血所引起。

围术期心肌梗死的病理生理学机制

围术期心肌梗死（PMI）由两种截然不同的机制所诱发 [90]：①急性冠状动脉综合征（ACS）和②稳定型冠心病患者出现持续性心肌氧供-氧需失衡。近期，两者分别被全球心肌梗死合作研究组织命名为 I 型心肌梗死和 II 型心肌梗死 [91]。两者之间的区别对治疗的选择至关重要（图 47-28）。

急性冠状动脉综合征（ I 型心肌梗死）

急性冠状动脉综合征的病理生理过程已被多次系统地阐述过。简而言之，急性冠状动脉综合征发生于存在不稳定性或易损的粥样斑块（尤其具有较大脂质核心而纤维帽薄弱的斑块），且白细胞激活的患者 [92]。斑块自发性破裂后，促血栓形成物质暴露，导致急性冠状动脉血栓形成、心肌缺血甚至心肌梗死。很明显，斑块炎症在自发性急性冠状动脉综合征中起至关重要的作用 [93]。另外，强烈的外部刺激，如术后的有创操作，可使易损的粥样斑块更加不稳固。

- 众所周知，生理性和心理性应激可以引起急性心肌梗死，自然引出了交感神经系统参与调控血流动力学、冠状动脉收缩、促进血栓形成、促进粥样斑块破裂，引起冠状动脉血栓形成的假说。理论上，急性冠状动脉综合征好发于围术期。血浆儿茶酚胺和皮质醇水平术后早期升高 [94]，并维持数天 [95]。疼

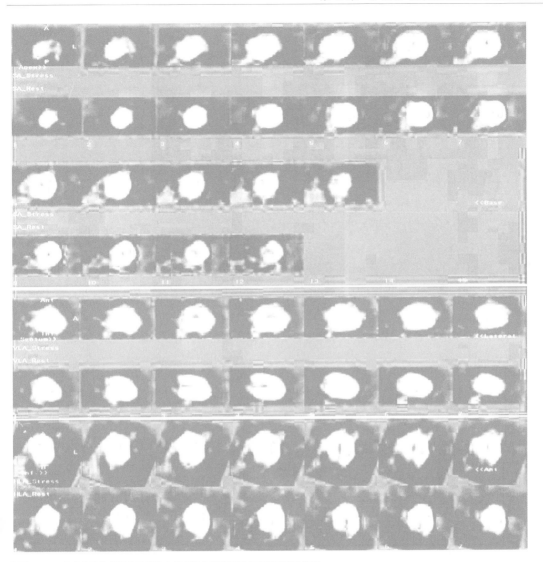

彩图 47-25　患者术前放射性铊显像检查发现整个前壁可见中重度可逆性缺损

痛、大手术创伤、贫血和低体温可以导致应激激素水平升高[96-97]。有研究显示，血浆儿茶酚胺水平与术后肌钙蛋白升高[96]以及大血管手术后移植物血栓性闭塞有关[98]。然而，术后应激高峰期并没有发现粥样斑块破裂和冠状动脉血栓形成的发生率升高。

- 围术期常见的心动过速和高血压产生高速血流从而会对脆弱的粥样斑块（纤维帽薄弱而周缘张力高）施加过大的剪切力，引起动脉内膜剥脱或冠状动脉粥样斑块剥离[99-100]。
- 有报道，围术期促凝血物质（如纤维蛋白原、Ⅷ因

子、von Willebrand 因子、α_1- 抗胰蛋白酶）增多、血小板活性增高[101]，内源性抗凝血物质（如蛋白C、抗凝血酶Ⅲ、α_2- 巨球蛋白）减少、纤溶能力减弱。术后高凝状态，血液淤滞，可致静脉血栓性并发症。有关高凝状态和（或）纤溶能力下降相关围术期心肌缺血[104-105]或心肌梗死的报道[106]并不多见。已有报道证实纤溶能力受损同术后下肢动脉旁路血栓形成有关[107]。在健康志愿者身上尝试复制术后应激和高凝状态的实验引起了组织凝血酶原激活物和蛋白 C 的活性升高，同时抑制凝血并促

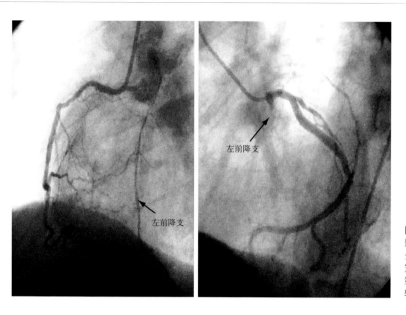

图 47-26　患者冠状动脉血管造影显示慢性左前降支（LAD）完全性阻塞，左前降支远端通过右冠状动脉的侧支循环充盈良好。第一冠状动脉边缘支可能存在有轻度狭窄

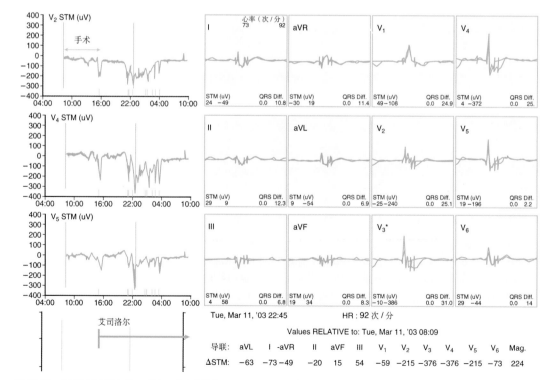

图 47-27　左图为围术期患者 ST 段和心率变化趋势。右图为心肌缺血高峰期时所有 12 导联心电图在其基线水平或术前水平上的叠加。ST 段趋势显示了两次 ST 段压低型心肌缺血事件：术后即刻持续 15min 的心肌缺血事件，随后 5h 内无缺血表现，然后是另一个超过 5h 的持续性 ST 段压低型心肌缺血事件。所有胸前区导联均显示明显的心肌缺血，而 V₃ 和 V₄ 导联最为明显

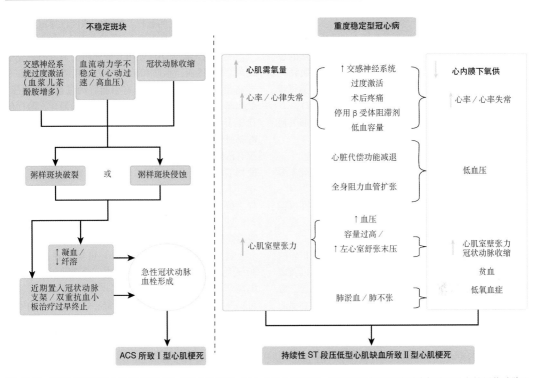

图 47-28 两种截然不同的机制可以导致术后心肌梗死：（1）Ⅰ型心肌梗死，粥样斑块自发性破裂或侵蚀以及急性冠状动脉血栓形成（急性冠状动脉综合征）；（2）Ⅱ型心肌梗死，重度稳定型冠心病患者出现的持续性心肌氧供−氧需失衡 *(Redrawn from Landesberg G, Beattie WS, Mosseri M, et al: Perioperative myocardial infarction, Circulation 119:2936-2944, 2009.)*

进纤溶过程，并没导致凝血状态的升高[108]。

心肌氧供−氧需失衡（非急性冠状动脉综合征，Ⅱ型心肌梗死）

通过监测接受大手术（主要是大血管手术）患者围术期心肌缺血情况所获得的资料来看，对于围术期心肌梗死来说，可能存在另一种更为常见的病理生理学状况。心血管事件高危者，围术期应用 Holter 监护仪仅术后一周，提示频发的、无症状的、心率相关的术后心肌缺血很常见（发生率高达 50%），并且与住院期间和长期发病率和死亡率相关[90-91]。术后心脏并发症，包括猝死，基本上都源自持续性（> 30min[84, 88]，> 2h[81-82] 或 > 5h[77, 87]）、无症状型 ST 段压低型心肌缺血。这些已被大血管手术后连续 12 导联心电图监测及在线 ST 段分析，以及围术期连续肌钙蛋白监测所证实[89-90]。肌钙蛋白可在术后早期发生持续性 ST 段压低型心肌缺血 1h 内升高，且升高的幅度和 ST 段压低型心肌缺血的持续时间相关[89]。

这些发现引起了对持续性应激性 ST 段压低型心肌缺血的重视，并将其视作引起术后肌钙蛋白升高和心肌梗死的主要诱因。

重要的是，围术期连续性肌钙蛋白监测显示，具有预警价值的肌钙蛋白轻度升高发生于心电图缺乏心肌缺血证据的高危大手术患者[90, 109-110]。在大血管术后早期，肌钙蛋白轻度升高（肌钙蛋白 T > 0.03ng/ml），发生于高达 24% 的患者。然而，其中只有 32% 的患者心电图提示心肌缺血。相反，在伴有明显肌钙蛋白升高（> 0.1ng/ml）的患者（8.7%）中，88% 的患者连续 12 导联心电监护提示有心肌缺血表现[90]。更高的肌钙蛋白水平和更长时间的 ST 段压低型心肌缺血有关，同时伴随心脏症状（如肺淤血、胸痛）的发生率升高。因此，持续性术后心肌缺血、心肌损伤、Ⅱ型心肌梗死可构成一连串临床事件，从无症状、轻度心肌损伤伴轻度肌钙蛋白升高和心电图较少提示心肌缺血到持续性、明显的心电图多导联心肌缺血表现伴明显的肌钙蛋白升高和围术期心肌梗死。肌钙蛋白升高有极其重要的预测价值，术后前三天肌钙蛋白升高可预测早期（30

天）[111] 和远期（5 年）[90] 术后死亡率。

冠状动脉粥样斑块破裂（Ⅰ型心肌梗死），好发于相对年轻的患有轻度闭塞性冠状动脉粥样斑块的患者，持续性应激性 ST 段压低型心肌缺血和心肌梗死（Ⅱ型心肌梗死）好发于患有长期、重度、常常为冠状动脉多支病变的稳定型冠心病患者[93]（图 47-29）。

多重触发因素可能导致术后心肌氧供-氧需失衡（图 47-28）：

- 心动过速是目前术后心肌缺血和Ⅱ型心肌梗死主要的诱因[89,111]。显著冠心病患者，其静息心率为 50～60 次 / 分，一旦心率升高至 80～90 次 / 分，即可能导致持续性术后心肌缺血和围术期心肌梗死，提示手术后为患者心肌缺血的敏感期。
- 继发于低血容量、严重出血、全身阻力血管扩张的心动过速伴低血压，或应激激素所致高血压以及血管收缩，会进一步加重心动过速所致心肌缺血。血压和心率决定了心肌的需氧量，动脉血压 / 心率的比值对冠状动脉灌注至关重要，尤其是对于依赖于侧支循环的心肌来说[112]。
- 心功能不全的患者容量超负荷，可能会增加心肌室壁张力，引起心内膜下心肌缺血。
- 围术期贫血[113]、低氧血症和高碳酸血症是其他常见可引起显著冠心病患者心肌缺血的诱因。
- 应激及心肌缺血所致冠状动脉收缩[114-115] 可进一步减少心肌缺血边缘区的血供。

围术期心肌缺血和心肌梗死的预防和治疗

因为术后心肌缺血和心肌梗死大多缺乏明显症状，因而预防的关键在于密切监护、早期发现和治疗任何心脏相关的症状和体征，如胸痛、气短、低氧血症和心电图改变。图 47-30 提出预防和治疗围术期心肌缺血和心肌梗死的流程。然而，该流程尚没有被大规模的临床实验所验证。

关于围术期预防性使用 β 受体阻滞剂依旧备受争议[117-118]。然而，预防和治疗即使是轻微的术后心率升高始终是重中之重。所有引起心动过速、高血压、低血压、贫血和疼痛的原因均需要积极治疗。治疗低血压引起的心动过速尤其具有挑战性，并要求对患者的基础情况和术后心肌、瓣膜以及冠状动脉的功能状况有清晰的认识。通常情况下，应用升压药维持血压，使用 β 受体阻滞剂减慢心率，在必要时进行容量治疗、术后镇痛和呼吸功能支持。很少采取急诊介入治疗、抗凝血药或糖蛋白Ⅱ b/Ⅲ a 拮抗剂，因为术后即刻，以上治疗措施可能会诱发出血，除非患者发生 ST 段抬高型心肌梗死或者难治性心源性休克[119]。

贫血（血细胞比容 < 39%）可以单独预测术后 30 天死亡率，在一项队列研究中，合理地纠正贫血可提高非心脏手术患者的生存率[120]。有研究报道输血可提高贫血（Hb < 10 g/dl）的冠心病危重患者的生存率，但对非贫血患者却没有作用[121]。研究报道证实对于血细胞比容 < 25% 的稳定的急性冠状动脉综合征患者[122]、心脏术后患者[123] 以及 ICU 患者[124]，输血治疗可增加院内获得性感染发生率和死亡率。因此，血细胞比容水平位于 25%～33% 为输血治疗的灰色地带，需要结合患者的具体情况进行个体化治疗。术后血流动力学不稳定的心肌缺血患者可能会因为输血受益。为了判断患者的容量状态，通常需要对其进行严格的围术期血流动力学监测，包括超声心动图、直接动脉测压、深静脉置管监测，有可能的话，放置肺动脉导管，以避免容量治疗过度诱发充血性心力衰竭。

参 考 文 献

见本书所附光盘。

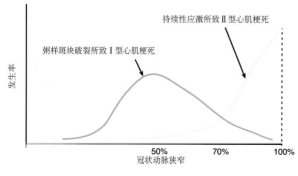

图 47-29 本图为冠心病严重程度所致Ⅰ型和Ⅱ型心肌梗死发生率的图示。粥样斑块破裂主要发生于相对非闭塞性粥样斑块，而持续性心肌氧供-氧需失衡主要发生于重度，通常是冠状动脉多支病变的冠心病患者 *(Adapted from Landesberg G: The pathophysiology of perioperative myocardial infarction: facts and perspectives, J Cardiothorac Vasc Anesth 17:90-100, 2003.)*

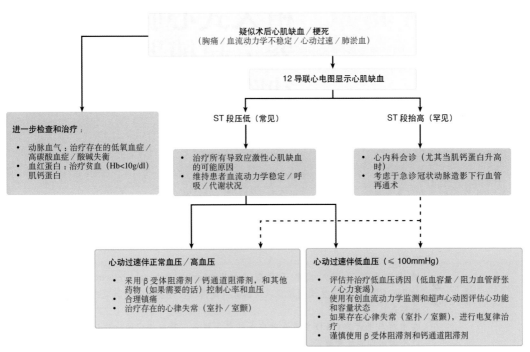

图 47-30 围术期心肌缺血和心肌梗死的防治流程 *(Redrawn from Landesberg G, Beattie WS, Mosseri M, et al: Perioperative myocardial infarction, Circulation 119:2936-2944, 2009.)*

第48章 植入式心脏脉冲发生器：起搏器和心脏复律除颤器

Marc A. Rozner
杨涛 译 朱科明 审校

要点 *

术前

- 确认心血管可植入式电子装置（cardiovascular implantable electronic device, CIED）的发生器制造商以及模式（起搏器、经静脉除颤器或经皮除颤器）。
- 在术前与患者的 CIED 负责医师或医院取得联系，获取相应的诊疗记录以及围术期的处理建议 [心脏节律协会（Heart Rhythm Society, HRS）要求]。麻醉前应向具有资质的权威机构 [美国麻醉医师协会（American Society of Anesthesiologists, ASA）] 咨询 CIED 设备相关信息。
- 得到咨询副本。从 CIED 医师（HRS）处获得围术期操作方法，并确定植入式心脏复律除颤器（implantable cardioverter-defibrillator, ICD）处于适当的设置状态并且 CIED 可起搏心脏。
- 择期大手术或需在距发生器小于 25cm 的手术区域内使用单极电外科器械的患者，考虑更换已经快到期的 CIED 装置。
- 术前确定患者基础心率和心律，以决定准备（体外）起搏支持。
- 如果准备进行磁性干预，确保所有磁性操作（起搏、暂停电击治疗）的合理性，任何时候都应识别磁铁频率和节律。
- 若有分钟通气频率应答性感知功能，请将其关闭。
- 考虑关闭所有频率增强程序，避免造成对心律的误干扰。
- 大手术时，考虑增加低限起搏频率，以满足组织氧供。
- 如可能出现电磁干扰，则：①在使用除颤仪前禁用抗心动过速治疗模式；②对于一些起搏依赖的患者使用非同步起搏。在一些使用 ICDs（停止抗心动过速治疗）或者起搏器（提供非同步起搏）的情况下，可考虑使用磁铁。通过 ICD 进行的非同步起搏总是需要重新设置程序。

术中

- 应用脉搏血氧仪或动脉波形监测心脏节律。
- 考虑关闭心电监测仪上的"伪差过滤"。如果麻醉机具备分钟通气探头并

---

*本文主要针对体内植入起搏器和除颤器的患者，内容根据 ASA（2005、2011 年修订）的实践指导，以及心脏节律协会（HRS）、原北美起搏与电生理协会（NASPE）和美国麻醉医师协会（ASA）围术期管理共识声明。

要　点（续）

处于激活状态，需确保关闭呼吸频率监测。

- 要求手术医师不使用单极电外科器械（electrosurgical unit, ESU）。
- 尽可能使用双极 ESU；否则的话，单纯使用电切比使用电切与电凝混合模式更安全，另外，ESU 使用时应采取短时间（<4s）、分次（单次 >2s）的烧灼方式。
- 即使电极板必须放在前臂远端、电线用消毒巾包裹，ESU 电流环路板的放置应防止电流通过起搏器电流环路。
- 假如 ESU 引起心室过度感知伴随起搏器停止起搏或心房过度感知伴随不匹配的心室起搏，则可以通过使用 ESU 短时间烧灼、重置 ESU 电极片或在起搏器上放置磁铁（不适用于 ICDs）来限制这些效应。

术后

- 术后应对一些患者进行检查，尤其是术前进行过起搏器程序重置的病例。对于"低风险病例"，HRS（而非 ASA）指出这种术后检查可于术后 1 个月内在许多非固定的医疗场所中完成。重新启动某些心率增强程序，应确定最佳的起搏频率与起搏参数。关闭抗心动过速功能的任何患者必须持续监测，直到该功能重新开启。

　　麻醉学的实践需要建立在深厚的理论基础上，常可能出现一些在医师执业生涯中非常罕见的特殊情况。而在医学领域中，心脏可植入式电子装置（cardiac implantable electronic device, CIED）领域可能碰到的罕见或难以处理的情况则非常之多。很多因素可能会对 CIED 装置自身特性以及对携带 CIED 装置患者围术期医护措施产生干扰。一些患者所植入的装置型号、技术陈旧，但仍能正常工作。此类装置的更新非常迅速，而病例报道、教科书以及文献回顾中所阐述的技术常无法与此类装置的更新速度相匹配而常出现错误的信息。CIED 类型不同、可采取的治疗措施多样、缺乏标准化规范（体现为这些设备的固有特性、磁性行为的不同，即便很多设备来自同一厂家），因此常会引起混淆，难以形成统一规范，可能会对患者造成潜在的危害。最后，一些可能对患者造成损害或者导致患者死亡的可预防性不良事件的发生通常被认为是"意外的"（参见后续关于临时起搏的章节）。

　　在传感器问世恰好 4 年后的 1958 年，心胸外科医师 CW Lillehei 与电子工程师 Earl Bakken 发明了电池驱动的起搏装置。1960 年，纽约 Buffalo 的心脏专家 Wilson Greatbatch 制造了第一个以电池为能量的植入式装置[1]。1980 年，Michael Mirowski（Baltimore, MD）在起搏器（pacemaker, PM）不断发展的基础上发明了植入式心脏复律除颤器†（implanted cardioverter-defibrillator, ICD）。1985 年美国食品和药物管理局（Food And Drug Administration, FDA）首次批准这些装置应用于临床。当时植入这些装置需要开胸手术，这对于心功能差的患者是一种大手术。随着电子微型化技术以及电池技术的发展，体积小（仅有 10ml）而电路复杂、可程控的起搏装置随即问世。

　　技术的进步（经静脉置入导线、抗心动过速‡起搏能力、持续的微型化特征、先进的起搏能力以及对患者生存率的有效提高[2-3]），使临床植入这些 ICD 装置日益增多。自 1997 年开始，经静脉置入的 ICD（transvenous ICD, T-ICD）设备已经被证实可以进行持续的抗心动过缓起搏。

---

† 尽管许多作者和参考文献把该种装置称作自动化植入式心脏复律除颤器（automatic implantable cardioverter-defibrillator, AICD），但是 AICD 为一种商标名，最早归 CPI-Cardiac Pacemakers 公司拥有，之后 Guidant Medical 公司（现在是 Boston Scientific 公司的一部分）取得了该商标权。PCD（Programmable Cardioverter-Defibrillator）商标归 Medtronic 公司（Minneapolis, MN）拥有。

‡ 本章通篇采用抗心动过缓和心动过速这类术语。抗心动过缓是指起搏维持最低的心率。因此，常规起搏为抗心动过缓装置。抗心动过速是指心动过速时输出的治疗设置，这一疗法设计用于降低固有心率。

利用起搏器（CRT-P）和 ICDs（CRT-D）通过复杂的三腔（心房、左心室和右心室）起搏提供心脏的再同步的治疗措施 [cardiac resynchronization therapy, CRT；也叫双心室（biventricular, BiV）起搏] 在 2001 年可以在美国得以实施。2009 年，Cameron Health（San Clemente, Calif）提供的皮下 ICD（subcutaneous ICD, S-ICD）设备获得了欧盟认证（1985 年后针对在欧盟区域销售使用的产品的强制认证标准）。Boston Scientific/Guidant Medical/CPI（BOS; Natick, Mass）在 2012 年中的时候购买了这家公司并在同年 9 月接收到 FDA 对 S-ICD 的认证。

如上所述，这些植入技术设备的进展和使用指征的扩展可能会在对使用 CIED 设备的患者进行医护措施过程中带来困扰。带有起搏功能的胸部（而非腹部）盒式 ICD（T-ICD）由于其在体表心电图上的起搏"尖峰信号"（spikes）而可能被误认为是一种非 ICD 起搏器。另外，T-ICD 也被一些医务人员、媒体和患者不恰当地称为"起搏器/除颤仪"。需指出在应对外界刺激 [磁性作用、电磁干扰（electromagnetic interference, EMI）] 时，T-ICD 设备的反应与起搏器设备不同，这种现象对患者存在潜在的风险。例如，当存在 EMI 时可能导致设备电击治疗功能无法关闭，就可能导致围术期出现不恰当的电击效应 [4]，甚至可能会缩短患者的寿命 [5]。研究显示，相当数量的患者在住院治疗期间接受了不恰当的电击治疗 [6]。要将传统的起搏器设备与 T-ICD 区别开来，可以通过胸部 X 线检查检测右心室（right ventricular, RV）导线系统特征（图 48-1）。另外，胸片还可以用来鉴别发生器的厂家（图 48-2）。

起搏和除颤系统的可靠性具有良好记录，但有时也会出现故障。Laskey 等分析了 2003—2007 年间 FDA 中与 T-ICD 设备有关的记录（其中 T-ICD 设备 459000 例，T-ICD 设备 256000 例），结果发现 T-ICD 设备年均取出率为 5.0%，CRT-D 设备年均取出率为 8.3%[7]。另有一项关于起搏器设备的类似研究显示，1990—2002 年间 225 万例起搏器植入病例中有 0.4% 设备出现故障 [8]。因此，每一例安装心脏发生器的患者都应接受定期随访检查。电话检查，可以检查起搏器以及 ICDs 电池消耗、程序设置、敏感性以及对心律失常的检测（起搏器设备和 ICD 设备）和治疗（ICD 设备）情况。或检测心动过速（用于 ICDs），但不能确保足够的起搏夺获，也不能感知安全阈值。一些起搏器设备和 ICD 设备具有自我感知和捕获功能，可以对发生的问题进行反馈报告，但指令性反复测试则无法完成，例如起搏阈值。对于"稳定的"起搏器

设备，应当每 4～12 周进行一次医疗检测。美国心脏节律学会（HRS）和欧洲心脏节律协会（European Heart Rhythm Association, EHRA）推荐的医疗检测（远程或实体检测）周期为 3～12 个月。HRS/EHRA 的建议中包括要求每年至少对所使用的设备进行实体检测 1 次。而对于 ICD 设备，并没有明确的医疗检测涉及范围报道。HRS/EHRA 建议对 ICD 设备进行的检测周期为 3～6 个月，另外，也需要至少一年进行一次实体检测 [9-10]。

不同制造商也发布过关于自己产品的"提示""产品建议"或"召回政策"等条文，或许对围术期设备使用有影响。例如 BOS 公司报道称 T-ICD 的磁铁转换器可能会阻止电击的传导。有两组人群已得到确认：①某些 2005 年以前生产的 T-ICD 设备（约 2000 例仍在使用中），这些装置的磁铁转换器可能已经永久性的失效了；②某些在 2006 年 1 月到 2007 年 12 月间生产的 T-ICD 设备（约 34 000 例仍在使用中）必须在进行磁性操作后进行设备"音调/哔哔音"的检测。任何磁性转换功能失效的 ICD 设备即使放置了磁铁也会产生电击效应（图 48-3）[4, 11]。Medtronic 公司（Minneapolis, Minn）生产的 Sprint Fidelis ICD 导联线会出现感知过度，即在无心室电收缩情况下感知到心室活动，这会导致起搏失败或不恰当除颤（图 48-4）。公司推荐的操作包括改变程序化设置和运用远程监测 [12]。2010 年 10 月，St. Jude Medical（Sylmar, Calif）公司报道了他们的 Riata ICD 设备（已使用 227 000 例）能够改善隔绝故障，这些故障会导致 ICD 不当放电或起搏失败。他们建议的随访时间为 3～6 个月 [13]。

起搏器与 ICDs 极为复杂且程控参数诸多，从而限制了医务人员对植入式脉冲发生器（pulse generator, PG）患者围术期监护的普遍认识。随着人口老龄化、植入技术不断改进以及心脏装置植入新指征的提出，新世纪内将有越来越多的人植入这类装置。2005 年，美国麻醉医师协会（ASA）注意到这方面问题，并设立了围术期操作共识，随后在 2011 年发布了更新 [14]。同样在 2011 年，HRS 和 ASA 共同发布了"专家共识"[15]，来自不同专业协会的专家希望通过这份共识使得此技术获得技术、经济和安全上的平衡。加拿大麻醉学会和加拿大心血管学会（Canadian Anesthesia Society, CAS; Canadian Cardiovascular Society, CCS）在 2012 年发布了一份共同声明 [16]，英国的药物和保健产品监管机构（Medicines and Healthcare Products Regulatory Agency, MHRA）在 2006 年也发布了指南，其中涉及了外科电热技术/电凝止血技术 [17]。但 MHRA 指南中没有提到使用 CIED 的患者在进行外科

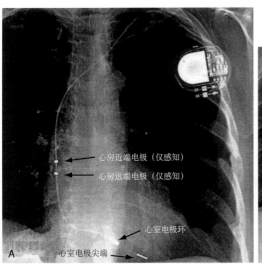
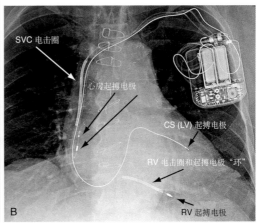

SVC 电击圈

心房起搏电极

CS (LV) 起搏电极

RV 电击圈和起搏电极 "环"

RV 起搏电极

心房近端电极（仅感知）

心房远端电极（仅感知）

心室电极环

心室电极尖端

A

B

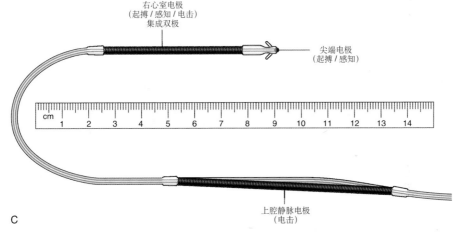

右心室电极
（起搏 / 感知 / 电击）
集成双极

尖端电极
（起搏 / 感知）

cm　1　2　3　4　5　6　7　8　9　10　11　12　13　14

上腔静脉电极
（电击）

C

图 48-1　一般的单根导线起搏器、植入式心脏复律除颤器（implantable cardioverter-defibrillator, ICD）以及右心室（RV）除颤导线在胸片上的表现。A. 单根 4 电极导线起搏器，具有心房与心室感知以及心室起搏功能。胸片显示现代起搏系统许多特征。发生器安装在左胸部。该单根导线通过锁骨下、第一肋骨上方（导线故障常见部位，但该胸片证实无故障）的锁骨下静脉进入心脏。该装置在右心房有两个电极，能感知检测心房自主性活动。导线心室部分具有经典的双极模式，在尖端电极的近端有一个环形电极；这些电极用于感知心室自主性活动，并可使心室去极化。这一特定的系统是 VDD 起搏系统，用于植入房室结功能正常的患者。这种系统不能用于心房去极化。体表心电图常显示心室起搏追踪心房活动，从体表心电图上易误诊为双腔（DDD）起搏器。B. 具有双心室起搏功能的除颤器系统。该装置共置 3 根导线：右心房是常规的双电极导线；右心室是 4 电极导线；还有一根导线置入冠状窦（CS）。右心室导线上有 "电击" 导体即称电击线圈（shock coils），这是除颤器系统不同于一般起搏器之处。许多 ICDs 在上腔静脉（superior vena cava, SVC）还具有另一个电击线圈，在电性能方面等同于除颤器，称为 "罐"（can）。除颤环路包括 ICD 时，即称活动性罐构造（active can configuration）。该装置用于扩张型心肌病伴 QRS 延长（常有 PR 间期延长）患者 "再同步疗法"。右心房的双电极导线具有感知和起搏功能，同样右心室导线尖端电极与电击线圈亦具有感知和起搏功能。如果右心室第二个起搏电极与电击线圈合并，该导线就称作集成双极，在 ICD 系统中不允许单极起搏。CS 导线使左心室（LV）去极化。对于 ICD，一个心室去极化失败可导致心室感知过度（随后不恰当的抗心动过速治疗）。C. 集成双极右心室除颤导线。该导线的尖端呈鱼叉样（称为鱼叉样导线），插入右心室小梁，而不是通过螺丝与心室壁连接。该导线包含一个 SVC 电击圈

手术过程中不存在电磁干扰时的问题。所有文档中对急诊手术的关注都超过了择期手术（表48-1）。

植入心脏 PG 的患者除心脏节律方面的疾病外还常合并其他严重疾病。对这些患者进行监护时需注意其医疗及心理上的问题，此外还需了解 PG 及其功能以及在手术室或操作室中可能的特性。

并非所有胸部植入式电子发生器均为心脏装置，一些装置类似于心脏 PG，其增加频率的适应证与心脏病无关。其植入胸部的位置（通常是心脏电流发生器所在位置）可使这种装置被误认为心脏起搏器 [18]。FDA 已批准的 PG 用于控制疼痛、刺激丘脑以控制 Parkinson 病、刺激瘫痪患者膈神经来刺激膈肌以及刺激迷走神经来控制癫痫发作和抑郁症 [19]。而且，有设想通过刺激迷走神经治疗心力衰竭 [20] 和肥胖 [21]。因此，医疗人员必须首先判断 PG 是起搏心脏、刺激中枢神经系统、刺激脊髓还是刺激迷走神经。

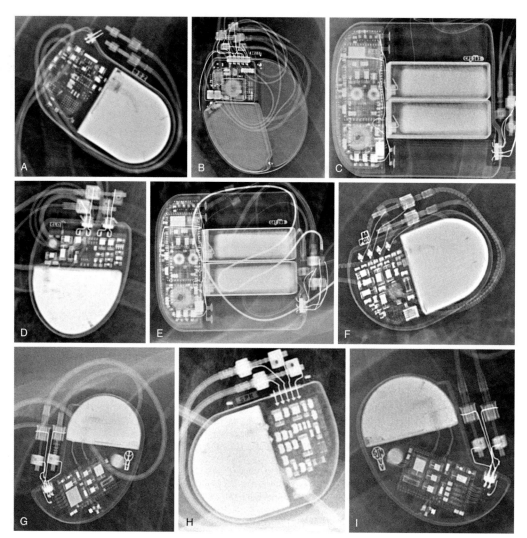

图 48-2 X 光线下识别不同厂家生产的起搏器。手术记录，患者卡片或者胸部 X 片可识别不同的起搏器和 ICDs。胸部数字化 X 光片经后期图像处理可显示不同制造商的商标：Biotronik（A）、Boston Scientific（B）、CPI（C）、ELA（D）、Guidant（E）、Medtronic（Ｆ）、Pacesetter（G）、Sorin（H）、以及 St. Jude Medical（I）。对于 Sorin 的设备，所有的标志都以"SP"作为开头字母，并且第三个字母可以用来确认实际的型号。* 目前使用的标识

设置		
磁铁	初值	现值
*允许使用磁铁		关闭
*用磁铁改变速度模式		
蜂鸣器		
电容器充电时发声		关闭
出现心室感知和起搏事件时发声		关闭
完成选择性置换指征时发声		打开

图 48-3　Guidant Contak Renewal 3 HE model H179 的磁铁模式设置。2005 年 6 月 23 日，Guidant 公司向广大医师发布了紧急医疗器械安全信息以及改进方案，包含磁铁开关问题，该款 ICD 就在其中。改进方案是通过程控永久性关闭磁铁开关，结果装置将对磁铁无反应，即使放置磁铁也不会关闭电击治疗。据此，大约有 46 000 例 Guidant 公司生产的 ICDs 需要通过程控永久性关闭磁铁开关。工厂专家相信不超过 10 000 例此类设备仍在使用中，而且是在 2013 年 1 月后激活。注意图中使用磁铁改变快速模式（change tachy mode with magnet）的设置。2009 年 10 月，Boston Scientific 通过软件的发布展示了设备的有效性，除了 Contak Renewal Series 外，这种设置在其他 ICD 设备中被取消了。许多 Boston Scientific、Guidant Medical 以及 CPI 生产的具有磁反应的 ICDs，如果开启上述设置，当磁铁放置持续 30 s 以上就会永久关闭 ICD 功能。没有哪种 X 线下显示 "BOS" 标志的 Boston Scientific 生产的 ICD 设备具有这种特点

起　搏　器

自 1960 年至今，已有 26 家公司生产近 3000 多种起搏器。目前美国每年新增 35 万例成人和儿童接受起搏器植入术，当今约有 300 万人装有起搏器。而在世界范围内每年新增病例约近 500 万人。

起搏器系统包括 PG 和传送电脉冲至患者心脏的电极导线。电极导线经腔静脉（经静脉电极导线）连接心腔或直接缝于心脏表面（心外膜电极导线）。电极导线有单极（每根导线有一个电极）、双极（每根导线有两个电极）和多极（每根导线有多个电极和电线，并与多心腔相连）（图 48-1A）。因为一个环路需要两个电极，所以单极导线时金属发生器是另一电极。应用单极导线时，发生器盒不应与气体接触，有报道使用氧化亚氮可使该发生器电导的连续性中断[22]。

单极导线起搏器似乎对 EMI 影响较敏感，其在模拟心电图上可记录到较大的起搏 "尖峰信号"。大多数起搏器（除外 St. Jude Cardiac Rhythm Management、Sylmar 以及 CA 的 Autocapture devices）使用双极起搏模式，因为双极起搏所需能量较少。双极电极的感知

对抗肌肉信号或杂散电磁场干扰的能力较强。在胸部 X 片上往往能识别出双极电极，因为双极电极尖端 1 ～ 3cm 处有环形电极（图 48-1A）。然而，双极导线起搏器也能够通过设定程序调为具有起搏、感知或两种功能兼有的单极模式。一些起搏器在出现导线故障时可自动切换到单极导线起搏或感应起搏模式。在使用所有 ICD 装置过程中绝对禁忌进行单极起搏。

代　　码

不了解起搏器全称代码就无法讨论起搏器。1983 年 NASPE 和英国心脏起搏与电生理组织（BPEG）共同制定了起搏器通用代码（称为 NBG 代码[§]），并最后于 2002 年修订[23]。NBG 代码描述了起搏装置的基本性能（表 48-2）。麻醉医师并不熟悉起搏器的各种术语，其中多数将会列于本章末词汇表。

该代码前两位较直观，分别代表起搏心腔和感知心腔。早期的起搏器只具有心室感知或起搏功能，但目前的起搏器型号具有心房和心室的感知或起搏，且能程控这些心腔的自主活动。

NBG 代码中第三个字母可能最容易混淆（即对感知事件的反应）。大多数起搏器都设置为 DDD（双腔感知与起搏、触发与抑制模式）或 VVI 模式（抑制模式中的单腔心室起搏）。还有两种常用的模式分别是 VDD（心房示踪心室起搏）和 DDI 模式（双腔起搏与感知，但是只有抑制模式）。在美国，单纯的心房起搏器（AAI 模式）少见，但在其他国家这种起搏器用于窦房结疾病患者。第三位代码的意义如下：

D（双重）：DDD 起搏用于保证房室（atrioventricular, AV）同步起搏。它是为 "抑制" 模式下的心房起搏，即在一定间期内未感知到心房活动（或插入性心室活动，因为任何心室活动都会重置心房同步），该装置将会发出一次心房脉冲。DDD 或 VDD 模式下，一旦出现心房活动（无论是自主性或起搏性），起搏装置将确保追踪心室活动（上限起搏频率，见章末词汇表）。

I（抑制）：假如起搏器未感知到自主性电活动，起搏器将发出脉冲到相应心腔。在 DDI 模式，只有当起搏器起搏心房才能 AV 同步。假如心房有自主

[§] NBG 代码源于北美起搏与电生理协会（NASPE）与英国起搏与电生理组织（BPEG）的联合项目，其中字母 N 代表 NASPE，字母 B 代表 BPEG，字母 G 表示全称（generic）。NASPE 与 2004 年重组为心脏节律协会（HRS）。

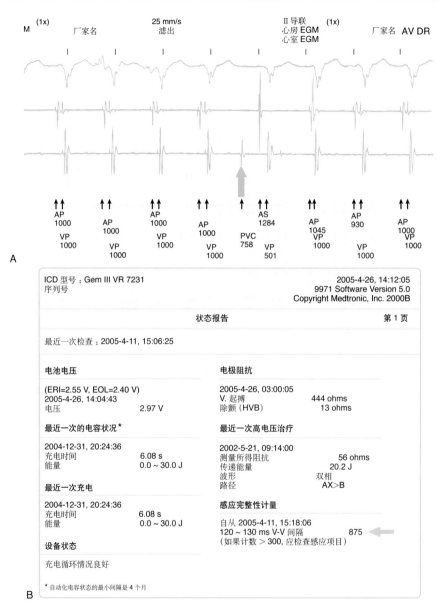

图 48-4　导线损坏导致心室感知过度。A. 实时遥测记录 Guidant 生产的 ICD，带有一 Guidant 0156 右心室除颤导线，报告一次心室自主活动（箭头示），但在体表心电图（electrocardiogram, ECG）未显示，这种情况被定义为感知过度。该 ICD 采用 DDD 模式（低限频率 60 次 / 分；房室延迟，180 ms），该患者心室收缩依赖 ICD 的起搏功能。第一行的描记图代表体表 ECG，第二行的代表心房内电描记图，第三行代表心室内电描记图。最后一行代表标志通道（maker channel）：AP，心房起搏；AS，心房感知；VP，心室起搏；不恰当的心室感知被标志为 "PVC"，因为其发生在前次心室活动后但其之前没有心房活动。注意心室感知过度延长了第四和第五次心室收缩之间的 RR 间期，这是因为该患者心室收缩依赖起搏。在起搏器依赖患者，这种类型心室感知过度可导致停搏。对于有心室自主活动的患者感知过度会导致不恰当的抗快速心率失常治疗（例如电击），这是因为 ICD 会把过度感知的心室活动当作心率加快。B. 植入单腔 Medtronic ICD 和 Medtronic Sprint Fidelis 右心室除颤导线的患者，在其头颈手术前的一次咨询中（2005-4-26）发现曾有严重的心室感知过度事件。该例 ICD 自 15 天前的一次咨询（2005-4-11）后共记录了 875 次短 RR 间期。这些数据与导线破裂导致的间断性 "接通 - 断裂"（make-break）式连接有关。本例是自从上次咨询结束 12 min 后，就开始新计数。每月计数超过 100 次提示装置有问题；更换导线的适应证包括起搏器依赖患者出现感知过度或检测到由感知过度导致的快速心率。EOL，生命终止；ERI，选择性置换指征

表 48-1 心脏植入电子设备的重要回顾和研究报道（已发表）汇总与围手期建议

	术前建议	术中磁铁使用	ESU 分散的电极放置	术后建议	紧急措施 起搏器	ICD
ASA	择期手术前"及时检测"	避免使用磁铁有利于再程序化	避免电流穿过胸部或者 CIED 系统	建议术后进行相关检查。2011 年的更新中建议如果术中没有使用单极 ESU，则无需对 CIED 情况进行咨检查	（静态）	
HRS/ASA	近期检测时间：起搏器设备在 12 个月内，ICD 设备在 6 个月内，CRT 设备在 3～6 个月内；CIED 专业医师需提供围术期医疗保障	推荐使用磁铁的情况：非同步起搏（通常针对接受起搏器治疗的患者）和终止 ICD 高能放电，且 ICD 专业医师需提供磁铁的使用和观察	避免电流穿过胸部或者 CIED 系统	大多数使用 EMI 的病例（尤其对于脐水平以下）可以在 1 个月内在非固定的医疗机构进行检查。对于 CIEDs 重新程序化、血流动力学不稳定、心胸手术、RFA 以及体外心脏电复律的患者而言，应在将患者从心脏监测的环境进行转移前就此进行相应的检查	使用 12 导联 ECG 确认是否需要起搏，100% 起搏需确认依赖度 使用磁体来减轻对起搏功能的抑制作用	使用磁铁来延缓 ICD 对快速心律失常的治疗作用 直到术后审视前都应当进行持续的心脏监测
CAS/CCS	无需重新检测，但 CIED 专业医师需提供围术期医疗保障	在合理的前提下推荐使用磁铁的情况：非同步起搏（通常针对接受起搏器治疗的患者）和终止 ICD 高能治疗	无备注	择期手术前明确清晰的术后医护计划	使用 12 导联 ECG 确认是否需要起搏，仔细监测来确定磁性状态，如果 ESU 对 CIED 造成干扰，需进行数次 >5s 的暂停	
MHRA *	术前与起搏器或者 ICD 随访的医疗机构联系，进行围术期评估和建议	由于程序序化操作可能影响磁性反应，应谨慎使用	"确定反应位置电极能自动调整位置可使发射电极和反应电极之间的电流与起搏器/除颤仪（和导线）的距离尽可能近"	在随访机构确定术后随访计划	尝试遵循常规步骤；磁铁会引起非同步起搏	术后视 ASAP；磁铁可能会预防不恰当放电

ASA，美国麻醉医师协会；CAS/CSS，加拿大麻醉协会/加拿大心脏协会；CIED，心脏植入性电装置；CRT，心脏再同步治疗（任何具有左心室和右心室起搏能力的 CIED 装置）；EMI，电磁干扰；ESU，电外科单位；"Bovie"，"博维"；HRS，心脏节律协会；ICD，植入式心脏复律除颤器；MHRA，医疗和健康产品管理机构；RFA，射频消融。
* 推荐措施只在可能即将出现电磁干扰时

表 48-2　2002 年 NASPE/BPEG 修订后的 NBG 起搏器代码*

I	II	III	IV	V
起搏心腔	感知心腔	对感知事件的反应	程控功能，频率调整	多点起搏
O = 无	O = 无	O = 无	O = 无	O = 没有
A = 心房	A = 心房	I = 抑制	R = 频率调整	A = 心房
V = 心室	V = 心室	T = 触发		V = 心室
D = 双腔（A+V）	D = 双腔（A+V）	D = 双重（T+I）		D = 双腔（A+V）

* 起搏器全称代码 [23] 最初于 1983 年公布，并于 2002 年修订，以与起搏器领域技术发展保持一致。NBG 代码源于北美起搏与电生理协会（NASPE）与英国起搏与电生理组织（BPEG）的联合项目，其中字母 N 代表 NASPE，字母 B 代表 BPEG，字母 G 表示全称（generic）

性活动，那么该起搏器就不提供 AV 同步。

T（触发）：起搏装置只有在感知事件时才发出脉冲。触发模式用于测试起搏器。

VDD 和 DDI 型起搏器值得进一步探讨。VDD 起搏器适用于房室结功能障碍但窦房结功能尚完好的患者。VDD 起搏由单根导线完成，该导线包含心房感知电极和心室感知和起搏电极（图 48-1A）。VDD 装置不具备心房起搏功能。因此，对于依赖心房收缩来增加心排血量的患者，VDD 起搏器一旦进入 VVI 的工作模式（如窦房结心率低于设定值、电池耗尽）或非同步心室起搏（如放置磁铁，EMI）则可引起血流动力学恶化 [24-25]。

DDI 起搏适用于双腔起搏器和阵发性房性心律失常（如阵发性心房颤动）患者。DDI 起搏可防止试图追踪房性心律失常所引起的快速心室率（即在上限追踪频率下起搏）；只有心房起搏时，才会产生 AV 同步。一些 DDD 起搏器按程序设计在探测到快速心房率时可转换为 DDI 模式（称为模式转换、自动模式转换或心房快速反应，名称取决于生产厂家）。当转化为 DDI 模式后，干扰因素如心房率＞ 400 次 / 分、ESU 产生的 EMI 以及磁铁放置与去除均能使起搏器暂时转变为 DDD 模式，结果导致在上限频率下房室起搏（AV pacing）或心室起搏（见起搏器讨论中随后关于磁铁反应的章节）。

第四个字母代表频率调整，该概念亦难以理解。由于一些患者在氧需增加时并不能提高心率（变时性障碍），因此制造商设计了许多方法来监测"患者运动"，如能感知振动、呼吸和压力的传感器（框 48-1）。由于传感器可检测"运动"，故其能提高起搏频率（称为传感器指示频率，sensor indicated rate）。当运动减弱时，传感器指示起搏频率回到程控所设置的低限起搏频率。这种对运动信号的敏感性以及起搏频率的变化性是目前发生器的程控特点。无论是胸部皮肤消毒，还是对发生器的按压，抑或是小型通气装置发出的 EMI，这些手术室中干扰会导致已开启频率反应程序的发生器增加起搏频率，这可引起不恰当治疗和患者损伤 [26-27]。

2002 年所修订的 NBG 中，第五个字母代表多点起搏功能（此前该字母代表抗心动过速功能，但目前已放弃该描述，取而代之的是除颤器全程代码）。目前正在研究心房多点起搏用于预防心房颤动（房颤）[28]；心室多点起搏可用于治疗扩张型心肌病（dilated cardiomyopathy，DCM）[29-31]。

适 应 证

永久性起搏的适应证见框 48-2，也已有详细的综述 [32]。传统上起搏器用于治疗窦房结疾病（脉冲形成障碍）和房室结疾病（脉冲传导障碍）。针对 DCM 患者进行 CRT 起搏需要进行左心室起搏，通常是将一根导线放入冠状窦（coronary sinus，CS）（图 48-1B）或

框 48-1　已有的或正在研究的频率调整性传感器*

美国批准使用的传感器
　　振动传感器
　　运动传感器
　　分钟通气（生物阻抗传感器）
　　QT 间期（只有 Vitatron 生产）
　　右心室压力（只有 Biotronik 生产）
正在研究的传感器
　　右心每搏量
　　血 pH
　　血液温度
　　混合静脉血氧传感器
　　收缩期间隔
　　诱发反应
　　心内阻抗

* 美国已批准 5 种检测患者运动的传感器用于心脏起搏器，其他许多传感器尚在研究中。一些装置有 2 种传感器，能交叉验证，以避免错误地引起心率增快。分钟通气传感器对杂散的电磁干扰较为敏感，结果起搏器驱动的心动过速被不恰当治疗。关于右心室压力传感器在围术期的资料极少。大多数起搏器专家建议在围术期关闭其频率调整程序，以免混淆患者自身心动过速和起搏器诱导的心动过速（如 Schwartzenburg 等报道 [121]）

框 48-2　起搏器植入适应证*

症状性脉冲形成障碍（窦房结疾病）
症状性脉冲传导障碍（房室结疾病）
长 QT 综合征
肥厚型梗阻性心肌病*†
扩张型心肌病*†

* 以上是安装永久性起搏器适应证。大多数需安装起搏器患者均属前两类（窦房结或房室结疾病）。
† 表示需要 100% 心室起搏才有效，因此设定短 AV 延迟（120～150ms）

缝接到左心室游离心壁。右心室到左心室激活时间显著的患者，某一心室的夺获失败会引起心室重复计数（ventricular overcounting），结果错误地引起 DCM 患者起搏除颤器实施抗心动过速治疗[33-34]。起搏一直被开发用来降低成人与儿童肥厚型梗阻性心肌病（hypertrophic obstructive cardiomyopathy, HOCM）的流出道梗阻，因为所起搏的心室传导发生在左束支（可使左心室间隔除极滞后于其他部分，而不在收缩早期）[35]。

对 HOCM 和 DCM 的患者起搏需要仔细设置程序。为使这些患者有效起搏，起搏器必须产生心室去极化信号，并必须保证房室同步[36]。起搏器抑制或者起搏器失灵（如自身传导、心房节律紊乱、心室节律紊乱、出现交界性节律或电磁干扰）都会引起这些患者血流动力学紊乱。

易感患者 CRT 起搏可能引起 Q-T 间期延长，有报道后者与尖端扭转型心动过速有关[37]。因此，麻醉医师应有充分的准备，对安装传统起搏器的双心室起搏器患者，应随时备用除颤器。

磁 铁 反 应

大多数起搏器制造商警告绝对不要用磁铁来处理起搏器突发事件或用来防止 EMI 的影响。但是，磁铁引起的起搏器模式改变能证实起搏器电池寿命，并且有时能证实起搏阈值安全性因素。

放置磁铁并不会使所有的起搏器均转换为持续非同步模式，因此磁铁放置于发生器上可能并不产生任何影响。同一公司不同型号的起搏器对磁铁的反应也有所不同。放置磁铁对起搏器的可能影响见表48-3[38-40]。某些起搏器［例如 Biotronik（Berlin, world headquarters; Lake Oswego, Ore, U.S. headquarters），BOS, Pacesetter, St. Jude Medical, Telectronics 公司的产品］能通过程序设定改变磁铁反应，而有些起搏器能通过程序设定来完全消除磁铁反应。如果起搏器磁反应可通过程序化进行控制，只能让程序员对设备进行

检查才能确定其目前的设置情况。

对于所有发生器来说，电话咨询生产商仍是确定磁铁反应的最可靠方法，应用这种反应可预测电池寿命（这些设备生产商的电话联系方式见附录48-1）。随着电池电压的下降，起搏器对磁铁的反应提示以下几种情况：

需要加强随访（intensified follow-up required, IFI）或选择性置换靠近（elective replacement near, ERN）
——装置需经常检查（大多数型号约需每 4 周 1 次）；
择期更换指示（elective replacement time, ERT）
——装置已接近其使用寿命，应该择期更换；
寿命终止（end of life, EOL）
——装置电池剩余电量不足，应该立即更换。

应用磁铁时，某些起搏器可进行阈值边缘检测（threshold margin test, TMT）。在该试验中，一个或多个起搏脉冲的波幅、脉冲间宽度或两者同时减小，以测定起搏电压的安全边缘。TMT 脉冲未夺获提示起搏安全边缘不足（图48-5）。例如 St.Jude Medical（原 Pacesetter）生产的起搏器配置西门子"Vario"装置进行 TMT 试验以证实起搏阈值时能降低心室起搏能量16次以上。结果有许多起搏周期因能量不足而心室未夺获，当使用磁体时会出现一段停搏[41]。

移去双腔起搏器的磁铁偶尔能导致一种起搏器介导的心动过速（pacemaker mediated tachycardia, PMT）（图48-6）。这种 PMTs 是由心室非同步起搏时逆行 P 波引起，最常见于磁性频率低于患者自身心率时。当磁铁从双腔起搏器（只有 DDD 与 VDD 型）移去后，逆行 P 波被"感知"，导致心室以上限起搏频率起搏。每一次起搏心室周期都产生另一次逆行 P 波，从而引起环状回路性心动过速。假如发现这一情况，重新放置磁铁即能终止这种心动过速，然后再移去磁铁。使用磁铁不会在 ICD 设备上终结 PMT[42]。大多数 CIED 装置能通过程序设计来识别这种 PMT，将定时地省略一次心室起搏或在上限起搏频率时增加房室延迟时间。

双腔起搏装置具有检测快速心房频率和"模式转换"的功能，从而防止在上限起搏频率下起搏心室；这些患者在放置和移去磁铁时具有模式转换重置。在达到"模式转换"启动标准前，这些患者仍在上限起搏频率下起搏。很难区分逆行 P 波引起的 PMT 与心房频率高（模式转换前）时引起的上限起搏频率下的起搏。一般来说，心房频率高引起的模式转换在 10～15 秒内就出现，而逆行 P 波引起的 PMT 持续相当长时间。

表 48-3　起搏器对磁铁反应 *

起搏器公司	磁铁模式设计	解释
Biotronik（除外 INOS 和 DROMOS）	自动	假如电池完好，10 次频率为 90 次 / 分的非同步起搏后转为最初程控模式，无频率反应。以最低有效频率起搏（LRL，睡眠频率或滞后频率）。电池 ERI 时，VOO 模式下输出 10 次频率为 80 次 / 分的非同步起搏，然后在 VDD 模式（双腔）或 VVI 模式（单腔）下以低于最低有效起搏频率 11% 的频率起搏。对于任何双腔模式（DDD，DDI 或 VDD），放置磁铁 AV 延迟缩短至 100ms
	非同步	假如电池完好，以频率 90 次 / 分非同步起搏。电池 ERI 时，无论最初程控，将以 80 次 / 分（single-step change）的 VOO 模式起搏。对于任何双腔模式（DDD，DDI 或 VDD），放置磁铁 AV 延迟缩短至 100ms
	同步	假如电池完好，以最初程控模式起搏，而没有心率反应性。以最低有效频率（LRL，睡眠频率或滞后频率）起搏。电池 ERI 时，VDD 模式（双腔）或 VVI 模式（单腔）下以低于最低有效起搏频率 11% 的频率起搏。对于任何双腔模式（DDD，DDI 或 VDD），放置磁铁 AV 延迟缩短至 100ms
Boston Scientific/Guidant Medical/CPI	非同步	电池良好则以 100 次 / 分非同步起搏，电池 ERT 时 85 次 / 分（single-step change）非同步起搏。Insignia 和所有"BOS"型号还有一过渡模式，当 ERN 时，以 90 次 / 分非同步起搏。Triumph 和 Prelude 型号见 Medtronic 起搏器（见下文）。Insignia 和所有"BOS"型号设备发出一种减弱的第三起搏脉冲（在双腔装置的心室导线上）进而显示出充分的起搏输出量
	关闭	没有改变，磁铁被忽略。电源重启后的磁铁模式是"关闭"，也可继发于 EMI
	EGM 模式	起搏无改变。放置磁铁开启数据收集
Sorin（formerly ELA Medical）		当 ERI 时，非同步起搏频率由 96 次 / 分逐渐下降到 80 次 / 分。移去磁铁后，Sorin 起搏器产生 8 个附加非同步起搏循环（最后的 2 个循环是在 LRL 合并长时间的房室延迟）
Metronic		电池良好时 85 次 / 分非同步起搏，当 ERI 时，无论最初程控，都将以 SSI 模式 65 次 / 分起搏。大多数 Metronic 起搏器在最初的 3～7 次非同步起搏时通过输出一次或多次（频率可能是 100 次 / 分）脉冲宽度和电压降低的刺激来显示心室起搏输出是否充分。无论是否有先前的程序化设置，根据 ERI 检测情况，Metronic 双腔起搏器可以转换为单腔、心室起搏器。如果患者合并窦房结病变且心室内导线位置不佳，这种转变可能会导致血流动力学不稳定
St. Jude Medical（不包括 Telectronics）	"SJM"X 线标志 电池测试	ERI 时，非同步起搏，频率从 98.6（Accent/Anthem 系列产品为 100）次 / 分逐渐降低至 86.3 次 / 分
	关闭	对磁铁无反应
	事件快照	不改变起搏。放置磁铁后使起搏器开始数据收集。Identity 和 Entity 型号无该功能
	事件快照 + 电池测验	磁铁放置持续 2s，不改变起搏模式和频率，起搏器储存一次 EGM。假如磁铁放置 ≥ 5s，将激活电池测试模式（见上文）。Identity 和 Entity 型号无该功能
	Pacesetter X 线标志（Ψ） 电池测试	非同步起搏，频率依据不同型号。总之，起搏频率小于 90 次 / 分需进一步评价
	关闭	对磁铁无反应
	VARIO 模式（出现在一些型号中）	VARIO 产生一连串的 32 次非同步起搏。前 16 次起搏频率反映了电池电压，在 ERI 时其频率从 100 次 / 分下降到 85 次 / 分。后续的 15 次起搏用来记录心室起搏夺获安全阈值。频率是 119 次 / 分，起搏电压逐渐下降。该组第 16 次起搏没有输出。接下来起搏器重复这 32 次起搏，直到磁铁移走

注：AV，房室结；EGM，电描记图；EMI，电磁干扰；ERI，择期更换指示，装置需赶紧替换；FDA 要求起搏器在出现 ERI 后至少安全工作 3 个月；ERN，选择性置换接近，应每月对设进行检查（类似于 IFI）；ERT，选择性置换时间（类似于 ERI）；对于 Boston Scientific/Guidant/CPI 的设备，在 ERT 时频率响应程序化被取消，ERT 的 3 个月后，以单控脉冲大小，需要每月对设备进行起搏；LRL，低限起搏频率，起搏器程控的低限频率或调定点；SSI，单腔抑制模式；如果是心室起搏器，SSI=VVI；如果是心房起搏器，SSI=ΛΛI。

* 放置磁铁对起搏器的效应。第一列显示起搏器制造商。假如磁铁反应是可程控的，第二列显示了不同程控模式。第一种模式是公司出厂默认设置模式。第三列显示特定程控的磁铁模式（第二列中）对起搏治疗的影响。除非特别指明，无频率反应的非同步起搏发生在原程控心腔。以双腔程控的起搏器将转变为 DOO 模式起搏，单腔程控的起搏器转变为 VOO 模式起搏（如果是心房起搏，将转变为 AOO 模式），双心室双腔装置转变为 DOOOV 模式

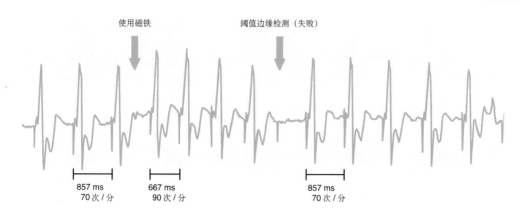

图 48-5　阈值边缘检测（threshold margin test, TMT），可确定起搏的安全不当边缘。一些起搏器在放置磁铁后出现非同步起搏，其中发出一个或多个起搏刺激，其心室起搏电压、脉冲间宽度或两者同时减少。TMT 的结果用于没有正规起搏器询问下确定起搏器起搏能量设置是否充足。该心电图采自 Intermedics 装置，患者以 VVI 模式起搏，起搏频率为 70 次／分，起搏间期为 857 ms。放置磁铁后，起搏器产生非同步起搏的 4 个起搏间期（5 次起搏刺激），起搏频率为 90 次／分（起搏间期 667ms），证实该起搏器电池电压充足。放置磁铁后发出第 5 个刺激时，起搏器通过降低刺激脉冲间宽度到程序设置的 50%（等于程序设置起搏能量的 50%）开始进行 TMT。该次起搏刺激未引起心室收缩（即心室夺获失败），说明心室起搏处于危险的安全边缘下限，因为起搏脉冲间宽度应该至少是引起心室夺获阈值的 3 倍，通常为 4 倍。在 5 个初始刺激后，Intermedics 起搏器转为程控设置的较低非同步起搏频率（此例中为 70 次／分）额外起搏 60 次。在这 64 次起搏循环（65 次起搏刺激）结束时，Intermedics 起搏器重新转为程控设置，忽略磁铁作用

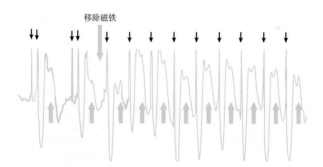

图 48-6　磁铁从起搏器移去后出现起搏器介导的心动过速（pacemaker mediated tachycardia，PMT）。患者由于房室结疾病安装双腔起搏器，心室活动为起搏器依赖性。放置磁铁前其窦性心率是 75 次／分，心室起搏恰当（未显示心电图）。程序设置房室的（atrioventricular, AV）延迟为 200 ms。放置磁铁后起搏器以房室非同步起搏（DOO 模式），频率为 60 次／分。图中向下的黑色箭头表示起搏信号。由于该装置非同步磁性频率低于患者自主心房率，因此许多心房起搏刺激落在心房的不应期（称为功能性未夺获）。心房未夺获可能导致 AV 结逆行传导，心室去极化后心房去极化。图中向上箭头表示逆行 P 波。应用磁铁时，这种心房逆行去极化被忽略。移去磁铁后（向下空白箭头）后，心室起搏后紧随的是逆行房室传导。这种逆行房室传导使心房去极化并被起搏器感知，起搏器在 200 ms 后发出刺激起搏心室。这又引起另一个逆行 P 波，而每个逆传 P 波都会引起另一次心室起搏。结果 PMT 在起搏器的上限起搏频率（该患者程序设置为 130 次／分）下起搏。任何 DDD 或 VDD 模式的装置在移去磁铁、室性期前收缩或心房未夺获下能发生由逆行房室结传导引起的 PMT。某些起搏器在上限起搏频率时通过程控延迟一次 AV 周期可阻断 PMT

麻醉前评估和起搏器程序重置

安装起搏器患者的术前管理包括对合并疾病的评估和最佳处理（参见第 39 章）。ACC 指南建议根据患者原有疾病、药物治疗情况、症状情况、上次检查间隔时间以及本次治疗计划来决定有关心脏检查（如应激试验和心脏超声）[43]。

安装常规起搏器患者并不需要特殊的实验室检查或放射检查。胸片很少显示导线问题，并非所有起搏器在胸片上均具有特征，但胸片可排除诊断发生器或其特征标记。另外，大多影像科医师对起搏设备都不甚了解[44]。对于安装 CRT 装置的患者，特别是准备放置中心静脉导管时，需要拍胸片来确认冠状窦电极导线的位置。由于没有固定冠状窦电极导线的措施，相对于起搏器或 ICD 设备而言，其可能更容易移位。左心室冠状窦电极导线发生自发移位的比例至少 4.7%，年发生率 2.3%[43]。

附录 48-2 中列出了麻醉前装置评价的重要事项。ASA 的报告建议近期对起搏器装置进行检查；还有 3 项报告建议联系患者所属的 CIED 责任医师和医疗机构进行询问。然而，Rozner 等在其论文的摘要部分指出，在对连续的 161 名术前患者的调查显示，超过 30% 的患者无法亲自完成术前设备检查，同时发现 5% 的起搏器设备电池电量不足，需在术前更换[47]。远程评估可以对电池寿命进行确认，但无法对起搏系统的功能进行严谨的评估。

对于目前的起搏器，评价起搏器电池电压、阻抗、导线性能以及当前设置妥否的最可靠方法仍然是程序员的询问。应该特别注意，某些国家可能重复使用起搏器[48]，因此电池寿命（一般 5~7 年，某些新装置的寿命可能长些）可能与现在患者的植入时间无关。任何装置电池电压低于 2.6 伏或电阻抗超过 3000 欧姆，就应该向生产厂商咨询是否需在麻醉或手术前更换起搏器。

合理的程序重置是避免术中意外最安全的方法，特别是对于即将使用 EMI 装置（最常见的为单级"Bovie"电外科设备）的起搏依赖患者（框 48-3）。起搏器制造厂商都愿意提供这些服务（附录 48-1 中列出了起搏器厂商的电话号码），但是任何公司雇佣的专业人员在操作时必须有专门培训的内科医师监督[9,49]。医院指南与政策应该规定具有植入起搏装置资格的医师必须检查并确认公司人员对起搏器所作出的任何起搏变化。

将起搏器程序重置为非同步起搏，且起搏频率大于患者基础心率，一般能确保 EMI 期间起搏器不会发生感知过度（oversensing）或不足（undersensing），

框 48-3　可能需要重新设置起搏器程控的情况*

> 任何具有频率反应性的装置——见正文（目前问题已清楚[121-122]，过去被误解有导致患者损伤可能[55,59,63,67]；美国 FDA 对具有分钟通气传感器的装置已发出警告[65]——见框 48-4）
> 特殊的起搏指征（如肥厚型梗阻性心肌病、扩张型心肌病、小儿患者）
> 起搏器依赖患者
> 胸部或腹部大手术患者
> 应该关闭的频率增强功能
> 特殊的操作或检查
> 　碎石术
> 　经尿道切除
> 　宫腔镜
> 　电惊厥疗法
> 　应用琥珀胆碱
> 　磁共振成像（magnetic resonance imaging, MRI）（生产商通常把该检查列为禁忌证）[123]

* 有些情况下某些患者起搏器应重新设置以避免可能对患者造成的损伤或防止把起搏器节律变化与起搏器功能障碍相混淆

从而达到保护患者的目的。然而，有个案报道 Telectronics 装置在出现高电压 EMI 时输出环路开放（即起搏器停止发放起搏刺激）[50]。我们医院曾经出现过一例 Medtronic Kappa 400 双腔起搏器（DOO 模式）使用 ESU 期间起搏频率下降，可能是由于电池高电流消耗所致。

装置程序重置并不能保护装置免受电磁干扰所造成的装置内部损害或内部程序重置。另外，装置设置为非同步起搏模式可引起起搏器忽略心房或心室期前收缩，对于心肌结构严重病变的患者可能导致恶性心脏节律[51-52]。

通常情况下，应通过程序设置来关闭频率应答性和其他"增强"功能（如房颤抑制、滞后、可控心室起搏、睡眠心率、AV 搜索等）[53-55]。有先前的报道称在胸内[56]或非胸部手术期间[57]起搏器阈值发生改变，也见于严重急性非心脏病患者[58]，这也带动了在非自动化装置中进行术后起搏器阈值测试。

必须特别注意任何具有分钟通气（生物阻抗）传感器的装置，因为目前已观察到 PMT 可继发于机械通气[27,59]、使用单极 Bovie ESU[59-61] 以及应用带有呼吸频率监测的心电监护仪[62-67]（框 48-4）。有时 PMT 可使医师对心动过速进行不恰当和没有效果的药物治疗[27]，并导致患者损伤[26]。

术中或操作时起搏器的管理

尽管装有起搏器的患者并不需要特殊的监测或麻

框 48-4　具有分钟通气（生物阻抗）传感器的起搏器 *

Boston Scientific/Gridant Medical/CPI
(Cardiac Pacemakers, Inc.)

Altrua

Pulsar（1172,1272）

Pulsar Max（1170,1171,1270）

Pulsar Max II（1180,1181,1280）

Insignia Plus（1194,1297,1298）

Medtronic

Kappa 400 系列（KDR401，KDR403，KSR401，KSR403）

Sorin（曾经的 ELA Medical）

Brio（212,220,222）

Chorus RM（7034,7134）

Opus RM（4534）

Rhapsody（2530）

Symphony（2250,2550）

Talent（130,213,223）

Telectronics/St.Jude

Meta（1202,1204,1206,1230,1250,1254,1256）

Tempo（1102,1902,2102,2902）

---

* 具有分钟通气（生物阻抗）感应器的起搏器经常对电磁干扰产生反应，以上限感应频率起搏 [63,67]。患者连接手术室心电监测仪亦能引起这种心动过速，因为许多心电监护仪通过心电图导联发出电信号来确定呼吸频率或导联脱落 [62,64]。1998 年，美国仪器与放射学健康中心（Center for Devices and Radiologic Health）发布了安全警告，要求在暴露于电磁干扰环境或连接医疗仪器前关闭任何分钟通气感应器的功能 [65]

醉技术，但必须注意几点（参见第 45、67 章）。

第一，患者心电图监测必须能识别起搏信号。目前，手术室和加强医疗病房的大多数心电监护仪都是数字获取和分析心电图信号，但易受到干扰 [68]。因此，在默认设置下，这些监护仪将过滤起搏信号，不显示起搏器的起搏"尖峰信号"。必须关闭这种滤波功能，以显示起搏器尖峰信号。即使关闭过滤功能，也并不总是显示起搏信号。心房起搏信号弱，当代监护仪很难探测到该信号。由于许多数字监护仪只在某一个导联分析这些信号（这些信号再显示在每一导联），因此心电图导联的放置能显著影响检测轴 [1]。实际上，监测起搏患者时有时更换显示器上的"分析"导联往往可显示起搏信号。但是，当关闭起搏信号过滤功能后，EMI（特别是来自 ESU）会导致监护仪上错误显示起搏信号（图 48-7）[17,69]。

第二，患者监测必须包括能确保起搏电活动转变为心肌机械收缩的能力。评价机械收缩的最好方法是显示脉搏氧饱和度或有创动脉压波形 [14,49]。

第三，目前关于术中双心室起搏的资料有限。这些患者射血分数（ejection fraction，EF）通常低于

---

[1] 自 2005 年以来生产的大多数监护仪提高了对起搏信号检测和显示的能力，但其默认设置仍是过滤掉这些高频信号。

30%，他们依赖双心室起搏来改善心排血量。任何原因 [房室同步异常（房颤、心房扑动、结性节律）、心肌缺血、酸碱紊乱、起搏阈值变化、EUS 干扰等] 引起的心室起搏消失均能导致心排血量立即下降。除经食管超声心动图外，没有其他方法可监测每次心排血量以识别双心室起搏失败。HOCM 患者的起搏亦依赖于心室起搏，以限制左心室流出道阻力。

第四，某些患者在围术期需要增加起搏频率，以满足氧需增加的要求。人们往往不重视该问题。有报道安装起搏器患者术后病死率和病残率均较高 [70]，不重视组织氧需和心排血量需求可能是其中原因。

第五，对于某些患者，必须随时备用适当设备，以提供备用起搏和（或）除颤。文献报道及既往经验提示，在无 EMI 的情况下，心脏 PG 偶尔也会出现故障或失灵 [71]，可引起不良后果。即使工作良好，双腔起搏器亦能产生 R-on-T 起搏和室性心动过速（ventricular tachycardia，VT），特别是在结性节律或室性期前收缩（premature ventricular contraction，PVC）的情况下（图 48-8）。

提供医疗服务的医护人员必须理解，安装植入式心脏 PG 的决定来自于诊治心脏节律方面疾病的专家。极少有麻醉医师具有否定这种诊断的资格，但仍有麻醉医师在没有备用起搏和除颤设备的情况下坚持实施麻醉。

单极"Bovie"ESU 的应用仍然是起搏器患者术中需要注意的主要问题。1984—1997 年间，美国 FDA 共收到 456 例关于 PG 不良事件的报告。其中 255 例是由于 ESU 干扰引起，相当数量系装置失灵 [72]。单极 ESU 较双极 ESU 更易引起问题，因为单电极构造的起搏器患者对 EMI 的敏感性大于双电极构造者 [73]。ESU 对起搏器最常见的影响是心室感知过度，引起起搏器抑制（图 48-7B）。有时起搏器确认有明显电磁干扰后开始以程序设置的较低频率进行非同步起搏。起搏器的这种性能被称为"噪声转换模式起搏"（noise reversion pacing），但实际上起搏器并未改变"模式"。某些 ICDs 没有"噪声转化"功能，然而在另一些则是可程控的。

应用 ESU 期间放置磁铁可防止起搏器性能异常。一般认为较新型的发生器抵抗 EMI 引起的错误程控改变能力较强，但它们可能会经过重启后改变之前的程控设置 [49,74-75]。

假如使用单极 ESU，放置 ESU 电流回路板（常误认为"接地板"）时必须确保 ESU 电流回路不通过起搏器系统。一些研究者建议头颈部手术时该板置于肩部，乳房和腋窝手术时置于同侧手臂远端（电线由

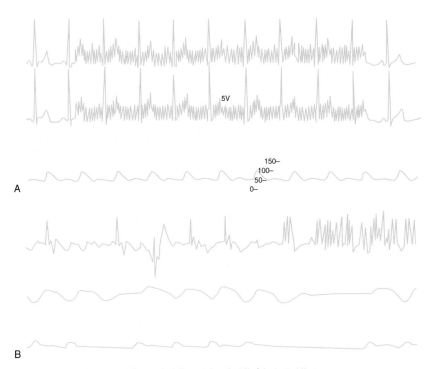

图 48-7 关闭数字式心电监测仪上的起搏信号过滤功能可误将环境干扰［如电磁干扰（electromagnetic interference, EMI）］的刺激当作起搏器信号。**A**. 患者自主心率超过起搏器程序设置的低限起搏频率，不产生起搏。但单极电外科器械（electrosurgical unit, ESU）在切割模式下产生大量电磁干扰，此时心电监测仪记录到频率为 20Hz 的起搏器信号图像。图中从上向下分别是 ECG Ⅱ 导联、V₅ 导联和有创动脉血压波形。**B**. ESU 电凝模式可导致心室感知过度，表现为起搏器抑制，患者心排血量下降。图中从上向下分别为 ECG Ⅱ 导联、脉搏氧波形和有创动脉血压波形 *(From Rozner MA: Review of electrical interference in implanted cardiac devices, Pacing Clin Electrophysiol 26:923-925, 2003.)*

无菌单包裹）[73, 76]。只使用单极 ESU 或其他干扰起搏器的特殊操作如下：

电惊厥治疗（electroconvulsive therapy，ECT）：ECT 需要起搏器为非感知（非同步）模式，以防止肌电诱发性感知过度而导致起搏器抑制 [77]。

碎石术：心脏 PG 必须在碎石器聚焦范围之外。某些碎石器能感知心电图 R 波而触发其输出（冲击波），所以应关闭心房起搏以防止碎石器在感知心房起搏信号后不适当地发放冲击波（参见第 72 章）。

MRI：MRI 操作前需要有具备立即对 CIED 进行再程序化操作能力的相关专家进行保障。文献报道认为 MRI 操作可以导致设备磁性开关关闭（磁性模式激活）、CIED 再程序化、不合理的高频率起搏、发生器损坏、心肌损伤、电极失效或心律不齐。只有当 CIED 重置至安全参数 [75]，即使在大样本调查中 [78]，也无明显并发症发生。2011 年 2 月 8 日，FDA 准许一种 Medtronic 公司生产可在 MRI 环境中使用的起搏器

装置上市，其中使用条件包括有限的 MRI 磁场能量、需进行心电图和脉搏血氧饱和度监测，完成心脏监测、放射学培训以及 MRI 检查前程序重置 [79]。Medtronic 公司已经在美国市场推出了在 MRI 环境中使用的第二代起搏器装置，与第一代产品相比，新产品增加了自检和报告的功能。目前在美国市场只有 Medtronic 公司具有在 MRI 环境下使用的起搏器设备，而 Biotronik 公司的 ICD 和起搏器设备、BOS 公司的起搏器设备以及 St. Jude Medical 公司的起搏器设备已经在其他国家获得的 MRI 环境中使用的许可证。

神经刺激器检测 / 治疗：神经刺激器可引起起搏器感知过度而导致起搏器抑制 [80] 和心搏骤停 [81]。神经刺激器已用于抑制术中不希望出现的心脏起搏 [25] 或放置血管内支架时诱发的心脏节律 [82]。有报道称在 ICD 患者中，ICD 设备误将神经肌肉刺激器、经皮神经电刺激和脊柱按摩肌肉电刺激当作 VT 或心室颤动（室颤）[83-84]。神经刺激器会干扰心电监护仪对

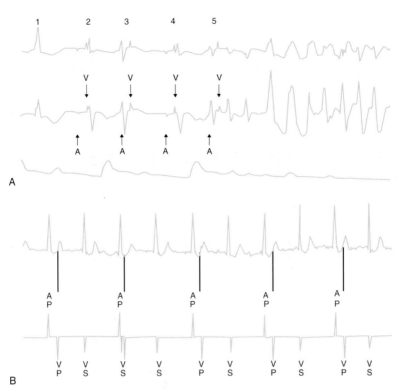

图 48-8　正常双腔起搏器的时间设定可产生 R-on-T。**A.** 该图显示起搏器功能性未感知到一次室性期前收缩（premature ventricular contraction, PVC）而发生 R-on-T 起搏，导致尖端扭转型室性心动过速。该患者为 DDD 模式的双腔起搏器，程序设置的低限频率为 70 次 / 分（R-R 间期 857ms），房室延迟时间为 200ms。根据这些参数，起搏器在任何前一次心室活动后 657ms 起搏心房。图中显示心房起搏（A）与心室起搏（V）。最上方条带为 ECG Ⅱ 导联，中间条带为 V₅ 导联，下方条带为有创脉血压。（1）图中第一个 QRS 波（起搏器完全感知到该波）后约 660ms，起搏器发出了一个心房刺激。（2）该心房起搏后 200ms，起搏器发出一个心室刺激，使心室去极化。（3）约 660ms 后，患者出现一个 PVC。因为此时起搏器正准备发出一个心房刺激，故其关闭了心室感知功能，未能感知到该 PVC（即功能性未感知）。心房刺激发出后 200ms 时，起搏器未感知到任何心室事件，因此向心室发出刺激，该刺激正好落在 PVC 的 T 波上。由于此时心室正处于该 PVC 的不应期，所以心室未去极化（即功能性非夺获）。（4）在此次心室起搏尝试后 660ms，起搏器再次起搏心房，随后心室起搏脉冲夺获心室。（5）此时再次发生事件（3），起搏器关闭其感知功能，准备起搏心房而未能检测到该 PVC。然而，此时心室起搏正好落在 PVC 的 T 波上，引起尖端扭转型室性心动过速。**B.** 该图取自 Medtronic 程序器在应答调试 Kappa 700 双腔起搏器期间的记录。上方条带为 ECG Ⅱ 导联，下方为标示通道（marker channel），表示起搏器事件。该起搏器经程控器调试后转变为 DDD 模式，以 60 次 / 分的较低频率起搏。房室延迟 200ms。因此任何心室事件后 800 ms 时，如果没有发生任何插入性心房或心室事件，起搏器将发出一个心房脉冲。该患者结性心率是 75 次 / 分（对应的 R-R 间期 800ms），就在结性事件发生时，起搏器发出一个心房脉冲。起搏器发出心房脉冲时关闭其心室感知功能，所以未检测到该心室事件，心房脉冲发出 200ms 后发出心室脉冲，该脉冲落在 T 波上。这种不恰当起搏每隔一个周期出现一次，因为起搏器在前一次心室起搏后约 660ms 时每隔一个周期感知到一次结性事件。缩短 AV 延迟时间可降低起搏器在心室易损期起搏的可能性。图中 AP 代表心房起搏，VP 代表心室起搏，VS 代表心室感知。第三个波群值得讨论。起搏器重新开启其感知功能，感知到该心室事件，但不能区分感知的心室事件是真正的心室去极化还是心房起搏的回波（echo of the atrial pace）。如果在心房起搏后 30 ~ 90ms 内感知到心室信号，许多起搏器会立即发出一个心室起搏刺激。所设计的该起搏刺激是用于防止患者从心室通道不恰当感知到心房信号而抑制心室起搏，这称为心室安全起搏（ventricular safety pacing）。这种安全起搏在 110ms 时发出，以防止 R-on-T 起搏。某些生产商称该特点为非生理性 AV 延迟。DDD 或 DDI 起搏器在出现 PVCs 或结性心律时出现 R-on-T 起搏是适当的（但并不理想）。R-on-T 起搏亦见于心房或心室感知不足时

起搏器信号的检测[69]。就像 ESU 电流一样，神经刺激器的电通路也不应穿越发生器系统或胸部[85]（参见第 53 章）。

射频消融：进行非心脏（尤其是在脐水平以下部位）的射频消融操作，操作方式主要为不混合"电切"的单极 ESU。尽管很少出现问题，但 HRS 仍建议在撤除心脏监护前应对起搏设备进行消融操作后的检查[49]。

琥珀酰胆碱或依托咪酯的应用：有个案报道称起搏器患者使用琥珀酰胆碱[86]或依托咪酯[87]引起心脏问题（参见第 30 章和第 34 章）。对于琥珀酰胆碱，肌纤维成束收缩可能引起心室感知过度而导致起搏器抑制，但该个案难以解释。报道并未出示心电图，随后除颤造成了起搏器损坏。利用程控器，作者观察了 50 多例安装起搏器或除颤器的患者使用琥珀酰胆碱的过程，结果并未观察到任何肌电位过度感知。同样依托咪酯对起搏器的影响并不清楚，因为还存在其他因素干扰起搏器[88]。然而已观察到（非琥珀酰胆碱引起的）肌电位过度感知能够干扰起搏器的功能[89]以及引起 ICD 产生不当治疗[90]（参见第 34 章）。

经尿道切除和宫腔镜检查：经尿道膀胱或前列腺切除以及宫腔镜检查一般应用单极 ESU，所以可能需要重新设置起搏器程序，以防止起搏器过度感知引起起搏器抑制。正在试用的新型经尿道前列腺电切机械上具有电流回路电极，这可减少 EMI 对心脏发生器的干扰。

起搏器失灵

起搏器失灵有 3 个原因：发生器障碍、电极导线传导障碍或夺获失败。对于已接受过评估以及电池尚未耗尽的发生器罕见失灵，除非发生器（或导线）直接被 ESU 击中。电极导线传导障碍虽少见，但据报道可见于患者更换体位时[91]，能引起无感知（不能感知患者自主活动）、过度感知（感知与自主活动不相关的事件）或不能提供足够能量给心肌产生去极化（即夺获失败）。心肌缺血 / 梗死、酸碱紊乱、电解质紊乱或抗心律失常药物浓度异常均能引起心肌异常，导致心肌不应期延长或去极化所需能量增加（不能夺获）。

根据临床情况对起搏器失灵应作出相应处理。如患者心率可满足灌注，生命体征平稳，可先观察，同时找出并处理原因；如患者灌注不足，应按以下步骤处理（应随时准备心肺复苏）：

1. 放置磁铁，观察起搏器是否转为非同步模式，磁铁将消除这些装置的感知功能。在起搏器设置无法提供足够的安全保障[52]或出现自动 TMT 时，磁铁

的使用可能会增加血流动力学的不稳定[39]。

2. 经胸（经皮肤）、经静脉或经食管开始临时起搏。经食管（心房）起搏通常需要心房与房室结功能良好，才能保证心室收缩，所以禁用于房颤或心房扑动（房扑）患者。通常这也禁用于植入永久性起搏器（或 ICD）的患者。体外起搏时，心电图常被误读，因为起搏器在心电图上的刺激信号如 QRS 波群一样大（图 48-9A）。亦有经食管成功心室起搏的报道，但该方法并不可靠[92]，与经心房起搏相比血流动力学差（图 48-9B）。注意，任何体外起搏都将抑制体内起搏器的功率输出，但是后者并不产生心肌夺获[93]。

3. 给予拟交感神经活性药物以降低心肌去极化阈值和（或）增加心肌变时性。应考虑使用肾上腺素（0.5～1μg/min）或多巴胺 [5～20μg/（kg . min）]。常推荐使用异丙肾上腺素（0.5～10μg/min），但往往不适用，同时该药可引起低血压。抗毒蕈碱药（阿托品、格隆溴铵）可能有效。

4. 应该找出并纠正心肌缺血的原因。心肌缺血可明显增加心肌夺获所需的能量[94]。

5. 应该寻找并纠正电解质平衡、抗心律失常药物浓度以及酸碱平衡的紊乱。钾、钙、镁离子浓度异常能增加去极化阈值。过度通气和通气不足能影响钾离子流动、游离钙离子水平以及酸碱平衡。

6. 如果上述方法无效，应该考虑通过手术放置心脏面起搏导线。

麻醉后起搏器评估

围术期程序重置的起搏器应该在适当时候再重新设置。对于程序未重置的装置，术后访视的执行时机主要依赖于病例的特征和 CIED 医疗团队对患者的关注度。当然，一旦发生任何相关事件，都必须提供必要的访视。对于无变时功能的患者，增加心排血量的将有利于恢复，因此可考虑增加低限起搏频率。

植入式心脏复律除颤器

植入式电池驱动装置能提供足够能量以终止 VT 或室颤（ventricular fibrillation, VF），其出现意味着对于有室性快速性心律失常患者的治疗取得了重大突破。这些装置可降低恶性室性快速性心律失常的死亡率[95-96]，治疗效果明显优于抗心律失常药[97]。1985 年，该装置首先获得美国 FDA 批准应用于临床，今年美国将有 12 万名患者安装该装置，目前超过 30 万

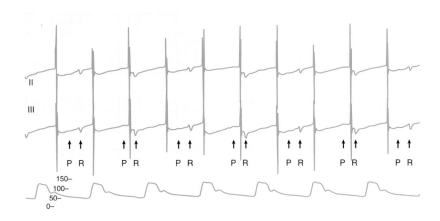

A

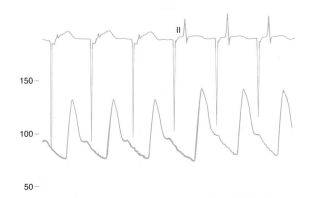

B　0—

图 48-9　经食管心房起搏器（transesophageal atrial pacemaker, TAP）。A. TAP 放置不当导致心房非夺获。上图为 ECG Ⅱ 导联，中图为 ECG Ⅲ 导联，下图为有创动脉波形。该患者是 72 岁男性，窦性心动过缓伴灌注不足。TAP 放置后，ECG 上出现的频率为 75 次 / 分的巨大伪迹被医疗人员以及心电监护仪误判为心室收缩（即夺获）。该患者窦性心率 50 次 / 分，伴有 Ⅰ 度房室传导阻滞（PR 间期 280ms）。图中标识了患者自主心房（P）和心室（V）去极化。动脉压力波形也证实起搏非夺获。B. 经食管起搏器直接心室刺激。上图为 ECG Ⅱ 导联，下图为放大的有创动脉波形。该图取自一位 61 岁合并糖尿病、高血压的女性肥胖患者，正在接受经蝶骨垂体摘除术。麻醉诱导刚结束，出现 37 次 / 分的窦性心动过缓和轻度低血压。放置食管起搏器，但位置过深。该图是回撤起搏器时记录的。前四次起搏直接刺激心室，产生宽大的 QRS 波，平均血压也到达 135/ 75mmHg。继续回撤起搏器，心房被刺激，QRS 变成窄波，血压增加到 143/80 mmHg。除了这次心动过缓，该患者心脏正常，所以不需要安装永久起搏器

例患者安装了该装置。来自心力衰竭心脏性猝死研究(Sudden Cardiac Death–Heart Failure Trial, SCD-HeFT)结果显示对于 EF 小于 35%、无心律失常的患者预防性植入 ICD 较药物治疗效果好，该研究也导致 ICD 治疗适应证扩大[98]。

从首例 ICD 应用于患者以来，技术上已取得一些重大进展，包括 ICD 微型化（基准为经静脉导线的胸部盒式放置）以及电池改进，后者允许进行永久性起搏。检查者可能易把胸部埋置的 T-ICD 混淆为起搏器。

与起搏器编码相似，ICD 也有四位全称代码(NBD¶）来代表导线位置和功能（表 48-4）[99]。最全的识别形式，被称作“标签形式”(label form)，将第四位代码扩展为其组件的全称起搏器代码（NBG）。

Cameron Health-BOS 公司的 S-ICD 系统包含一个经侧胸壁植入，皮下导线通道延伸到心脏表面的起搏器装置（图 48-10)。S-ICD 设备的原则性优势在于不需要通过中心静脉植入设备。而其根本缺点在于无法使用 S-ICD 设备治疗心动过缓、缺少 ATP 的特点、除颤能量阈值较高（DFTs)、尺寸更大以及电池寿命较单腔 T-ICD 短。所有 ICD 患者中近 11.8% 曾接受过不恰当的电击治疗[100]。

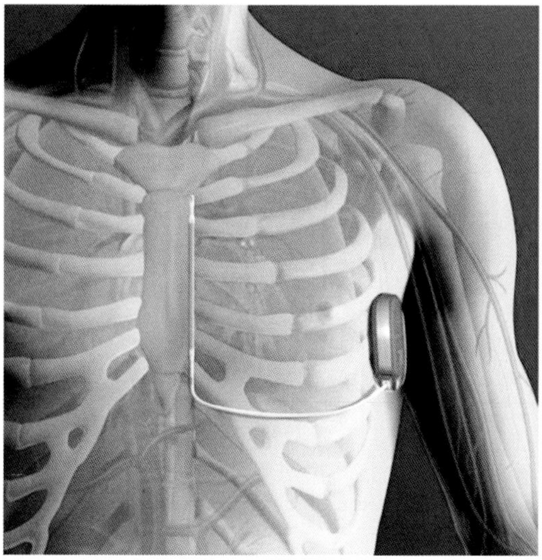

图 48-10 Cameron Health–Boston Scientific 公司生产的皮下复律器 - 除颤器系统示意图（2009 年获 CE 标志；2012 年获食品和药物管理局认证）。这套系统包含一个在侧胸壁植入的起搏器，起搏器电极导线通道跨过心脏到达指定位置 *(From Hauser RG: The subcutaneous implantable cardioverter-defibrillator: should patients want one? J Am Coll Cardiol 61:20-22, 2013.)*

所有 T-ICD 设备都具有可程序化的特性来检测和治疗快速心律失常和心动过缓。基本上这些装置是测量每个 R-R 间期，把心率分为正常、过快（R-R 间期短）或过慢（R-R 间期长)。当 ICD 在一段时间内检测到足够数量的短 R-R 间期（均可程控)，ICD 就开始进行抗心动过速治疗。ICD 内部计算机根据检测结果与装置程序选择抗心动过速起搏（能量较小，患者耐受较好）或电击。如果选择电击，则 ICD 内部电容器充电。充电时间取决于设定的输出功率，大约 6 ~ 15 秒即能达到最大功率电击。电池低电压、上次充电时间以及低温都可延长充电时间#。

大多数 ICDs 在充电后能根据所设置的程序再次确认 VT 或 VF，以避免不当电击治疗。所有 T-ICDs 可设置为一旦开始充电就实施抗心动过速治疗（抗心动过速治疗在设备充电期间也不会延误电击治疗)。通常，ICDs 每次输出 6 ~ 18 次电击。一旦电击一次，ICDs 不再进行抗心动过速起搏。尽管 ICDs 对室性心律失常的检测能力有明显改进，但仍有 10% 以上的电击并不是针对 VT 或 VF 节律。室上性心动过速(supraventricular tachycardia, SVT）是引起 ICDs 不当电击的最主要原因[6]，无论是电击治疗还是抗心动过速治疗，不恰当的 ICDs 治疗已经证实对心肌有损伤作用[101]，而且同时还发现，接受这些 ICD 治疗的患者，无论恰当与否，与未接受治疗的患者相比寿命有所缩短[5, 102]。这些报道中可能相关的结果将会使得心律失常发生后进行 T-ICD 治疗的启动时间延迟至少 30 ~ 60s。

目前的 ICDs 设备区别 VT 与 SVT 的程序化设置特点如下[103]：

1. 发作标准——通常 VT 突然发作，而 SVT 发作呈 R-R 间期逐渐缩短。
2. 稳定期标准——通常 VT 时 R-R 间期相对固定，而房颤伴快速性心室率的 R-R 间期变化相当大。
3. QRS 波宽标准——通常 SVT 时 QRS 波窄（< 110ms)，而 VT 时 QRS 波宽（> 120ms)。
4. “智能型”双腔 ICD 能把心房和心室的活动联系起来。
5. 波形上与已储存的历史记录模板进行比较分析。

检测 VF 时 R-R 间期缩短到一定程度后，ICD 开

¶ NBD 代码是源于 NASPE（指“N”）和 BPEG（指“B”）的联合项目，“D”指除颤器。

ICD 电容器在不用时会发生“变形 (deforms)”，这将导致充电时间延长。为使把变形带来的影响降到最小，所有 ICDs 都通过程控周期性（1 ~ 6 个月）进行非治疗性充电，也称作“维新 (reforming)”。

表 48-4　NASPE/BPEG 全称 NBD 除颤器代码*

I	II	III	IV†
电击心腔	抗心动过速起搏心腔	检测心动过速心腔	抗心动过缓起搏心腔
O = 无	O = 无	E = 心电图	O = 无
A = 心房	A = 心房	H = 血流动力学	A = 心房
V = 心室	V = 心室		V = 心室
D = 双腔（A+V）	D = 双腔（A+V）		D = 双腔（A+V）

* 除颤器全称代码是 NASPE 和 BPEG 的联合项目。N 表示 NASPE，B 表示 BPEG[99]，D 代表除颤器。
† 为了自动遥控识别，第 IV 位置上常扩充为其完整的 NBG 代码。例如，具有心室电击与抗心动过速起搏功能的双心室起搏 - 除颤器识别代码为 VVE-DDDRV，这标明其起搏部分程控为 DDDRV。血流动力学传感器（第 III 位置）尚未批准用来检测心动过速

始一次电击。ICD 发出任何电击后，就不再进行任何抗心动过速起搏。

R-R 间期过长时，具有抗心动过缓性起搏功能的 T-ICD 开始起搏。具有窦性节律的患者植入的单腔 T-ICD 装置通常都设定为 VVI 起搏模式，后备频率通常设置为 40 ~ 50 次 / 分。1997 年 7 月，美国 FDA 批准带有复杂双腔起搏模式和频率应答式的装置用于需要永久性起搏的 ICD 患者（约占 ICD 患者的 20%）。来自 DAVID 研究结果显示，对于无显著必要安装双腔起搏的患者，其安装双腔装置后的死亡率高于单腔装置患者[104]。因此许多电生理学家将这类患者的 AV 延迟延长（> 250ms），以限制心室起搏。但是，如上所述，长 AV 延迟能导致 R-on-T 起搏（图 48-8A）。另外，许多 T-ICD 制造商设计程序限制心室起搏。这些程序允许脱落一次 QRS，表现类似于莫氏 II 型传导阻滞或起搏系统功能障碍。

适　应　证

开始时，ICDs 用于血流动力学明显紊乱的 VT 或 VF 患者（框 48-5）。较新的适应证与猝死有关，包括等待心脏移植者[105]、长 QT 间期综合征[106]、Brugada 综合征（右束支传导阻滞，V_1 ~ V_3 导联 ST 段抬高）以及心律失常性右心室发育不良[107-108]。研究提示，预防性放置 ICDs 能用于防止肥厚型心肌病年轻患者[109]以及心肌梗死后 EF 小于 30% 患者的猝死[98]，但对冠状动脉旁路移植术后的患者无效。FDA 已批准三腔 ICDs 用于扩张型心肌病患者。

磁　铁　反　应

与起搏器一样，程控能改变 ICDs 的磁铁反应。

框 48-5　ICDs 植入的适应证

室性心动过速
室颤
Brugada 综合征（即右束支传导阻滞，V_1 ~ V_5 ST 段抬高）
心律失常源性右心室发育不良
长 QT 间期综合征
肥厚型心肌病
预防性应用于心肌病而无确切电生理检查证据的患者：
　　MADIT II（EF <30%，缺血性心肌病）[98]，MUSTT（EF <40%，缺血性心肌病并伴有非持续性室性心动过速）[97]，SCD-HeFT（EF <35%，引起心肌病）[3]

EF，射血分数，MADIT II，多中心自动除颤仪临床试验 II；MUSTT，多中心非连续性心动过速试验；SCD-HeFT，心力衰竭患者突然心源性死亡试验

放置磁铁后，大多数装置的快速心律失常监测（和治疗）功能暂时中止（表 48-5）。某些 BOS、Pacesetter 和 St. Jude Medical 的产品可通过设置程序忽略磁铁的放置。由于磁铁转化问题，一些 BOS（标签为"GDT"）的 ICDs 已经永久性关闭了磁铁功能（图 48-3）[11]。对于 BOS 的产品，如果启动磁性模式，而且 T-ICD 可以进行抗心动过速治疗，则 T-ICD 在与 R 波同步后会发出哔哔声（较老的 BOS 公司设备，有 CPI 或者 GDT 标签的 T-ICD），则表示磁铁的作用已发挥，快速心律失常检测功能暂时关闭（治疗也关闭）；如果任何一种 BOS 公司的 T-ICD 发出持续性声音，则其抗心动过速的程序被关闭。许多 BOS 公司的 T-ICD（GDT 标签）设备在移除磁铁后都应当进行听诊，以确定设备已停止发声，提示磁性开关回到开发的状态[11]。

为了确保磁铁放置正确，Medtronic 开发了一种称为"智能磁铁"（Smart Magnet）的装置，由于销售记录不良，该装置已于 2005 年停产。该电池驱动装置包括一块磁铁和射频（radiofrequency, RF）接收器。

表 48-5　植入式心脏复律除颤器的磁体效应*

	ICD 制造商	磁体模式设定	对心动过速治疗的作用	对心动过缓治疗的作用（常规起搏）	磁体模式确认
Biotronik			失能	无	无
Boston Scientific (Guidant Medical, CPI)	"GDT"，"CPI" "BOS119"，"BOS203" X 线标签	开	失能	无	每检测到一次心搏短哔声或声调不变 [†]
		关	无	无	无
	所有其他 "BOS" X 线标签	开	失能	无	每秒短哔声或声调不变 [†]
		关	无	无	无
	皮下 ICD		不能，但音调只持续 60s	无	每秒短哔声持续 60s，之后无额外声音（但不能予以快速心律失常治疗）
Medtronic	AT-500 [‡]		失能	无	无 [§]
	所有其他型号		失能	无	无
Pacesetter 和 St. Jude Medical		正常	失能	无	无
			无	无	
Sorin(ELA Medical)			失能	起搏速率，但非模式，变为 96 型（新装置），降至 80 次/分，标明选择性替代时间	如上所述起搏速率改变

ICD，植入式心脏复律除颤器。

* 表中为正确放置磁体于 ICD 上的效应。第一列为厂商。一些厂商有多种 ICU 的磁体反应模式，可以通过 X 线进行识别。若为可编程的磁体反应，则在第二列中显示了各种可用的磁体模式。显示的第一种模式为常用模式，电磁干扰引起的设备重置可产生一些其他模式（即磁体模式失能）。第三列显示对第二列中磁铁模式抗心动过速治疗的作用（除颤和抗心动过速起搏）。只有 Sorin Medical 的 ICDs 在放置磁体后改变了其抗心动过速起搏速率（第四列），这一起搏速率可用于预测剩余电池寿命，只要患者的自主心率低于磁体速率。只有 Boston Scientific/Guidant/CPI 提供可靠的声音反馈以确认磁体放置（第五列）。来自 Pacesetter 和 St. Jude Medical 的装置需要设备应答调试来确认磁体模式。

[†] 对于 Boston Scientific//Guidant/CPI T-ICD，若磁体模式被编程为"开"，磁体正确放置后 ICD 即刻会失去心动过速检测和治疗的功能，只要持续应用磁体，心动过速治疗功能亦持续丧失。当这些装置的磁体模式启用时，ICD 会发出不变的音调或哔哔声以验证磁体正确放置。若装置发出不变的音调，心动过速治疗功能丧失，无论是否存在磁铁，即使移除磁体心动过速治疗仍不复存在。如果任何这类 ICDs 发出哔哔声（带 GDT 或 CPI X 线编码的 ICDs 在起搏或感知 R 波时发出一次哔哔声；多数带 BOS X 线编码的 ICDs 每秒发出一次哔哔声），则正常工作的 ICD 在磁铁移除时将启用心动过速治疗。任何 Boston Scientific/Guidant/CPI 的 ICD 在应用磁体时均不发出声音，应立刻进行设备应答调试。

[‡] Medtronic AT-500 系列除颤器只在心房中提供抗心动过速起搏，通常从房性快速心律失常发生后延迟超过 1min。任何导联上均没有电击线圈，难与常规双腔起搏器相区分。它们无明显的磁体反应。这些设备上的 X 线识别码包括 Medtronic M，但第一个字符是 I。所有其他 Medtronic 心脏发生器都有 Medtronic M，第一个字母识别码为 P。

[§] 当磁体置于某些 Medtronic ICDs 上时发出持续 15~30s 的音调。但是，在放置磁体后，这一音调不会持续出现，也不会随着磁体的即刻移除而中断。因此，音调不能用于证实磁体是否放置得当

所有 Medtronic 发生器在放置磁铁位置正确后均发射 RF 至程控仪，Smart Magnet 能探测该 RF 传递，并开启指示灯表示 RF 已被接受。Medtronic 建议把 Smart Magnet 绑在患者身上。当出现 EMI 时（例如使用单极 ESU 时），从 T-ICD 发出至 Smart Magnet 的射频被中断，T-ICD "发现"指示灯常常熄灭。然而，在这种情况下，T-ICD 仍然关闭，因为正是磁铁的存在而

非射频交流使装置抗心动过速功能关闭。

　　磁铁通常不会使 ICD 设备进行非同步起搏。Sorin 公司（Milano, Italy, world headquarters; Arvada, Colo, U.S. headquarters）改变了其 T-ICD 设备的起搏频率（而非起搏模式）来提示电池状态。对设备的检测是了解其磁性反应最可靠的措施。询问装置以及电话咨询生产厂商仍是确定 ICD 磁铁反

应的最可靠方法。

麻醉前评估及植入式心脏电复律除颤器程序重置

对于 ICD 患者除了评估并对合并疾病进行最佳方式处理外，术前应评估每一个 ICD，ASA 建议对 T-ICD 设备进行术前检测。另外还建议与 CIED 的医疗机构和责任医师联系。这些 T-ICD 装置储存了大量心律失常资料，因为患者对 ICD 抗心动过速治疗的耐受良好，所以许多患者并未意识到这种治疗。对于拟行择期手术的患者，术前出现新的心律失常，都应推迟手术并积极查找原因（图 48-11）。HRS/EHRA 建议进行 3～6 个月的随访，无论是当面随访还是远程随访[9]。由于涉及起搏器设备，因此远程随访无法对设备的感应和起搏阈值进行测试。目前医疗保险还没有涵盖到 ICD 随访的部分。

与起搏器相比，判断 ICDs 装置是否需要选择性更换电池较复杂。检测时，只有一些最新型号的 ICD 设备可以对剩余电量进行预测。对于无法检测剩余电量的设备，可以通过电容充电时间来反映电池状态，如果充电时间超过 12s，应当向厂家进行咨询。一些 ICDs 具有多块电池，因此难以根据电池电压来判断是否需要更换电池。

在开始使用可产生 EMI 的装置前，大多数 ICDs 均应关闭其抗心动过速治疗。使用单极 ESU 可能引起不当电击，Casavant 等在一例面部皮肤手术患者的 ICD 中找到一段存储的心电图，显示 ICD 误把单极 ESU 干扰识别成 VF[111]，图 48-12 显示在手术期间监测到了不恰当的 VT 发生。此外有一例个案报道，中心静脉导丝干扰了右心室导联后引起短路放电和 T-ICD 损毁[112]。

起搏器部分的介绍（附录 48-2 和框 48-3）同样适于任何具有抗心动过缓的 ICDs。许多 ICDs 无噪声转换功能（noise reversion behavior），因此 ESU 诱导的心室过度感知可能会导致依赖 ICDs 起搏的患者起搏停止。

术中或操作时植入式心脏复律除颤器的管理

ICDs 患者无须特殊监测。ICDs 关闭期间除了心电监测外，必须备有体外心脏复律或除器，且除颤器电极板应尽可能远地避开 PG 和导线系统。但应切记，要治疗的是患者，而非 ICDs。当使用磁体预防 ICD 设备放电，单纯移开磁铁可能无法产生即刻的抗心律失常作用。心动过速实际频率对照最低的治疗区间频率，以及程序化治疗措施延迟，可能导致治疗延期。在"术中或操作时起搏器的管理"部分对于 T-ICD 设备（S-ICD 设备此时没有持久起搏）的建议同样适用于此。

对于 ICDs 患者并无更好的特殊麻醉方法。该类患者大多数心肌收缩功能严重下降，心腔扩大并有严重瓣膜反流。选择麻醉时应该考虑这些基础疾病。关于麻醉药选择和除颤阈值（defibrillation threshold, DFT）变化的报道意见不一。1992 年，Gill 等在犬类的研究认为，与输注苯巴比妥相比，吸入氟烷或异氟烷都不会改变开胸除颤的 DFT[113]。然而，Weinbroum 等研究植入 ICD 患者除颤阈值时发现，氟烷、异氟烷和芬太尼可升高 DFT[114]。但 DFT 虽有升高，这种升高一般明显低 ICD 提供的最大输出功率，而且在一般实验条件下难以检测出来。

麻醉后植入式心脏复律除颤器的评估

术后必须对任何程序重置后拟进行干预措施的 ICDs 再次评估和开启，未重新开启 ICD 可导致患者死亡[115]。应明确回顾与清点所有事件。必须检查起搏参数（只对 T-ICD 设备），必要时重新设置程序。

特殊情况：心室辅助装置和临时起搏

大多数使用心室辅助装置（ventricular assist device，VAD）的患者也都在使用 T-ICD 设备。尽管这个主题超过了本章要介绍的内容，其中许多重要问题应当引起重视。第一，VAD 设备可以在 ICD 设备和程序人员之间造成干扰，会使装置无法快速修改参数[116] 以及可能迫使更换 T-ICD 设备[117]。目前对相关"工作条件"进行了一些假设，包括改变 LVAD 工作速度，在遥测杆外覆盖铁质器皿或者用金属材料对遥测杆进行包裹[116, 118]。将 T-ICD 设备放入一个装有 VAD 装置的患者体内或者将 VAD 设备放置到一个装有 CIED 的患者体内前，应当关注两种不同设备的兼容性。第二，在很多进行原位心脏移植的患者中，T-ICD 设备会通过程序化设置关闭，而经静脉的电极导线会在上腔静脉水平被剪断。不幸的是，任何经宇宙辐射或 EMI 重置的后续设备都将在所有 T-ICD 设备中恢复单层电击反应[49]，因此患者可能在上腔静脉处接受了高能量治疗，并可导致灾难性后果。

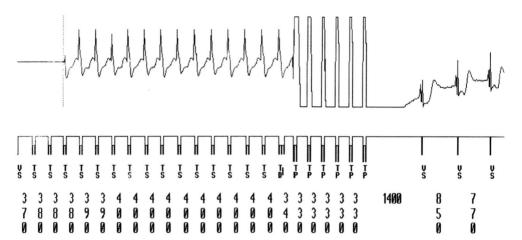

图 48-11 术前访视意外发现该患者有室性心动过速（ventricular tachycardia, VT）和抗心动过速起搏。该患者为 65 岁女性，8 个月前因 VT 而植入 Medtronic 单腔除颤器。植入 ICD 后未发作眩晕或晕厥。该装置术前问询时显示程控为 VVE-VVI，并且检测到一段 VT（心率 150～162 次／分）。ICD 以 182 次／分频率输出 6 次抗心动过速起搏，将 VT 转复为窦性心律。VT 终止后不需要辅助起搏。其中上图为 VT 发作期间 ICD 储存的数字化心室电记录。下图为标记通道，报告 ICD 对每次事件的解释。标记通道下方的数字表示间期（单位 ms）。间期除以 60 000 ms/min 可计算出心率。TD 表示开始治疗的最后事件，TS 表示 VD 区域的间期，TP 是一次抗心动过速起搏事件，VS 表示自主性室性去极化，其频率既不太快（短间期）也不太慢（长间期）。设置该装置为检测到 16 次连续的心室去极化且频率在 146～200 次／分之间为 VT，以 VT 最后一个 R-R 周期的 84% 的频率发出抗心动过速起搏刺激。该患者 VT 最后一个 R-R 间期为 400ms，因此该装置以 182 次／分的频率（间期为 330ms）发出抗心动过速起搏

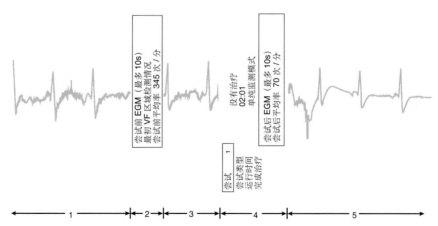

图 48-12 单极 ESU（如 "Bovie"）的电磁干扰能引起 ICD 检测到室颤（ventricular fibrillation, VF）。该电记录图（electrogram, EGM）为 4h 手术即将结束时 ICD 所储存的 73 次 "VF" 中的一次，注意术中应用了 ESU。该患者植入了 Guidant Medical ICD，其模式为 VOE-VVI。患者术前 ICD 设置为 "只监测" 模式。因此，ICD 虽可记录任何可触发治疗的室性心率失常，但实际上不能提供治疗。从左至右，分别为（1）EGM 显示的心室率 70 次／分，但其基线噪音大；（2）ICD 检测到心率为 345 次／分，提示出现 VF，此时 ICD 电容器充电；（3）ICD 程序转为 "电击前再次确认 VF"，此时心室率仍为 70 次／分，但基线受噪音干扰；（4）该噪音使 ICD 认为患者处于 VF，此时除非程控设置为 "只监测" 模式，ICD 通常应输出一次电击；（5）由于噪音停止（ESU 停用），ICD 提示完成了一次成功除颤

第二种特殊情况是临时起搏。临时起搏装置可用于对药物治疗反应不良的心动过缓、心动过缓导致的心肌梗死、心脏手术后的心率支持、将抗心动过速心律失常措施应用到心房或者心室内、作为放置永久起搏器的过渡措施，对于使用 CIED 设备期望使用较强 EMI 的起搏依赖者，对于潜在的灾难性后果，临时起搏可作为一种保护措施。起搏方式可以经食管、经静脉、经皮或是经心外膜。使用 CIED 设备的患者，放置临时起搏器时需要对 CIED 程序重置来进行临时起搏测试（例如阈值评估），这是因为如果临时起搏的能量无法使心肌去极化则可能对永久起搏产生抑制作用。为了预防临时起搏测试过程中不恰当的电击，或者准备经中心静脉通路进行操作时，T-ICD 设备必须关闭[112]。

经食管起搏的前提是完整的心房和房室结。因此经食管起搏对于有心房节律障碍（例如房颤）或存在明显房室传导阻滞的患者仍然是绝对禁忌的。这项技术需要一个特制食管探杆和发生器。起搏只能用 AOO 模式，这种模式通常比较安全，即便在自主心率超过程序设置心率时。此类起搏的典型波形通常为较大、负向的"尖锐波"，这种波形可能引起心电监测仪心率计数超过实际量，或被误认为是 QRS 波（图 48-9）。

经皮起搏通过将导电电极置于皮肤上来完成，最好是前后位。应遵循设备说明。只有心室起搏，没有心房传输可能无法实现适当的血流动力学支持。

根据所使用的导管、导线和起搏器类型不同，经静脉和经心外膜起搏可以是动脉、心室、AV 或 BiV 起搏。

起搏。经静脉起搏需要中心静脉通路，对于所有患者都应使用完全无菌防护技术，尤其是已经植入 CIED 的患者。可使用 3 种不同类型的经静脉导管：①尖端带气囊但不具备血流动力学检测通道的双极导管；②一种具有 1～2 个额外通道放置双极导线进入心房、右心室或两者兼有的肺动脉导管；③用于心房-RV 起搏的多电极肺动脉导管。经静脉和经心外膜起搏都需要电池驱动的体外发生器。对于只有心室内电极（无论是经静脉或经心外膜）的病例，因为使用 DDD 模式（缺少一个可用的心房内导线）起搏可能会促使 R-on-T 起搏后诱发 VT（图 48-13）[51]，所以临时起搏发生器的程序化设置都只能为 VVI 模式。结合 1 个 RV 电极使用 DDD 起搏模式（很多临时起搏器的工作模式）是一种常见操作方法，这种 R-on-T 现象比较难以理解，以至于在这种情况下发生 R-on-T 诱发 VT 被认为是"偶然"事件[119]。除更换模式外，一些双腔体外起搏发生器在进行参数设置时会在没有警示或要求确认的情况下从 VVI 模式切换到 DDD 模式起搏[52]。这种情况下，应当尽快停止临时起搏。

小　结

微电子技术的发展使复杂的起搏器和（或）自动心脏电复律除颤器已应用于所需要的患者。这些装置已不再仅是心脏维持在最小的频率（起搏功能）与最大的频率（ICD 功能）之间，目前正用于改善衰竭心

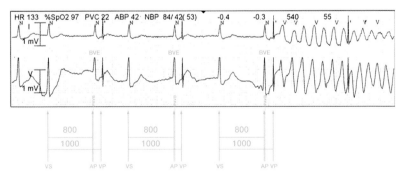

图 48-13　无心房电极 DDD 起搏会启动 R-on-T 起搏诱发的 VT。没有心房内电极的临时体外双腔起搏会产生严重的 R-on-T 波形表现，也会导致多形性 VT 的发生。这名患者接受了择期主动脉瓣置换加基底部修复术、3 支血管动脉旁路移植手术以及 8 小时前进行的一个部分 Maze 操作。他的基础心律为房颤。通过心电图 I 导联（上部）和 V5 导联（下部）进行监测。起搏器（PM）设置为 DDD 模式；起搏率为 60 次/分；AV 延迟为 200 ms，结果显示为 1 个 1000 ms 的 VV 循环长度和 1 个 800ms 的房室（VA）时间。AP 假设为心房的步调，BVE 是一个在心房后心室不应之后发生的空白心室事件，VP 是心室的步调，VS 假设为心室感应。当 VA 计时终止时，PM 可能释放了 1 个 AP。此时 PM 激发 1 个 20～36ms 的心房后心室不应期来预防任何源于 AP 的心室过度感应。结果是负面心室事件无法被感应到（BVE），导致 1 个 AP 200ms 后出现 1 个 VP。VP 落在复极化的易损期，因此启动 VT。ABP，动脉血压；HR，心率；NBP，无创动脉血压；PVC，期前收缩；SpO2，脉搏血氧饱和度（From Schulman PM, Stecker EC, Rozner M: R-on-T and cardiac arrest from dual-chamber pacing without an atrial lead, Heart Rhythm 9:970-973, 2012.）

脏的治疗。另外，随着可以改变心率或 AV 间隙的复杂的起搏算法的到来，以及允许偶发的 QRS 脱落事件，都能够模拟出一些可以用"浅麻醉"（增加的起搏心率）或起搏系统故障来进行解释的现象。对于这些症状的不当治疗可能导致，或者已经导致了对这些患者的损害，甚至死亡。

随着人口老龄化和治疗复杂疾病能力的提高，将有越来越多的患者植入起搏器或 ICDs，我们必须面对这种状况。临床上安全有效处理这些患者依赖于我们对该植入系统、其应用适应证以及围术期特殊要求的了解。

词 汇 表

Afib 抑制（Afib Suppression）——即之前的动态心房超速（dynamic atrial overdrive）。当出现自主心房活动时，程控频率增加功能使起搏器反应性地增加起搏频率。Afib 抑制功能在于增加心房起搏频率，使其刚好超过心房自主率，从而防止房颤[120]。麻醉前应关闭该功能，以防止快速起搏频率。它的存在和最大起搏心率应该在麻醉方案拟定前确定，这是因为提升起搏心率可能促进治疗，而治疗可能不会影响心率但可能对患者有害。术中应该考虑是否关闭这一功能，尤其是在脐水平以上应避免 EMI 的区域使用单极 ESU 的病例。

房室延迟（atrioventricular delay）——双腔起搏器检测（或触发）心房事件后心室起搏前的等待时间。当心率增加时，某些发生器会缩短该时间，称作频率适应性 AV 延迟（rate adaptive AV delay）或动态 AV 延迟（dynamic AV delay）。某些发生器程序设置为延长 AV 延迟时间以搜索心脏自身传导，称为搜索 AV 延迟（search AV delay）。当任何心房事件后紧跟自主心室活动，某些发生器通过程控延长 AV 延迟时间，称为 AV 延迟滞后（AV delay hysteresis）。自身房室结有传导的患者，感知的 AV 延迟稍长于体表心电图显示的 PR 间期（见融合搏动和假性融合搏动），这是因为心室感知电极放置在右心室尖部，只有当右心室激活后才能检测到该去极化（一般在房室结激活后 60ms 以上）。

自主频率（automatic rate）——见低限起搏频率（lower rate limit）。

双极起搏导线——一个电极含有两个导体。双极起搏所需的能量一般小于单极起搏，在模拟检测仪所产生的信号较小。双极感知不易发生感知过度，如肌肉信号或外界电磁场。即使双极起搏导线，大多

数起搏发生器能程控设置为单极模式（分别设置起搏与感知）。

心电图存储模式（electrogram storage mode，EGM mode）——以所设置的参数起搏（或监测）时被动地获得并内部储存心电图数据以备诊断分析。应用磁铁使程控进入 EGM 模式的起搏器不具有非同步起搏功能。

融合搏动（fusion beat，FB）——起搏器脉冲刚好在心室自主去极化前发出，导致 QRS 波形变化，常被误诊为未感知。融合搏动时，起搏刺激在房室结激活后发出，但在起搏器感知成分检测到起搏器诱导的去极化之前。这类似于 LGL 综合征或 WPW 综合征中所见到的心室去极化前。延长感知期间（例如增加 AV 延迟时间）能确定合适的感知功能。融合搏动可提示但并不能确定心室夺获。也参见假性融合搏动。

发生器（generator）——具有电源与回路的装置，以发生电脉冲传导至心脏。一般起搏发生器放置在胸部皮下，导线植入右心房、右心室或两侧都植入。自 1995 年以来，ICDs 也被批准植入胸部皮下。

滞后（hysteresis）——如果滞后功能开启，则自主心率必须低于起搏器频率时发生器才开始起搏，某些起搏器周期性地降低起搏频率，以搜索自主心率的恢复（称为"搜索滞后"）。这些功能开启时能模拟起搏器功能障碍。

植入式心脏复律除颤器模拟（implantable cardioverter-defibrillator mode）——电击心腔的设计，抗心动过速起搏的起搏心腔，心动过速检测的方法以及心动过缓治疗的起搏心腔。表 48-4 列出 NASPE/BPEG 制定的全称 ICD 代码。

低限起搏频率（lower rate limit，LRL）——起搏器开始起搏的最低可耐受的规律性频率。起搏器将此值转换成最大可接受的 R-R 间期并在此间期结束的时候释放一个起搏脉冲。双腔起搏装置去除 AV 延迟来决定从一个心室事件到所期望的心房事件之间的最大可接受间隔。

模式转换（mode switch）——在双腔系统（AV）中，一些设计可以在心房率增高（房颤、房扑或心动过速）时通过临时切换到 DDI（R）/VVI（R）模式（不同厂家模式不同）限制心室起搏。不同的厂家和程序设计，决定了不同的模式切换感知频率、高频率追踪（模式切换前）的持续时间，以及因为高心房率结束后起搏模式变回双腔跟踪模式。在心率很高的情况下移除磁铁经常会引起短暂的心室跟踪心率上限进行起搏，直到起搏模式切换后终

止。EMI 也会引起不当的模式切换而发生因心房血液转运减少相关的血流动力学不稳定。

感知过度 (oversensing) ——装置检测到不希望有的信号，并将之认为心脏活动。心室感知过度能导致心室停顿（起搏或 ICD）或不当的抗心动过速治疗 (ICD)。心房感知过度会导致在使用 DDD 或 VDD 装置时发生不当的高起搏心室率。这些室性收缩是在没有真正心房收缩的情况下发生的，并且可能由血流动力学的妥协效应引起。

起搏模式 (pacing mode) ——起搏心腔设计、感知心腔、感知反应、频率应答性以及起搏系统的多点功能。表 48-2 列出 NASPE/BPEG 制定的起搏器全称代码。

程控频率 (programmed rate) ——见低限起搏频率。

假性融合搏动 (pseudofusion beat，PFB) ——起搏器脉冲刚好在自主去极化之后发出，而心电图 QRS 波形无变化。PFBs 常被误诊为感知不足，这是由于相对于去极化波阵面的感知电极位置所造成的。通过延长感知间期 [即降低程控频率（心房融合搏动）或延长 AV 延迟（心室融合搏动）] 即能确定感知功能适当。PFB 不能用于确定电刺激夺获。

频率增强 (rate enhancements) ——该特点包括频率适应性 AV 延迟（缩短 AV 延迟伴心率增快）；AV 搜索滞后（增加或缩短 AV 延迟时间，引起 AV 自主传导）；房颤抑制（也称为动态心房超速，即在自主心房去极化的基础上增加低限频率，以产生较稳定的持续性心房搏动，但起搏频率略高于患者自主频率）；频率平稳（由于自主活动而限制起搏频率的变化，能程控升高与降低频率的限制）；睡眠频率 [见睡眠频率（sleep rate）]；心室频率调节（类似于频率平稳，但只用于防止房颤）；滞后 [见滞后（hysteresis）]。上述每一项增强功能都能引起心脏起搏和起搏失败，能被误认为起搏器功能障碍，应当考虑在实施任何麻醉方案前将这些增强功能均关闭。

频率调整 (rate modulation) ——患者活动时，发生器能感知患者需要而反应性地增加起搏频率。机制包括发生器内具有检测运动而反应性地增加起搏频率。机制包括发生器内具有检测运动或振动的机械性传感器电子监测 QT 间期（运动期缩短）、经胸阻抗测定呼吸的变化、中心静脉血温度或氧饱和度传感器（见表 48-3）。现在某些发生器具有多种传感器。频率调整系统确定的起搏频率称为传感器指示频率（sensor indicated rate）。

休息频率 (rest rate) ——低于程序控制频率的频率，患者处于静息状态下（由运动探头感知）的某些特定周期（根据厂家设定）后由起搏装置激活。

传感器指示频率 (sensor indicated rate) ——起搏频率由频率应答模式起搏器中的传感器所决定。

睡眠频率 (sleep rate) ——亦称周期频率，指在程控的"夜晚时间"期间起搏发生器的起搏频率（低于设定的频率）。在启用这项功能的过程中进行了跨越时区的旅行则可能出现不适应的反应。

感知不足 (undersensing) ——未能检测到心脏活动。

单极起搏导线 (unipolar lead) ——一个电极只有一个导体。某些具有双极导线的起搏器可程控为单极导线模式。在心电图上，单极导线系统所产生的起搏刺激明显大于双极导线。单极导线系统利用发生器作为第二电极。单极起搏或感应模式不能在 ICD 装置中进行程序化控制。

上限感应频率 (upper sensor rate，USR) ——亦称上限活动频率（upper activity rate，UAR），频率调整起搏器的最大起搏频率。双腔模式中的 USR 并不受 UTR 的影响，因此 USR 激活时，起搏器起搏的是心房。

上限追踪频率 (upper tracking rate，UTR) ——在双腔（AV）起搏系统中，不考虑心房率的情况下心室能起搏的最大频率。当心房率超过这个频率，可观察到的 AV 延迟将变长，并且出现 QRS 波脱落，与这种现象类似的情况也可在 Wenckebach 节律中见到。

参 考 文 献

见本书所附光盘。

附录 48-1　心脏脉冲发生器公司电话号码*

AM Pacemaker Corp. (Guidant Medical)	800-227-3422	Diag/Medcor (St. Jude Medical)	800-722-3774
Angeion (Sorin)	**800-352-6466**	Edwards Pacemaker Systems (Medtronic)	800-325-2518
Arco Medical (Boston Scientific)	800-227-3422	**ELA Medical** (Sorin)	800-352-6466
Biotronik	**800-547-0394**	**Intermedics** **(Boston Scientific)**	**800-227-3422**
Boston Scientific	**800-227-3422**	**Medtronic**	**800-505-4636**
Cardiac Control Systems	未知	**Pacesetter** **(St. Jude Medical)**	**800-722-3774**
Cardio Pace Medical, Inc. (Novacon)	未知	Siemans-Elema (St. Jude Medical)	800-722-3774
Cardiac Pacemakers, Inc.: **CPI** **(Boston Scientific)**	**800-227-3422**	**Sorin** **Telectronics Pacing** **(St. Jude Medical)**	800-352-6466 **800-722-3774**
Coratomic (Biocontrol Technology)	未知	**Ventritex** **(St. Jude Medical)**	**800-722-3774**
Cordis Corporation (St. Jude Medical)	800-722-3774	Vitatron (Medtronic)	800-328-2518

* 粗体显示的公司既销售起搏器还销售植入式心脏复律除颤器

附录 48-2　麻醉前脉冲发生器的评估*

确定发生器植入的适应证以及最早植入时间 辨别电极导线数量与类型 确定患者自主心率和节律（如可能） 确定发生器最后一次测试时间与电池状态 查明发生器事件史（如可能） 查明目前发生器程控设置，包括模式、频率以及频率增加功能 确保起搏器的电刺激能转变为心肌机械收缩，并具有足够的	起搏安全性界限 确保起搏器具有足够的感知安全界限（假如出现心脏自主事件） 假如有应用磁铁的指征，确保开启磁铁检测功能（应记录磁铁反应和频率） 确保发生器是否需要重新程控，这取决于患者是否起搏依赖、手术类型与部位、增加心率的需要等

* 麻醉前起搏器评估应包括装置的咨询。以上所述可能需要心内科医师或起搏器服务系统的帮助。对于 ICDs，所谓"发生器事件"包括抗心动过速治疗史

第49章　神经学监测

Christoph N. Seubert • Michael E. Mahla

何星颖 译　袁红斌 审校

要　点

- 术中神经学监测有四项主要原则：
  - 必须监测外科手术可能损伤的神经通路。
  - 监护仪必须提供可信的和可重复的资料。
  - 如果监测发现有神经通路损伤的证据，应该采取相应的处理措施。
  - 如果神经学监测发现变化，即使没有相应的处理措施，这些变化仍可能具有判断预后的价值。这种情况下，早期监测患者可能发生神经损伤的直接价值较有限。
- 评估神经学监测方法效果的随机前瞻性研究寥寥无几。
- 在可能损伤神经系统的高危手术过程中，麻醉医师通过维持患者良好的生理稳态和平稳的麻醉深度，可以改善神经性监测的效果。
- 基于临床经验和一些非随机性研究的结果，神经学监测可有四种实践方式：
  - 多数医学中心推荐对某些手术进行神经学监测。
  - 某些医学中心对特定手术常规应用神经学监测，但另一些医学中心并未应用。
  - 某些手术中没有明确临床经验或证据表明神经学监测有临床意义。
  - 在一些特定手术中，神经学监测仅选择性地应用于那些术中可能出现神经损伤的高危患者。
- 外科医师、麻醉医师和神经内科医师之间的良好沟通，对于神经学监测的合理应用非常重要。

　　患者麻醉手术过程中的神经学监测范畴很广，涉及多样技术、多种手术以及诸多术中甚至术后环节。监测技术主要包括两大类：①评估神经系统代谢完整性的技术，包括整体或局部血流或氧合；②评估功能完整性的技术，同样也包括关注神经系统整体或是特殊解剖部位组成。

　　神经学监测的操作和设置通常都有一个共同特点，监测到的参数变化可通过改变手术操作或者通过麻醉医师调控多种影响因素而得到纠正或将变化产生的影响最小化。神经学监测的应用范围很广，从一些由神经学监测直接指导的手术操作，如颅内肿瘤手术中运动区的定位或清醒开颅手术，到一些术中可能损伤神经系统功能的高危手术。

　　许多需要进行神经学监测的手术，其手术解剖部位常与麻醉药物的作用位点重叠。麻醉医师和外科医师不仅需要认识到单一监测技术固有的局限性，而且要考虑到一些非手术因素的影响。理想的监测方法应该能够预测到这些非手术因素，通过一些办法筛选以帮助区别是局部手术损害还是全身损伤。

　　对某些手术操作而言，神经学监测是医疗诊疗质量的标志，并且预后资料支持其常规应用，例如脊柱侧弯矫正和前庭神经鞘瘤切除术。大多数情况下，使用何种监测方法主要取决于各单位常规和对手术的预期。在后一种情况，监测效果取决于下列因素：①麻醉医师、外科医师和术中监护团队对监测手段优缺点的充分了解；②良好的沟通；③相互合作，从而能够及时纠正一些变化的信号或避免一些干扰手术的错误报警。

本章首先独立介绍各种监测模式，使临床医生了解各模式的优缺点。其次介绍如何在不同的手术中选用合适的监测方法，并将各种方法组合应用以改善患者预后。最后，本章将总结神经学监测的益处，以及将来需要重点关注的领域以界定神经学监测的特殊适应证。

监测模式

神经系统血流量监测

监测脑血流量（cerebral blood flow，CBF）主要有两种方法。第一种方法是直接评估脑血流，其原理是假设正常脑血流量足以满足脑代谢所需。第二种方法是评估局部或全身氧供，其原理是假设测定位点的正常值代表中枢神经系统灌注充分。然而，上述假设都有其局限性，我们将根据患者疾病过程中全脑或半脑 CBF 的变化情况举例说明。

正常大脑半球 CBF 大约 50ml/（100g·min），表明有充分的氧供维持大脑结构完整性和功能。如果低于 20～25ml/（100g·min），首先伴有大脑功能衰竭，进一步降低会引起大脑结构破坏[1]。疾病进展和麻醉药物都会影响神经外科手术患者神经系统结构完整性和功能，从而影响所测得 CBF 的意义。CBF 为 40ml/（100g·min）对于动静脉血管畸形切除术后应用巴比妥类药物使其昏迷的患者而言意味着脑充血（因为此时脑代谢需求很低）；而同样的 CBF 对于大面积脑损伤患者则说明了颅内压增高导致脑灌注压有轻度下降。因此，需要结合具体临床情况综合判断监测值的异常。

全脑血流监测技术（无创）

血管示踪化合物　这种方法最早由 Kety 和 Schmidt[2] 提出，通过测定一种无内在活性示踪化合物在血管内洗入或洗出的速率，或根据两者的动力学变化来直接推算 CBF。应用最广的测量技术包括给予患者放射性同位素氙-133（133Xe），再通过放置在特定脑区的伽马探测器测定血管洗出的放射活性大小。这种方法能够根据探测器放置的数目，提供 4cm 的空间分辨率。对于正常脑组织，不同深度的血流不一样，这可能是因为早期洗出的往往代表来自高灌注的大脑皮质灰质，而后期洗出的则来自低灌注的深层白质。

这种方法的缺点是患者暴露于放射性元素，还需要额外放置可能比较笨重的探测器设备，可能会干扰到颅内手术操作时手术本身。因为局部区域周围足够血流而可能遗漏局灶性低灌注区域，这种现象称为"视而不见"[3]。尽管有上述缺点，一些较大的医院还是在颈动脉内膜剥除术等手术中采用 133Xe 同位素洗出测定法[4-8]。此外，还可以利用在神经影像时血管内造影剂的平均通过时间不同测定局部 CBF 或利用双指示剂技术监测整体 CBF[7-9]。所有这些方法都共有的局限性是只能测定瞬间的 CBF，而不能连续监测。

经颅多普勒超声监测　经颅多普勒超声技术（Transcranial Doppler，TCD）是通过测定脑内大动脉的血流速度来推算 CBF。麻醉医师如果接触过超声心动图，则比较容易掌握这种技术。TCD 探头发出的声波脉冲经较薄的颞骨传导，当这些声波遇到红细胞时会被反射。因为血细胞对探头的往返运动使反射的声波速度不断变化。这就是"多普勒漂移"现象，该现象与血细胞的流速和方向直接相关。血流在心脏收缩以及位于血管轴心位置时速度会加快，而在心脏舒张以及靠近血管壁时速度会减慢。TCD 可以建立一个流速谱，类似于动脉波形描记图。彩图 49-1 详细解释了这个概念。

TCD 常用于术中连续监测大脑中动脉，观察血流速度是否有显著变化或出现微小栓子。TCD 作为一种应用广泛的诊断技术，还能对大脑前动脉、前交通动脉以及大脑后动脉、后交通动脉等进行监测，均通过颞骨窗进行。TCD 还能经枕骨大孔进行基底动脉（探头位于颈后）、眼动脉（探头位于眼睑闭合处）和颈内动脉（探头位于靠近下颌角的位置）的监测。TCD 的主要局限在于大部分监测需要通过颞骨完成，10%～20% 患者可能因为颞骨的厚度影响检查的可靠性[10-11]。

尽管没有最终证实，TCD 测定的 CBF 速度与 CBF 直接相关必须满足直观和可信两个假设。首先，当测定流速的动脉直径和多普勒探头的角度保持不变时，血流速度才与血流量呈直接相关。但是实际上很难做到探头角度稳定不变以防止监测时移位或运动。第二种假设认为大脑基底动脉的血流量和大脑皮质的血流量直接相关。因为 TCD 监测主要通过大脑中动脉来完成，如果来自大脑前动脉和大脑后动脉区域的软脑膜络脉的血流充足，这种假设可能就不成立。尽管这两个假设限制了 TCD 成像作为标准 CBF 监测，但在具有代表性的应用实例中流速的改变足以提供有用的临床信息（参考下文）。

但更重要的是 TCD 超声是唯一能连续监测神经功能的技术，可对过度灌注提供早期预警，还可以监测手术不同阶段流向大脑的栓子数量。因为栓子

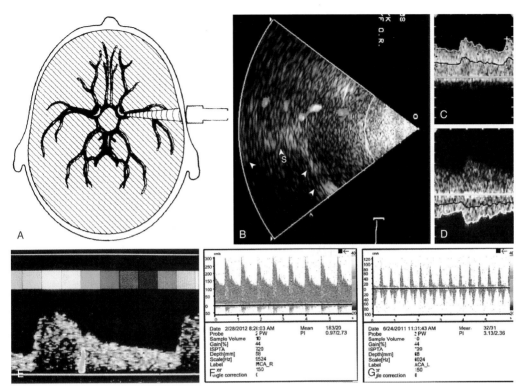

彩图 49-1　A. TCD 通过较薄的颞骨探测脑内动脉声波。B. 使用探头成像技术，可以看见一些颅内结构，如大脑脚（白色箭头）或鞍区（标记 "S" 的白色箭头）。多普勒信号来自大脑右中动脉、右前动脉和左前动脉。C. 大脑中央动脉的正常多普勒图谱。D. 颈内动脉的终末分支进入大脑中央动脉（血流朝向探头）和大脑前动脉（血流远离探头）的多普勒图谱。如果按照图 A 所示放置传感器，可以得到流动的信号。E-G. 三种多普勒临床应用的示例。E. 栓子是高回声波并显示为高强度瞬间信号（HITS），可发出短促的哗哗或唧唧声报警信号。F. 动脉瘤蛛网膜下腔出血患者，大脑中动脉严重痉挛的多普勒图谱（与图 C 比较）。G. 颅内循环障碍的多普勒图谱，主要显示为收缩期血液流入和舒张期血液回流

的高回声性，其在 TCD 谱上显示为高密度瞬时信号（HITSs）（彩图 49-1），在多普勒超声背景中很容易发现短暂的哗哗声或唧唧声信号。

颈静脉球血氧饱和度　通过监测脏器流出的混合静脉血氧饱和度能推算出脏器的摄氧程度。就大脑而言，测定颈静脉球静脉血氧饱和度（jugular bulb venous oxygen saturation，SjVO$_2$）反映了大脑的摄氧程度，代表脑氧供需之间的平衡。为监测颈静脉球静脉血氧饱和度，在透视引导下将光纤导管经颈内静脉逆行置入颈静脉球。光纤束发射近红外光源，然后记录反射回导管的光源，这种技术称之为 "反射式血氧测量法"。因为近红外光能在组织中传播数厘米，而且大多被血红蛋白吸收，因此可测定周围组织的血氧饱和度（即颈静脉血）。正确置管对减少颅外静脉血的不当混合至关重要。为减少并发症风险，通常仅行单侧监测。

这项技术的一些理论局限性可能会影响对 SjVO$_2$ 数值和趋势的正确解读。虽然几乎全脑血液都会经过颈静脉回流，但由于颅内静脉血液不能充分混合，左侧和右侧测量值可能会存在差异。来自皮质的静脉血通常经优势颈内静脉（大多数患者通常是右侧）回流，而皮质下区域的静脉血会经对侧颈静脉回流[12]。尽管存在脑区差异，SjVO$_2$ 仍可作为一种重要的监测大脑整体氧合的指标，大脑局部灌注不足导致 SjVO$_2$ 低于正常范围（55%～75%）。因为 SjVO$_2$ 代表大脑氧供和氧需之间的平衡，须结合临床情况来解释 SjVO$_2$ 的绝对值。

脑氧测定　与 SjvO$_2$ 监测类似，脑氧测定是一种无创技术，主要使用反射式血氧计测量法来测定传感器下方脑组织的血氧饱和度。通常将两个传感器放置在前额的两侧，光源不仅通过部分前脑，还要穿过上方的头骨和头皮。这个方法的问题在于容易发生颅外

血源性信号干扰而影响脑血氧的测量。通过调整传感二极管离传感器光源的位置，以及修正血氧计的运算法或许可部分解决这个问题[13-14]。

静脉血占整个大脑血容量的 2/3 ~ 4/5，因此脑氧测定主要是监测大脑局部的静脉血氧饱和度[15]。可以预见，发生脑缺血时，脑血氧的值会因为脑组织摄氧量增加而降低，变化早于大脑功能障碍或永久性神经损伤。因为这个方法相对简单易行，且医生们对体循环混合静脉血氧饱和度下降的治疗程序相对熟悉，因此在那些可能出现脑血管血流量减少的手术中应用脑氧饱和度监测已经成为一种趋势。然而，脑氧饱和度监测法还存在一些明显的局限性，第一，全脑灌注充足与否是通过大脑额极的数据推断而来，可能不够精确；第二，目前还缺少脑氧饱和度的正常标准值或预期变化范围，但通过术前就使用传感器并结合一些神经功能的基线检查使得这个方法开始逐渐推广起来。

举例来说，100 例行颈动脉内膜剥除术的患者，大脑氧饱和度监测显示 CBF 不充足（表现为脑氧饱和度低于测量下限的 20%）时，患者并未出现临床症状[16]。监测的假阳性率达 66.7%，提示脑组织在发生功能障碍之前可能会增加摄氧量。真正的问题是大部分患者局部脑氧饱和度的合适下限并不明确[17]。不同患者之间差别可以很大，此外，麻醉药物也会影响大脑代谢功能，使结果的分析更为复杂。

组织水平血流量监测技术（有创）

脑组织水平的监测是一种概念上的有创性监测。当前临床或科研工作中主要是通过头颅钻孔安放监测装置，延至白质或脑室系统，常常需要螺钉来固定仪器。放置过程中引起出血、感染或缺血风险均为 1% ~ 2%[18]。第二个共同特点是空间分辨率有限（即每个监测探头只监测探头周围有限的区域）。当最初开发这些监测仪时，因为有限的空间分辨率，最佳放置位置并不明确。今天，随着继发性神经损伤对最终预后的影响越来越被重视，组织水平的监测最好放置在关注的交界区或易损脑区的形态功能正常组织中[19-21]。蛛网膜下腔出血时，在动脉瘤动脉供血的脑组织中放置血流探测仪能尽可能早期发现血管痉挛，但这一效果并不能得到保证。

目前有 2 种组织水平的血流监测仪经充分调试并将在临床广泛应用。它们代表了评估血流是否充分的两种主要模式：通过热扩散监测仪评估 CBF，以及通过组织氧分压（PO₂）来评估氧供。

热扩散脑血流量监测　热扩散 CBF 监测的理论依

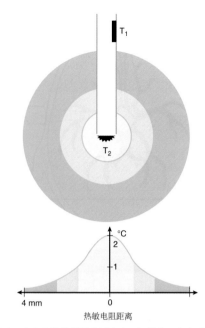

图 49-2　脑血流的热扩散监测方法。探针放置在皮质下白质区。包括两个热敏电阻，T_1 测量大脑温度（负极，放置在正极热敏电阻影响范围之外）。T_2 加热到温度超过大脑温度 2℃（正极），维持这一温差所需的能量与脑血流量直接相关

据是热量在组织中的扩散率取决于组织的热传导特性和该区域血流量。因为组织的热传导特性恒定，热扩散的变化就能反映血流量的变化，并且能用 CBF 的常规单位 ml/（100g·min）来定量表示。实际应用时，探针由细导管组成，其带有两个间距 5mm 的热敏电阻（图 49-2）。探针插入后，2 个热敏电阻都位于皮质下白质。近端（负极）热敏电阻测量大脑温度，而远端（正极）热敏电阻设定的温度要比近端热敏电阻测得的温度高 2℃。维持 2℃温差所需的能量与 CBF 量直接相关。

根据对脑损伤患者氙气计算机断层扫描（CT）对比，该技术的短期性能可靠，并且在绵羊高碳酸血症、过度通气和心脏停搏模型中，该技术可以测定大范围的 CBF[22]。但在临床连续测量过程中，探针有时会发生漂移，需要定期进行校准[23]。为了避免热源性脑损伤，一旦负极热敏电阻测得脑温达到 39.1℃，仪器就会自动停止工作。因为发热是常见并发症，尤其在严重脑部疾病患者中，发热期间不能进行监测是此技术真正的局限性。

脑组织氧分压监测　局部监测组织 PO_2 是基于最早由 Clark 提出的氧敏感电极[24]。氧分子通过氧通透性

摸扩散至电解质溶液中产生的电流和 PO_2 成比例。目前可用的电极导管能长时间持续稳定地记录信号。与局部 CBF 探针相似，其也是安放在大脑皮质下白质。

脑组织氧分压（brain tissue oxygen levels，$P_{Br}O_2$）的大部分数据来自于对脑外伤患者的研究。与稳定的氙气 CT 评估 CBF 相比，此方法监测的 $P_{Br}O_2$ 与 CBF 之间有着良好的相关性[25-26]。同样，脑外伤后 $P_{Br}O_2$ 水平的变化时程与 CBF 变化很相似[27-28]。对这一监测方法主要争执在于 $P_{Br}O_2$ 值受动脉氧分压（PaO_2）影响，有人认为这种监测仪只不过是显示患者通气质量的精密设备而已。增加吸入氧浓度（FiO_2）能提高 $P_{Br}O_2$ 的临床观察支持了上述观点，但也可能过度简单化了这一问题[29]。同时微渗析研究显示，增加 FiO_2 不仅能提高 $P_{Br}O_2$，还能降低组织乳酸水平，这些结果提示了脑组织自身的代谢环境的真正改善[30-31]。

神经系统功能监测

最常用的神经系统功能监测方法包括脑电图（electroencephalogram, EEG）、感觉诱发反应（sensory evoked responses, SER）、运动诱发反应（motor evoked responses, MEP）和肌电图（electromyogram, EMG）等。EEG 记录大脑皮质锥体细胞自发产生的兴奋性和抑制性突触后电位的总和。EEG 信号非常微弱，每个电极记录的仅仅是电极下方神经元直接产生的信号。围术期 EEG 监测通常是为了下述四个目的中一个以上。首先，EEG 可帮助明确手术、麻醉引起 CBF 减少或脑组织牵拉时大脑皮质的血流是否不足。其次，当需要减少 CBF 和血容量时，EEG 用于指导预期的 CBF 下降或治疗颅内高压时麻醉引起的脑代谢下降。再次，EEG 可用来预测脑损伤之后的神经系统预后情况。最后，EEG 还可用来监测全麻患者的麻醉深度（见第 50 章）。

EEG 的不同模式与正常或病理状态下的大脑皮质状态密切相关。EEG 能精确区分清醒、不清醒、癫痫活动、睡眠分期和昏迷状态。当麻醉方法没有显著改变时，EEG 也能精确地发现大脑氧供不足（由低氧血症或缺血所致）。通过使用高速计算机化 EEG 分析和统计学方法，现已成功建立了对从清醒到深麻醉这一连续的 EEG 模式的准确解读。此外，计算机技术的发展，能对 EEG 采集的信号进行高速分析，更适用于为手术或麻醉目的进行连续脑电趋势监测。

诱发电位是一种感觉或运动刺激引发的电活动反应。测定诱发电位可以沿相关神经系统通路进行多个位点测定。通常，诱发电位反应弱于附近组织（如肌肉和脑）产生的其他电活动，所以可能被这些生物信号所掩盖。如测定 SERs 时，需要重复采样并用复杂的电子总和和平均技术，以便从背景生物信号中分辨出所需的诱发电位信号。运动诱发电位通常较强，不需要进行平均处理。

迄今为止，SERs 是围术期最常用的诱发电位监测。自 20 世纪 90 年代起，已有很多实验研究使用术中运动诱发电位（MEP）这一监测。尽管 MEP 并未得到常规应用，但仍在不断发展。SER 有三种基本类型：体感诱发电位（somatosensory-evoked potentials, SSEP）、脑干听觉诱发电位（brainstem auditory-evoked potentials, BAEP）和视觉诱发电位（visual-evoked potentials, VEP）。

SSEP 是通过电刺激外周神经（或偶尔脑神经）产生的。刺激外周神经时，可以在被刺激神经近端、脊髓和脑皮质记录到反应，由此评估外周神经、脊髓背角和后束、一小部分脑干、丘脑腹后外侧核、丘脑皮质辐射，以及一小部分感觉皮质的功能。BAEP 是给予外耳道一系列快速、响亮的滴答声刺激产生的，通过头皮电极记录反应，但也可以直接在听觉结构和神经上记录，但这种方法是有创的。BAEP 可用于评估听觉器官本身、第八对脑神经、耳蜗神经核、一小部分脑干、下丘脑和听觉皮质的功能。VEP 是通过闪光刺激视网膜产生的，在头皮上放置电极可记录反应，评估视觉通路从视神经到枕叶皮质的功能。

MEP 最常见的是通过经颅一系列电刺激产生的，沿脊髓、外周神经和相关神经支配的肌肉等多处记录诱发反应。电刺激激活运动神经束也可以使用于相应的脊髓水平，但这种方法具有争议性（见下文）。其最好的结果是感觉和运动的混合诱发电位，最差的结果只有感觉诱发电位。MEP 评估经内囊、脑干、脊髓、外周神经，最终到肌肉本身这条下行运动通路的完整性。某些脑瘫患者能记录到 MEPs，这表明从 MEPs 中并不能推断运动皮质正常功能的完整性。

脑电图（Electroencephalogram，EEG）

未经处理的基础 EEG 概念　EEG 反映的是大脑皮质灰质兴奋性和抑制性突触后电位的总和。由于 EEG 是由突触后电位产生的，明显小于神经纤维或心肌细胞上记录的动作电位，因此放置电极时应十分小心，务必使电极与皮肤紧密接触，避免明显信号丢失。尤其靠近手术消毒区域时，可选择使用皮下电极探针。电极直接放置在大脑表面时，电极和所测试区域被电解质液体所包围，阻抗最小。

EEG 电极常常可根据表面头颅解剖同脑皮质区域

相对应的映射系统进行放置。记录电极的放置模式称为蒙太奇（montage）。使用标准记录蒙太奇方式放置电极，可对脑产生的信号进行解剖定位，将 EEG 模式标准化，以比较不同时间点的数据。标准 EEG"图谱"称为 10-20 电极放置系统（图 49-3）。这个系统电极是对称排列的，从鼻根到枕外隆突，从齿状线到双侧颞下颌关节。在 10% 或 20% 距离的基础上，根据距离中线的远近将记录电极系统地放置在额叶（F）、顶叶（P）、颞叶（T）和枕叶（O）。左侧电极命名用奇数，右侧用偶数。电极编号数字的增加表示离开中

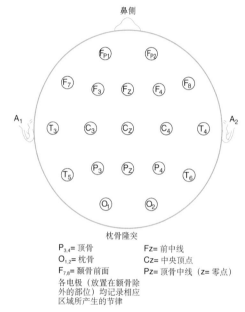

P₃,₄=顶骨　　　　　　　　Fz=前中线
O₁,₂=枕骨　　　　　　　　Cz=中央顶点
F₇,₈=颞骨前面　　　　　　Pz=顶骨中线（z= 零点）
各电极（放置在额骨除外的部位）均记录相应区域所产生的节律

图 49-3　国际 EEG 和感觉诱发电位记录电极安放位置 10-20 系统 *(From Hughes JR: EEG in clinical practice, ed 2, Newton, Mass, 1994, Butterworth-Heinemann.)*

线距离的增加。中线电极命名为小写 z。标准诊断性 EEG 至少使用 16 导联[32]，但术中监测可选用 1～32 之间的单独导联。

术中 EEG 监测常用头皮电极记录。也可将电极放置于大脑表面（皮质 EEG 描记法），或将微电极放置在皮质下记录单个神经元的活动（如帕金森病手术时）[33-34]。描述 EEG 信号有三种基本参数：振幅、频率和时间。振幅是记录信号的大小或电压，范围在 5～500μV（心电图信号是 1～2mV）。随着年龄的增长，神经元会不可逆地死亡，因而 EEG 振幅会降低。频率可理解为每秒信号振荡或通过零电位的次数。时间就是信号采样的时期，对于标准 EEG，它是持续和实时的；但对于处理后 EEG，它是采样片段（见下文）。

正常脑电图　每个人正常 EEG 的波形都不同，但在精确区分正常和异常 EEG 方面高度一致。清醒患者显示为 β 波（>13Hz），在觉醒大脑所有区域都可以记录到这种高频率和低振幅的信号。闭上眼睛，就会出现振幅更高的 α 波（8～13Hz），枕部区域最明显（图 49-4）。闭眼静息 EEG 模式作为清醒的基础波形，用于与麻醉后的 EEG 进行对照。当大脑产生更高频率和更高幅度的波形时称为脑电激活，当产生较低频率的波形（θ=4～7Hz，δ<4Hz）时称为脑电抑制。患者睡眠时在多次出现所有频率的波形。当深度自然睡眠时出现较低频的"睡眠纺锤波"（图 49-5），但是浅睡眠或快速动眼睡眠期（REM），EEG 被激活，眼肌的肌电图出现在 EEG 内。

在清醒或睡眠患者的正常 EEG 中，大脑两个半球相应的电极记录的图形是对称的。根据患者的临床情况可以预测脑电模式，也没有（癫痫样）棘波。大多数情况下，清醒和麻醉状态下患者的正常 EEG 模式与

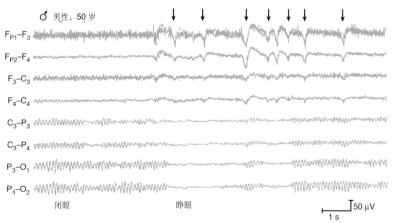

♂ 男性，50 岁

F_{P1}–F_3

F_{P2}–F_4

F_3–C_3

F_4–C_4

C_3–P_3

C_3–P_4

P_3–O_1

P_4–O_2

闭眼　　　　　睁眼

50 μV
1 s

图 49-4　眼睛睁开和闭合时可见 α 波的消失和复现。大棘波（箭头所指）是眨眼时肌肉活动的干扰，最多见于前额电极（F 电极）

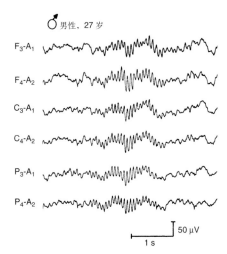

♂男性，27 岁

图 49-5 图中间显示的是正常睡眠时特征性的纺锤形波

其正常脑功能相关。

异常脑电图 异常脑电图的一般特征包括大脑两个半球相应电极记录的脑电频率、幅度或两者都有的不对称；或在正常记录时，脑电幅度和频率的模式与预计不符。这些异常模式反映了相应脑解剖结构和代谢的异常。肿瘤、癫痫、脑缺血或脑梗死时可出现脑电局部不对称。癫痫可能记录到高电压棘波和慢波，而脑缺血首先表现为慢而电压不变的波。随着缺血加重，频率进一步减慢，电压也下降。影响全脑的因素可能使脑电信号产生对称性的异常。尽管临床情况下有时很困难，识别全脑的病理性异常脑电信号至关重要。麻醉药物导致的正常脑电改变，与缺血或低氧血症引发的病理性脑电变化非常相似。临床应用 EEG 监测神经系统时，麻醉技术的控制非常重要。

经处理过的脑电图概念 分析标准原始 EEG 描记是一门科学和艺术。直到 1875 年，EEG 描记才用于围术期监测，该技术基于工作人员对基线的记忆以及捕捉 EEG 显著变化的经验。这种量化方法使用简单，因为波形不能以一定时间范围内的数学模型来描述，使得这些信息缺乏实用价值。如今，计算机硬件的速度和容量有了很大提高，使实时信号分析成为可能，从而使该技术得到常规使用。

将原始脑电活动转化为处理后的脑电信息也有很大限制。首先，许多时候伪波会根据所需的信号处理，从而使事实并不正确的 EEG 显示为完美可信的处理波形。其次，标准 16 导联 EEG 提供的信息超过了

大多数 EEG 监护仪的分析和显示能力，可能也超过了常规术中监测的需要。麻醉医师使用的大多数 EEG 仪使用 4 个或更少的导联信息，即每个大脑半球最多 2 个导联。EEG 分析仪监测的大脑范围较标准 16 导联 EEG 少。最后，术中脑电变化有些是单侧的（如颈动脉夹闭引起的局部脑缺血），有些是双侧的（如给一次麻醉药剂量引起的脑电抑制）。为了区分单侧或双侧脑电变化，有必要显示两侧大脑半球的活动，需要安放合适的导联数目。大多数证明术中 EEG 有效性的早期研究是由经验丰富的 EEG 分析人员连续目测观察 16～32 导联模拟 EEG[35-36] 来完成，这种监测被认为是金标准。只要电极正确安放在血供的分水岭区域，颈动脉术中使用 2～4 个导联的处理后 EEG 监测足以发现大多数重要的变化，虽然数据有限，但还没有足够多的有关较少导联 EEG 和金标准 EEG 在术中或其他方面应用的对比研究[37-38]。

设备 术中 EEG 处理通常是对一段原始 EEG 进行功率分析，也称为时段（epoch，见第 50 章）。功率分析将数字化原始 EEG 信号应用傅立叶转化为可显示频率和幅度的正弦波。原始 EEG 资料显示的是时间对应的电压变化，被转化为以时间对应的频率和幅度变化。许多市售 EEG 分析仪显示频率和时间产生的功率（即电压或幅度方波）。这些监测显示的数据有两种形式，压缩频谱（compressed spectral array，CSA）和密度频谱（density spectral array，DSA）。压缩频谱中 x 轴显示频率，y 轴为功率，波形的高度表示特定频率时的功率。z 轴表示时间。波形相互叠加，最新的信息放在最前面（图 49-6）。密度频谱中也是 x 轴为频率，y 轴为时间，功率用该频率处点的密度或颜色谱表示。每种显示形式均提供同样的资料，使用者可根据喜好自行选择。

麻醉和手术过程中脑电的变化反映为幅度和（或）频率变化。如果监测了足够合适的导联，就可以很清楚地显示这些变化。脑功率分析作为术中脑缺血风险诊断工具在临床上已经应用了很多年，如在颈动脉内膜剥脱术和体外循环手术（cardiopulmonary bypass，CPB）等。若经验丰富操作者应用足够数量的导联，功率分析是一种敏感而可靠的监测方式。另外，功率分析所获得的参数可作为麻醉深度监测的指标[39-42]（见第 50 章）。

数据采集周期 决定 EEG 处理的一个重要因素是时间。原始 EEG 是实时连续的，处理后 EEG 则是某时间片段内的样本资料，再以不同形式显示。时间

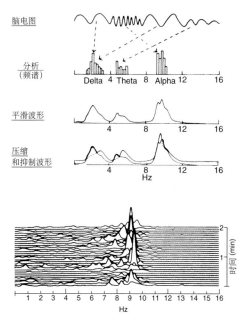

脑电图

分析
（频谱）

Delta   4 Theta 8 Alpha 12   16

平滑波形

4   8   12   16

压缩
和抑制波形

4   8   12   16
Hz

1 2 3 4 5 6 7 8 9 10 11 12 13 14 15 16
Hz

时间 (min)

图 49-6 EEG 压缩频谱技术原理图表，下面的图显示了正常个体 α 节律的压缩频谱 *(From Stockard JJ, Bickford RG: The neurophysiology of anaesthesia. In Gordon E, editor:A basis and practice of neuroanesthesia, New York, 1981, Elsevier, p3.)*

片段和频谱分辨率有关联性。如果选择较长的时间片段，波形描述精确，但是处理资料所需的时间较长并且不能做到即时分析。如果采样时间片段较短，可以近似实时分析数据，但是所分析的时间段并不能代表整个波形变化（如患者的状态）。而且，对于有意义的傅立叶转化，资料采样点也可能不够。有关这个问题，Levy 研究了应用 EEG 分析术中麻醉深度监测[43]。时间片段长，则时间片段与片段之间的变异就越小，描述的功率和频率就更加精确。但是采样片段长使新信息的处理和显示时间延迟，减少了信息量，延长反应时间，影响快速做出临床决策。Levy 研究了 2 ~ 32s 的采样片段，认为全麻中采样片段 2s 是合适的[43]。一些市售监测仪使用的采样片段都是 2s，使用者也可自己决定采样间隔时间。随着计算机更好和更快，可以进行 2s 甚至更长片段的连续处理。

诱发电位

针对所有模式的基本概念 EEG 信号提供了皮质功能的信息，但是对患者皮质下神经通路功能的信息却反映甚少。自 20 世纪 80 年代起，在可能损伤感觉通路的手术中监测感觉诱发反应（SER）日趋流行，因为其能够反映感觉通路功能的完整性。运动通路在解剖上常常与感觉通路接近，或由同样的血管供血，因此往往通过观察 SER 推测运动通路的功能。现在，运动诱发电位（MEP）可以与 SER 一起，来提供运动神经通路的直接信息。

感觉诱发反应（SER） SER 是中枢神经系统对电、声或光刺激的电反应。通过刺激感觉系统，沿着感觉上行通路，记录包括皮质在内的不同区域的电反应。因为 SER 的幅度极低（0.1 ~ 10μV），故很难将 SER 从诸如 EEG 和肌电图等不需要的其他背景生物信号噪声中区分开来。为了将 SER 从背景噪声中提取出来，就要将记录信号数字化、平均化。使用这种技术过程中，信号记录根据应用的感觉刺激时间锁定。术中胫后神经 SER 监测时，只记录了刺激踝部神经后不足 90ms 内的信号（图 49-7）。SER 出现在刺激后的固定时间，而其他电活动，例如自发 EEG 活动在感觉刺激后出现的时间是随机的。平均化技术降低了随机成分，增强了 SER，改善了信噪比。这种增强作用直接使平均反应数量增加反应数量的平方根。

SER 记录有两种类型，由记录电极和诱发反应的神经发生器之间的距离决定。靠近神经电发生器（一般成人大约在 3 ~ 4cm 内）的电极记录到的 SER 称为"近场电位"[44]。近场电位由靠近实际信号发生部位的电极记录[45]，其形态直接受电极位置影响[44]。而"远场电位"则是从远离神经发生器的电极记录到的，通过容积导体（如脑、脑脊液和脑膜）传导到记录电极。因为电流通过介质广泛传导，定位信号来源十分困难（见图 49-7）[44-45]。随着记录电极和神经发生器距离的增加，记录到的 SER 信号逐渐变小，需要多达数千个平均信号来记录远场电位，而近场电位则需要较少信号（50 ~ 100 个）[44-45]。

SER 也可被定义为皮质和皮质下起源的 SER。皮质 SER 是通过刺激感觉系统所产生的动作电位到达皮质的集中表现。因为这些 SER 是近场电位，很容易通过实耗时间、波形和幅度来区别。皮质下反应来源于许多不同结构，由反应的类型决定，包括外周神经、脊髓、脑干、丘脑、脑神经与其他神经。皮质 SER 通常通过头皮电极记录，电极的位置采用国际标准 10-20EEG 记录系统（见图 49-3）。皮质下诱发电位也可以通过头皮电极记录，但通过脊髓、外周神经上的电极记录更合适。

各种类型的诱发电位（感觉或运动）都可用潜伏期和幅度描述（图 49-7）。潜伏期就是从给予刺激到反应电位出现或峰波出现的时间（取决于应用常规）。幅度是所记录反应的电压。按照惯例，低于基线的波形

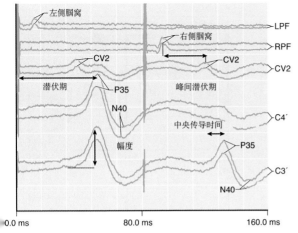

图 49-7 感觉诱发电位的潜伏期和幅度示意图。峰间潜伏期是两峰之间的测量时间，可以从同一导联或不同导联的两峰之间测出（图中所示）。注意峰的极性与标准基线相反（见正文）。本图显示刺激胫后神经记录的 SERs。每条记录都重复两次，有助于剔除伪差。分别在 0ms 和 90ms 刺激左、右两侧胫神经，首先记录到的诱发电位来自左、右侧腘窝（LPF 和 RPF）。标记的 CV2 峰值代表了脑干位置的反应。作为一种远程电位，左、右侧的刺激电位很相似。皮质反应主要来自对侧半球（标记为 P35 和 N40）

称为正波（P），高于基线的称为负波（N）。幅度和潜伏期随记录环境的变化而变化，每个神经学监测实验室必须建立正常值，其值可能与其他实验室有所不同。

术中 SER 监测包括体感诱发电位（SSEPs）、听觉诱发电位（BAEPs），以及较少使用的视觉诱发电位（VEPs）。所有这些技术都使用头皮记录电极，采用同样的国际标准 10–20EEG 记录系统，而记录皮质下或周围信号其电极放置相应的标准解剖位置。手术切口或消毒可能影响电极的标准位置，在基线分析和随后的 SER 监测中必须考虑到这些变异。MEP 的刺激电极也可以参照国际标准 10–20EEG 记录系统进行放置，但不是放在运动皮质。记录电极可以放在脊髓、外周神经，以及（最常见的）放在神经支配的肌肉部位。

术中 SER 的变化，例如幅度降低、潜伏期延长或波形完全消失，可能源于外科因素（放置牵引器或缺血），也可能反映了全身变化，如麻醉药的使用、温度的改变或低灌注。发现有意义的 SER 变化时，麻醉医师和手术医师应立即采取措施，纠正各种因素对所监测通路（和可能是神经结构周围）的影响。麻醉医师应该改善可能受损神经的灌注，包括提升动脉压，尤其是在应用控制性降压或血压下降到术前水平以下的患者，有贫血时输血，扩充容量，增加心排血量，保持动脉血气正常。SER 变化可能是在警告手术医师术野中神经组织出现了直接损伤，例如，颈动脉内膜剥脱术中放置牵引器后 SER 改变，或者脊柱固定术中压迫了脊髓的血供时。手术医师和麻醉医师应立刻改变手术操作和麻醉管理，防止和减少术后神经损伤（图 49-8）。

目前尚未确定永久性神经功能损伤之前患者能耐受的 SER 信号改变程度和波形完全消失的时间界值，

尤其是经颅 MEPs。这种状况在术中监测十分常见。虽然我们知道冠状动脉旁路移植术中心电图 ST 段压低和持续时间延长与围术期心肌梗死风险的增加有相关性，但并未明确其界值，而且个体差异可能很大。神经功能监测中也存在类似问题。

许多使用术中 SER 监测的中心将振幅较基线下降 50% 以上，潜伏期较基线延长 10% 定义为有临床意义的 SER 改变。未经校正的临床研究或病例报告发现，这种变化与术后新发生的神经损伤相关。这些变化都是实时可发现的。实际上任何与手术操作有关的 SER 改变都应被认为有临床意义，即使变化程度较上述轻。SER 改变没有发展到波形完全消失时，新发严重术后神经损伤的可能性较小。术中 SER 波形完全消失且未恢复则说明有新发的严重损伤。如果 SER 自主恢复，或经过术中处理而恢复，神经损伤的可能性由手术性质和 SER 消失的时间决定。例如，主动脉血管手术，术中监测 SSEP 以发现或防止术后运动障碍（如，截瘫或瘫痪），波形消失 <15min 的患者不会有新的永久性损伤，而 SSEP 消失时间更长的，即使术中 SSEP 已恢复至正常，永久性神经损伤的发生率也明显提高 [46]。

术中分析 SER 最重要的原则之一是要在任何可能导致诱发反应改变的因素发生之前，必须记录重复性好而且可靠的基础值。如果没有记录到高质量、可重复的基础轨迹，术中 SER 监测中枢神经系统的完整性基本是无用的。如果缺乏明显可变性或波形难以确定，术中就很难区别临床明显的 SER 改变与已经存在的波形基线变异。当不能记录到优质可重复的基线时，SER 监测不能作为临床决定的参考。

体感诱发电位（SSEP） SSEP 是刺激外周混合

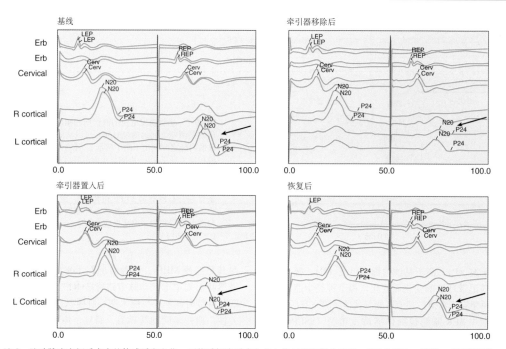

图 49-8 脑动脉瘤夹闭手术中的体感诱发电位。可能受损皮质产生的电位反应用箭头表示。4 图分别为：基线，牵引器移除，牵引器放置，恢复。在牵引器放置后 4 分钟最初的诱发电位改变。注意不慎压迫大脑中动脉引起的皮质诱发电位的消失。Cerv，颈部的；LEP，左侧 Erb 点；REP，右侧 Erb 点

神经后记录到的电位变化。通常是通过放置在皮肤表面的电极（如脑电图电极）或细针电极，给予外周神经 50 ~ 250μs 的方波刺激，调整强度使肌肉产生最小收缩。提高刺激强度超过运动和感觉阈值的总和，并不影响记录到的诱发电位的幅度和潜伏期。实际上许多实验室在患者麻醉和肌松后才会给予 SSEP 监测。这些情况下，刺激强度常常要提高，直到在任何记录点反应大小都没有进一步升高，常用的恒定电流刺激是 20 ~ 50mA。神经肌肉阻滞监测常用的超强刺激也不过 80mA。SSEP 刺激频率 1 ~ 6Hz 不等。常用的刺激部位包括腕部正中神经、膝部的腓总神经和踝部胫后神经[47]（参见第 53 章）。

SSEP 反应由短潜伏期和长潜伏期波形组成。皮质短潜伏期 SSEP 受麻醉深度改变的影响最小，因此是术中最常用的监测方式。产生上肢短潜伏期 SSEP 的通路包括：长纤维感觉神经纤维，其胞体位于脊髓背根神经节内，发出的上行纤维在同侧脊髓后柱上升，到达延髓的背侧核换元（即一级纤维），二级纤维交叉到对侧并上行到对侧丘脑的内侧丘系，三级纤维从丘脑投射到额顶叶的感觉运动皮质。大多数麻醉方式时都可记录到这些初级的皮质诱发电位，是皮质神经元

产生的最早期电活动，起自颅顶部中央后沟。长潜伏期继发皮质反应可能是邻近相关皮质产生的。清醒患者的这些长潜伏期反应具有很大变异性[45]，重复刺激会很快适应[44]，全麻中不会再出现。除了初级皮质反应，其他皮质 SSEP 术中是不监测分析的，因全身麻醉使它们发生极大改变[44]。

上肢诱发电位可能通过脊髓后索传导，下肢 SSEP 由脊髓侧索传导[48]。刺激胫后神经或腓总神经的强度超过运动阈值，激活 I 类纤维，在脊髓内换元后经后侧脊髓小脑束上行传导。在脊髓脑干联合处的 Z 核换元发出纤维交叉到对侧上行到达丘脑腹后外侧核[49]。下肢 SER 的传导可以在脊髓的任何象限，但主要是在背外侧索[50-51]。这个通路的差异非常重要，因为脊髓背外侧索由脊髓前动脉供血，这支血管同时也给运动下行通路和脊髓前动脉供血。在牵引脊柱纠正脊柱侧凸的手术中，可能会压迫或牵拉脊髓前动脉根，血流明显下降后可使 SSEP 发生改变。有一些发生率极低、术中 SSEP 没有改变而术后患者清醒后有截瘫的病例支持此假设。

刺激正中神经记录 SSEP，记录电极（通常是心电图电极）首先是放在 Erb 点，即锁骨中点的上方。

这个点在臂丛神经上方，在这里记录到的信号能让临床医师确定刺激已正确传递给患者。下一个电极（心电图电极或金杯电极）放置在颈部后中线第二颈椎水平，接近脊髓后索核。在这里记录到信号说明外周神经传递的反应进入脊髓，上行传递到下延髓。最后的电极（金杯电极、螺丝或针状电极）放置在被刺激肢体对侧的感觉皮质表面的头皮上（顶叶）。在这里记录到信号确保经脑干 - 丘脑 - 内囊通路完整，也可以用来估计这些皮质区域 CBF 是否足够[52-56]。

给予胫后神经刺激后记录 SSEP，电极（心电图电极）首先放置在腘窝以确保给予神经系统正确的刺激。有时还要在下腰段的脊髓处放置电极，确定信号正确传入了脊髓，但是并不常规放置这个电极，因为此处接近手术消毒部位。在颈椎和头皮上放置记录电极，位置与前面描述的相同，也可以根据手术切口的部位调整电极位置。术中也可使用有创的记录方式，如硬膜外电极。

表 49-1 和图 49-9 中列出了短潜伏期 SSEP 的发生器[44, 47]。麻醉诱导、根据手术切口需要应用不同位置

表 49-1　刺激正中神经后体感诱发电位的发生器

峰	神经发生器
N9 (EP)	臂丛 *
N11	脊髓后柱或背根
N13/P13	脊柱核 *
N14, 15	脑干或丘脑
N19/P22	顶部感觉皮质 *

* 术中通常记录的部位；其他波形不常监测

电极都可能明显改变 SSEP 的形态。这些情况下，很难将一种特定脑电发生器和一个记录轨迹上的特定波联系起来。神经监测中也不必如此精确，可以将记录波形与基线或手术早期的轨迹进行比较。刺激下肢后，反应沿着外周感觉神经和脊髓传递的距离较长，绝对潜伏期也较长。峰间潜伏期（图 49-7）也用来估计特殊部位间的传导时间。例如，N9 和 N14 传导时间反映了臂丛到脑干的传递时间；N14 到 N19 传导时间反映了背侧柱核团到脑初级感觉皮质的传递时间[57]。

脑干听觉诱发电位（BAEP） 脑干听觉诱发电位（BAEP）常在诊断性实验室施行，通过耳机给予患者重复的滴答声或音调刺激。神经外科手术不可能用耳机，而是使用连接刺激传感器的泡沫型耳塞插入耳道（图 49-10）。刺激强度通常设置为超过患者能听到滴答声阈值以上 60 ~ 70dB，但术中监测常常开始于麻醉诱导后，刺激强度也设置为 90dB nHL（正常听力水平）。滴答声时长约 100μs，通常每秒刺激 10 ~ 15 次。滴答声的传递使用不同的极性，即滴答声可能引起鼓膜的初始运动，离开传感器（疏离），或朝向传感器（紧贴）。使用这两种不同的方式，在不同的患者中通常会产生完全不同的波形、幅度、潜伏期，要选用能产生最大的可重复反应的方法。若刺激伪差明显，则可采用交替极性的方法降低伪差。但是产生的波形可能是每种单独刺激产生波的均值，可能监测困难。

刺激频率和强度会影响 BAEP[44, 58]。术中使用单侧刺激，因为如果手术对侧传导通路是正常的，另一只耳朵产生的正常反应可能会混淆监测耳的异常反

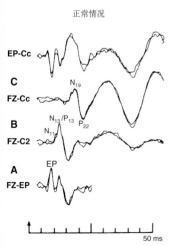

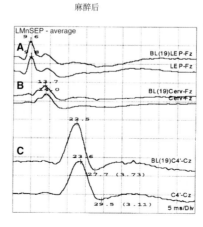

图 49-9　刺激腕部正中神经得出短潜伏期的感觉诱发电位。从 A 到 C 不同位置的记录电极记录清醒患者和麻醉状态患者的电位轨迹，相应的轨迹用相同的字母标注 *(From Chiappa KH, Ropper AH: Evoked potentials in clinical medicine, N Engl J Med 306:1205, 1982.)*

应。记录电极（通常是帽状电极）放置在记录耳的耳垂和头顶部[58]。对侧耳朵使用白噪声刺激，以防止刺激通过骨传导传递到对侧耳朵产生诱发电位。头皮记录的 BAEP 是非常微弱的远场电位（通常 <0.3μV），因此需要平均重复采样 500 ~ 2000 次[44, 58]。

记录到的 BAEP 峰标记为 Ⅰ ~ Ⅶ，这些峰所代表的神经发生器和听觉传导通路详见图 49-11。在后颅窝手术中，BAEP 可以预测出听觉传导通路的解剖定位，可有效减少或避免听力功能或结构的损伤，如上延髓、脑桥和中脑。与其他 SER 一样，要评估幅度、绝对潜伏期和峰间潜伏期，以判断听觉系统的完整性，定位可能的病变部位，确定外周和中枢的传导时间。波Ⅵ和波Ⅶ不一致且多变，因此不作为常规监测[58]，大多数使用

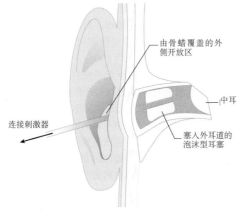

图 49-10　脑干听觉诱发电位装置示意图。通过耳塞直接将滴答声刺激传递到耳膜

BAEP 在手术中进行监测的报道只用到波 V[59-61]。

视觉诱发电位（VEPs）　记录 VEPs 时，是给予单个眼睛光刺激，记录电极放在枕部、顶部和中线的头皮上[60]。可以使用植入发光二极管的软塑料目镜，通过闭合的眼睑给予视网膜闪光刺激或带有发光二极管的隐形眼镜来给予闪光刺激。VEPs 是皮质 SERs，因刺激类型、受刺激视网膜区域、瞳孔扩散的程度和患者注意力水平而不同[44]。这些因素在麻醉过程常常不停地改变，即使手术不涉及视觉系统，术中 VEP 的变异仍然很大。VEPs 是很少用于术中诱发电位监测的技术。然而，通过安置在角膜上的软硅胶板（内置多极红光发光二极管），可以刺激视网膜生成重复的术中 VEPs[62]。该技术需要更多的临床研究来验证其实用性。

运动诱发电位（MEPs）　MEPs 主要是通过经颅电刺激产生，在脊髓、外周神经和肌肉等多个位点记录反应。

经颅运动诱发电位监测　运动诱发电位（MEPs）用于监测脊髓运动通路的完整性有很大的潜在好处，虽然 MEP 监测的历史较短，但已有 MEP 消失时 SSEP 仍保留的病例报道[63-68]。这个技术已经用于脊髓手术中，可以估计手术部位神经的传导；也可用于主动脉手术，这个手术有可能损害脆弱的脊髓前支血供。相对于 SER 监测，MEP 监测创伤较大，在经颅电刺激的情况下，需要使用更高的刺激强度（≥ 400V）。

MEP 监测有几种方法，最常见的是经颅电刺激方法。经颅电刺激 MEP 监测时，将刺激电极（细小

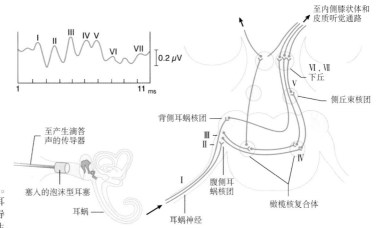

图 49-11　听觉神经通路示意图。脑干听觉诱发电位最初是用一个耳塞将宽带声音刺激通过外耳道传导到耳蜗产生的。图中显示了产生 BAEP 各峰的神经发生器

的金属螺钉形电极，类似于胎儿监测中所使用的）放置于运动皮质上方的头皮表面，给头皮一系列电刺激（通常 400～500V）。这个刺激能够激发咀嚼肌的收缩，在监测过程中必须放置口塞来防止严重咬伤舌头。若手术中暴露中央前回或运动带，也可以直接将刺激电极放置于皮质。因为约 90% 的经颅刺激在通过头皮和颅骨时耗竭，通常直接皮质刺激强度约 40～50V。

这两种刺激方法也能激活周围皮质结构和皮质下白质通路（感觉和运动）。尽管瘫痪患者的皮质神经结构不完整，事实上，经颅 MEPs（tcMEPs）经常可用于这类患者。经颅刺激向远端的逆向传播被上行感觉传导通路的突触抑制所阻断，但可以很容易地通过下行通路顺行传播。可以在脊髓、外周神经以及最常见的肌肉部位记录到诱发反应。为了增强 MEP，这些反应可以像 SERs 那样平均化处理，但通常是不必要的。运动皮质下的皮质脊髓束激活可能会影响 tcMEP 对运动皮质 CBF 的评估，因为激活区域可能远离缺血区，也可能归属于不同的血管床。

脊髓运动诱发电位　另一种产生 MEP 的方法是电刺激外科手术过程中有损伤风险的脊髓本身上方。在脊髓的远端、外周神经和肌肉记录反应[69-71]。通常是经过外周神经在远端记录反应，并维持深度手术肌松效果避免术中体动。这种类型的 MEP 称为神经源性 MEP（NMEP）。起初研究者记录下肢外周神经反应（典型的是腘窝的胫后神经），认为这个反应是刺激下行运动通路，激活前角细胞，神经动作电位通过外周神经传播产生的。很多临床研究使用该技术，并与 SSEP 监测比较，其结果良好[69-71]。这些反应不像 SSEPs 那样对麻醉药敏感，使用任何常用麻醉方法时均可进行记录。

随后的人体和动物研究显示，NMEP 很可能是一种混合反应，其显然包含通过感觉通路的逆向传导[72]。刺激脊髓后索导致了逆行传导，躯体感觉系统在背根神经节内没有突触联系，外周神经纤维直接通过神经节到达后索。因为这个原因，NMEP 监测效用明显降低，并被更具侵袭性的经颅刺激技术所代替，其产生的反应完全由运动神经激活产生。

肌电图（EMG）　术中监测脑神经和外周神经运动支产生的肌电图反应，可以及早发现手术导致的神经损伤和评估术中神经功能。在这些情况下，神经作用于其支配的肌肉所产生的反应可以用来评估术中有损伤危险的脑神经或外周神经的情况。可以将表面电极（EEG 电极或金杯电极）放置在肌肉表面或用针状电极直接置入相应肌肉内进行记录。如果用插入肌肉

内的针状电极记录，则肌电图记录的敏感性最好。表面电极，或皮下针状电极可能会完全遗漏神经受损导致的神经元放电[73]。这种监测最常用于面神经监测。

肌电图监测可以是主动或被动的。主动监测是电刺激某一脑神经或外周神经，记录诱发的复合肌肉动作电位（compound muscle action potential，CMAP）。刺激接近手术或肿瘤部位的神经，可以用来估计神经功能的完整性[74]。神经功能也可以通过观察诱发一个肌肉反应所需的神经刺激的强度或复合肌肉动作电位的形态来估计。在术中可通过持续记录神经所支配的肌群的反应来被动监测神经功能。与被监测神经的简单良性接触可产生"爆米花"样肌电图放电；显著的神经刺激可产生成串反应；明显的神经激惹或神经损伤可导致神经连续放电（图 49-12）[75]。当这些肌电图反应达到一个电压阈值，可转换成声音信号，应立即反馈给手术医师，实时警告将要发生神经损伤。EMG 监测的警告是因为神经的切断可能不会产生放电。实时反馈很关键，因为听神经瘤切除术患者的研究资料显示，神经持续放电的密度和频率与术后神经功能障碍密切相关[74]。

术中也可以进行其他脑神经运动成分监测。监测三叉神经肌电图可以将电极放置在颞肌或咬肌表面或肌肉内。三叉神经运动分支监测用于三叉神经痛的神经切断时以保留三叉神经运动支的功能，或与面神经监测复合用于后颅窝损伤手术[75]。大的脑膜瘤切除术、颈部血管瘤和颈部肿瘤手术中，将电极放置在斜方肌、胸锁乳突肌表面或肌肉内，可以监测脊髓副神经功能[75]。将针状电极放置于舌内，可以监测舌下神经，偶用于大的后颅窝手术和斜坡肿瘤手术[75]。虽然

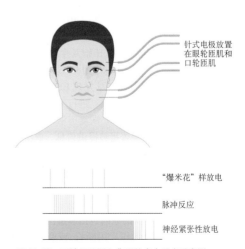

针式电极放置在眼轮匝肌和口轮匝肌

"爆米花"样放电

脉冲反应

神经紧张性放电

图 49-12　面神经监测和典型的术中反应示意图

眼肌肌电图可以使用细小的电极钩线记录，但这种方法很少使用，仅在少数医学中心应用。

经过手术区域的外周神经，或预计手术有可能损伤外周神经，可以将针状电极放在运动神经支配肌肉的表面或肌肉内进行监测。肌电图监测的声音反馈可以提醒外科医师无意侵及了神经，有助于术野中神经的定位（如脊髓减压术），以及定位传导阻滞或延迟的神经部位。由于脊髓手术后可能发生神经根病变，脊髓手术患者应使用外周神经肌电图监测，以降低神经根损伤的风险[75]。置入椎弓根螺钉时，外科医师可以用微电流直接刺激螺钉。如果此时 EMG 有反应，螺钉可能位于骨性椎弓根的外侧。

神经系统监测的临床应用

神经血管手术

参见第 69 和 70 章。

颅外神经血管手术：颈动脉内膜剥脱术（监测：脑电图、体感诱发电位、经颅多普勒和脑氧饱和度）

脑电图　EEG 用于颈动脉内膜剥脱术的 CBF 监测已经多年。Mayo 医疗中心比较了颈动脉内膜剥脱术患者应用 EEG 与 ^{133}Xe 洗脱法测定局部 CBF[36]，证实了 EEG 是反映局部 CBF 是否足够的有效指标。

正常情况下大脑灰质和白质的 CBF 平均为 50ml/（100g·min）。在大多数麻醉技术下，CBF 下降到 20ml/（100g·min）时，EEG 开始发生异常改变。然而当应用异氟烷麻醉时，使 EEG 改变的阈值更低 [8～10ml/（100g·min）][76]。CBF 下降至 12ml/（100g·min）以下（使用异氟烷时更低）时会导致脑细胞死亡。CBF 下降到脑细胞开始发生损伤与 EEG 发生异常之间的差别，为颈动脉术中 EEG 监测提供了理论基础。在许多情况下，及早发现 EEG 变化，就可以在发生永久性神经损伤之前，进行干预处理（如分流、提高脑灌注压），使 CBF 恢复正常。标准血流动力学监测不能为 CBF 是否足够提供信息。血压不是 CBF 足够与否的特异性指标。严重低血压与预示脑缺血的 EEG 征象不相关。严重贫血和氧饱和度降低也会使氧供减少。血流增加不能补偿动脉氧含量下降时，EEG 活动即发生异常。

术中脑氧供严重减少的原因包括麻醉医师不能控制的手术因素（如颈动脉钳夹阻断），或麻醉医师能够纠正的因素。过度通气、低血压或暂时性阻断大血管导致的 CBF 减少，有时可分别通过减少通气、纠正低血压或在短暂血管阻断时提升血压超过麻醉前水平来纠正。EEG 可以很好地发现脑缺血，因此持续 EEG 监测可评估改善脑缺血治疗的效果。

一旦能证实 EEG 监测可以减少术中脑卒中的发生，则颈动脉内膜剥脱术中 EEG 监测可以作为一项标准监护。由于脑卒中的发生率低，迄今尚无明确资料足以支持其普及应用。在一个大样本研究中，对进行颈动脉内膜剥脱术选择性分流的患者给予 16 导联未处理 EEG 监测，没有患者清醒后出现 EEG 不能预测的神经损伤表现[77]。短暂可恢复的 EEG 变化与卒中没有关联。永久性 EEG 变化与卒中相关。遗憾的是，该研究缺少对照组（术中不用 EEG 监测时卒中的发生率）。

在北美颈动脉内膜剥脱手术组和欧洲颈动脉内膜剥脱手术组的回顾性资料分析中，发现术中进行 EEG 监测和未进行 EEG 监测的患者的预后没有显著差异[78-79]。EEG 可发现 CBF 减少（未监测则不能发现）并进行干预治疗来纠正（通常是放置分流，或升高血压），因此，EEG 监测对采用选择性分流以降低患者卒中的发生是很有用的。然而，目前还是没有有价值资料来支持这个上世纪 80 年代提出的观点，EEG 的支持者和反对者都各执己见。

更难以证实的是，对颈动脉阻断患者全部实施分流时，EEG 监测是否仍有意义。EEG 监测能发现可以纠正的异常分流，并且有研究人员报道了严重狭窄、侧支循环不足时低血压所导致的 EEG 变化[80]。对于以 EEG（或其他方法）作为参考可行选择性分流的患者，在病变血管区域插入一根不必要的分流管必然会增加栓塞的发生率。一项对 1495 例颈动脉内膜剥脱术的多中心研究发现，如果对没有脑灌注减少征象的患者实施分流，则卒中的发生率增加 6 倍[81]。虽然这个研究和其他中心的研究[82-84]有效说明了使用一些 CBF 监测来决定是否实施分流能改善围术期卒中的发生率，但 Cochrane 卒中研究小组[85]未能获得足够证据证明哪些患者应该常规分流、选择性分流或不分流。另外，该研究也没能证实任何一种针对脑缺血的监测更佳。除非就此问题有令人信服的研究结果，术中 EEG 监测或其他中枢神经系统（CNS）监测才能成为颈动脉内膜剥脱术中的标准监测。

处理后 EEG 分析仪也用于颈部血管手术监测。两个问题可以影响到处理后 EEG 作为脑缺血监测指标的有效性和可靠性。首先，最少需要几个导联监测（或脑区域）？16 导联未处理 EEG 是发现颈动脉内膜剥脱术术中脑缺血可靠而敏感的指标。在 Mayo 医学中心 2000 余例行 16 导联 EEG 监测的患者中，没有发现假阴性[77]；也就是说，术中没有患者发生未被发现的脑损伤。但是其他一些施行颈动脉手术的手术室并没有专业人员可使用 16 导联 EEG 监测。应用较少导联的处理后 EEG 分析仪使用更加普遍。临床经验和临床研究的结果建议至少要有 4 个导联（即每侧半球 2 个）才能保证监测的敏感性和特异性[37]。比较使用较少导联和 16 导联 EEG，只要这些导联监测大脑中动脉灌注区域，每侧大脑半球有 2 个导联即可获得 100% 敏感性和特异性这个研究中使用了额顶侧和额颞侧的导联[37]。

其次是观察 EEG 分析仪人员的经验水平如何，是否需要一个专业的、有经验的技师或脑电图分析师？有研究比较了一个专业技师监测 16 导联未处理 EEG 和 3 个不同经验水平的麻醉医师分析处理后 EEG 分析仪的差异[38]。麻醉医师分析 EEG 记录，但不了解患者的情况。给予他们 EEG 轨迹图，并标明颈动脉钳夹的时间点。在这些情况下，应当避免的最重要的分析缺陷是假阴性。如果麻醉医师认为脑缺血者的 EEG 显示 CBF 足够，外科医师可能就没有给缺血者实施分流。假阳性可能导致的问题较小，患者没有缺血但实施了分流，这种情况，唯一的风险是没有必要实施分流的患者有发生栓塞的危险。能正确判断颈动脉钳夹后 EEG 未发生改变即阳性预测值，麻醉医师阳性预测值为 91%～98%，这表明相对不熟练的分析人员能使用仪器对动脉钳夹时出现的脑缺血做出相当精确的判断。在这个研究中，麻醉医师在手术过程中"脱产"分析 EEG。因此，这就不能说明麻醉医师如果对患者进行术中麻醉管理的同时，是否能同时胜任监测并分析 EEG。

EEG 监测的确有局限性。尽管有 Mayo 医学中心的研究资料，但是仍有报道术中没有任何 EEG 变化的患者术后即发生明确脑卒中。根据我们的经验，这种栓塞导致的卒中，栓子常沿豆状核纹状体动脉栓塞到皮质下结构，并不产生或影响 EEG，但对下行运动通路有严重影响。总的说来，这种情况非常罕见。

是否行颈动脉内膜剥脱术的患者应该进行 EEG 监测？基于目前的资料还不能确定。EEG 监测提供 CBF 的变化信息，从而使临床医生有机会进行干预，提高 CBF 量。因此许多临床医生认为 EEG 监测是有效的，并且应该常规使用。人群调查并不提倡常规使用 EEG 监测，EEG 监测的使用取决于临床医生的决定。

体感诱发电位 SSEP 也用于监测颈动脉内膜剥脱术中皮质和皮质下通路的 CBF[56, 86-87]。实验研究发现，SSEP 监测与 EEG 相比有相似但稍低的脱漏阈值。皮质血流下降到 15ml/(100g·min) 以下，SSEP 才会改变[54]。

一项对颈动脉手术中分流的 meta 分析认为，根据 SSEP 监测选择性分流导致的围术期发病率与根据 EEG 决定是否行分流相似[88]。然而，Logic 研究认为，合理放置电极时 EEG 可以很好地监测额叶和颞叶前部的脑缺血，但 SSEP 的变化则不可靠。尽管颈动脉手术时支持 SSEP 应用的预后证据较 EEG 监测少，但我们及其他一些研究人员发现 SSEP 可以作为 EEG 的同步监测来发现皮质下缺血。

经颅多普勒 TCD 监测在颈动脉内膜剥脱术中的应用基于两个主要参数：一是供应大脑皮质的传导动脉（主要是大脑中动脉）中血流速率；二是动脉中的栓子数目。颈动脉内膜剥脱术中使用 TCD 监测是基于两个假设：一是血流速率与 CBF 量相关；二是栓子数量的增加则会增加脑缺血或卒中的风险。第一个假设仍没有得到很好的验证，并且结果变化很大。对行颈动脉手术患者的小样本早期显示并没能证实 CBF 和血流速率有很好的相关性[89]。随后对各种颅内病变的患者研究结果各异[90-93]。

当监测的动脉直径保持不变，或该动脉供应区皮质下血流没有明显的侧支循环时，CBF 和 TCD 监测的血流速率有很好的相关性。多中心研究确立了术前、术中和术后栓子数目与脑卒中关系，这些研究结果说明栓子数目越多，卒中的风险越大，需要采取正确的干预措施[94-100]。在纠正严重颈动脉狭窄后，TCD 超声检查是发现危险充血（也称为正常灌注"突破"）的唯一监测仪。通常在解除动脉钳夹后出现持续的血流加倍时，麻醉医师应当立即考虑降低血压。

术中 TCD 监测不常使用。很多可能得益于 TCD 监测的患者并不能获取高质量的 TCD 信号。另外，术中 TCD 探头移动导致信号丢失或声波角度偏移，这会使血流速度与血流之间的关系发生改变。然而，许多颈动脉内膜剥脱术使用 TCD 监测获得了良好的成功，据报道其血流减少约 50% 需要干预（需要分流或升高动脉压，或者二者均要）[94-100]。尽管缺少预后资料，如果去除超声探头与患者放置的技术问题，根据栓子数量和脑卒中风险相关性，TCD 超声可以有效预测整个围术期即将发生的脑卒中。

脑氧饱和度（近红外分光镜） 近红外分光镜（near-infrared spectroscopy，NIRS）因易于操作且不需要特殊培训即能解读而成为有吸引力的监护仪。其原理非常简单：脑氧供降低时脑动脉血氧摄取增加，脑静脉血氧饱和度下降。NIRS 应用于神经系统功能监测时，监测前额皮质的大脑静脉血中氧饱和度，迅速测得由于氧供降低引起的摄氧增加问题。多病例报道和研究报告了脑氧饱和度监测在神经血管手术中的作用，但是在颈动脉手术中使用NIRS仍然存在几个问题。

氧饱和度下降到什么程度才需要进行干预？因为许多干预措施是有一定风险的（如分流→栓塞；血压升高→心肌缺血）。这个问题很重要但目前还无法回答。在清醒患者中，可能引起症状的脑氧饱和度值在患者之间的差异很大[101-102]。仍未探索出需要进行分流的脑氧饱和度绝对值。另有研究显示在EEG变化之前脑氧饱和度即已下降，研究人员认为在颈动脉手术中应当使用NIRS监测[103]。然而，这个发现并不意外，因为，脑功能（这里是指脑电功能）只有在脑摄氧增加到不能满足脑组织代谢需求时才会发生障碍。如果摄氧增加可以满足代谢需求，是否需要进行分流干预尚不明确。

最后，Friedell等在颈动脉手术患者中比较了NIRS、EEG和SSEP监测[104]。323例患者中有24例出现NIRS与其他脑电活动监护存在明显差异；17例患者脑电活动无变化，而脑氧饱和度明显下降；7例患者EEG和SSEP明显变化，而脑氧饱和度无变化。这些研究数据和先前在清醒患者中的研究数据提示在颈动脉手术中单一使用NIRS是不合适的。另外，综合文献研究与个案报道资料提示，没有明确的区域氧饱和度临界值可用于指导应用分流或增加脑灌注压。

颅内神经血管手术（监测：体感诱发电位，运动诱发电位）

体感诱发电位 脑动脉瘤手术中体感诱发电位（somatosensory-evoked potentials，SSEP）监测已经广泛研究。这些手术中，手术切口和脑牵拉影响头皮电极或脑表面电极的正确放置，而这些电极正是能够发现可能受损皮质脑缺血的电极。尽管记录电极放置在脑的表面已经成功，但神经外科医师常常认为这些电极干扰了操作。虽然电极位置与清醒患者标准电极放置位置有所不同，但是头皮SSEP监测电极还是容易放置的。

对前脑循环区域的动脉瘤手术，SSEP监测能很好地预计术后神经功能，虽然这一监测并不是很完美。大多数术中没有SSEP改变的患者清醒后神经功能检查没有异常发现。术中SSEP明显改变且没有恢复正常的患者，清醒后有新的神经病变。术中SSEP有很大改变但恢复正常的患者，可能术后至少有短暂的神经功能异常，其严重程度和持续时间随SSEP变化的增加而增加。一些研究报道了SSEP监测在发现动脉瘤钳夹位置（图49-8）是否正确、指导术中血压管理，尤其是对蛛网膜下腔出血后已经有血管痉挛或有血管痉挛显著风险患者有重要作用[55, 105-110]。但SSEP监测后脑循环动脉瘤则没有这么成功。这些患者皮质和皮质下结构很多区域有损伤的危险，但体感通路监测方法根本不能完全发现。这些患者的监测存在假阴性的风险，但是如果手术操作的损害极其严重，影响大部分脑时仍可以发现SSEP的变化[111-114]。

除了SSEPs，一些医学中心在外科钳夹动脉瘤的手术中开始监测tcMEPs。包含tcMEPs监测旨在更加有效地评估内囊皮质下通路的完整性。从解剖上看，在内囊中，运动通路在感觉通路之前，并且在分离和夹闭脉络丛前动脉或豆纹状穿支血管时运动通路受损的风险更高。如果加入tcMEPs监测，有两个问题必须加以关注：第一，必须把刺激引起的运动降到最小，以避免干扰手术；第二，也是更重要的，需要设定合适的刺激参数，避免深部电流传导刺激联接内囊的皮质脊髓束，从而与侧束缺血混淆。应用与运动阈值相近强度的更长刺激列强调了这两个问题。

幕上颅内非血管手术（监测：清醒患者、脑电图、体感诱发电位）

在幕上颅内手术中，进行神经功能监测有利于对需要保留的脑组织进行精确定位，以及通过功能监测数据来倒推脑组织的解剖信息。这类手术中的监测有三种主要方法：①用于肿瘤切除和癫灶切除的清醒开颅手术；②用于更接近癫灶靶点的术中皮质电图法（如硬膜下电极记录）；③中央沟和中央前回运动皮质这些结构被肿瘤侵犯移位后，定位这些部位有时对术中有帮助。

对清醒患者行幕上开颅术中最复杂的地方是为了保证术后结果良好，对需要保留的脑组织部分进行功能定位的问题，这就需要在术中对患者重复进行神经功能检测，以评价易受损部位脑组织的功能。这样的手术一般分为切开暴露、定位和切除部分，术中患者可以完全清醒，或只在神经检测时段处于清醒状态[115]。对清醒开颅术的通常要求对开颅部位和头颅固定部位头皮的细致局部区域麻醉[116]。其次要求告知患者对手术操作的知晓并愿意积极配合。右美托咪啶、丙泊酚和瑞芬太尼是清醒开颅术中最常用的麻醉药物[117]。清醒开颅术的并发症有恶心、呕吐、呼吸问题和脑部紧胀等，这些并发症一般较轻，在有经验的医学中心发生率不到10%。对皮质刺激触发的癫痫发作，可以在暴露的皮质上用冰盐水或静脉推注少量巴比妥类药物或丙泊酚控制。

测的神经附近结构的完整性来推测。

癫痫病灶手术

癫痫患者发现明确解剖部位的癫痫病灶，可以进行病灶切除来治疗癫痫[118]。癫灶的精确定位对手术成功切除病灶、控制癫痫发作和减少术后并发症非常重要。术前运用灵敏的磁共振定位、神经导航和给清醒患者放置硬膜外电极或深部电极记录癫灶活动，这些方法都有利于病灶的解剖定位和确认切除的范围[119]。这些方法取代了用皮质脑电图记录癫痫区域活动的方法[120]。

癫灶切除术中使用两种不同的神经监测方法。一是通过皮质脑电图记录癫痫中心灶的活动性。二是如前所述清醒开颅术的患者直接在癫灶附近脑部直接进行监测。皮质脑电图在脑表面放置硬膜下电极网格，并记录自发电活动。皮质脑电图监测有一些限制。记录时间限制在几分钟内；记录限制在发作间歇期放电，其可能与癫痫中心灶无关；皮质脑电图监测需要在全麻下进行记录，而全麻药物可能会改变 EEG。

如果术中要提供良好的记录条件，需要用浅麻醉（如，应用严格的氧化亚氮 - 镇痛药物复合麻醉或低浓度吸入麻醉药）。给予激发试验，例如过度通气或给予小剂量的美索比妥触发癫灶放电，可能有助于激发癫痫灶。术中癫痫灶定位需要一位熟悉此技术的有经验的皮质脑电图检查师。

运动条带定位

麻醉患者体感系统的电生理监测可以提供一个简单的大脑中央沟的解剖定位，区分颅顶部初级感觉皮质和额部初级运动感觉皮质。通过在推测的沟回位置垂直安放硬膜下条带电极皮质记录 SSEPs 定位中央沟。如图 49-13 所示，大脑中央沟的精确位置是通过骑跨于沟回上的电极条带诱发的初级皮质反应极性的反转来实现的。随后放置电极条带于中央前回的原始运动区域可通过直接皮质刺激监测皮质脊髓束。

后颅窝手术（监测：脑干听觉诱发电位、脑神经监测、体感诱发电位、运动诱发电位）

除了小脑外，颅后窝内有脑干的狭长部分和许多重要的神经结构，如上行和下行感觉通路、脑神经核、心肺生命中枢、网状激活系统，还有控制重要保护性反射的神经网络，如眨眼、吞咽、窒息和咳嗽。后颅窝手术难度非常大，甚至很小的损伤都可能引起神经功能的缺失。尽管感觉和听觉通路等神经结构可以在术中进行连续的监测，而其他神经结构通常只能从监

第 V、Ⅶ 和 Ⅸ 脑神经微血管减压术

行脑神经微血管减压术最常见于三叉神经痛（第 V 脑神经）并愿意接受后颅窝手术的患者。相同手术路径治疗偏侧面肌痉挛或低位脑神经微血管减压手术很少见。这种手术要分离神经的颅内部分，区分侵犯神经的血管，然后放置一个绝缘的 Teflon 垫在血管和神经之间。手术的风险是分离侵犯神经的血管穿孔，引起脑组织缺血和小脑牵拉相关的脑神经损伤。面神经和前庭蜗神经特别容易因小脑中度回缩引起牵拉相关性损伤。回缩引起的牵拉导致脑干听觉诱发电位（BAEP）的 Ⅰ 波和 V 波的峰间潜伏期延长，最后所有波形在 Ⅰ 波上完全消失（图 49-14）。不能及时解除回缩会导致术后听力丧失。神经功能监测提高了脑神经微血管减压术后听力的保护[121-125]。

半侧面肌痉挛行面神经微血管减压术时，应用最新发展的 EMG 监测技术使得一些医学中心能够记录神经减压的精确性，减轻术后半侧面肌痉挛的持续性和再发性。这项新技术监测所谓的面神经侧向传播反应（lateral spread response，LSR）。刺激面神经的侧向分支，正常人不同面神经分支支配的肌肉不会产生 EMG 反应。而对于半侧面肌痉挛患者，不同面神经分支（LSR）支配的肌肉会出现 EMG 反应，说明存在异常电活动交叉。很多研究都显示，面神经减压能够减轻或消除 LSR，并且 LSR 的消除高度预示术后半侧面肌痉挛症状的减轻[126]。

前庭神经鞘瘤手术

前庭神经鞘瘤是小脑脑桥角最常见的肿瘤，由于该肿瘤常常起源于第Ⅷ对脑神经的耳蜗组件，以及面神经的颅内通路，手术切除肿瘤时需要关注听力丧失和面神经瘫痪。肿瘤的大小和术前听力功能评价能够很好地预测术后听力[127]。肿瘤不大于 2～3cm 的情况下，BAEPs 监测能够提高听力的保护[128]。除了 BAEPs，通过自发和刺激 EMG 监测面神经。前瞻试验已经表明当使用前述的面神经监测时，相当一部分患者术后 1 年面神经功能不受影响。由牵拉或加热（电烧灼器）即将引起的损伤会有报警。神经切断可能引不出放电，肌松药也可能降低监测的效果。如果神经被肿瘤侵犯，外科医生可以通过手持神经刺激器和实时听觉反馈来进行神经走向的定位。

其他颅后窝肿瘤手术

脑干的其他肿瘤手术的监测要根据不同的病例或

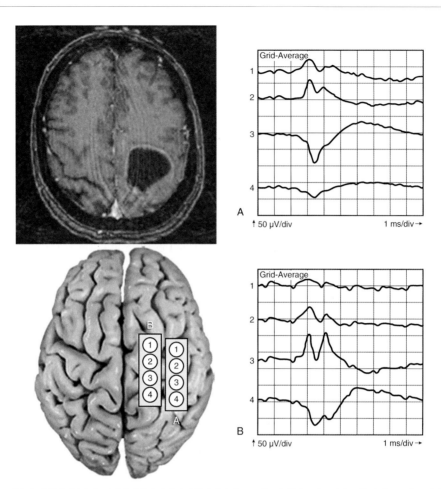

图 49-13 区分初级感觉皮质和初级运动皮质的大脑中央沟的术中定位。一个经扫描发现有巨大颅顶部肿瘤的患者的临床资料。有两组由四个互相接触的硬膜下电极条带进行记录。电极条带的相对位置标注为 B 和 A。图 A. 来自大脑中央沟前方的电极诱发的初级皮质反应显示为向上偏转；图 B. 来自大脑中央沟后方的电极诱发的初级皮质反应显示为向下偏转。移动前方的电极条带（记录 B）引起电极 3 和电极 4 的位相反转

手术径路来选择。EMG 监测不仅可以用于面神经支配范围，还可用于进行舌下神经的监测，以及在气管导管中植入特定电极通过声门对迷走神经监测。如果第四脑室受到肿瘤的侵犯变形后，可以通过这些监测设备来进行功能性定位 [129]。在保护重要的神经反射方面，EMG 监测可能不够，因为 EMG 只能通过记录神经支配肌肉上的电位反应来监测这些反射的传出神经功能。

　　尽管一些医院已经使用神经功能监测来监测脑干缺血情况，但是这种方法还没有得到临床研究很好的论证或支持。脑干功能的完整性可以通过联合多种诱发电位方法进行监测，如 BAEPs、SSEPs 和 MEPs。

每一种监测方法监测一项功能，就其自身而言其完整性对单个患者的功能预后很重要。如图 49-15 所示，即使联合全部监测方法，仍然在监测的交叉部分，会遗留一些重要部位没有监测。当临床上患者存在重大的神经功能障碍时，只要穿孔血管有灌注，很容易发现监测的所有功能是否正常，或治疗干预对神经功能保护有无帮助。无论是监测还是治疗干预措施都没有意义，但其仅仅说明了监测通路不位于手术操作风险部位。因为这些不可避免的"假阴性"结果，很少有研究应用这些监测方法。此外，因为每一种监测方法都有它自身的限制，这些方法通常要求专业的神经生理学家来分析报告和解决故障。

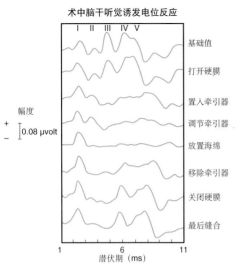

术中脑干听觉诱发电位反应

I II III IV V

基础值

打开硬膜

置入牵引器

调节牵引器

放置海绵

移除牵引器

关闭硬膜

最后缝合

幅度

+
0.08 μvolt
−

1   6   11
潜伏期（ms）

图 49-14 微血管减压术中脑干听觉诱发电位的术中监测。基线记录显示脑干听觉诱发电位的 5 种典型的波形。每条轨迹的右侧标注有术中事件。牵引器的放置引起V波潜伏期的显著延长，即使调整牵引后也不能恢复。放置海绵后，所有的波形都随后转变成 I 波（Ⅰ波起源于内耳），最后几乎完全消失。移除牵引器后引起脑干听觉诱发电位向基线转变

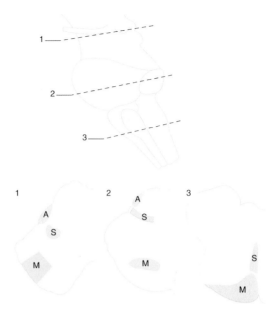

图 49-15 脑干诱发电位的监测。诱发电位监测包绕脑干特定区域的神经束，显示为三个横断面的示意图。被监测的区域标为深色，标注 M（运动）、S（感觉）和 A（听觉）。脑干其余部位的功能完整性可以通过监测区域推论得出

脊柱和脊髓手术（监测：体感诱发电位、运动诱发电位和肌电图）

术中体感诱发电位（SSEP）监测最常用于脊柱脊髓手术。在椎板切除和脊柱侧凸手术患者中已积累大量经验。2.5% ~ 65% 的脊髓和脊柱手术患者术中SSEP 发生改变[130-133]。如果这些改变因外科医师和麻醉医师的处理（例如，减少脊柱侧凸手术中脊柱矫直的程度或提高动脉血压）而很快恢复，患者术后神经功能大多能保留。但如果这些改变持续存在，患者清醒后大多有神经功能受损。

脊髓手术中 SSEP 监测可出现假阴性（少见）和假阳性（常见）的报道。假阴性即患者在整个术中期间SSEP 无异常，但清醒后有新的明显的神经功能异常，但在所有监测病例中总发生率远小于1%。然而，假阳性即患者术后没有神经功能异常，但术中 SSEP 变化明显则很常见[133]。这种监测模式大多是由于存在可能改变 SSEP 的其他非病理因素。总的说来，正确实施 SSEP 监测以预测术后感觉和运动功能十分可靠[44, 132, 134]。但SSEP 不能直接监测运动通路。另外，传导双上肢和至少部分下肢 SSEP 的脊柱后侧的血供来源于脊髓后动脉。运动通路和神经元的血供来源于脊髓前动脉。但术中

SSEP 监测没有发生改变的患者术后可出现明显运动障碍，已有相关的病例报道[135-136]。

脊柱手术和急性脊髓损伤后，感觉和运动的变化一般相关良好[44]。但是胸主动脉手术后神经功能障碍的患者，脊髓后侧功能（例如本体感觉、振动、轻触觉）可能保留完整，但运动和其他感觉功能（例如疼痛、温度）受损。一些研究报道，主动脉瘤修补术后出现神经功能障碍的患者中有 32% 是这种损伤[137]。这类患者术中 SSEP 监测出现假阴性的风险很高，因此没有广泛应用。

手术操作中运动诱发电位（MEP）监测脊髓及其血供很有用。MEP 出现下降而 SSEP 无变化。MEP 联合SSEP 监测可能会消除脊髓手术中的假阴性结果[138-143]。在监测有截瘫危险的胸腹主动脉瘤手术中，有文献报道支持联合应用 MEP 监测。两项早期研究提示 MEP 可能并没有预期的那么有效。第一例是记录犬经颅电刺激后腰髓的 MEP 反应[137]。Elmore 等发现这种脊髓记录电位并没有精确预测出术后运动功能[144]。在第二个研究中，Reuter 等记录了犬经颅电刺激后，脊髓和外周的 MEP反应[145]。他们也发现脊髓记录电位不能准确预测出术后运动功能。不管动物能不能活动下肢，所有动物的外周神经反应均消失且 24h 后也不再出现。

这些研究提示脊髓记录的 MEP 可能代表了下行皮质脊髓通路的反应。这些白质通路对缺血的耐受能力强于代谢活跃的脊髓前角细胞（即灰质）。脊髓再灌注后，这些产生 MEP 的白质功能恢复，而灰质功能可能无法恢复。外周神经上记录到的反应可反映突触后前角神经元的功能，但是术中主动脉阻断后下肢缺血常常干扰记录或干扰肌肉的反应。

现在更多的临床研究显示 MEP 监测用于主动脉手术，可以发现脊髓血流不足，对改善预后有很好的作用。已经证明这个技术是有效的，尤其适用于指导手术方案，例如 MEP 监测指导肋间血管再移植，改善脊髓灌注压（通过提升血压或降低颅内压，或两者皆有），脊髓降温和其他手术方法[146]。虽然在主动脉手术中 MEP 是有用的，但是 MEP 监测在广泛应用前仍需要更多的实验和临床研究来验证。

外周神经手术（监测：EMG，神经动作电位）

外周神经手术在两种情况下需要应用神经功能监测。第一种情况是外周神经完好但可能被手术损伤。如原发性神经纤维瘤（如神经鞘瘤）或多发的软组织肿瘤，特别是当肿瘤生长改变了外周神经的正常解剖位置时。第二种情况是原有损伤伤及神经，拟对损伤部位进行探查。监测被侵犯神经支配的肌群自发的或者刺激后产生的反应可以指导手术切除。自发的 EMG 放电可以由神经受牵拉或压缩、电刀的局部加热或缺血引起。应用自发 EMG 有两个限制条件。一：神经肌肉接头是监测通路的一部分，肌松药可呈剂量依赖性降低或消除 EMG 监测的敏感性。二：切割神经可能诱导不出明显的放电。为了在术中找出神经，手术医师可以用手持的探针去刺激切口区域，听出刺激诱发的 EMG 或触诊刺激后收缩的肌肉来定位神经。麻醉医师因在区域麻醉中常用神经刺激器，对相关概念非常熟悉。

因其理论概念简单，此技术的一个改良方法得到广泛应用，即脊柱手术中监测椎弓根钉的位置，防止错位引起神经根的损伤[147-148]。通常是连续用逐渐提高的电流刺激导孔，或很少刺激植入的椎弓根钉柄从而确定引出皮节复合肌肉电位的阈值。肌肉反应解读比较复杂，因为螺钉与神经根的解剖关系取决于脊髓的节段水平，因为脊髓节段水平比骨性椎柱要短。因此，腰椎置入不正确的椎弓根钉将导致下一节段神经根的改变，而在胸髓，若椎弓根钉在颈椎通路下放置不正确则使单次刺激引不出反应。因为颈段、胸段和腰段的刺激阈值都不同，并且正常和受损的神经根诱发的阈值也不同，这种监测技术仍有缺陷，但却广泛认为有应用前景[149]。

患者神经损伤后长时间的虚弱和感觉丧失，拟行神经探查监测，外周神经活动非常有意义[150]。其目的是决定神经重建是否可以改善预后。术前进行神经传导检查来判断受损区域。如图 49-16 所示，在术中首先从损伤部位的神经近端进行电刺激，在损伤的神经远端记录神经动作电位。如果神经的传导通过损伤部位，则施行瘢痕松解和伤口闭合。通过轴突的再生方式进行神经的自然恢复，预后良好。如果神经传导不能通过损伤部位，需要切除损伤的神经，进行神经移植[151-153]。

可能损伤中枢神经系统的非神经手术（监测：EEG、TCD、脑氧饱和度和 SjvO₂）

心肺转流术

参见第 67 章。

心肺转流术（CPB）时行 EEG 监测　有许多影响因素会使人的 EEG 发生变化。例如，血浆和颅内麻醉药的水平因 CPB 或 CPB 期间常规给予的麻醉药物而改变，动脉二氧化碳分压和动脉血压改变，且经出现血液稀释和低温灌流。这些作用使 EEG 发生的变化与缺血病理性变化相似，使得对 CPB 时 EEG 的分析十分困难。

Levy 等试图将低温引起的 EEG 变化与体外循环建立和结束时发生的其他事件区分开来[154-155]。开始他们认为只能定性分析，但是后来使用了更加复杂的分析技术（近似熵）后，可以对温度改变导致的 EEG 变化进行定量分析。

Chabot 等[156] 以及 Edmonds 等[157] 也都尝试在 CPB 期间使用定量 EEG（即处理后的多导联 EEG）发现脑低灌注，并将这些变化与术后神经功能变化联系起来。有些小规模的试验研究了应用定量 EEG 发现脑低灌注后进行干预治疗的作用。这种监测技术没有被广泛应用，是因为虽然研究结果显示监测是有前景的，但研究了少量患者，几乎没有确证研究。这种类型的监测在时间、人员和设备方面成本很高，结果却难以令人信服，其效价比不不确定。其他研究者没能发现术中 EEG 参数与术后神经功能之间有说服力的关系，尤其是在婴儿和儿童中[158-159]。应用处理后定量 EEG 为体外循环患者临床管理提供有用信息仍不明确。还没有现有循证医学支持常规应用此方法。

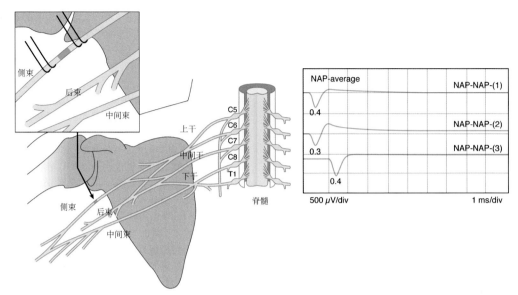

图 49-16　在臂丛探查术中记录神经动作电位。神经束上的受损部位，用红色表示，如插图所示，手术者在神经的暴露部位两端放置了钩状电极。如果是轴索断伤，近端电刺激将产生远端神经动作电位，如右图中所示。第三条轨迹中反应的延迟是由技术设置的变化引起的

经颅多普勒　TCD 超声可监测 CPB 中脑循环。一些无对照的病例报道和研究发现 TCD 可用于 CPB 中监测 CBF 是否足够、发现栓子和置管不当的问题[160]。目前关于预后的资料非常有限，TCD 在 CPB 中还缺乏有力的循证医学的证据，主要是因为缺乏相关资料。TCD 探头在一些患者中放置不稳，不能收集信号的问题，也限制了它在 CPB 的使用。最后，尽管脑内微血栓与术后认知功能障碍的假说极具吸引力，其联系仍不明确[161]。

脑氧饱和度（NIRS）和颈静脉球氧饱和度（SjvO₂）　如同 EEG 监测在 CPB 中的应用，有研究建议在 CPB 中使用 NIRS 或 SjvO₂ 监测脑灌注是否充足[162-163]。临床和实验室研究显示 NIRS 或 SjvO₂ 可以发现 CPB 中的导管位置不当。最近有在 CPB 下行冠状动脉旁路移植术的系列病例报道提示，术中脑氧饱和度低于基线的患者，术后发生重要脏器功能障碍和住院天数延长的发生率较高[164]。然而，就像在颈动脉手术中使用 NIRS 监测一样，也发现了同样的问题。CPB 时应用 NIRS 的系统回顾提示，目前资料尚不足以认定根据低脑氧饱和度值给予干预措施可以预防脑卒中或术后认知功能障碍[165]。CPB 中应用 NIRS 还没有进行循证医学检验，在 NIRS 成为 CPB 中的常规监护手段之前还要做很多工作。

SjvO₂ 监测是有创的。尽管病例报道和研究数据提示 SjvO₂ 监测有助于发现不充足的 CBF，但是由于缺乏预后数据，且不能确定 CPB 中不同温度下的危机值，加上无创的监测手段（如 EEG、脑氧饱和度）应用，使得 SjvO₂ 监测在 CPB 时应用受限。基于目前的资料，还没有一种神经功能监测的技术能够单独或联合应用来改善 CPB 的外科手术的预后。进一步的研究需要衡量 CPB 中进行神经功能监测的人力和物力的成本问题。

神经系统监测在监护病房中的应用（监护：EEG，诱发电位，TCD, SjvO₂）

继发性中枢神经系统（CNS）损伤被认为是 CNS 疾病患者一个可纠正的风险因素（参见第 105 章）。动脉瘤引起的蛛网膜下腔出血，卒中和外伤性脑损伤是 CNS 损伤的代表，其继发性损伤对最终的神经功能预后有重要影响[166-168]。通常这些疾病引起 CNS 的原发性损伤，由于需要机械通气和镇静，严重限制了临床上神经功能的监测。一些前面讨论的神经功能监测技术已经在重症加强治疗病房（ICU）应用。然而，通常这些技术需要专业的技术人员一直在场，如诱发电位监测，这些监测技术由于成本昂贵，并且不如其他监测技术可以作为日常的检查而使其缺乏实用价值，同

时其提供的数据也不容易在 ICU 的环境下进行分析，这些都限制其在 ICU 的使用。和其他监测方法相同，先前介绍的一些监测方法也可以用于昏迷患者，提供重要的提示预后情况的信息和指导临床决策。

脑缺血

脑缺血是 CNS 继发性损伤的重要原因。在昏迷或镇静的患者中很难发现脑缺血，甚至在脑灌注压充足的情况下，也会发生脑缺血[169-170]。有三个方法可以为危重病医师提供脑灌注额外信息。但没有一种监测方法被认为是"标准监护"。和所有的监测方法一样，监测方法对预后的影响取决于治疗的质量，即如何用获得的数据来指导患者的临床管理。

$SjvO_2$ 广泛应用于 ICU 内脑损伤的患者监护。其数据用以指导血压和通气管理从而优化脑血流。$SjvO_2$ 监测对脑损伤患者的通气管理有很大作用，可明显减少过度通气在神经外科手术患者中的常规应用[171-175]。$SjvO_2<50\%$ 提示脑缺血。$SjvO_2$ 升高可表示对治疗有反应，或是若因神经元死亡引起氧需求量减少而导致升高。

和 $SjvO_2$ 监测一样，皮质下脑氧饱和度（$P_{Br}O_2$）和 CBF 监测也常用于严重脑损伤的患者。$P_{Br}O_2$ 具有很好的临床指导意义，$P_{Br}O_2<10 \sim 15mmHg$ 与预后不良相关[27, 175]，而针对 $P_{Br}O_2$ 的治疗措施可以改善患者的预后[176]。热扩散 CBF 的资料不是很多，可能只反映很少的技术问题[177]。然而，在蛛网膜下腔出血中，热扩散 $CBF<15ml/（100g \cdot min）$，对提示血管痉挛具有 90% 的敏感性和 75% 的特异性[19]。

TCD 超声在 ICU 广泛用于记录蛛网膜下腔出血的患者是否存在脑血管痉挛及其严重程度。较大的脑动脉狭窄后，为了保持 CBF，病变部位血流速度应明显上升。脑血管痉挛出现在临床症状出现之前 12 ~ 24h 内，TCD 监测可以早期发现脑血管痉挛，使得在临床症状出现之前就开始治疗[178-182]。尽管颅内压和当前高血压高血容量血液稀释治疗可能会改变血流速率，但当平均血流速度 >120cm/s 可能与血管痉挛有良好的相关性[183-184]。然而，高血压和高血容量两个因素可引起 TCD 波形的改变，支持此检查的应用。

昏迷的预后和脑死亡的判断　EEG 可以帮助评价昏迷患者的临床状态和预后。预后的评价必须在导致昏迷损伤发生 24h 之后，否则，EEG 主要反映的是损伤的影响而不能反映预后情况。在损伤 24h 以后，EEG 显示持续爆发性抑制，与严重的不可逆性脑损伤相关[185]。EEG 显示对外部刺激无反应，波形无变化，预示着患者将处于持续的植物状态或死亡[185-186]。如果患者的 EEG 对外部刺激有反应，出现同步波形变化或睡眠波，可能预后较好[187-189]。

EEG 监测的另一个用处是对巴比妥类药物诱导迷治疗作用的监测。因为血液或脑脊液中巴比妥类药物浓度都不能可靠地预测爆发性抑制和脑氧耗代谢率最大程度的降低[190]，同时巴比妥类药物通常需要增加循环系统的支持，因此记录 EEG 的爆发性抑制信息可推断巴比妥类药物的最小有效剂量。

与 EEG 一样，诱发电位在评估 ICU 患者的昏迷状态和预后中也占一席之地。正常双侧 SSEPs 是预后良好的标志，而没有任何 SSEP 皮质反应标志着预后不良。BAEPs 也同样用来估计昏迷患者的预后情况。完整而又正常的 BAEPs 而 SSEPs 消失则提示患者最好的预后是慢性植物状态。然而，因为随着 BAEPs 从头侧往尾侧恶化，提示患者的预后可能较差。BAEPs 在 I 波上消失很可能预示脑死亡。异常的 SSEP 与预后相关，提示介于好的脑功能与慢性植物状态之间[191-200]。

TCD 超声监测也用于 ICU 协助诊断脑死亡。随着颅内压升高，TCD 搏动波变化明显，收缩期波峰明显，舒张期波形消失，随着颅内压进一步升高，出现典型的往返血流模式，其伴随着临床脑死亡[201]。TCD 监测可以很容易地在床旁进行，可以减少患者为定性放射学研究性的搬动次数。

影响神经监测结果的非手术因素

麻醉和 EEG

麻醉药影响 EEG 波形的频率和振幅。虽然每一类药物和每一个特定药物都有一些各自特定的、剂量相关的 EEG 影响作用（表 49-2），但还有一些基本的与麻醉相关的 EEG 变化规律。亚麻醉剂量的静脉和吸入麻醉药常常使前脑活动增强，α 活动消失，正常情况下这种变化常见于患者清醒、放松和闭眼时枕部 EEG 导联中。当全麻药使患者意识消失时，脑电波振幅变大，频率减慢。在前额区域，可见到患者清醒时的 β 波频率减慢至 α 波频率范围，并且振幅变大。伴随枕部 α 波活动消失，此现象导致 α 波活动从后额皮质转移到了前脑皮质。进一步提高吸入或静脉麻醉药的剂量，EEG 进一步减慢。一些药物可以完全抑制 EEG 活动（见表 49-2）。还有一些药物（例如，阿片类和苯二氮䓬类）则不会因为剂量的增大而产生爆发性抑制或等电位，因为这些药物不能完全抑制 EEG，或

表 49-2　麻醉药和脑电图

药物	对 EEG 频率的影响	对 EEG 幅度的影响	爆发性抑制？
异氟烷，七氟烷，地氟烷			有，>1.5 MAC
亚麻醉浓度	α 波消失，前脑 β 波 ↑		
麻醉浓度	前脑 4～13Hz 波		
增加剂量 >1.5MAC	弥漫性 θ 和 δ 波→爆发性抑制→消失	↓ 0	
氧化亚氮（单独）	前脑快速振荡活动（>30Hz）	↓，尤其是吸入浓度 >50%	无
巴比妥类			有，高剂量情况下
低剂量	快速前脑 ↑β 波	轻微	
中等剂量	↑ 前脑纺锤形 α 波		
增高剂量	弥漫性 δ 波→爆发性抑制→消失	↓ 0	
依托咪酯			有，高剂量情况下
低剂量	快速前脑 β 波		
中等剂量	前脑纺锤形 α 波		
增高剂量	弥漫性 δ 波→爆发性抑制→消失	↓ 0	
丙泊酚			有，高剂量情况下
低剂量	α 波消失，前脑 β 波		
中等剂量	前脑 δ 波，α 波有变异		
渐增的高剂量	弥漫性 δ 波→爆发性抑制→消失	↓	
氯胺酮			无
低剂量	α 波消失，变异性	↓	
中等剂量	前脑 δ 节律		
高剂量	多行性 δ 波，有一些 β 波	β 波幅度低	
苯二氮䓬类			无
低剂量	α 波消失，增加前脑 β 波活动		
高剂量	前脑主要是 θ 波、δ 波		
阿片类			无
低剂量	β 波消失，α 波减慢	无	
中等剂量	弥散性 θ 波，有一些 δ 波		
高剂量	δ 波，常呈同步化		
右美托咪定	轻度减慢，明显纺锤波		无

MAC，最低肺泡有效浓度。
* δ ≤ 4Hz 频率，θ = 4-7Hz 频率，α = 8-13Hz 频率，β ≥ 13Hz 频率

因为药物（如氟烷）的心血管毒性限制了其给予足够影响 EEG 的药物剂量。

静脉麻醉药

参见第 30 章。

巴比妥类、丙泊酚和依托咪酯　尽管效能和作用持续时间有很大不同，静脉麻醉药巴比妥类、丙泊酚和依托咪酯对 EEG 模式的影响都类似（图 49-17 显示硫喷妥钠对 EEG 的作用）。这些药物都遵循前面提到过的基本的与麻醉相关的 EEG 变化规律，最初是激活（图 49-17A），然后是剂量相关的抑制。患者意识消失后，就可见到特征性的前脑纺锤形脑电波（图 49-

17B）；随着药物剂量的增加，又被 1～3Hz 的多形态的脑电活动代替（图 49-17C）。进一步加大剂量，可导致抑制期延长，其中散布一些脑电活动（即爆发性抑制）。在很高量时 EEG 波形消失。所有这些药物都会导致人发生癫样波活动，但只有亚催眠剂量的美索比妥和依托咪酯，引发的癫样波具有临床意义。

氯胺酮　氯胺酮不符合基本的与麻醉相关的脑电变化规律。氯胺酮麻醉的特征是前脑区域占优势有节律的高幅度 θ 波活动。加大剂量会产生间歇的、多形态的 δ 波活动，幅度很高，其中散布低幅度的 β 波活动[202]。氯胺酮不会使 EEG 活动消失，在所有剂量下EEG 的活动可能非常没有规律，变异性大。脑电双频

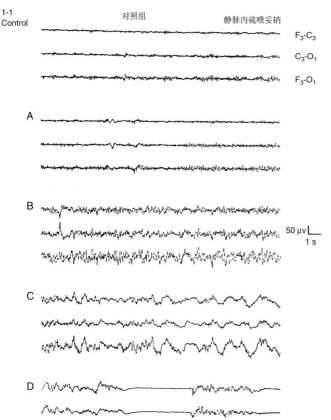

图 49-17　静脉给予硫喷妥钠对 EEG 的影响。A. 快速激活；B. 巴比妥类药物的纺锤形波；C. 慢波；D. 爆发性抑制 *(From Clark DL, Rosner BS: Neurophysiologic effects of general anesthetics, Anesthesiology 38:564, 1973.)*

谱指数（BIS）无法监测氯胺酮对意识的影响，可能与氯胺酮引起脑电活动的无规律性有关。与巴比妥类药相比，仅仅给予单个剂量的氯胺酮，正常脑电活动的恢复也相对较慢。没有研究可以提供关于使用氯胺酮后苏醒反应与 EEG 的关系。氯胺酮也与癫样活动的增加有关 [202]。

苯二氮䓬类　尽管作用强度与持续时间不同，苯二氮䓬类药也符合基本的与麻醉相关的 EEG 变化规律。但是这类药物不会使 EEG 发生爆发性抑制或等电位。

阿片类　阿片类药物不符合基本的与麻醉相关的 EEG 变化规律。总的说来，阿片类药产生剂量相关的 EEG 频率降低和幅度升高。如果不再继续给予阿片类药，药物重分布后 α、β 波会恢复，恢复的速度与药物的种类和初始剂量有关。使用瑞芬太尼时，EEG 恢复的速度最快 [203]。阿片类药不会导致 EEG 完全性抑制，给予大剂量或超临床剂量的阿片类药，动物和人会出现癫样活动，例如芬太尼麻醉诱导后，棘波活动较常见，给予 30g/kg 出现率为 20%，给予 50g/kg 时为 60%，给予 60g/kg 时为 58%，给予 70g/kg 时为 80%。临床上在癫痫症手术中推注阿芬太尼来激活癫灶发作 [204]。这种癫样活动主要出现在额颞侧区域 [205]。

右美托咪定　右美托咪定主要用于手术和监护室患者的镇静。单独使用右美托咪定镇静的患者，EEG 出现慢波活动增加和睡眠纺锤波为主的变化，与正常人睡眠状态相似 [206]。使用大剂量右美托咪定也不会出现爆发性抑制和 EEG 等电位。右美托咪定的引起的镇静水平，可以通过 EEG 分析仪参数进行有效的监测，并使用 BSI 和熵技术进行记录和分析 [207]。镇静程度接近时，右美托咪啶的 BIS 值低于丙泊酚 [208]。

吸入麻醉药

参见第 25 章。

氧化亚氮　单独使用氧化亚氮使枕部优势 α 波的幅度和频率降低。随着镇痛起效和意识消失，常可见到前脑区域快速振荡活动（>30Hz）[209]。这种活动在停用氧化亚氮后仍会持续一段时间，有时可达 50min。氧化亚氮如果与其他麻醉药物合用，其临床作用和对 EEG 的影响较单独使用这些药物时增加。

异氟烷、七氟烷和地氟烷　强效吸入麻醉药符合基本的、与麻醉相关的 EEG 变化规律。例如，异氟烷最初激活 EEG，随着剂量的增加，脑电活动减慢。异氟烷浓度达 1.5 个最低肺泡有效浓度（MAC）时，出现 EEG 抑制期，到 2～2.5MAC，EEG 抑制期延长直到波形消失。有时，异氟烷浓度 1.5～2.0MAC，可见到癫样波[210]。七氟烷产生类似的剂量依赖的 EEG 作用。七氟烷和异氟烷在等 MAC 浓度，EEG 变化是类似的[211]。无癫痫病史的患者使用七氟烷也会出现 EEG 癫样活动。有报道，有癫痫病史的小儿七氟烷诱导时 EEG 上有癫样活动，但没有临床抽搐[212-213]。尽管有这些研究，七氟烷也与其他吸入麻醉药一样，不适用于需要皮质 EEG 定位癫痫病灶的手术[214]。除了癫样活动相当常见，恩氟烷对 EEG 影响的模式与异氟烷类似。恩氟烷在 2～

3MAC，可见到爆发性抑制，但仍有大的棘波和放电波。过度通气，同时又吸入高浓度恩氟烷，EEG 抑制时程增加，爆发放电时程缩短，但抑制之间癫样活动的幅度和主要频率成分有所增加。有时使用恩氟烷时 EEG 上可见到 Frank 抽搐波，与一种已知的致惊厥药戊四氮（PTZ）产生的脑代谢作用相类似。

氟烷的作用模式与异氟烷类似，但氟烷产生 EEG 爆发性抑制时的剂量会引起严重的心血管毒性（3～4MAC）。地氟烷对 EEG 的影响与等 MAC 浓度的异氟烷类似。在有限的临床研究中，尽管给予 1.6MAC 和过度通气，地氟烷也没有癫样活动[215]。地氟烷可用于顽固性癫痫持续状态的治疗[216]。

临床研究显示，吸入麻醉药的 EEG 受患者年龄和 EEG 基础特征的影响。老年患者和 EEG 基础值就很慢的患者，其 EEG 对异氟烷和地氟烷的作用更加敏感（参见第 80 章）。随着麻醉加深，可观察到类似的 EEG 变化模式，但是这种变化出现在更低的潮气末麻醉药浓度[217]。

麻醉和感觉诱发反应

吸入麻醉

围术期有很多药物可以影响 SERs 监测的准确性（表 49-3）。最近有一篇综述详细分析了所有药物对 SERs 的作用，其内容超过本章涉及的范围[218]。表

表 49-3　麻醉药对感觉和运动诱发电位的影响（可能混淆为手术引发的）*

药物	SSEPs		BAEPs		VEPs		经颅 MEPs	
	LAT	AMP	LAT	AMP	LAT	AMP	LAT	AMP
异氟烷	是	是	否	否	是	是	是	是
氧化亚氮+	是	是	否	否	是	是	是	是
巴比妥类	是	是	否	是	是	是	是	是
依托咪酯	否	否	否	否	是	是	否	否
丙泊酚	是	是	否	否	是	是	是	是
地西泮	是	是	否	否	是	是	是	是
咪达唑仑	是	是	否	否	是	是	是	是
氯胺酮	否	否	否	否	是	是	否	否
阿片类	否	否	否	否	否	否	否	否
右美托咪定	否	否	否	否	否	ND	ND	否

注：AMP，幅度；BAEPs，脑干听觉诱发电位；LAT，潜伏期；MEP，运动诱发电位；ND，无文献资料；SSEP，体感诱发电位；VEP，视觉诱发电位。
* 这个表格是非定量的，"是"和"否"表示一个药物是否能产生可能与手术引发的混淆的诱发电位。
+ 使用时提高药物浓度

49-3 并没有对药物的作用进行定量，只是列出了每种药物是否能改变 SERs，此改变可能被误认为是手术引起的诱发电位变化。表中"否"并不表示某种药物

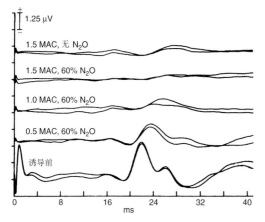

图 49-18　异氟烷最小肺泡浓度不同时，有代表性的皮质体感诱发电位反应（C3、C4-FPz）*(From Peterson DO, Drummond JC, Todd MM:Effects of halothane, enflurane, isoflurane, and nitrous oxide on somatosensory evoked potentials in humans, Anesthesiology 65:35, 1986.)*

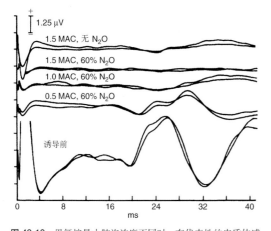

图 49-19　恩氟烷最小肺泡浓度不同时，有代表性的皮质体感诱发电位反应（C3、C4-FPz）*(From Peterson DO, Drummond JC, Todd MM:Effects of halothane, enflurane, isoflurane, and nitrous oxide on somatosensory evoked potentials in humans, Anesthesiology 65:35, 1986.)*

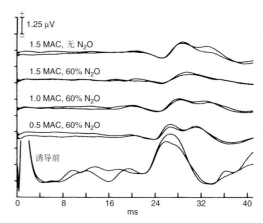

图 49-20　氟烷最小肺泡浓度不同时，有代表性的皮质体感诱发电位反应（C3、C4-FPz）*(From Peterson DO, Drummond JC, Todd MM:Effects of halothane, enflurane, isoflurane, and nitrous oxide on somatosensory evoked potentials in humans, Anesthesiology 65:35, 1986.)*

对 SERs 完全没有作用，而是有经验的医师在术中监测时认为所出现的影响没有临床意义。框 49-1 列出便于临床医师在术中监测 SERs 时选择最理想药物的通用原则。

挥发性麻醉药——异氟烷、七氟烷、地氟烷、恩氟烷和氟烷——对所有类型的 SERs 在不同程度上有类似的作用。VEPs 对吸入麻醉药最敏感，BAEP 对麻醉诱发的改变最不敏感，脊髓和皮质下 SERs 反应明显小于皮质所受的影响[219-221]。

SSEP 是术中 SER 监测应用最广泛的技术，因此麻醉药对 SSEP 的影响也是研究最完整的。目前所用挥发性麻醉药对皮质 SSEP 的影响呈剂量依赖性潜伏期和传导时间延长，皮质源性信号幅度降低，但皮质下信号有改变[219-223]。比较不同挥发性麻醉药作用的研究结果差异很大[219, 221]。例如，一个研究认为氟烷对皮质 SSEP 的影响较异氟烷和恩氟烷大很多[221]，但另一个研究认为恩氟烷和异氟烷的作用大于氟烷[219]。所有这些差异都没有临床意义，临床医师完全可以忽略。地氟烷和七氟烷对 SERs 影响的性质和量上与异氟烷类似[224-228]。神经系统正常的患者中，几种强效麻醉药复合氧化亚氮吸入浓度达到 0.5～1MAC 时，皮质 SSEP 监测是一致的（图49-18，图 49-19，图 49-20）[219, 223]。有神经损害的患者，可能对吸入麻醉药更敏感，甚至不能耐受任何浓度的吸入麻醉。但是总的说来，麻醉性镇痛药复合潮气末吸入麻醉浓度低于 1MAC（氧化亚氮加强效麻醉药）使监测条件更好。

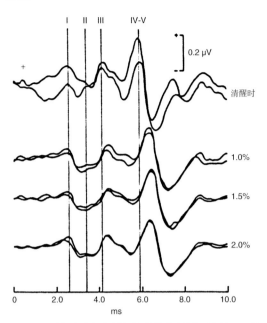

图 49-21 异氟烷对脑干听觉诱发电位影响的典型病例。1% 浓度时，峰潜伏期Ⅲ、Ⅳ、Ⅴ延长，但随着麻醉深度加深趋于稳定 *(From Manninen PH, Lam AM, Nicholas JF: The effects of isoflurane–nitrous oxide anesthesia on brainstem auditory evoked potentials in humans, Anesth Analg 64:43, 1985.)*

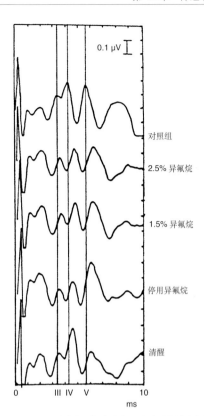

图 49-22 吸入不同浓度恩氟烷患者，脑干听觉诱发电位的变化 *(From Dubois MY, Sato S, Chassy J, et al: Effects of enflurane on brainstem auditory evoked responses in humans, Anesth Analg 61:898, 1982.)*

挥发性麻醉药使 BAEP 的潜伏期延长，对幅度的影响不明显[223, 229-231]。但是挥发性麻醉药使听觉刺激后早期（中潜伏期）皮质反应潜伏期延长，幅度降低[230]，这些中潜伏期反应被用来监测全麻的催眠成分[32]。吸入麻醉药在任何浓度（复合或不复合氧化亚氮）都能很好地监测 BAEPs（图 49-21，图 49-22）[223, 229-232]。

VEPs 监测时，使用挥发性麻醉药可呈剂量依赖性的潜伏期延长，伴有或不伴有幅度改变[223, 233-236]。异氟烷呈浓度依赖的潜伏期延长，振幅降低，浓度达到 1.8% 时（纯氧）波形消失[223, 233]。恩氟烷在没有低碳酸血症时，也可导致波幅降低[233]。氟烷使潜伏期延长，但不伴有幅度的改变[234-235]。虽然这些研究得出的资料是有效的，但结果没有临床意义。因为麻醉患者中 VEPs 的变异相当大，许多学者认为使用任何麻醉技术，都不可能满意地监测 VEPs。

虽然挥发性麻醉药导致 SERs 波形明显改变，但是术中吸入麻醉剂量的挥发性麻醉药时，监测 SER 仍是可能的。应避免使用可能使监测反应明显抑制的药物剂量。我们的经验是吸入麻醉药潮气末总浓度大于 1.3MAC 时，皮质 SSEPs 有消失的可能性，即使神经系统正常的患者也是如此。同样重要的是，术中监测

的关键时期麻醉药浓度应保持不变。关键时期即手术操作可能导致神经组织损伤和 SERs 发生变化的时期。挥发性麻醉药引发 SERs 变化是剂量依赖的，因此，术中关键时期提高麻醉药的剂量，可能导致不能区分 SERs 改变的原因是麻醉引起的还是手术因素引起的，或两种原因都有，也就很难决定重要的处理方式。

因氧化亚氮复合挥发性麻醉药应用，其对 SERs 的作用会有不同，这与监测的感觉系统有关。单独使用，或复合麻醉性镇痛药或吸入麻醉药，氧化亚氮使 SSEPs 幅度降低，但潜伏期没有明显改变[219-220, 237]。使用挥发性麻醉药维持时监测 BAEPs，再加入氧化亚氮，BAEPs 没有进一步的改变[229]。另外，单独使用氧化亚氮对 BAEPs 没有影响，除非有气体积聚在中耳内[237]。单独使用氧化亚氮导致 VEP 潜伏期延长，幅度降低，但氧化亚氮加入挥发性麻醉药时，不会导致 VEP 进一步改变[233, 237]。

静脉麻醉药

在人体和动物模型中已研究了巴比妥类药物对 SER 的影响。硫喷妥钠可导致剂量相关的进行性 SSEPs 潜伏期延长和幅度降低，BAEPs 的 V 波潜伏期延长。SSEP 的变化较 BAEP 的变化更明显。最初的基本皮质反应波很快消失，这个发现与巴比妥类药物对突触传递的抑制大于对轴突传导的抑制理论一致。早期 SERs 波形来源于轴突传导，晚期波形是多突触传递和轴突传导。硫喷妥钠剂量远远大于使 EEG 成等电位的剂量时，早期皮质和皮质下 SSEPs 和 BAEPs 仍然存在[238]。其他巴比妥类药物有类似的作用。甚至在超过完全抑制自主脑电活动的剂量时，SSEP 和 BAEP 也从未被完全抑制[239]。这个发现非常重要，尤其是脑血管手术中给予患者大剂量保护性的巴比妥类药物后，EEG 呈等电位，对监测 CBF 没有帮助，但早期皮质 SSEPs 仍存在，可能对判断 CBF 是否足够仍有所帮助。脑损伤患者注射治疗剂量的硫喷妥钠后，SSEPs 仍然存在[240]。VEPs 对巴比妥类药物敏感，小剂量巴比妥类药物即可使除早期波形外的所有波形消失。即使给予很高剂量的苯巴比妥，早期电位仍存在，但潜伏期延长[241]。只要考虑到药物的作用（即潜伏期延长，幅度轻度降低），即使使用大剂量巴比妥类药物治疗，除了 VEP，充分的围术期中 SERs 监测仍是可能的。

单次或持续静脉注射依托咪酯可使 SSEPs 中枢传导时间延长，所有波形潜伏期延长。事实上与其他常用麻醉药不同，依托咪酯使皮质 SSEP 幅度升高[242-243]。这可能是由于抑制或兴奋影响作用平衡的改变或 CNS 易激惹性提高所致。这个作用似乎出现于皮质，而脊髓不出现[243]。依托咪酯输注可用于增强患者的 SSEP 记录，有些患者因为病理因素，术中监测开始时不能记录到有效反应（图 49-23）。如果不能监测到基础反应，可使用依托咪酯增强 SSEP 从而使得监测可以进行，并能用于发现术中可能导致脊髓损伤的事件[243]。依托咪酯对 BAEP 的作用是剂量依赖的，潜伏期延长，幅度降低，但没有临床意义[244]。

苯二氮䓬类药物也可以影响 SERs[245-246]。地西泮使 SSEPs 的潜伏期延长，幅度下降，听觉刺激引发的皮质反应潜伏期升高，但 BAEPs 没有改变[245-246]。咪达唑仑导致 SSEPs 波幅降低，但潜伏期没有改变[242]。

一般而言，阿片类药物呈剂量依赖性使 SSEPs 潜伏期轻微延长，伴幅度轻微降低。这些改变没有临床意义。幅度影响较潜伏期延长的差异更大[247-248]。即使是大剂量芬太尼（60μg/kg），可记录到可重复的 SSEPs[248]。其他阿片类药物可以使 SSEPs 发生剂量依

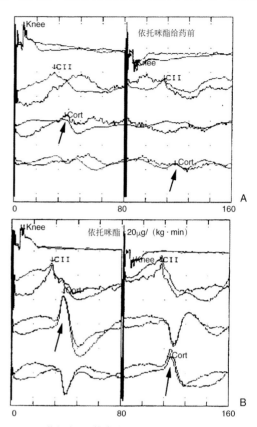

图 49-23 依托咪酯对体感诱发电位的影响。A. 上图是一个轻微智力损伤、严重脊柱侧凸的患者，使用异氟烷和芬太尼麻醉维持早期的 SSEP 轨迹；B. 下图是停止吸入异氟烷，给予依托咪酯 20μg/（kg·min）后的 SSEP 轨迹。注：放大比例相同时，波幅显著提高，皮质信号（箭头所指）更加清楚

赖的类似变化[247, 249]。即使用相对大剂量阿片类药物，仍可以在术中监测 SSEP，而对神经功能监测没有任何影响。但在评估记录数据时，应考虑阿片类药物引起的改变。在术中操作可能影响神经功能时应避免静脉推注大剂量的阿片类药物，以防止混淆对 SEP 变化原因的分析。芬太尼大于 50μg/kg 对 BAEP 影响不大，绝对潜伏期、峰间潜伏期和幅度都没有变化[250]。

根据若干病例报道和小规模的研究结果显示，右美托咪定不影响所有的诱发电位监测，尽管有关 MEP 的研究结果并不一致。有研究报道外科治疗脊柱侧弯时使用右美托咪定联合使用丙泊酚和瑞芬太尼，可以显著降低 MEPs[251]。关于右美托咪定的研究资料有限，尚缺乏大规模的临床研究，但从目前来看，右美托咪定的使用在 SEP 的监测中暂未出现问题。

麻醉和运动诱发电位

麻醉药对经由肌肉记录的 tcMEPs 的影响都很强（表 49-3）[252-257]。大多数麻醉医师在脊髓手术中常规使用的麻醉方法均可抑制 MEP [258-259]。一些研究认为静脉麻醉药抑制作用较小，包括氯胺酮、阿片类药物、依托咪酯和丙泊酚复合麻醉 [260-266]。作者在使用丙泊酚和瑞芬太尼复合麻醉中曾取得了丰富经验，也支持相关文献报道。

麻醉药对在脊髓水平上记录的 MEP 影响较小。如在肌肉上记录 MEP，应同时定量记录肌松作用，维持 T1 颤搐高度是对照组的 30%，以避免术中患者过度体动 [138, 253]。如果不是从肌肉记录 MEP，可使用更多肌松药，使 MEP 监测引发的体动减少，更利于手术进行。最近有研究使用经颅电和磁刺激技术引发快速成串刺激产生的反应对麻醉不敏感，可以使用吸入麻醉药复合麻醉性镇痛药的"传统"方法 [267-269]。然而，全凭静脉麻醉比氧化亚氮或其他吸入麻醉药更有利于 MEP 监测。与 SSEPs 监测相比，MEP 监测在关键时刻精确地控制麻醉药和避免快速推注药物更重要，麻醉监护小组的积极配合是获得优良可重复结果的保证。图 49-24 显示了在应用丙泊酚和瑞芬太尼全凭静脉麻醉技术中加入 0.3MAC 异氟烷对 MEP 的重大影响。

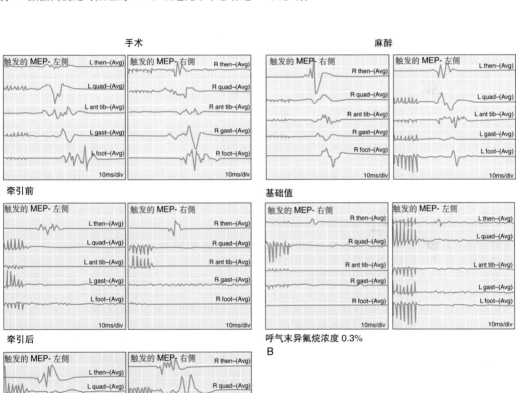

图 49-24 A. 脊柱手术（脊柱侧凸手术）中手术操作对经颅电刺激运动诱发电位的影响；B. 麻醉对运动诱发电位的影响。除了在麻醉诱导阶段，变化模式均类似。左侧和右侧的反应显示在相应的面板上。一个单独的上肢反应（顶端轨迹）显示在每一个面板中，每一侧下肢的四组肌肉反应记录在下方

病理生理因素对 EEG 的影响

缺氧

缺氧可出现大脑皮质氧供不足的 EEG，其变化与缺血引起的 EEG 变化相似。起初，脑通过增加 CBF 进行补偿，缺氧不会导致 EEG 改变。如果缺氧进一步加重，CBF 不能进一步增加，EEG 就会改变。缺氧时，EEG 减慢是一种非特异性的全脑的变化，高频波消失，低频波占主要成分。最后当脑电活动停止，所有的氧供都转向保持细胞完整性时，EEG 消失。

低血压

似乎需要相当严重的低血压才会导致正常清醒患者中枢神经系统出现异常。这种早期异常表现可用辨别力测试（如闪光融合试验）发现。这个试验是检查在患者认为光是连续时的最低闪光频率。在以往实施控制性降压时，这个试验术前用于估计因手术需要患者血压可以降低到的最低程度。混淆清楚的信号，不能集中注意力或对简单的指令做出正确的反应，都表示低血压引起脑灌注已达到极低水平，因为正常脑循环血管舒张能力很强，在明显低血压时也能维持正常 CBF。

尽管与此前的记录比较，达到这一低血压水平时的 EEG 变化虽很明确但并不严重。所以仍不能根据术中 EEG 判断某一程度的低血压是否导致了脑缺血。EEG 变化并不严重且呈双侧性。这种变化与提高许多种麻醉药的剂量产生的 EEG 变化几乎是一样的。急性低血压导致的 EEG 变化容易发现，但低血压如果是缓慢发生的，或与使用的麻醉药相关（例如，使用异氟烷来降低血压），EEG 的变化则很难分析。急性严重低血压导致的 EEG 变化很容易被发现，如突然心律失常引起的低血压。许多手术患者的脑循环本来就不正常。在这些患者中即使轻度低血压也会导致明显的脑缺血。只要去除引起 EEG 相似变化的其他原因，施行控制性降压时监测 EEG 对这些患者有益。尽管没有文献支持，当出现低血压导致的 EEG 变化时（如颈动脉手术中），很可能发生了脑缺血。

低体温

CPB 降温时，使用傅立叶分析和边缘频谱资料分析得出的 EEG 高频区域的总功率和峰功率频率与温度密切相关，但是，不同患者之间的变异很大，尤其是在降温时 [270]。体温下降至 15～18℃ 时 EEG 完全被抑制。Levy 等研究提示，应用近似熵处理技术的 EEG 可以提高定量分析低温对 EEG 影响的能力 [155]。

高碳酸血症和低碳酸血症

低碳酸血症会激活癫灶，在极少数的病例，即使是清醒的患者，也能使 EEG 发生缺血征象 [271]。高碳酸血症，除非是严重的高碳酸血症和合并缺氧，才会间接引起 CBF 量增加。在麻醉患者，高碳酸血症引起 CBF 增加对 EEG 的影响，与提高潮气末挥发性麻醉药浓度引起的 EEG 变化类似 [272]。

意外情况

监测麻醉患者神经功能的主要理由之一是能够发现其他方法不能察觉的神经系统损伤。虽然文献中有数百例这类病例报道，以及作者的经验，但是这种监测的效价比仍不清楚。最近在作者工作的单位，一例颈动脉内膜剥脱术患者准备手术开始尚未切皮时出现了严重的 EEG 变化，并且不伴有其他任何生命体征的变化或低血压。立即脑血管造影提示急性颈动脉闭塞，于是完全改变该患者的手术方式，使患者最终完全康复。一些术中事件可能导致 CNS 受损，如果早期发现，可以快速治疗逆转，防止发生永久性神经损伤。尽管这种情况极少发生，但是任何前瞻性随机试验，都不可能像神经功能监测一样可以获得这种有益的结论。如果术前可以判断"高危"患者，EEG 监测或其他神经功能监测对发现麻醉期间中枢神经系统意外还是很有用的，例如普外科择期手术后新的脑卒中。

影响感觉诱发反应的生理因素

许多生理因素，包括全身血压、温度（局部和全身的）和血气分析都可能影响 SEP 记录。失血或血管活性药物使平均动脉压下降到 CBF 自动调节阈以下，可以观察到 SER 进行性改变。SSEP 幅度进行性下降，直到波形全部消失，但潜伏期没有变化 [273-274]。BAEPs 对严重低血压的耐受能力相对较强（例如，犬的平均动脉压可以低到 20mmHg）[273]。产生皮质 SER 必需的皮质（突触）功能较脊髓或脑干的非突触传递对血压更为敏感 [274]。血压快速下降到略高于脑自身调节低限时，SSEP 就会有瞬时的下降，数分钟后即使血压没有回升，SSEP 又会恢复幅度 [275]。脊柱侧凸手术患者脊髓游离时，机体血压在正常范围也可见到可逆的 SSEP 变化。将患者的血压略提高于其正常水平可使 SSEP 恢复，这提示手术操作联合即使一般认为"安全"的低血压程度仍有导致脊髓缺血的危险 [276]。

温度的改变也会影响 SERs（见第 54 章）。低温可导致皮质和皮质下各种刺激引发的 SERs 潜伏期延长，幅度降低[277-279]。高体温也可影响 SERs，随着温度的升高，SSEPs 的幅度下降，如果温度高于 42℃，SSEP 即会消失[280]。

动脉血气分压的变化可改变 SERs，可能与神经组织血流或氧供的改变有关[281-282]。缺氧引发 SSEP 变化（幅度降低）与缺血的表现相同[282]。氧供减少合并等容血液稀释性贫血导致 SSEP 和 VEP 的潜伏期进行性延长，血细胞比容 <15% 时变化明显。幅度的变化有很大差异，直到血细胞比容极低（≈7%）时所有波形的幅度都会降低[283]。

小　结

不管术中使用何种神经功能监测，必须遵守一些原则才能使患者受益。第一，必须监测外科手术可能损伤的神经通路。第二，如果监测发现有神经通路损伤的证据，应该采取相应的处理措施。如果进行了神经功能监测，但没有处理方法，即使监测具有诊断价值，也不能通过早期发现即将发生的神经损伤而使患者受益。第三，监护仪必须提供可信的和可重复的资料。如果神经学监测发现变化，即使没有相应的处理

措施，这些变化仍可能具有判断预后的价值。这种情况下，早期监测患者可能发生神经损伤的直接价值较有限。

本章综述了大多数临床常用的术中神经功能监测方法。理想情况下，临床研究可以为评估一种监测方法用于某一手术是否可以改善预后提供资料。然而，这方面的临床研究虽然很多，却仍然缺乏随机前瞻性的评估神经功能监测的研究。根据神经功能监测的临床试验，以及使用神经功能监测并与历史资料对照的非随机临床试验，促进了神经功能监测模式的发展。多数医学中心推荐对某些手术进行神经学监测。某些医学中心对特定手术常规应用神经学监测，但另一些医学中心并未应用。某些手术中没有明确临床经验或证据表明神经学监测有临床意义（经验性应用）。最后，在一些特定手术中，神经学监测仅选择性地应用于那些术中可能出现神经损伤的高危患者。表 49-4 系目前临床实践摘要。

参 考 文 献

见本书所附光盘。

表 49-4　神经功能监测的现行方法

手术	监测	现行实践
颈动脉内膜剥脱术	清醒患者神经功能检查，EEG, SSEP, TCD	NIH 支持使用这四种检查方法中的至少一种
	CO	未确定阈值，正常人群资料不足
脊柱侧凸手术	SSEP	建议监测，可替代唤醒试验
	唤醒试验	使用电生理监测的医院大都放弃，缺乏连续性，并且有假阴性报道
	MEP	临床应用增加，FDA 批准经颅电刺激；与 SSEP 联用价值更高
听神经瘤手术	面神经监测	建议使用面神经监测
	BAEP	在一些手术中显示出 BAEP 改善临床预后的证据
颅内动脉瘤夹闭术	SSEP, EEG, tcMEP	一些医学中心常规应用。预后临床资料有限，但在前交通动脉手术中似乎有用的
三叉神经解压术	BAEP	一些医学中心使用。减少失聪
面神经解压术	BAEP, 面神经监测	小范围的研究资料显示，其可改善听力保护
幕上大块病变	SSEP, tcMEP	一些医学中心选择性地在高危手术中应用
幕下大块病变	BAEP, SSEP, tcMEP	BAEP 用于发现牵拉导致的第Ⅷ脑神经损伤。SSEP 和 tcMEP 用于监测邻近上行性感觉通路的罕见的高危损伤
椎管狭窄解压术	SSEP, tcMEP	一些医学中心在高危手术中应用（通常是颈椎手术）
脊髓损伤	SSEP，MEP	一些医学中心在高危手术中应用

表 49-4　神经功能监测的现行方法（续）

手术	监测	现行实践
心肺转流术	EEG, TCD, $SjvO_2$, CO	一些医学中心常规应用。研究热点，但目前还没有预后资料
主动脉缩窄	SSEP	一些医学中心常规应用。未被广泛接受
主动脉瘤修补术	SSEP, MEP	一些医学中心常规应用。未被广泛接受

BAEP，脑干听觉诱发电位；CO，脑氧饱和度；FDA，美国食品和药品监督管理局；MEP，运动诱发电位；NIH，国立卫生研究院；$SjvO_2$，颈静脉球 / 体氧饱和度；TCD，经颅多普勒超声

第50章　全身麻醉与镇静期间的脑状态监测

Emery N. Brown • Ken Solt • Patrick L. Purdon • Oluwaseun Johnson-Akeju

张细学 译　顾卫东 审校

致谢：编者及出版商感谢 Adrian W. Gelb、Kate Leslie、Donald R.Stanski 和 Steven L.Shafer 博士在前版本章中所作的贡献，他们的工作为本章节奠定了基础。

要　点

- 麻醉医师高度依赖于患者的生理体征和麻醉给药方案来追踪全身麻醉期间大脑及中枢神经系统的状态。
- 心率和动脉血压是判断全身麻醉患者麻醉深度的主要生理体征。
- 全身麻醉诱导和苏醒期间神经系统体检可提供有关意识消失和意识恢复的信息。
- 基于脑电图（electroencephalogram，EEG）的相关指数可用于监测全身麻醉患者的意识水平，常用的 EEG 相关指数包括双频指数（bispectral index，BIS）、患者安全指数（patient safety index，PSI）、Narcotrend 和熵（Entropy）。
- 实时分析未经处理的 EEG 信号及频谱图（密度谱阵）是监测全身麻醉患者脑状态的高度信息化途径。
- 标准化符号转移熵（normalized symbolic transfer entropy，NSTE）是一种对麻醉前后意识变化和额顶叶功能连接变化的相关性进行量化的新方法。
- 闭环麻醉给药系统（closed-loop anesthetic delivery，CLAD）有望成为一种能够精确控制全身麻醉、医学昏迷（medical coma）和镇静深度的方法。
- 找寻可靠的和可量化的伤害性感受监测指标是目前的研究热点。

全身麻醉是一种由药物诱导的可逆状态，包括四种行为和生理状态：意识消失、遗忘、无痛觉及无体动反应。此外，还需维持自主神经系统、心血管系统、呼吸系统和体温调节系统等生理系统的稳定[1-2]。全身麻醉期间持续监测患者的状态对于患者安全和麻醉实施来说至关重要。临床上，通常采用心电图、无创动脉压或动脉置管测压来监测全身麻醉患者的心血管系统状态。对于复杂病例，还需采用中心静脉导管监测中心静脉压，有时甚至需要放置肺动脉导管以监测心排血量、心内压力及肺循环功能。经食管超声心动图可间歇性提供心脏解剖及心功能方面的可视化信息。

二氧化碳描记图可连续监测呼气末二氧化碳分压水平及呼吸频率。对于气管插管患者，可根据呼吸机显示的气道压力判断肺功能状态。脉搏氧饱和度仪和体温监测仪可分别测量动脉血氧饱和度及体温（见第54章）。监测肌松或体动反应主要采用四个成串刺激仪，也可通过观察肌张力变化和有无体动进行粗略的判断（见第53章）。

行为状态的监测颇具挑战。全身麻醉期间无法直接监测遗忘，只能通过意识消失的程度间接地进行判断。如果患者意识消失抑或不但意识消失而且失去反应，则通常认为患者会出现遗忘。本章将讨论镇静或全身麻醉三个阶段（诱导、维持和苏醒）中意识消失和痛觉消失（更确切地说是抗伤害性感受）的监测方法。重点讨论生理体征、神经系统体检发现和脑电图（EEG）相关指数在全身麻醉深度监测中的应用。

全身麻醉诱导

自全身麻醉诱导开始就需要监测患者的意识水平。临床上一般通过单次静脉注射丙泊酚、巴比妥类、氯胺酮或者依托咪酯等催眠药来进行全身麻醉诱导，患者通常在 10～30s 内意识消失。此间患者过渡到无意识状态，通过观察体征和监测 EEG 相关指数可判断患者的脑状态。

意识消失的生理体征

采用催眠药物进行全身麻醉诱导时（5～10s 内单次静脉注射）可观察到多种体征。如果要求患者从 100 开始倒数，患者通常数不到 85～90。要求患者的眼睛盯住麻醉医师的手指做视线追踪，可以很容易观察到意识消失的全过程 [2]。做视线追踪时，要求患者跟随麻醉医师的手指转动眼球。意识快消失时，眼球的侧向移动逐渐减少，并可出现眼球震颤和眨眼增加，最后眼球突然固定于中线位置。患者头眼反射和角膜反射消失时，可出现呼吸暂停、肌肉松弛和反应消失，但瞳孔对光反射通常保持好。

头眼反射可通过从左至右转动患者头部引出。麻醉诱导前，对于无神经病损和反射弧完好的患者，其眼球的运动方向与头的运动方向相反。反射消失时，眼球固定于中线位置 [3]。头眼反射的引出需要第 Ⅲ、Ⅳ、Ⅵ 对脑神经回路保持完整。第 Ⅲ、Ⅳ 对脑神经的运动核位于中脑，第 Ⅵ 对脑神经核位于脑桥。观察角膜反射的传统方法是将一小缕棉絮放于眼角处，另外也可采用更简易的方法——将无菌水滴于角膜上。无菌水法较棉絮法更安全，因其不会造成角膜擦伤。无论采用哪种方法，如果角膜反射完好则双眼可同时眨动，反射受抑制时只眨动一只眼，反射完全消失时双眼均不眨动。角膜反射的传入神经经视交叉到达第 Ⅴ 对脑神经的感觉核，其传出神经始于第 Ⅶ 对脑神经的运动核。与头眼反射和角膜反射相关的神经核团均紧邻中脑、脑桥、下丘脑和基底前脑附近的觉醒中枢 [3]。

头眼反射消失标志着麻醉药已作用于控制眼球运动的运动神经核团。同样，角膜反射消失则提示控制眼球和脸部的感觉与运动核团受到了抑制。头眼反射和角膜反射消失的同时伴随着反应的消失，麻醉医师

可据此推断，意识的消失至少部分与麻醉药物作用于上述核团附近的觉醒中枢有关 [2-4]。麻醉诱导时单次注射催眠药物常可导致呼吸暂停，这可能是由于麻醉药物抑制了延髓背侧和脑桥腹侧的呼吸中枢 [5]。麻醉药物作用于初级运动区和脊髓之间的运动通路上的任何一个位点均可导致肌张力消失，脑干部位最可能的作用位点是脑桥和延髓网状核 [2]。

全身麻醉诱导时，头眼反射和角膜反射消失、呼吸暂停及肌张力消失与意识消失同时发生，这是由于脑干是催眠药物静脉注射后最先到达的部位之一。含麻醉药物的血液经基底动脉到达脑干。基底动脉起自两侧椎动脉融合处，向前分出大脑后动脉，后者并入 Willis 环后部 [4]。基底动脉在分出大脑后动脉前，走行于脑干背侧表面，并发出多根穿支动脉，供应脑干内的核团。因此，麻醉诱导时可以观察到上述生理效应。

意识消失的脑电图标志

脑电图相关指数是监测全身麻醉时意识消失的常用方法之一 [6]。全身麻醉诱导开始后，这些指数逐渐从代表清醒状态的高值降至代表镇静和无意识状态的低值。

全身麻醉的维持：生理体征和伤害性感受-延髓-自主神经通路

尽管在麻醉领域已取得了诸多进展，但全身麻醉期间心率、动脉血压和体动等体征仍然是麻醉深度监测的最常用手段 [7]。当全身麻醉深度不足以抑制手术（伤害性）刺激时，心率和动脉血压会随之剧升。伤害性刺激引起的心率和动脉血压变化可以用伤害性感受 – 延髓 – 自主神经（nociceptive-medullary-autonomic，NMA）回路来解释，该回路由脊髓网状束、脑干觉醒回路、交感和副交感传出神经通路共同构成（图 50-1）[2, 8]。理解 NMA 回路的工作原理很重要，因为它是判断麻醉患者意识消失和抗伤害性感受水平的最常用通路。例如在手术室就需要对 NMA 通路进行临床描述。

假设患者处于稳定的全身麻醉状态，此时手术医生为了更好地暴露术野，移动了手术拉钩，结果患者的心率和动脉血压随即升高。如果排除患者有隐匿的血流动力学和呼吸系统的问题以及其他引起心率、动脉血压升高的常见情况，那么心率和血压的升高很可能是由于全身麻醉镇痛不足引起的。通过同步监测肌

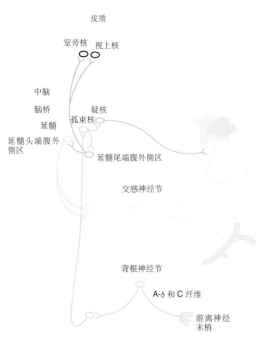

图 50-1　伤害性感受 - 延髓 - 自主神经回路。伤害性感受（疼痛）上行通路起自外周传入神经 C 纤维和 Aδ 纤维，它们在脊髓背角与投射神经元（projection neurons，PN）形成突触联系。投射神经元的神经纤维越过中线继续上行，在脑内与延髓孤束核（nucleus of the tractus solitarius，NTS）等多个核团形成突触联系。NTS 通过增强交感信号输出，介导对伤害性刺激的自主神经反应，交感信号经延髓头端腹外侧区（rostral ventral lateral medulla，RVLM）和延髓尾端腹外侧区（caudal ventral lateral medulla，CVLM）传向胸腰交感神经节，并最终传至周围血管和心脏。副交感冲动由疑核（nucleus ambiguous，NA）介导，经迷走神经传至心脏的窦房结。NTS 发出的神经纤维还投射至下丘脑的视上核（supraoptic nucleus，SON）和室旁核（periventricular nucleus，PVN）。NMA 回路解释了为何麻醉医师能用心率和血压升高作为伤害性刺激增强和全身麻醉深度不足的标志（Redrawn from Brown EN, Lydic R, Schiff ND: General anesthesia, sleep, and coma. N Engl J Med 363: 2638-2650, 2010.）

松、氧饱和度、氧供和 EEG 相关指数，麻醉医师可判断出心率和血压升高的原因是镇痛不足，需要给予更多的镇痛药。

上行的伤害性感受（疼痛）通路起自 Aδ 和 C 纤维，他们将游离神经末梢感受到的外周伤害性刺激信息传递至脊髓（见图 50-1）[9]。在脊髓背角，这些神经纤维和投射神经元形成突触联系，投射神经元经脊髓前外侧纤维束上行，在脑干与延髓的孤束核等多个核团形成突触联系 [2, 8]。对伤害性刺激的自主神经反

应始于孤束核，它发出的交感冲动自延髓头端腹外侧区和延髓尾端腹外侧区，经胸腰交感神经节传至心脏和周围血管 [2]。孤束核发出的神经纤维还投射至下丘脑的室旁核和视上核。因此，移动手术拉钩引起的伤害性刺激可通过 NMA 回路增加交感信号输出，并降低副交感信号输出，进而导致心率和动脉血压的快速升高。

NMA 回路解释了为什么心率和动脉血压升高可被用作镇痛不足的快速诊断标志。心率和动脉血压升高时，如果意识消失的水平维持一定程度，则不一定能观察到 EEG 的变化。如果这种生理状态的急性变化并非其他原因（如出血、低氧血症、呼吸回路脱落或者肌松药不足等）所致，那么正确的处理措施应该是给予更多的麻醉性镇痛药。

全身麻醉期间可迅速观察到患者 NMA 回路的活动变化 [10]，因为该通路是“战或逃反应”的基本组成部分 [11]。这一回路常被用作探测伤害性刺激引发自主神经反应、应激反应和唤醒反应的前哨指标。全身麻醉时体动反应已被肌松药抑制，故心率、血压的变化是 NMA 回路活动的主要标志。神经科医师也常采用捏全身皮肤、按压甲床和摩擦胸骨等疼痛刺激来测试 NMA 回路的反应，以评估脑外伤意识消失患者的唤醒程度 [3, 12-13]。

抗伤害性感受不足的其他表现还包括出汗、流泪、瞳孔扩大、肌张力恢复和体动反应等 [7]。使用肌松药后常无法观察到肌张力变化和体动反应。因此，有研究将皮电反应作为一种潜在的监测抗伤害性感受的客观方法，但该方法未在临床上得到广泛应用 [14]。如果伤害性刺激很强而给予的麻醉药又不足以维持意识消失，则 EEG 或 EEG 相关指数的变化对意识的恢复具有警示作用。

全身麻醉维持：基于脑电图的意识水平的相关指数

由于 EEG 的变化和麻醉药物的用量在整体上具有相关性（图 50-2）[2, 6, 15-17]，因此未经处理的 EEG 和各种加工过的 EEG 可用于监测全身麻醉或镇静期间的意识水平。目前，已有几种 EEG 相关指数监测系统在科研和临床实践中得到了应用。这些监测系统通过处理脑电图信号，实时或接近实时地提供一个或一组指数，以反映患者的意识水平。一般而言，这些指数的数值随意识水平的下降而降低，意识恢复时则数值升高。麻醉医生可以利用这些指数和体征的变化判断患者的意识水平，并在一定程度上了解抗伤害性感受的水平。

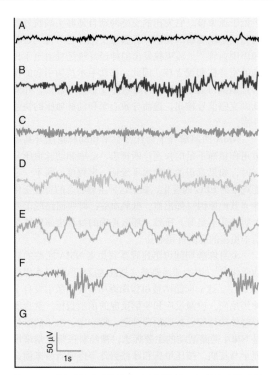

图 50-2 丙泊酚的麻醉深度和脑电图特征。A. 清醒睁眼时的脑电图模式。B. 反常兴奋状态。C. α 波振荡（8～12Hz）和 β 波振荡（13～25Hz）常见于镇静时的可唤醒期。D. 慢波振荡（0.1～1Hz）、δ 波振荡（1～4Hz）及 α 波振荡常见于外科手术期意识消失时。E. 慢波振荡多见于丙泊酚诱导和右美托咪定深度镇静期（见彩图 50-8D）。F. 爆发抑制，一种由麻醉药诱导的深度脑失活状态，常见于老年患者常规麻醉维持期间、麻醉诱导的昏迷及低体温时。G. 等电位脑电图常见于常规麻醉维持期间的短暂时间段、麻醉诱导的昏迷及深度低体温时

下面的章节对目前临床实践和临床研究中常用的 EEG 相关指数进行了总结。

双 频 指 数

双频指数（bispectral index，BIS）是一种经验性指数，作为一种监测全身麻醉和镇静患者意识水平的新方法[18-19]，由 Aspect Medical System[后被 Covidien 公司（Boulder, Colo.）收购] 于 1994 年推出。这种运算法则可接近实时地对 EEG 进行处理，并运算成介于 0～100 的数值，用以表示患者的意识水平（图 50-3）[20-21]。数值 100 对应完全清醒，0 对应等电位 EEG 所代表的深昏迷或深度意识消失。BIS 的运算法则拥有专利权，其实际运算过程不对公众公开。已知 BIS 结合了三种 EEG 分析技术：频谱分析、双频谱分析和爆发抑制的

时域分析[20-22]。频谱分析根据频率将 EEG 解析成以功率为参数的时间函数[20]。双频谱分析以时间函数测量频谱图中一对频率之间的非线性耦合度[20]。BIS 算法通过测定频谱、双频谱特征及爆发抑制水平，采用预设的加权方式把这些特征转换成 BIS 指数。BIS 能矫正多种 EEG 伪迹，其监测仪可显示指数数值和未经处理的 EEG、频谱图及肌电活动。BIS 指数需要进行大量的运算，所以 BIS 值与对应的 EEG 之间有 20～30s 的滞后[23]。BIS 值在 40～60 之间时，被认为麻醉达到了合适的深度（即意识消失）（图 50-3）[21, 24]。BIS 通过四导联的前额集成电极采集 EEG。

自 1996 年通过美国食品与药品监督管理局（Food and Drug Administration，FDA）批准以来，BIS 监测仪已被广泛应用于临床研究和麻醉实践。BIS 值随意识水平变化而变化（图 50-2）。对于大多数麻醉药而言，当患者进入较深的意识消失状态后，脑电图开始出现低频高幅振荡。但有三种麻醉药是例外，分别为氯胺酮（彩图 50-6）、氧化亚氮和右美托咪定（彩图 50-7）。氯胺酮分离麻醉期间出现的是高频振荡而非慢波振荡。因此，氯胺酮麻醉患者意识消失时，BIS 值出人意料地较高[25]。氧化亚氮增加高频 EEG 的波幅[26] 并降低低频 EEG 的波幅[27]，但它对 BIS 值几乎无影响[21, 28]。右美托咪定镇静时有明显的慢波振荡，尽管此时的 BIS 值已达到相当于意识消失的水平（见彩图 50-7）[29-31]，但由于右美托咪定不会引起深度意识消失，患者仍随时可被语言指令或者轻微摇晃唤醒。BIS 监测在小儿患者中的可靠性也欠佳。

术中知晓是指在全身麻醉后患者对术中事件存在

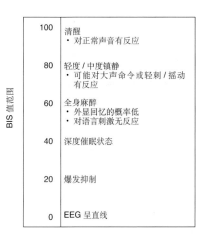

BIS 值范围		
100	清醒	• 对正常声音有反应
80	轻度 / 中度镇静	• 可能对大声命令或轻刺 / 摇动有反应
60	全身麻醉	• 外显回忆的概率低 • 对语言刺激无反应
40	深度催眠状态	
20	爆发抑制	
0	EEG 呈直线	

图 50-3 麻醉深度和双频指数（BIS）。上图为 BIS 值对应的行为学解释 *(Redrawn from Kelley SD: Monitoringconsciousness: using the bispectral index, ed 2. Boulder, Colo., 2010,Covidien.)*

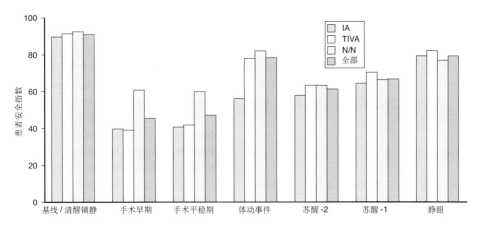

图 50-4　麻醉深度与患者安全指数（PSI）。柱状图显示 PSI 值对应的麻醉深度。IA，吸入麻醉药；N/N，氧化亚氮；TIVA，全凭静脉麻醉 *(Redrawn from Drover D, Ortega HR: Patient state index, Best Pract Res Clin Anaesthesiol 20:121-128, 2006.)*

外显回忆，BIS 监测可用于术中知晓的预防。B-Aware 试验研究了 BIS 监测在术中知晓预防中的作用 [32]。研究将高危患者随机分成两组，一组维持 BIS 值在 40～60 之间，另一组则采用常规标准监护，结果发现 BIS 组的术中知晓发生率显著降低。

由于该研究的设计存在若干问题，其结果令人质疑，因而研究小组又开展了 B-Unaware 试验 [33]。B-Unaware 试验是一项多中心研究，患者被随机分为 BIS 监测组和呼气末麻醉药浓度监测组，目的是比较两种方法对术中知晓的预防作用。呼气末麻醉药浓度监测组将吸入麻醉药的年龄校正后的最低肺泡有效浓度（minimum alveolar concentration，MAC）维持在 0.7～1.3 之间（在呼气末麻醉药标准中讨论）。与 B-Aware 试验相同，BIS 监测组将 BIS 目标值维持在 40～60 之间。结果发现两组的术中知晓发生率并无显著差异。作者对这一结果的解释是，患者接受吸入麻醉时，BIS 监测对术中知晓的预防作用并不比呼气末麻醉药浓度监测更有效。该研究结果同样受到了若干质疑，其中质疑最多的是受试对象的选择以及该研究是否有足够的检验效能发现实际存在的差异 [34-35]。

在后续的研究中，B-Unaware 试验的研究者又开展了第二个试验，他们在更大样本量的高危患者中比较了术中知晓的发生率，使用的 BIS 和呼气末麻醉药浓度监测标准与前一个 B-Unaware 试验相同 [36]。结果发现，与呼气末麻醉药浓度监测组相比，BIS 监测组中明确或疑似的术中知晓发生率显著较高。结果提示，与监测呼气末麻醉药浓度相比，BIS 监测减少术中知晓的作用较差。由于 B-Unaware 研究小组的两项试验主要采用吸入麻醉药，其结论不能应用于全凭静脉麻

醉期间采用 BIS 监测意识水平的患者。

如果采用与麻醉药作用机制（指麻醉药通过作用于特定受体和神经回路改变意识水平的机制）直接相关而非间接相关的指数监测患者脑状态，有可能可以解决术中知晓的问题 [2, 37-38]。与现有 EEG 相关指数不同的是，这些指数用于不同麻醉药物的监测时可能是不同的（见"未经处理的 EEG 及频谱图"）。

患者安全指数

患者安全指数（patient safety index，PSI）与 BIS 指数一样，也是拥有专利权的基于 EEG 的运算法则用于评估全身麻醉和镇静患者的意识水平。PSI 由 Physiometrix 公司研制开发（North Billerica，MA），现由 Masimo 公司（Irvine，CA）生产并销售，2000 年通过 FDA 批准。PSI 是纽约大学医学院脑研究实验室的 E. Roy John 历时多年的研究结果 [39]。与 BIS 指数相同，PSI 值的范围也是 0～100（见图 50-4），但 PSI 维持患者意识消失的数值范围是 25～50 [40]。

PSI 初始设计时采用的是由枕部和前额 EEG 电极组成的集成电极，通过监测前置（anteriorization）现象判断意识水平的改变。前置指的是意识消失时频谱功率从枕部向额部前移，而在意识恢复时则由额部向枕部后移 [38, 41-43]。现在，PSI 用的是前额四导联 EEG 集成电极。除能显示 PSI 值外，监护仪还可实时显示头部左右两侧未经处理的 EEG 及其频谱图、伪迹指数、肌电活动及抑制率。抑制率是一个介于 0～100 的数值，用以衡量 EEG 中爆发抑制所占的时间比例。监护仪还允许使用者通过切换屏幕，显示未经处理的

EEG 记录、频谱图和各时间点的指数值。

一项头对头的比较研究结果显示，PSI 和 BIS 监测患者的意识水平时，两者的读数呈显著相关 [44-46]。PSI 监护仪在临床研究中的使用频率较低，临床应用也不及 BIS 广泛。我们的经验是，PSI 在监测氯胺酮、氧化亚氮、右美托咪定麻醉患者和小儿患者时，其给出的同样是模糊的信息。

Narcotrend

Narcotrend 是一款基于 EEG 的监护仪，由 Monitor Technik（Bad Bramstedt，德国）生产，用于监测全身麻醉和镇静患者的意识水平 [47]。Narcotrend 由德国汉诺威大学医学院研发，已通过美国 FDA 的批准。与 BIS 和 PSI 一样，Narcotrend 的运算法则也拥有专利权，它将 EEG 转化为字母 A ~ F，以表示患者不同的意识状态（表 50-1）[48]。A 代表患者完全清醒，F 代表爆发抑制增加直至进入等电位状态。新版本的 Narcotrend 监护仪设有 Narcotrend 指数，范围在 0 ~ 100 间 [48]。此外，Narcotrend 监护仪还可显示未经处理的 EEG 及其频谱图。有研究通过单独验证以及和 BIS 指数比较，来研究 Narcotrend 的可靠性，但研究结果不一 [23,49-50]。Narcotrend 的临床应用较 BIS 和 PSI 少。

表 50-1　麻醉深度、Narcotrend 分级和 Narcotrend 指数范围

	Narcotrend 分级	Narcotrend 指数
清醒	A	95 ~ 100
	B₀	90 ~ 94
镇静	B₁	85 ~ 89
	B₂	80 ~ 84
浅麻醉	C₀	75 ~ 79
	C₁	70 ~ 74
	C₂	65 ~ 69
全身麻醉	D₀	57 ~ 64
	D₁	47 ~ 56
	D₂	37 ~ 46
全身麻醉伴深度催眠	E₀	27 ~ 36
	E₁	20 ~ 26
	E₂	13 ~ 19
全身麻醉伴爆发抑制增多	F₀	5 ~ 12
	F₁	1 ~ 4

From Kreuer S, Wilhelm W: The Narcotrend monitor, Best Pract Res Clin Anaesthesiol 20:111-119, 2006.
上表为 Narcotrend 分级和 Narcotrend 指数对应的麻醉深度

熵

采用熵监测全身麻醉或镇静患者的意识水平是一种相对较新的方法。熵监测仪由 Datex-Ohmeda 公司研发，该公司现已并入 GE Healthcare 公司（Little Chalfont，英国）。熵是一个在物理学、数学和信息论领域常用的概念，用于描述体系中无序、缺乏同步性或一致性的程度 [51]。GE 公司的熵监测仪采用频域分析和爆发抑制测量麻醉患者 EEG 的熵。与前面几种运算法则不同的是，GE 公司熵的运算法则是公开的 [52-53]。

全身麻醉患者进入到较深的意识消失状态时，一个明显的特征是其 EEG 模式会变得更加规律和有序（图 50-2），因而可观察到 EEG 信号的熵明显下降。熵监测仪设有两个熵值，分别为反应熵（response entropy，RE）和状态熵（state entropy，SE），以助于解读 EEG 的分析结果（图 50-5）[54]。RE 反映较高频范围（0.8 ~ 47Hz）内 EEG 功率的变化，而 SE 反映较低频范围（0.8 ~ 32Hz）内 EEG 功率的变化 [52]。RE 和 SE 的相对变化有助于区别真正的脑状态改变和肌电活动引起的熵值改变 [52]。一般而言，肌电活动通常在 RE 监测的高频范围内。当患者进入深度意识消失时，RE 比 SE 下降得更快，这有助于鉴别意识消失和体动干扰。熵监测的结果与 BIS 的变化一致 [55]。

与 BIS、PSI 和 Narcotrend 一样，熵值与意识水平具有相关性。与 BIS、PSI 相同，熵在监测氯胺酮、氧化亚氮麻醉时，读数为矛盾性的高数值。监测右美

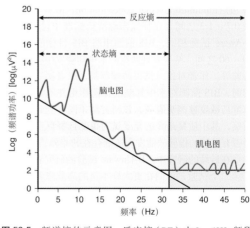

**图 50-5　** 频谱熵的示意图。反应熵（RE）由 0 ~ 40Hz 频段的功率计算所得。状态熵（SE）由 0 ~ 32Hz 频段的功率计算所得。32 ~ 47Hz 频段的功率被认为代表肌电图干扰。RE 和 SE 的差异可以帮助麻醉医师鉴别麻醉深度改变引起的脑电图（EEG）变化和干扰、体动所致的 EEG 变化 *(Redrawn from Bein B: Entropy, Best Pract Res Clin Anaesthesiol 20:101-109, 2006)*

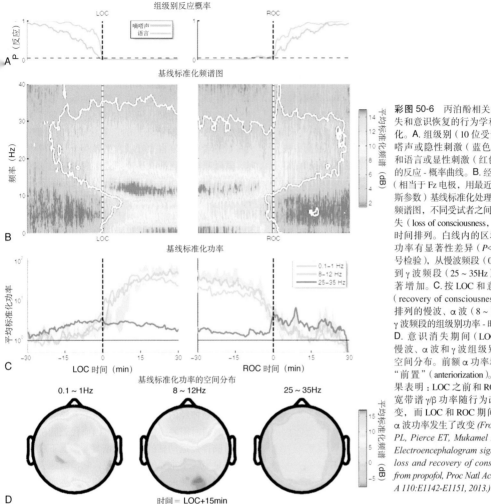

彩图 50-6　丙泊酚相关的意识消失和意识恢复的行为学和 EEG 变化。A. 组级别（10 位受试者）嘀嗒声或隐性刺激（蓝色，P嘀嗒声）和语言或显性刺激（红色，P语言）的反应 - 概率曲线。B. 经前额电极（相当于 Fz 电极，用最近邻拉普拉斯参数）基线标准化处理的组级别频谱图，不同受试者之间按意识消失（loss of consciousness，LOC）的时间排列。白线内的区域与基础功率有显著性差异（P＜0.05，符号检验），从慢波频段（0.1～1Hz）到 γ 波频段（25～35Hz）功率显著增加。C. 按 LOC 和意识恢复（recovery of consciousness，ROC）排列的慢波、α 波（8～12Hz）和 γ 波频段的组级别功率 - 时间曲线。D. 意识消失期间（LOC+15min）慢波、α 波和 γ 波组级别功率的空间分布。前额 α 功率增加称为"前置"（anteriorization）。分析结果表明：LOC 之前和 ROC 之后，宽带谱 γ/β 功率随行为改变而改变，而 LOC 和 ROC 期间慢波和 α 波功率发生了改变 (From Purdon PL, Pierce ET, Mukamel EA, et al: Electroencephalogram signatures of loss and recovery of consciousness from propofol, Proc Natl Acad Sci U S A 110:E1142-E1151, 2013.)

托咪定镇静时，熵值可能会产生误导作用。给予右美托咪定后，深度镇静患者出现的高度有序慢波并不表示患者已进入意识消失状态（见彩图 50-8B）。

呼气末麻醉药标准

1965 年 Eger 及同事[56]首次提出无体动反应（指对伤害性刺激无体动反应）时吸入麻醉药的 MAC 这一概念。5 年后，Eger 的团队又提出了 MAC-awake 的概念，即对语言指令无反应时的吸入麻醉药 MAC[57]。MAC 中位数（即 50% 患者无体动反应时所需的吸入麻醉药浓度）仍然是指导吸入麻醉药给药的金标准。目前，一些先进的麻醉机已可根据患者呼气末麻醉气体浓度计算年龄校正的 MAC 值。不同吸入全身麻醉药的 MAC 与 MAC-awake 之比相差较大[58]，这提示 MAC 不能用于定义或预测麻醉患者的脑状态。动物实验也显示麻醉药诱导的 EEG 模式与体动之间并无明显相关性[59]，而且吸入麻醉药抑制体动反应的作用主要是通过脊髓而非大脑[60-61]。尽管如此，由于 MAC 的概念已被广泛接受，呼气末麻醉药标准已成为一种监测吸入麻醉期间意识消失水平的方法。

如前所述，B-Unaware 试验证实，无论术中维持 BIS 值在 40～60 还是维持呼气末麻醉药浓度在 0.7～1.3MAC，术中知晓的发生率并无差异（见"双频指数"一节）[33]。BAG-RECALL 试验同样将研究对象限定为术中知晓的高危患者，结果发现，BIS 监测组发生术中知晓的患者例数虽然不多，但明显多于呼气末麻醉药浓度监测组的例数[36]（见"双频指数"一节）。

BIS、PSI、熵和 Narcotrend 都是基于 EEG 的脑活动监测方法，而呼气末麻醉药标准则是将脑活动与肺内呼气末麻醉药浓度相关联，其假设为肺内的麻醉药物浓度与脑内的浓度是平衡的。但麻醉药物导致患者意识消失的作用部位在脑部而非肺部，因此呼气末麻醉药标准是一种间接的、不精确的意识水平监测方法。基于 EEG 的标准和肺−气体的标准在监测全身麻醉期间意识水平时结果相似，只能说明基于 EEG 的监测方法在设计上存在缺陷而非呼气末麻醉药标准更具优越性。呼气末麻醉药标准只能间接反映意识水平，其在术中知晓预防方面取得的成功很可能是以一部分患者药物过量为代价取得的。呼气末麻醉药标准的最大缺陷是不能用于全凭静脉麻醉患者。

其他监测意识水平的方法

以往的研究还涉及其他监测全身麻醉与镇静期意识水平的方法。基于 EEG 的监测方法还包括脑状态监测仪（cerebral state monitor）[62]、SNAP 指数[63] 和 AEP 指数等[64]，均在研究和临床实践中得到了一定的使用（彩图 50-6）。

全身麻醉苏醒

EEG 相关指数与意识恢复

如前所述，全身麻醉期间维持意识消失的 EEG 相关指数有一个特定的数值范围（见图 50-3 至 50-5 及表 50-1）。当麻醉药减量或停用时，指数向清醒状态时的数值回升。数值越大，患者苏醒的可能性越大。因此，EEG 相关指数可监测全身麻醉苏醒期间由无意识状态向清醒状态转变。尽管苏醒期间指数的数值逐渐增加，但没有一种指数在达到某一数值时患者肯定能清醒。不同的麻醉状态对应相同的数值，使得 EEG 相关指数的定义还不够精确，这可能是指数数值和意识恢复之间不能完全相关的根本原因。Kelz 及其同事发现神经惯性（neural inertia）可能在吸入麻醉中也起到一定作用[65-66]。神经惯性是指麻醉诱导和苏醒时相同的脑内麻醉药浓度产生不同程度的行为状态。换言之，大脑的既往状态会影响可唤醒性。

生理体征与意识恢复

全身麻醉苏醒期间，可借助体征和神经系统体检判断患者的状态[2]。许多体征的改变与脑干功能的恢复有关（框 50-1）。因此在麻醉苏醒期通过将体征、神经系统体检发现与相应的脑干中枢相联系，麻醉医师可把生理功能的恢复定位至特定的脑干部位。一旦神经肌肉阻滞被逆转（见第 35 章），患者即可能不需要辅助通气。当脑循环内的二氧化碳浓度足够高时，大多数患者可恢复自主呼吸。患者从全身麻醉中苏醒时，其呼吸模式逐渐从不规则的小潮气量通气转为规则的正常潮气量通气[2]。自主呼吸恢复是延髓和低位脑桥功能恢复的独特标志，因为这些部位存在着背侧和腹侧呼吸相关核团[5]。

在接下来的几分钟，伴随着自主呼吸的恢复，一系列其他临床表现逐渐出现（见框 50-1），如吞咽、作呕、流涎、流泪和皱眉等[2]。这些体征的出现代表特定的脑干中枢及与之相联系的感觉和运动传导通路的功能已恢复。吞咽、作呕和咳嗽反映的是延髓的第 IX、X 对脑神经运动核以及气道、咽喉的感觉传入神经功能已恢复[9]。上述体征的出现是由于随着麻醉的催眠和镇痛作用逐渐减弱，气管内导管开始成为一种伤害性刺激。流涎反映的是延髓的下泌涎核和脑桥的上泌涎核功能已恢复，两者都是副交感神经系统的一部分。这些神经核团发出的传出神经纤维走行于第 VII、IX 对脑神经内[9]。流泪也反映了上泌涎核功能的恢复。皱眉时需要使用表情肌，因而代表脑桥部位的第 VII 对脑神经运动核的功能已恢复[9]。上下肢肌张力的恢复是另一个重要的临床表现，它清晰地表明包括脊髓、网状脊髓束、基底神经节和初级运动神经束在内的诸多神经回路的功能已恢复[2]。此外，当气管内导管成为一种伤害性刺激，伴随着肌张力恢复，患者常表现出以触碰气管导管为标志的防御性动作。

上述体征常在患者对语言指令有反应之前即已出现。拔除气管导管前，不必要求患者能遵从语言指令，只需气道反射充分恢复、运动功能恢复、自主呼吸能满足通气和氧合就可以拔除气管导管。处于植物状态的患者也可满足气管拔管的标准，植物状态是神经科医师和康复专业人员评估昏迷患者恢复程度所定义的一种脑状态（见框 50-1）[12-13,67]。

角膜反射和头眼反射恢复通常在患者皱眉恢复的同时或稍后出现（见框 50-1）[2]。角膜反射恢复标志着第 V 对脑神经感觉核和第 VII 对脑神经运动核的功能已恢复[3]。角膜反射的传入神经为第 V 对脑神经眼支，它投射至三叉神经（第 V 对脑神经）核。角膜反

框 50-1　全身麻醉苏醒阶段及昏迷恢复的状态

全身麻醉
稳定给予麻醉药
不可唤醒，无反应；闭眼，瞳孔有反应
无痛觉，失去活动能力
药物控制血压和心率
机械通气
EEG 模式为 δ 波、α 波活动到爆发抑制

苏醒第一阶段
停用麻醉药
外周肌松逆转（失去活动能力）
从呼吸暂停到不规则呼吸再到规律呼吸
EEG 的 α 波、β 波活动增加

苏醒第二阶段
心率、血压升高
自主神经反应恢复
对疼痛刺激有反应
流涎（第Ⅶ和Ⅸ脑神经核）
流泪（第Ⅶ脑神经核）
皱眉（第 V 和Ⅶ对脑神经核）
吞咽、作呕、咳嗽（第Ⅸ、Ⅹ 对脑神经核）
肌张力恢复（脊髓、网状脊髓束、基底神经节和初级运动束）
防御姿势
EEG 的 α 波、β 波活动进一步增加
可拔除气管导管

苏醒第三阶段
睁眼
对部分语言指令有反应
EEG 显示清醒模式
可拔除气管导管

脑干死亡
对呼吸暂停缺氧试验无呼吸反应
脑干反射完全消失
EEG 呈等电位

昏迷
双侧大脑半球结构损害，伴或不伴中脑被盖、延髓脑桥或两者损伤
单纯双侧中脑被盖中线、脑桥或两者损伤
不可唤醒、无反应
脑干功能完整，动脉血气分析正常
EEG 呈低波幅 δ 波活动，间歇爆发 θ 波和 α 波活动，可能有爆发抑制

植物状态
自发的睁眼 - 闭眼循环
皱眉和无目的的运动
EEG 呈高波幅 δ 波和 θ 波
EEG 无睡眠特征
通常无需机械通气辅助

最小意识状态
有目的防卫动作，眼跟踪活动
不合逻辑的交流，赘语
遵从语言指令
睡眠 - 觉醒循环恢复
某些正常睡眠 - 觉醒结构的 EEG 特征恢复

From Brown EN, Lydic R, Schiff ND: General anesthesia, sleep, and coma, N Engl J Med 363:2638-2650, 2010.
EEG，脑电图。
全身麻醉是药物诱导的可逆性昏迷。全身麻醉苏醒阶段的体征与特定脑干核团活动的改变有关。全身麻醉苏醒期和大脑损伤所致昏迷恢复期之间既有相似之处也存在不同

射的传出神经起自面神经（第Ⅶ对脑神经）核。角膜交叉反射的出现表明通路的双侧感觉和运动部分均已恢复。三叉神经核和第Ⅶ对脑神经的运动核位于脑桥。头眼反射恢复表明控制眼球运动的动眼神经（Ⅲ）、滑车神经（Ⅳ）和展神经（Ⅵ）功能已恢复 [3]。第Ⅲ、Ⅳ对脑神经核位于中脑，而第Ⅵ对脑神经核位于脑桥。头眼反射和角膜反射的恢复间接表明位于脑桥、中脑、下丘脑及基底前脑附近的觉醒中枢的功能已恢复 [2]。接受大量麻醉性镇痛药的患者可出现针尖样瞳孔。全身麻醉患者深度意识消失时，仍可保持完好的瞳孔对

光反射 [3]。因此，全身麻醉期间瞳孔对光反射并不能反映意识水平的变化。

对语言指令做出正确反应是判断全身麻醉恢复程度和能否拔除气管导管的一个常用标准，这提示脑干、下丘脑和皮质之间以及皮质各区之间协调功能的恢复，这是苏醒的必要条件 [2, 68-69]。对语言指令做出正确反应意味着患者能正确理解听觉信息，标志着位于脑桥的第Ⅷ对脑神经核、脑桥至皮质的听觉通路及相应的传出通路的大部分功能已恢复。按照神经科医师检查昏迷患者恢复程度采用的标准（见框 50-1）[12-13, 67]，患

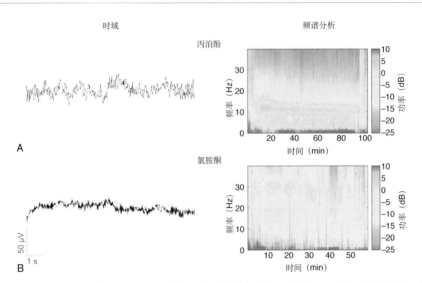

时域　　　　　　　　　　　　频谱分析

丙泊酚

氯胺酮

彩图 50-7　常用麻醉药的时域和频谱脑电图（EEG）特征。左侧为每种麻醉药 10 秒钟的 EEG 片段（未经处理）。右侧为每种麻醉药数分钟的 EEG 频谱图（密度谱阵）。A. 丙泊酚的频谱图显示特征性的 α 波振荡（8 ~ 12Hz）和慢 -δ 波振荡（0.1 ~ 4Hz）模式。B. 氯胺酮频谱图显示高频 β 波（20 ~ 24Hz）和低频 γ 波（25 ~ 35Hz）范围内的高频振荡

者如不能遵从动作指令，则表明他或她仍处于最小意识状态（minimally conscious state）。麻醉苏醒期间，患者的体征和神经系统体检发现与特定的脑干中枢的活动变化有关。虽然认知功能的恢复伴随着高频 EEG 活动的增加，但意识完全恢复需要脑干 - 皮质、脑干 - 下丘脑、下丘脑皮质及皮质各区之间的联系完全恢复[38, 69-72]。目前临床上的监测手段还无法完全发现这些变化。

睁眼是全身麻醉患者苏醒期最后恢复的体征之一。能遵从语言指令、运动功能完全恢复的患者不一定能睁眼[2]。患者即使已恢复意识，也经常仍旧保持闭眼状态。与之相反的是，在昏迷恢复期，处于植物状态的患者常保持睁眼状态（见框 50-1）。

全身麻醉和镇静苏醒期脑状态的监测策略

过去数年间，全身麻醉相关的神经系统科学研究取得了长足的进步，有数篇报道介绍了全身麻醉脑状态监测的新方法。

未经处理的 EEG 及频谱图

不同的麻醉药的作用受体不同[73]，其神经回路作用机制也各不相同[2, 37]，这些在受体和神经回路上的差

异在未经处理的 EEG 或其频谱图上表现为不同的脑活动模式。EEG 频谱就是将一段 EEG 信号解析为不同频率的功率分布图。功率的计算方法是将已知频率分量的波幅的平方取对数，单位为分贝。由连续重叠的或非重叠的一段 EEG 数据运算所得的频谱称为频谱图。三维的频谱图称压缩谱阵（compressed spectral array）[74]，二维频谱图称密度谱阵（density spectral array）[75]。

丙泊酚的 EEG 模式与其神经回路机制相关。在未经处理的 EEG 及频谱图上，可看出丙泊酚麻醉下的脑状态（图 50-2、彩图 50-6 及 彩图 50-7A）。丙泊酚主要通过作用于脑和脊髓的 GABAA 受体而起到抑制神经回路的作用[73, 76]。当丙泊酚使患者意识消失时，EEG 显示出特征性的 α 波振荡（8 ~ 12Hz）和慢波振荡（0.1 ~ 1Hz）（见彩图 50-7A）[38, 43, 77-78]。丙泊酚或其他几种麻醉药麻醉期间出现的另一种现象是前置，表现为意识消失时，相对于其他脑区，前额部位 α 和 β 频段的功率增加（见彩图 50-6C、D）[38, 41, 43]。前额部位 α 波振荡呈高度连续，而慢波和 γ 波振荡缺乏连续性[38, 43, 78]。在吸入麻醉的动物也可以观察到这种高度连续的 α 波振荡[79]。α 波振荡的连续性结构很有可能来源于丘脑与额叶皮质之间的强 α 波[80]。慢波是皮质间联系碎片化的标志，因为出现慢波振荡时，皮质神经元仅在由局部慢波振荡支配的有限时相内放电[78]。由于慢波的空间不连续性和放电的时相局限性，距离超过 1cm 的脑区间之间的联系显著受阻。随

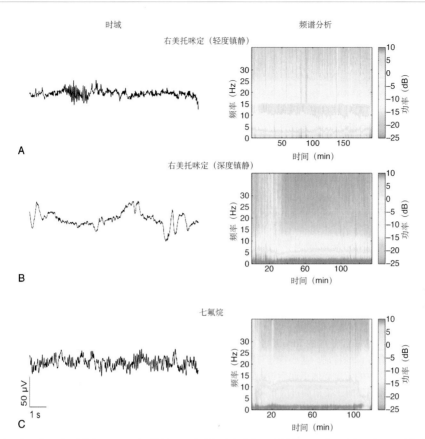

彩图 50-8　常用麻醉药的时 - 域特征和脑电图频谱特征。左侧为每种麻醉药 10 秒钟的 EEG 片段（未经处理）。右侧为每种麻醉药数分钟的 EEG 频谱图（密度谱阵）。A. 轻度镇静时右美托咪定的频谱图显示纺锤形（9～15Hz）振荡以及与 NREM 睡眠第二阶段 EEG 相似的慢波振荡。在未经处理的 EEG 上呈明显的纺锤形（红色下划线。译者注：原图中未标出），纺锤形呈间隙性，密度小于丙泊酚的 α 波振荡。B. 右美托咪定深度镇静时，频谱图无纺锤形波，而以慢波为主（类似于 NREM 睡眠第三阶段的慢波，称为"慢波睡眠"）。C. 七氟烷频谱图与丙泊酚频谱图类似，此外还增加了 4～8Hz 的 θ 波振荡活动

着意识的恢复，α 波和慢波振荡逐渐消失（见彩图 50-6B）。理解 α 波和慢波振荡产生的原理有助于阐明丙泊酚导致意识消失的神经回路机制。

氯胺酮（见彩图 50-7B）[25] 和右美托咪定（彩图 50-8A，B）[29-30] 的 EEG 模式比较独特，这与它们在脑和中枢神经系统内的作用机制有关 [2, 37]。氯胺酮主要通过结合 N- 甲基 -D- 天冬氨酸（N-methyl-D-aspartate，NMDA）受体发挥作用 [37, 81]。因此，给予小到中等剂量的氯胺酮时，其作用是阻止兴奋性谷氨酸信号的输入，并抑制中间神经元 [82-83]。对锥体神经元的控制减弱可导致脑代谢增加和行为状态的改变。因此，给予小剂量氯胺酮时常可出现幻觉、分离状态、欣快感和躁动等。此时，边缘系统、皮质和丘脑等脑区之间虽仍有联系，但抑制性神经元对它们的规律性调控明显减少。因

而，信息处理在时间和空间上缺乏协调性 [2, 37]。麻醉诱导时，增加氯胺酮剂量可进一步阻断兴奋性谷氨酸能神经元上的 NMDA 受体，导致意识消失 [84]。氯胺酮麻醉时，EEG 上常见的高频（20～30Hz）振荡与脑内锥体神经元的活性增加有关（见彩图 50-7B）[25, 85]。这种高频 EEG 活动解释了为何氯胺酮麻醉时 EEG 相关指数的数值较高。

右美托咪定主要通过作用于蓝斑核神经元突触前膜的 α₂ 肾上腺素能受体产生镇静作用 [86-88]。右美托咪定的结合使这些神经元释放去甲肾上腺素减少 [89-91]。去甲肾上腺素介导的对下丘脑视前区的抑制作用减少，导致视前区至中脑、脑桥、基底前脑和下丘脑的主要唤醒中枢的 GABA 能和甘丙肽能抑制性传入信号增强 [92]。从视前区传入的抑制性信号增加被认为是非快

速动眼（nonrapid eye movement，NREM）睡眠启动的基本成分[93-94]。这解释了为什么右美托咪定轻度镇静时 EEG 会显示间隙性纺锤形的 9 ~ 15Hz 振荡爆发以及慢波模式，这种模式与 NREM 睡眠第二阶段的 EEG 非常相似（见彩图 50-8A）。相反，右美托咪定深度镇静时则显示类似 NREM 睡眠第三阶段或慢波睡眠的 EEG 模式（见彩图 50-8B）。

七氟烷与其他吸入麻醉药一样，通过与脑和脊髓的多个作用靶点结合而产生生理和行为学效应，其作用包括与 GABA$_A$ 受体结合，增强 GABA 能抑制作用，通过与 NMDA 受体结合阻断谷氨酸释放。此外，七氟烷还可阻断双孔钾通道和超极化激活的环核苷酸门控通道[73]。尽管这些作用靶点的重要性仍存在争议，但七氟烷和其他醚类麻醉药具有独特的 EEG 特征是明确的。全身麻醉期间吸入七氟烷时，EEG 可显示类似于丙泊酚的强 α 波和慢波振荡以及强 θ 波（4 ~ 8Hz）振荡（见彩图 50-8C）。θ 波的出现形成了七氟烷麻醉时 EEG 功率在慢波和 α 波振荡之间均衡分布的独特模式。

虽然各种麻醉药的未经处理的 EEG 看上去很相似，但其频谱图却有各自的特征。这些特征与麻醉药作用于特定神经回路中的特定受体引起意识状态的改变有关。全身麻醉和镇静时，采用频谱图和采用 EEG 相关指数监测脑功能有着本质上的差别。EEG 相关指数基于的假设是，不同的麻醉药可产生相同的麻醉深度，尽管其作用机制并不相同。丙泊酚（见彩图 50-7A）和氯胺酮（见彩图 50-7B）频谱图特征的不同解释了为什么临床上患者已明确进入镇静状态而后者的指数数值却很高。同样，右美托咪定深度镇静时的慢波振荡解释了为何 EEG 相关指数已达到深度意识消失时的低值而患者仍可被唤醒（见彩图 50-8B）。

上述结果提示，未经处理的 EEG 和频谱图可用于监测麻醉患者的脑状态（见彩图 50-6 至彩图 50-8）。虽然频谱图在许多关于麻醉深度的研究中已得到应用[74-75,95]，但联合使用未经处理的 EEG 和 EEG 相关指数进行麻醉监测还未见尝试。由于频谱图易于实时计算，许多 EEG 脑功能监测仪均可同时显示未经处理的 EEG 及频谱图。目前，麻省总医院危重病和疼痛医学部有一项培训项目，专门培训麻醉医生通过阅读未经处理的 EEG 及频谱图，监测全身麻醉和镇静时患者的脑状态（www.anesthesiaeeg.com）。全身麻醉和镇静时使用频谱图监测脑状态，有助于将临床和研究中的 EEG 观察结果直接整合到生物物理学的模型研究中，以提出有关麻醉药神经回路作用机制具有特异性和可被验证的研究假设[80,97-99]。

标准化符号转移熵

越来越多的信息表明，全身麻醉时意识消失的主要标志或机制是皮质间连接的中断[*]。意识的消失与额叶和顶叶失去功能连接有关[84,100]。一种名为标准化符号转移熵（normalized symbolic transfer entropy，NSTE）的互信息技术可以利用额部和顶部的集成电极片测量这种功能失连接。NSTE 测得的顶叶到额叶的功能连接称为前馈（feedforward，FF）功能连接。从额叶到顶叶的功能连接称为后馈（feedback，FB）功能连接。

丙泊酚、七氟烷和氯胺酮诱导的意识消失与前馈功能失连接有关（彩图 50-9）[84,100]。因此，NSTE 可通过评估功能连接的水平，监测全身麻醉患者的意识水平。这三种麻醉药诱导的意识消失均存在前馈功能的失连接，提示 NSTE 不能区分它们的作用机制[100]。虽然如此，NSTE 仍可用于意识水平的监测。

丙泊酚和醚类吸入麻醉药导致前馈功能失连接的机制可能部分与前置有关（见彩图 50-6D）。最近 Vijayan 及其同事的研究模型[99]显示，前置可以通过前丘脑皮质连接和后丘脑皮质连接之间的电生理差异（如膜静息电位和离子电流）得到解释。如果顶叶回路的神经生理学特征与其邻近的枕叶回路相似，那么导致前置的神经生理学改变同样也可能介导了后馈功能失连接。利用 Vijayan 模型研究全身麻醉意识消失过程中功能连接的变化，或许有助于从机制上解释前馈连接和后馈连接变化的差别。

目前，由于还无法实时处理这些互信息，因此在手术室使用 NSTE 还不可行[84]。此外，目前的 NSTE 需要使用由前额和顶部电极组成的集成电极，而现在大多数的脑功能监护仪只需使用前额电极。

闭环麻醉给药系统

多项临床研究表明，闭环麻醉给药系统（closed anesthetic delivery，CLAD）作为一种在脑功能监测的同时进行麻醉给药的方法，可以给临床带来益处。近来，已有综述对这些研究进行了总结[102-103]。CLAD 系统的工作原理为，根据麻醉深度的 EEG 监测指标，定义术中麻醉维持所需的状态。术中进行 EEG 监测，并实时计算其监测指标的数值，计算机控制的麻醉给药系统根据 EEG 的目标值和实际计算值之间的差异自动调整输注速度。虽然已有多种 EEG 指标用于指导

---

* 参考文献：68，69，78，84，100 及 101。

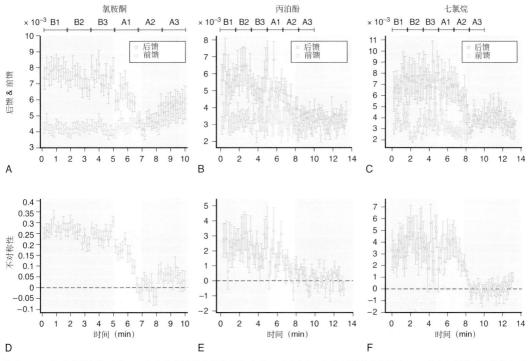

彩图 50-9　标准化符号转移熵。用标准化符号转移熵分析氯胺酮、丙泊酚和七氟烷诱导的意识消失。三种全麻药均可见前馈和后馈连接变化的不对称性。额 - 顶叶前馈连接（蓝色）/ 后馈连接（红色）（A-C）及其相应的不对称性（D-F）。A 和 D 为氯胺酮、B 和 E 为丙泊酚、C 和 F 为七氟烷。绿色高亮部分为全身麻醉诱导期。B1 至 B3 为基础状态。A1 至 A3 为麻醉状态。氯胺酮组、丙泊酚组和七氟烷组分别纳入 30、9 和 9 位受试者。意识消失时，三种全身麻醉药额 - 顶叶的后馈失连接程度均显著大于前馈失连接 *(Redrawn from Lee U, Ku S, Noh G, et al: Disruption of frontal-parietal communication by ketamine, propofol, and sevoflurane, Anesthesiology 118:1264-1275, 2013)*

CLAD 系统输注麻醉药物，但应用最广泛的还是 BIS 值[24, 104]。BIS 值计算和更新有 20 ~ 30 秒的滞后[23]。CLAD 系统达到所需的麻醉深度时可明显减少麻醉药的用量[24, 105-107]。大多数 CLAD 系统设定的目标是维持无意识状态，但最新研制的系统可维持无意识和无伤害性感受状态[108-109]。

最近，在啮齿类和人类模型上的模拟研究以及啮齿类实验研究的结果表明，高度可靠和精确的 CLAD 系统可以采用爆发抑制作为控制变量来维持医学昏迷[102-103]。Shanechi 及同事[110] 最近开发出一套以随机控制系统为框架、以爆发抑制概率为控制变量的 CLAD 系统，爆发抑制概率是指大脑被抑制的瞬时概率（彩图 50-10）[110]。与爆发抑制率相比，爆发抑制概率对爆发抑制的监测更可靠[111]。CLAD 系统能精确跟踪爆发抑制的目标水平。假如这些结果在人体上可以成功重复，CLAD 系统就可为癫痫持续状态和颅内高压的患者提供一种自动和高效的维持数天医学昏迷的手段。

目前，CLAD 系统还没有被批准用于全身麻醉。鉴于 CLAD 系统是目前研究的一大热点，相信在不久的将来，许多新发现和新方法将会陆续见诸报道。

伤害性感受的监测

前文讨论的全身麻醉和镇静期脑状态的监测方法主要集中于意识水平的监测。监测伤害性感受（即术中机体疼痛信息的传递）和抗伤害性感受（麻醉药和镇痛药抑制伤害性感受传递的能力）是当下研究的热点领域。心率、血压或许还有呼吸频率是目前临床上常用的伤害性感受监测指标。但这些都是间接指标，不能直接反映中枢神经系统对伤害性感受信息的处理。目前新的指标正处于研究阶段。有研究采用多项生理指标监测伤害性感受，这些指标包括心率、心率变异率（0.15 ~ 0.4Hz 频段的功率）、体积描记图的波

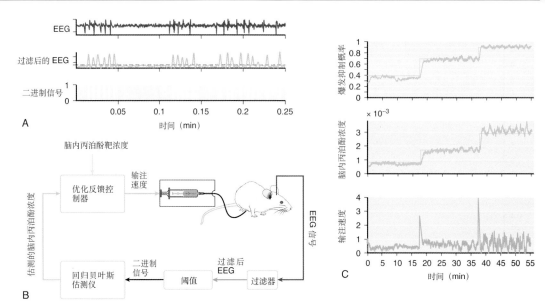

彩图 50-10　通过控制爆发抑制维持医学昏迷的闭环麻醉给药系统的实验。A. 大鼠脑电图（EEG）中的爆发抑制信号经过过滤和设定阈值后，转换成二进制数据（即爆发为 0，抑制为 1）。B. 通过指定爆发抑制概率来设定脑内丙泊酚的靶浓度。贝叶斯估测仪根据 EEG 估测脑内丙泊酚浓度。控制器通过比较丙泊酚估测浓度和靶浓度的差别，每秒钟调整一次输注速率，以维持设定的目标爆发抑制概率或相应的脑内丙泊酚靶浓度。C. 上方的图显示将目标爆发抑制概率（绿线）维持在 0.4，持续 20min，而后改为 0.7，持续 20min，最后改为 0.9，持续 15min。估测的爆发抑制概率（紫线）与目标水平紧密贴合。中间的图显示相应的脑内丙泊酚靶浓度（绿线）与估测的丙泊酚浓度（紫线）紧密贴合。下方的图显示控制器如何即刻改变输注速率以维持爆发抑制目标水平。该研究验证了实时控制爆发抑制以及全身麻醉状态的可行性 *(Redrawn from Shanechi M, Chemali JJ, Liberman M, et al: A brain-machine interface for control of medically-induced coma, PLoS Comput Biol 9:e1003284, 2013.)*

幅、皮肤电导、皮肤电导波动以及上述指标的衍生指标 [114]。另一项研究将测定手术应激反应和皮肤电导进行了比较 [115]。近年的一篇关于伤害性感受监测的综述指出，目前多数监测系统可以迅速探测到伤害性感受的传入信号，但无法预测躯体和自主神经的反应 [116]。目前还没有一种方法可以为伤害性感受监测提供可靠

和可被重复的信息。

参 考 文 献

见本书所附光盘。

第51章　呼吸功能监测

Hovig V. Chitilian • David W. Kaczka • Marcos F. Vidal Melo
金 琳　丁 明 译　薛张纲 审校

致谢：编者及出版商感谢 Stephen M.Eskaros、Peter J.Papadakos 和 Burkhard Lachmann 博士在前版本章中所作的贡献，他们的工作为本章节奠定了基础。

要 点

- 呼吸功能监测是基本麻醉监测标准中的基本组成要素（参见第44章）。要安全地实施麻醉就必须进行氧合与通气监测。
- 充分理解呼吸监测的原理是临床正确应用的基础。
- 目前临床使用的大多数呼吸功能监测仪器提供的是全身与全肺水平信息，从而尝试推断出区域肺与组织水平情况的临床结论。
- 根据临床需要决定有创监测的程度。
- 脉搏氧饱和度监测是一项无创、可靠、简便的连续监测动脉血氧饱和度水平的方法，是呼吸功能监测的重要组成部分。
- 通气血流比例失调、分流与通气不足均为围术期低氧血症的最常见原因。监测气体交换有助于鉴别这些原因。
- 混合静脉血氧饱和度可用于监测全身氧供需平衡，以推断气体交换、心排血量与全身氧耗量。
- 临床上使用红外光谱分析系统监测区域组织氧合情况。应用区域组织氧饱和度指导治疗的方法正在开发中。
- 二氧化碳描记图是围术期评价通气功能最基本的定量方法。除了可以提供通气、肺血流量和有氧代谢等生理信息外，二氧化碳描记图的另一项重要作用是验证气管导管的位置和确定呼吸回路的完整性（参见第55章）。
- 某些情况下，尤其是肺通气和血流的分布存在显著差异时，呼气末二氧化碳（carbon dioxide，CO_2）并非总与动脉血二氧化碳分压近似。
- 通气压力、流量与容量监测是优化机械通气治疗的必要监测指标，亦可用于发现呼吸系统的病理生理性力学异常（如气道阻力增加和肺顺应性下降）。
- 影像技术逐渐成为呼吸功能监测的重要工具。肺超声检查可床旁评估部分肺部异常情况，如气胸、水肿、肺实变与胸腔积液。生物电阻抗断层成像则提供了肺通气与肺复张的相关信息。
- 目前的呼吸功能监测方法仍以评估肺力学与整体气体交换为主。组织与亚细胞水平的呼吸监测仍然是未来发展的目标。

呼吸功能监测概论

呼吸功能监测是每一个麻醉方案的基本组成成分。由于其与保持内稳态和患者安全密切相关，麻醉监测的国家与国际标准都强制进行呼吸功能监测[1-2]。几十年来，呼吸功能监测的发展降低了麻醉相关发病率与死亡率，开启了安全麻醉的新时代。

呼吸是将氧气（oxygen，O_2）从外界环境运输至人体细胞，并将二氧化碳（carbon dioxide，CO_2）从细胞运输至外界环境。这一概念包括了细胞呼吸，即细胞以腺苷三磷酸的形式，通过氢与 O_2 反应形成水获得能量的过程[3]。最广义上说，呼吸功能监测包括对呼吸气体从外界环境直至利用与产生这些气体的亚细胞水平的整个交换过程的评估（图 51-1）[3]。具体而言，呼吸功能监测的概念包括：①通过气管支气管树与肺泡的气体运送与弥散；②肺泡与肺毛细血管间的气体平衡；③区域通气血流不平衡所造成的呼出气体与动脉血和混合静脉血之间差异的总体平衡；④气体通过微循环在血液与组织之间的转运；⑤组织和线粒体间的气体弥散；⑥细胞呼吸消耗 O_2、产生 CO_2。

生理指标监测的重大发展提高了我们对麻醉期间各个阶段呼吸功能的认识。本章概述了现有与新兴的呼吸功能监测技术。尽管技术不断发展，现有的仪器在提供准确而全面的呼吸功能监测指标方面的能力有限。显然，能够监测所有呼吸组成部分的技术发展是必需的[4-5]。

美国麻醉医师协会标准

"监测"这个词常指使用电子设备进行测量，但值得注意的是，目前《美国麻醉医师协会（American Society of Anesthesiologists，ASA）基本麻醉监测标准》的《标准Ⅰ》中陈述"实施所有全身麻醉、区域麻醉与麻醉监护的全过程都必须有有资质的麻醉专业人员在场"（框 51-1）。这比任何监测仪器都可靠（隐含在《标准Ⅰ》中），而且清楚地表明麻醉实施者应

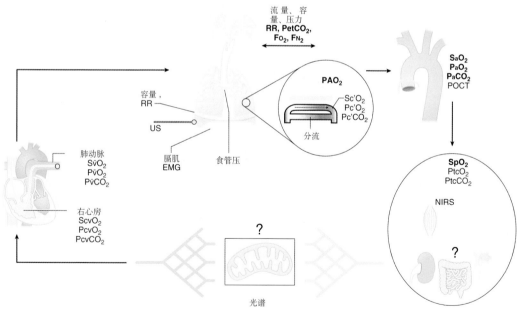

图 51-1　呼吸过程与现有呼吸功能监测技术的测量位点。大部分测量变量是在气道入口与体循环血液中获得，对呼吸功能组成成分中的肺力学与气体交换进行评估（**黑体**）。脉搏血氧饱和度可以对系统向局部组织输送氧的过程作出评估。目前尚缺乏常规可靠的组织、细胞和亚细胞水平呼吸功能监测的临床方法。EMG，肌电图；F_{N2}，氮气分数；FO_2，氧气分数；NIRS，近红外光谱分析；$PaCO_2$，动脉二氧化碳分压；PaO_2，动脉氧分压；PAO_2，肺泡氧分压；$Pc'CO_2$，毛细血管末端二氧化碳分压；$Pc'O_2$，毛细血管末端氧分压；$PcvCO_2$，中心静脉二氧化碳分压；$PcvO_2$，中心静脉氧分压；$PetCO_2$，呼气末二氧化碳分压；$P\bar{v}CO_2$，混合静脉血二氧化碳分压；$P\bar{v}O_2$，混合静脉血氧分压；POCT，即时检测；$PtcCO_2$，经皮二氧化碳分压；$PtcO_2$，经皮氧分压；RR，呼吸频率；SaO_2，动脉血氧饱和度；$Sc'O_2$，毛细血管末端氧饱和度；$ScvO_2$，中心静脉血氧饱和度；$S\bar{v}O_2$，混合静脉血氧饱和度；SpO_2，外周氧饱和度；US，超声；tc，经皮

框 51-1　美国麻醉医师协会呼吸功能监测相关的基本麻醉监测标准

1. 标准 I
实施所有全身麻醉、区域麻醉与麻醉监护的全过程都必须有有资质的麻醉专业人员在场。

2. 标准 II
必须全程持续监测所有麻醉患者的氧合、通气、循环与体温。

2.1 氧合
　　2.1.1 目的：保证所有麻醉患者的吸入气体和血中氧浓度充足。

2.2 方法
　　2.2.1 吸入气：对于每一台使用麻醉机实施的全身麻醉，必须使用氧探头测量呼吸回路的氧浓度，并确认低氧浓度超限报警功能正常。*
　　2.2.2 血氧：使用脉搏血饱和度监测仪等定量分析法全程监测所有麻醉患者的氧合情况。* 使用脉搏血饱和度监测仪时，脉搏音调变化与低阈值报警音量应设置在麻醉医师或麻醉医护团队专业人员可听见的范围。* 患者必须有充足的照明与皮肤暴露以观察患者肤色。*

3. 通气
3.1 目的
　　保证所有麻醉患者有合适的通气。

3.2 方法
　　3.2.1 每一位接受全身麻醉的患者都必须进行持续的评估以保证有合适的通气。可使用有效的定性临床指标包括观察胸廓活动、呼吸皮囊活动和听诊呼吸音。除非由于患者、手术或设备等原因导致无效，应持续监测患者的呼出气二氧化碳。强烈建议进行呼出气容积定量监测。*
　　3.2.2 若患者置入气管导管或喉罩，则必须进行临床评估核实和呼出气二氧化碳监测以确认导管或喉罩的位置正确。从气管导管或喉罩置入开始至拔管或将患者转移至术后恢复室，应当使用定量方法持续进行呼气末二氧化碳分析，如二氧化碳描记图、二氧化碳测定仪或质谱分析仪。* 在使用二氧化碳描记图或二氧化碳测定仪时，呼气末二氧化碳报警音量应设定在麻醉医师或麻醉医护团队专业人员可听见的范围。
　　3.2.3 使用呼吸机进行机械通气的患者，必须进行连续†监测以及时发现呼吸回路脱开。当测量值超出报警阈值时，所使用的监测装置必须发出声音报警。
　　3.2.4 区域麻醉（无镇静）或局部麻醉（无镇静）的全过程也必须持续观察定性的临床指标以评估患者的通气是否合适。对于中度或深度镇静的患者，不仅需要持续观察定性的临床指标以确保患者的适当通气，还需要进行呼出气二氧化碳监测，除非患者、手术或设备条件导致受限或无效。

From American Society of Anesthesiologists: Standards for basic anesthetic monitoring, 2011. <https://www.asahq.org/~/media/For%20Members/documents/Standards%20Guidelines%20Stmts/Basic%20Anesthetic%20Monitoring%202011.pdf>. (Accessed 08.08.14.)
* 在特殊情况下，主管麻醉医师可以放弃标有星号（*）的要求；当这样做时，建议在患者的病史上进行记录说明（包括原因）。
† 上文中"持续"是指"有规律、稳定、快速的重复"，而"连续"是指"在任何时间没有任何中断"

当拥有必要的专业知识，并可对仪器设备的监测信息进行诠释。麻醉安全性的不断提高主要依靠的是高质量的培训与鼓励继续教育的环境，而不是单单依靠新技术的发展 [6]。《ASA 基本麻醉监测标准》其理论依据早在 20 世纪 80 年代就已明确，应继续贯彻（框 51-1） [7]。这些标准也是根据临床需要进行额外监测的基础。

体格检查

体格检查仍然是围术期呼吸功能监测的一个基本组成部分。它提供了诊断和治疗的关键信息，可能是患者情况改变需要进行干预的第一指征。虽然体格检查具有局限性，但常规进行体格检查所得到的信息对管理患者具有重要意义。

无论患者处于清醒或麻醉状态，呼吸功能监测始于对患者的检查。对于择期病例，患者存在异常情况原因的适当检查应在手术之前完成。在急诊条件下，仔细对患者进行体格检查可能是及时准确麻醉处理的唯一信息来源。在发现患者出现呼吸窘迫之后，应查找发生的具体原因。呼吸频率的观察为确定呼吸模式提供了主要信息。如，脓毒症患者的呼吸频率与疾病的严重程度显著相关 [8]。与呼吸相关的解剖异常包括（但不限于）胸壁和脊柱畸形、甲状腺肿、气管造口瘢痕和气管偏移。需要注意的功能性异常包括：吸气和呼气的组成（膈肌对胸廓）、吸气与呼气的持续时间和难度、胸壁反常运动、辅助呼吸肌的使用、中心性与周围性发绀、面色苍白、喘息、喘鸣、咳嗽与咳痰、失声、肌强直以及杵状指。颈静脉怒张是心源性呼吸窘迫的标志，但在严重的呼吸困难时其并不能可靠地反映中心静脉压。另外要特别关注创伤患者可能出现的呼吸疼痛、连枷胸、心脏压塞、血胸、气胸、肺挫伤和张力性气胸。

麻醉期间听诊呼吸音是体格检查诊断的另一项重要的技能。环境噪音、个人的听力限制和听诊器的声学性能均能影响麻醉医师的临床判断。高质量的听诊器有助于鉴别正常与异常的呼吸音：水泡音、干啰音、喘鸣音、粗细湿啰音、哮鸣音、吸气性喘鸣和胸膜摩擦音。对这些声音发生机制的清晰认识对进行正确的临床评估而言是必要的 [9-10]。

脉搏氧饱和度

参见第 44 章。

生 理 基 础

心肺系统的最基本作用是摄取并向机体输送 O_2。供氧量（O_2 delivery, DO_2）可通过动脉氧含量（arterial O_2 content, CAO_2）和心排血量的乘积定量计算（参见第 19 章）。CAO_2 [每 100ml 血液中 O_2 的 ml 数，（血红蛋白—hemoglobin, Hb）, ml/100ml] 的计算公式如下：

$$CAO_2 = (1.34 \times SaO_2 \times Hb) + 0.0031 \times PaO_2 \quad [1]$$

其中 1.34 ml/g 是 O_2 与 Hb 的结合能力指数（Hüfner 常数，理论值为 1.39），主要由于存在少量的其他 Hb 形式，实验测量值在 1.31ml/g 和 1.37ml/g 之间[11]；SaO_2 是指动脉血的 Hb 氧饱和度（饱和度百分数 /100）；Hb 指动脉血中 Hb 的浓度（g/100ml）；0.0031 是 O_2 在血液中的溶解度（ml O_2/100 ml 血 / mmHg）；PaO_2 为动脉血氧分压（mmHg）。从公式可以看出，SaO_2 是动脉氧含量的主要决定因素，因此也是供氧量的主要决定因素。

成人血液中含有四种形式的血红蛋白：氧合血红蛋白（oxygenated Hb, O_2Hb）、脱氧血红蛋白（deoxygenated Hb, deO_2Hb）、碳氧血红蛋白（carboxyhemoglobin, COHb）和高铁血红蛋白（methemoglobin, MetHb）。正常情况下，COHb 和 MetHb 的含量很低（分别为 1% 至 3% 和不到 1%）。功能氧饱和度（O_2 saturation, SaO_2）是指 O_2Hb 占 O_2Hb 和 deO_2Hb 总量的百分比：

$$功能 SaO_2 = \frac{O_2Hb}{O_2Hb + deO_2Hb} \times 100\% \quad [2]$$

O_2Hb 分数或分数氧饱和度定义为 O_2Hb 占总 Hb 的百分比[12]：

$$功能 SaO_2 = \frac{O_2Hb}{O_2Hb+deO_2Hb+COHb+MetHb} \times 100\% \quad [3]$$

SaO_2 是 PaO_2 的函数，二者的关系可以用 O_2Hb 解离曲线描述（图 51-2）。通过观察 O_2Hb 解离曲线，我们知道二者并非是线性关系，这具有重要意义。第一，在常氧和高氧条件下，SaO_2 均很高，这就可以解释对新生儿和氧中毒风险患者限制吸入氧浓度的重要意义（参见第 95 章）。第二，在曲线的平坦部分（PaO_2 约 > 70 mmHg），PaO_2 发生明显改变时血氧含量只有较小的变化。此外，温度、pH 值、动脉血 CO_2 分压（partial pressure of CO_2 in arterial blood, $PaCO_2$）和红细胞内 2,3- 二磷酸甘油酸浓度等的改变可以使曲线移位，因此在一定范围内不同的氧分压（O_2 partial pressures, PO_2）下所对应的 SaO_2 相同，这也可以解释气体依赖 PO_2 梯度从微循环弥散至组织。

测 量 原 理

氧测量法

氧测量法用于测量血红蛋白氧饱和度。此法的原理是 Beer-Lambert 定律（公式 4），即光透过溶液的量取决于溶液中溶质的浓度[13]。对于溶液中的每一种溶质，

$$I_{trans} = I_{in}e^{-DC\varepsilon} \quad [4]$$

其中，I_{trans} 指透射光强度，I_{in} 指入射光强度，e 是自然对数的底，D 是光穿过溶液的距离，C 指溶质的

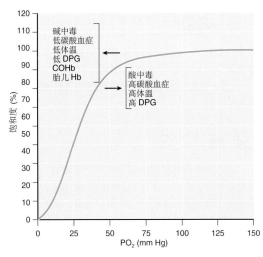

图 51-2　氧合血红蛋白离解曲线。氧合血红蛋白饱和度和氧分压（PO_2）的关系是非线性的，并受众多因素影响，如 pH 值、CO_2 分压和温度。鉴于曲线的非线性特征，氧饱和度在高值范围变动时，很难确定 PO_2 值。COHb，碳氧血红蛋白；DPG，2,3- 二磷酸甘油酸；Hb，血红蛋白 *(Redrawn from Longnecker DE, Brown DL, Newman MF, Zapol WM, editors: Anesthesiology, ed 2, New York, 2012, McGraw-Hill.)*

浓度，ε 是溶质的消光系数。

在其他变量已知的前提下，可以通过测量透过溶液的光量计算出单一溶质的浓度。若溶液中含有多种溶质，不同溶质浓度的计算需要有与溶质数量相等的不同波长的光线吸收量。试管中的血样对给定波长的光的吸收量取决于四种 Hb 浓度。图 51-3 表示的是四种 Hb 沿可见光谱不同波长的消光系数。因此，要测量血样中四种 Hb 的浓度，至少需要测量四种不同波长光的吸收量。此种测量方法的应用代表为综合血氧测量仪（co-oximeter）。综合血氧测量仪根据氧测量

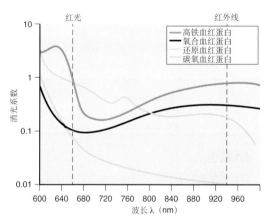

图 51-3 在可见光波长范围内四种不同血红蛋白的消光系数。两条垂直线表示脉搏氧饱和度监测使用的红光和红外线的波长。氧合血红蛋白和还原血红蛋白（脱氧血红蛋白）对这两个波长的消光系数差异很大。而在 660nm 处，碳氧血红蛋白和高铁血红蛋白分别与氧合血红蛋白和还原血红蛋白的消光系数相近 *(Redrawn from Tremper KK, Barker SJ: Pulse oximetry, Anesthesiology 70:98-108, 1989.)*

法原理测量血样中 SaO_2 与其他 Hb 浓度。综合血氧测量法被认为是测量 SaO_2 的金标准，也是脉搏氧饱和度测量读数不准确或无法获得时的依靠。

脉搏氧饱和度仪

标准脉搏氧饱和度仪可无创、在体、连续地对功能性 SaO_2 进行评估。脉搏氧饱和度监测的读数表示为 SpO_2。有文献对脉搏氧饱和度仪的发展历史进行了详细介绍[14]。

脉搏氧饱和度仪利用动脉血流的搏动性来区别动脉血的光吸收和其他组织的光吸收，从而测定 SaO_2。由于光线会被其他组织吸收，与体外动脉血样氧测量仪相比，体内测量 SaO_2 的挑战在于确保采样光线是通过动脉血液。如图 51-4 所示，通过组织的光吸收可分为搏动部分（历史上简称为 AC）与非搏动部分（历史上简称为 DC）。标准的脉搏氧饱和度监测需要测量 AC 与 DC 对两种不同波长光的吸收比率（R），所选择的光波长应使 O_2Hb 和 deO_2Hb 吸收率的差异最大化（见图 51-3）。通常使用波长为 660nm 与 940nm 的光。deO_2Hb 对 660nm 的光吸收率显著大于 O_2Hb，而 O_2Hb 对 940nm 的光吸收率显著大于 deO_2Hb。

$$R = \frac{AC_{660}/DC_{660}}{AC_{940}/DC_{940}} \qquad [5]$$

其中 AC_{660}、AC_{940}、DC_{660} 和 DC_{940} 为 640nm 和 940nm 波长光的 AC 和 DC 吸收部分。

根据每一个脉搏氧饱和度监测仪内部的校准曲线，这个比率（ratio，R）与氧饱和度相关[13]（见图 51-5）。各个生产厂商通过让志愿者呼吸低氧气体，使 SaO_2 在 70% 和 100% 之间变化，绘制了自己的校

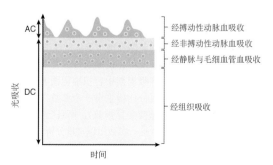

图 51-4 脉搏氧饱和度监测原理示意图。光通过组织被吸收的部分分为搏动性部分（AC）和非搏动性部分（DC）。造成搏动性吸收的原因是动脉搏动，非搏动部分分为动脉、静脉、毛细血管血液及其余组织 *(Redrawn from Severinghaus JW: Nomenclature of oxygen saturation, Adv Exp Med Biol 345:921-923, 1994.)*

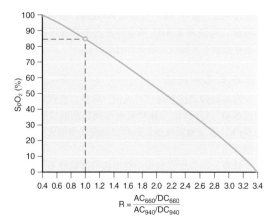

图 51-5 典型的脉搏氧饱和度监测 R 值与氧饱和度相关性校准曲线。这些曲线由健康志愿者获得并植入脉搏氧饱和度监测仪中。SpO_2，外周氧饱和度；AC 与 DC，见图 51-4 图释 *(Redrawn from Severinghaus JW: Nomenclature of oxygen saturation, Adv Exp Med Biol 345:921-923, 1994.)*

准曲线。制造脉搏氧饱和度监测仪的国际标准（ISO 80601-2-61-2011）是 SaO_2 波动于 70% 和 100% 之间时测量误差不超过 4%。大多数生产商文献报道的脉搏氧饱和度监测仪测量 SpO_2 误差为 ±2% 至 3%[15]。

脉搏氧饱和度监测仪探头由光发射器和光电探测器组成。透射式脉搏氧饱和度监测仪的光发射器和光电探测器分置于被测量组织的两边，典型代表是手指；反射式脉搏氧饱和度监测仪的光发射器和光电探测器置于被测量组织的同侧，典型代表是前额。经典的脉搏氧饱和度监测仪使用两个发光二极管（light-emitting diode，LED）发射两个波长的光。使用时，两个发光二极管轮流开启关闭，光电探测器测量每个 LED 发出的光线穿透量。当两个 LED 都关闭时，光电探测器测量的是环境光量，此后每一个测量周期获得的测量值均将减去环境光量[16]。

多波长脉搏氧饱和度监测仪已经发展起来了，其使用另外波长的光以便连续无创测量总 Hb（SpHb）[17]、MetHb 和 COHb 浓度[18]。与实验室内测量相比，在手术室和重症监护室（intensive care unit，ICU）内测量 SpHb 的准确性尚不明确（参见第 61 章）[19-21]。然而，也少有在 Hb 浓度 6mg/dl 至 10mg/dl 范围用于判断输血的患者中测量的 SpHb 数据的报告[22]。SpHb 测量的另一局限性是在外周低灌注读数缺失或不可靠[23]。迄今为止，无创性 COHb 测量的精度仍不足以取代实验室测量[23-24]。新型的以脉搏氧饱和度监测仪为基础的 MetHb 测量即使是在低氧条件下仍然测量准确[25]。

自从 1986 年麻醉监测标准第一次颁布以来，脉搏氧饱和度监测就开始成为手术中麻醉监测不可缺少的组成部分[7]。同年，脉搏氧饱和度监测被 ASA 设定为最基本监测标准，随后又被世界麻醉医师联合协会（World Federation of Societies of Anaesthesiologists，WFSA）和世界卫生组织（World Health Organization，WHO）设定为术中监测的最低要求[26]。脉搏氧饱和度监测也是 WHO 手术安全核查清单的一部分[27]。

美国卫生及公共服务部推荐使用普通脉搏氧饱和度监测仪筛查新生儿危重先天性心脏病[28-29]。若右上肢或下肢的 SpO_2 低于 95% 或差异超过 2%，对疑似例灵敏度可以达到 75%，非疑似病例灵敏度为 58%。当此法结合常规畸形扫描和新生儿体检筛查，可以发现 92% 的严重先天性心脏病变[30-31]。

虽然脉搏氧饱和度监测有助于早期发现低氧血症，但不能降低术后并发症的发生率[32-34]。一项最大的随机对照试验研究（样本量为 20 802 例）发现围术期在手术室（operating room，OR）与麻醉后恢复室使用脉搏氧饱和度监测组可以增加低氧血症的诊断率达十九倍[33]。此外，使用脉搏氧饱和度监测与心肌缺血发生率显著下降相关[33]。但两组的并发症发生率、预后、平均住院时间与住院死亡率均无明显差异。由于此研究的受试者是基础健康人群，可能样本量还不足以发现差异[35]。事实上，一项研究表明使用脉搏氧饱和度监测仪早期发现 SpO_2 与心率的恶化减少了抢救事件也降低了对医疗升级的需求（患者抢救与 ICU 转入）[36]。

光电脉搏容积描记图 除了测量氧饱和度外，脉搏氧饱和度监测仪也可用于记录光电脉搏容积描记图。由于光的吸收量与光发射器和光电探测器之间血液量是成比例的，血容量的改变可以在脉搏氧饱和度监测记录的脉搏波形中反映出来（图 51-6）[37]。麻醉中，容积描记图受血容量脉动性的影响，后者则取决于血管壁的扩张性以及血管内搏动性压力变化[37]。脉搏氧饱和度容量描记图波形的波幅变化（ΔPOP）已证明可在机械通气患者中预测液体反应性[38]。从一个呼吸周期中容积描记图波形的最大和最小波幅差异的百分比衍生出一个参数（PVI，Pleth Variability Index，脉搏变异指数），而且已有市售脉搏氧饱和度监测仪加入这一参数以用定量分析 ΔPOP 并预测液体反应性[39-40]。一些小型研究认为它是在术中及危重病患者中预测液体反应性的相当可靠的指标[41]。与自主呼吸患者相比，这个参数对机械通气患者的可靠性更高。若存在心律失常，PVI 可靠性明显下降[41]。基于 PVI 的目标导向液

光电脉搏容积描记图

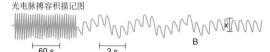

60 s　　3 s　　B

图 51-6 光电脉搏容积描记图采用两种不同的速度记录了不同的呼吸模式下脉搏的变化。在 B 时点，随着机械通气的结束，脉搏波的变异也结束。这是胸内血容量改变在脉搏氧饱和度测量仪测量波形上的反映。呼吸引起的波形变异与患者对液体治疗的反应相关 *(Redrawn from Dorlas JC: Photo-electric plethysmography as a monitoring device in anaesthesia, Br J Anaesth 57:524, 1985.)*

体治疗可以提高腹部大手术患者的预后[42]。

局限性与误差原因

SpO_2 是 SaO_2 的估计值，它无法提供组织氧合的信息。SpO_2 测量的是功能性 SaO_2，而非 SaO_2 分数，体内存在的其他形式 Hb 可以明显影响其准确性。由于 Hb 解离曲线具有非线性的特征，在高氧饱和度状态下，SpO_2 测量不易发现高氧。反之，在低饱和度状态下，如在高海拔地区，PaO_2 的轻微变化就可以引起 SpO_2 明显改变。体内 Hb 解离曲线的个体差异很大。一项包含 10 079 个样本量的研究表明，当 PaO_2 为 $60 \pm 4 mmHg$（8.0 ± 0.5 kPa）水平时，SaO_2 的范围为 69.7% 至 99.4%，而当 SaO_2 为 $90 \pm 2\%$ 时，PaO_2 的范围为 29 mmHg 至 137 mmHg（3.8 kPa 至 18.3 kPa）[43]。因此，个体化的 Hb 解离曲线对正确解读 SaO_2 与 PaO_2 而言很重要。由校准曲线获得的方法可当当 SpO_2 低于 70% 至 75% 时，准确性下降。SpO_2 的改变并不总能反映 SaO_2 的变化[44-45]。另外，脉搏氧饱和度监测仪并不能提供酸碱平衡信息。

某些情况下，脉搏氧饱和度测量读数不准确（表 51-1）。这些情况包括低灌注、运动伪影、低 SaO_2、变异血红蛋白、存在血管内染料和指甲油。

脉搏氧饱和度测量仪是根据实验条件下正常个体所获得的曲线进行校准的，因此，当 SaO_2 在 70% 以上时的准确性较高。一旦 SaO_2 降至 70% 以下，SpO_2 就会依脉搏氧饱和度测量仪的厂商不同出现正负偏倚[46]。制造商已经开发出当氧饱和度低至 60% 时准确性仍然较高的脉搏氧饱和度测量仪。初步数据表明，这些测量仪对于发绀型先天性心脏病的新生儿可能是有帮助的[47]。

低灌注可导致脉搏波搏动部分的波幅下降，从而使测量读数降低。当收缩压低于 80 mmHg 时，SpO_2 测量值被显著低估[48]。运动干扰可使脉搏氧饱和度测

表 51-1　脉搏氧饱和度测量错误的可能原因与影响

错误原因	SpO_2 相对于 SaO_2 的变化
低血压	↓
贫血	↓
真性红细胞增多症	无显著影响
运动	↓
低 SaO_2	不确定
高铁血红蛋白血症	↓ / ↑（SpO_2 接近 85%）
一氧化碳中毒	↑
氰化高铁血红蛋白	无显著影响
硫化血红蛋白	无显著影响
血红蛋白 F	无显著影响
血红蛋白 H	无显著影响
血红蛋白 K	↓
血红蛋白 S	无显著影响
亚甲基蓝	↓
靛蓝胭脂红	↓
吲哚菁绿	↓
异硫蓝	无显著影响 / ↓
荧光素	无显著影响
指甲油	黑色、深蓝色、紫色↓
丙烯酸指甲	无显著影响
指甲花染料	红色：无显著影响 ↓
皮肤色素沉着	$SaO_2 > 80\%$ 时，无显著影响 $SaO_2 < 80\%$ 时，↑
黄疸	无显著影响
环境光	无显著影响
传感器接触	↓
IABP	↑

IABP，主动脉内球囊反搏；SaO_2，动脉氧饱和度；SpO_2，脉搏氧饱和度

量出现明显的错误。制造商已经开发出先进的专有信号处理计算程序可有效地滤除运动干扰[49-50]。

临床上连续使用可使探头 LED 退化，而使 SpO_2 测量值超出制造商设定的范围。这一测量不准确的情况更多发生于低氧饱和度时（如 < 90%）[15]。

体内存在的其他形式 Hb 也可以引起脉搏氧饱和度测量读数不准确。如前所述，脉搏氧饱和度测量仪测量的前提是假设血液中只有 O_2Hb 和 deO_2Hb 吸收两种波长的光。正常情况下，这种假设是有效的，SpO_2 读数可准确反映 SaO_2。然而，若体内存在的其他形式 Hb 或物质达到有效浓度，就可以吸收所用波长的

光,引起 SpO_2 读数错误。如图 51-3 所示,COHb 和 MetHb 都可以吸收脉搏氧饱和度测量仪发射的一个或全部两个波长的光,因此引起 SpO_2 误差。COHb 对 660nm 光的吸收与 O_2Hb 相似,但几乎不吸收 940nm 的光,所以一氧化碳中毒的患者 SpO_2 读数假性升高[51]。MetHb 在 660nm 和 940nm 可吸收大量的光,因此血液中存在 MetHb 时光吸收比值 R(公式 5)接近一致。R 值为 1 表示 O_2Hb 与 deO_2Hb 浓度相等,所对应的 SpO_2 为 85%。因此无论高铁血红蛋白症患者 SaO_2 是多少,测得的 SpO_2 均约为 80%~85%[52]。

SaO_2 正常时,贫血对 SpO_2 影响不大[53]。但在低氧情况下,SpO_2 可低估贫血患者的 SaO_2 水平[54]。对于有镰状细胞疾病[55]和存在胎儿 Hb[56]的成年患者,脉搏氧饱和度测量仪测量较为准确。血红蛋白先天性变异是 SpO_2 读数异常下降相对罕见的原因。Hb Bassett、Hb Rothschild 和 Hb Canabiere 等变异的血红蛋白对 O_2 的亲和力下降,SpO_2 的改变可以恰当地反映 SaO_2 的改变[57]。Hb Lansing、Hb Bonn 和 Hb Hammersmith 等变异的血红蛋白的吸收光谱改变,使得正常 SaO_2 时 SpO_2 测量值异常降低[57]。

静脉注射染料可使 SpO_2 测量不准确。亚甲蓝可导致明显的一过性 SpO_2 下降至 65%。靛蓝胭脂红和吲哚菁绿也人为地降低 SpO_2,但下降程度较亚甲蓝轻。大剂量异硫蓝可使 SpO_2 长时间下降[58]。

所有颜色的指甲油都可以使 SpO_2 测量值降低,其中黑色、紫色以及深蓝色最为明显。误差一般在 2% 以内[59]。人造丙烯酸指甲可能影响部分品牌脉搏氧饱和度测量仪 SpO_2 测量读数,但一般不产生明显的临床影响[60]。SaO_2 正常时,皮肤色素沉着对 SpO_2 测量值没有影响[61]。但若 SaO_2 低于 80%,SpO_2 可高估严重皮肤色素沉着患者的 SaO_2 达 8%[46,62]。

虽然早期的病例报告和小规模研究表明环境光可干扰 SpO_2 测量的准确性[63-64],一项大规模前瞻性研究发现,5 种光源对 SpO_2 的准确性无显著影响,包括石英卤素灯、白炽灯、荧光灯、新生儿黄疸光疗仪和红外线[65]。导航神经外科使用的图像导航系统中的红外光脉冲信号可使脉搏氧饱和度测量读数降低或中断 SpO_2 波形的探测[66]。不同品牌的脉搏氧饱和度测量仪对此种干扰的敏感性不同[67]。在脉搏氧饱和度测量仪探头外包裹一层铝箔可以屏蔽干扰信号[66-67]。若脉搏氧饱和度测量仪探头位置放置不正确,光电探测器可直接接收到由光发射器发出的 LED 光,而使 SpO_2 的读数误读为 85%[68]。

主动脉内球囊反搏患者的 SpO_2 准确性取决于所使用的脉搏氧饱和度测量仪品牌与球囊反搏支持的程度。球囊反搏支持程度越高,测量准确性越低[69]。使用连续流动式心室辅助装置的患者由于缺乏脉冲式的血流,无法使用脉搏氧饱和度测量仪进行监测,建议此类患者使用脑氧饱和度监测[70]。

混合静脉血氧饱和度

生 理 基 础

混合静脉血氧饱和度(mixed venous O_2 saturation,$S\bar{v}O_2$)是近端肺动脉血的氧饱和度,它反映的是从机体各部位回流入右心房所有血液的氧饱和度平均水平。因此,它测量的是全身供氧量(DO_2)和氧耗量(O_2 uptake,$\dot{V}O_2$)之间的平衡状态。影响 $S\bar{v}O_2$ 的因素可以由混合静脉血氧含量(mixed venous O_2 content,$C\bar{v}O_2$)公式引出。

$\dot{V}O_2$(ml/min)定义为:

$$\dot{V}O_2 = 10 \times \dot{Q}_T \times (CaO_2 - C\bar{v}O_2) \qquad [6]$$

其中 $\dot{Q}_T$ 为心排血量(l/min),$C\bar{v}O_2$ 为混合静脉血氧含量(ml/100ml)。

重新排列方程求解 $C\bar{v}O_2$:

$$C\bar{v}O_2 = CaO_2 - (\dot{V}O_2/\dot{Q}_T) \qquad [7]$$

由于溶解的 O_2 对血氧含量的贡献很小,根据公式 1 所提供的氧含量定义并忽略溶解的 O_2,公式 7 可改写为:

$$S\bar{v}O_2 = SaO_2 - \dot{V}O_2/(1.34 \times Hb \times \dot{Q}_T) \qquad [8]$$

$S\bar{v}O_2$ 的正常范围为 65% 至 80%[71-72]。组织缺氧、无氧代谢与乳酸产生过多均可使 $S\bar{v}O_2$ 下降至接近 40%。虽然基于 O_2Hb 解离曲线静脉血氧饱和度可反映静脉氧分压(venous O_2 partial pressure,$P\bar{v}O_2$),但不能单独从 $S\bar{v}O_2$ 直接推测 $P\bar{v}O_2$,因为其关联受到诸如 pH、PCO_2 和温度等因素的影响(见图 51-2)。$P\bar{v}O_2$ 正常值为 40 mmHg。

DO_2 的定义是:

$$DO_2 = \dot{Q}_T \times CaO_2 \qquad [9]$$

由公式 8 可以明显看出,$S\bar{v}O_2$ 降低预示着 SaO_2、Hb 或 $\dot{Q}_T$ 下降,或 $\dot{V}O_2$ 升高,其次才是 DO_2 下降。

若将 $S\bar{v}O_2$ 看作氧摄取率（O_2 extraction ratio，ERO_2）的应变量，$S\bar{v}O_2$、DO_2 与 VO_2 的关系就显而易见了。

$$ERO_2 = \dot{V}O_2 / DO_2 \qquad [10]$$

公式可扩展为：

$$ERO_2 = 1 - C\bar{v}O_2/CAO_2 \qquad [11]$$

若忽视 O_2 溶解于血中的部分，公式可改写为：

$$ERO_2 = 1 - S\bar{v}O_2/SaO_2 \qquad [12]$$

在动脉血完全饱和时，公式可简化为：

$$ERO_2 = 1 - S\bar{v}O_2 \qquad [13]$$

若要计算 $S\bar{v}O_2$：

$$S\bar{v}O_2 = 1 - ERO_2 \qquad [14]$$

因此，SvO_2 的下降提示 ERO_2 增加，其原因可能是 $\dot{V}O_2$ 增加或 DO_2 减少（图 51-7）。失血性或低血容量性休克均可引起 DO_2 减少。$\dot{V}O_2$ 增加则通常发生于应激、疼痛、寒战、脓毒症或甲状腺功能亢进等情况。反之，$S\bar{v}O_2$ 的增高提示氧供增加（SaO_2、Hb 或 $\dot{Q}_T$ 增加）或低温等引起的 $\dot{V}O_2$ 减少。

对 $S\bar{v}O_2$ 改变的解释还有一些细节需要说明。由于 O_2Hb 解离曲线的波形为非线性，在典型静脉血 PO_2 水平，吸入 O_2 分数（inspired fraction of O_2，FiO_2）的微小增加就可以引起 $S\bar{v}O_2$ 的明显增加（见图 51-2）。因此，若采用监测 $S\bar{v}O_2$ 作为心功能改变的指标，在解释测量值时，应将 FiO_2 的改变考虑在内[73]。感染性休克患者组织氧摄取功能受损，组织缺氧时 $S\bar{v}O_2$ 反而可能正常。

要测量 $S\bar{v}O_2$，就必须置入肺动脉导管，这无疑增加了并发症。临床上更常使用危险性更小的中心静脉导管，因此，常用中心静脉血氧饱和度替代混合静脉血氧饱和度。$ScvO_2$ 通过放置于上腔静脉的中心静脉导管采血获得，反映的是脑和上肢的氧供需平衡。在正常生理条件下，由于缺少氧含量较高的内脏和肾静脉血，$ScvO_2$ 通常较 $S\bar{v}O_2$ 低 2% 至 5%[74]。当血流动力学不稳定时，如血液重分布至上肢，$S\bar{v}O_2$ 与 $ScvO_2$ 之间的差异可能逆转，差距亦明显增大[75-77]。因此，虽然 $ScvO_2$ 的变化趋势可以反映 $S\bar{v}O_2$ 的变化，但二者并不能相互替代使用[77-85]。

混合静脉血 CO_2 分压可用于计算动静脉血 CO_2 分压差（$\Delta PCO_2 = P\bar{v}CO_2 - PaCO_2$）。在 CO_2 产生量处于稳态的前提下，根据 Fick 方程，ΔPCO_2 的改变与心排血量成非线性反比关系[86]。因此，ΔPCO_2 是可满足组织清除 CO_2 的适宜的心排血量的一个指标。然而，这一指标并未在临床上广泛使用[86]。

测 量 原 理

从肺动脉导管（mixed venous O_2 saturation，$S\bar{v}O_2$）或中心静脉导管（central venous O_2 saturation，$ScvO_2$）的远端采血，使用综合血氧测量仪分析血样可间歇性地得到静脉血氧饱和度值。肺动脉导管尖端楔入肺小动脉、二尖瓣反流或左向右分流均可使测量值异常增高[87]。专业的光纤导管可以发射红外光并测定由红细胞反射的光量，使用这种分光光度测量法也可以连续地测量静脉血氧饱和度[88-89]。市售有专业的静脉血氧饱和度导管可置于肺动脉或中心静脉以连续监测氧饱和度，缺点是价格昂贵。

虽然使用连续静脉血氧饱和度导管监测可观察患者的变化趋势，其得到的绝对值与同时获得的综合血氧测量仪的测量值并不相等[90-92]。

应用与解释

腹部大手术与心脏手术患者术中 $S\bar{v}O_2$ 与 $ScvO_2$ 的降低与术后并发症的发生相关（参见第 102 章）[93-97]。对行重大手术的患者与脓毒症患者，明确 $S\bar{v}O_2$ 或 $ScvO_2$ 目标的干预策略可以减少住院时间、器官衰竭与死亡率[98-100]。脓毒症患者提倡使用 $ScvO_2$ 指导的目标导

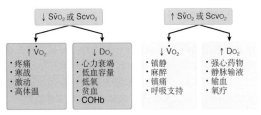

图 51-7　混合静脉血氧饱和度 $S\bar{v}O_2$ 测量的是全身氧供与氧耗的平衡状态。氧摄取量（$\dot{V}O_2$）增加或氧供量（DO_2）下降均可引起 $S\bar{v}O_2$ 降低。反之，$\dot{V}O_2$ 减少或 DO_2 增加则可使 $S\bar{v}O_2$ 升高。COHb，碳氧血红蛋白；IV，静脉注射；$ScvO_2$，中心静脉血氧饱和度 *(Modified from Shepherd SJ, Pearse RM: Role of central and mixed venous oxygen saturation measurement in perioperative care, Anesthesiology 111:649, 2009.)*

向治疗策略，其可以减少患者的死亡率[101-102]。但将 ScvO₂ 作为治疗终点尚存争议，理由如下：由于脓毒症患者组织摄取 O_2 功能受损，ScvO₂ 增高[103]；一旦使用 ScvO₂ 测量导管，医疗费用增加[104]；其他测量指标，如乳酸清除率，成本较低而具有与 ScvO₂ 类似的效果[105]。此外，脓毒症治疗时不采用 ScvO₂ 作为治疗终点，同样可以得到很好的治疗结果[104]。

组织氧合

动脉和静脉氧饱和度可用于评估全身氧供和氧耗情况，这些指标虽然有用，但并不能提供器官或组织的相关信息，从而判断重要部位的氧供需平衡状态。各个器官，甚至在同一器官内的不同区域之间的氧供需平衡状态可能不同。目前使用反射光谱分析法，利用可见光谱（visible spectrum，VLS）或近红外光谱（near-infrared spectrum，NIRS）无创性评估机体微循环的氧合状态。

反射光谱分析探头的光发射器和接收器在同一条直线上（图 51-8）。当其放置于组织表面时，光的透过性受组织对光的反射、吸收和散射等作用影响。反射取决于光的入射角与光的波长，散射取决于组织界面的类型和数量。如前所述，Beer-Lambert 定律指出，组织吸收的光量取决于组织发色体的浓度、每个发色体的消光系数和光在组织中通过的距离[106]。最重要的组织发色体是 Hb。光在组织中通过的距离受组织反射量和散射量的影响，不能直接测量，而只能通过估

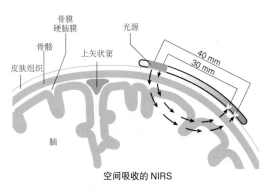

图 51-8 近红外光谱（NIRS）用于测量脑氧饱和度。此例将一反射式氧测量仪放置于前额。光源发射出近红外波长的光，进入下部组织。光被散射、反射和吸收后经弧形路径到达光探测器。光行进路径的深度是光发射器和接收器之间距离的函数。此法可测量发射器和接收器之间光通过的组织的氧饱和度，所测得的主要为静脉加权值 *(Redrawn from Casati A: New technology for noninvasive brain monitoring: continuous cerebral oximetry. Minerva Anestesiol 72:605, 2006.)*

计获得。大多数的检测光在两个探测器间呈弧形行进（见图 51-8），穿透组织的弧形深度与光的波长及发射器与接收器之间的距离成正比[106-107]。

VLS 使用波长在 500～800 nm 之间的白色光，而 NIRS 使用的光波长为 700～1100nm[108]。通常 VLS 穿透组织的深度小于 NIRS，因此只能做毫米级的表浅测量，适用于小块表皮下组织。NIRS 穿透组织的深度可达数厘米，可用于测量深部的大量组织[109]。氧饱和度显示的是一大块组织的氧饱和度，包括动脉、毛细血管和静脉，其中主要是静脉血的氧合情况[110]。

临 床 应 用

许多文章提及了 VLS 的应用。口腔颊部微循环血氧饱和度与脓毒症患者生存率相关[111]。VLS 也可用于监测整形外科修复皮瓣的存活力[112]。在胃肠道和食道外科手术中使用 VLS 测量的胃肠道组织氧饱和度下降与术后吻合口并发症相关[113-114]。内镜下使用 VLS 可以区分结肠的正常与缺血区域[115]，有助于诊断肠系膜缺血[116]。此外，胃管测量黏膜氧饱和度可用于食管切除术后，并可探索缺血预处理的效果[117]。

NIRS 技术应用最为广泛的是脑氧监测，即利用置于前额的探头测量额叶皮质氧合（frontal cortical oxygenation，rSO₂）。市售有多种 NIRS 系统，不同的制造商提供了不同的具体技术支持。由于缺乏脑氧监测的金标准，很难对这些仪器的准确性进行比较，而且每一监测仪都有自己的一套"正常"值。因此，推荐在为每一个患者监测之前，先获取患者的基础值[118]。通常，rSO₂ 的范围为 55% 至 80%。一旦下降低于基础值 20% 至 25%，或绝对值降至 50% 以下，推荐进行干预治疗[119-120]。

脑氧监测的应用已经扩展至心血管、腹部、胸部和骨科手术。心脏手术术中 rSO₂ 的降低与术后早期认知功能障碍及 ICU 及住院时间延长相关[120-123]。冠状动脉旁路移植中进行 rSO₂ 监测指导治疗，一旦测量值低于基础值的 75% 就给予干预治疗，可显著降低重要器官并发症率、死亡率和 ICU 入住时间[119]。

有学者研究了使用 rSO₂ 监测脑功能在颈动脉内膜剥脱术中的作用。术中 rSO₂ 值降低与经颅多普勒[124-128]、脑电图波形[129-131]与颈动脉残端压[128,132]一样与脑血相关。虽然一些研究表明认为颈动脉分流术患者对 rSO₂ 下降小于 20% 耐受良好，但缺乏明确的 rSO₂ 安全阈值（参见第 69 章）[133-134]。

对于行腹部大手术的老年患者，术中对 rSO₂ 下降的程序化治疗可减少术后认知功能下降的发生，缩短

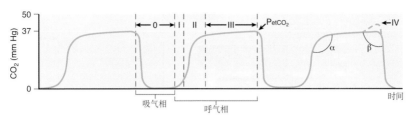

图 51-9　三个呼吸周期的时间二氧化碳描记图示意图。此图呼气相可分为Ⅰ、Ⅱ、Ⅲ和Ⅳ 4 相。此图中吸气相标注为 0 相。符号 α 表示Ⅱ相与Ⅲ相之间的夹角，符号 β 表示Ⅲ相与 0 相下降支之间的夹角。Ⅳ相（在第三个呼吸周期用虚线表示）表示一些患者Ⅲ相末观察到的上升波形。PetCO2，呼气末二氧化碳分压 (dashed line in third breath) denotes the upstroke observed at the end of phase III in some patients. PetCO2, Partial pressure of end-tidal carbon dioxide. (Courtesy Respironics, Inc.)

住院时间 [135]。单肺通气的胸科手术患者术中 rSO₂ 低于 65% 的时间与术后早期认知功能障碍直接相关 [136]。沙滩椅位行肩部手术的患者 rSO₂ 基础值较低，经常出现脑氧饱和度下降的情况，但其临床意义尚不明确 [137-139]。

休克患者可能出现全身整体灌注指标正常，但局部组织灌注不良的情况。此时，很有必要采用 NIRS 监测组织灌注。NIRS 探头置于鱼际肌（thenar eminence oxygenation，StO₂）上的测量值可区分健康志愿者和休克患者 [140]。此外，StO₂ 能够判定严重创伤伴休克的患者是否继续发展至多器官功能衰竭甚至死亡 [141-142]。

虽然目前单一 NIRS 测量数据不足以帮助作出明确的临床决断，但进一步的研究仍有利于更好地解读测量结果用以指导临床工作。

二氧化碳测定与二氧化碳描记术

概　　论

呼出气中 CO₂ 的存在反映了通气、肺血流和有氧代谢等基本生理过程。麻醉期间持续 CO₂ 监测有助于麻醉医师确认气管导管（endotracheal tube，ETT）或喉罩（laryngeal mask airway，LMA）的位置正确、呼吸回路完整。呼出 CO₂ 监测主要反映的是通气相关信息，也可用于估计心排血量是否合适。呼出 CO₂ 结合 PaCO₂ 可通过 Bohr 公式估测生理无效腔（physiologic dead space，V_D）与潮气量（tidal volume，V_T）的比值 [143]：

$$\frac{V_D}{V_T} = \left(\frac{PaCO_2 - P_{\bar{E}}CO_2}{PaCO_2} \right) \qquad [15]$$

其中 P_ĒCO₂ 为呼出的混合气体 CO₂ 分压，可使用气体收集袋或收集室收集呼出气体进行测量或通过容量二氧化碳描记图计算。检测与定量分析 CO₂ 是麻醉与重症监护呼吸功能监测的决定性组成部分。

医学 CO₂ 气体分析有几个没有统一、可以互换而容易混淆的术语 [143-145]。一般来说，二氧化碳测定术（capnometry）是指在气道开口处，吸入或呼出气体的 CO₂ 浓度的测量与定量分析法。然而，二氧化碳描记术（capnography）不仅指 CO₂ 的测量法，还包括用图形表示二氧化碳时间或容积函数。二氧化碳测定仪（capnometer）是测量 CO₂ 浓度的仪器，可显示出吸入或呼出 CO₂ 浓度的数值。二氧化碳描记仪（capnograph）是记录和显示 CO₂ 浓度（通常表示为时间函数）的仪器。二氧化碳描记图（capnogram）是指二氧化碳描记仪记录和显示的图像。图 51-9 表示的是典型的 CO₂ 浓度描记图形，图中显示了三个呼吸周期的时间函数。

测 量 原 理

检测与定量分析呼吸气体中 CO₂ 浓度的方法有多种，如质谱分析法、Raman 光谱测定法或气相色谱法 [146-147]。临床最常用的方法为非色散红外线吸收法 [148]。此法使用光电探测器测量通过气体样本的红外线透射光强度 [144]。CO₂ 的吸收光谱在 4.26 μm 为中心的一个很窄的波长范围内。样品室中存在的 CO₂ 气体减少到达光电探测器的这个波长的红外光的量与气体的浓度成正比。由于 CO₂ 的吸收光谱与其他麻醉常遇到的气体（如水和氧化亚氮 [149]）的吸收光谱部分重叠，常使用红外滤波器和补偿公式来减少干扰，提高准确性 [150]。

大多数二氧化碳测定仪使用的红外线光源聚焦在约 60 转 / 秒的速度旋转的截光盘上。截光器允许光束交替地通过①含有要分析气体的样品室和②不含有 CO₂ 气体的参照室。当截光盘旋转到非通光点时，光源被完全阻断。光电探测器与相关电路对这三个信号进行分析，估测出样品室中 CO₂ 浓度的连续改变。另

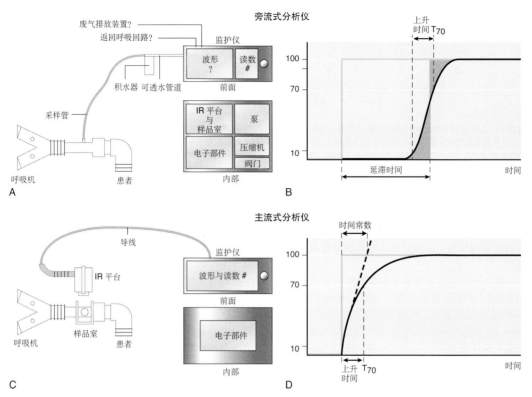

图 51-10 旁流式（A）与主流式（C）二氧化碳测量法采样方法原理图，连同相应的二氧化碳浓度梯度增加（蓝色实线）后的时间二氧化碳描记图（B 和 D 中的黑色曲线）。上升时间（T_{70}）是指传感器的测量值由最终测量值的 10% 升高到 70% 所需的间隔。旁流式分析仪描记图可出现延迟时间，时间长短取决于气体采样的速度和分析室的冲洗速度。IR，红外线 *(Modified from Jaffe MB: Mainstream or sidestream capnography? Technical considerations. Wallingford, Conn, 2002, Respironics Novametric, Inc; and Brunner JX, Westenskow DR: How the rise time of carbon dioxide analysers influences the accuracy of carbon dioxide measurements, Br J Anaesth 61: 628-638, 1988.)*

一个选择是用固态技术来估测 CO_2 浓度，其使用的是分束器而不是截光轮。分束器可用于测量 CO_2 吸收光谱内外的红外线光能。

两种常见的二氧化碳测定仪类型为旁流式（有分流）和主流式（无分流）。临床上更多使用旁流式二氧化碳测定仪。CO_2 传感器对气道内气体进行采样测量。旁流式二氧化碳测定仪包括一个泵或压缩机以便抽吸气体进入位于麻醉机控制台的样品室（图 51-10A）。典型的采样管长度为 6 英尺，气体抽吸速度为 30-500 ml/min。因此，对闭环麻醉或机械通气的新生儿与婴儿应考虑这一部分丢失的气体量。采样测量的气体可以重回呼吸回路，或经废气排放装置释放，以免麻醉气体或废气污染环境。在采样气体进入样品室前，必须通过各种过滤器和积水杯[144]。旁流式二氧化碳测定仪测定 CO_2 有一定的时间延迟，延滞时间长短取决于气体采样的速度和分析室的冲洗速度（图 51-10B）。通过旁流式分析仪得到的二氧化碳描记图也有一相关的上升时间，为分析仪对 CO_2 浓度的突然改变所需的反应时间[151]。按照惯例，这通常是分析仪从最终测量值的 10% 升高到 70% 所需的时间间隔[151]。市售二氧化碳测定仪的上升时间从 10 毫秒至 400 毫秒不等，取决于所用截光轮的转速、抽吸采样气体的速度、采样管和积水杯的容积以及红外过滤器和其他电子设备的动态反应时间。

主流式分析仪的样品室直接置于患者的呼吸回路之中，因此吸入与呼出的气体直接通过红外线照射区域（图 51-10C）。主流式分析仪的优势是没有时间延滞（图 51-10D），上升时间通常也比旁流式分析仪短[151]。缺点是潜在地增加了无效腔量。主流式分析仪的新近发展使用固体电子部件，使得无效腔量增加极少[15]。此外，为减少水蒸气使得测量出现偏倚，主流式分析仪的样品室通常被加热至 40℃。温度增高与传感器接近患者气道都潜在地增加了患者面部烧伤的危险。

时间二氧化碳描记图

最简单、使用最为广泛的呼气 CO_2 记录法为时间二氧化碳描记图。时间二氧化碳描记图分为吸气相和呼气相。图 51-9 显示的是典型的时间二氧化碳描记图，记录了三个呼吸周期。呼气相分为三个部分。Ⅰ相表示无效腔气体从中央气道或取样部位远端的呼吸回路呼出，因此不应检测出 CO_2 的存在（即 CO_2 分压，$PCO_2 \sim 0$）。Ⅱ相可观察到 PCO_2 急剧上升至平台，表示采样气体由气道向肺泡过渡。Ⅲ相为二氧化碳描记图的平台部分，反映的是肺泡腔内的 PCO_2。肺的各个部位通气相对均衡时，Ⅲ相在整个呼气阶段近乎水平。事实上，有许多因素影响Ⅲ相的时间 CO_2 浓度，使其出现轻微上升。这些因素主要反映了整个肺部的不同区域通气血流比例（ventilation-perfusion ratio，$\dot{V}/\dot{Q}$）和肺泡 CO_2 分压（alveolar CO_2 partial pressure，P_ACO_2）不均衡。通气良好且 $\dot{V}/\dot{Q}$ 比例良好的部位 PCO_2 低，时间常数小，呼气阶段较快地排空肺泡内气体；通气不良且 $\dot{V}/\dot{Q}$ 不匹配的部位 CO_2 水平较高，呼气阶段肺泡排空较慢。许多呼吸系统疾病可增加肺通气的不均一性，可使Ⅲ相出现陡峭的上升波形，如哮喘、慢性阻塞性肺病（chronic obstructive pulmonary disease，COPD）和急性肺损伤[153]。临床干预治疗，如呼气末正压（positive end-expiratory pressure，PEEP）或支气管扩张剂，可提高肺通气的均一性，从而使Ⅲ相波形平坦。在Ⅲ相可能可以见到机械干扰波形，如自主呼吸影响、心源性振荡或手术操作干扰（图 51-11）。Ⅲ相之后，新鲜吸入气体经过采样点，洗出剩余的 CO_2，PCO_2 急剧下降。有些作者称之为 0 相的开始[145,154]，有些作者称之为Ⅳ相[146]。偶尔可以在Ⅲ相末端观察到 PCO_2 急剧上升，被称为Ⅳ相或Ⅳ'相[155]。其产生原因可能是一些相对低 PCO_2 的肺通气单元闭合，而使那些 CO_2 较高区域的呼出气体在采样气体中占据了更大的比例[145]。通过观察长时间多次呼吸得到的时间二氧化碳趋势图，可以发现更多的通气或灌注异常（图 51-12）。

呼气末 CO_2（end-tidal CO_2，$PetCO_2$）通常指呼出气 PCO_2 曲线呼气相终末点的 PCO_2 值。确定此数值的方法并不统一，不同的制造商根据其使用的二氧化碳描记仪不同而有所不同。例如，$PetCO_2$ 可以有以下 3 种简单算法：①吸气前瞬间的 PCO_2 值；②一次呼吸周期中最大的 PCO_2 值；③二氧化碳描记图某一特定时间的 PCO_2 在几个呼吸周期中的平均值。若测得 $PetCO_2$ 的Ⅲ相相当平坦且没有失真，其与 $PaCO_2$ 的相关性很好[150]。若Ⅲ相缩短或用于测量的呼出气体中混有空气或富氧气体（如使用鼻导管或面罩自主呼吸）则并非如此。$PetCO_2$ 升高或下降的可能原因见表 51-2。健康个体肺各部位通气均衡，$PaCO_2$ 与 $PetCO_2$ 的差异通常小于 5 mmHg，因而反映了肺泡与肺毛细血管血液间的平衡。几种疾病可破坏平衡，使 $PaCO_2$-$PetCO_2$ 差增加（框 51-2）。有时，特别是存在严重通气不均衡与极低 $\dot{V}/\dot{Q}$ 肺单位时，$PetCO_2$ 可高于 $PaCO_2$。稳态时，$PetCO_2$ 通常反映的是 CO_2 产生量与肺泡通气之间的相对平衡状态。

容量二氧化碳描记图

虽然时间二氧化碳描记图在临床上的使用相对简单，但此技术的主要缺陷是其缺乏流量或容量的信息[154]。容量二氧化碳描记图用图像的形式表示 CO_2 浓度或分压与呼出气体容量的关系[146]。容量二氧化碳描记图中未包含吸气相信息。容量二氧化碳描记曲线和时间描记曲线一样，也分为三个不同时相（Ⅰ、Ⅱ 和Ⅲ相），分别与解剖无效腔气、过渡气和肺泡气相对应（图 51-13）。容量二氧化碳描记图有一些时间描记图所不具备的优点。第一，它可用于估计解剖 V_D 和肺泡 V_D 所占的相对比例[156]。第二，较时间描记图更容易发现 PEEP、肺血流或通气不平衡的变化引起的无效腔内气体的微小改变（图 51-14）。最后，作为呼出气容量函数的 PCO_2 数值积分用于计算一次呼吸所呼出 CO_2 的总质量并用于估算 $\dot{V}CO_2$。

血气分析

生理基础

动脉血气分析可用于评估氧合、通气和机体酸碱平衡状态。本节重点介绍使用动脉血气评估氧合与通气。关于机体酸碱平衡的讨论见第 60 章。氧合的指标 PaO_2 是肺泡氧分压（alveolar partial pressure of O_2，PAO_2）的函数，也反映了 O_2 由肺泡扩散至肺毛细血管的有效性。健康成人在海平面呼吸室内空气时 PaO_2 为 80～100 mmHg。随着年龄和海拔增加，PaO_2 的正常值降低。低氧血症的定义是 PaO_2 低于 80 mmHg，有 5 种生理性原因：

1. 通气不足
2. $\dot{V}/\dot{Q}$ 比例失调

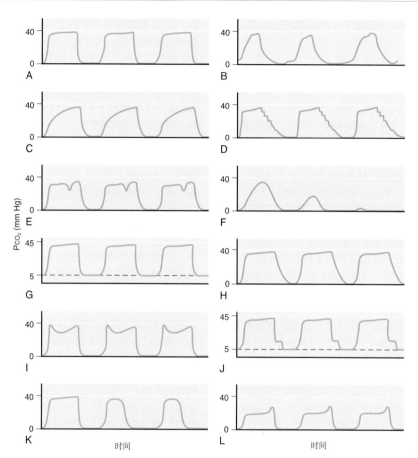

图 51-11 正常与异常的时间二氧化碳描记图示意图。A.机械通气控制呼吸时正常的二氧化碳描记图形；B.自主呼吸时正常的二氧化碳描记图形；C.Ⅲ相斜率增加，可能发生于支气管痉挛（哮喘、慢性阻塞性肺病）、气管内导管或呼吸回路的部分阻塞；D.呼气末心源性震荡波，源自二氧化碳波形逐渐下降至零点，同时心脏的跳动造成不同肺区排空差异以及呼出气体和新鲜气体返复运动；E.Ⅲ相的切迹，表示机械通气控制呼吸时有自主呼吸恢复；F.气管导管插入食管；G.二氧化碳（CO_2）重复吸入，常发生于呼气活瓣故障或二氧化碳吸收剂失效时，吸入气 CO_2 始终大于零；H.波形下降支减缓，与呼气相（0 相）融合，常见于吸气活瓣故障，使 CO_2 进入吸入气道，造成重复吸入；I.Ⅲ相双峰，表示两个不同部分的顺序排空，常见于单肺移植的患者；J.吸气活瓣故障；K.机械通气控制呼吸时，Ⅲ相时长突然缩短，表示气管内导管套囊突然破裂或漏气；L.Ⅲ相双平台，提示旁流式气体采样管漏气，Ⅲ相早期的异常降低原因是呼出气体被环境气体稀释，Ⅲ相末期 CO_2 突然升高的原因是吸气开始时呼吸回路压力增加，漏气减少。PCO_2，CO_2 分压 *(Modified from Hess D: Capnometry and capnography: technical aspects, physiologic aspects, and clinical applications, Respir Care 35:557-576, 1990; Roberts WA, Maniscalco WM, Cohen AR, et al: The use of capnography for recognition of esophageal intubation in the neonatal intensive care unit, Pediatr Pulmonol 19:262-268, 1995; and Eskaros SM, Papadakos PJ, Lachmann B: Respiratory monitoring. In Miller RD, Eriksson LI, Fleisher LA, editors: Miller's anesthesia, ed 7, New York, 2010, Churchill Livingstone, p 1427.)*

3. 右向左分流

4. 弥散障碍

5. 弥散 - 灌注不匹配

    其中前三项是围术期低氧血症的主要原因。吸入 PO_2 下降（如误将麻醉呼吸回路关闭或部分关闭，或处于高海拔地区）也可以引起低氧血症。

    上述因素通过影响 O_2 由外界转运至动脉血的不同步骤而造成低氧血症。低吸入 PO_2 与通气不足降低 PAO_2。$\dot{V}/\dot{Q}$ 比例失调、右向左分流和肺泡弥散障碍降低 O_2 交换的有效性。弥散受限在肺泡毛细血管屏障增厚病变如间质性肺疾病和运动或高海拔引起的低氧血症中起作用[157-158]。临床上，O_2 或 CO_2 弥散功能受损很少会到达很明显的程度，因此本节的重点是 $\dot{V}/\dot{Q}$

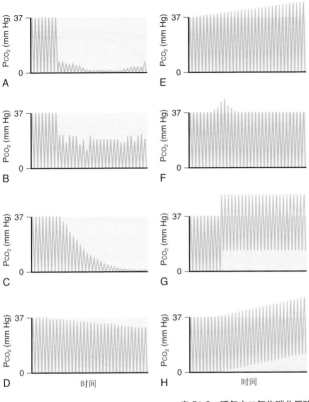

图 51-12　时间二氧化碳趋势图示意图，通过对多次呼吸趋势的观察，可发现各种通气和（或）灌注异常。A.灾难性的丧失通气引起的二氧化碳（CO_2）突然下降；B.呼吸回路漏气或部分阻塞；C.肺灌注的突然中断，可发生于心搏骤停；D.过度通气、代谢降低或肺灌注减少引起的 CO_2 逐步下降；E.通气不足、腹腔镜气腹、代谢增加或肺灌注增加引起的 CO_2 逐步升高；F.一过性 CO_2 升高，提示进入肺的 CO_2 量突然增加，可发生于释放止血带或推注碳酸氢盐时；G.基线与呼气末 CO_2 均升高，表示样品室被污染；H.基线与呼气末 CO_2 同步逐渐升高，表示重复吸入。PCO_2，CO_2 分压 (Modified from Swedlow DB: Capnometry and capnography: the anesthesia disaster early warning system, Semin Anesth 5:194-205, 1986.)

表 51-2　呼气末二氧化碳分压改变的原因

↑ PetCO$_2$	↓ PetCO$_2$
↑ CO2 产生与转运至肺	↓ CO2 产生与转运至肺
代谢率增加	低温
发热	肺低灌注
脓毒症	心搏骤停
癫痫发作	肺栓塞
恶性高热	出血
甲状腺功能亢进症	低血压
心排血量增加（如 CPR 过程中）	
输注碳酸氢盐	
↓ 肺泡通气	↑ 肺泡通气
通气不足	过度通气
呼吸中枢抑制	
局部肌肉麻痹	
神经肌肉疾病	
高位脊髓麻醉	
COPD	
设备故障	设备故障
重复吸入	呼吸机未连接
二氧化碳吸收剂失效	食管插管
呼吸回路泄漏	气道完全阻塞
吸气/呼气活瓣故障	采样不佳
	气管导管气囊漏气

Modified from Hess D: Capnometry and capnography: technical aspects, physiologic aspects, and clinical applications, Respir Care 35:557-576, 1990.
CO_2，二氧化碳；COPD，慢性阻塞性肺疾病；CPR，心肺复苏；PetCO$_2$，呼气末二氧化碳分压

框 51-2 动脉与呼气末二氧化碳分压差增加的原因

通气血流不平衡区域特别是高通气血流比例区域增加
肺灌注不足
肺栓塞
心搏骤停
正压通气（特别是使用 PEEP 时）
高频率低潮气量通气

Modified from Hess D: Capnometry and capnography: technical aspects, physiologic aspects, and clinical applications, Respir Care 35:557-576, 1990.

PEEP，呼气末正压

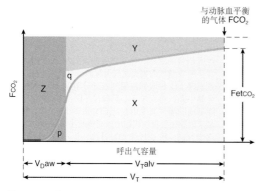

图 51-13 容量二氧化碳描记图为呼出气二氧化碳分数（fraction of carbon dioxide, FCO_2）随呼出气容量改变而改变的曲线图，与时间描记图一样其分为三相，分别表示解剖无效腔气（Ⅰ相，黑色）、过渡气（Ⅱ相，蓝色）和肺泡气（Ⅲ相，淡蓝色）。通过Ⅱ相做一垂线，使近似三角形的 p 和 q 区域面积相等，即可区分全潮气量（tidal volume, V_T）为气道无效腔量（airway dead space volume, $V_D$aw）和有效肺泡潮气量（effective alveolar tidal volume, $V_T$alv）。Ⅲ相的斜率可定量测量肺泡通气的均一性。水平线（标名为肺泡气与动脉血平衡时的 FCO_2）下整个区域可分为三个部分：X、Y 和 Z。X 区表示一次潮气量呼吸呼出的 CO_2 总量，可用于计算 CO_2 生成量（CO_2 production, VCO_2）。将呼出 CO_2 量除以呼出潮气量可得到 Bohr 公式（公式 15）中所使用的混合呼出气 CO_2 分数或分压（PCO_2）。Y 区表示无效通气中的肺泡无效腔部分，Z 区表示无效通气中的解剖无效腔部分（anatomic dead space volume, $V_D$aw）。因此，Y 区与 Z 区相加为全部的生理无效腔。容量二氧化碳描记图也可绘制为二氧化碳分压（PCO_2）随呼出气容量改变而改变的曲线。$FetCO_2$，呼气末 CO_2 分数（*Modified from Fletcher R, Jonson B, Cumming G, Brew J: The concept of deadspace with special reference to the single breath test for carbon dioxide, Br J Anaesth 53:77-88, 1981.*）

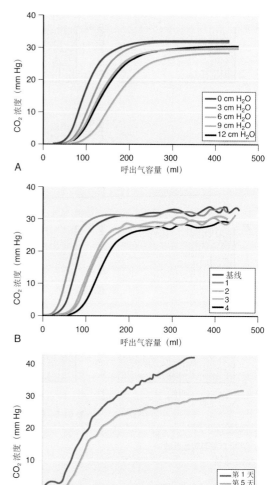

图 51-14 单次呼吸的容量二氧化碳描记图示意图解各种通气和（或）灌注异常。A. 使用不同 PEEP（0、3、6、9 和 12cmH₂O）正压通气Ⅱ相和Ⅲ相曲线相应改变。B. 肺灌注改变时Ⅱ相和Ⅲ相的改变（数字越大，肺血流量越小）。C. 急性支气管痉挛时Ⅲ相斜率增大（第一天），症状缓解后Ⅲ相斜率明显下降（第五天）。CO_2，二氧化碳（*Modified from Thompson JE, Jaffe MB: Capnographic waveforms in the mechanically ventilated patient, Respir Care 50:100-108, 2005.*）

比例失调和右向左分流。

$\dot{V}/\dot{Q}$ 比例失调是临床最常见的低氧血症原因。正常肺各个部位的通气和血流分布是不均匀的。全身麻醉、肺部疾病和机械通气增加了这种不均衡性。低或零 $\dot{V}/\dot{Q}$ 区域毛细血管末端 PO_2 低，高 $\dot{V}/\dot{Q}$ 区域毛细血管末端 PO_2 高。但由于 O_2Hb 解离曲线具有平台（见图 51-2），正常和高 $\dot{V}/\dot{Q}$ 区域增加的氧含量对补偿低 $\dot{V}/\dot{Q}$ 区域的能力有限（图 51-15）。其结果是 $\dot{V}/\dot{Q}$ 比例失调导致低氧血症。

右向左分流是指有一部分血液未经过肺气体交换，直接由肺动脉流入体循环。它可以看做是一种极端的 $\dot{V}/\dot{Q}$ 比例失调，$\dot{V}/\dot{Q}$ 为零，终末毛细血管气体

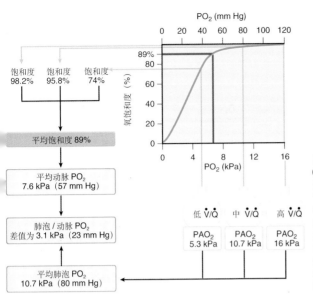

图 51-15　不同通气血流比 V/Q 区域对动脉氧分压（PaO_2）的影响。根据氧合血红蛋白解离曲线的波形，低 V/Q 的肺区降低动脉氧饱和度，其影响程度明显大于正常或高 V/Q 的肺区增加 PaO_2 的作用。假设肺内各区域血流量相等，示意图中各个 V/Q 区域的平均肺泡氧分压（PAO_2）为 10.7 kPa（80 mmHg）。根据氧合血蛋白解离曲线，平均动脉氧饱和度为 89% 时，相对应的平均 PaO_2 仅为 7.6 kPa（57 mmHg）。PO_2，氧分压 *(Modified from Lumb AB: Nunn's applied respiratory physiology, ed 6, Philadelphia, 2005, Butterworth Heinemann.)*

分压与混合静脉血相等。健康清醒自主呼吸者，肺内分流可以忽略 [159]，肺外分流量也很小（< 心排血量的 1%），主要是因为支气管静脉和心最小静脉进入循环动脉端的回流 [160]。全身麻醉期间，肺不张可产生右向左分流增加 [161-162]。右向左分流也可见于一些病理情况，如肺炎和急性肺损伤。分流对 PaO_2 的影响的大小取决于分流量和心排血量（图 51-16）。存在大量真性右向左分流时，增加 FiO_2 对 PaO_2 的影响很小（见图 51-16）。

传统计算分流分数（$\dot{Q}_S/\dot{Q}_T$）[通过分流区域的血流（$\dot{Q}_S$）与全部心排血量（$\dot{Q}_T$）之比] 方法的前提是将肺部看作三室系统（图 51-17）[163]。这三室分别是：①同时具有通气与血流灌注的肺区域，②分流部分（$\dot{V}/\dot{Q} = 0$），③只有通气没有血流的无效腔部分（$\dot{V}/\dot{Q}$ = 无穷大）。将质量平衡的概念应用于此后，分流分数（$\dot{Q}_S/\dot{Q}_T$）可表示为：

$$\dot{Q}_S/\dot{Q}_T = \frac{(Cc'O_2 - CAO_2)}{(Cc'O_2 - C\bar{v}O_2)} \quad [16]$$

其中 $\dot{Q}_S$ 指分流血流量，$Cc'O_2$ 为终末毛细血管 O_2 含量，$C\bar{v}O_2$ 为混合静脉 O_2 含量。假设终末毛细血管与肺泡内气体平衡，$Cc'O_2$ 可根据公式 1 计算。使用理想肺泡气公式计算 PAO_2：

$$PAO_2 = FiO_2 \times (Patm - P_{H_2O}) - PaCO_2/R \quad [17]$$

其中 FiO_2 为吸入气氧分数，Patm 指大气压，P_{H_2O} 指水蒸气的分压（37℃ 为 47mmHg）。R 为呼吸商，是肺 CO_2 清除与 $\dot{V}O_2$ 的比值（R = $\dot{V}CO_2/\dot{V}O_2$），在正常饮食和休息时等于 0.8。

该三室模型将真实的肺简化，其结果是，当 FiO_2 低于 100% 时，$\dot{Q}_S/\dot{Q}_T$ 代表的是引起低氧的所有因素的复合作用，主要是真性右向左分流和 V/Q 比例失调。此时，$\dot{Q}_S/\dot{Q}_T$ 指静脉血掺杂。当 FiO_2 为 100% 时，$\dot{V}/\dot{Q}$ 不均衡对 O_2 交换的影响消失，上述公式只反映右向左分流分数 [164]。100% 的 FiO_2 可引起极低 $\dot{V}/\dot{Q}$ 部位的吸收性肺不张，从而导致真性右向左分流增加 [164]。

假设终末毛细血管氧饱和度为 100% 且血 O_2 含量主要由血红蛋白饱和度确定，该分流分数公式可简化为：

$$\dot{Q}_S/\dot{Q}_T = \frac{(1 - SaO_2)}{(1 - S\bar{v}O_2)} \quad [18]$$

其中 SaO_2 为动脉氧饱和度，$S\bar{v}O_2$ 为混合静脉氧饱和度。

氧合的其他指标

分流分数是衡量氧气交换障碍的基本指标。然而，只有置入肺动脉导管，才能测量 $S\bar{v}O_2$。因此，创伤性更小的反映氧合的指标逐渐发展起来。PaO_2 当然可以反映氧合状态，但由于其对 FiO_2 的依赖和与血

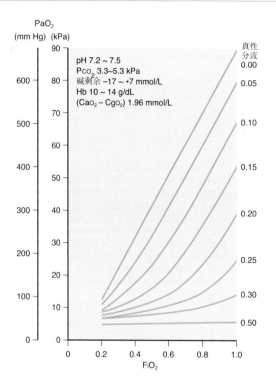

图 51-16 在正常大气压、pH、二氧化碳分压（P_{CO_2}）、碱剩余、血红蛋白（Hb）浓度和动脉 - 混合静脉含量差（CaO_2 – $C\bar{v}O_2$）条件下，分流分数不同时，动脉氧分压（PaO_2）与吸入氧分数（FiO_2）之间的关系。当存在大量分流时，随着 FiO_2 增加，PaO_2 升高程度很小 *This graph corresponds to the so-called isoshunt diagram presented in Lawler PG, Nunn JF: A reassessment of the validity of the iso-shunt graph, Br J Anaesth 56:1325-1335, 1984.*

氧含量的非线性关系，使其仅能发现严重的氧气交换障碍[165]。其结果是发展了根据 PaO_2、FiO_2 或 PAO_2 计算的各项指标：肺泡 - 动脉氧分压梯度（alveolar-arterial partial pressure gradient of O_2，[A-a] PO_2）、呼吸指数（respiratory index，[A-a] PO_2/ PaO_2）、动脉 - 肺泡氧分压比（PaO_2/ PAO_2）和 PaO_2-FiO_2 比（PaO_2/ FiO_2）[165]。

理想的监测指标应反映氧合的有效性，可随着肺功能的改变而改变，但当肺外因素（如 FiO_2）发生变化时保持稳定不变，并可以提供临床诊断与预判的有用信息[165]。以 PO_2 为基础的指标优点是测量简单，只需要采动脉血样进行分析。其主要缺点是其可随 FiO_2、$PaCO_2$、Hb 和氧耗量（O_2 consumption，$\dot{V}O_2$）的变化而改变[166-167]。因此，若上述因素发生改变，即使肺气体交换功能保持不变，以 PO_2 为基础的氧合指标也会发生改变。另一缺点是这些指标不能够解释

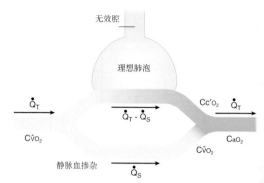

图 51-17 气体交换的三室模型。肺被分为三个功能单元：肺泡无效腔、"理想"肺泡和静脉血掺杂（分流）。该模型不能区分真性分流或真性无效腔和由通气 - 血流（$\dot{V}/\dot{Q}$）比例失调引起的分流与无效腔。CaO_2，动脉氧含量；$Cc'O_2$，终末肺毛细血管氧含量；$C\bar{v}O_2$，混合静脉含量；$\dot{Q}_S$，分流血量；$\dot{Q}_T$，总血量 *(Redrawn from Lumb AB: Nunn's applied respiratory physiology, ed 6, Philadelphia, 2005, Butterworth Heinemann.)*

因 FiO_2 改变引起的 $\dot{V}/\dot{Q}$ 改变。此外，使用 PAO_2 的指标是依靠肺泡气体公式的假设，包括 $PACO_2 = PaCO_2$，在病理情况下将不成立。

早期开发的仅通过外周血样分析氧合功能的指数为（A-a）PO_2[168]。通气不足和低 FiO_2 不会引起（A-a）PO_2 改变，$\dot{V}/\dot{Q}$ 比例失调、分流和弥散障碍可使（A-a）PO_2 升高，因此（A-a）PO_2 有助于区分引起低氧血症的原因是 $\dot{V}/\dot{Q}$ 比例失调、分流或弥散障碍，还是通气不足或低 FiO_2。

（A-a）PO_2 的计算公式如下：

$$(A\text{-}a)PO_2 = PAO_2 - PaO_2 \qquad [19]$$

年轻成人呼吸室内空气时（A-a）PO_2 正常值小于 10 mmHg，随着年龄的增大和吸入氧浓度增高，（A-a）PO_2 值增加。（A-a）PO_2 随年龄改变可用公式 20 估计[169]：

$$(A\text{-}a)PO_2 = 0.21 \times (\text{年龄} + 2.5) \qquad [20]$$

FiO_2 的变化可引起（A-a）PO_2 的明显改变，让患者吸氧可使（A-a）PO_2 升高，与肺部疾病无关[166]。与（A-a）PO_2 类似，呼吸指数（A-a）PO_2/ PaO_2 和 PaO_2/ PAO_2 同样对 FiO_2 敏感，$\dot{V}/\dot{Q}$ 比例严重失调如急性呼吸窘迫综合征（acute respiratory distress syndrome，ARDS）时影响更为明显，缺乏真性分流或低 $\dot{V}/\dot{Q}$ 区域最小时（如健康肺或肺栓塞）影响减少[170]。

与基于气体分压的其他指数不同，PaO_2/ FiO_2 没有

用到 PAO₂ 及其相关假设，因此更加稳定，特别适用于 ARDS，如当 FiO₂ 大于 0.5 时 PaO₂ 仍低于 100 mmHg 时[166-167]。PaO₂/FiO₂ 是 ARDS 诊断标准的一部分，并与患者的预后相关[171]。无法进行反复动脉采血可使用 SpO₂/FiO₂（称之为 SF）替代。研究证明，SpO₂ 在 80% 与 97% 之间的呼吸衰竭的成人或儿童中，SF 与 PaO₂/FiO₂ 的相关性都很好[172-173]。

CO₂ 含量曲线没有平台期，因此 PaCO₂ 与 PaO₂ 不同，即使存在明显的 $\dot{V}/\dot{Q}$ 比例失调，其仍能保持正常范围。因此，代偿性过度通气可降低 PaCO₂[174]。PaCO₂ 受 CO₂ 清除率（CO₂ elimination，$\dot{V}CO_2$）与肺泡通气量（alveolar ventilation，$\dot{V}_A$）的影响，计算公式中 k 为换算系数，为 0.863：

$$PaCO_2 = k \times (\dot{V}CO_2/\dot{V}_A) \qquad [21]$$

稳态条件（稳定 $\dot{V}CO_2$）下，PaCO₂ 与肺泡通气量成反比。传统测量无效通气的方法为利用 Bohr 公式（公式 15）并假设动脉与肺泡 CO₂ 分压相等（PACO₂ = PaCO₂），计算无效腔量与潮气量之比。这里的无效腔包括肺泡无效腔（如无血流灌注的肺泡）、解剖无效腔及高 $\dot{V}/\dot{Q}$ 区域。与分流类似，无效腔即包括了真实的解剖无效腔，也包括了无效通气的区域（见图 51-17）。

测 量 原 理

PaO₂ 是使用 Clark 电极来测量的。电极包括一个阴极（电子源，铂或金）和一个浸泡在电解质溶液中，包围着一薄层氧渗透膜的阳极。将电极插入血样中，O₂ 通过氧渗透膜，被阴极还原，产生电流。该电流与血样 PO₂ 成正比[175]。PCO₂ 电极测量的是使用碳酸氢盐溶液平衡血样产生的 pH 改变[176]。

目前已有使用光学 PO₂ 传感器进行连续血气监测的报道，但临床研究发现 PaO₂ 迅速改变时的测量不准确。此监测仪的明确临床适应证尚未建立[177]。试验研究发现，O₂ 荧光猝灭技术可发现机械通气时 PaO₂ 的振荡变化，并提供肺复张及肺萎陷循环的相关信息[178-179]。

温度的影响

温度可以影响 CO₂ 和 O₂ 在血液中的溶解度。低温时，气体溶解度增高，气体分压下降。血气分析仪在 37℃测量气体的分压。因此，低温患者的血样会被分析仪加热至 37℃。CO₂ 和 O₂ 从血液中析出，致使 PaCO₂ 和 PaO₂ 高于患者体内实际值。血气分析仪根据患者的实际体温，用公式校正测量值[180]。管理低温患者如低温体外循环（hypothermic cardiopulmonary bypass，HCPB）或深低温停循环（deep hypothermic circulatory arrest，DHCA）时，最需要关注温度对血气分析的影响。

在这些情况下，有两种策略可用于管理动脉气体分压：α 稳态和 pH 稳态。使用 α 稳态管理时，血气分析仪将血样加热至 37℃后进行分析测量的结果直接用于酸碱平衡及气体交换管理。α 稳态管理的潜在优势包括保持大脑的自动调节和蛋白质功能[181]。pH 稳态管理是将测量值经患者体温校准后用于酸碱平衡及气体交换管理。由于患者体温低，体内 PaO₂ 和 PaCO₂ 较血气分析仪在 37℃的测量值低，pH 值较测量值高。使用 pH 稳态管理时，通常将 CO₂ 加入氧合器以维持温度校正的 PaCO₂ 和 pH 在正常范围。其理论上的优势是增加脑血管扩张，使脑降温更为均匀[182]。

有研究比较了两种策略的预后，得到了不同的结果[183-190]。总的来说，临床研究支持在使用 HCPB 或 DHCA 的小儿心脏外科手术中采用 pH 稳态管理[185,189,191]。成年 HCPB 患者建议使用 α 稳态[192]。对于需要 DHCA 的成年患者，pH 稳态管理有助于增加降温的速度和均匀性，而复温过程推荐使用 α 稳态管理[193]。

局限性与误差原因

正确处理动脉血气样本是减少误差的重要措施。两个常见的错误做法是采样后搁延时间过久和采样注射器中留有空气[194]。在室温或 4℃条件下将血样搁置超过 20 min 将造成 PaO₂ 下降[194]。PaO₂ 下降的原因是白细胞的代谢，若将血样置于冰点条件下保存，则不会出现 PaO₂ 下降。采样注射器中的气泡可使 PaO₂ 测量值向气泡 PO₂ 改变，PaCO₂ 下降[194]。

肺流量、容量与压力监测

人类的呼吸系统作为气体交换的器官，依靠气体对流和扩散来供应 O₂，清除 CO₂。将外界气体运输至肺泡和将肺泡气体运输至体外的过程需要依靠压力梯度，这将导致呼吸系统弹性元件的体积、气道内气流、运动组织的速度和空气与组织的加速度等的变化。肺由一复杂多分支的气道网和黏弹性组织构成，在呼吸或通气运动中，可引起气体气流速和流量的巨大改变。气流（gas flow，$\dot{V}$）进出肺需要一个驱动压（pressure，P）以抵抗由气管树、肺实质和胸壁产生的气道阻力（P_R）、弹性回缩力（P_E）和惯性力（P_I）：

$$P = P_R + P_E + P_i \qquad [22]$$

根据 P 是否为相对于大气压的气道压、相对于胸膜腔压的气道压或单独胸膜腔压力，公式 22 可用于描述整个呼吸系统、肺或胸壁的机械运动[195-197]。

呼吸力学

与公式 22 近似，自主呼吸或机械通气中呼吸系统的机械运动常用一个简单的，包括阻力（resistive，R）、弹性回缩力（elastic，E）和惯性（inertial，I）的运动方程表示[195,198]：

$$P = R\dot{V} + EV + I\ddot{V} + P_O \qquad [23]$$

其中 V 为容量，$\ddot{V}$ 为容量的加速度，P_O 表示呼气末的扩张压力。呼吸系统阻力产生的原因包括气体在气道树中流动的黏滞度和湍流，以及肺实质和胸壁组织的形状改变。因此，气道阻力主要反映了气道的直径[199]。当气流速度变化小，根据公式 23，阻力性压力损耗与气流量线性相关。在运动或用力呼气时，气体流速增快，阻力与气体流速成非线性关系，可用下述公式准确表述[200]：

$$P_R = K_1\dot{V} + K_2\dot{V}^2 \qquad [24]$$

其中 K_1 和 K_2 为常数。其他能量的损失源于肺泡表面张力[201]、胸膜腔、肺实质和胸壁组织的摩擦力[196]以及环绕气道壁和肺组织内收缩成分的横桥[202-203]。这些能量损失量被统称为组织阻力[204-205]。根据公式 23，若假设这些组织的阻力损耗与气流成正比，那么他们就与呼吸频率成反比[202,206]，这一现象通常与组织弹性有关[196]。成年患者正常呼吸频率时，肺组织产生的阻力约占声门下肺总阻力的 60%[207]。伴吸气末停顿的容量控制机械通气中，通过将吸气峰压（P_{peak}）和平台压（P_{plat}）（如对抗阻力的压力，P_R）之差除以吸气末停顿前瞬间的吸气流速（$\dot{V}_1$），可以迅速地估计吸气阻力：

$$R = \frac{P_{peak} - P_{plat}}{\dot{V}_1} = \frac{P_R}{\dot{V}_1} \qquad [18]$$

因此，对特定的气流速度而言，P_R 的改变可以反映气道直径的改变，如术中哮喘发作（图 51-18，中图），或气管导管或呼吸回路阻塞。

膈肌与肋间肌的收缩或其他外部力量（如呼吸机）改变肺和胸壁正常的解剖形态产生的回弹，形成弹性回缩力[208]。弹性阻力被简单地定义为为达到给定的容量变化所需要的肺扩张压力（跨呼吸系统、跨肺或胸膜内）改变。动态弹性阻力指在自主呼吸或机械通气过程中，每单位体积气体的改变所需要的弹性（即无阻抗）扩张压力的改变。呼吸系统的总弹性阻力（E_{RS}）包括肺弹性阻力（E_L）和胸壁弹性阻力（E_{CW}）：

$$E_{RS} = E_L + E_{CW} \qquad [26]$$

临床上更常使用的是弹性阻力的倒数——顺应性（即每单位压力改变的容量变化）。将公式 26 改写，以表示呼吸系统的总顺应性（C_{RS}）、肺顺应性（C_L）和胸壁顺应性（C_{CW}）之间的关系：

$$\frac{1}{C_{RS}} = \frac{1}{C_L} + \frac{1}{C_{CW}} \qquad [27]$$

减少呼吸系统的总顺应性或肺顺应性的因素包括肺实变、肺水肿、气胸、肺不张、间质性肺病、全肺切除术或肺切除术、肺过度膨胀和支气管插管。肺气肿患者肺顺应性增加。减少胸壁顺应性的因素包括腹胀、腹腔间隔室综合征、胸壁水肿、胸廓畸形、肌紧张和广泛胸腹部瘢痕（如烧伤）。肌肉松弛和连枷胸可降低 C_{CW}。

当气流速度为零时（对抗阻力的压力为零），最容易确定呼吸系统总弹性阻力（E_{RS}）。E_{RS} 等于 P_{plat} 与 PEEP 之差除以 V_T：

$$E_{RS} = \frac{P_{plat} - PEEP}{V_T} = \frac{P_E}{V_T} \qquad [28]$$

正常肺机械通气时，相对应的 C_{RS} 通常为 50 ~ 100 ml/cmH$_2$O。当肺或胸壁弹性阻力发生改变，可观察到给定 V_T 时 P_E 的改变，如开胸手术时的气胸或腹腔镜手术时的气腹（见图 51-18，右图）。由于气流的黏弹性和气体再分布，动态弹性阻力通常要高于静态弹性阻力[209]。

最后，惯性产生的压力与中心气道内气体柱的加速度和呼吸系统的组织运动相关[210]。抵抗惯性产生的压力通常不是呼吸功的主要组成部分，除非呼吸过程中吸气气流突然发生改变，可能出现在吸气台级段或高频通气（high-frequency ventilation，HFV）时[211]。

若在通气波形中没有吸气末停顿，由于吸气压力中阻力（resistive，R）和弹性（elastic，E）部分无法用目测区别出来。公式 25 和 28 无法估计此二者所

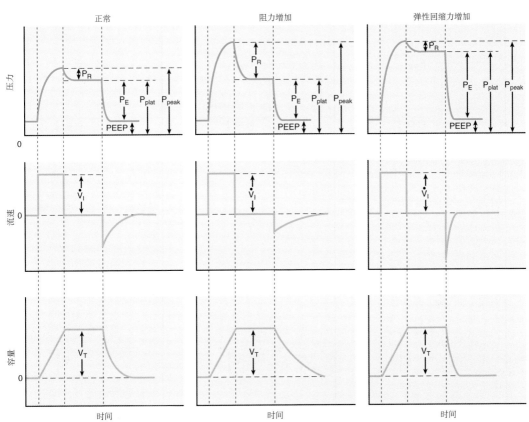

图 51-18 恒定流速容量控制机械通气伴吸气末停顿的气道压力、流速与容量波形。吸气峰压（P_{peak}）和平台压（P_{plat}）可分成对抗阻力的压力（P_R）、对抗弹性回缩力的压力（P_E）和呼气末正压（PEEP）。每一病例机械通气所使用的峰流速（$\dot{V}_I$）与潮气量（V_T）相同。左图为健康患者的波形，其中 P_R 成分所占的比例很小，对抗弹性回缩力的压力占了吸气峰压的大部分。呼气流速在下一次吸气之前已降至零点，表明吸-呼比（I：E）合适，不存在排空延迟的肺区域。肺容量作为流速的整体反映，也在下一次呼吸之前降至零点。中图为气道阻力增加者的波形。由于 P_R 成分的明显增加使 P_{peak} 明显增加，P_{plat} 与健康患者相同，表明对抗弹性回缩力的压力没有改变。阻力增加使肺排空延迟，可观察到呼气相流速和容量曲线回到零点的时间延长，许多病例甚至无法到达零点，因此需要改变 I：E 以避免容量截留与自动 PEEP。右图为 P_E 增加患者的波形，可见于腹腔镜气腹或气胸。呼吸系统弹性回缩力的增加引起 P_{plat} 增加，呼气相排空增快

占的比例。例如，压力控制通气（pressure-controlled ventilation，PCV）使用一个持续恒定的扩张压力，使气道在整个吸气相开放（图 51-19）。PCV 中气流和 V_T 不是由呼吸机确定的，而是由气道和肺泡之间的压力梯度确定的。估计呼吸 R 和 E 更可靠的方法是使用公式 23 中的系数对气流和压力数据进行多元线性回归[212-214]。市售的呼吸力学监测仪包含这些数字处理方法，因此可用于分析几乎所有的呼吸波形，而并不限于伴吸气末停顿的容量控制或时间控制机械通气波形。此外，因为部分患者由于动态的气道压缩或萎陷复张，R 与 E 值在吸气相和呼气相可不相同，有些监护仪可分别估计吸气相和呼气相的 R 与 E 值[215-216]。

根据气道开放压动态估计呼吸系统总 R 与 E 的方法仅在胸壁松弛的机械控制通气时有效。虽然使用神经肌肉阻滞剂的全身麻醉中必然如此，但自主呼吸和呼吸机辅助通气将使情况变得十分复杂。在这种情况下，使用食管测压术估计跨肺压有助于计算胸壁力学以便于估测 R 与 E，此法将在下文详述。

静态呼吸力学

如前所述，当气流速度为零时，肺扩张压力仅与弹性阻力相关，因此此时最容易测定呼吸系统弹性阻力（或顺应性）。然而，通过绘制跨肺扩张压或呼吸系统总扩张压相关的累积吸气或呼气肺容量图，可更全面地描述呼吸系统弹性的特性。当非常慢地进行肺

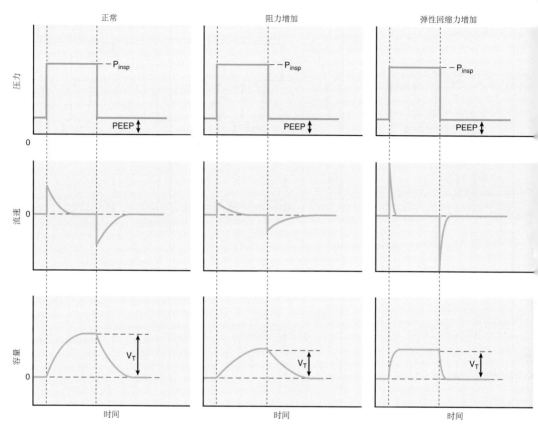

正常　　**阻力增加**　　**弹性回缩力增加**

压力 — Pinsp / PEEP ↕ / 0

流速 / 0

容量 / Vᴛ / 0

时间

图 51-19 与图 51-18 相同的患者压力控制机械通气的气道压力、流速与容量波形。这种模式通气给予患者固定的吸气压力，而不管阻力与顺应性如何。一旦这些指标发生改变，气体流速与潮气量就随之改变。左图为正常肺患者的波形。中图为气道阻力增加患者的波形。与容量控制通气相比，由于缺少气道峰压与平台压差，与正常患者相比，其潮气量（Vᴛ）较小，呼气相流速回到零点的时间延长。右图为弹性回缩力增加患者的波形，可见于腹腔镜气腹或气胸。其 Vᴛ 较小，回至零点的时间缩短，与患者呼吸系统的刚性增加相一致。PEEP，呼气末正压；Pinsp，吸气压力

扩张或肺回缩[217]（对抗气道阻力压可忽略不计）或周期性气流闭塞[218] 时，可绘制准静态压力 - 容量（pressure-volume，PV）曲线。例如，肺扩张至指定的容积（通常为肺总量）后让肺被动收缩过程中使气流中断，持续 1～2 s，即可绘制 PV 曲线的呼气肢。

PV 曲线通常是非线性的（图 51-20），也就是说，被定义为 PV 曲线局部斜率 dP/ dV 的顺应性可随肺容量的改变而改变。根据经验，PV 曲线通常采用单指数函数[219] 或 S 形函数[220] 来描述。S 形函数描述曲线通常有两个清晰的分界点，较高的称为上拐点（upper inflection point，UIP）和较低称为下拐点（lower inflection point，LIP）。* UIP 代表该点处的肺开始出现

肺实质刚性应变（parenchymal strain - stiffening），发生过度膨胀[196]。LIP 表示该点处的肺泡达到最大程度的扩张。保护性肺通气力求患者在 PV 曲线最线性区域进行通气，使用足够的 PEEP 避免到达 LIP 而出现肺萎陷与肺复张循环，并使用低 Vᴛ 技术以避免 UIP 时肺过度膨胀[218]。此外，PV 曲线可发生迟滞现象，即指定压力的肺容量取决于扩张压力方向（无论吸气或呼气）的现象。肺或整个呼吸系统 PV 曲线发生迟滞现象的原因纷繁复杂，包括表面活性剂的生物物理特性[221]、时间依赖性肺萎陷与肺复张[222] 以及各种结缔组织的接触摩擦[223]。

参照 PV 曲线进行呼吸管理时需要注意几个问题。首先，PV 曲线是在气流量为零或接近零时绘制的，它不反映自主呼吸或机械通气的动态过程中肺或总呼吸系统力学。事实上，同一个患者的动态 PV 关系也

---

* 拐点的正规数学定义为曲线的转折点，在转折点后其凹面（如它的第二导数）的方向由正到负，反之亦然。

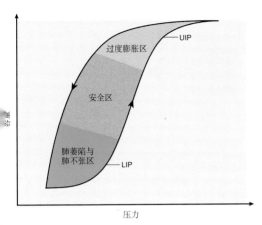

图 51-20　肺或总呼吸系统压力 - 容量曲线的示意图，显示了吸气肢和呼气肢之间的呼吸迟滞现象。上拐点（upper inflection point，UIP）和下拐点（lower inflection point，LIP）均在吸气肢中。为达到最佳的肺保护效果，应在安全区行机械通气（Redrawn from Froese AB: High-frequency oscillatory ventilation for adult respiratory distress syndrome: let's get it right this time! Crit Care Med 25:906-908, 1997.）

可能有多种变化。其次，PV 曲线的 UIP 和 LIP 并不总是很明显。最后，肺或总呼吸系统的 PV 曲线代表了机体所有肺单位的平均静态行为，对于不同的肺单位，都有自身独立的 PV 曲线。

呼　吸　功

呼吸功（the work of breathing，W）指肺和（或）胸壁扩张或回缩达到指定的容量时所需要的能量。呼吸功最简单的表达形式为扩张压力与所产生容积变化的乘积：

$$W = PV \qquad [29]$$

当压力和容量作为时间的函数变化时（如在自主呼吸或控制通气过程中），呼吸功公式为累乘[224]：

$$W = \int PdV \qquad [30]$$

或等于压力 - 流量乘积对时间的积分[225]：

$$W = \int_0^T P(t)\dot{V}(t)dt \qquad [31]$$

其中，T 是 W 持续的时间。例如，若 T 为吸气持续时间，P 为跨肺压则 W 对应于克服阻力和弹性回缩

力使空气进入肺所需要做的功（图 51-21）。若 T 为整个呼吸时间，最初存储在肺组织中的弹性能量会在被动呼气中释放。此时 PV 环的面积单纯反映为克服气道和组织阻力所做的功（即能量损耗）。总之，因为吸气时呼吸肌（或呼吸机）必须克服弹性回缩力和阻力，以使空气进入肺，所以仅在吸气相评估 W。对于给定的 V_T 而言，W 变化是呼吸频率的函数，且在大多数情况下 W 在某一特定的呼吸频率时最小。由于在这样的呼吸频率时能量消耗最小，这一呼吸频率被称为能量优化呼吸频率[225]。

呼吸压力监测

定量评估呼吸力学的基础是压力测量。这里的压力测量部位包括麻醉机呼吸回路的吸气端或呼气端、ETT 的近端、气管或食管内。如公式 22 所述，压力的测量有助于推断推动气体通过气道树、扩张肺实质组织和胸壁的力量大小。麻醉医师或重症监护医师最方便和熟悉的压力为机械通气控制呼吸时的气道压。理想情况下，此压力应该是在气管内或气道开口处测得的压力，且无任何气道设备或呼吸回路扭曲。然而，由于实际原因，这里的"气道"压力并不是气道开口或气管内的实际压力，而是麻醉机或呼吸机的转导压力，反映的是呼吸回路和面罩或 ETT 的所产生阻力和顺应性，即这个呼吸系统的机械性能。尽管现在许多呼吸机使用计算机程序来提供一些呼吸回路气流和压力损耗的补偿[226]，但此法往往依赖于理想化的线性模型，不能真实地反映复杂的呼吸过程，包括气体湍流、多变的气体压缩或管壁的黏弹性[227-228]。因此，在使用呼吸机的气道压力和容量监测结果进行生理性推论时，必须小心谨慎。

气道压力常被不恰当地作为肺的扩张压力。跨呼吸系统压指跨过肺和胸壁的压力下降，正压通气中常用气道压与大气压之差来计算。许多可导致跨呼吸系统压增加的因素并不会引起肺过度扩张。如肥胖、气腹或深屈氏（Trendelenburg）位都可能增高气道开口压力，但不一定引起肺实质过度膨胀（见第 41 章和第 71 章）。

与此相比，跨肺压仅指使肺膨胀的压力。确定跨肺压不仅需要测量气道开口压，而且需要估计胸膜腔内的压力。食管内测量的压力与胸膜腔内的压力相对接近，因此食管球囊导管可以相对无创地得到胸膜腔内压力值[229]。这种导管通常有 100cm 长，远端覆盖着薄壁气囊，并有侧孔（图 51-22）。该导管通过口或鼻孔置入，放置在食管中远端三分之一处。将该导管

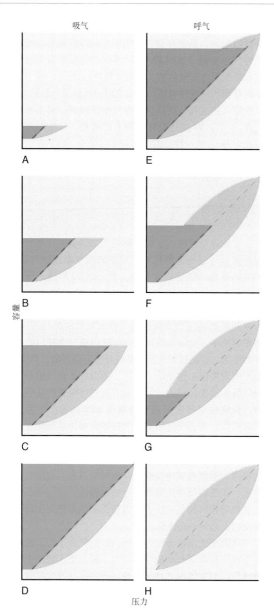

吸气　　　　　　　呼气

A　　　　E

B　　　　F

C　　　　G

D　　　　H

容量

压力

图 51-21 单次呼吸的过程中容量随跨肺或跨呼吸系统压力变化的示意图。A～D 为吸气相示意图，E～H 为呼气相示意图。淡蓝色区域表示为抵抗组织弹性回缩力所做的呼吸功，深蓝色区域表示为抵抗气道和组织阻力所做的呼吸功。吸气末存储在弹性组织中的能量在呼气中完全释放。呼气与吸气相均需对抗阻力做功

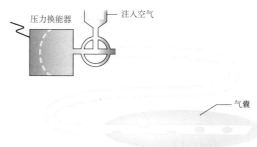

压力换能器　　注入空气

气囊

图 51-22 食管球囊导管示意图。导管近端与压力换能器相连，通过三通向气囊内注入空气 *(Modified from Bates JHT: Lung mechanics: an inverse modeling approach, Cambridge, 2009, Cambridge University Press, p 220.)*

通过一个三通与压力换能器相连，向气囊内注入少量空气，使套囊壁仍然松弛，不产生额外的弹性回缩压力影响测量。由于局部胸膜腔压力取决于重力，食管球囊导管的套囊需要有数厘米长以便于提供肺外周压力的平均估计值。食管测压估计胸膜腔压力有几个限制，包括仰卧位患者纵隔对气囊的压迫、导管移位和测量过程中的心脏活动干扰[230-231]。尽管如此，它对于调整危重患者的适宜 PEEP 水平还是很有价值的[232]。临床实践中通常由跨呼吸系统压得到气道峰压和平台压，它们反映的不只是肺的压力特性，而是针对整个呼吸系统。平台压设置在 26～30 cmH₂O 以内可减少肺泡过度膨胀[233]，临床工作中应认真控制。

自发性 PEEP 或内源性 PEEP 是呼气末肺泡内存在的正压，通常可见于机械通气的 COPD 患者（此类患者存在动态的气道受压与呼气流速受限）和相当一部分 ARDS、脓毒症和呼吸肌无力的患者[234]。自发性 PEEP 可明显损害呼吸和血流动力学。引起自发性 PEEP 的原因通常包括气道阻力增加和肺弹性回缩下降（即呼吸系统的呼气时间常数增加）。其他因素有呼气时间缩短、V_T 增加、外呼气阻力增大及呼气时呼气肌持续活动。机械通气患者在呼气末阻断气道时可见气道压力的上升直至一个明显的平台（<4s），由此可以估计自发性 PEEP 的值（图 51-23）。因此，自发性 PEEP 被定义为阻断末与阻断前气道压力差。其他动态评估自发性 PEEP 的方法包括自主呼吸的患者使用食管球囊导管等[234-235]。

任何压力的测量均须使用压力换能器。大多压力换能器为压差传感器，包含有两个输入通道，换能器产生的输出电流与这两个通道的压差成正比（图 51-24A）。这种换能器必须具有高的共模抑制比(common-mode rejection ratio，CMRR)，即当两个输入端暴露于

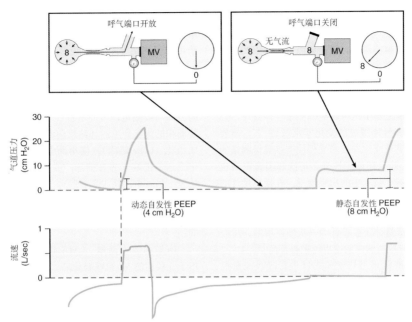

图 51-23 内源性呼气末正压（自发性 PEEP）的概念。图中所示为机械通气控制呼吸时的气道压力和流量波形。吸气开始气流速度为零时，气道压力约等于动态自发性 PEEP。呼气末阻断气道使呼气相延长后的气道压力约等于静态自发性 PEEP *(Modified from Blanch L, Bernabé F, Lucangelo U: Measurement of air trapping, intrinsic positive end-expiratory pressure, and dynamic hyperinflation in mechanically ventilated patients, Respir Care 50:110-123, 2005, and Moon RE, Camporesi EM: Respiratory monitoring. In Miller RD, Fleisher LA, Johns RA, editors: Miller's anesthesia, ed 6, New York, 2005, Churchill Livingstone, pp 1255, 1295.)*

相同的压力条件下时，换能器具有输出为零的倾向。还有许多压力波形相对于大气转换，两个输入端中的一个与环境空气相通（图 51-24B），另外被称为表式结构。临床上使用的压力换能器多为价格相对低廉的压阻换能器 [198]。这些换能器的核心是压力感受膜片，当压力差存在时，其发生变形，使电阻改变。这种电阻的变化可以被标准惠斯通电桥回路所感测，产生输出适于放大和过滤的电压信号。总之，压阻换能器具有足够的频率反应，足以满足大多数呼吸道疾病监测 [236-237]。然而，如果该换能器连接的压力感应部位的管道过长、顺应性过好，这种频率反应很容易被弱化 [238]。

呼吸流量监测

理想情况下，任何流量的测量都应该显示气体进入和离开患者肺部的确切的速率。要使监测最便捷，流量测量装置的安放部位应尽可能靠近患者，如在呼吸回路 Y 型接头与 ETT 或 LMA 近端之间。然而，由于实际原因，大部分呼吸机和麻醉机在靠近控制台的部位进行流量监测。由于气体的压缩性、呼吸回路管

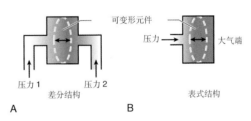

图 51-24 压力换能器，分为差分结构（A）与表式结构（B）两类 *(Modified from Bates JHT: Lung mechanics: an inverse modeling approach, Cambridge, 2009, Cambridge University Press, p 220.)*

壁的扩张性和气体湿度的改变，此处测量的流量数据与靠近患者处测量值有明显不同。

流量监测的一个重要临床用途为检测呼气末气流量是否达到零点。其意义为若呼气末气体未完全排空，肺泡与上呼吸道之间仍然存在压力梯度，即自发性 PEEP。结果呼气末肺容量较无自发性 PEEP 者为大，有动态肺过度充气与静脉回流减少的风险。增加呼气时间、减少 V_T 或降低呼吸频率可以消除这个隐患。

机械通气过程中，可以通过呼吸机吸入或呼出潮

气量的时间依赖性改变，或活塞、汽缸或风箱的位移波形，来推断气道气流量[239-241]。但最好使用专为此任务设计的流量换能器进行流量监测。最常用的方法包括测量通过流体电阻元件的压差减小量（ΔP）。理想的 ΔP 与通过该装置的流量线性相关。此原理为最古老最广泛使用的流量计——呼吸速度描记器的基础。呼吸速度描记器虽然可以准确测量气体流速，但对温度、湿度和气体组成的变化非常敏感[242]，需要经常使用各种电子或软件技术进行校准以确保测量的准确性[243-244]。除上述敏感性外，清洗和消毒困难也限制了这类仪器在临床中的常规使用。孔板流量计的优点是具有相对较大的内径，可减少水汽的凝结和分泌物梗阻。这类设备可以使用注塑成型技术，价格低廉，许多孔板流量计还被设计为一次性使用的，从而使它们在临床呼吸监测中的应用越来越普及[245]。

大多数麻醉机采用热丝风速计进行呼吸流量监测[246]。热丝风速计的测量依赖于随温度变化的载流导线电阻的变化。气流经过导线，引起相应的温度下降，导线的导电率改变，被适当的电子电路感测[247]。由于一条导线无法感测气流的方向，呼吸回路中使用两个不同的风速计：一个用于吸气端，另一个用于呼气端。另外，若要感测通过单个导管的双向气流，必须将两个导线串联[248]，根据先冷却的导线位置确定气流方向。总之，热丝风速计与呼吸速度描记器或孔板流量计相比，可更好地进行动态监测[249]，因此是HFV 较为理想的气流监测仪[250]。

呼吸容量监测

与流量监测类似，理想的容量测量应该准确反映进出患者体内的气体量。然而，由于大多数麻醉机和呼吸机根据电子或数字整合相对应的流量信号决定气体容量[198]，吸入或呼出 V_T 的监测受到与流量监测相同的限制。由于整合可能导致气体容量的估计错误，必须小心以确保任何来自流量换能器的漂移或抵消最小化。方法包括定时地在呼气末给换能器校零。虽然电子或数字的高通过滤器可以实时去除漂移和偏移，但瞬时反应时间较长。

最后，除了本节中描述的病理生理和监测外，在新生儿复苏的监测、培训和教育中必须包含呼吸系统压力、容量和流量监测内容[251]（参见第 95 章）。

体积描记监测

呼吸感应体积描记技术（respiratory inductance plethysmography，RIP）是一种无创呼吸功能监测技术，可量化反映胸廓和腹部横截面积的改变。该方法可用于评估 V_T、呼吸频率、高频振荡通气（high-frequency oscillatory ventilation，HFOV）的质量、气管支气管吸痰过程中肺容量的变化及胸腹运动的同步性[252]。RIP 测量的原理是电流通过导线线圈产生磁场的方向与线圈电流方向垂直（Faraday 定律），线圈围绕面积的变化产生的环路反向电流大小与面积的改变成正比（Lenz 定律）。使用两个内置导体的松紧带：一个通常围绕于患者胸部，放置于剑突以上 3 cm 的位置；另一个围绕于患者腹部。胸部和腹部横截面积的变化可使这些松紧带产生独立的信号，这两个信号的总和用一个已知气体容量校准后可得出肺容量的改变。

由于不需要面罩、LMA 或 ETT 的优势，RIP 已用于儿科监测 V_T 和呼吸频率[253]。此技术可以方便患者 PV 曲线的建立，可指导肺保护通气策略，用以优化肺复张，维持小气道开放，并避免肺过度膨胀（见静态呼吸力学监测部分）。

RIP 在术中可应用于无法使用常规麻醉监护仪但又要求准确监测 V_T 的情况，包括需要共享呼吸道（如喉气管手术[254]、纤维支气管镜或硬质气管镜检查）或未行气管插管（如麻醉监护和无创压力支持通气）患者。

可惜的是，由于需要放置测量带，RIP 不能用于胸部和腹部外科手术。此外，该装置需要校准的特性使其易受呼吸模式变化的影响。

呼吸频率监测：窒息监测

呼吸暂停和呼吸过慢是术中及术后麻醉恢复期常见的危及生命的事件。早产儿、病态肥胖、老龄、阻塞性睡眠呼吸暂停以及服用中枢神经系统抑制药物是呼吸暂停或呼吸过慢的相关风险因素（见第 71 章和第 80 章）[255-256]。因此，许多不同的方法可用于检测这些事件[257-258]。主要的呼吸暂停类型有两种：中枢性和阻塞性。中枢性呼吸暂停定义为由于中枢神经系统呼吸驱动故障而发生的呼吸暂停。阻塞性呼吸暂停是上呼吸道阻塞的结果。现有的监测仪至少通过评估呼吸三个过程中的一个，从而检测是否发生呼吸暂停[258]：胸壁扩张运动、气体流动和气体交换。

胸壁扩张运动常用的检测方法如下：

1. 经胸电阻抗（阻抗呼吸描记法）的变化。该法的原理是呼吸时空气进出肺，胸部的血流量同时发生变化，胸壁电导率的改变引起经胸电流变化。空气是不良的电导体，血液是良好的电导体。在两个胸部电极中使用高频低电流，测量相应的胸部电压，并持续计算其阻抗。一些市售监护仪使用常规心电图导联实施这一技术，此法也被用于家庭新生儿室息监测。

2. 呼吸感应体积描记术。此法在"肺流量、容量与压力监测"一节中已详述。

3. 胸部和腹部的光纤与阻抗式应变仪（放置于婴儿胸廓侧面的压垫，腹部气压传感器）。

4. 呼吸肌的肌电信号。由于低信噪比，此法并不经常使用。

以胸壁扩张运动为基础的呼吸监测技术重要的缺点是当呼吸运动存在时，它们的结论并不准确。因此，阻塞性呼吸暂停可能会被误判为正常呼吸[259]。

气体流动的测量方法是直接测量气道中气流存在的各种不同变量：

1. 呼吸回路的压力梯度。此法根据 Poiseuille 原则（$\Delta P = k \cdot V$），使用压差传感器来进行气流量检测。

2. 口鼻处呼出气体的温度。

3. 使用快反应湿度计测量呼出气的湿度。

基于气体交换的测量技术的重点是呼出气 CO_2 的检测，现已常规用于 OR 中气管插管的患者。未插管的患者使用专门设计的导管，将 DO_2 和呼吸气体采样相结合，便于呼出 CO_2 监测。最常用的检测技术为离线或在线红外传感器。即使患者在麻醉后复苏室高流量吸氧，使用这种技术测量呼吸频率较经胸阻抗成像技术更准确[260]。使用鼻导管无法准确测量张口呼吸患者的呼气末 CO_2，包括肥胖和阻塞性睡眠呼吸暂停的患者。此时，使用带有口腔引导装置的鼻吸氧导管可以提高测量准确性[261]。

脉搏氧饱和度不能作为室息或呼吸缓慢主要的监测手段，原因是对于氧合良好的室息患者，O_2 去饱和仅发生在室息的后期（参见第 44 章）。但是脉搏氧饱和度与通气监测相结合，提高了安全水平。例如，一项研究使用脉搏氧饱和度与无创二氧化碳描记图对 178 名接受自控镇痛的患者进行连续监测，其中，脉搏氧饱和度监测发现 12% 的患者发生呼吸抑制，与以前的研究结果一致[255]。41% 的患者发生呼吸缓慢（呼吸频率 < 10 次 / 分），远远高于以前报道的 1% 至 2%[262-264]。

呼吸频率监测对于婴儿室息监测来说至关重要

（参见第 95 章）。经胸电阻抗和脉搏氧饱和度监测相结合，可最大限度地提高家庭监测新生儿室息发作的检测准确性[265]。这是因为当经胸电阻抗由于运动干扰反应不佳时，脉搏氧饱和度提供额外的监测。通气监测如二氧化碳描记图和脉搏氧饱和度监测相结合，可最大限度地提高肺泡通气不足的检出率[266]。使用二氧化碳描记图监测有利于早期发现吸氧患者肺泡通气不足时的动脉血 O_2 去饱和状态。

室息监测可出现假阳性和假阴性。最危险的情况是室息发生时，监测仪将干扰误认为是呼吸，而不激活报警。这样的干扰包括振动、心脏搏动、患者活动和其他仪器设备的电磁干扰。阻抗呼吸描记图易受心血管活动干扰，压垫易受患者运动干扰。更常见（但不那么危险）的问题是患者未发生室息时监测仪报警。常见的原因包括灵敏度设置不合适、电极片功能失常和患者活动。感知加速度信号的运动传感器用于新生儿接受 HFOV 治疗时。结果表明，监测局部气流的返复运动有利于早期识别 HFOV 患者的通气恶化，避免最终的低氧发生[267]。研究发现，约半数低氧血症发生的原因是通气功能的缓慢下降[267]。

在"麻醉患者安全基金会"的《必要的监测策略》中有《检测术后有临床意义的药物诱发的呼吸抑制》[http://www.apsf.org/initiatives.php]，其目前建议指出，无论患者是否存在术后呼吸功能不全的风险，应对所有的患者进行氧合和通气的连续电子监测。显而易见，呼吸抑制可能会发生在无危险因素的患者身上。这些建议强调，维持现状的同时等待更新的技术是不能接受的，间断"抽查"氧合（脉搏氧饱和度）与通气（护理评估）对可靠地发现包括药物诱发的呼吸抑制在内的临床征象也是不合适的。然而，连续的电子监测不应取代传统间断性护理评估和警惕性。当必须为患者供氧以保持患者可接受的氧饱和度时，建议使用二氧化碳描记图或其他方法监测通气与气流。建议也呼吁关注基于阈值的报警限制，若未考虑个体的生理变量，可能会出现报警未启动或过于敏感（过度误报），而导致无法发现进展性通气不足的早期症状。

呼吸监测影像学

影像学作为一种监测技术，提供了观察健康与患病者肺结构、功能和炎症的极好方法[268-270]。然而，辐射与笨重的设备限制了它的床旁使用。技术的进步使更小巧的新设备用于临床。这可能预示着呼吸功能监测一个重要的进步，即床旁影像学检查率的提高，其优势是较少的辐射暴露、无创和提供更详细的生理信息。

胸部 X 线摄影

胸部 X 线摄影是在手术室、术后麻醉监护病房和 ICU 内评估胸内情况的传统影像学方法。因此，实施麻醉者应熟悉重要肺部病变的基本放射学检查结果，如间质浸润、肺气肿、气胸、胸腔积液和肺实变。胸部 X 线摄影与计算机断层扫描（computed tomography，CT）一样，其物理基础是 X 射线到达探测器（如胶片）的量依赖于组织吸收量，而后者与组织密度线性相关。辐射暴露限制了影像学检查的使用，而技术上的困难限制了图像的质量。这些困难包括患者的图像采集期间的移动所造成的分辨率下降、胶片与 X 线束源过近和胶片匣的后位相关的图像失真。

超声检查

肺部超声检查是麻醉与危重病医学的一项新兴技术，可用于成人和儿童[271-272]。关键的和系统的方法都已证明使用肺部超声可以获得重要的临床信息，其优点包括实用、低成本并且不存在放射污染或其他明显的生物学副作用。肺部超声已被成功地用于评估气胸、间质综合征（即心源性和渗透性肺水肿）、肺实变和胸腔积液。现有的通用超声探头可用于特定部位的检查。例如，高频线阵探头可用于胸膜和表浅组织病变的详细检查，如气胸。此探头较大，肋骨的干扰使其无法探测更大范围的肺组织；此探头为高频探头，因此无法评估深部结构。为达到最优化的肺部图像，探头的发射频率应为 5~7 MHz，探头应较小并具有一个尖端，可通过肋间隙得到肺实质的声学信号。因此 5-MHz 的微凸探头最受青睐[271-272]。

应使用系统的方法进行检查，以保证综合评估患者的肺结构和功能。仰卧位患者，每侧胸腔至少应评估六个区域：两个胸前区域（第三肋间隙为分界线）、两个侧区和两个后区[273-274]。由于空气、组织和骨（肋骨）的声阻抗差异显著，胸部超声检查的原理不仅包括解剖结构的可视化，还包括其特征性伪影[275]。肋骨是高回声线伴明显的声影（图 51-25A），在肋骨下约 0.5~1.0 cm 的肋间处可见胸膜线。典型的胸膜线为高亮度微弯的弧线。麻醉医师应熟记这些主要结构，许多相关疾病可影响其超声表现。另外一个超声影像的关键点是正常肺的呼吸表现为肺滑征，即脏层胸膜对壁层胸膜的相对运动，靠近膈肌的部位的运

动幅度较靠近肺尖部的大。

胸膜下的等距回声伪影为 A 线（见图 51-25A）。起始于胸膜线的离散激光状纵向回声伪影为 B 线（以前被描述为"彗尾"），它一直延伸到屏幕的底部而亮度不衰减，与肺滑同步运动，并且使 A 线消失（见图 51-25B）。B 线的生理和解剖学原理尚未确立[272]。正常肺可见孤立 B 线，肺部发生病变时，B 线数量增加。

根据对正常回声与伪影的认识，可以判定是否发生病理情况[271-272,276]。大多数的急性病变涉及肺的表面，因此胸部超声检查可以发现病变的存在。气胸的超声表现是肺滑征、B 线和肺搏动消失，出现肺点。M 型超声检查可见探头下方的平行线，代表相对固定不动的结构。超声检查发现肺点可以诊断气胸，其具体超声图像表现为呼吸时某一特定的部位从缺乏肺滑征或移动的 B 线（即无肺实质的气体）向可见肺滑征、B 线或表示肺实质的变异 A 线的周期性转换（图 51-25C）[272,277]。床旁超声扫描检测气胸的敏感性与 CT 扫描相似[271-272]。

多个 B 线的出现是间质性综合征的特征。阳性区域被定义为两根肋骨之间的纵切面可见三个或更多的 B 线（图 51-25D）。肺实变的超声特征是出现胸膜下低回声或组织样回声区域。肺实变的原因包括感染、肺栓塞、肺癌和转移性肿瘤、压缩性肺不张、阻塞性肺不张和肺挫伤。其余有助于诊断肺实变原因的超声征象包括肺实变深部边缘的回声质量、远场边缘出现彗星尾伪影、出现空气或液体支气管征以及实变组织内的血管回声影像。胸腔积液的超声特征是在壁层胸膜和脏层胸膜之间存在无回声区，M 超表现为积液内存在的肺部呼吸运动"正弦征"。积液存在回声物质表明积液为渗出液或血液，部分渗出液和大多数漏出液具有无回声的特征。

肺部超声的临床研究和临床经验的增长为紧急情况下严重呼吸困难的评估提供诊断参考（图 51-26）。BLUE 方案为急性呼吸衰竭患者的超声诊断流程，有助于迅速诊断，准确率达 90.5%[276,278]。

电阻抗断层成像术

电阻抗断层成像（electrical impedance tomography，EIT）是一种无创且无辐射的模拟成像技术，可用于床旁评估区域肺功能。该法可用于临床，虽然空间分辨率较低，但时间分辨率高，可对患者区域通气功能进行实时评估[270,279]。由于可以估测区域肺容量并可用于优化机械通气设置，它在 ICU 和 OR 中的使

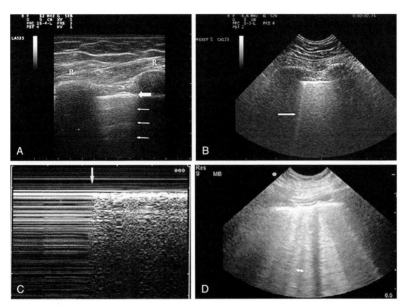

图 51-25　A.典型的胸部超声影像，显示相邻的肋骨（R）及后方声影。白回声胸膜线位于肋骨下方约 0.5 cm 处（粗箭头）。胸膜线下等距平行线为 A 线伪影（细箭头）。B.B 线或彗星尾为从胸膜线延伸至屏幕边缘的高回声伪影，A 线消失。孤立 B 线常见于正常肺。C.M 型肺超声图像中的"肺点"，用于诊断气胸。可见缺少肺组织运动的平行线图案（气胸）突然转变为吸气时正常肺组织的颗粒状图案（箭头所示）。D.间质性综合征超声影像为距离 7mm 或更小的 B 线。同时可见胸膜线和肋骨 *(From Bouhemad B, Zhang M, Lu Q, Rouby JJ: Clinical review: bedside lung ultrasound in critical care practice, Crit Care 11:205, 2007, and Turner JP, Dankoff J: Thoracic ultrasound, Emerg Med Clin North Am 30:451, 473, ix, 2012.)*

用备受关注[270]。

　　EIT 的基础是电阻抗，这个物理变量与向特定物体注入已知电压后通过该物体的电流量成反比[280]。生物组织的阻抗取决于组织构成。高浓度的电解质、细胞外水分、大细胞以及存在于血液和肌肉中的大量细胞间缝隙连接均可以减少阻抗。空气、脂肪和骨骼电阻抗高。组织构成的病理变化可影响组织阻抗，包括血管外肺水（如肺水肿）、胸腔内血容量、体腔内的液体（胸腔积液、心包积液、支气管和肺泡液）、异物（胸腔引流管）和肺纤维化（如发生 ARDS 后或作为原发病变）。呼吸周期中，胸内生物电阻抗主要受通气和灌注两方面影响。

　　EIT 使用电极阵列（通常为 16 至 32）围绕目标胸部区域。选择的具体位置根据临床需要而定，如要进行标准肺评估，则通常选择第五肋间。测量时在一对相邻两电极上施加一个低电流，测量其他电极产生的电压。一个测量循环相当于环绕胸部所有电极对的一个完整的测量序列。根据所测得的表面阻抗可以对所研究的胸部横切面进行图像重建。图像的像素若与相对应的电阻抗改变相关，即为功能性 EIT。由于空气阻抗高，液体和组织阻抗低，重建的图像可反映

区域通气情况。绝对 EIT（absolute EIT，a-EIT）模式的图像表示的是相对应区域的实际电阻抗值，可直接评价肺部病变情况，如低阻抗病变（如血胸、胸腔积液、肺不张和肺水肿）和高阻抗病变（如气胸和肺气肿）[281]。与包括 CT 在内的标准监测方法相比，EIT 可成功地用于呼吸功能监测[270,280,282]。

　　由于这种技术可以直接地实时评估局部区域的病变情况，目前已确定了多项监测区域肺功能的应用[279]。这些应用包括判断诱导和气管插管对儿童呼吸肺水平和区域通气的效果（参见第 95 章）（图 51-27）[283]，围术期监测自主呼吸和控制呼吸的气体分布[284]，腹腔镜手术中判定 PEEP 对肺区域通气的效果[285]，评价机械通气时的气体分布[285]，床旁肺复张，ADRS 患者滴定 PEEP 并评估是否存在肺萎陷与肺过度膨胀（参见第 101 章）[286]，以及对 HFOV 进行评价[252,287]。优化肺呼吸不仅是改善气体交换的关键措施，而且可减少术中和术后呼吸机相关肺损伤。EIT 的价值可能也包括减少患者发生术中和术后呼吸系统并发症的风险[288]，实时监测气胸[289]，还能监测肺区域灌注[290]，从而可以对自主呼吸和机械通气的患者进行床旁评估，以了解 $\dot{V}/\dot{Q}$ 比例情况。

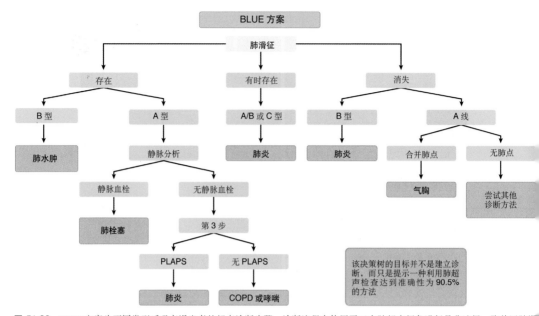

图 51-26 BLUE 方案为不同类型呼吸衰竭患者的超声诊断步骤。诊断流程中使用了三个肺超声征象进行是非选择：胸前区肺滑征、胸前区两肋间多个 B 线、后和（或）后外侧肺泡和（或）胸膜综合征（PLAPS）。将这些超声影像结果与静脉分析相结合，诊断呼吸衰竭准确性可达 90.5%[15-16]。COPD，慢性阻塞性肺病 *(Redrawn from Lichtenstein DA, Meziere GA: Relevance of lung ultrasound in the diagnosis of acute respiratory failure: the BLUE protocol, Chest 134:117-125, 2008)*

床旁检测

　　床旁检测（point-of-care testing，POCT）是指近患者床旁进行的实验室检测分析技术。POCT 技术包括便携式分析仪和使用微量血液样本，这意味着可以在手术室和 ICU 进行快速而精准的测量。由于可以迅速有效地发现患者病情恶化以指导治疗，POCT 可改善患者的预后。呼吸功能监测是 POCT 的一个重要组成部分，测量内容包括动脉血气分析（PaO_2、$PaCO_2$、pH 值）、Hb 和乳酸。

　　POCT 血气分析的准确性和精确性均达到可接受的水平。例如，三台血气分析仪测量动脉血气和 Hb 的变异系数约为 3%[291]。PaO_2 测量范围在 53～272 mmHg 内时平均差小于 3.2 mmHg，$PaCO_2$ 测量范围在 29～55 mmHg 内时平均差小于 −1.5 mmHg，pH 测量范围在 6.55～7.50 内时平均差小于 0.03。

　　测定 Hb 可以使用基于电传导的方法，此法测量的是血细胞比容，由公式 [HB(g/dl) = 血细胞比容 ×0.34] 计算出 Hb 浓度值。也可以使用光学法，例如使用叠氮高铁血红蛋白反应，或使用分光光度法测定吸光度（参见第 61 章）[292]。基于电传导的 Hb 测定值较标准检测系统偏低，Hb 在 8.5～14.2 g/dl 之间时，

偏倚为 −1.2 g/dl，有显著临床意义，当 Hb 值低于 8.5 g/dl 时具有进一步低估 Hb 的趋势[291]。与实验室分析相比，光学法测定 Hb 的精确度为 ±1.5%，相关性为 0.89[293]。实验室采用静脉血样本进行测量，其准确性和精确性较高，变异系数在 1.4% 与 2.2% 之间，精确度仅略高于现有的血液分析仪[19]。大量出血的泌尿外科手术中使用光学法测定 Hb，测量值与实验室测量的差异为 −0.2±1.1 g/dl，精确度为 0.7±0.8 g/dl。采用标准实验室分析仪测量时，16% 的泌尿外科手术患者出现较大偏倚（超过 ±1.0 g/dl）[19]，而 78 例脊柱手术成年患者中仅有一例[294]。

　　血液采样的部位会影响 POCT 的结果。对于针刺手指和耳垂获得的，光学法与实验室自动 Hb 分析仪之间相关性良好，偏倚不明显。其中指尖样本较耳垂样本更接近于实验室测量值[19]。消化道出血患者的毛细血管血液样本（针刺中部或无名指采血，使用第四滴血液进行分析）中，21% 偏倚较大（> 1 g/dl），4% 偏倚非常大（> 2 gdl）[295]。研究证明，危重病患者毛细血管血液样本与标准测量的一致性很差，对于肢体凹陷性水肿的患者更是如此[296]。POCT 为假性低氧血症（亦称为伪低氧血症或白细胞盗窃）的患者提供了动脉血气分析的参考。假性低氧血症是动脉血气分

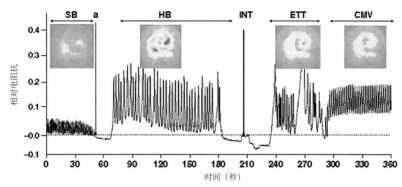

图 51-27　儿童麻醉诱导期五个关键阶段相对电阻抗信号图。自主呼吸阶段（SB），随着肌松作用的增强，出现小的阻抗信号。有效手控通气阶段（HB）为高强度信号，其在气管插管（INT）时该信号减为零。气管插管后通过气管导管（ETT）进行手控通气时区域阻抗信号再分布。最后为常规机械通气（CMV）*(From Humphreys S, Pham TM, Stocker C, Schibler A: The effect of induction of anesthesia and intubation on end-expiratory lung level and regional ventilation distribution in cardiac children, Paediatr Anaesth 21:887-893, 2011.)*

析不准确的已知原因之一，动脉血气样本中白细胞计数明显增高，使氧耗量增加，从而使 PaO_2 下降。动脉采血之后未及时送检或采样不正确均可增加测量误差。假性低氧血症不仅发生于白细胞增多症，也发生于与真性红细胞增多相关的血小板增多症患者。

POCT 的发展需要解决一些相关限制因素，包括成本、准确性、数据管理和改善预后的证据。与期望相反，一些大学的医学中心虽有 POCT 设备，但检测样本数量并未增加（利用率不高）[297]。安装启用POCT 前，必须考虑个别院校的具体特点，比如，在某些医学机构内中心实验室血气分析往返时间很短，POCT 与之相比并不能够节约时间与成本。

特殊条件下的呼吸功能监测

随着生命支持方法的不断改进，作为气体交换和呼吸力学评估基础的生理模式发生了显著改变。例如，HFV 使 V_T 显著减少，呼吸频率大幅度增加。硬质气管镜检查或喉部手术时，麻醉医师须与外科医师共享气道，导致间歇性监测信息丢失，如关于气体流速、容量、压力和呼气末气体浓度。此时，根据体检结果（如视诊与听诊）进行临床评估变得极为重要。特殊条件下呼吸功能监测的具体注意事项将在后文中详述。

高 频 通 气

HFV 通气模式中 V_T 比解剖无效腔量还小，呼吸频率为正常的十倍到五十倍，瞬时气体流速很高。HFV 含义广泛，包括多种形式，如高频喷射通气

（high-frequency jet ventilation，HFJV）和高频叩击通气（high-frequency percussive ventilation，HFPV），二者都允许被动呼气，还有高频震荡通气（HFOV），其呼气动作是主动的由机器驱动。HFV 的气体交换机制复杂，包括对流扩散、湍流、摆动、流速分布扭曲和不对称、Taylor 扩散、分子弥散、侧支通气及心源性振荡混合[298-300]。此法与传统通气清除 CO_2（$\dot{V}CO_2$）的原理全然不同[301]。例如，传统的通气期间：

$$\dot{V}CO_2 \propto f\left(V_T - V_D\right) \qquad [32]$$

其中 f 为呼吸频率，V_D 为无效腔量。而 HFOV 期间[302]：

$$\dot{V}CO_2 \propto f\,\frac{V_{T2}}{V_D} \qquad [33]$$

虽然 HFOV 用于救治传统机械通气失败的呼吸窘迫新生儿并不少见[303-305]，但用于成年 ARDS 患者，似乎缺乏有效性，使其使用受限[306-307]。HFOV 使用高平均气道压低 V_T 通气，从而保持肺泡扩张状态却又不至于过度膨胀，这有利于肺保护性通气，因而HFOV 被重新考虑用于成年 ARDS 患者[308-312]。

大多数高频振荡器使用活塞推动气流主动进出气道，呼吸速率为 3 ～ 20 Hz[313-314]。但一些振荡器和大多数高频喷射呼吸机使用的是电磁换向阀[315-317]。HFOV 时，连续的温热湿化偏心气流通过气管导管近端运送新鲜气体和 CO_2，通过调节阀调节偏心气流速度和放空回路中的呼出气体来调整平均气道压力。多数 HFV 设备是通过压力转换或时间控制确立呼吸周期，平均气道压力

与压力振荡的振幅均显示于控制台上，以便临床医师调节。然而，由于 HFV 使用中的较高呼吸频率，压力振荡振幅的主要构成是由呼吸回路和患者气道中气柱的惯性产生的，因此压力振幅不代表肺扩张的程度。

临床上气流和压力监测中得到的有用生理信息在 HFV 中的使用会受到一定限制。传统机械通气时气道压力和流量与呼吸系统的基本力学参数相关，如气道阻力和组织顺应性。但 HFV 时，气道压力和流量反映的是中央气道气体复杂的阻力和惯性特征。许多研究评估了 HFV 期间的呼吸力学，通过 HFV 与传统机械通气的瞬时切换得到阻力和顺应性的基本估测数据[318]，或使用间歇性低频振荡测量获得气道和组织特性参数[319]。压力传输指数的定义是，直接在气管内测量的压力与在呼吸回路近端测量的压力（即振荡器测得的压力振幅）之比，其与组织弹性密切相关[319-320]。

无论采用何种 HFV，呼吸力学功能评估都是重要的监测组成部分。大多数高频呼吸机并没有明确地控制许多重要的生理参数，如平均气道压力和 V_T。因此，很难评估呼吸回路近端的压力和患者所接受的 V_T 之间的关系。实际上，这种关系是高度非线性的[303]，它依赖于频率、气体组成和惯性，以及患者呼吸系统的整体力学情况[211,250]。HFV 期间，V_T 在清除 CO_2 中扮演着重要角色（公式 33），准确测量气流量对于临床试验的发展和标准化来说是非常重要的[307]。热线风速仪与其他测量仪器相比，可以最准确地估计 HFOV 期间气道气流与 V_T[211,250]。

HFV 中充分的气体交换至关重要。一旦呼吸机设置有任何改变，30min 内应做一次动脉血气分析，稳定情况下每天应做两次动脉血气分析[308]。通常使用脉搏氧饱和度监测连续评估氧合状态，相对而言，CO_2 清除的监测更具有技术挑战性。在 HFV 设备中整合入各种形式的二氧化碳描记术程序的尝试[321-324]获得了不同程度的成功。HFV 期间 $PetCO_2$ 和 $PaCO_2$ 之间的相关关系是否差强人意，取决于呼出气体的采样部位[323-324]。$PetCO_2$ 与 $PaCO_2$ 差异的原因通常是许多旁路式 CO_2 测定仪测量反应时间较久[151]。气道开口处进行气体采样可使测得的 PCO_2 低于真正肺泡 CO_2 水平[322]。气管导管最远端采样的测量值最接近肺泡 PCO_2[325]，但临床可行性较差。经皮 PCO_2 监测评估 HFV 期间 CO_2 的清除具有相当大的发展前途[326]。

HFOV 尚未显示出改善成年 ARDS 患者的显著成果[301,306]，振荡的频率、振幅和平均气道压力对不均匀损伤肺所产生的影响不同[310]，目前对个体患者气体分布、容量复张和 V/Q 匹配等现象亦了解甚少。即便如此，这种模式通气代表一个有发展前途的保护性

肺通气方法。未来的临床试验将引导 HFOV 的治疗应用与技术发展[309]，从而提供此项技术应用于重症患者的理论基础。

喷射通气

喷射通气常用于需要气道开放的手术[327]。吸气时，高压通过特殊导管或硬质气管镜将 O_2 或空氧混合气体送入气道，喷射的气体连同夹带的周围环境空气使肺扩张。呼气时，肺内气体靠胸肺的弹性回缩排出体外。整个系统是开放的，呼吸气体明显逃逸至周围环境中[316]。

脉搏氧饱和度仪可用于监测喷射通气时的氧合。喷射通气，特别是 HFJV 时，由于无法直接测量呼出气体的成分和容量，如何确定是否通气与通气是否有效更具有挑战性。动脉采血测量 $PaCO_2$ 虽然准确，但为间断有创测量。通过一个专用管道，可以从气管导管或硬质气管镜远端采集气体样本。HFJV 期间，由于 V_T 小于无效腔量，定量二氧化碳描记图不能准确地反映 $PaCO_2$[328]。间断暂停 HFJV 或将呼吸频率减低至 10 次 / 分或以下可以解决上述问题，所测得的 $PetCO_2$ 能够准确反映 $PaCO_2$，并且能够间断进行通气监测[324,329-331]。经皮 PCO_2（$PtcCO_2$）为无创的持续测量方法。$PtcCO_2$ 虽然不如二氧化碳描记准确，但有助于监测 $PaCO_2$ 的变化趋势[331]。由于缺少 V_T 与持续 $PetCO_2$ 监测，使术中 HFJV 期间缺乏有效监测呼吸机是否脱开的测量数据。RIP 通过环绕于胸部的松紧带感应信号的变化监测呼吸，现已证明，RIP 可以可靠地区分 HFJV 是否正常运行，并可能发展成为监控 HFJV 中呼吸机是否脱开或是否缺乏有效胸部运动的监测仪[254]。

患者的院内转运

危重病患者的院内转运是一件经常发生的事。由于可能出现从简单的仪器设备问题直至重大事故，将成人和儿童患者从有先进监测设备的地点转运到更偏远的地方充满困难[332-334]。为了将患者安全转移，常常需要使用综合监测和许多仪器设备，特别是有一些如体外膜肺氧合器（extracorporeal membrane oxygenators，ECMO）和心室辅助设备等附加装置时。由于缺乏标准的监测技术和不良事件定义，各个研究所报道的转运相关不良事件的发生率差异很大。以往的研究表明，转运相关呼吸窘迫和气体交换功能恶化事件的发生率很高[333-335]。

理论上，转运中的呼吸监测应与转运前在 OR 或 ICU 中一样。实际操作时，在整个院内转运过程中至少应监测临床体征（如肤色、胸廓运动、听诊、气管分泌物）、脉搏氧饱和度和呼吸频率。若使用转运呼吸机，则必须有气道压力等数据显示，数字或图形均可。转运中的人为因素是重点，建议专业转运团队使用标准化程序进行转运前、转运中及转运后管理，可能减少不良事件的发生 [336-338]，这对于高危患者而言尤其重要 [337]。任何转运过程中都必须齐备建立和维持安全气道与血流动力学稳定的设备和药物。转运前准备阶段应确保氧气供应充足，低压报警运作正常。与手控呼吸相比，转运呼吸机可以提供更好的氧合，减少 pH 和 PCO_2 的波动 [335,339]。转运阶段可能需要几个专业人员在麻醉主治医师的协调和监督下进行具体操作。

自动数据系统

临床麻醉中越来越多地使用电子麻醉记录（参见第 1 章和第 5 章）。这些系统所提供的数据来自于医疗设备、临床信息管理系统和实验室数据。大量数字化实时数据带来了监测的新方法，但迄今为止，这些方法仍处于概念阶段，尚未实施于临床。事实上，虽然决策支持研究已经进行了许多年，但由于在 OR 和 ICU 中不稳定患者的紧急救治一向是医务人员的巨大挑战，其临床决策支持研究一直进展甚微 [340]。

电脑化的监测有助于改善临床监测 [341]。但例如超长时间的记录或对低概率事件的过度反应等与人类认知行为的差异，使其应用受限。而人类准确连续分析大量数据的能力有限。因此，理想的做法是使用计算机程序在所有生理数据中寻找细微但有意义的趋势。这些工具需要与监测内容密切融合以提高精度，减少假阴性和假阳性率。自动化监测不仅取决于实时测量值，也取决于之前的测量信息。报警限值不应为固定的某一阈值，而是根据测量信息的改变而动态变化。根据临床既定规则的计算方法使系统通过实时数据分析发现超出人类辨别能力的细微改变 [342-343]。这种自动化系统可以最大限度地减少监测故障，增强实时反应能力，提高长时间麻醉给药装置的性能。部分呼吸功能监测工具在成人和儿童中的使用已进行了评估 [340,344-346]。用于研究的数据库也已建立 [347]。自动数据系统的另一个潜在优势是建立闭环系统，如目前整合于市售的机械通气呼吸机中的调节装置 [345,348]。

虽然目前这些方法尚未用于临床，但它们有可能帮助发现更加实用可靠的监测流程。这样的自动系统将患者的安全性又提高了一个水平，一旦发现潜在的

危险事件，如连续低 SaO_2 或连续几个呼吸没有测量到 $PetCO_2$，能够自动声音报警、屏幕警报或自动显示提示临床医师的页面 [349]。这类警报系统已经使用在许多飞机上。若出现监测结果改变（如氧合改变持续数分钟），系统会向直接与患者接触的麻醉医师发出请求确认的信号，以快速实施治疗，评估是否为伪波干扰，和（或）需求帮助 [349]。

其他监测变量

氮洗出与呼气末肺容量

人们对氮洗出法在成人 [350-351] 和儿童 [352] 患者中使用的兴趣再次升温（参见第 95 章）。市售用于 ICU 的机械通气呼吸机中包含氮洗出技术（参见第 101 章）。人们感兴趣的主要参数是呼气末肺容量，是一个有潜在价值的测量指标，可用于优化机械通气中的肺扩张策略，并评估 PEEP 调整等通气干预措施的效果 [351]。氮洗出法实施时，阶梯式改变吸入气（传统上从室内空气至 $100\%O_2$，现用系统采用氮气洗出 - 洗入法，FiO_2 变化为 10% 至 20%），之后根据质量平衡公式计算肺容量。此法测量 ARDS 患者呼气末肺容量的准确性和可重复性良好，变异系数小于 4% [351]。根据 ICU 中因为临床原因进行 CT 检查的 30 名患者的数据，使用改良氮洗出 - 洗入技术测量的呼气末肺容量与 CT 测量值有良好的相关性（$r^2 = 0.89$），偏倚为 94 ± 143 ml（$15 \pm 18\%$ ；$P = 0.001$），在生产商提供的精确范围之内 [350]。此外，氮洗出术还可提供通气不均衡性的测量 [352]。

经皮测量氧和二氧化碳分压

气体交换是一个动态的，有时瞬息万变的过程。传统的直接监测法为动脉血气分析，虽然它仍是 PaO_2、$PaCO_2$ 和 pH 监测的金标准，但它并非连续放映，而只是一张张孤立的图片。循环血气的迅速评估可加快所需治疗的启动和通气方式的调整。如今临床需要的是 PaO_2 和 $PaCO_2$ 的无创连续监测法。

经皮测量氧分压（$PtcO_2$）和经皮测量二氧化碳分压（$PtcCO_2$）的目的是无创性估计动脉 O_2 和 CO_2 值，或至少无创估计这些变量的变化趋势。这些指标有助于新生儿与婴儿的重症监护管理 [353]（参见第 95 章），并可用于伤口愈合和高压氧治疗领域。经皮监测的优势是在无法进行呼出气采样时仍可使用，如 HFOV、窒息试验与无创通气。经皮监测的基础是 O_2 和 CO_2

通过皮肤弥散。由于气体不能完全渗透入皮肤，加温有助于气体弥散。温度升高（通常为42℃至45℃）可改变皮肤角质层结构，使气体弥散量增加、真皮充血、Hb解离曲线右移，从而导致皮肤表面的O_2和CO_2分压增加。这个过程最终导致局部血流的动脉化。$PtcO_2$和$PtcCO_2$的影响因素不仅包括动脉气体分压，还包括皮肤氧耗量、CO_2生成量与局部血流量。因此，$PtcO_2$通常比PaO_2低，$PtcCO_2$通常比$PaCO_2$高。

O_2传感器是电化学极谱Clark型电极，其化学反应速率与电信号相关，而电信号与O_2浓度成正比。CO_2测量采用的是pH电极（Stow-Severinghaus电极）传感器，pH的变化与PCO_2变化的对数成正比。CO_2监测仪使用温度校正系数通过$PtcCO_2$估算$PaCO_2$。一些设备可以根据动脉气血结果进行体内校准。婴儿表层皮肤菲薄，有利于经皮测量。反之，成年人皮肤较厚，相对有一层气体弥散屏障，不利于经皮测量。若$PtcCO_2$监测仪经皮电极温度过低，可产生系统偏倚。但对于极早产婴儿，应密切控制电极温度在40℃或41℃，以降低烧伤的危险，监测仪提供12%至15%的偏倚校正[354]。

$PtcCO_2$主要应用于新生儿ICU[353]。即使是极低出生体重婴儿，$PtcCO_2$与$PaCO_2$的平均差异为3.0 mmHg（95%的可信区间为0.2 ~ 6.0 mmHg；P <0.05）[355]。此外，$PtcCO_2$可用于连续评估呼吸衰竭患者机械通气的效果。这种条件下，对于1岁至16岁的儿童，$PtcCO_2$较$PetCO_2$更能准确而精确地反映$PaCO_2$。1岁至3.4岁儿童的$PtcCO_2$-$PaCO_2$差为2.3±1.3 mmHg，4岁至16岁儿童的$PtcCO_2$-$PaCO_2$差为2.6±2.0 mmHg[353]。对于相同年龄段儿童，$PetCO_2$-$PaCO_2$差较大（分别为6.8±5.1mmHg与6.4±6.3mmHg）。$PtcCO_2$与$PetCO_2$监测呼吸功能正常患者的准确性相当。婴儿和儿童先天性心脏病行心脏手术围术期监测，$PtcCO_2$较$PetCO_2$更能准确而精确地反映$PaCO_2$，但接受大量血管活性药物和处于低心排血量状态的患者除外（参见第94章）。

然而在成年人中，$PtcCO_2$尚未被证明可以可靠地替代$PaCO_2$用于麻醉和危重疾病的一般人群，$PtcCO_2$可能仅适用于某些特定情况。腹腔镜手术长时间气腹时，甚至$PetCO_2$的变化趋势都无法可靠地反映$PaCO_2$[357]，此时$PtcCO_2$能更准确地估计$PaCO_2$[356]。对于在深度镇静下行门诊宫腔镜的健康患者，耳垂$PtcCO_2$与放置于患者鼻部的旁流式$PetCO_2$监测相比，与$PaCO_2$更接近，偏倚更低（1.7 mm Hg $vs.$ − 7.0 mmHg），与$PaCO_2$的平均差更小（3.2±2.6 mmHg $vs.$ 8.0±6.0 mmHg）（参见第89章）[358]。$PtcCO_2$监测仪发现$PaCO_2$超过50 mmHg的灵敏度高于$PetCO_2$（66.7% $vs.$ 33.3%；P <0.01）[358]。$PtcCO_2$亦有助于非体外循环冠状动脉旁路移植术后脱离机械通气[359]。对6名血流动力学稳定的成人重症监护患者超过8小时的$PtcCO_2$监控提示经皮监测可能达到的偏倚和可信区间分别为0.4 mmHg与− 5.5 mmHg至6.4 mm Hg[360]。因呼吸衰竭入住急诊科的成年患者，$PtcCO_2$与$PaCO_2$的差异仅0.1mmHg，可信区间为− 6 mm Hg至6.2 mm Hg。没有患者因为固定于耳垂部位监测电极的加热而发生不良事件。然而在无创机械通气患者中可观察到无法接受的过大变异[361]。

无论是正常婴儿还是极低出生体重儿，$PtcO_2$与PaO_2的一致性较好，平均$PtcO_2$-PaO_2差为2.3mmHg（−1.5 mmHg至6.8 mmHg），新生儿ICU中使用时其差异在临床可接受范围内（参见第95章）。$PtcO_2$在新生儿中的额外重要性是用以发现脉搏氧饱和度无法检测的高氧。$PtcO_2$在成年患者中的使用主要集中于伤口管理、周围血管疾病和高压氧治疗。虽然$PtcO_2$用于成人很有发展前景，但其在指导复苏治疗[362]和在非体外循环冠状动脉外科手术中测量[363]的变异度非常高。将$PtcO_2$与低流量状态的相关性与动脉血气分析相结合，可用于评估皮肤血流量是否充足，并由此推断血流动力学是否稳定[364-365]。

$PtcCO_2$监测不能完全替代$PetCO_2$，后者仍是手术室内气管插管后确认气管导管位置和连接正常的标准监测程序（已在组织氧合一节中详述）。

总之，经皮测量在连续监测新生儿和婴儿气体交换方面具有优势，但其在围术期的广泛应用仍有受到许多限制，如皮肤血流量差、需要经常校准、反应时间慢、长期使用有皮肤灼伤的风险。

肺　　水

肺水肿是肺损伤的标志。肺水肿的产生原因包括肺内和肺外因素引起的肺毛细血管静水压增高（心源性）、肺泡毛细血管膜通透性增加（非心源性）和肺淋巴引流减少。因此，定量监测血管外肺水（extravascular lung water，EVLW）可协助诊断和治疗上述病理情况，包括液体治疗、利尿剂的使用和机械通气。评估患者水肿的方法有成像技术（如胸片、超声、CT和EIT）和指示剂稀释法。

成像技术

临床上最常用的方法为床旁胸片，其可以半定量评估EVLW、分布范围以及进行可能病因分析。胸片的主要局限性是它的准确性较差，原因是：①少量肺水不可见，肺水量增加 30% 时才可以通过胸片辨别 [366]；②气体腔隙中任何放射线可透过的组织（如肺泡出血、脓液和支气管肺泡癌）均可产生与肺水肿近似的放射线图像；③技术因素，包括旋转、吸气、正压通气、患者体位及曝光不足或曝光过度，均可使敏感性和特异性下降；④胸片读片医师的观察者内变异 [367-368]。CT 是另一种定量分析 EVLW 的影像学技术。动物实验中，CT 的密度可以检测出少至 50% 的 EVLW 增加 [162]。以 CT 检查为基础的研究证明，只有当 EVLW 增加至接近 200% 至 300% 时，才会出现明显继发于肺水肿的低氧血症 [163]。便携性差和高辐射暴露限制了 CT 用于连续术中监测。正电子发射断层扫描 [165] 和磁共振成像技术 [166] 也可用于评估肺水，但不适于作为围术期的常规监测项目。如前所述，超声与 EIT 也是评估肺水的方法。

指示剂稀释法

指示剂稀释法测量 EVLW 优于血氧测定与胸部 X 线检查。测量方法是通过中心静脉注射一至两种指示剂，测定动脉血中指示剂的浓度。早期使用的是双指示剂稀释方法。在跨肺热稀释技术测量 EVLW 的临床设备发展起来之后，床旁监测变得十分方便，此法再度获得关注 [369]。中心静脉输注冷生理盐水作为单一的指示剂，通过外周动脉获得的温度曲线计算 EVLW 和其他血流动力学参数（如心排血量）[370]。此法有良好的可重复性，与实验室称重法相关性佳，是有用的临床与实验研究工具。EVLW 是严重脓毒症 [371] 与 ARDS [372-373] 患者死亡率的预测因子。此法是早期发现肺水肿的诊断工具 [374]，可用于食管手术中评估机械

通气的效果 [375]，还可指导 ARDS [376] 和蛛网膜下腔出血 [377] 患者液体治疗，评估心脏手术中激素类药物的使用效果（参见第 67 章）[378]。在研究沙丁胺醇治疗 ARDS 患者（β- 受体激动剂肺损伤试验 [379]）和肺切除术后肺水肿疗效的临床试验中，EVLW 为主要的预后变量（参见第 66 章）[380]。

这种技术的局限性源于相当多的、有时相互矛盾的假设 [370,381]。测量的假设包括热指示剂能够到达所有的肺区域，并在其中达到平衡，在注射部位和温度测量部位之间的中央循环容量被描述为少量个体化的充分混合腔室，每一个腔室的温度都随时间改变单指数衰减。实验证据表明，测量方法的假设并不适用所有情况，重要因素之一是一旦发生肺损伤，肺灌注的区域分布将发生改变 [370,382-383]，这些改变可明显影响测量结果 [381]。实际上，肺灌注再分布对测量值产生的影响比 β 受体激动剂肺损伤试验所观察到的试验组和对照组之间的差异更大 [379,382]。上述结果与肺损伤类型对 EVLW 测量准确性的影响 [384-386]，以及跨肺热稀释技术与 CT 定性分析 EVLW 之间的低相关性相一致 [387]。因此，并不能理所当然地认为跨肺热稀释技术可以可靠地测定 EVLW 变化趋势 [388]，它需要根据同时发生的肺区域灌注改变进行解读。最后，实施该技术需要放置动脉和中心静脉导管，因此增加了患者的创伤。未来的研究和使用经验将决定此种监测方法的临床地位。

参 考 文 献

见本书所附光盘。

第 52 章　肾功能监测

Kathleen Liu • Mark Stafford-Smith • Andrew Shaw

孙宇译　姜虹审校

致谢：编者和出版商感谢 Solomon Aronson 博士在前版本章中所作的贡献，他的工作为本章节奠定了基础。

要　点

- 围术期急性肾损伤（AKI）（原先称为急性肾衰竭）的发病率根据所用定义的不同而具有差异性。
- 需要透析治疗的急性肾损伤虽然并不常见，但是具有极高的发病率和死亡率。
- 围术期急性肾损伤的发病机制较为复杂，通常涉及多种因素，包括缺血 / 再灌注损伤、炎症以及毒素作用。
- 在围术期对肾血流动力学或肾小管功能进行反复的直接评估并不现实；因此，血清肌酐水平变化趋势等间接性评估，是目前最为实用的围术期肾功能评估工具。
- 术中尿的生成取决于多种因素，不是术后肾功能障碍风险的有效评估指标。但术中尿量较低的患者在术后可能会出现肾功能障碍，因此术中应仔细监测患者的尿量。
- 血清化学和尿液指标，如血尿素氮、肌酐和尿钠排泄分数，通常为肾功能恶化的晚期指标，不能帮助临床医师清晰地判断肾衰竭的病因。
- 检测肾功能的最为敏感和最具特异性的临床方法是直接测量肾小球滤过率（GFR）。但该测量值受时间及测量方法的限制。
- 肾损伤的早期生化标志物可能很快会成为快速提供临床信息的新的检测项目。
- 容量超负荷是预示 AKI 患者预后不良的一个危险因素，可影响如血清肌酐等传统肾功能标志物的浓度。

急性肾损伤（AKI）（既往被称为急性肾衰竭）的特点是肾小球滤过率（GFR）快速下降和含氮排泄产物 [血尿素氮（BUN）和肌酐] 的积累。根据用于 AKI 精确定义的不同，在所有住院患者中其发病率大约为 5% ~ 25%，在病情较为严重的加强医疗病房（ICU）患者中的发病率则更高（另请参阅第 101 章）。急性肾损伤也是接受重大手术患者的一种严重的围术期并发症 [1]。由于 AKI 的发病率因使用定义的不同而不同，其死亡率在轻度 AKI 患者中为 10% ~ 35%，而在 ICU 病房中 AKI 所导致的死亡率则为 50% ~ 80%（请参阅第 101 章）。不过，透析支持治疗降低了 AKI 的死亡率。相比之下，二战期间少尿型 AKI 的死亡率为 91%，在朝鲜战争期间因采用透析治疗其死亡率下降至 53%[2]。心脏或大血管手术后有 1% ~ 7% 的患者会出现需行透析治疗的 AKI，且这种情况具有很高的并发症发病率和死亡率（图 52-1）（请参阅第 67 和 69

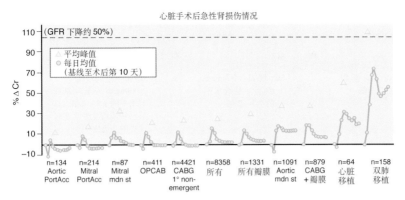

图 52-1　几种不同心脏手术后首个 10 天内日均血清肌酐值（圆圈）和未调节的血清肌酐平均峰值（三角形），用术前血清肌酐水平的相对变化来表示。需要注意的是，对于每个手术，由于不同患者血清肌酐水平出现峰值的日期不同，所以平均峰值超出最高日均值。Aortic mdn st，胸骨正中切开主动脉瓣置换术；Aortic PortAcc，微创胸骨切开主动脉瓣置换术；CABG 1° nonemergent，冠状动脉旁路手术 1° 非急诊；% ΔCr，血清肌酐升高峰值百分数；GRF，肾小球滤过率；Mitral mdn st，胸骨正中切开二尖瓣手术；Mitral PortAcc，闭式体外循环下的二尖瓣手术；OPCAB，非体外循环冠状动脉旁路手术 *(From Stafford-Smith M, Patel U, Phillips-Bute B, et al: Acute kidney injury and chronic kidney disease after cardiac surgery, Adv Chronic Kidney Dis 15:157-177, 2008. Used with permission.)*

章）[3-8]。尽管心脏手术后 AKI 患者死亡率有所下降，但出现 AKI 的概率则有所升高。这些情况综合起来实际上增加了由 AKI 所导致的死亡风险[9]。

围术期肾衰竭一直以来都被定义为需要术后透析治疗的肾损伤情况。但有关这一概念的观点在过去几年内已有所变化。首先，由于对于开始时具有正常基线肾功能的患者和对于开始时即为晚期慢性肾病的患者来说，需要术后透析治疗的指征明显不同，而且由于透析治疗没有统一的标准，对于单一地使用透析治疗来定义 AKI 一直存有争议[10-12]。其次，由于 AKI 采用的是非标准化的定义，因此难以对各研究进行比较。例如，在一篇纳入 28 项研究的综述中[13]，围术期 AKI 互不相同。第三，专注于血清肌酐的微小变化和尿量的变化来定义 AKI 的这类共识定义已获得了广泛的采纳。最后的结论基于对肾功能的微小变化与死亡风险增高直接相关这一观点的认同而做出。

因此，近来的共识标准已被用于定义围术期和其他医学背景下的急性肾损伤。第一个被提议的共识标准为 RIFLE（R，风险；I，损伤；F，衰竭；L，丢失；E，终末期）肾病标准，由急性透析质量倡议组制定（表 52-1）[14]。这些标准随后由急性肾损伤网络组织进行了两次修订[15]，并被纳入最近出版的《改善全球肾病预后组织（KDIGO）急性肾损伤指导原则》中[16]。从表 52-1 所列的具体信息可见，这些标准的主要组成部分强调了肌酐水平相对于基线值的相对和绝对变化，以及多种急性肾损伤严重程度的定义。因

此，较为轻微的急性肾损伤（如 KDIGO 的 1 期疾病）会比 3 期疾病更常见，并且其死亡率也较低。这些标准还建议了基于尿量的急性肾损伤定义。不过，由于其他方面的复杂性，包括缺少对病态肥胖者的校准等，采用尿量标准无法有效反映其与不良预后包括死亡率之间的关系[17]。

由于医疗人口出现老龄化现象，以及更多重症患者接受不断增加的高风险手术，围术期患者发生 AKI 的风险也相应地增加了。事实上，近来的一项关于择期重大手术后透析治疗的研究提示，需要透析治疗的 AKI 的发生率从 1995 年的 0.2% 增加到了 2009 年的 0.6%，其中大部分增长发生于血管和心脏手术后（请参阅第 67 和 69 章）[18]。尽管缺血可能是围术期 AKI 的主要原因[19-20]，但在这一共识下却一直没有制定出成功的肾保护措施[21]。此外，围术期 AKI 的其他病理生理促发因素包括：造影剂肾病、色素肾病（例如血红蛋白、肌红蛋白）、胆固醇栓塞性（如动脉粥样硬化栓塞）肾病、氨基糖苷毒性肾病、去甲肾上腺素诱发的肾病以及脓毒症（也称为全身炎症反应综合征）。动物研究表明，应用肾保护性干预措施来治疗这类单纯肾病通常可取得成功的试验结果；遗憾的是，相同的这类肾保护措施在人类中很少能获得成功。不过，将单纯肾病的特定疗法非选择性地应用于在不同患者具有不同表现的混合性肾病，显然是无法取得疗效的。针对某种类型肾衰竭的保护性措施甚至可能会增加另一类型肾衰竭的风险；例如，增加肾血流量（RBF）或许可

表 52-1　RIFLE、AKIN 和 KDOQI 的急性肾损伤（AKI）共识标准比较

	RIFLE		AKIN		KDIGO	
等级	SCr	期	SCr	期	SCr	尿量 *
风险	SCr 增高至 > 基线水平的 1.5 倍	1	SCr 增高 >0.3mg/dl 或至 > 基线水平的 1.5 ~ 2 倍	1	SCr 在 48h 内增高 > 0.3mg/dl 或至 > 基线水平的 1.5 ~ 2 倍，且已知或假定发生在过去的 7 天内	尿量 <0.5mg/（kg · h）并持续 >6h
损伤	SCr 增高至 >2 倍基线水平	2	SCr 增高至 >2 ~ 3 倍基线水平	2	SCr 增高至 >2 ~ 3 倍基线水平	尿量 <0.5mg/（kg · h），并持续 >12h
衰竭	SCr 增高至 >3 倍基线水平，或增高 >0.5mg/dl 至绝对值 >4mg/dl	3	SCr 增高至 >3 倍基线水平，或增高 >0.5mg/dl 至绝对值 >4mg/dl，或需要接受肾替代治疗	3	SCr 增高至 >3 倍基线水平，或增高至绝对值 >4mg/dl，或需要接受肾替代治疗；在儿科患者中，eGFR<35ml/（min · 1.73m²）	尿量 <0.3mg/（kg · h），并持续 >12h，或无尿 >12h
丧失	需接受肾替代治疗 >4 周					
终末期	需接受肾替代治疗 >3 个月					

在定义 AKI 损伤时，三个共识标准采用了相同的尿量标准，但所用的肌酐标准则稍有不同。
AKIN，急性肾损伤网络组织；eGFR，估计的肾小球滤过率；KDOGI，改善全球肾病预后组织；RIFLE，风险、损伤、衰竭、丧失、终末期；SCr，血清肌酐。
* 在所有三种共识标准中通用

缓解缺血 - 再灌注损伤，但同时也会产生更多的粥样硬化栓子和炎症介质。术后 AKI 不是一种单一疾病，很可能是几种单纯肾病的组合，对于特定患者和手术程序，每种单纯肾病具有不同的重要性（图 52-2）。

我们需要的是在及时的床边肾功能监测指导下的个性化肾保护措施。因此，在寻求改善肾功能保护方法以及制定 AKI 风险分层策略方面，当前应着重关注肾功能监测的进展（另请参阅第 23 章）。

肾生理学功能

肾是由中胚层发育而来的豆形腹膜后器官，每个重约 150g。

它们是体内血液灌注量最大的大型器官，其重量仅占人体总体重的 0.4%，但却接受多至 25% 的心排血量；相比之下，在休息状态下流经肾的每克组织血流量是高度运动状态下流经肌肉的每克组织血流量的 8 倍。值得注意的是，肾血流量主要并非与代谢需求相关；正是这种过度的血流量使得在成人体内血浆的滤过速度可达 125 ~ 140ml/min。肾灌注确实还存在自身调节反馈，包括肌源性机制和管 - 球反馈，其通过限制肾血流量出现较高的压力（如 >80mmHg）来保护肾小球免受过量血管内压力所致的损害[22-23]。但由于肾内的血流量分布具有明显的区域差异性，再加上较高的代谢需求这一矛盾情况，使得有些区域（如肾髓质）极易遭受缺血损伤。肾皮质每克组织血流量分别超出髓质外带和髓质内带血灌注量的 3 倍和 20 倍[24]。

大体解剖和内部结构

简单来说，肾实质的内部形态结构具有高度的组织性，包括深部的髓质和表层的皮质[4]。髓质进一步分为内髓和外髓区域。紧密排列的肾单位为管状结构，包含多个特殊节段：肾小球、近曲小管、髓袢、远曲小管和集合管（图 52-3）。集合管将尿液输送至肾盂，然后进入输尿管并继续进入膀胱。每个肾约含有 100 万个肾单位。髓袢和集合管位于肾深部（肾髓质）。根据肾小球部位可将肾单位分成两种不同类型，分别为皮质肾单位（85%）和近髓肾单位（15%）；只有近髓肾单位具有可深入髓质并参与逆流交换作用的髓袢，而逆流交换作用正是形成高度浓缩尿液的机制。

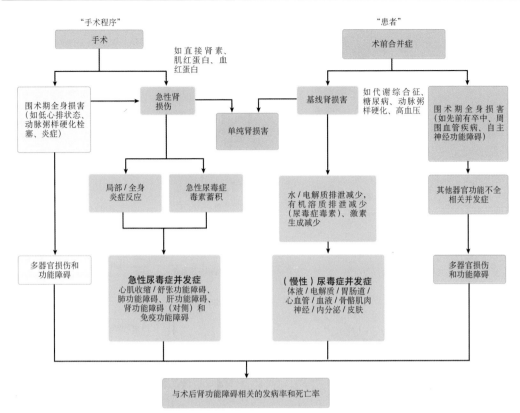

图 52-2 引发围术期急性肾损伤（AKI）和术后发病率和死亡率风险的手术相关的程序和患者因素。值得注意的是，尽管急性肾损伤本身可引起发病率和死亡率风险，但这种相关性在很大程度上还受其他可导致相同损伤的严重疾病的影响，如脓毒症，这类疾病本身可产生损伤，并且是不良预后的主要根源 *(Modified from Stafford-Smith M, Patel U, Phillips-Bute B, et al: Acute kidney injury and chronic kidney disease after cardiac surgery, Adv Chronic Kid Dis 15:157-177, 2008. Used with permission.)*

血 管 解 剖

　　单支肾动脉进入肾门后经多次分支，最终产生的弓形动脉穿过皮质和外髓质的分界（见图 52-3）[25]。弓形动脉再分出小叶间动脉，并继续向肾表层分支，产生无数的入球小动脉穿过皮质，这些入球小动脉相应地形成了各肾小球毛细血管网。肾小球毛细血管网是血浆成分被滤过并从血管进入肾小管的屏障。特殊的带负电荷有孔毛细血管内皮细胞和经基底膜分隔的肾小管上皮细胞（足细胞）可允许大约 25% 的血浆容量进入肾小球（肾小囊）；正常情况下，只有分子量小于 60 ~ 70kDa（千道尔顿）的成分可被滤过。很多疾病可导致该分界面出现异常，从而使分子质量大得多的蛋白质甚至红细胞通过；表现为肾病综合征（蛋白尿 > 3.5g/24h）或肾小球肾炎（蛋白尿和血尿）。当上述毛细血管网离开肾小球时，毛细血管相互融合形成

出球小动脉。随后出球小动脉再次分支形成肾小管周围毛细血管网，为肾小管提供营养。管周毛细血管网在重新融合形成小静脉之前，接受来自肾小管细胞的重吸收液和溶质。近髓肾小球的管周血管被称为直小血管，伴随着髓袢深入髓质内。肾的静脉系统与动脉系统相并行，并最终通过肾静脉将血液回输至下腔静脉内。肾的血管供应具有严格的节段性特点，动脉或静脉的栓塞性梗阻均可呈"楔形"影响肾实质，包括受累肾单位的所有皮质和髓质肾小管成分。

　　髓质缺氧是一个重要概念，指的是肾髓质处于低氧水平，即便是在正常的休息状态下。水钠重吸收取决于髓质间质的高渗状态。髓袢的逆流倍增系统是肾排出或保留水钠能力的关键要素。

　　流向肾皮质的血流量明显过多是为了增加流量依赖性功能，如肾小球滤过和肾小管重吸收。在髓质内，血流量和氧储备量受到用于尿液浓缩的肾小管血管解

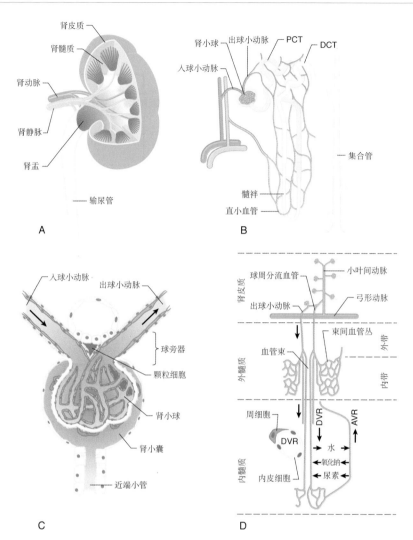

图52-3 A. 肾的内部结构，包括血管系统、皮质部和髓质部以及尿路结构。B. 肾的功能单位是肾单位。C. 肾小球是血浆滤过的部位；进入肾小球的血浆约有 20% 将通过特殊的毛细血管壁进入肾小囊，并进入肾小管经处理后生成尿液。D. 肾的血管解剖结构具有高度的组织性，髓质微循环是逆流交换产生机制的一部分[41]。AVR，直小血管升支；DCT，远曲小管；DVR，直小血管降支；NaCl，氯化钠；PCT，近曲小管 *(A, From http://www.nida.nih.gov/consequences/kidney/ Accessed February 17, 2008. **B,** From <http:// cnx.org/conte nt/m44809/1.8/>. (Accessed 24.02.14.) **C,** From <http://www.cixip.com/index.php/page/content/id/422/>. <Accessed 26.06.14.) **D,** From Pallone TL, Zhang Z, Rhinehart K: Physiology of the renal medullary microcirculation, Am J Physiol Renal Physiol 284:F253-F266, 2003. Used with permission.)*

剖结构的限制。将血液输送至髓质的肾小管形态呈发夹的环状，其升支和降支间的部位可进行溶质的逆流交换作用[26]。髓质深部的渗透梯度要求髓袢升支粗段进行钠的主动运输并限制通过髓质血管的血流量，以防止深部肾小管内的溶质漏出。为保持髓袢升支粗段的这种浓度梯度，需要较高的能量（即钠的主动转运）以及较低的氧输送量。

形成逆流交换作用及产生尿素浓度梯度的必需因素可共同导致正常的髓质氧分压（PO_2）大大降低（如低至 $10 \sim 20mmHg$）；这些因素包括溶质主动运输的高氧需求和缓慢的血流供应（肾血流量的 5% ～ 10%）。肾皮质和髓质的平均血流量分别为 $5ml/(g \cdot min)$ 和 $0.03ml/(g \cdot min)$，氧摄取率（即氧消耗量占氧输送量的比率）则分别为 0.18 和 0.79。直小血管降支为具有血管活性的小动脉微血管，在解剖位置上可调节流至内外髓质的总体和局部血流量[26]。通常情况下，皮质的氧分压约为 50mmHg，髓质的氧分压约为 8 ~ 15mmHg，使得髓袢升支粗段最易出现组织缺氧[27]。这种不稳定的结构特点强化了肾的某些特定的内环境平衡能力，尤其是浓缩液体的形成，但同时也使得肾髓质极易发生局部的缺血性损害[28]；即髓袢升支粗段在低氧环境下的高代谢作用需求使其特别容易遭受与氧的供需失衡相关的损害[29-30]。

正 常 功 能

静息状态下的肾通过血浆滤过作用持续地调节体内成分，从而将液体量、容量渗透摩尔浓度、酸碱性以及各种电解质维持在特定范围内。每 3min 就有相当于 12 盎司软饮料的血浆容量被滤过，并且除了 1%（4ml）的容量外，其余均被重吸收至血液循环；剩余的即为尿液。经肾小管严格调节的为细胞外溶质，包括钠、钾、氢离子、重碳酸盐和葡萄糖。肾还会生成氨，并清除代谢和含氮废物，包括肌酐、尿素、胆红素和毒素类物质，以及多种类别的药物。最后，肾还可产生葡萄糖并分泌循环型激素，影响红细胞生成、体循环动脉血压以及钙稳态。

高浓度醛固酮可刺激钠和水的重吸收，主要发生在远端肾小管和集合管。醛固酮由肾皮质根据肾素 - 血管紧张素 - 醛固酮系统的反馈调节而生成，简述如下。输送至致密斑的钠离子减少可导致近球旁器的颗粒细胞释放肾素。肾素催化血管紧张素原释放血管紧张素 I。然后，血管紧张素 I 在肺内经血管紧张素转换酶作用进一步转化为血管紧张素 II。血管紧张素 II 可刺激醛固酮的生成。

抗利尿激素（ADH，血管加压素）主要作用于集合管，以促进水的重吸收。当血容量渗透摩尔浓度增高时，其刺激下丘脑的渗透压感受器，从而使垂体后叶释放抗利尿激素。抗利尿激素的释放同时也受精神压力以及动脉血二氧化碳分压（$PaCO_2$）增高的影响[31]。高水平的抗利尿激素可导致较低的浓缩尿排泄量。刺激心房压力感受器或心房容量增高可抑制抗利尿激素的释放[32]。

心房钠尿肽（ANP）可引起全身性血管舒张，通过提高肾小球滤过作用促进肾排泄钠和水[33]。血管内容量增高可刺激心房和其他器官分泌钠尿肽，其通过放松血管平滑肌、降低交感神经刺激以及抑制肾素 - 血管紧张素 - 醛固酮系统来降低体循环动脉压。肾还能合成前列腺素，以调节其他激素的影响。例如，在

血流动力学不稳定以及肾上腺素刺激增加的情况下，前列腺素 E_2 可降低血管紧张素 II 对入球小动脉的血管收缩作用，从而维持肾血流量。在正常水合、肾灌注以及钠平衡状态下，抑制前列腺素的合成不会影响肾功能。但当肾出现血管收缩情况如低血压和低血容量时，肾前列腺素的存在对于保持充足的肾血流具有关键性作用。服用非甾体消炎药（NSAID）的患者在循环状况受损状态下具有一定的风险，因为这些药物会抑制环氧合酶活性，而环氧合酶是前列腺素合成途径的一种重要作用酶，从而使肾（入球小动脉）易受血管紧张素 II 以及其他通常用于维持血管内容量以及灌注压的儿茶酚胺类药物的全身性血管收缩作用的影响。

肾、输尿管和膀胱间的相互作用可影响尿液的生成[34]。全身麻醉可降低输尿管收缩速率[35]。自主神经系统也在输尿管功能方面发挥着重要的作用，因而在尿液形成方面具有重要作用[34]。胆碱能激动剂通常可提高输尿管收缩的频率和强度。主要作用于肾上腺素能受体的药物易于激发输尿管的收缩作用，而主要用于激活肾上腺素能受体的药物则倾向于抑制输尿管的收缩作用。组胺可刺激输尿管收缩。在各种制剂中，吗啡可提高输尿管平滑肌张力。在人体内，输尿管不规则蠕动性收缩通常由阑尾炎和腹膜炎所导致的腹膜后炎症引起[36]。

肾对血浆处理的大致过程包括：肾小球滤过作用（~ 120ml/min）；随后，多达三分之二的水和电解质通过近曲小管的主动运输被快速重吸收至血液循环。剩下的肾小管内容物中，有三分之二在髓袢和远曲小管被缓慢重吸收。最终，当原尿流向更大的尿液汇集结构时（1 ~ 2ml/min），剩余液体内更多的水在集合管内被重吸收（5 ~ 10ml/h）。

缺血性急性肾损伤的病理生理过程

总体来说，AKI 的病因可分为肾前性、肾性和肾后性因素。在围术期情况下，由于血容量不足或由于相关的慢性肾前性生理状况恶化，例如因容量过多而加重的充血性心力衰竭，患者的肾前性 AKI 风险可能会增加。根据不同的手术特性，患者还可因输尿管、膀胱或尿道梗阻而导致肾后性 AKI 风险增加。不过，围术期 AKI 的主要原因是急性肾小管坏死（ATN）。尽管本章节着重于肾的血流动力学分析，但由于治疗潜在病因对于 AKI 的逆转和潜在的肾功能恢复具有关键性作用，因此确定 AKI 的原因同样非常重要。

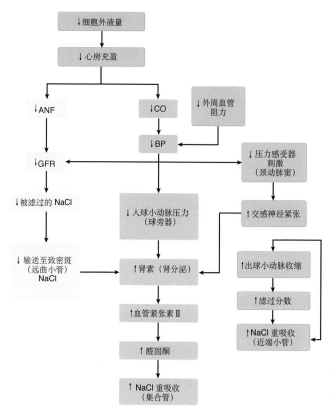

图 52-4 细胞外液容量降低（如血容量减少、出血）引起的肾对钠和容量进行调节的作用机制。ANF，心钠素；BP，血压；CO，心排血量；GFR，肾小球滤过率；NaCl，氯化钠

急性肾小管坏死的两个主要机制为缺血-再灌注和肾毒性作用，常见于许多手术操作并引起大量术后 AKI 的三种常见损害原因为：灌注不足、炎症和动脉粥样硬化栓塞。在特定患者中出现的其他一些肾损害病因可包括：横纹肌溶解和特定药物相关性作用。有些特定类别的药物可能还可通过其血流动力学方面的作用而导致肾灌注不足［特别是血管紧张素转换酶（ACE）抑制剂、血管紧张素受体阻滞剂（ARB）和非甾体消炎药物（NSAID）］，这些是急性肾小管坏死的风险因素。

与休克或严重脱水相关的缺血性肾衰竭通常会先出现正常肾适应的早期代偿阶段（如肾前性肾衰之前），随后出现肾前性氮质血症，此时，肾最大限度地发挥能动性，通过对溶质和水的最大程度的保留来维持内环境平衡，但同时也导致了含氮终产物的潴留（图 52-4）。对社区获得性 AKI 的研究发现肾前性氮质血症的发生率可达 70%[37]。相比之下，某个对医院获得性 AKI 的经典研究显示，尽管血液灌注不足占 AKI 病例的 42%，但这些病例中只有 41% 的血液灌注不足

由血管内容量不足所引起[38]。尽管肾前性氮质血症是不良征兆，且通常伴随有少尿症状［<0.5ml/(kg·h)］，但它是可逆的。在某个关键时刻，当病情超出了维持肾灌注的代偿机制时，缺血可导致不可逆的肾细胞坏死或急性肾小管坏死[39]。这一现象代表了缺血性急性肾损伤的单纯形式。其他形式的急性肾小管坏死可因毒素作用而产生，包括药物（氨基糖苷类、顺铂）、色素（例如血红蛋白、肌红蛋白）和造影剂。由于损害呈突发性，因此这些类型的急性肾小管坏死没有事先出现肾前性氮质血症伴少尿这样的典型模式。重要的是，大多数围术期 AKI 病例是由多种肾损害导致的结果，而非因某一单纯病因而引起（图 52-5）。因此，出现肾前性氮质血症的患者很可能具有更高的毒性急性肾小管坏死风险。

当输送至肾的血流中断时间超过 30～60min 时，可出现急性肾小管坏死和不可逆性肾细胞损害。对于一般成年人，肾接受的血流量是 1000～1250ml/min，或肾组织接受血流量为 3～5ml/min/g，这远远超出了提供肾自身氧需求量所需的血流量。肾皮质内血流可

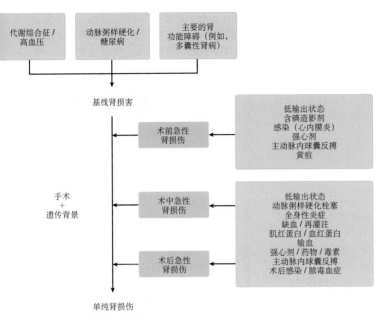

图 52-5　预示可出现术后肾损伤的围术期临床风险因素

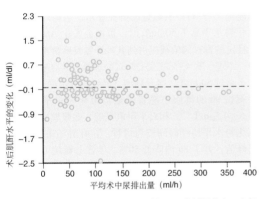

图 52-6　尿流速低 [<0.5ml/(kg·h)] 是 AKI 诊断标准中一个标志，但在严格的围术期内，它并非是急性肾损伤诊断的一个有意义的评价指标。在本研究中，主动脉手术的术中尿量与术后血清肌酐水平变化之间缺乏相关性 (From Alpert RA, Roizen MF, Hamilton WK, et al:Intraoperative urinary output does not predict postoperative renal function in patients undergoing abdominal aortic revascularization, Surgery 95:707-711, 1984. Used with permission.)

能无法被均匀分配（见图 52-3）[24]。由于大部分肾小球位于肾皮质内，而肾皮质依赖氧化代谢获取能量，所以缺血性缺氧可损伤肾皮质结构，尤其是近端小管直段。当缺血情况持续发生时，葡萄糖和底物的供应将继续减少；糖原被消耗，使得在很大程度上依赖糖酵解来获取能量的肾髓质更易受到不良影响。早期的

细胞变化是可逆的，如细胞器肿胀，尤其是线粒体肿胀。当缺血加重时，腺苷三磷酸的缺乏可干扰钠泵机制，使水和钠聚积在肾小管上皮细胞的内质网中，细胞开始发生肿胀。肾小管损伤通常发生于肾缺血后的25min 内，这时近端小管细胞刷状缘的微绒毛开始发生改变。在随后的 1h 内，这些微绒毛坍塌至肾小管腔内，且细胞膜水疱突出至近端小管的直段。数小时后，肾小管内压升高，肾小管内液体被动反流。不出 24h，远端肾小管管腔内出现管型。在缺血 60～120min 后，即使肾血流量彻底恢复，长时间的血管收缩仍会造成肾小球滤过率（GFR）在很长一段时间内难以升至基线水平[40]。

麻醉、手术和正常肾功能

值得注意的是，少尿 [<0.5ml/(kg·h)] 作为 AKI 的预示症状，其在围术期的重要性要低于其他临床情形下的重要性（图 52-6）[41-42]。麻醉和手术主要通过改变肾小球滤过率来影响正常的肾功能。血压的波动对肾血流量和肾小球滤过功能具有重大影响[43-45]。麻醉药的干预，无论是吸入麻醉剂、静脉麻醉药物或局部阻滞剂，一般都会降低动脉血压和心排血量，从而减少肾血流量，导致肾小球滤过和尿液形成减少[46]。通常的术前用药会影响尿量。例如，麻醉药和巴比妥酸盐可导致肾小球滤过率和尿量稍降低。

手术和麻醉干预可对自主神经系统产生影响，例如会使循环血液中的儿茶酚胺含量增高，儿茶酚胺可改变肾血管阻力并减少肾血流量，从而降低肾小球滤过功能。肾的正常生理机能包括肾上腺素能受体分别在调节血管收缩（α_1 受体）和舒张（α_2 受体）这两方面的作用。围术期的尿量还可受到循环中抗利尿激素水平变化的影响，尤其是在神经外科手术过程中（另请参阅第 70 章）。

局部麻醉

局部麻醉药物和肾以复杂的方式相互作用，根据患者心血管、肾、体液和电解质的基础状况而有所不同（另请参阅第 56 章和第 57 章）[47]。通常情况下，硬膜外麻醉和脊髓麻醉可降低全身及肾血管交感神经兴奋性[47]。脊髓胸 4 段（T_4）至腰 1 段（L_1）负责肾血管系统的交感神经支配作用，其由来自腹腔神经丛和肾丛的交感神经纤维所介导[48-49]。第 4 胸椎水平以上的自主神经阻滞同样可阻断心动加速对心脏的交感神经支配作用。如果椎管内阻滞降低了动脉血压和心排血量，那么肾血流量将下降，与肾小球滤过作用和尿量降低相匹配。Suleiman 及其同事[50] 对健康志愿者的研究显示，在胸 6（T_6）水平感觉阻滞的硬膜外阻滞麻醉过程中肾血流量无变化。确切地说，平均动脉压维持在 70mmHg 以上，且肾血流量降低程度不超过基线水平的 6%。

在脊髓麻醉过程中，由于抗利尿激素分泌增加，尿量和自由水清除率可降低。肾内拟交感活性增高可在 α- 肾上腺素能受体介导下降低肾血流量，并直接通过 β- 肾上腺素能神经支配或通过肾小管致密斑和压力感受器反馈机制增加肾素的释放[51]。内毒素性休克的动物模型显示，胸段硬膜外麻醉可提高肾血流和尿量[52]。

尽管存在争议，但研究显示术中椎管内阻滞和术后硬膜外镇痛法可降低急性 AKI 的发生率。Rodgers 和同事们对 107 个执行术中椎管内阻滞的随机临床试验进行系统性综述发现，术后死亡率降低了 30%[53]。该死亡率的降低是由于深静脉血栓形成、肺栓塞、输血、肺炎、呼吸抑制以及肾衰竭等的发生率降低所致，不过在某种程度上，因肾衰竭病例的数量很少，使得肾衰竭估计值的置信区间非常宽。Moraca 及其同事们[54] 进行了一项 meta 分析，并报道了胸段硬膜外麻醉与改善手术结果之间的相关性，而手术结果的改善在一定程度上是由于围术期发病率的降低，包括应激反应减弱、感染、肠梗阻、出血以及 AKI 减少[54]。其他研究

分析了心脏手术硬膜外麻醉的影响，结果提示尽管置信区间较宽，但在减少肾衰竭方面具有益处[55]（另请参阅第 67 章）。遗憾的是，在最近发表的一项关注心脏手术时硬膜外麻醉的 meta 分析中，肾衰竭不是一项预后结果[56]。最后，有关术后镇痛方面，一项着重于研究腹主动脉手术的 Cochrane meta 分析结果表明硬膜外镇痛可降低围术期 AKI 和其他并发症的发生率，但对术后死亡率没有影响[57]。

吸入性麻醉药的作用

从历史角度来看，较早期的挥发性吸入麻醉药因代谢后会释放无机氟化物而具有肾毒性作用（另请参阅第 26 章）[58]。当甲氧氟烷（临床已废止使用）和恩氟烷使用时间过长时，可产生大量的无机氟化物[40, 58-60]。无机氟化物的血清水平升高可导致多系型肾功能不全[58-59]。大约有 100 例已发表的肾衰竭病例和 20 例肾相关性死亡病例证实了甲氧氟烷相关性肾毒性作用的严重性[58]。

在自由氟离子的释放方面七氟烷的代谢与恩氟烷类似[61-63]，那么七氟烷是否也会损害肾的尿液浓缩功能呢[64]？对甲氧氟烷的研究显示，当循环血液中氟化物水平高于 $50\mu m/L$ 时，可能会发生 AKI[58]。这一推定的毒性阈值被应用到其他挥发性麻醉剂的研究中。不过，有 43% 接受七氟烷的志愿者其血浆氟化物水平超过 $50\mu m/L$。接受肺泡气最低有效浓度（MAC）七氟烷 9h 的健康志愿者其血清氟化物水平平均为 $36.6 \pm 4.3\mu m/L$[65]。相对于甲氧氟烷，七氟烷引起的高氟化物水平持续时间较为短暂，在麻醉结束后 2h 达到峰值，并于 8h 内降低 50%。尽管七氟烷可产生高氟化物水平，但这些志愿者经去氨加压素测定的尿液浓缩功能并未受到损害，而有 20% 接受恩氟烷的志愿者在吸入麻醉后第 1 天出现一过性的尿液浓缩功能障碍，但在用药后第 5 天无此情况[65]。为了解释这一发现，研究者们假设可能肾内生成的氟离子比循环血液内氟化物水平的肾毒性作用更大[63]。甲氧氟烷的肾代谢为七氟烷肾内代谢量的 4 倍。

有关挥发性吸入麻醉剂肾损害作用的差异性的其他解释亦有探索，包括对一种吸入麻醉剂与二氧化碳吸附剂相互作用产生的肾毒性化合物的变异性的评价。在高温和低流率的呼吸回路系统中，二氧化碳吸附剂可分解七氟烷，产生氟甲基 -2，2- 二氟 -1-（三氟乙基）乙烯基醚，也称为化合物 A。化合物 A 的代谢途径为：在肝内与谷胱甘肽相结合，然后在肾内经半胱氨酸 -S- 轭合物 β- 裂解酶进行修饰。有些化合物 A 的代谢物可导致肾损害，其特点为多尿、糖尿、蛋

白尿以及血清尿素氮和肌酐水平升高。在实验模型中通过这一机制导致的 AKI 与暴露于复合物 A 的程度及持续时间具有密切关系[66]，而且已明确了大鼠损伤暴露阈值（50～114ppm 持续 3h）及死亡暴露阈值（331ppm 持续 3h，203ppm 持续 6h，或 127ppm 持续 12h）[67]。但研究结果在大鼠与人类间具有差异性，这可能是由于化合物 A 在大鼠与人体的代谢过程不同所致；在四个已明确的代谢途径中，有三个并不涉及肾β-裂解酶，也不会造成肾毒性。相比于大鼠，人类肾β-裂解酶的酶活性要低 10～30 倍，或许这就是七氟烷不会在人体内造成肾损害的原因。有项研究[67]在手术时间较长（>6h）的患者中对低流量七氟烷麻醉与异氟烷麻醉的安全性进行了比较。两组平均肺泡气最低有效浓度（MAC）时间相当，七氟烷组化合物 A 平均浓度为 20±7ppm。在持久吸入挥发性麻醉剂情况下，肾损伤的标志物尿素氮、肌酐、N-乙酰-β-D-氨基葡萄糖苷酶（NAG）和丙氨酸氨基肽酶在各组中升高水平相当。

在志愿者中对麻醉过程中化合物 A（可能还含有七氟烷）的可能浓度进行了研究[68]。应用新的二氧化碳吸附剂，并给予 1.25 MAC 七氟烷（不含一氧化二氮）8h。化合物 A 水平达 50ppm，并于麻醉后连续 3 天分析 24h 尿量。研究者们测定了尿谷胱甘肽 S 转移酶（GST）以及肾毒性及缺血性损伤导致的肾小管损伤的其他高度敏感性标志物[69]。他们报道了在患者接受七氟烷后，尿蛋白、白蛋白、葡萄糖与 α-GST 以及 π-GST 有一过性增加情况。在同样使用地氟烷时，未观察到这种增高现象。一项涉及 73 个持续时间为 2～8h 的择期手术的多中心研究[70]比较了低流量（低于 2L/min）七氟烷与异氟烷的安全性和有效性。所有病例均应用了新的二氧化碳吸附剂，且不允许使用一氧化二氮。七氟烷平均应用了 3.6 MAC·h，化合物 A 水平高达 223ppm（平均 79±54ppm）。两个治疗组在尿白蛋白、葡萄糖、蛋白质或重量渗透摩尔浓度方面无差异性。而且，在七氟烷组内，化合物 A 水平与血尿素氮、肌酐或尿蛋白、葡萄糖、N-乙酰-β-D 氨基葡萄糖苷酶（NAG）、α-谷胱甘肽 S 转移酶（α-GST）或 π-谷胱甘肽 S 转移酶（π-GST）的排泄量无显著相关性。

尽管事实上有 7%～15% 接受七氟烷麻醉的患者可能会出现（短暂的）循环血液中氟化物水平超过 50μm/L 和（或）出现大量化合物 A 的情况，但似乎仍不会对肾产生不良作用[58]。然而，在存在肾毒性情况下解释七氟烷表现出的安全性是很难让人彻底理解的，所以有人提出甲氧氟烷相关性肾损伤可能源于甲氧氟烷所特有的其他一些代谢"毒物"，而非氟化物或

化合物 A，如氯乙酸[71]。关于七氟烷对于肾的潜在益处最终已有所报道。在一个关于接受心脏手术的患者的小型研究中，采用七氟烷进行预处理可降低肾（和心肌）功能障碍的生物化学标志物水平[72]。

静脉麻醉的影响

丙泊酚和右美托咪定可能具有起到肾保护作用的抗炎效果。丙泊酚可增加骨形态发生蛋白-7（BMP-7）的生成，而 BMP-7 可在脓毒症诱发的 AKI 期间抑制肿瘤坏死因子（TNF-α）诱导的炎症级联反应[73-74]，以及降低缺血再灌注[75-77]和单侧输尿管梗阻损伤[78]。同样，除了改变肾血流量和水钠处理，α2-肾上腺素能受体激动剂如右美托咪定可刺激骨形态发生蛋白-7（BMP-7）的产生。在肾小管上皮细胞系暴露于脂多糖的一个大鼠肾模型中，右美托咪定增加了 BMP-7 的表达，降低了炎症细胞因子和组蛋白去乙酰化酶 2 和 5 的表达，使得细胞存活率升高[79]。在同一研究的小鼠盲肠结扎穿孔模型中，采用右美托咪定治疗脓毒血症小鼠后具有更长的存活时间且急性肾损伤发生率降低。在缺血-再灌注损伤大鼠[80]和小鼠[81]研究中也观察到了类似的益处。不过，我们需要进一步的人类研究来明确这些麻醉药在围术期或重症病情下是否对肾功能具有益处。

围术期血流动力学不稳定性与肾功能

为了理解围术期血流动力学的不稳定性对肾功能的影响，我们需要先理解血流动力学介导的 AKI 的复杂发病机制。尽管肾血流量的极度降低是一个必需条件[19]，但血压过低后 AKI 的程度难以预测，说明肾血流量极度降低并非一个充分条件。即便在肾小球灌注降低的情况下，一系列的代偿机制仍可维持肾滤过功能[58]。水钠潴留可恢复血管内容量和部分肾小管的重吸收。在一定的心排血量水平下，肾内因素可影响肾血管阻力-全身血管阻力之比，从而影响肾所接收的心排血量部分。在肾小球毛细血管水平，血浆被分离成不含蛋白质的超滤液和非滤过部分。通常情况下，滤过分数（即肾小球滤过与肾血浆流量间的关系）约为 0.2。起初，滤过分数通过出球小动脉的收缩来维持。不过，如果未发生减弱情况，影响出球小动脉血管收缩的机制最终也会影响入球小动脉的血管收缩。滤过分数最终的降低是缺血后 AKI 的特征[58]，而氧供需失衡可导致缺血性肾小管损害的进一步恶化。最易

受氧供需失衡影响的部位为髓质内髓袢升支粗段的肾小管细胞[30]。

在 AKI 的缺血模型中，外皮质层血流量降低[82]。由于 85% ～ 90% 的肾血流量通常被分配至皮质肾小球，肾皮质苍白和肾血流重分配至皮质外的发现说明血流重分配可能是引起 AKI 中肾功能损害的一个因素。在有些病例中，肾皮质恢复血流灌注与肾功能的恢复相关[82]。肾内血流离开外层皮质而进入内层髓质的重分配降低了氧供，而肾小管对溶质的重吸收增加却提高了氧需求量，这个理论被 AKI 期间肾动能学的研究所进一步证实[83-84]。肾小球滤过降低以及因此而导致的肾小管重吸收的能量需求降低，或许是肾在能量供应极度受限之前减少能量需求的一个机制。

其他围术期影响因素与肾功能

有一些手术干预可影响肾血流量，从而影响肾功能。肾动脉之上的主动脉阻断对肾小球滤过具有明显的影响，而肾下动脉阻断并普通也可通过心肌功能、交感神经活性、神经和激素活性（如肾素和血管紧张素的产生）、血管内容量以及全身血管阻力的变化对肾小球滤过和尿液形成产生显著的间接性作用[85]（另请参阅第 69 章）。在标准的心肺转流术（CPB）中，可大致预期各种心肾关系；当肾血流量降低至心脏总泵出血流量的 12% ～ 13% 时，可通过流速和灌注压进行预测；不过，只有平均压与尿量具有相关性[43-44]。肌源性机制和管 - 球反馈的肾自身调节学说尚未在心肺转流术中得到评估[22-23]（另请参阅第 67 章）。

主动脉冠状动脉旁路手术后的 AKI 一直是一种极为严重的并发症，它同多器官功能障碍、资源利用增加、高昂费用以及死亡率增加具有相关性（见第 67 章和第 69 章）。每年全世界约有 80 万患者接受冠状动脉旁路移植（CABG）手术。最近的一项针对心脏术后 AKI 的多中心观察性研究显示，5% 的参与者出现了定义为需要急性透析或血清肌酐水平上升至基线水平的两倍的 AKI[4]。心脏手术围术期 AKI 的机制具有多因素性。AKI 的重要风险因素包括潜在的患者特征，如年龄大于 75 岁、糖尿病病史、高血压、脉压、心室功能不全、心肌梗死、肾疾病（另请参阅第 39 章和第 80 章）、围术期用药（例如抑肽酶、羟乙基淀粉）和手术特征如术中使用多种正性肌力药物、置入动脉内球囊泵和心肺转流术时间延长[86-90]。术前脉压大于 40mmHg（心脏收缩压减舒张压）与肾危险性具有明显的相关性 - 脉压每额外增加 20mmHg，比值比增加 1.49 [置信区间（CI）：1.17 ～ 1.89；$P = 0.001$][86]。

心肺转流术对术后急性肾损伤的影响存在争议性。改善全球肾病预后组织（KDIGO）在其全面的 AKI 指南中对关于非体外循环和体外循环冠状动脉重建术患者的术后急性肾损伤文献进行了回顾，并最终建议"不单独为了降低围术期 AKI 或肾替代治疗需求而选择非体外循环 CABG 术"[16]。不过，患有慢性肾疾病的患者具有最高的 CPB 术后 AKI 风险，因此这类患者经常被排除在对非体外循环 CABG 和体外循环 CABG 进行比较的随机临床试验。例如，在一项随机的体外循环 / 非体外循环冠状动脉旁路术（ROOBY）试验中，2303 名患者被随机分配至非体外循环 CABG 组和体外循环 CABG 组，大约有 7.5% 的患者术前血清肌酐水平 ≥ 1.5mg/dl[91]。

然而，一项纳入来自胸外科协会数据库的 742 909 个非紧急独立的 CABG 病例（包括 158 561 个非体外循环病例）的大型观察性研究显示，对于患有慢性肾病的患者，非体外循环 CABG 具有益处[92]。研究者们采用了倾向性方法来调节患者水平和试验中心水平的不平衡性。主要终点为死亡或透析。在估计的肾小球滤过率（eGFR）较低的患者中，对于 eGFR 为 30 ～ 59ml/(ml · 1.73m²) 的患者，主要终点的风险差（即在每 100 位接受心肺转流术的患者中具有不良结果的患者数减去接受非体外循环 CABG 的患者中具有不良结果的患者数）为 0.66（95% CI：0.45 ～ 0.87）；而对于 eGFR 为 15 ～ 29ml/(ml · 1.73m²) 的患者则为 3.66（95% CI：2.14 ～ 5.18）。两个终点均具有相同的趋势。该结果强调了慢性肾病作为一个心脏术后 AKI 风险因子的重要性，而总体队列中有稍稍低于 1% 的患者在心脏手术后接受透析治疗，eGFR 为 30 ～ 59ml/(ml · 1.73m²) 的患者中有 2% 需要透析治疗，eGFR 为 15 ～ 29ml/(ml · 1.73m²) 的患者中有 12.5% 需要透析治疗。同组中体外循环对比非体外循环 CABG 的透析单项风险分别为 0.47（95% CI：0.31 ～ 0.62）和 2.79（95% CI：1.37 ～ 4.20）（图 52-7）。因此，该研究说明在患有晚期慢性肾病的患者中，非体外循环手术可能较为有益，但需要进一步研究来证实。

最后，已知一些影响炎症和血管收缩的遗传学态性显示与心脏术后 AKI 具有很强的相关性[93]。已明确具有重要意义的多态性包括白介素（IL）-6 572C 和血管紧张素原 842C 多态性可作为冠状动脉重建术后肌酐峰值可上升到约达平均肌酐峰值的四倍的预测因子。如果在其他人群中获得验证，则这种多态性可作为术前筛查的一个潜在工具，并强调了这类方法的潜在可行性。因此，在未来，潜在的遗传学风险也可作为围术期 AKI 风险的一个评估方法。

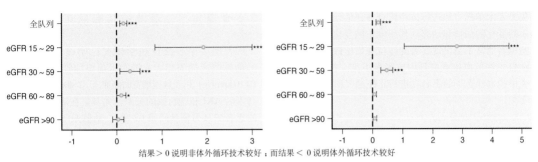

图 52-7　通过基线估计的肾小球滤过率（eGFR）评价的体外循环 vs. 非体外循环冠脉旁路移植术（CABG）相关不良结果。对于死亡率（左图）和肾替代治疗（RRT）（右图）这两方面，非体外循环 CABG 技术在较低 eGFR 患者中表现出益处。*P <0.05，**P <0.01，***P <0.001 (Redrawn from Chawla LS, Zhao Y, Lough FC, et al:Off-pump versus on-pump coronary artery bypass grafting outcomes stratified by preoperative renal function, J Am Soc Nephrol 23:1389-1397, 2012.)

肾功能监测

　　在围术期 AKI 患者中，最佳围术期处理和早期干预的一个重大挑战之一是无法检测出早期的轻微 AKI。传统的肾衰竭监测工具通常不敏感，只有正常功能的肾单位不足 40% 时才能监测出来（图 52-8）；这使得症状明显之前，只保留有少量肾功能[39]。此外，AKI 的延迟诊断使其失去了良好的治疗机会。

　　对围术期 AKI 的大部分研究中通常使用共识标准来定义 AKI。但大量血容量丢失和液体变化则可非自然地稀释血清肌酐，有时使得这些标准的准确性值得怀疑。此外，在这一背景下使用共识的尿量标准情况则未知。与术后或重症环境下可包含相对稳定状况下的定期肾功能评价的肾功能监测不同，术中肾功能监测涉及短暂且不稳定的情况，通常包括大出血、大量的体液转移、广泛的血流动力学波动，甚至肾动脉血流量的直接下降。

　　因此，从某种意义上来说，麻醉从业人员可能是维护肾功能的首要监测者，他们能识别并治疗那些可导致或加剧 AKI 的因素；例如，氨基糖苷类药物和碘造影剂材料的毒性作用会因为血管内血容量不足而加剧。此外，麻醉医师通常会依赖间接变量如尿量来评估肾灌注。遗憾的是，尿量并不能可靠地反映术中的肾小球滤过和肾功能情况。即便是肾动脉血流量信息也并非特别可靠，因为血流增加会导致滤过和主动运输以及氧需求量的增加。针对局部肾灌注尤其是肾髓质内血流灌注供需平衡的监测工具尽管目前还没有出现，但其将会是一个理想的直接监测工具。

　　目前最好的术中监测工具为间接的血流动力学监测器，它可在改善与肾健康相关的情况方面发挥辅助作用，例如，可确保充足的血管内血容量（即前负

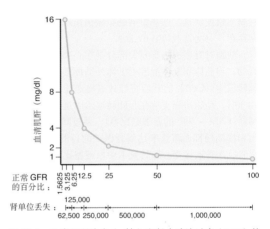

图 52-8　血清肌酐浓度（y 轴）和肾小球滤过率（GFR）的相对减低量以及大概的肾单位丧失情况（x 轴）之间的反对数关系。图中的非线性关系表明，在肾小球滤过率（GFR）降低达 75%（如从 120ml/min 降至 30ml/min）之前，血清肌酐水平不会显著升高 (Modified from Faber MD, Kupin WL, Krishna G, et al: The differential diagnosis of ARF. In Lazarus JM, Brenner BM, editors:Acute renal failure, ed 3. New York, 1993, Churchill Livingstone, p 133.)

荷）、心脏功能和全身血流灌注。血清生化和尿液指标可用于评估心输出量在肾内的充分分配情况。

最佳肾灌注和肾功能的间接标志物

　　血管内血容量不足通常发生于接受手术的禁食患者，是 AKI 的一个风险因素。例如，同时具有糖尿病和血管内血容量不足情况可使发生 AKI 的概率增加达 100 倍[94]。术前评估血容量状态的最实用方法是采

集患者术前病史和进行体格检查并评估动脉血压随着不断变化的病情和动态动作所发生的变化。例如，清醒患者通常不会出现显著的体位性血压改变，除非存在自主性低血压或血管内血容量不足。在麻醉期间，类似脱水状态下的患者在进行正压通气时可出现奇脉变化。

氧输送：血气、酸碱平衡和血细胞比容

动脉氧分压（PaO_2）值低于 40mmHg 的严重动脉血氧不足与肾血流量降低以及肾血管收缩具有相关性[95-96]。由于高碳酸血症与需机械通气患者的肾血流量降低相关，因此二氧化碳监测仪或许是一个有用的监测器[97]。在进行心肺转流术（CPB）时，氧供需失衡情况加重，且髓质极度缺氧，这些影响会在撤销循环支持后仍长期存在[69]（另请参阅第 67 章）。

缺血对肾影响的研究大部分是在心肺转流术下进行的。当晶体和胶体溶液用于体外循环预充液时，心肺转流术（CPB）的开启将导致氧输送能力急剧下降约 30%。动物研究支持在心肺转流术时进行中度血液稀释（20%～30% 的血细胞比容），通过降低血液黏滞度和提高局部血流量来达到肾保护的目的[98]。不过，尽管临床普遍接受心肺转流术中血细胞比容低于 20% 的情况（极端血液稀释），但过低的血细胞比容会引发不良结果，包括 AKI[99-103]。解决方案可能并非输血这么简单，因为输血本身与 AKI 具有相关性。在一个系统性综述中，Karkouti 发现有 22 项研究分析了输血和心脏手术后 AKI 的关系[104]。在这 22 项研究中，有 18 项发现了输血和 AKI 之间具有独立的相关性。在 14 项研究中对围术期贫血和 AKI 的相关性进行了进一步分析，其中有 9 项研究发现围术期贫血与 AKI 之间具有独立的关联性。针对输血相关性 AKI 所提出的机制包括发生在心肺转流术期间的炎症加剧和氧化应激。血液的保存时间可能也会增加 AKI 风险（另请参阅第 61 章）。保存期较长的血液可能会导致出现较高循环水平的游离血红蛋白和铁离子。最后，贫血可能会通过增加组织缺氧和氧化应激风险以及铁代谢异常而增加 AKI 和其他器官损伤风险。美国胸外科医师学会和美国心血管麻醉医师协会指南建议在心肺转流术期间的输血指征（另请参阅第 61 章）较低，输血指征为 6g/dl 是合理的；除非是针对那些具有终末器官缺血风险的患者，在这些患者中采用较高的输血指征较为合理[105]。不过，许多临床医师可能不希望等待血红蛋白水平降至 6g/dl 再进行输血，尤其是在进行手术时。

全身灌注：动脉收缩压和脉压

大型多中心流行病学研究已明确了异常的中心动脉顺应性的标志，例如术前单纯收缩期高血压（>160mmHg）以及脉压增宽的高血压（>40mmHg）[86,106] 与术后 AKI 和透析间的关系，尤其是在接受心脏手术的患者中（另请参阅第 67 章）。动脉血压的心脏收缩元素取决于每搏输出量和心室射血分数，而动脉血压的脉动组分则受每搏输出量、心室射血分数、大动脉的弹性特征以及外周血管阻力间的关系的影响。脉压是反映大动脉硬度以及压力率对动脉树内的传导及反射影响的一个指数。在收缩晚期而非舒张早期提前返回的动脉波（由于在较硬血管内传导速度加快）增了收缩压（即后负荷）而降低了舒张压（即灌注压）。灌注压与围术期肾功能障碍风险可能通过预先存在的血管系统对低血压的代偿能力而产生关联性，因为它决定了血流量。那些由于中心动脉顺应性异常而易出现低血流量的患者，可能需要比正常血压患者更高的血压来维持充足血流并降低肾损害风险。

心肺转流术（CPB）期间的肾血流量不能进行自动调节，且随着泵流率和动脉血压的不同而有所不同[44]。不过，由于心肺转流术时的低血压极少与低血流量相关，所以此时的低血压与失血性休克或低心排血量状态下的低血压不同。在一项涉及三组具有正常基线肾功能且术后情况分别为需要透析（n=44）、持续肾损伤但不需透析（n=51）和无肾损害（n=48）的患者的病例对照分析中对心肺转流术下血流量和灌注压进行了比较[107]。通常来说，旁路手术持续时间长、血流量低、心肺转流术血压低于 60 mmHg 持续时间长可导致肾损伤。该研究的一个严重的局限性在于可能将心肺转流术的可变因素与已知的肾风险因素相混淆。相反，一些在评价灌注管理时将已知危险因素考虑在内的研究却未将心肺转流术低血压（伴有持续性血流）与术后 AKI 联系起来[108-110]。

肾动脉狭窄可影响肾血流量。在一项针对 798 例主动脉冠状动脉旁路手术患者的回顾性研究中，患者的心导管操作常规包括肾血管造影，Conlon 及其同事发现，这些患者中有 18.7% 至少一侧肾动脉的狭窄程度达 50%（有 9 例患者出现 >95% 的双侧肾动脉狭窄）[111]。不过，在一项多变量逻辑回归分析中，肾动脉狭窄的存在及其严重性与术后 AKI 无相关性。

血管内容量状态：中心静脉压、肺毛细血管楔压、左心房压和左心室舒张末期面积

应用何种监测器需取决于患者的功能性心力储备

状况以及预测的手术损伤程度。尽管保持充分的心排血量对于维持充足的肾血流量是必不可少的，但其并不能确保肾获得充足的血流。应用血管内容量监测技术时必须仔细识别出那些可影响反映特定患者前负荷有效性的各种生理状况（见第 20、23 和 44 章）。为评估前负荷而进行的对中心静脉压的监测应先假定左右心室功能、肺血管阻力以及二尖瓣、肺动脉瓣和三尖瓣功能正常。同样，要监测肺动脉压或肺毛细血管楔压也需假定左心室顺应性、二尖瓣功能以及气道压力正常。

由于左心房压力过低对于肾血管收缩是一个强有力的刺激因素，所以直接测量左心房压可为我们提供肾压力 - 血流关系的深入信息。尽管动脉血压随着心排血量的下降而降低，但是当左心房压下降（如失血性休克）时，相对于左心房压升高情况（如心源性休克），肾血流量的降低却严重得多[112]。左心房压力感受器通过释放心房钠尿肽调节肾血管收缩，心房钠尿肽是一种由心房在血管内容量增加情况下分泌的一种激素[113]。心房钠尿肽作用于动静脉系统、双侧肾上腺以及肾，以减少血管内容量和降低血压[33]。在肾内，该激素可通过扩张入球小动脉和收缩出球小动脉来增高肾小球毛细血管内液压水平。心房钠尿肽可通过放松平滑肌和降低交感神经的血管刺激性来降低血压，而且抑制肾素和醛固酮的分泌，导致肾血管舒张、尿钠排泄以及多尿[5]。

尽管左心房压和肾血管收缩之间存在直接相关性，血管内容量状态静态监测器正逐渐被超声心动图和血管内容量状态动态监测器所取代（见下一部分"经指导的液体最优化"）。术中最直接的血管内容量监测方法之一为应用经食管超声心动图直接评估左心室舒张末期面积。采用有创设备进行监测，如肺动脉导管、动脉插管以及经食管超声心动图，尚未被证明可降低 AKI 的发生率。

血流量：心排血量和经食管多普勒超声检查指导的液体最优化

"引导下的液体最优化"作为一种超越传统的在一定程度上不太可靠的补液指导（例如中心静脉压）的新概念近来获得了重大关注。液体最优化的原则是通过获得最大的每搏输出量来最大限度提高组织的氧输送。血管内液体管理通常由对动态测量值的生理学反应来引导；所建议的测量值包括收缩压变化、脉压变化、持续心排血量监测和经食管多普勒超声指导下的快速大量补液[114-117]。有些评估液体反应的措施可

能适用于重症病情下但不适用于围术期（例如被动抬腿试验）。鉴于患有急性呼吸窘迫综合征的重症患者经限制性液体管理策略治疗后获得了改善，围术期背景下的液体限制获得了关注。但是，一项针对腹部手术背景下的 7 项随机临床试验的 meta 分析结果显示，限制液体这一治疗策略并无优势；不过，也没有证据表明这一策略具有害处，包括 AKI[118]。在一些研究中，过度的液体限制却导致有害情况，包括吻合口破裂和脓毒症风险增高，因此需要明确避免[119]。尽管一项纳入 80 例围术期液体管理的随机试验的系统综述得出的结论是，择期手术中补液治疗的最佳给液量尚不明确，但该综述建议严格避免补液过量[120]（另请参阅第 59 章）。

其他研究描述了与术后液体潴留相关的急性肺水肿的危害性及不可预测性[121]。目前尚缺乏充分的证据基础来判断液体管理策略对围术期肾功能的重要性。不过，平衡液可能优于高氯静脉内液体[122]。从生理上来说，高氯血症可导致肾血管收缩和肾小球滤过率下降，不过这一作用的确切机制尚不明确[123]。

肾的心排血量的自动调节和分配

心排血量中用以灌注肾的部分取决于肾血管阻力与全身血管阻力之比[39]。通常情况下，肾灌注不足的反应包括了三个维持肾功能的主要调节机制：①入球小动脉扩张增加灌注肾的那部分心排血量；②出球小动脉阻力增加滤过分数；以及③激素和神经调节可通过增加血管内容量从而间接提高心排血量来改善肾灌注。入球小动脉对灌注压降低的反馈调节是通过舒张平滑肌降低肾血管阻力来实现的。输送至髓袢升支粗段皮质区的致密斑的溶液减少，可导致旁边的入球小动脉平滑肌细胞舒张，从而提高肾小球灌注和滤过（另请参阅第 23 章）。

肾分泌血管舒张因子前列腺素以对抗全身性血管收缩激素如血管紧张素 II 的作用。在心排血量较低的状态下，当全身性血压通过全身性血管升压药的作用来维持时，肾血流量不会被抑制，这是因为血管升压药的作用在肾内减弱了。

出球小动脉阻力选择性增加致使肾小球血浆流量降低，因而维持了肾小球滤过率。由于血管收缩部位上游的毛细血管压趋于升高，因此肾小球滤过增加。该作用机制使得肾可提供高的器官血管阻力以维持全身性血压而不会损害自身的滤过功能。应用特定的血管紧张素 II 抑制剂的研究发现，出球小动脉阻力在很大程度上来自于血管紧张素 II 的作用[124]。在低浓度

水平下，去甲肾上腺素对出球小动脉具有血管收缩作用，说明肾上腺素能系统对于维护肾代偿反应可能同样具有重要的作用[125]。

心排血量的减少会伴有血管升压素的释放和交感神经系统以及肾素-血管紧张素-醛固酮系统活性的增强。这些维持肾血流量的调节机制保留了盐和水。肾血液输送的控制、滤过的血浆部分以及回流至全身循环的总血流量，均取决于肾内调节机制，这些机制在发生血液循环障碍时，会发挥作用以维持肾的滤过功能。

有一项研究报道了在其他方面健康的患者中出现出血情况的正常反应，该报道描述在平均灌注压从80mmHg降至60mmHg时，肾血流量减少了30%[126]。已知在心肺转流术开始时会出现的变化包括肾灌注减少较全身灌注减少程度大，肾血流自动调节功能丧失，以及出现对肾有害的应激激素和炎症反应[44, 127]。这些结果或许可解释心肺转流术持续时间可独立预测心脏术后肾损害的情况。在实验性心肺转流术期间，髓质氧分压从具有代表性的低水平降至无法测量出的水平[69]。

血管内容量过多和腹腔间隔室综合征

腹腔间隔室综合征最早定义于1985年，从那时起，该综合征便逐步被认定为血管内容量过多背景下肾功能障碍的常见因素[128-129]。正如所预测的那样，血管内容量过多和气道高压机械通气是导致腹腔间隔室综合征的重要因素。腹腔间隔室综合征被定义为腹腔内压力持续增高超过20mmHg，其可导致器官功能障碍；相反，腹腔高压则通常被定义为腹腔内压力≥12mmHg，但无器官功能障碍。腹腔内压的这一增高情况降低了腹部灌注压（即平均动脉压－腹腔内压），从而出现由肾灌注减少所引起的肾前性肾功能不全状态。

腹腔内压可通过使用一个置入的Foley导尿管和用于动脉压监测的同一压力导管便捷地进行测定[130]。在灌输端口远端钳闭Foley导尿管，并将25ml生理盐水输注至膀胱内。在腋中线处将传感器归零，并在呼气末液体被输注至膀胱内后约30~60s使膀胱逼尿肌放松时进行压力测定。值得注意的是，在肥胖成年人中，腹腔内压可能会慢慢增高至12mmHg，但这种情况不会导致终末器官功能障碍（另请参阅第71章）[131]。腹腔间隔室综合征必及时发现并根据合适的临床病情进行减压治疗。

血清和尿作为肾功能标志物的实验室检查

用于发现围术期AKI的理想监测方法必须是精确、即时、简单、短暂且价廉的；此外，它还应与AKI相关结局（如死亡率）具有确定的关联性。由于目前尚无这样一种检测方法，将重复血清肌酐测定（相对变化或绝对变化）单独或与估计的肾小球滤过率（eGFR）结合使用，是目前为实现这一目的最常用的临床工具[132]。尽管传统的检测对诊断肾衰竭具有一定的作用，但几乎所有目前可用的检测工具均具有其内在局限性，使得AKI的诊断与其发病之间形成难以避免的时间延搁。AKI和急性心肌梗死（AMI）治疗之间一个显著的区别在于AKI在组织受到威胁时，缺乏早期生物学标志物来指导快速诊断和干预［即AMI：肌钙蛋白、肌酸激酶同工酶（CK-MB）］。因此，研究者们正努力评估AKI早期标志物的价值。以下讨论将被分成传统诊断工具和目前关于急性肾损伤早期标志物的扩展领域。

传统的急性肾损伤标志物

这类生物标志物包括用于评估肾功能的生物标志物（血清肌酐和肾小球滤过率估计公式以及肌酐和尿素清除率），识别AKI的生物标志物（尿量、血清尿素氮和肌酐），以及用于判断急性肾损伤不同病因的生物标志物［尿比重、尿重量渗透摩尔浓度、尿钠水平、钠排泄分数（Fe_{Na}）、尿素、尿分析］。由于AKI代表了肾功能的一种变化，因此有些肾功能评估参数也被用于判断AKI（例如血清肌酐）。另一个经常被用于判断AKI伤病因的检查方法是肾和尿道的超声检查，以排除因梗阻导致AKI的情况。值得注意的是，对于两个肾均具有肾功能的患者，需要两侧肾均出现梗阻才会发生AKI。由于超声检查本身不是一项功能检测，所以本文不再对其应用进行进一步讨论。其他一些功能参数包括使用外源性标记物如菊粉测定的肾小球滤过率和肾血流量等，尽管这些参数不在临床实践中常规使用（框52-1）。最后，研究者们对于胱抑素C和其他新的肾小球滤过率标志物的兴趣不断增加；因此，这些我们将在本章后文讨论AKI新的（早期）生物标志物部分对其进行介绍。

肾健康状况的功能测定，如血清肌酐，主要用于替代肾小球滤过功能测定，其通过以下等式进行计算：

$$GFR = K_f \times (P_{GC} - P_{BC} - P_{PO})$$

框 52-1　肾功能标志物

血清肌酐
　　分析工具
　　　　术后基线至峰值变化分数
　　　　术后院内峰值
　　　　基线至峰值最大变化
　　　　AKI 定义
　　　　STS 定义
　　　　AKIN 标准
　　　　RIFLE 标准
　　　　KDIGO 标准
　　　　经修正的造影剂肾病标准
　　肌酐清除率
　　　　Cockcroft-Gault 估计等式
　　　　24h 尿收集量
　　　　短期（例如 2h 或 4h）尿收集量
肾小球滤过率
　　估计的肾小球滤过率
　　　　MDRD 等式
　　　　CKD-EPI 等式
　　直接测定
　　　　菊粉清除率
　　　　碘海醇清除率
尿量
　　RIFLE、AKIN、KDIGO 标准
血尿素氮
尿比重
尿重量渗透摩尔浓度
尿钠
钠排泄分数
肾血流量

AKI, 急性肾损伤；AKIN, 急性肾损伤网络；CKD-EPI, 慢性肾病流行病学合作研究；KDIGO, 改善全球肾病预后组织；MDRD, 肾病膳食改良；RIFLE, 风险、损伤、衰竭、丢失和终末期肾病；STS, 美国胸外科医师协会

其中，GFR 是液体从肾小球毛细血管过滤至肾小囊内的比率；K_f 是肾小球滤过系数或者说考虑肾小球基底膜渗透性和表面积的因素；P_{GC} 是肾小球毛细血管压；P_{BC} 是肾小囊内压；P_{PO} 是血浆胶体渗透压。

肾小球滤过率的突然变化以及随后的尿液形成变化通常是由肾小球毛细血管压的变化所引起的。例如，导致血浆流率下降的情况可降低肾小球毛细血管液压，导致超滤作用减低，而引起血浆流率升高的情况则具有相反的作用。从理论上来说，血浆蛋白浓度变化可影响胶体渗透压及肾小球滤过率。较低的血浆蛋白可降低胶体渗透压并提高肾小球滤过率。肾小球滤过系数是肾小球毛细血管水压渗透性和可用于滤过的总表面积的乘积。肾小球毛细血管内的静水压通常要高于其他毛细血管床内静水压，其由小动脉内入球小血管张力与出球小血管张力之间微妙的平衡来维持。肾小球毛细血管壁的渗透性刚好可允许分子质量

达 5000 ~ 6000 道尔顿（Da）的物质通过，而对于分子质量为 60 000 ~ 70 000 Da 的物质，则渗透率几乎为零[133]。代谢废物和必需的营养成分可自由滤过，而较大的蛋白质，如白蛋白和免疫球蛋白 G（IgG），可微量滤过或无滤过。希望将来在围术期和重症情形下能够实现实时的肾小球滤过率（GFR）测定；这类技术目前正在大小动物模型中进行开发和检测[134-136]。

血清肌酐浓度

尽管存在各种局限性，但血清肌酐浓度仍是目前最常用的评价肾功能和诊断 AKI 的临床工具。血清肌酐是肌酸的一种环酐，是骨骼肌蛋白在代谢过程中不断释放的一种小分子（113 Da）物质。肌肉质量（其在女性中量较小，且随着年龄的增长而减少）可直接预测肌酐的释放。体液（如血浆、血清、尿液）内的肌酐水平同样易于检测且费用并不昂贵。这些特点使得血清肌酐成为肾滤过功能稳态变化的主要标志物。

然而，由于其与肾功能变化之间的非线性关系（见图 52-8）、个体差异性、且易受与肾小球滤过率（GFR）变化不相关的变化的影响（如西咪替丁、甲氧苄啶、N-乙酰半胱氨酸）[132, 137-138]，血清肌酐浓度的升高作为肾功能障碍的预测征兆仅在某种程度上具有可靠性。由于肌酐积累的动力学因素，在升高值达到异常水平之前，肾小球滤过率（GFR）可减少达75%[139-140]。通常血清肌酐变化的幅度可能比其绝对值更为重要。由于肌酐的生成与肌肉质量成比例，所以许多慢性疾病、营养不良以及年老患者尽管肾浓缩功能和肾小球滤过率（GFR）下降，但其血清肌酐水平值却仍在正常范围内。相反，许多具有 AKI 风险的重症疾病患者由于肠外营养、脓毒症或创伤后状态，可具有较高的代谢率。尽管如此，血清肌酐浓度仍是一种有效的费用低廉且迄今为止未被超越的临床诊断工具，特别用于反映肾滤过功能变化趋势以及预测治疗结果，即便是在围术期阶段也是如此。

肾小球滤过率（GFR）与血清肌酐浓度间存在反对数关系（见图 52-8）；即当肾小球滤过率下降时，肌酐浓度升高。当肌酐浓度在正常范围内时，其相对于基线水平的变化可用以表示肾功能的重大变化。例如，一个血清肌酐基线水平为 0.6mg/dl 的患者出现造影剂肾病，导致肾小球滤过率（GFR）降低至基线水平的 50%，则其血清肌酐水平将约为 1.2mg/dl，该值仍在正常范围内。因此，血清肌酐值的变化趋势比单纯的血清肌酐测定值在评价肾功能储备方面更具实用性，尤其是在变化可预期的情况下。

肾病专科医师和重症科医师一直致力于为 AKI 的

诊断制定共识标准。尽管胸外科文献对于 AKI 的共识性定义来自胸外科医师协会的定义：即肌酐水平至少升高 2 倍至超过 2mg/dl，或需要新的透析治疗，或两者均有的情况[141]。相比之下，另一个肾病文献的定义则要求肌酐水平升高超过 25% 或 0.5mg/dl（44μmol/L），因此研究者们强烈要求在各类型研究中采用相同的 AKI 定义标准（表 52-1）。

使用肌酐作为肾功能评估参数还具有其他方法学上的顾虑，包括肌酐分布于全身的水分中；当患者体液量超负荷时，肌酐浓度被稀释，由此而可能掩盖了 AKI 情况。在血管内容量过多情况下，AKI 的诊断有可能被延误或彻底遗漏[142-143]。此外，那些 AKI 被血管内容量过多所掩盖的患者其治疗预后非常差，死亡率类似于那些采用传统 AKI 诊断标准的死亡率。而且，在急性疾病情况下，肌酐生成率可能会发生变化[144-145]。尽管存在这些局限性，但考虑到这项检测的低成本和频繁获取检测值的能力，血清肌酐仍是目前可用的最佳肾功能检测指标。

肌酐和尿素清除率

在监测肾功能时，肾小球滤过率是主要的测量值，该值会因肌酐清除率而被稍稍高估，因为肾小管会分泌部分肌酐。由于肾小球滤过率的金标准测量方法包括菊粉清除率和碘酞酸盐清除率不仅费用昂贵，而且复杂繁琐，所以这些测定方法不作为临床实践的常规测量法。肌酐清除率可在肌酐处于稳定状态时进行估计，也可直接测量。当肌酐处于稳定状态时，可采用 Cockcroft-Gault 等式，根据患者性别、年龄（岁）、体重（kg）和血清肌酐（Cr）浓度（mg/dl）来估计肌酐水平[146]：

$$\text{Cockcroft} - \text{Gault eGFR (ml/min)}$$
$$= [140 (\text{年龄}) \times \text{体重 (kg)}]$$
$$\div (Cr \times 72) \times 0.85 (\text{女性})$$

然而，如下一节我们所述，在血清肌酐处于稳定状态时，Cockcroft-Gault 等式基本上被更新的肾小球滤过率估计等式所替代。

对于肌酐清除率的精确测定，需要同步收集尿液样本并采用以下公式：

$$GRR - (UV \div P)$$

其中，U 表示尿肌酐浓度（mg/dl），V 表示尿量（ml/min），P 表示血浆肌酐浓度（mg/dl）。测定肌酐

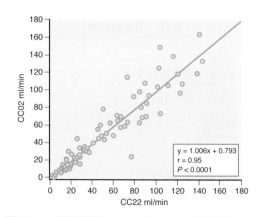

图 52-9　2h 肌酐清除率（CC02）与 22h 肌酐清除率（CC22）间 的 关 系 (Modified from Sladen RN, Endo E, Harrison T: Two-hour versus 22-hour creatinine clearance in critically ill patients, Anesthesiology 67:1013-1016, 1987.)

清除率的最大局限性是必须准确收集尿液。尽管已有关于 ICU 房患者短时肌酐清除率测定值（短至 2h）和 24h 肌酐清除率间合理关联性的报道[147]（图 52-9），但通常情况下，尿液收集的时间范围越长，肌酐清除率的测定值就越精确。尽管如此，短时肌酐清除率测定值或许有助于在血清肌酐发生变化之前发现急性肾损伤[148]，且作为一项评估方法来指导治疗，包括停止透析[149]和药物剂量调整。然而，患者的水化状态发生改变以及无法准确记录尿量可导致这类短期尿量收集变得不准确[150]。肌酐清除率的计算误差可具有显著的差异性，主要取决于尿液收集的准确性、患者体重、体表面积和正常的日变化。尽管如此，对于存在估计的肾小球滤过率（eGFR）等式可能会高估肾功能这一情况的患者，这些直接测量指标则非常有用。这些患者包括可能肌肉质量有限的年老和重症患者，以及处于急性应激状态和重症状态的患者，当患者处于这类状态时，新出现的数据已提示可能会出现肌酐生成变化。由于肌酐通过肾小球滤过作用和肾小管分泌作用进行排泄，当肾小球滤过率下降时，肾小管排泄作用逐渐成为肌酐排泄中一个更为重要的部分，因而当真正的肾小球滤过率低于 15ml/min 时，肌酐清除率将高估肾小球滤过率达 50% 至 100%。

尽管尿素在肾小球内可自由滤过，但它也会被重吸收，因此同步测定的尿素清除率可低估肾小球滤过率。所以，同步的尿素清除率测定值仅被用于以下这一种情况：当肾小球滤过率较低 [低于 20ml/(min·1.73m²)] 时，同步测定的尿素和肌酐清除率平均值通常被用于估计肾小球滤过率，因为同步测定的尿素清除率可低估滤

过率而同步测定的肌酐清除率可高估滤过率。

采用稳态肌酐的肾小球滤过率估算公式

"肾病膳食改良（MDRD）"肾小球滤过率估算公式在慢性肾病群体中采用几项临床变量来获取肾小球滤过率的估计值[151]。该公式具有多种不同的形式，但在临床广泛使用的公式包含血清肌酐、年龄、性别和种族这些变量：

$$GFR = 186 \times [\text{血清 Cr (mg/dl)}]^{-1.154} \times (\text{年龄})^{-0.203}$$
$$\times 0.742 (\text{女性}) \times 1.210 (\text{黑人})$$

该公式被许多临床实验室所采用。不过，在对这些结果进行分析时，需牢记两个重要注意事项。首先，在解读估计的肾小球滤过率（eGFR）时，假定肌酐处于稳定状态；在处于 AKI 状态血清肌酐水平上升时，eGFR 将不再准确。此外，由于该公式来自一群慢性肾病患者，所以当 eGFR 超过 60ml/(min·1.73m²) 时公式不再准确，且通常被报告为 >60ml/(min·1.73m²)，而非给出一个精确的数值。

慢性肾病流行病学合作研究（CKD-EPI）公式是一个更新的 eGFR 公式，来自正常人群和慢性肾病人群[152]；该公式采用样条曲线以通过大范围数值来实现精确的 eGFR。该公式有可能在 5 至 10 年内在临床实验室中替代 MDRD 等式。此外，当血清肌酐处于非稳定状态时，不能使用该公式。

尿量

尽管术中一直在记录尿量，但其作为围术期肾功能标志仍具有争议性。排尿的出现（不管量多少）证明肾内具有血流，但许多非肾性因素可直接并且严重影响尿的生成。在手术期间，患者通常处于血流动力学不稳定状态；血容量或心排血量下降、激素水平波动（例如醛固酮、肾素、抗利尿激素）、神经系统反射以及儿茶酚胺浓度升高，这些情况加上全身麻醉作用，可使肾小球滤过率发生改变。尽管有些研究表明术中尿量与随后发生的 AKI 具有相关性[153]，但尿量是否能作为即将出现肾功能障碍的一个可靠的术中指征则尚不明确，有些研究显示手术时的血管内容量复苏可能不会改善尿量或影响 AKI 的发生率[41,154]。如 Alpert 及其同事对额外应用晶体溶液、静脉输注甘露醇、呋塞米或无干预的主动脉手术的少尿患者（尿流量率 <0.125mL/kg/h）进行了观察[41]，发现术中平均或最低每小时尿量与随后的 AKI 伤无相关性（见图 52-7）。

与术中情况相比，显著延长的术前或术后少尿已被提议作为 ALI 的一项诊断标准；尿量 [<0.5ml/(kg·h) 至 >6h] 已被归入 RIFLE 的 R 期和 AKIN 以及 KDIGO 的 1 期急性肾损伤标准[14-16]。肾可浓缩超滤液，因此在最高浓度时，最低要求至少 400～500ml 的尿液以清除每日必然产生的含氮废物。然而 AKI 的尿量标准还未在临床文献中获得充分的验证，且仍存有争议[17]。此外，即刻发生的围术期少尿与 AKI 间相关性的缺乏尚未被纳入最近主要由肾病医师和重症医师制定的共识声明中[14-16]。

血尿素氮

血尿素氮（BUN）检测通常作为用于肾功能评估的一部分，但其作为肾功能独立指标却存在一些本质上的问题。血尿素氮是蛋白质代谢产物，在高蛋白质摄入、胃肠道出血以及分解代谢加速（如创伤或脓毒血症）患者中，其含量增加。由于尿素在肝内合成，肝功能异常可降低尿素的生成，从而降低血尿素氮的浓度。有研究者提出血尿素氮/肌酐比可提示 AKI 是否由肾前因素或急性肾小管坏死（ATN）所引起，当血尿素氮/肌酐比 >20 表明是肾前性氮质血症；但该标准缺乏特异性。

尿比重和重量渗透摩尔浓度

一旦 AKI 获得诊断，便可进行一系列检测以试图判断其病因。肾前性氮质血症和急性肾小管坏死的区别是本部分讨论的重点。该差异性具有临床意义，因为在围术期时患有肾前性氮质血症的患者可能需要血管内补液扩容，而对于已明确患有急性肾小管坏死的患者来说，避免血管内容量过多则非常重要。尽管如此，需要注意的是，肾前性氮质血症和急性肾小管坏死很可能属于同一个疾病谱，而非两种截然不同的疾病。因此，我们无法严格地将两种疾病区分开来；或许我们就不应对其进行区分[155]。被提议用于区别肾前性氮质血症和急性肾小管坏死的检测大部分以尿液为基础，且由 Perazella 和 Coca 进行了更为全面的回顾[156]。

尿比重反映了 1ml 尿液的质量与 1ml 蒸馏水的质量比，其正常值介于 1.001 和 1.035 之间。在灌注差或肾前性氮质血症情况下，尿比重较高（例如 1.030），反映了肾储备水钠的能力。随着因急性肾小管坏死而导致的肾尿浓缩能力的丧失，尿比重和血浆容量渗透摩尔浓度接近（即 1.010）。遗憾的是，当可提高尿比重的干扰物质（例如葡萄糖、蛋白质、造影剂）大量存在时（框 52-2），高的尿比重可造成肾浓缩能力得

框 52-2 影响尿比重和尿重量渗透摩尔浓度的物质和状况

蛋白质
葡萄糖
甘露醇
右旋糖酐
利尿剂
高龄或低龄
放射性检查用造影剂
抗生素（例如羧苄西林）
激素失衡（例如尿崩症）

到保持的误解；根据这些物质的特征，有些还可影响尿重量渗透摩尔浓度。值得注意的是，在很多老年患者以及患有慢性肾病的患者中，肾浓缩尿液的能力受损。

尿比重是重量渗透摩尔浓度的一个替代参数（正常范围：50～1000mOsm/kg），渗透压摩尔浓度是测定溶剂相溶液中渗透性活性物质的一个参数。理论上来说，作为一项肾功能检测方法，尿重量渗透摩尔浓度在生理学上要优于尿比重；不过，那些导致尿比重缺乏特异性的物质和情况同样可影响尿重量渗透摩尔浓度的可靠性（见框 52-2）。与尿比重类似，尿重量渗透摩尔浓度作为预测或区别急性肾小管坏死与肾前性氮质血症的一项检测，从临床角度来说缺乏敏感性和特异性[157]。

尿钠浓度

随着灌注量的减少，正常功能的肾会保留钠和水。传统认为，尿钠水平低于 20mEq 时提示肾前性氮质血症（由于正常肾在灌注不足情况下会保留钠），而尿钠水平高于 40mEq 时提示急性肾小管坏死[157]。但影响尿钠水平的因素有很多，包括肾单位的异质性、醛固酮分泌、抗利尿激素的分泌、利尿治疗、静脉输注溶液的盐含量、交感神经紧张性以及钠需求状态（例如充血性心力衰竭、肝硬化）。因此，单独的尿钠水平不能可靠地区分肾前性氮质血症和急性肾小管坏死。

钠排泄分数

在脱水情况下，肾不能主动地重吸收钠，从而表现为尿钠水平升高，所以需要用钠排泄分数（FE_{Na}）作为诊断工具。与钠排泄分数高于 1% 相比，钠排泄分数低于 1% 常可用于区分肾前性氮质血症和急性肾小管坏死，尤其是在存在少尿症状的情况下。钠排泄分数（Fc_{Na}）最初由 Espinel 提出[158]；其代表了尿排泄钠与肾滤过钠的比率。FE_{Na} 的计算公式如下：

$$FE_{Na} = \frac{滤过的\ Na}{滤过的\ Na \times 100} = \frac{U_{Na}P_{Cr}}{(U_{Cr}P_{Na} \times 100)}$$

其中，P_{Cr} 表示血浆肌酐水平，P_{Na} 表示血浆钠水平；U_{Cr} 表示尿肌酐水平；U_{Na} 表示尿钠水平。不过，在正常肾小球滤过率情况下，FE_{Na} 较低，且通常 FE_{Na} 仅在早已存在少尿症情况下才有意义[159]。FE_{Na} 受到其他一些因素的影响，尤其是利尿治疗。有些研究者提议在这种情况下可采用尿素排泄分数，即当尿素排泄分数 <35% 时提示肾前性氮质血症，即便是在使用利尿剂的情况下[159-161]。但有些研究并未显示 FE_{Urea} 有助于区分肾前性氮质血症和急性肾小管坏死或区分一过性和持久性 AKI 伤[162-164]。最后，在存在造影剂肾病情况下，FE_{Na} 可能会较低；因此，在这一情况下解读 FE_{Na} 时必须谨慎[165]。

尿液分析

尿液中的细胞和细胞成分可提供关于急 AKI 病因的重要提示信息。例如，异形红细胞和红细胞管型提示肾小球肾炎，而白细胞和白细胞管型则提示间质性肾炎。但我们还必须考虑血尿（尿路病理情况包括创伤和肿瘤）和脓尿（尿路感染，包括肾盂肾炎）的非肾小球性因素（若存在）。在尿液内不存在红细胞的情况下，尿检测结果显示血尿阳性说明尿液内存在游离血红蛋白或肌红蛋白。

与血尿和脓尿相反的是，如果存在肾小管上皮细胞和颗粒管型或粗大棕色管型，则多数提示 ATN，而透明管型则可能说明肾前性状态或早期 ATN。实际上，有研究者提议采用一个简单的对肾小管上皮细胞和颗粒管型进行量化的评分系统来区分 ATN 和肾前性氮质血症，其敏感性和特异性分别为 76% 和 86%[166]。需注意的是，该研究只是一个单中心研究，且所有研究参与者接受由专业咨询医师所进行的肾病会诊和尿显微镜评估。尽管需要额外的研究来验证这一评分系统在诊断 AKI 方面的实用性，但这些研究强调了尿沉渣在评估 AKI 病因方面的重要性。

常规试纸检查中发现蛋白尿可能是正常现象，或者也可能提示严重的肾疾病。在浓缩尿液样本中，蛋白尿微量或 1+ 为非特异性结果，而蛋白尿 3+ 或 4+ 则提示肾小球病。存在糖尿而无高血糖症说明近端肾小管受损。

同步清除率测定：菊粉、碘他拉酸盐和其他

菊粉是一种果糖聚合物，其分子质量为 5200 道尔顿（Da），存在于菊芋、大丽花以及菊苣中。由于可

在肾小球内自由滤过，且不会被重吸收或分泌，并被排至尿液内，所以已被用于测定肾小球滤过率。为测定菊粉清除率，临床医师先通过静脉给予被测者初始剂量的菊粉，然后持续静脉滴注计算量的菊粉以维持其恒定的血浓度。经一个平衡周期（通常为 1h）后，便可进行清除率的测定。收集尿液（通常使用 Foley 导尿管）并在每个清除周期的中间时间点采集静脉血样。清除周期越长，由排尿不尽而导致误差的可能性越小。用于计算清除率的标准公式如下：

$$C_I = (U_I V) \div P_I$$

其中，U_I 和 P_I 分别表示尿和血浆的菊粉浓度，C_I 表示菊粉清除率，V 表示尿流率。其他外源性给予的清除率标记物包括碘海醇、碘酞酸盐和乙二胺四乙酸（EDTA）和二乙烯三胺五乙酸（DTPA）；关于这些标志物及其测定值和 eGFR 的优缺点的详细讨论可见 Stevens 和 Levey 最近的一篇综述[132]。

肾血流量

尽管肾动脉阻断时间足够延长（例如 30～40min）至肾血流停止，亦会足以导致出现缺血性 AKI，但是若假定适量升高和降低肾动脉血流分别对肾有益或有害，则可将问题简单化。肾不同部位供血存在差异可导致某些部位肾组织氧供需平衡不稳定，尤其是内髓质部位。显然，高水平的肾血流量可满足高水平的氧需求，以促进钠和其他溶质通过主动转运返回至血液循环系统。因此，肾血流量无法很好地预测局部髓质灌注和氧输送是否充分。此外，血容量减少和 AKI 可影响肾血流量的分配，对 AKI 患者的肾动脉造影和氙清除研究显示，肾血流量出现选择性的显著减低情况[167]。因此，测定肾血流量的有效临床技术必须测定总的肾血流量和肾血流量的分布情况；这类技术包括对氨马尿酸清除率、指示剂稀释法、肾皮质组织氧分压（PO_2）、放射性示踪剂、多普勒超声检查以及外来气体清除技术[168]。由于这些技术存在一定的风险和局限性，并且诊断信息缺乏明确的实用性，所以限制了它们的临床应用。

然而若肾血流量测定值具有临床实用性，那么很多无创检测，包括二维经食管超声心动图和肾动脉多普勒波形图（主要是左侧肾），可用以评估肾血流量，以描述其随时间的定性变化[121]，还有使用超声微泡的超声造影检查[169]。最后，闪烁法功能性磁共振成像技术可显示肾生理异常特征，包括肾小球滤过率、肾小管浓缩、转运、血容量、灌注、炎症甚至组织缺

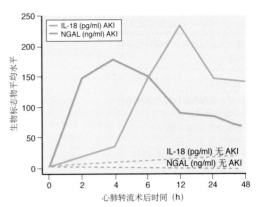

图 52-10　55 例心脏手术患者进行心肺转流术（CPB）后早期生物学标志物尿白细胞介素（IL）-18 和中性粒细胞明胶酶相关脂质运载蛋白（NGAL）的变化图形，包括符合以及不符合术后 48～72h 期间急性肾损伤诊断标准的情况（定义为血清肌酐浓度升高峰值大于基线水平的 150%）*(From Parikh CR, Mishra J, Thiessen-Philbrook H, et al: Urinary IL-18 is an early predictive biomarker of acute kidney injury after cardiac surgery, Kidney Int 70:199-203, 2006. Used with permission.)*

氧，尽管其在围术期间可能并不实用[170-171]。

急性肾损伤的新型（早期）生物标志物

急性肾损伤治疗方面的进展受限，使得研究者们对于新型早期生物标志物产生了极大的兴趣[172-174]。虽然有一些新方法体现了为探索替代性的"理想"肌酐样物质以评价肾滤过功能（例如胱抑素 C）的尝试，但大部分标志物利用了 AKI 早期的三大后果之一：①肾小管细胞受损；②肾小管细胞功能障碍；和③肾的适应性应激反应。研究者们希望快速的生物标志物信息可帮助实现及时的 AKI 风险分层、监测（即识别出 AKI 前状态，例如肾前性氮质血症）、诊断和预后评估。本文介绍了一些较为具有应用前景的生物标志物，包括反映肾滤过功能受损、反映肾小管细胞损害、反映肾小管细胞功能障碍以及反映肾的适应性应激反应等类别的生物标志物（框 52-3）。

新型基于滤过功能肾功能障碍标志物

在大部分基于滤过功能的肾功能障碍新型标志物中，最具优势的是胱抑素 C。胱抑素 C 是半胱氨酸蛋白酶抑制剂"超级家族"中的一员，由所有有核细胞恒速生成。胱抑素 C 的临床应用时间已超过 15 年，且

框 52-3　急性肾损伤的早期生物标志物 *
以滤过为基础的肾功能障碍标志物
胱抑素 C
β 痕迹蛋白
β₂- 微球蛋白
反映肾小管细胞损伤的生物标志物（肾小管性酶尿）
α- 谷胱甘肽 S- 转移酶
π- 谷胱甘肽 S- 转移酶
β-N- 乙酰 -β-d- 氨基葡糖苷酶
γ- 谷氨酰转肽酶
碱性磷酸酶
丙氨酸 -（亮氨酸 - 甘氨酸）- 氨基肽酶
钠 / 氢交换体异构体 3
反映肾小管细胞功能障碍的生物标志物（肾小管性蛋白尿）
α₁- 微球蛋白
β₂- 微球蛋白
白蛋白
视黄醇结合蛋白
免疫球蛋白 G
转铁蛋白
血浆铜蓝蛋白
λ 轻链和 κ 轻链
总蛋白
反映肾小管细胞应激反应的生物标志物
中性粒细胞明胶酶相关脂质运载蛋白
尿白介素 -18
肾损伤分子 -1
肝脂肪酸结合蛋白
胰岛素样生长因子结合蛋白 7
金属蛋白酶 2 组织抑制剂

* 正开发一些新型早期生物标志物以及时提供信息，从而改善急性肾损伤的风险分层、监测、诊断和预后信息

可被快速测定。与肌酐类似，在肾损害情况下，胱抑素 C 会积聚在循环血液内，并可用作测定肾小球滤过功能的标志物。尿胱抑素 C 还被建议用作肾功能障碍的标志物；尿胱抑素 C 不作为肾小球滤过率标志物，它是由近端肾小管损伤和新陈代谢受损引起的。血清胱抑素 C 在理论上要优于肌酐，尤其是在作为轻度慢性肾病及其后遗症的预测因子时 [175]。研究者们提议了几个 GFR 估计等式，这些等式有些以单独的胱抑素 C 为基础，有些以胱抑素 C 和肌酐为基础 [176-177]，但目前这些等式均未被普遍使用。

尽管一些小型研究显示胱抑素 C 在检测心脏手术后的 AKI 方面要优于血清肌酐 [178]，但其敏感性却未呈一致性（另请参阅第 67 章）。事实上，近来的一项针对心脏术后 AKI 的大型多中心前瞻性观察性研究提示，血清胱抑素 C 在检测 AKI 方面的敏感性较低而非较高。该研究由分析 AKI 的生物标志物终点的转化

研究联合会（TRIBE-AKI）所执行，其前瞻性地纳入了 1200 多名接受心脏手术的成年患者，并快速推进了新型生物标志物这一领域的研究。值得注意的是，通过胱抑素 C 和肌酐检测 AKI 的亚组患者其相对于通过单独肌酐检测 AKI 的患者其透析和死亡风险更高 [179]。一些疾病相关状况，如恶性肿瘤、人类免疫缺陷病毒感染或皮质类固醇或甲状腺激素治疗等，可在肾功能不发生变化情况下导致血清标志物水平升高。其他以滤过为基础的新的标志物包括 β 痕迹蛋白和 β₂- 微球蛋白；这些标志物相比于肌酐为基础的 eGFR 来说，在普通人群中可作为死亡率的新的标志物 [180]。然而这些标志物在评估 GFR 时超过肌酐和胱抑素 C 的实用性则尚不明确。

反映肾小管细胞损伤的生物标志物（肾小管性酶尿）

肾小管细胞含有在肾内甚至肾小管部位具有高度位点特异性的酶。在细胞应激情况下，这些酶会被流入尿液内，使得它们成为了肾功能障碍的令人感兴趣的潜在标志物。这些标志物包括 GST 的 α 和 π 异构体，它们分别是来自近端和远端肾小管细胞的细胞溶质酶，还有 NAG，是一种近端小管溶酶体酶。一般的细胞刷状缘损害可通过其他标志物反映出来，这些标志物包括 γ- 谷氨酰转肽酶（γ-GT）、碱性磷酸酶和丙氨酸 -（亮氨酸 - 甘氨酸）- 氨基肽酶。值得注意的是，尽管肾小管的酶的尿液排泄量增高可说明肾小管细胞受损，但它也可反映肾小管细胞更新加快或其他代谢紊乱；因此，早期不可逆疾病的信号有时可能难以与生物变异性干扰因素相区分，因此使用这些标志物应持有合理的谨慎态度。

反映肾小管细胞功能障碍的生物标志物（肾小管性蛋白尿）

当小的蛋白被肾小球滤过时，近端小管通常会通过结合及胞吞作用经巨蛋白（megalin）介导的转运系统将这些物质重吸收至体内。所谓的肾小管性蛋白尿的出现是由于这一过程的功能性损害使得小蛋白漏至尿液内。通常经该过程重吸收的内源性低分子量（LMW）蛋白包括 β₂ 和 α₁ 微球蛋白、白蛋白、腺苷脱氨酶结合蛋白、肾小管上皮细胞抗原 -1、视黄醇结合蛋白、溶菌酶、核糖核酸酶、IgG、转铁蛋白、铜蓝蛋白、λ 轻链和 κ 轻链以及尿总蛋白。尿中出现任何这些物质均预示着与 AKI 相关的近端肾单位功能异

常。不过，由于应用纤维蛋白溶解抑制剂时会出现混淆情况，故研究者们对于将低分子量蛋白标志物用作围术期 AKI 的诊断工具的兴趣已有所降低，尤其是在心脏手术中[181-182]（另请参阅第 67 章）。赖氨酸及其类似物（例如 ε- 氨基己酸、氨甲环酸）可特定阻断肾结合部位，导致对低分子量蛋白重吸收的严重但可逆的抑制作用[183]，该影响为一过性且明显较温和。

反映肾小管细胞应激反应的生物标志物

可评价肾应激反应的标志物包括中性粒细胞明胶酶相关脂质运载蛋白（NGAL）、尿白细胞介素 -18（IL-18）、肾损伤分子 -1（KIM-1）和肝脂肪酸结合蛋白（L-FABP）。所有这些标志物在近来的文献中都已得到广泛且详细的评估[172-174]。细胞周期阻滞于 G1 期的两个标志物在 AKI 时显示被上调[184]。

NGAL 蛋白在铁清除过程中发挥着重要作用。肾缺血后极早期对基因的全转录组的探究证实了 NGAL 是一种由缺血的肾小管细胞生成的蛋白质[185]。在动物模型中给予外源性 NGAL 可缓解肾损伤[186]。研究者们对于 NGAL 作为 AKI 的生物标志物的极大兴趣在一项接受心脏手术的儿科患者中的研究获得了进一步加强，该研究提示血浆和尿 NGAL 可在血清肌酐升高之前用于预测 AKI 伤[187]（图 52-10）。尽管 NGAL 水平升高预示着不良结局[188]，但对于成人围术期研究的文献资料并未一致证明 NGAL 可在血清肌酐升高之前用于预测 AKI。在一项大型的心脏手术领域的生物标志物研究中，TRIBE-AKI 联合会证明血浆 NGAL，而非尿 NGAL，相对于其他临床风险因素，可更好地预测透析和死亡联合终点指标，尽管最终模型仅具有较好的区分度，其 ROC 曲线下面积为 0.75[4]。在同一研究中，血浆 NGAL，而非尿 NGAL，还与后续发生的 AKI 进展相关[189]。

炎症是 AKI 在病理生理学方面的重要表现。细胞因子和黏附分子可介导肾损伤，尿液中细胞因子[例如白细胞介素 -18（IL-18）和血小板活化因子]水平已被用作 AKI 的早期生物标志物。IL-18 是动物体内缺血性 AKI 的一种炎症介质[190]。在对人体的研究中，一项横向研究将多种肾疾病与 AKI 进行了比较，发现尿液中 IL-18 水平升高可作为 AKI 患者与其他肾前性氮质血症、尿路感染、慢性肾功能不全以及肾病综合征患者的良好鉴别指标[191]。与血浆 NGAL 类似，在 TRIBE-AKI 研究中，尿 IL-18 改善了对不良结局以及 AKI 进展的预测，其 ROC 曲线下面积稍增加至 0.76[4, 189]。其他血浆和尿液内细胞因子，如 IL-6，可预测 AKI，但

未得到深入开发[192-194]。

肾损伤分子 -1（KIM-1）是一种跨膜蛋白质，在正常肾内的表达水平低，在发生缺血性或肾毒性 AKI 时，其在近端小管细胞内的含量显著上调[195]。由预测安全性检测协会执行的研究中，即通过与美国食品药品监管局（FDA）密切合作的学术 - 产业合作关系以开发新的肾损伤生物标志物以用于临床前环境（尤其是作为药物毒性的标志物）的研究显示，在多个临床前模型中，KIM-1 优于一些传统的肾损伤标志物[196]。KIM-1 还在 TRIBE-AKI 研究中被证实与 AKI 具有相关性[196]。

L-FABP 是在细胞应激状态下由近端肾小管细胞流入尿液内的一种细胞内蛋白，已被提议作为 AKI 和慢性肾病的一种新的生物标志物[197]。对重症患者[198-199]和接受心脏手术的患者[200-201]进行的研究显示，在这两种背景下 L-FABP 与 AKI 均具有相关性；不过，同其他生物标志物一样，在未观察到血清肌酐变化之前，L-FABP 在临床上如何用于判断 AKI 则尚不明确。一个潜在的策略是，采用临床和生物学测定指标相结合来判断围术期具有 AKI 高风险的患者，但需要更多的研究来证实。

最后，在 AKI 模型中显示有细胞周期停滞现象[202]；不久之前，一项多中心研究显示，有两种可诱导细胞周期停滞的蛋白：胰岛素样生长因子结合蛋白 7 和金属蛋白酶 2 组织抑制剂，可在重症患者中用于预测 KDIGO 2 期和 3 期 AKI 伤。在一个验证队列中，这两种生物标志物在预测随后的 AKI 方面具有显著的 ROC 曲线下面积：0.80[184]。这两个生物标志物正被积极开发以用于临床实践，不过，需要进一步的研究来证实这些结果和确定这些生物标志物在大量具有 AKI 风险的患者中的实用性。

肾功能的术前评估

手术损伤程度越大，持续时间越久，以及急性和慢性风险因素越多，则发生围术期肾损害的可能性越大，高危患者在术前进行肾功能鉴定就显得越有必要（见第 38 和 39 章）。急性肾损伤的常见风险因素包括血容量不足、使用氨基糖苷类药物、使用放射检查造影剂、使用非甾体消炎药（NSAID）、脓毒性休克和色素尿。在血流动力学异常（容量不足、使用 NSAID 等）情况下，血管紧张素转换酶（ACE）抑制剂和血管紧张素受体阻断剂（ARB）可分别导致术中低血压，因而可加重 AKI。原先存在肾功能不足的患者，具有明确增高的 AKI 风险，因此在围术期评估时应被

鉴别出来（另请参阅第38章）。美国有超过10%的人口患有慢性肾病。慢性肾病的常见风险因素包括老龄、糖尿病和高血压。了解患者基因组成具有潜在的价值，但还需要进一步的充分探索，很可能具有重要意义（见之前的讨论）。术后肾功能的其他关键性决定因素包括适当维持血容量以及正常的心肌功能[13]。

尿液分析可提供需谨慎解读的定性信息（见"血清和尿液的实验室检查作为肾功能标志物"）。特别是尿液分析能够鉴别出GFR相对保留但具有明显蛋白尿的慢性肾病患者。其他尿液指标如果出现异常可预示尿路感染、尿路病理性异常或内在的肾疾病，必须针对特定患者在临床情况中进行分析。

血清肌酐水平可快速提供eGFR值。在术前血清肌酐水平超过2mg/dl的患者中其AKI的发病率通常更高且更严重[38]；但在肾功能发生变化时，单独的血清肌酐测定值并不是GFR的可靠预测因素。肌酐清除率的测定值可能是肾小球滤过率的最佳总体预测因素，虽然该指标也具有其局限性。

小　结

在患有AKI或具有AKI风险的患者中，围术期管理仍将是一个挑战。许多因素可导致围术期AKI这一异质性疾病，其损害特点结合了缺血性和毒性机制。急性肾损伤研究领域的最新努力将很可能引起肾功能监测领域的快速发展，包括早期生物标志物检测或者可帮助进行风险预测、鉴定AKI之前患者病情（如肾前性氮质血症）以及进行AKI诊断及预后判断的检测组合。期望通过肾功能监测方面的进展，能够改善AKI的预防、治疗以及预后。从围术期AKI首次被报道以来，在过去的半个世纪内，肾功能监测领域一直没有令人满意的进展。在此期间，血清肌酐仍将是大部分肾功能监测措施的最主要指标。

参 考 文 献

见本书所附光盘。

第53章　神经肌肉监测

Jørgen Viby-Mogensen • Casper Claudius
马皓琳　译　李士通　审校

要　点

- 好的循证实践要求临床医师必须通过客观的监测定量评估神经肌肉阻滞的程度。
- 神经肌肉阻滞必须调节至足以保证最佳的手术状况。在大多数手术中，对四个成串（train-of-fours，TOF）刺激只有一个或两个反应即已足够。
- 没有客观的神经肌肉监测则不能保证术后神经肌肉功能充分恢复。
- 客观的神经肌肉监测对于术中的神经肌肉阻滞的管理及其在术后监护中的逆转至关重要。在 ICU 若无合理的监测则应禁用肌松药（见第 34、35 和 101 章）。
- 通过对神经肌肉功能恢复的临床评价来确切地排除有临床意义的残余神经肌肉阻滞是不可能的。
- 术后残余神经肌肉阻滞会引起化学感受器对缺氧的敏感性降低、咽和食管上段肌肉的功能损害、维持上呼吸道开放的能力受损以及低氧血症事件的风险增大，且导致术后肺部并发症的发生。
- 对 TOF 刺激、强直刺激和双短强直刺激的反应不存在触觉衰减并不能排除显著的残余阻滞。
- 为了排除有临床意义的残余神经肌肉阻滞，机械测定或用肌电图测定的 TOF 比值必须超过 0.9，用肌加速度图测定的 TOF 比值必须超过 1.0。
- 在观察到对 TOF 刺激至少有 2～4 个反应之前，不应开始用胆碱酯酶抑制剂拮抗神经肌肉阻滞。
- 对由罗库溴铵和维库溴铵达到的神经肌肉阻滞可以在任何阻滞水平开始用选择性肌松药螯合剂舒更葡糖来拮抗。
- 如果在手术操作结束时不能客观地证明神经肌肉阻滞充分恢复（TOF ≥ 0.9～1.0），就应该用新斯的明或舒更葡糖来拮抗神经肌肉阻滞。少数者的观点为即使 TOF 大于 0.9，也必须给予新斯的明或舒更葡糖。

　　有临床意义的残余神经肌肉阻滞（即麻痹）不能仅仅靠临床标准来排除，且可能在术后持续存在 [1-2]。在麻醉过程中或麻醉后用客观方法监测神经肌肉阻滞的程度降低了残余神经肌肉阻滞的发生率，且应成为标准检测设备的一部分 [3-9]。

　　在清醒患者中，肌力可以用随意肌的强度来评估，但在麻醉期间和麻醉恢复期间这是不可能的。临床医师必须改用临床测试来直接评估肌力和间接地评估神经肌肉功能（方法包括测定肌张力，通过感觉麻醉呼吸皮囊来间接测定肺顺应性、潮气量及吸气力）。然而所有上述监测均受神经肌肉阻滞程度以外的因素的影响；因此只要需要更精确的关于神经肌肉功能状态的信息，就必须评估肌肉对神经刺激的反应。这也是考虑到了不同个体对肌松药的反应和敏感性差异相当大的因素。

　　本章回顾了神经肌肉监测的基本原理及神经刺激

用于外周神经刺激的有效应用方法。本章还描述了在去极化（Ⅰ相和Ⅱ相）及非去极化神经肌肉阻滞期间对神经刺激的反应。最后，本章中讨论了有和无记录设备可用时，评价诱发神经肌肉反应的方法。

外周神经刺激的类型

神经肌肉功能可通过评价肌肉对外周运动神经受到超强刺激的反应来监测。可用两个类型的刺激：电刺激及磁刺激。神经电刺激是到目前为止在临床实践中最常用的方法，并在本章中进行详细描述。在理论上，神经磁刺激相对神经电刺激来说有一些优势[10-11]。其疼痛程度较低，且无需与身体接触。然而用这个方法所需要的设备笨重，它不能用于四个成串（TOF）刺激，且难于达到超强刺激。因此，临床麻醉中很少应用神经磁刺激。

外周神经刺激的原理

不论哪个方法用于神经肌肉监测，临床医生都必须熟悉这两个术语：超强刺激和校准。

超　强　刺　激

单根神经纤维对一个刺激的反应遵循全或无模式。相反，整个肌肉的反应（收缩力）取决于被刺激的肌纤维数目。如果用足够的强度刺激一根神经，则这根神经所支配的所有肌纤维都会被激动，会激发出最大反应。给予神经肌肉阻滞药之后，肌肉反应的降低与阻滞的纤维数目成正比。在恒定的刺激强度下，反应的降低则反映了神经肌肉阻滞的程度。

鉴于上述原理，为保证在整个监测期间必须确切地给予最大刺激，电刺激强度通常比最大反应所需的刺激至少大 15%～20%。因此称之为超强刺激；然而，超强电刺激产生的疼痛虽然在麻醉期间可以接受，但在恢复期间患者可能已经清醒，会感到神经刺激的不适。因此研究者提倡在麻醉恢复期间应用亚强电流进行刺激。尽管一些研究显示在术后用亚强刺激可以可靠地进行神经肌肉功能的测试[12-13]，然而低电流监测的精确性仍受到质疑[14]。

校　　准

在给予神经肌肉阻滞剂之前必须对用于客观地监测神经肌肉功能的设备进行校准。校准可调整设备的

增益以保证观察到的对超强刺激的反应在设备的测量窗以内，且尽可能靠近"100% 对照反应"。校准过程根据所用的设备类型而不同，但是多数常用 1.0 Hz 的单刺激来进行。当用单刺激来建立神经肌肉阻滞的起效和恢复时，校准尤其重要。

一般认为在神经刺激的 TOF 模式中校准不太重要，因为所有四个反应相等地放大。因此 TOF 比值很少受校准的影响；然而对神经刺激的反应很弱或很强的患者中，对 TOF 刺激的一个或更多的反应可能超出记录窗，显示的 TOF 反应可能不准确。在一些设备中，建立超强刺激同时进行校准操作。

神经刺激的模式

评价神经肌肉功能最常用的电刺激模式为单刺激（single-twitch）、四个成串刺激（TOF）和强直刺激（tetanic）。其他模式，诸如强直后计数（posttetanic count，PTC）及双短强直刺激（double-burst stimulation，DBS）在以后描述的某些情况下可能有价值。

单　刺　激

在单刺激模式中，给予外周运动神经的单次超强电刺激的频率在 1.0 Hz（每秒 1 个）到 0.1 Hz（每 10 秒 1 个）（图 53-1）。对单刺激的反应依赖于给予的刺激的频率。如果发放的频率超过 0.15 Hz，则诱发反应会逐渐降低并稳定在一个较低水平。因此通常用 0.1 Hz 的频率。因为 1 Hz 的刺激缩短确定超强刺激所需

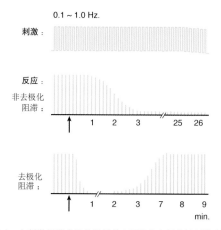

图 53-1　电刺激的模式及在注射非去极化和去极化神经肌肉阻滞剂（箭头）后对单次神经刺激（频率为 0.1～1.0 Hz）的诱发肌肉反应。注意除了时间因素上的差异，诱发反应的力在两种类型的阻滞之间不存在差异

的时间，有时用于麻醉诱导期间；然而，神经肌肉阻滞的起效时间及持续时间依赖于刺激的模式及持续时间。因此，用 1 Hz 单刺激得到的结果无法与用 0.1 Hz 单刺激或 TOF 刺激得到的结果相比较[15]。

四个成串刺激

19 世纪 70 年代早期 Ali 和同事[16-17]引入的四个成串神经刺激模式由间隔 0.5 s（2 Hz）的四个超强刺激组成（图 53-2）。连续应用时，典型的每隔 10 ~ 20 s 重复一组（串）四个刺激。一串中的每个刺激都使肌肉收缩，成串反应的"衰减"是评价肌松的基础；即第四个反应幅度除以第一个反应幅度为 TOF 比值。对照值（给予肌松药之前得到的反应）所有的四个反应在理论上是一样的：TOF 比值为 1.0。在部分非去极化阻滞期间，TOF 比值降低（衰减）且与阻滞程度成反比。在部分去极化阻滞期间，TOF 反应不发生衰减；理论上 TOF 比值约为 1.0。注射琥珀酰胆碱后 TOF 反应衰减表示发展为 II 相阻滞（稍后在"去极化神经肌肉阻滞"部分讨论）。

在非去极化阻滞期间 TOF 刺激的优势最明显，因为即使无术前值也可以从 TOF 反应直接读出阻滞的程度。另外，TOF 刺激还比双短强直刺激和强直刺激有利：其疼痛减轻，且不像强直刺激，它通常不会影响随后的神经肌肉阻滞程度的监测。

强 直 刺 激

强直刺激由发送非常快（如 30、50 或 100 Hz）的电刺激组成。临床实践中最常用的模式是持续 5 s 的 50Hz 刺激，虽然也有一些研究者提倡用持续 1 s 的 50、100 甚至 200Hz 刺激。在正常的神经肌肉传递及去极化阻滞期间，对持续 5 s 的 50Hz 强直刺激的肌肉反应维持不变。在非去极化阻滞及注射琥珀酰胆碱后 II 相阻滞期间，反应会有所变化（即发生衰减）（图 53-3）。

通常认为对强直刺激的反应衰减是接头前的作用（见第 18 章）；传统的解释是在强直刺激开始时大量乙酰胆碱从神经末梢立即可用的储存囊泡里释放出来。因为这些储存逐渐耗尽，乙酰胆碱释放的速度减慢，直到达到乙酰胆碱动员与合成之间的平衡。虽然达到了平衡，但是对强直刺激神经的肌肉反应会维持不变（如果神经肌肉传递正常），这是因为释放的乙酰胆碱比诱发反应所需的量大很多倍。当非去极化神经肌肉阻滞剂使接头后膜的"安全阈"[18]（即游离胆

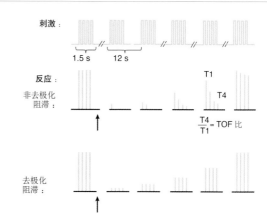

图 53-2 电刺激的模式及在注射非去极化和去极化神经肌肉阻滞剂（箭头）之前和之后对 TOF 神经刺激的诱发肌肉反应

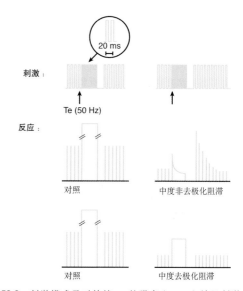

图 53-3 刺激模式及对持续 5 s 的强直（50 Hz）神经刺激（Te）和强直后刺激（0.1 Hz）（箭头）的诱发肌肉反应。在注射神经肌肉阻滞剂之前和中度非去极化和去极化阻滞期间施加刺激。注意在非去极化阻滞期间，对强直刺激的反应有衰减，且强直后传递易化。在去极化阻滞期间，强直反应维持不变，且不发生强直后传递易化

碱受体数）降低时，在持续刺激过程中可见肌颤搐高度呈典型性的降低并伴衰减。除了这种接头后阻滞以外，非去极化神经肌肉阻滞剂还可能阻滞接头前神经元亚型乙酰胆碱受体，从而导致神经末梢中的乙酰胆碱动员受损（见第 18 章）[19]。这个作用从本质上使对强直（及 TOF）刺激的反应衰减。尽管衰减的程度主要依赖于神经肌肉阻滞的程度，衰减还依赖于刺激的

频率（Hz）和持续时间（s）及间隔多久给予强直刺激。除非这些参数保持不变，否则用强直刺激的不同研究中得到的结果不能互相比较。

在部分非去极化阻滞期间，神经强直刺激后颤搐张力发生强直后轻度增强，这被称为强直后易化（见图53-3）。这个结果的发生是因为在刺激停止后强直刺激所引起的乙酰胆碱动员及合成的增多会持续一段时间。强直后易化的程度及持续时间依赖于神经肌肉阻滞的程度，通常强直后易化在强直刺激60 s内就消失了。在部分非去极化神经肌肉阻滞期间，肌电图、肌加速度图及肌机械图记录中的强直后易化都很明显。相反，有时在给予神经肌肉阻滞剂之前的肌机械记录中就有强直后颤搐增强发生，但这是一个不伴有复合肌肉动作电位增高的肌肉现象。

强直刺激极其疼痛，这限制了其在未麻醉患者中的应用。而且，特别是在神经肌肉恢复后期，强直刺激会引起对被刺激肌肉中神经肌肉阻滞的持久对抗，这样测试部位的反应将不再代表其他肌群[20]。传统上用强直刺激来评价残余神经肌肉阻滞。除了与强直后计数的方法有联系以外，强直刺激在日常临床麻醉中极少应用。如果记录对神经刺激的反应，可以从对TOF神经刺激的反应得到需要的所有信息。相反，如果只通过视觉或触觉评估[21-22]来评价对神经刺激的反应，即使是有经验的研究者也无法充分肯定地判断对强直刺激的反应以排除残余神经肌肉阻滞。

强直后计数刺激

注射足够剂量的非去极化神经肌肉阻滞剂来保证平稳的气管插管，可引起外周肌肉的极深度神经肌肉阻滞。因为在这种情况下对TOF及单刺激没有反应，就不能用这些刺激模式来测定阻滞深度。然而，通过强直刺激（50 Hz持续5 s）并观察对强直刺激结束后3 s开始的1 Hz单刺激的强直后反应，可以对外周肌肉的极深度神经肌肉阻滞进行监测[23]。在极深度阻滞期间，对强直或强直后刺激均无反应（图53-4）。当极深度神经肌肉阻滞期消退时，对强直后单刺激的第一个反应出现，然后对强直后刺激的反应逐渐恢复，直到对TOF刺激的第一个反应出现。对于一个特定的神经肌肉阻滞剂来说，对TOF刺激的第一个反应恢复的时间与在特定时间强直后颤搐反应数（即PTC）相关（图53-5）[23-27]。

强直后计数（post-tetanic count，PTC）方法主要用于对单刺激或TOF神经刺激无反应时评价神经肌肉阻滞的程度。然而，当必须消除突然体动的可能时（如气道中的手术或眼科手术），也可用PTC。在眼科手术中存在PTC价值的特殊临床案例（见第84章）。保证膈肌麻痹所需的拇内收肌阻滞水平依赖于麻醉类型。为了保证排除对气管支气管刺激的呛咳或咳嗽反应，神经肌肉阻滞必须极深（即对TOF或PTC刺激无反应）（图53-6）[24-28]。

应用新的选择性肌松药螯合剂舒更葡糖用于逆转罗库溴铵引起的或维库溴铵引起的深度或极深度阻滞（以后讨论）时，舒更葡糖的需要剂量取决于阻滞水平（见第35章）。在这种情况下，可用PTC来对阻滞深度进行定量。

对PTC刺激的反应主要依赖于神经阻滞的程度，也取决于强直刺激的频率和持续时间、在强直刺激结

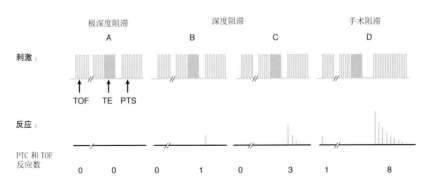

图53-4　电刺激的模式及在非去极化神经肌肉阻滞的四个不同水平中对四个成串（TOF）神经刺激、持续5 s的50 Hz强直神经刺激（TE）和1.0 Hz强直后颤搐刺激（PTS）的诱发肌肉反应。在外周肌肉的阻滞极深时（A），对任何形式的刺激均无发生反应。阻滞相对较浅时（B和C），对刺激仍无反应，但存在强直后传递易化。在手术阻滞时（D），出现对TOF的第一个反应，且强直后易化进一步增强。强直后计数（post-tetanic count，PTC）（见正文）在深度阻滞时（B）为1，在阻滞较浅时（C）为3，手术（或中度）阻滞时（D）为8

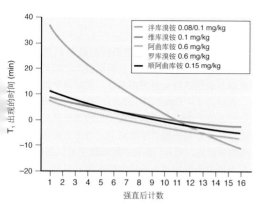

图 53-5 不同的神经肌肉阻滞剂引起的强直后计数与到四个成串开始（T_1）的时间之间的关系 *(From El-Orbany MI, Joseph JN, Salem MR: The relationship of post-tetanic count and train-of-four responses during recovery from intense cisatracurium-induced neuromuscular block, Anesth Analg 97:80, 2003.)*

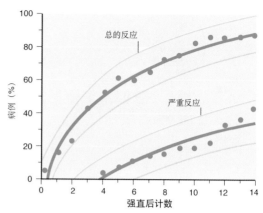

图 53-6 气管隆嵴刺激的肌肉反应发生率与用强直后计数（PTC）评价的外周肌肉的神经肌肉阻滞程度之间的关系。研究对象为 25 例用硫喷妥钠、氧化亚氮和芬太尼麻醉及给予维库溴铵（0.1 mg/kg）用于气管插管的患者。比较表明，对四个成串刺激的第一个反应通常出现在 PTC 约为 10（范围 6～16）时。通过气管导管用一个柔软的消毒橡皮吸引管刺激隆嵴。总的反应包括轻微反应和严重反应。如果刺激隆突仅仅引起不影响手术的轻微呛咳，则称为轻微反应。如果刺激引起了影响手术且需要干预的呛咳，则称为严重反应。严重反应的消除需要极深度神经肌肉阻滞，PTC 必须少于 2～3；所有反应的消除需要 PTC 为 0 *(From Fernando PUE, et al: Relationship between post-tetanic count and response to carinal stimulation during vecuronium-induced neuromuscular block. Acta Anaesthesiol Scand 31:593, 1987. Copyright 1987, Munksgaard International Publishers, Ltd. Copenhagen, Denmark.)*

束与第一个强直后刺激之间的时间长短、单刺激的频率及可能强直刺激前单刺激的时间长短。因此用 PTC 方法时必须保持这些变量不变。而且因为在被监测手部 PTC 刺激和实际神经肌肉阻滞之间的干扰，进行强直刺激的间隔时间最好不少于 6 min[23]。

双短强直刺激

双短强直刺激（double-burst stimulation，DBS）由间隔 750 ms 的两个 50 Hz 强直刺激的短串组成，在短脉冲串中的每个方波脉冲的持续时间为 0.2 ms（图 53-7）。虽然各脉冲串中的脉冲数可不同，但是最常用的是每两个强直脉冲串都有 3 个脉冲的 DBS（$DBS_{3,3}$）[29-31]。

在未松弛的肌肉中，对 $DBS_{3,3}$ 的反应是两个等力的短时肌肉收缩。在部分肌松的肌肉中，第二个反应比第一个弱，且与典型的 TOF 衰减相符合（见图 53-7）。机械力测定时，TOF 比值与 $DBS_{3,3}$ 比值之间的相关系数很高。DBS 的发展是为了在临床情况下[30]或者在恢复期间及术后即刻改善人工（触觉）察觉残余阻滞；触觉评价对 $DBS_{3,3}$ 的准确性优于触觉评价 TOF[31-32]。然而如图 53-8 所示，手感评价对 $DBS_{3,3}$（和 TOF）的反应无衰减不能排除残余神经肌肉阻滞[33]。相应地，$DBS_{3,3}$ 并不能取代客观的监测。另一方面，不可能进行客观的监测时，用这个方法可以察觉与 TOF 小于 0.6 或更低相对应的残余神经肌肉阻滞。

神经刺激器

虽然市场上有很多神经刺激器，但不是所有的神经刺激器都能满足临床应用的基本要求。要求的刺激必须产生一个单相的矩形波形，且脉冲的时间不能超过 0.2～0.3 ms。超过 0.5 ms 的脉冲可直接刺激肌肉或引起反复触发。恒定电流的刺激比恒定电压的刺激好，因为电流是神经刺激的决定因素。而且由于安全的原因，神经刺激器必须是由电池供电，包含电池检测，且能产生 60～70 mA 但不超过 80 mA 的电流。市场上可用的很多刺激器只可发送 25～50 mA 的电流，且只有当皮肤阻抗在 0～2.5 kΩ 时才能保证一个恒定的电流。这些局限性是缺点；降温时皮肤阻抗可增高到约 5 kΩ，这能使传到到神经的电流降到低于超强水平，从而导致对刺激的反应减小及对阻滞程度的可能误判。理论上，神经刺激器必须有一个内置的报警系统或电流水平显示，当选定的电流未传送到神经时即报警。必须标明电极的极性，且该仪器必须能发送下述模式的刺激：TOF（包括单串和间隔 10～20 s 的重

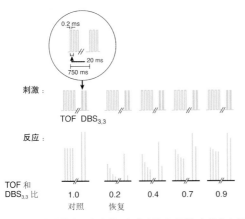

图 53-7　电刺激模式及在注射肌松药之前（对照）和从非去极化神经肌肉阻滞恢复期间对 TOF 神经刺激和双短强直刺激（即每两个强直脉冲串各有 3 个脉冲，DBS$_{3,3}$）的诱发肌肉反应。TOF 比值是 TOF 第四个反应的幅度除以第一个反应的幅度。DBS$_{3,3}$ 比值是 DBS$_{3,3}$ 第二个反应的幅度除以第一个反应幅度（进一步解释见正文）

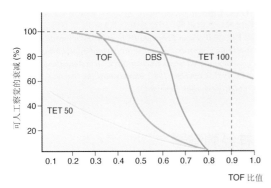

图 53-8　通过感觉对四个成串（TOF）、双短强直刺激（DBS$_{3,3}$）和 50 Hz 和 100 Hz 强直刺激（TET50 和 TET100）的反应察觉的衰减与机械测定的实际 TOF 比值之间的关系。竖轴表示在已知 TOF 比值时可感觉到衰减的比率[22,29,31]。看来通过任何方法来排除残余神经肌肉阻滞是不可能的（进一步解释见正文）

复 TOF 刺激）、0.1 Hz 和 1.0 Hz 的单刺激及 50 Hz 的强直刺激。而且刺激器还必须有一个内置时间常数系统以便于进行 PTC。强直刺激必须持续 5 s，3 s 后开始强直后单刺激。如果神经刺激器不能客观地测定对 TOF 刺激的反应，则必须至少有一个 DBS 模式可用，最好是 DBS$_{3,3}$。在评估超强刺激的水平时 1 Hz 的单刺激特别有用。很少需要 100 Hz 或 200 Hz 的强直刺激，因为 50 Hz 的强直刺激已接近于最大自发肌肉收缩。而且，与 100 Hz 和 200 Hz 刺激相反，50 Hz 强直刺激不会引起未麻痹的肌肉疲劳（衰减）。

刺激电极

电脉冲可通过表面电极或针电极从刺激器传送到神经，临床麻醉中最常用表面电极。一般用一次性预涂凝胶的银或氯化银表面电极。实际传导范围必须小，直径约 7～11mm（图 53-9）。否则，下面的神经产生的电流可能不足[34]。在应用电极前皮肤必须充分清洁，并最好用研磨剂摩擦清洁。当用表面电极不能达到超强反应，则在一些特别的病例中可以用针电极。虽然市场上有特别涂层的针电极可用，但也可以用普通的钢针。针必须消毒。必须将针置于皮下，而不是神经内。

神经刺激的部位及不同的肌肉反应

原则上可以刺激任何位置表浅的外周运动神经。在临床麻醉中最受欢迎的是尺神经；有时也用正中神经、胫后神经、腓总神经和面神经。用于尺神经刺激时，最好将电极置于手腕掌面（图 53-9）。必须将远端电极置于腕横纹与尺侧腕屈肌腱桡侧的交叉点近端1 cm。近端电极应当合理地放置，以使两个电极中心之间的距离为 3～6 cm（见图 53-9）。这样放置电极，电刺激就通常只引起指间和拇指内收。如果一个电极置于肘部的尺神经沟，拇内收常常增强，因为刺激了尺侧腕屈肌。当电极置于肘部的尺神经沟（有时在小儿首选）时，必须将负电极置于腕部以确保最大反应。当两个电极在腕部掌面很接近时，电极极性的重要性较小；但是放置负电极在远端通常引起的神经肌肉反应最大[35]。刺激面神经的颞支时，负电极必须置于神经上方，且正电极必须置于前额的其他部位。

因为不同肌群对神经肌肉阻滞剂的敏感性不同，从某块肌肉得到的结果不能自动推断到其他肌肉。膈

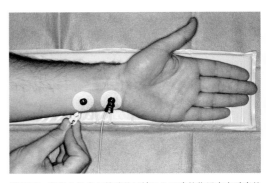

图 53-9　刺激电极在左前臂的尺神经上正确的位置中有适当的接触面积

肌是所有肌肉中对去极化[36]及非去极化神经肌肉阻滞剂[37]都最耐药的肌肉之一。通常膈肌需要的肌松药是拇内收肌需要的 1.4 ~ 2.0 倍才能达到同一程度的阻滞（图 53-10）[37]。还有临床意义的是膈肌起效时间一般比拇内收肌短，膈肌从肌松恢复较外周肌肉快（图 53-11）[38]。其他呼吸肌如喉肌和皱眉肌的耐药性比膈肌小[39-41]。腹肌、肢体外周肌、颏舌骨肌、咬肌及上呼吸道肌最敏感[42-45]。从实用性的临床观点看，皱眉肌对面神经刺激的反应比拇内收肌对尺神经刺激的反应更好地反映了喉收肌和腹肌的神经肌肉阻滞程度[41,46]。而且，上呼吸道肌看来比外周肌敏感[47-48]。尽管一些用肌加速度图的研究已指出手部（拇内收肌）与腿（踇短屈肌）对 TOF 神经刺激的反应有小差异，但是这些差异可能几乎无临床意义[49-50]。

即使这些差异的确切原因尚未知晓，但其可能的原因是乙酰胆碱受体密度、乙酰胆碱释放、乙酰胆碱酯酶活性、纤维组成、神经支配比率（神经肌肉接头数目）、血流及肌肉温度有差异。

诱发反应的记录

五个方法可用于神经肌肉功能的临床监测：诱发

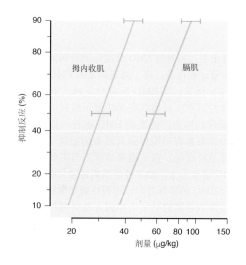

图 53-10　泮库溴铵在两种肌肉上的平均蓄积量效曲线显示达到等量的神经肌肉阻滞膈肌需要的泮库溴铵是拇内收肌的两倍。横坐标为剂量（对数刻度），纵坐标为对 TOF 神经刺激的第一个刺激的肌肉反应抑制（概率）。在力－移位传感器上测定拇内收肌的收缩力；肌电测定膈肌反应 *(From Donati F, Antzaka C, Bevan DR: Potency of pancuronium at the diaphragm and the adductor pollicis muscle in humans, Anesthesiology 65:1, 1986.)*

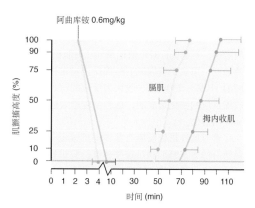

图 53-11　在 10 例麻醉患者给予阿曲库铵 0.6 mg/kg 后膈肌（深蓝色圆）和拇内收肌（浅蓝色圆）颤搐高度的进展 *(From Pansard J-L, Chauvin M, Lebrault C, et al: Effect of an intubating dose of succinylcholine and atracurium on the diaphragm and the adductor pollicis muscle in humans, Anesthesiology 67:326, 1987.)*

的肌肉的机械反应 [肌机械图（mechanomyogrphy，MMG）]、诱发的肌肉的电反应 [肌电图（electromyography，EMG）]、肌肉反应的加速度 [肌加速度图（acceleromyography，AMG）]、缚在肌肉上的压电薄膜传感器上的诱发电反应 [肌压电图（kinemyography，KMG）] 及肌肉收缩诱发的低频声音测定 [肌声图（phonomyography，PMG）]。下面描述这五个方法。为了得到关于诱发反应记录的进一步信息，读者可参考神经肌肉阻滞剂药效动力学研究中的临床研究规范指南[34]。现在唯一可用的客观检测仪都基于 AMG、EMG 和 KMG。已有人建议使用计算机指导给予神经肌肉阻滞剂和"闭环控制"系统，但是市场上还没有这种系统可用[51-52]。

肌 机 械 图

为了正确且可复性地测定诱发张力，需要肌肉收缩是等长的。在临床麻醉中，通过对拇指施加 200 ~ 300 g 静息张力（前负荷）后测定拇指的收缩力最易于达到这种情况。刺激尺神经时，拇指（拇内收肌）作用于位移传感器（图 53-12）。然后收缩力转换为一个电信号，放大、显示并记录电信号。手臂和手必须严格固定，必须注意以防传感器超负荷。而且必须将传感器置于与拇指关系正确的位置（即必须总是使拇指张力顺着传感器方向）。重要的是要牢记，对神经刺激的反应依赖于施加的单个刺激的频率，确定对照值的稳定时间也可能影响随后的阻滞起效时间和持续时间[34]。在开始刺激后最初 8 ~ 12 min 内对超强刺激的反应通常会增大（阶梯现象）。因此，临床研究中在反应稳定 8 ~ 12 min 前或给予一个 2 s 或 5 s 的 50 Hz 强直刺激前，不能进行对照值记录（注射肌松药前）[53]。即使如此，用琥珀酰胆碱后颤搐反应常常恢复到对照反应的 110% ~ 150%。一般认为反应的这种增大是肌肉收缩反应的变化造成的，这种反应增大通常在 15 ~ 25 min 内消失。

尽管对诱发机械反应有很多的机械记录方法，但不是所有的方法都能满足这些标准。肌机械图被公认为是神经肌肉监测的金标准[34]。尽管是这种身份，然而市场上没有基于这种方法的神经肌肉监测仪可用于日常临床。

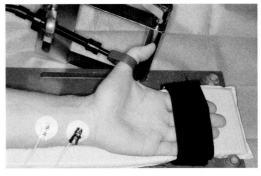

图 53-12　肌机械图的设置。用置于拇指近端指节的力传感器（TD-100，Bionerve，丹麦欧登塞）测定对神经刺激的反应

肌 电 图

诱发的 EMG 记录了刺激外周神经引起的复合动作电位。复合动作电位是多年来只能通过前置放大器及记忆示波器的方法来获得的高速活动。现代化的神经肌肉传递分析仪能对 EMG 反应进行即时电分析及图形显示。

诱发的 EMG 反应最常从尺神经或正中神经支配的肌肉得到。刺激电极的放置与测力时一样。虽然表面电极和针电极都可用于记录，但是用针电极没有任何优势。诱发的 EMG 最常从大鱼际或小鱼际突起或第一掌背侧骨间肌获得，活性电极置于肌肉的运动点上方更适宜（图 53-13）。分析仪获得的信号由放大器、整流器及电子整合器来处理。结果以对照的百分比或 TOF 比值显示。

已有人介绍了用于记录肌电图的两个新部位：喉肌和膈肌[54-55]。通过用附于气管导管且置于声门之间的无创一次性喉肌电极，可能监测在喉肌的神经肌肉阻滞的起效。然而迄今为止，这个方法主要在观察喉肌起效时间的临床研究中用。在脊旁体表膈肌肌电图中，记录电极置于 T_{12}/L_1 或 L_1/L_2 的脊柱右侧，用于 EMG 监测右侧膈肌对经皮刺激颈部右膈神经的反应[54-57]。同体表喉 EMG 的情况一样，体表膈肌 EMG 主要在临床研究中用。

诱发的电反应和机械反应代表了不同的生理结果。诱发的 EMG 记录了一块或更多肌肉的电活性变化，而诱发的 MMG 记录与兴奋-收缩耦联和肌肉的收缩都有关。因此，用这些方法得到的结果可能不同[57-58]。虽然诱发的 EMG 反应一般与诱发的机械反应的相关性很好[30]，但是可能出现显著差异，尤其是对琥珀酰胆碱的反应及在从非去极化阻滞恢复时的 TOF 比值[30,57,59]。

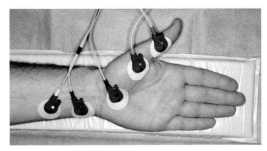

图 53-13　用于记录来自于拇内收肌的复合动作电位的肌电图（NMT 电传感器，Datex-Ohmeda，芬兰赫尔辛基）设置

理论上，诱发的 EMG 反应记录较诱发的机械反应记录有一些优势。用于测定诱发的 EMG 反应的设备较容易设置，而 EMG 反应只反映了影响神经肌肉传递的因素，且可以在无法记录机械力的肌肉上得到反应。然而，诱发的 EMG 也有一些难点。虽然在大多数患者可能得到高质量的记录，但是结果并不总是可靠的。首先电极放置不当可使获得的复合 EMG 信号不全。如果神经肌肉传递分析仪不能观察复合 EMG 的实际波形，则很难确定电极的最佳放置。结果不可靠的另一个原因可能是拇指上给予前负荷的手的固定可能比一般想象的更重要[30]，因为改变所监测肌肉的电极位置可影响 EMG 反应。而且有时可发生肌肉的直接刺激。如果靠近刺激电极的肌肉被直接刺激，即使神经肌肉传递完全阻滞，记录电极也可获得一个电信号。另一个难点是 EMG 反应常常恢复不到对照值。尚不清楚这个情况的原因究竟是技术问题、手未充分固定，还是温度变化（图 53-14）。最后，诱发的 EMG 反应对电干扰（如电热疗法引起的）高度敏感。

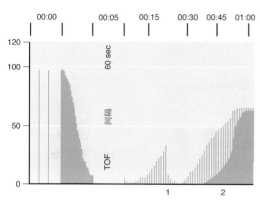

图 53-14 来自于 Relaxograph（Datex-Ohmeda，芬兰赫尔辛基）的诱发肌电图打印纸。开始给予 0.1 Hz 单刺激并静脉内给予维库溴铵（70 μg/kg）用于气管插管。约 5 min 后，刺激模式改为间隔 60 s 的 TOF 刺激。在肌颤搐高度（TOF 反应中的第一个肌颤搐）约为对照的 30% 时（标记 1），静脉内给予维库溴铵 1 mg。标记 2 时，静脉内给予新斯的明 1 mg，之前给格隆溴铵 2 mg。该打印纸还显示出了肌电反应不能恢复至对照水平的常见问题 *(Courtesy Datex-Ohmeda, Helsinki, Finland.)*

肌加速度图

AMG 的技术是基于牛顿第二定律：力 = 质量 × 加速度[60]。如果质量恒定，则加速度与力成正比。因此在神经刺激后，不仅可以测定诱发的力，还可以测定拇指的加速度。

AMG 用双面都有电极的压电陶瓷片。电极受力产生电压，与电极的加速度成比例。因此，当加速度仪固定于拇指并刺激尺神经时，只要拇指运动就会产生电信号。这个信号可在特别设计的分析仪上分析[61]，或者可能在记录系统上显示。目前市场上至少有两个基于相同传感器的独立式监测仪：TOF Watch（Biometer，丹麦欧登塞）和无穷大三叉曲线 NMT SmartPod（Dräger，德国 Lübeck）（图 53-15）。

AMG 是一个在手术室及重症监护室分析神经肌肉功能的简单方法。虽然用这个方法测得的 TOF 比值与用力 - 位移传感器或 EMG 测得的 TOF 比值之间存在的相关性很好[60, 62-63]，但是用 AMG 进行的测定不能与用其他两个方法得到的结果直接比较[63-69]。已发现用最初建议的[60] 拇指能自由移动的 AMG 时，AMG 与 MMG 之间比较，颤搐高度（T₁）和 TOF 比值的一致性，以及阻滞的起效和恢复过程都有较大的差异。而且，AMG 的 TOF 比值基础对照值始终都高于用力-位移传感器测得的值。与此一致，一些研究已提示用 AMG 时术后神经肌肉完全恢复的 TOF 比值应定为 1.0，而不是用 MMG 或 EMG 在拇内收肌测得的 0.9[2, 22, 68, 70-71]。与 MMG 和 EMG 不同的是，用 AMG 测定时给予神经肌肉阻滞剂前的 TOF 对照基础值大多数常常为 1.1 到 1.2，在一些患者则高达 1.4。一个高的对照基础值可能显示排除残余箭毒化所需的 TOF 值同样要高些。举例来说，与对照基础值低（如 TOF=0.95）的患者相比较，对照基础值高（如 TOF=1.2）的患者预计需要较高的 TOF 比值来排除残余阻滞。大家普遍接受的是 TOF 比值必须至少为 0.90 来排除临床上有意义的残余肌松；用之前的例子来说，TOF 比值为 1.08（1.2 的 90%）会代表第一个患者安全地恢复，而对于另一个患者，TOF 比值为 0.86（0.95 的 80%）才足够。为了克服这些问题，已有研究者建议在恢复期间实际得到的 TOF 比值要参考基础的对照 TOF 比值（归一化）[22, 67, 72-75]。目前市场上可用的监测仪可以将 TOF 比值自动地归一化。直观地说，用 AMG 排除残余阻滞时，TOF 比值的目标必须至少为 1.0 来排除残余阻滞[22, 67-68, 73]。

AMG 与 MMG 之间差别大的一个原因可能与这个方法原先推崇的一个优点有关，即只要拇指能自由运动，可以将手的固定标准降低[60]。在临床实践中，常常不可能保证术中拇指能自由运动及手的位置不改变。因此诱发反应可能变化相当大。已有人建议了一些解决办法，但是给拇指用一个有弹性的前负荷改善了精确度，且不影响用 AMG 和 MMG 得到的结果之间的一致性（图 53-16）[67-68]。一些研究已显示用 AMG 的客观监测方法减少了且几乎排除了术后残余神经肌肉阻滞的问题[67, 76-80]。

当拇指不能用于术中监测时，一些临床医师喜欢监测眼轮匝肌或皱眉肌对面神经刺激的 AMG 反应[46]。但是用这两个部位 AMG 的神经肌肉监测对于肌松程度

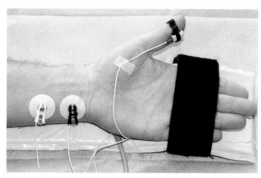

图 53-15 无前负荷的肌加速度图（TOF Watch，Biometer，丹麦欧登塞）的设置。用置于拇指掌面远端的小压电加速度传感器测定对神经刺激的反应

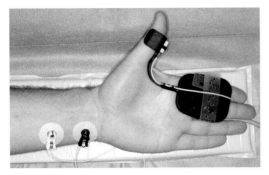

图 53-16　有前负荷的肌加速度图的设置（有手适配器的 TOF Watch，Biometer，丹麦欧登塞）。压电加速度传感器置于手适配器中。伸长的凸出部分确保了拇指不会触及手掌

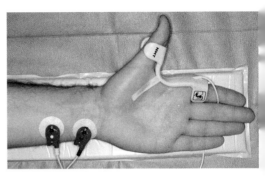

图 53-17　肌压电图的设置（NMT MechanoSensor，Detax-Ohmeda，芬兰赫尔辛基）的设置。用置于示指和拇指之间的小压电感应器的弯曲来测定对神经刺激的反应

的评估很不可靠，且建议不能用于常规监测。它提供了对外周肌肉阻滞程度的一个粗略评价[81-82]。

压电神经肌肉监测

压电监测的技术是基于这样一个原理，即可弯曲的压电膜（如缚在拇指上的）对神经刺激后的伸或曲反应，产生了与伸或曲的力量成比例的电压[83-84]。市场上基于此原理的设备至少有一个，具备两种尺寸（成人和儿童）：M-NMT MechanoSensor（Detax-Ohmeda，芬兰赫尔辛基）（图 53-17）。

对这些监测仪的功能进行评价的研究很少[83-85]。这些有限的数据不仅显示用 PZEMG、AMG 和 MMG 得到的结果之间的相关性很好，而且显示这些方法之间的一致性有很大限制。因此虽然 PZEMG 可能是一个有价值的临床手段，用这个方法在同一患者得到的数值可能与用 MMG 或 AMG 得到的不同。

肌　声　图

肌声图（声学的肌动描记图）是监测神经肌肉功能的有趣的新方法，但是市场上还没有[49, 86-91]。骨骼肌的收缩产生内在的低频音，可用特殊的扩音器记录。已有人以临床和研究为目的评价了这个方法。一些报道显示诱发的声反应与用更传统的记录方法（诸如 MMG、EMG 和 AMG）得到的反应之间的相关性很好。然而，尚无法确定 PMG 是否在任何时候都能用于监测常规麻醉的神经肌肉阻滞。有趣的是，理论上 PMG 不仅能用于拇内收肌，还能用于人们关心的其他肌肉，诸如膈肌、喉肌及眼肌。应用方便这一点也很有吸引力。

对记录的诱发反应的评价

在临床麻醉中的神经刺激通常就是 TOF 神经刺激。因此用对这个刺激模式的反应记录来解释如何评价临床麻醉期间神经肌肉阻滞的程度。

非去极化神经肌肉阻滞

注射气管插管剂量的非去极化神经肌肉阻滞剂后，TOF 记录可显示神经肌肉阻滞的四个阶段或水平：极深度阻滞、深度阻滞、中度或手术阻滞和恢复（图 53-18）。

极深度神经肌肉阻滞

注射一个插管剂量的非去极化肌松药后 3～6 min 内发生极深度神经肌肉阻滞，这依赖于给予的药物及其剂量。也称这个阶段为"无反应期"，因为对任何模式的神经刺激都无反应发生。这个阶段的时间长度各异，也主要依赖于肌松药的作用持续时间及给的剂量。患者对药物的敏感性也影响无反应期的持续时间。极深度阻滞不能用胆碱酯酶抑制剂（如新斯的明）来拮抗，而只有大剂量的舒更葡糖（16 mg/kg）能拮抗罗库溴铵或维库溴铵引起的极深度阻滞[92-93]。

深度神经肌肉阻滞

极深度阻滞后是深度阻滞期，其特征是对 TOF 刺激无反应，但出现强直后颤搐（即 PTC ≥ 1；与图 53-4 比较）。虽然预计深度神经肌肉阻滞的持续时间很困难，但是 PTC 刺激与对 TOF 刺激的第一个反应再出现的时间之间通常存在相关性（见图 53-5）。用新斯的明尝试逆转深度神经肌肉阻滞通常是不可能的

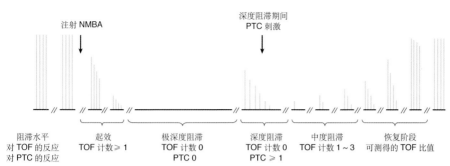

图 53-18 一个正常插管剂量的非去极化神经肌肉阻滞剂（NMBA）后用强直后计数（PTC）和四个成串（TOF）刺激分类的阻滞水平。在极深度阻滞期间，对 TOF 和 PTC 刺激均无反应。在深度阻滞期间，对 PTC 有反应，但对 TOF 刺激无反应。极深度阻滞和深度阻滞一起构成了"对 TOF 刺激无反应期"。对 TOF 刺激的反应再现预示了中度阻滞的开始。最后，当对 TOF 刺激有四个反应全部出现且可测定 TOF 比值时，恢复期开始了 *(From Fuchs-Buder T, et al: Good clinical research practice in pharmacodynamic studies of neuromuscular blocking agents II: The Stockholm revision, Acta Anaesthesiol Scand 51:789, 2007.)*

（见第 35 章）。然而，罗库溴铵或维库溴铵引起的深度神经肌肉阻滞可以用一个单剂量的舒更葡糖 4 mg/kg 完全拮抗[94-96]。

中度或手术阻滞

当对 TOF 刺激的第一个反应出现时，表示进入中度或手术阻滞。这个阶段的特点为对 TOF 刺激的四个反应逐渐恢复。而且神经肌肉阻滞的程度与对 TOF 刺激的反应数存在很好的相关性。只能看到一个反应时，神经肌肉阻滞的程度（颤搐张力抑制）为 90% ~ 95%。当第四个反应再出现时，神经肌肉阻滞通常为 60% ~ 85%[97-98]。在 TOF 模式中存在一个或两个反应的肌松效果已能够满足大多数手术操作的要求。但是在浅麻醉期间患者可能会体动、呛咳或咳嗽；因此当必须严禁突然发生体动时，可能需要较深的阻滞（或较深的麻醉水平）。这时可通过用 PTC 来评价深度阻滞（见图 53-6）[23]。

极深度或深度阻滞时通常不应该试图用新斯的明来拮抗神经肌肉阻滞。即使存在一些逆转，也常常都会不能充分逆转肌松作用，无论给予的拮抗剂的剂量有多大[99]。而且，给予大剂量的肌松药后，如果 TOF 只存在一个反应，要用新斯的明来逆转到临床正常状态通常是不可能的。一般而言，在观察到至少两个到四个反应之前不能开始用新斯的明来拮抗。即使观察到反应，如果没有用客观的监测方法，也不能保证恢复充分（见第 35 章）[100-101]。

对罗库溴铵和维库溴铵引起的中度阻滞的拮抗可以用小剂量的舒更葡糖（2 mg/kg）在几分钟内达到[102-104]。然而，来自于日本的麻醉医师[105]报道了已用 2mg/kg 的剂量时有神经肌肉阻滞的再现。他们

没有监测神经肌肉阻滞的深度。神经肌肉阻滞的再现是由于监测不充分还是舒更葡糖的剂量太小？即使用了合适的监测，这些结果也提示必须用大于 2 mg/kg 的剂量[106]。虽然舒更葡糖对神经肌肉阻滞的拮抗看似很快且可预计，但是仍然必须使用客观的监测，直到 TOF 比值为 0.9 ~ 1.0。

神经肌肉阻滞的恢复

TOF 中的第四个反应出现预示恢复阶段开始。在神经肌肉恢复期间，在实际的 TOF 比值与临床观察指标之间的相关性相当好，但是 TOF 比值与残余阻滞的体征和症状之间的关系患者之间差异很大[80,99]。当 TOF 比值为 0.4 或更小时，患者一般不能抬头或举手。潮气量可能正常，但是肺活量和吸气力减小。TOF 比值为 0.6 时，大多数患者能抬头 3 s、睁大眼睛及伸出舌头，但是肺活量和吸气力仍常常减小。TOF 比值为 0.7 ~ 0.75 时，患者可正常地充分咳嗽及抬头至少 5 s，但是握力可能仍只有对照的 60% 左右[107]。当 TOF 比值为 0.8 及更大时，肺活量和吸气力正常[17,108-110]。然而患者仍可能有复视、视物模糊及面部肌肉无力（表 53-1）[80,107]。

用 MMG 或 EMG 记录的 TOF 比值必须超过 0.90，而用 AMG 记录的必须超过 1.0，以排除有临床意义的残余神经肌肉阻滞[30,44,67-68,70,111-116]。中等程度的神经肌肉阻滞可使颈动脉体对缺氧的化学敏感性受损，并使机体对动脉氧饱和度降低的反应丧失[111-112,114,116]。而且，残余阻滞（TOF<0.90）使咽肌及上食管肌功能性损害，大多可能易引起胃内容物的反流和误吸[44]。Eikermann 及同事[117]的研究表明，部分神经肌肉阻滞即使没有达到引起呼吸困难或低氧饱和度的程度，也可使上呼吸道吸入容量减小并可引起部分吸气性

气道塌陷[117]。而长效肌松药泮库溴铵引起的残余阻滞（TOF<0.70）是术后肺部并发症发生的重要危险因素（表53-2和图53-19）[113]。术中神经肌肉监测降低了残余神经肌肉阻滞的风险，并使麻醉后监护室中发生低氧血症事件或气道阻塞的患者减少[79]。即使在未镇静或无意识缺失的志愿者，TOF比值0.9或更低也可能损害维持呼吸道通畅的能力[76, 107-118]。即使很小程度的残余阻滞也会对患者造成不愉快，产生诸如全身无力和视物模糊的症状[80]。总之，神经肌肉功能的充分恢复需要MMG或EMG的TOF比值恢复到至少0.90，而AMG的TOF比值恢复到至少1.0（或归一化到0.90）[74]，无客观的神经肌肉监测则不能保证达到这一水平[77-78, 80, 119-122]。

去极化神经肌肉阻滞剂（Ⅰ相及Ⅱ组阻滞）

给予血浆胆碱酯酶活性正常的患者中等剂量的琥

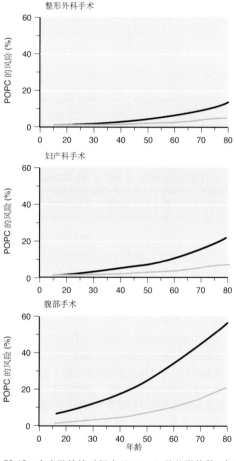

图 53-19　在麻醉持续时间小于200 min的整形外科、妇产科和腹部大手术中，不同年龄组术后肺部并发症（POPC）的预计发生率。黑线代表给予泮库溴铵后有残余神经肌肉阻滞（TOF<0.70）的患者；浅蓝线代表给予泮库溴铵后TOF≥0.70的患者与给予阿曲库铵和维库溴铵后不管麻醉结束时TOF比值为多少的所有患者[113]

表 53-1　在米库氯铵引起的神经肌肉阻滞后清醒患者残余肌松的临床体征和症状

TOF 比值	体征和症状
0.70～0.75	复视及视觉障碍 手握力降低 不能维持咬紧门牙 "压舌试验"阴性 无辅助不能坐起 重度面部肌肉无力 讲话非常费力 全身无力及疲倦
0.85～0.90	复视及视觉障碍 全身疲劳

From Kopman AF, Yee PS, Neuman GG: Relationship of the train-of-four fade ratio to clinical signs and symptoms of residual paralysis in awake volunteers, Anesthesiology 86:765, 1997

表 53-2　术后第一个记录中的 TOF 比值与术后肺部并发症（POPC）*之间的关系

	泮库溴铵 (n = 226)			阿曲库铵或维库溴铵 (n = 450)		
	患者数	有POPC的患者		患者数	有POPC的患者	
		n	%		n	%
TOF ≥ 0.70	167	8	4.8	426	23	5.4
TOF < 0.70	59	10	16.9†	24	1	4.2

* 结果来自于一个关于术后肺部并发症（postoperative pulmonary complication, POPC）的前瞻、随机、盲法研究，总共纳入691例接受腹部、妇产科或矫形外科手术的成年患者，给予其泮库溴铵、阿曲库铵或维库溴铵[87]。46例有POPC的患者中有4例（泮库溴铵组中1例及阿曲库铵和维库溴铵组3例）没有得到TOF比值的数据。因为给予中效肌松药的两组患者之间无显著差异，所以两组数据合并。
† 与同组中TOF≥0.70的患者相比较 P<0.02

珀酰胆碱（0.5～1.5 mg/kg）则产生典型的去极化神经肌肉阻滞（Ⅰ相阻滞）（即对 TOF 或强直刺激的反应不衰减，且不发生传递的强直后易化）。相反，给予遗传学上确定血浆胆碱酯酶活性异常的一些患者相同剂量的琥珀酰胆碱，则产生非去极化样的阻滞，其特点是对 TOF 和强直刺激的反应衰减且发生传递的强直后易化（图 53-20）。此类型的阻滞被称为Ⅱ相阻滞（双相、混合或去敏感化阻滞）。再者，遗传学上正常的患者反复推注或长期输注琥珀酰胆碱后，有时也发生Ⅱ相阻滞。

从治疗的观点来看，正常患者的Ⅱ相阻滞必须与胆碱酯酶活性异常的患者的Ⅱ相阻滞相鉴别。健康患者的Ⅱ相阻滞可在停用琥珀酰胆碱后数分钟通过给予胆碱酯酶抑制剂来拮抗。然而在遗传型不正常的患者，静脉注射乙酰胆碱酯酶抑制剂（如新斯的明）的作用不可预知，因为它抑制乙酰胆碱酯酶和血浆胆碱酯酶。举例来说，新斯的明可显著地增强阻滞，暂时改善神经肌肉传递，然后增强阻滞或部分逆转阻滞，这都依赖于给予琥珀酰胆碱后的时间及给予的新斯的明剂量。因此，除非已知胆碱酯酶遗传型是正常的，用胆碱酯酶抑制剂拮抗Ⅱ相阻滞必须极其小心。即使神经肌肉功能迅速改善，也要至少继续监测患者 1h。

在日常临床实践中神经刺激器的应用

不论何时给予患者神经肌肉阻滞剂，用记录设备客观监测诱发的反应是评价神经肌肉阻滞的最佳方法。然而，触知或肉眼观察评价仍是临床神经肌肉监测的最常用形式，尤其是在记录设备得不到或不可靠的时候。下面叙述在有或没有记录设备时如何应用神经刺激器。

在麻醉诱导以及给予神经肌肉阻滞剂之前的准备

第一，用于超强刺激时，仔细清洁皮肤及正确放置和固定电极是至关紧要的。当尺神经被用于神经刺激时，必须通过将电极置于脉搏上来利用这样一个事实，即神经循沿着动脉。这样放置电极得到最好的反应（见图 53-9）。第二，必须努力防止中心低温并及时发现肢体低温。中心低温及拇内收肌的局部低温都可能使颤搐张力和 TOF 比值降低[123-125]。外周低温可能影响神经传导，降低乙酰胆碱释放速度和肌肉收缩

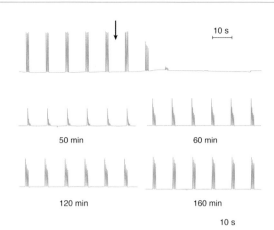

图 53-20 给一个遗传学上确定血浆胆碱酯酶活性异常的患者注射琥珀酰胆碱 1 mg/kg（箭头）后对尺神经 TOF 刺激的机械反应的典型记录。作用持续时间延长及反应衰减延长显示Ⅱ相阻滞

性，增大皮肤阻抗，并且减少到肌肉的血流，从而减慢肌松药从神经肌肉接头除去的速度。这些因素可能是冷肢体与对侧暖肢体之间肌肉反应差异偶尔非常显著的原因[126]。

在麻醉诱导期间应用神经刺激器

必须在麻醉诱导前将神经刺激器连接到患者，但在患者无意识前禁止开机。

进行超强刺激时可开始用 1 Hz 的单刺激。但是，确定超强刺激后及注射肌松药之前，必须校准记录设备（当应用客观监测时）以确保反应在测定窗以内，并把对 1 Hz 刺激的反应设定为 100%。最近所有市面上可用的设备都有自动校准模式。如果没有校准，则从见到的或触及的反应一直到神经阻滞的所有水平，记录的对神经刺激的反应可能差异显著。在已观察到对这种刺激的反应（对照反应）后，注射神经肌肉阻滞剂。虽然常常在对 TOF 刺激的反应消失时气管插管，但是推迟 30～90 s 进行插管通常条件更好，间隔的时间取决于所用的肌松药。

可能的话，应该在拇指（而不是小指）评价对神经刺激的反应。直接刺激肌肉常常在拇指不存在反应时引起小指微动。最后，必须牢记各肌群对神经肌肉阻滞剂的敏感性不同。

在手术期间应用外周神经刺激器

如果用琥珀酰胆碱进行气管插管，则须等到对神

经刺激的反应再出现或患者显示神经肌肉恢复的其他体征时，才给予更多的肌松药。如果血浆胆碱酯酶活性正常，在 4 ～ 8 min 内可再出现对 TOF 神经刺激的肌肉反应。

在非去极化神经肌肉阻滞剂用于气管插管时，极深度阻滞通常持续较长。在这个对 TOF 和单刺激的无反应期，通过用强直后计数可评估对 TOF 刺激的反应恢复所需时间（见图 53-5 和图 53-21）。

对需要肌松药的大多数手术操作来说，如果患者麻醉适当，没有必要具有极深度阻滞。如果用非去极化肌松药，对 TOF 刺激有一个或两个反应的中度神经肌肉阻滞水平就足够了。然而因为呼吸肌（包括膈肌）对神经肌肉阻滞剂的敏感性低于外周肌肉，在这个阻滞深度患者可能有呼吸、打嗝或甚至咳嗽。而且膈肌的张力可能妨碍手术。为了保证膈肌麻痹，对外周肌肉的神经肌肉阻滞必须至从拇指的 PTC 为 0。

维持深度或极深度神经肌肉阻滞的坏处是知晓风险有可能增大（见第 13 章和第 50 章）。当肌肉完全麻痹时，患者不能通过有意或无意的体动来发出知晓的信号。深度或极深度的另一个坏处是神经肌肉阻滞不能轻易地用新斯的明拮抗。只有舒更葡糖能拮抗深度或极深度神经肌肉阻滞（如果由罗库溴铵或维库溴铵引起；见第 35 章）。

在神经肌肉阻滞逆转期间应用外周神经刺激器

对非去极化神经肌肉阻滞的拮抗最常用胆碱酯酶抑制剂（如新斯的明），或者在用罗库溴铵或维库溴铵达到神经肌肉阻滞时用选择性肌松药螯合剂舒更葡糖。

在对 TOF 刺激至少有两个到四个反应存在或有神经肌肉功能恢复的明显临床体征前，不能开始用新斯的明拮抗。在对外周神经刺激无反应存在时，神经肌肉阻滞的逆转并不会通过给予新斯的明而加速，反而可能延迟。而且，即使在对 TOF 刺激有两个到四个反应时，在一些患者逆转仍缓慢且不充分。新斯的明剂量较大（如 5mg/70kg）时 TOF 比值达到 0.90 的中位数时间为 15 ～ 20 min，在给予中时效神经肌肉阻滞剂（如罗库溴铵）后将需要花大约 90 ～ 120 min 的时间来使 95% 的患者的 TOF 比值达到 0.90。相反，在恢复完全后给予大剂量新斯的明可能会产生反常的阻滞伴有 TOF 比值的降低[127-131]。

用罗库溴铵或维库溴铵时，可用选择性肌松药螯合剂舒更葡糖来逆转[102-103]（见第 35 章）。舒更葡糖具有高亲和力地把罗库溴铵和维库溴铵封起来，从而拮抗神经肌肉阻滞作用。推荐根据阻滞水平给予三个不同剂量的舒更葡糖。极深度阻滞（对 PTC 刺激无反应）时给予大剂量（16mg/kg）[92-93]，深度阻滞（对 PTC 有两个或更多的反应）期间给予中等剂量（4mg/kg）[94-96]，而中度阻滞（对 TOF 刺激有两个或更多的反应）期间给予小剂量（2mg/kg）[102-104]。在大多数患者中，所有水平的神经肌肉阻滞在 2 ～ 5min 内逆转。然而，只有通过客观的监测才能排除残余的神经肌肉阻滞（TOF 比值 0.9 ～ 1.0）[132]。

如同之前描述的，最近的一个在日本的观察性研究也着重于舒更葡糖的剂量与神经肌肉阻滞的监测之间的相对关系[105]。基本上，Kotake 及其同事[105]在给予平均剂量为 2.7 mg/kg 的舒更葡糖后观察到了神经肌肉阻滞的再现。Naguib 及其同事[106]的同期社论确定了缺乏监测这一问题的重要性。他们还对在麻醉过程中不用神经肌肉监测的高发生率表示遗憾。对监测的强调是重要的且正确的，但不完全。主编（R. D.

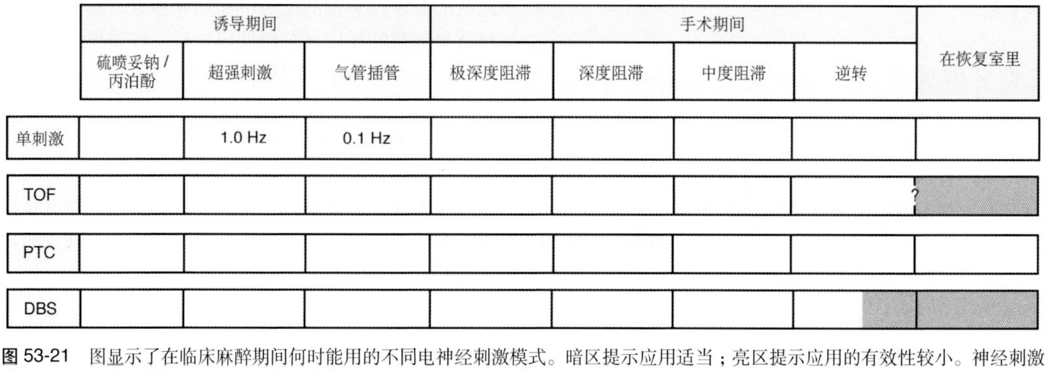

	诱导期间			手术期间				在恢复室里
	硫喷妥钠/丙泊酚	超强刺激	气管插管	极深度阻滞	深度阻滞	中度阻滞	逆转	
单刺激		1.0 Hz	0.1 Hz					
TOF								?
PTC								
DBS								

图 53-21 图显示了在临床麻醉期间何时能用的不同电神经刺激模式。暗区提示应用适当；亮区提示应用的有效性较小。神经刺激模式为四个成串刺激（TOF）、强直后计数（PTC）、双短强直刺激（DBS）；问号（？）提示如果不是用肌机械图、肌电图或肌加速度图测定，TOF 在恢复室中的有效性就会较小（进一步信息见正文）

Miller）的观点是应该给予大剂量的舒更葡糖。然而，Naguib 及其同事 [106] 陈述这个推荐将使拮抗药的价格翻倍。我们难道不应该为了降低残余神经肌肉阻滞的发生率而给予剂量合适的舒更葡糖吗？这两篇报道在本章中被引用了两次的事实显示了它们的重要性。

在神经肌肉功能恢复期间，当能感觉到对 TOF 刺激的所有四个反应时，可尝试评价 TOF 比值。但是，手感（触觉）评估对 TOF 刺激的反应（见图 53-8）不够敏感，不能排除残余神经肌肉阻滞的可能性 [22, 29, 119, 133]。用 $DBS_{3,3}$ 评估的敏感性较高，但是即使 $DBS_{3,3}$ 反应不存在手感上的衰减，也不能排除有临床意义的残余阻滞 [22, 32]。而且，一些患者可能遭受残余阻滞，即使 TOF 比值恢复到 0.9 ~ 1.0 [76, 80]。因此，手感评估对神经刺激的反应必须结合可靠的临床残余神经肌肉阻滞体征及症状（框 53-1）。

应用外周神经刺激器的时机

在日常临床实践中，只有用客观的神经肌肉监测方法，才可以确定地排除显著的残余阻滞 [77-78]。因此，基于循证医学的实践显示临床医师应当总是用客观的监测并对神经肌肉恢复程度进行定量 [3-9]。只有有客观的监测测得的 TOF 比值为 0.90 到 1.00 才可保证有临床意义的残余阻滞的低风险。

然而，在很多科室，临床医师无法使用测定阻滞程度的设备 [134]。这样如何来评价及尽可能地排除有临床意义的残余阻滞？第一，不能用长效神经肌肉阻滞剂。第二，在术中必须评价对 TOF 神经刺激的触觉反应。第三，如果可能应该避免颤搐完全抑制。必须管理神经肌肉阻滞，以保持总有一个或两个触觉 TOF 反应。第四，在手术结束时必须拮抗阻滞，如果已经用了罗库溴铵或维库溴铵最好用舒更葡糖拮抗。用新斯的明拮抗时，在对 TOF 刺激最少有两个到四个反

框 53-1　术后神经肌肉恢复的临床测试

不可靠
- 持续睁眼
- 伸舌
- 举手臂到对侧肩部
- 潮气量正常
- 肺活量正常或接近正常
- 最大吸气压 <40 ~ 50 cm H_2O

较可靠，但仍不能排除残余神经肌肉阻滞
- 持续抬头 5 s
- 持续抬腿 5 s
- 持续握手 5 s
- 持续 "压舌试验" 正常
- 最大吸气压 ≥ 40 ~ 50 cm H_2O

应存在前，不能开始拮抗。第五，在恢复期间，触觉评价对 DBS 的反应比触觉评价对 TOF 刺激的反应好，因为在 DBS 中人为评价衰减比在 TOF 反应中更容易。第六，临床医师必须认识到，TOF 和 DBS 反应不存在触觉衰减并不能排除显著的残余阻滞 [28, 87-88, 97]。最后，必须将可靠的临床残余阻滞的体征和症状（见框 53-1）与对神经刺激的反应联系起来考虑。图 53-22 显示了如何在有或无客观的监测时使残余阻滞的风险降到最小 [135]。

鉴于临床测试术后神经肌肉恢复与触觉评价对神经刺激的反应都不准确，接受神经肌肉阻滞剂的所有患者必须用一个客观的监测仪进行监测（也见第 35 章）。只要知道如何合理地应用这个设备，无论这个神经肌肉传递分析仪是基于 EMG、MMG、AMG、PZEMG，还是 PMG，都不重要。

▌参 考 文 献

见本书所附光盘。

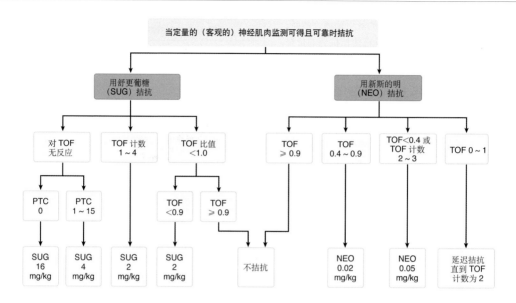

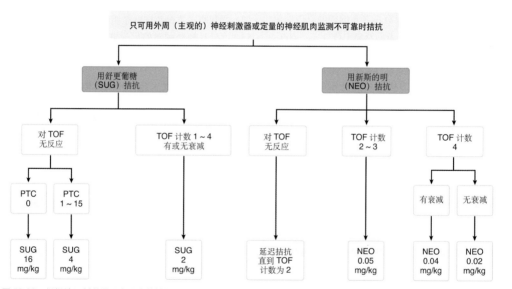

图 53-22 根据神经刺激器（定量或外周的）测得的阻滞水平用新斯的明或舒更葡糖降低残余箭毒化的建议。注意只有定量测得的 TOF 比值为 0.90 到 1.00 才可保证有临床意义的残余阻滞低风险。PTC，强直后计数；TOF，四个成串 *(Modified from Kopman AF, Eikermann M: Antagonism of nondepolarising neuromuscular block: current practice, Anaesthesia 64[Suppl 1]:22-30, 2009.)*

第54章 温度调节与监测

Daniel I. Sessler
郁丽娜 译 严 敏 审校

要 点

- 全身麻醉药物使中心体温触发的血管收缩、寒战阈值降低 2~3℃。
- 多数患者低体温是由麻醉药引起温度调节功能受损，以及患者暴露于寒冷的手术室环境温度所致。
- 体热从中心到外周的重新分布是多数患者低体温的主要始发原因。
- 椎管内麻醉损害中枢和外周温度调控能力，与显著低体温有关。
- 大型随机试验已证实即使是浅低温（即降低 1.5~2.0℃）也会引起不良后果，包括心脏不良事件发生率增加 3 倍、伤口感染发生率增加 3 倍、凝血功能障碍、需要输注异体血、恢复时间延长以及住院时间增加。
- 患者手术时间超过 30min 就应监测体温，中心温度应尽可能维持在 36℃或以上。当前提供保温的最佳设备是压力空气加热设备，高效、价廉又相当安全。

哺乳动物和鸟类属于恒温动物，需要一个相对恒定的体内温度。当体内温度明显偏离正常水平时，常会损伤代谢功能，甚至可能导致死亡。温度调节系统通常使中心温度维持在"正常值"上下零点几摄氏度之内，在人类该正常值约为37℃。麻醉药可抑制温度调节系统，加上患者暴露于手术室寒冷环境中，故而大多数未保暖的患者出现低体温。

近年来主要结局的研究结果显示，浅低温（约降低 1~2℃）可使：①心脏不良事件的发生率增加 3倍，②手术切口感染率增加 3 倍，③手术出血及异体血输血需要量增加 20%，④延长麻醉后恢复时间和住院时间。因此，了解正常以及麻醉药影响下的温度调节有助于预防和处理上述问题及很多其他与温度相关的并发症。

正常温度调节

温度调节与其他许多生理控制系统相似，通过大脑的正反馈与负反馈来减少"正常值"的波动。1912年就发现破坏动物下丘脑可引起体温调节不佳。而到20 世纪 50 年代末认识到皮肤表面传入热量的重要性，研究人员发现，小鼠放置在一个寒冷环境中，其寒战发生于下丘脑温度降低之前。

20 世纪 60 年代初，生理学家报道除了下丘脑、皮肤表层外，其他部位如下丘脑外侧部、腹部深组织、脊髓冷热变化均可出现主动的温度调节。因此温度调节几乎是所有组织参与的以多种、大量信号为基础的过程。温度调节信号处理过程分 3 个阶段：传入信号、中枢调节以及传出反应。

传入信号

温度信号来自遍布全身的温度感知细胞。冷觉感知与温觉感知细胞在结构与生理上互有区别。温觉感受器在温度升高时放电速率增快，而冷觉感受器在温度降低时放电速率增快。皮肤温觉受体在正常皮温时几乎不会去极化，仅在热应激时起重要作用。这些受体实际上似乎属于一类具有瞬时受体电位（transient receptor potential, TRP）的蛋白质受体[1]。

寒冷信号主要由 Aδ 神经纤维传导，温觉信号主要由无髓鞘的 C 纤维传导，有时两者会发生重叠[2]。C 纤维还可感知和传导痛觉，这就是酷热与锐痛常常混淆的原因。多数上行温度信号经过脊髓前部的脊髓丘脑束传递，但并无单独传递温觉的脊髓通路。因此，若要除去温度调节反应就必须破坏整个脊髓前部。

下丘脑、脑的其他部位、脊髓、胸腹深部组织以及体表皮肤，每个部分约占中枢调节系统温度传入总信号的 20%[3]。

中枢控制

温度由中枢结构（主要是下丘脑）来调节，在进行每次温度调节反应时，它首先整合来自皮肤表面、神经轴和深部组织等温度传入信号，再与阈值温度进行比较。尽管由下丘脑整合，但大多数温度信号已在脊髓和中枢神经系统的其他部分进行过"预处理"。推测这一分层调控的发展可能源于温度调控系统的进化是对以前现存机制的补充，正如肌肉寒战是对维持体位和运动御寒的补充。某些温度调节反应可能在脊髓控制下就能单独完成[4]。如脊髓高位横断伤动物及人类的温度调节能力比预想的要好。

温度反应强度与中心温度间的斜率定义为温度调节反应的增益（gain）。随着中心温度的进一步偏移，反应强度不再增大，此时的反应强度称为最大反应强度（maximum intensity）。这种阈值与增益系统是温度调节系统的模型，该模型在其他调节反应（即血管容量控制）与时间依赖效应的相互作用下更为复杂。

机体如何确定绝对阈值温度尚不清楚，但是这种机制可能由去甲肾上腺素、多巴胺、5-HT、乙酰胆碱、前列腺素 E_1，以及神经肽所介导。人类两性的温度阈值每天都在变化（生理节律），女性体温每月约波动 0.5℃。运动、进食、感染、甲状腺功能低下、甲状腺功能亢进、麻醉药和其他药物（包括酒精、镇静药、尼古丁）以及对寒冷和温暖的适应性变化都可使温度阈值发生改变。

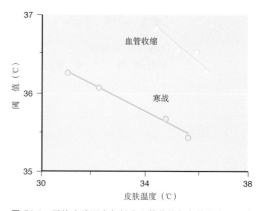

图 54-1 平均皮肤温度与触发血管收缩与寒战的中心温度呈线性关系。皮肤温度的作用约占每次温度调节防御控制的 20% *(From Cheng C, Matsukawa T, Sessler DI, et al: Increasing mean skin temperature linearly reduces the core-temperature thresholds for vasoconstriction and shivering in humans, Anesthesiology 82:1160-1168, 1995.)*

自主神经系统的控制约有 80% 由来自中心结构的热传入决定（图 54-1）[5-6]。相反，控制行为反应的大部分温度传入来自皮肤表面。阈值内的范围（中心温度不会激发自主温度调节反应）只有零点几摄氏度[7]。该范围上限为出汗阈值，下限为血管收缩阈值。在该范围内能量消耗和营养素均得以保存而无需过多的自主神经控制，因而有些动物如骆驼和沙漠大鼠充分利用这点，每天改变中心温度高达 10℃。然而，多数哺乳动物包括人类通常中心温度的调节范围很小。

女性的出汗与血管收缩阈值均比男性高 0.3～0.5℃，即使在月经周期的卵泡期（生理周期的前 10 天）亦如此[8]。而在黄体期差异更明显[8]。早产儿的中枢温度调控中枢已经较完整[9]，而老年人的温度调控可有不同程度的损害[10]。

传出反应

机体对热干扰（体温偏离适当阈值）的反应通过激活效应器，即增加代谢产热或改变环境散热而实现。每种热调节效应器都有其自身的阈值和增益，所以反应和反应强度间呈按需成比例的有序增长。一般说来，能量-效率效应器如血管收缩作用先达到最大，之后才启动代谢性消耗反应，如寒战。主要自主神经反应阈值的正常值见图 54-2。

效应器决定机体能耐受的周围温度范围，并维持正常的中心温度。当特异性效应器机制受抑制（如肌松药防止寒战），机体耐受的温度范围就会减少。但

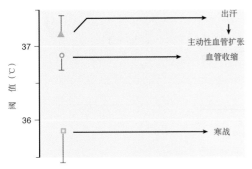

图 54-2 中心温度低于寒冷反应的阈值时，就产生血管收缩、非寒战性产热和寒战。中心温度高于高温阈值则引起主动性血管扩张和出汗。中心温度介于两者之间则不会启动温度调节反应。这些温度确定了机体阈值范围，人类的该阈值范围通常仅约 0.2℃ (Threshold data from Lopez M, Sessler DI, Walter K, et al: Rate and gender dependence of the sweating, vasoconstriction, and shivering thresholds in humans, Anesthesiology 80:780-788, 1994.)

是，机体温度仍可维持正常，除非其他的效应器不能代偿这种强加的应激。从定量的角度来说，行为调节是最重要的效应器机制，包括适当着衣、调节环境温度、姿势调整、自主活动。

婴儿调节体温的能力非常强。相反，年老体弱或药物都可削弱机体的温度调节反应，增加低体温的风险。如肌肉量减少、神经肌肉疾病、肌松药等均抑制寒战反应，因而提高了可耐受环境温度的最低阈值。同样，抗胆碱能药物抑制出汗[12]，降低了可耐受温度的最高阈值。

皮肤血管收缩是最常用的自主神经效应器机制。代谢热主要从皮肤表面通过对流和辐射方式散失，而血管收缩可以减少这种热丢失。皮肤总血管量可分为营养性（主要为毛细血管）和温度调节性（主要为动静脉分流）两部分[13]。皮肤动静脉分流在解剖上和功能上均不同于皮肤营养性毛细血管（因此血管收缩不会损害外周组织的营养需求）。分流的直径通常为 100μm，意味着分流可以传输直径为 10μm 的毛细血管 10000 倍的血量。

通过动静脉分流控制血流趋于表现为"开"或"关"现象。换言之，这种反应的增益很高，变化数值巨大，而中心温度的变化仅为零点几摄氏度。局部 α-肾上腺素能交感神经介导温度调节性动静脉分流的血管收缩，而循环血液中的儿茶酚胺对流量的影响轻微。动静脉分流量约占心排血量的 10%，因而分流的血管收缩约使平均动脉压升高 15 mmHg[14]。

非寒战性产热可增加代谢热量的产生（以全身氧耗测得）而不产生机械做功。这种产热方式在婴儿可使产热量增加一倍[15]，而对成人影响轻微[16]。非寒战性产热强度与平均体温与其阈值间的差值成线性递增关系。骨骼肌和棕色脂肪组织是成人非寒战性产热的主要来源。这两种组织的代谢率主要由肾上腺素能神经末梢释放的去甲肾上腺素控制，进而由一种局部解偶联蛋白的调控[17]。

成人持久寒战可使代谢产热增加 50%～100%。这种产热量比运动产热（至少增加代谢 500%）小，因而效率低下。新生儿不会发生寒战，可能要到几岁以后寒战产热才完全有效。产热性寒战时的快速震颤（高达 250 Hz）以及非同步肌肉活动提示其为非中枢性的。但在该快速活动基础上往往还有一种慢速（4～8 次/分）、同步"增强－减弱"式寒战，后者可能是中枢介导的[18]。

出汗由神经节后胆碱能纤维所介导[19]，因此是一种主动过程，可被神经阻滞或阿托品所抑制[20]。未经训练的个人可以出汗达到 1L/h，运动员的出汗量是其两倍。出汗是机体在环境温度高于中心温度的唯一散热机制。幸运的是，其效率很高，每蒸发 1 g 汗液可散热 0.58 kcal。

主动性血管扩张很明显由 NO 介导[21-22]。主动性血管扩张要求汗腺功能完整，神经阻滞可显著抑制主动性血管扩张。在极端的热应激下，通过皮肤表层 1mm 内的血流可达到 7.5L/min，相当于安静时全部的心排血量[23]。发生主动性血管扩张阈值与出汗阈值相似，但增益可能较小。因此，中心温度明显高于引起最大出汗强度的温度时，才会出现皮肤血管的最大扩张。

全麻期间的温度调节

全身麻醉期间患者无意识并常处于瘫痪状态，因此其温度调节与行为调节无关。所有的全麻药均可明显的损害自主神经系统的温度调控能力，即引起温觉反应阈值的轻度升高，冷觉反应阈值的显著降低。结果，阈值范围就由正常的近 0.3℃ 增加到约 2～4℃[24-28]。一些反应的增益和最大强度保持不变，而另一些则因全麻药的作用而降低[25-26]。

反 应 阈 值

丙泊酚[24]、阿芬太尼[25] 和右美托咪定[26] 均可使出汗阈值呈轻度线性增加，血管收缩与寒战阈值则呈明显的线性减低。异氟烷[27] 和地氟烷[28] 也可使出汗阈值呈轻度线性增加，但降低冷觉反应阈值非线性。因此，低浓度时，吸入麻醉药对血管收缩和寒战的抑制

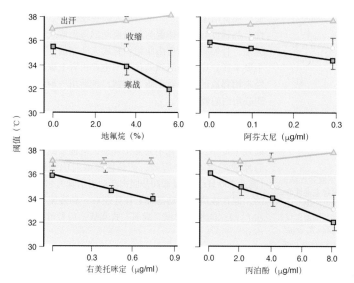

图 54-3 志愿者接受地氟烷、阿芬太尼、右美托咪定或丙泊酚的主要自主温度调节反应阈值。所有麻醉药均轻度增加出汗阈值（触发中心温度），而显著同步降低血管收缩与寒战阈值。小于已标记的标准差已删除 (Data from references 24 to 27.)

能力弱于丙泊酚；但在常规麻醉剂量时，会强于后者。所有这些情况（除外使用哌替啶[31]和奈福泮[32]），血管收缩和寒战阈值呈同步降低，从而维持两者正常差值约1℃。

4种麻醉药的剂量依赖性反应阈值见图54-3。出汗阈值增加的同时血管收缩阈值下降可使阈值范围扩大20倍，由正常的近0.2℃增至约2～4℃。在此范围内的温度不会引发保护性温度调节，确切地说，患者体温可在此温度范围内波动。

异氟烷[28]、地氟烷[27,29]、恩氟烷[33]、氟烷[34]以及合用氧化亚氮与芬太尼[35]可使血管收缩阈值比正常的约37℃降低2～4℃。但这种剂量依赖并非呈线性关系；即浓度升高与阈值降低不成比例。上述药物可同步降低寒战阈值，但仅轻微增加出汗阈值。

可乐定同步降低寒冷反应阈值[36]，而轻度增加出汗阈值[37]。氧化亚氮降低血管收缩[38]与寒战阈值[39]的作用弱于等效浓度的挥发性麻醉药。相反，咪达唑仑仅轻度损害温度调控系统[40-41]。疼痛刺激轻度增加血管收缩阈值[33]；因此，在局麻或区域麻醉防止手术疼痛的情况下血管收缩阈值也相应降低。

婴儿和老年人的反应

婴儿、儿童和成人使用异氟烷[42]或氟烷[43]时其温度调节性血管收缩都相应受到削弱（图54-4）。而60～80岁患者的血管收缩阈值比30～50岁患者约低1℃（图54-5）[44-45]。

成年人在麻醉状态下并不发生非寒战性产热[46]。但非寒战性产热本身对未麻醉的成年人并不重要[16]，因此这一发现也不足为奇。然而动物和人类婴儿中非寒战性产热是一种重要的温度调节反应。挥发性麻醉药可抑制动物的非寒战性产热[47]，而丙泊酚麻醉下的婴儿的代谢率也不会因非寒战性产热而增加[48]（图54-6）。

增益与最大反应强度

异氟烷[8]和恩氟烷[49]麻醉期间，出汗的增益与最大反应强度都维持正常。但地氟烷麻醉时即使最大血管收缩强度仍保持正常[50]，动静脉分流性血管收缩的增益降低3倍[29]（图54-7）。

在外科手术全麻剂量下寒战较为罕见，这与寒战阈值比血管收缩阈值约低1℃相符[24-28]（血管收缩常常能防止进一步低体温[51]，因此即使是未保暖的患者也很少冷至出现寒战）。尽管如此，积极充分的降温仍会诱发寒战。

使用哌替啶和阿芬太尼时，寒战的增益和最大反应强度仍保持正常[52]。使用氧化亚氮时，寒战的最大反应强度有所降低，但寒战的增益基本不受影响[53]。异氟烷能改变寒战的目测形式，以致不可能再简单地以此来判断增益，但该药确实能降低寒战的最大强度[30]。

麻醉状态下出汗是保留最佳的温度调节反应方式。不仅出汗阈值仅轻度增加，而且其增益和最大强度仍保持正常。相反，血管收缩和寒战阈值均显著降低，更甚者，即使被激活，这些反应的效率也低于正

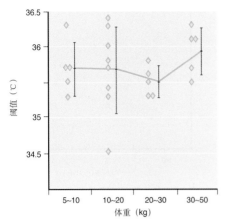

图 54-4　23 名健康婴幼儿腹部手术氟烷麻醉中心体温调节阈值。组间比较无统计学差异，结果以均数 ± 标准差表示 *(From Bissonnette B, Sessler DI: Thermoregulatory thresholds for vasoconstriction in pediatric patients anesthetized with halothane or halothane and caudal bupivacaine, Anesthesiology 76:387-392, 1992.)*

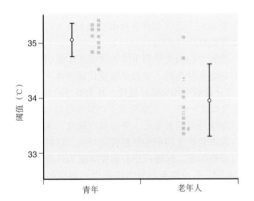

图 54-5　在吸入氧化亚氮和异氟烷时（0.75% 的潮末浓度），老年人的血管收缩阈值（33.9 ± 0.6℃）显著低于青年人（35.1 ± 0.3℃）。实心正方形代表每位患者的血管收缩阈值，开放圆形表示每组的均数和标准差 *(From Kurz A, Plattner O, Sessler DI, et al: The threshold for thermoregulatory vasoconstriction during nitrous oxide/isoflurane anesthesia is lower in elderly than young patients, Anesthesiology 79:465-469, 1993.)*

常情况。

全身麻醉期间低体温的发生

麻醉期间不慎造成的低体温是目前围术期最常见的温度失调。低体温是由于麻醉药引起温度调节功能受损加上患者暴露于寒冷的手术室环境所致。其中，温度调节功能受损更重要。

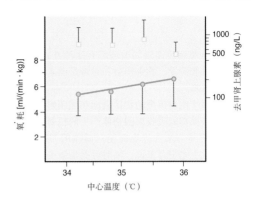

图 54-6　中心温度进行性降低不引起氧耗增加，可能代表非寒战性产热。相反，低温降低全身氧耗：氧耗 = 0.83 × 中心温度 − 23.3，r^2 = 0.92。作为中心温度的函数，围术期血浆去甲肾上腺素浓度（NE）个体差异大但变化并不显著。结果以均数 ± 标准差表示 *(From Plattner O, Semsroth M, Sessler DI, et al: Lack of nonshivering thermogenesis in infants anesthetized with fentanyl and propofol, Anesthesiology 86: 772-777, 1997.)*

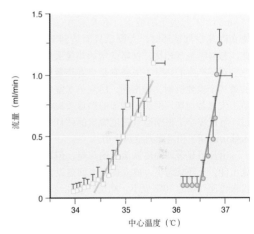

图 54-7　不应用（圆圈）和应用（方框）地氟烷时手指血流量。每例数值由阈值相关计算所得（手指流量 1.0 ml/min）。图中未显示流量精确为 1.0 ml/min 时的结果，因为每例血流量是从 0.1℃ 或 0.05℃ 增量而平均得出；因此每个数据点包括较高与较低的血流量。水平标准差表示志愿者间阈值的差异；尽管误差仅显示在流量近 1.0 ml/min 时，但同样的温度差异都作用在每个数据点。由线性回归分析确定流量与中心温度关系的斜率（1.0 约对 0.15 ml/min）。该斜率即为应用或不应用地氟烷麻醉时的血管收缩的增益。增益从 2.4 ml/(min・℃) 降到 0.8 ml/(min・℃)，系数为 3（$P < 0.01$）*(From Kurz A, Xiong J, Sessler DI, et al: Desflurane reduces the gain of thermoregulatory arteriovenous shunt vasoconstriction in humans, Anesthesiology 83:1212-1219, 1995.)*

热 传 递

热量从患者传递到周围环境有四种方式：辐射、传导、对流和蒸发。其中辐射和对流是围术期最主要的热丢失机制。

所有高于绝对零度的物体表面都能辐射热量；同样，所有表面都能吸收周围物体产生的辐射热。该机制的热传递量与两物体表面绝对温差的四次方呈正比。对多数手术患者来说，辐射可能是最主要的热量丢失形式[54]。

传导性热量丢失与两个临近物体表面的温差以及两物体间热绝缘强度成比例。一般来说，传导性热丢失在手术中可忽略不计，因为通常患者只直接接触手术床上的泡沫垫（一种极佳的热绝缘体）。

邻近皮肤表面的静态空气层可起到绝热体作用，使直接传导所丢失到空气分子中的热量有限。当这层空气受到气流干扰时，其绝热性能明显降低，这时热量丢失增加。这种热量丢失增加的方式称为对流，它与空气流速的平方根成正比，这就是熟知的"风寒"（"wind chill"）因子的根本。手术室内空气流速，即使在高速空气循环时，大概也只能达到 20 cm/s；因此，与静态空气相比，仅略微增加热量丢失。尽管如此，对流产生的热量丢失通常是患者热量传递到环境的第二个重要机制。据推测，层流手术室内对流性热量丢失显著增加，但实际增加的热量丢失从未被量化过，可能要小于根据空气速度做出的估计量，因为手术铺巾起到了相当强的绝热作用。

出汗可显著增加皮肤蒸发的热量，但麻醉期间罕见出汗。无汗状态下，成人皮肤表面蒸发丢失的热量仅占代谢产热的 10% 以下。相反，婴儿经菲薄皮肤水分蒸发所丢失的代谢产热比例较高。该问题在早产儿更严重，该比例可高达 1/5[55]。简单的热动力计算和临床测定显示，经呼吸系统丢失的热量仅占总量的很小部分[56]，而手术切口蒸发的热量占热丢失总量的比例较大[57]，但这部分在人体中从未被量化过。

术中低体温的模式

全麻期间低体温具有特征性模式。中心温度首先快速下降，随后缓慢线性降低，最后逐渐稳定，并且随后保持基本不变（图 54-8）。这种典型的温度下降模式的每一阶段都有其不同的病因学基础。

挥发性麻醉药通过直接的外周作用引起血管扩张[58]。更重要的是，这类药物还抑制紧张性温度调节性血管收缩作用，从而导致动静脉分流血管扩张[24-28]。尽管如

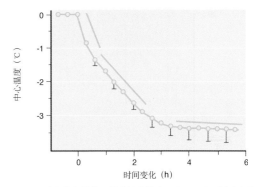

图 54-8 全麻期间低体温的特征性模式。中心温度开始阶段快速降低是因机体热量自中心向外周再分布所致。随之中心温度缓慢线性降低则是由于热丢失量大于产热量。最后中心温度逐渐稳定并随后保持基本不变。这一平台期可能是被动型温度稳态或由于充分低体温触发温度调节性血管收缩所致。结果以均数 ± 标准差表示

此，麻醉药引起血管扩张仅轻度增加经皮热量丢失[59]。麻醉药可降低 20%~30% 的代谢率[60]。但是，即使这两者叠加也不足以解释在麻醉的最初 1 h 内为何中心温度降低 0.5~1.5℃。

理解中心温度早期下降的关键在于认识正常体热并不是均衡分布的。中心温度仅代表身体一半的组织（大部分是躯干和头部）温度，其他部分的温度要比中心温度低 2~4℃。正常情况下，紧张性温度调节性血管收缩维持着这种中心-外周温度梯度。然而，麻醉药引起血管扩张使中心热量流向外周。这种热量再分布可温暖四肢，却是以中心温度降低为代价（图 54-9 和 54-10）[55]。热量再分布降低中心温度的程度取决于诱导时中心-外周温度梯度。反过来，这一梯度取决于患者先前的环境温度和温度调节状态，这两者临床上均难以判断。

在开始再分布性低体温后，中心温度一般呈缓慢线性降低，持续 2~4 h。这种降低简单说就是热丢失量超过产热量的结果[62]，并且中心温度的下降速率取决于患者体型的差异。麻醉 3~4 h 后，中心温度通常达到一个平台期，并在整个手术期间保持相对稳定[35]。在保持相对温暖的患者，这一平台期可能仅表示体热稳态（热量产生等于热量丢失）[63]。但另一方面，该平台期与外周温度调节性血管收缩相关，当中心温度处于 33~35℃ 时可触发这一血管收缩[64]。

麻醉期间温度调节性血管收缩可减少经皮热量丢失[50]，但单凭这种减少尚不足以达到体热稳态。而且，不管是成人[46]还是婴儿[48]，似乎都不能因低体温而反应性增加术中产热。因此，中心温度平台期的

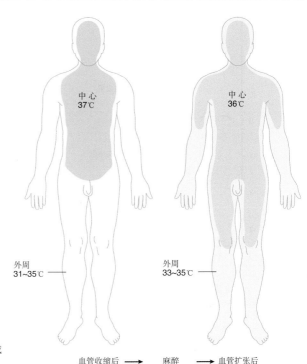

中心
37℃

中心
36℃

外周
31~35℃

外周
33~35℃

血管收缩后　——→　麻醉　——→　血管扩张后

图 54-9　全麻诱导后机体内体热再分布示意图。脊麻或硬膜外麻醉后的低体温相似，但体热再分布限于下肢

形成一定有其他机制。有证据提示，主要原因是代谢所产生的热量被限制于中心温度隔室内。按此解释，正是由于代谢产热（大部由中心组织所产生）的分布受中心隔室所限，中心温度才得以维持。相反，外周组织温度因不再受到中心组织充足的热量供应而持续降低[51]。因而，温度调节性血管收缩所引起的中心温度平台期并不是一种体热稳态，即使中心温度基本恒定，体内热量也在不断减少。

椎管内麻醉

区域麻醉时，自主性温度调节功能减弱，其典型结果为术中低中心体温。有趣的是，患者常常不能明显感知这种低体温，但却能触发寒战。结果常常发生临床上具有潜在危险的临床矛盾现象：低体温患者否认感觉寒冷。

温 度 调 节

硬膜外麻醉[65-66]和蛛网膜下腔麻醉[66-67]均可降低触发血管收缩和寒战（阻滞平面以上）的阈值约0.6℃（图54-11）。据推测，这种降低并非由椎管内给予的局麻药再循环所致，因为即使硬膜外麻醉和蛛网膜下腔麻醉的局麻药用量和用药部位不同，但两者影响仍然相似[65-67]。而且，以相当于硬膜外麻醉下血浆浓度的剂量，静脉途径给予利多卡因，并不能产生温度调节效应[68]。椎管内给予2-氯普鲁卡因，一种血浆半衰期仅20s左右的局麻药，也能减弱温度调控[69]。

区域麻醉时，血管收缩与寒战阈值同等降低[67]，提示这种改变由中枢而非外周控制。外周给予局麻药减弱中央温度调节的机制可能包括腿部温觉传入冲动的改变，关键因素在于在典型的手术室环境内腿部皮肤温觉的传入冲动以紧张性冷觉信号为主[2, 70]。区域麻醉可阻断阻滞区域内所有的温觉传入，其中主要是寒冷信息。大脑将这种减弱的寒冷信息解释为相应腿部的温暖感受。这似乎是一种无意识的过程，因为感知到的体温并未升高[71]。皮肤温度是温度调控系统的重要传入信息，腿部的温暖感受可相应地降低血管收缩与寒战阈值。根据该理论，非麻醉状态下腿部温度需要达到近38℃，所引起的寒冷反应阈值降低程度才会与区域麻醉下相同[72]。而且，阈值降低的程度与脊髓阻滞的节段数目成比例（图54-12）[73]。因此，大范围传导阻滞麻醉可能由于造成阻滞侧腿部温度升高而降低血管收缩与寒战阈值。但这一解释仍仅为推测。

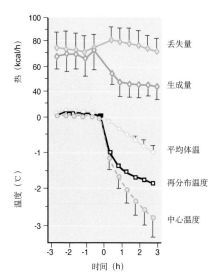

图 54-10　全麻诱导期间（时间为 0）体内总热量的变化及热量的分布。中心（鼓膜）温度变化减去平均体温变化得出体内热量特异性再分布是导致中心低体温的原因。因此再分布性低体温并不是一个测得的数据，而是定义为中心温度的降低，而这种中心温度的降低并不能以全身总热量相对轻度减少来解释。麻醉 1h 后，中心温度降低了 1.6±0.3℃，其中 81% 是由热量再分布所致。甚至麻醉 3h 后，中心温度降低了 2.8±0.5℃，其中 65% 是由热量再分布所致。结果以均数±标准差表示 (Modified from Matsukawa T, Sessler DI, Sessler AM, et al: Heat flow and distribution during induction of general anesthesia, Anesthesiology 82:662-673, 1995.)

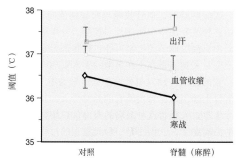

图 54-11　蛛网膜下腔麻醉增加出汗阈值，降低血管收缩与寒战阈值。结果阈值内范围明显增大。然而，血管收缩至寒战的范围维持正常。结果以均数±标准差表示 (From Kurz A, Sessler DI, Schroeder M, Kurz M: Thermoregulatory response thresholds during spinal anesthesia, Anesth Analg 77:721-726, 1993.)

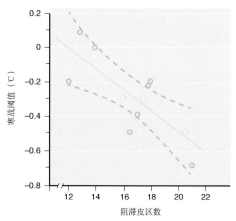

图 54-12　所阻滞皮区的数量（骶段 5；腰段 5；胸段 12）与对应的寒战阈值降低（对照组与蛛网膜下腔阻滞组寒战阈值之差）。蛛网膜下腔阻滞范围越广，寒战阈值降低越大 [阈值 =0.74 −0.06（所阻滞皮区）；r^2= 0.58，$P < 0.006$]。曲线表示 95% 可信区间 (From Leslie K, Sessler DI: Reduction in the shivering threshold is proportional to spinal block height, Anesthesiology 84:1327-1331, 1996.)

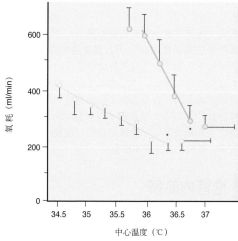

图 54-13　非硬膜外麻醉（圆点）和硬膜外麻醉下（方框）全身氧耗量。水平方向标准差表示志愿者间阈值变异性；尽管每个系列误差只显示一次，但每个数据点有相同的温度变异性。氧耗相对中心温度关系的斜率（实线）由线性回归得出。该斜率确定硬膜外麻醉或非硬膜外麻醉下寒战的增益。增益减少 3.7 倍，即从−412ml/(min·℃)（r^2= 0.99）到 −112ml/(min·℃)（r^2= 0.96）(From Kim J-S, Ikeda T, Sessler D, et al: Epidural anesthesia reduces the gain and maximum intensity of shivering, Anesthesiology 88:851-857, 1998.)

椎管内麻醉可防止阻滞区域内血管收缩和寒战，所以硬膜外麻醉能降低寒战的最大强度也不足为奇。但是，硬膜外麻醉还减弱寒战的增益，提示温度调节系统不能代偿下半身麻痹状态的热量丢失（图 54-13）[30]。因此区域麻醉期间一旦触发温度调节，防御系统的效率会低于正常状态。

椎管内麻醉常辅助使用镇静药和镇痛药，而这些用药本身也减弱机体的温度调控能力[25, 31, 74]。区域麻醉合并其他情况如高龄、基础疾病时，这种抑制可能非常严重[11]。区域麻醉期间低中心体温可能并不会引起寒意[65, 75]。原因是温热感知（行为调节）主要取决于皮肤温度而非中心温度。区域麻醉时，低中心体温伴有皮肤温度的实际升高，结果伴随着自主性温度调节反应包括寒战的激活，明显感觉到持续或不断增强的温暖感（图 54-14）[65, 75]。综上所述，这些资料显示椎管内麻醉抑制体温调控的诸多方面。椎管内麻醉可降低血管收缩与寒战阈值[65-67, 72-73]，辅助药物[25, 40]和高龄[11]可进一步降低该阈值。一旦触发，寒战的增益与最大反应强度可降至正常的一半[76]。最后，行为温度调节削弱[75]。结果是椎管内麻醉期间，寒冷防御的触发温度低于正常；一旦触发，防御效率较低；患者常常意识不到自己处于低体温状态。由于椎管内麻醉期间仍少见中心温度监测，因此这些患者实际上常常出现未被发觉的低体温[77]。

热　平　衡

区域麻醉期间低体温较为常见，并且这种低体温的严重程度可能与全身麻醉期间类似[78]。麻醉诱导后中心温度通常短时间内降低 0.5 ~ 1.0℃。然而，椎管内麻醉导致的血管扩张只是轻度增加皮肤热量丢失，并且由于寒战的产热作用，代谢产热量基本恒定或有所增加。这种中心温度的快速降低类似于全身麻醉后，同样为体内热量由中心向外周再分布所致[79]。与全身麻醉期间一样[80-81]，椎管内麻醉诱导前加温度皮肤能够最大程度地降低椎管内麻醉期间再分布性低体温的程度[82]。

随后的低体温只是由于热量丢失超过代谢产热。然而，不同于全身麻醉者，椎管内麻醉下数小时手术后，中心温度并不一定维持在平台期。因为椎管内麻醉不仅影响中枢性血管收缩阈值[66-67]，而且更重要的是，神经阻滞也直接阻断了腿部血管收缩作用[83-84]。腿部是热量隔室的重要组成部分，腿部失去血管收缩反应的结果是经皮热量丢失不会减少且不能限制代谢热于中心隔室，因而也就不能形成有效的平台期。

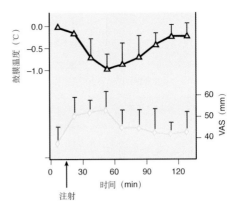

图 54-14　经 100 mm 视觉模拟评分（VAS）判定，开始硬膜外麻醉（时间点在 15 min）时，可降低中心温度并增加温热舒适感。有趣的是，温热最舒适与中心温度最低在同一时间点。结果以均数 ± 标准差表示。(Modified from Sessler DI, Ponte J: Shivering during epidural anesthesia, Anesthesiology 72:816-821, 1990.)

椎管内 / 全身联合麻醉可说明术中腿部收缩作用的重要性。与单纯椎管内麻醉时温度调节反应的减弱相一致[66-67]，椎管内 / 全身联合麻醉期间触发血管收缩的中心温度较单纯全身麻醉约低 1℃。而且，一旦触发，单纯全身麻醉期间血管收缩作用可引起中心温度平台期现象，但椎管内 / 全身联合麻醉则不会出现该平台期。上述效应的结果是椎管内 / 全身联合麻醉期间中心温度在整个手术中持续下降[85]。因此，中心温度监测和温度管理对于椎管内 / 全身联合麻醉患者尤为重要。

寒　战

椎管内麻醉志愿者中，寒战样颤抖总是发生在低中心体温和血管收缩（阻滞水平以上）之后[65]。另外，肌电图分析显示，这种颤抖呈每分钟 4 ~ 8 个周期性增强-减弱模式，这就是普通寒战的特征[69]。因此，这种颤抖显然就是正常温度调节性寒战，由再分布性低体温使中心温度降低所触发。

在所有哺乳动物和鸟类已检测出脊髓温觉受体。实验性刺激这些受体确能使动物产生寒战。通过硬膜外注射麻醉药刺激这些假想的受体在理论上可诱发人体温度调节反应，包括寒战。然而，志愿者硬膜外注射大量冰冷的生理盐水并不能触发寒战[86]。另外，志愿者[65]和患者[87]硬膜外给予温热或冷局麻药，寒战发生率相似。这些数据提示，在重要的传导麻醉期间所注入的局麻药温度并不影响寒战的发生率。

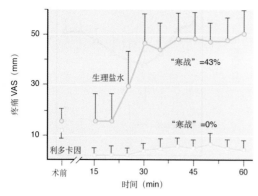

图 54-15 正常体温患者膝关节术后关节内注射利多卡因或生理盐水的疼痛视觉模拟评分（VAS）。由一名对分组不知情的研究者对疼痛进行术后评估。时间零代表麻醉的终止。数据以均数 ± 标准差表示。给予利多卡因患者术后痛明显减轻；两组间 10 min 后所有数据均显著不同。生理盐水组寒战样颤抖发生率43%，而利多卡因为 0，提示颤抖与疼痛相关 *(From Horn E-P, Schroeder F, Wilhelm S, et al: Postoperative pain facilitates non-thermoregulatory tremor, Anesthesiology 91:979-984, 1999.)*

椎管内麻醉时严格维持正常体温可显著降低寒战的风险 [65]。但正常体温患者可发生一种独特的非温度调节性低强度寒战样颤抖 [88]。这种肌肉活动的原因尚不明了，但其发生与疼痛有关 [89]，因此可能由交感神经系统激活所致（图 54-15）。

通过加温有知觉的皮肤有时能治疗椎管内麻醉期间的寒战。这种加温可增加中枢调节系统的皮肤温度觉传入，从而提高机体对低中心体温的耐受程度 [90]。由于温度调控作用中整个皮肤表面的作用只占20% [5]，下半身约占 10% [72]，因此加温有知觉的皮肤可能只代偿中心温度的小部分降低。处理麻醉后寒战有效的药物同样可用于治疗区域麻醉期间的寒战；这些药物包括哌替啶（25mg 静注或硬膜外注射）[91]、可乐定（75μg 静注）[92]、右美托咪定 [93]、酮色林（10mg 静注）[92]，以及硫酸镁（30mg/kg 静注）[94]。

术中浅低温的后果

围麻醉期低体温既可使机体显著受益，也可能带来严重的并发症。因此，温度管理如同其他治疗性措施一样，需要充分分析潜在风险和利益。

益　处

动物体温仪需降低 1～3℃，对脑缺血和低氧就可产生显著保护作用 [95-96]。最初认为，保护作用与温度

每降 1℃组织代谢率约线性下降 8% 有关。然而，浅低温的效能远远超过大剂量异氟烷或巴比妥类药物的治疗作用，虽然后两者也引起代谢率的同等下降 [97]。这些数据提示，其他因素（如兴奋性氨基酸释放减少）可解释低体温的保护作用 [98]。相应的，没理由认为低体温的保护作用会与温度的降低呈线性关系。动物中度低体温的绝大部分有利作用似乎出现于温度降低的最初几度。

正如可以从体外与动物研究中预期到，治疗性低体温已两次显示改善院外心脏骤停患者的结局 [99-100]。因此，快速诱导低体温正作为心搏骤停或新生儿窒息的常规治疗手段 [101-103]。

浅低温可以产生如此显著的保护作用，以致在神经外科手术和其他可以预计组织缺血的手术中越来越多地使用降低中心体温（降至 34℃ 左右）。问题是目前仅有动物数据，几乎缺乏临床研究。而且，治疗性低体温合适的目标温度尚未确定。

大脑

最初声称低体温用于颅脑创伤具有治疗作用是基于一项研究亚组析因分析，但该研究总体并未显示益处 [104]。随后一项大型随机试验并不能证实总体或亚组具有任何益处，虽然由于某些患者液体治疗的违规而使该项研究价值有限 [105]。最近，一项非随机研究显示低体温有益，该研究对常规治疗无效的颅高压颅脑创伤患者实施治疗性低体温。与对照组（低颅内压）相比，病情更严重，但低体温组结局得到改善 [106]。少量非随机研究提示浅低温可能改善中风后结局 [107]。一项研究低体温治疗中风可行性的小型临床试验结果已发表 [108]，但目前无大型试验在进行中。治疗性低温用于蛛网膜下腔出血手术患者，虽然最初的可行性临床试验结果令人鼓舞 [108-109]，但随后的大型临床研究结果并未证实有所改善 [110]。手术是为数不多可以在缺血前实施低温治疗的情形，因而这一结果特别让人失望。

心脏与其他器官

低温对缺血的保护作用也许可延伸至其他器官。例如，浅低温可显著减少猪实验性急性心肌梗死面积 [111]，而且心肌梗死患者前期研究结果也令人鼓舞 [112]。但是，随后的大型临床试验结果并未证实可信服的益处（未发表）。

浅低温比正常温度更难引发恶性高热。此外，一旦触发，并发症并不严重 [113][114]。这些数据表明对于那些容易产生恶性高热的患者应避免给予主动保温；

相反，这些患者应该在手术当中稍微低温。

多数治疗性低温研究的局限性在于缺血后才给予降温，而且一般需花数小时才能把体温降下来。以后的研究中如果能尽早实施低温并用最近研发的系统迅速降温，也许有可能真正显示低温的保护作用。表 54-1 列举了一些评价围术期浅低温的潜在益处的主要研究。

低温的不良影响

浅低温可损害凝血功能。最重要的因素是寒冷导致的血小板功能损害[115]。有趣的是，这种血小板功能损害与局部温度有关，而与中心温度无关[116]。然而，伤口温度主要由中心温度决定，并且正常体温患者伤口温度明显增高。也许重要的是，低温直接损害了凝血级联反应的酶活性。常规凝血筛查是在 37℃ 下进行，因此不易发现这种损害；但如果在低温下进行这些检查，就会发现凝血功能明显损害[117]。

与上述离体研究结果相一致，几乎所有的随机临床试验表明，浅低温可显著增加髋关节成形术中出血量，增加异体血输血需要量[118-131]。同样，几乎所有随机临床试验结果显示，低温患者增加输血需要量[118-120, 122-125, 130-132]。meta 分析显示低温显著增加失血量（图 54-16）和输血量（图 54-17）[133]。仅 1℃ 中心体温降低就能增加出血和异体输血需要量各约 20%，因此保温治疗效果明显。

药物的代谢在围术期低温中显著减少。维库溴铵的作用时间在中心温度减少 2℃ 时延长为两倍多，并且延长的是药物动力学效果而不是药效[134]（图 54-18）。阿曲库铵的持续时间较少依赖中心温度：中心温度降低 3℃ 仅仅使肌松的持续时间增加 60%[135]。低温期间每一种药物的恢复指数保持正常。中心体温本身减少收缩强度 10% ~ 15%，甚至没有肌肉松弛[136]。作为维库溴铵诱导的神经肌肉阻滞的拮抗剂——新斯的明的药效虽然起效时间会延长 20%，但不会被浅低温改变[137]。Heier 与 Caldwell 重新定义了温度对于肌肉松弛以及神经肌肉阻滞的拮抗的影响[138]。

在丙泊酚的持续输注期间，体温降低 3℃ 血浆浓度比正常体温增加约 30%[135]。浅低温对于大部分其他药物的代谢和药效动力学的影响尚未被报道。然而，肌松药和丙泊酚的研究结果表明效果确切。低温也改变了气体麻醉药的药效，从而减少了肺泡最低有效浓度（MAC）约 50%/℃[139]。因此，在中心温度低于 20℃ 时，无需任何麻醉药来防止皮肤切开的体动反应[140]。正如对低温的药理学和药效学所预期的，麻醉后复苏时间也显著延长——即使温度并非出院标准之一。当需要“符合出院条件”和中心温度超过 36℃（许多麻醉后监护病房的做法）方可离室时，复苏时间可延长数小时[141]。

伤口感染是麻醉和手术最常见的严重并发症，其发病率可能高于所有其他麻醉并发症所致的发病率之和[142]。低体温引起伤口感染是由于其直接损害免疫功

表 54-1　人体围术期浅低温潜在的益处*

后果	第一作者	年份	N	ΔT_{core}（℃）	正常体温	低体温	P
颅脑创伤后的死亡率	Clifton[105]	2001	392	4.2	27%	28%	NS
颅脑创伤后 3 个月满意的 Glasgow 结局	Shiozaki[256]	2001	91	4	59%	47%	NS
颅脑创伤后 12 个月 Glasgow 评分（1-3/4-5）	Marion[104]	1997	81	≈4	62%/38%	39%/61%	NS
心搏骤停后神经结局（好）	Bernard[99]	2002	77	≈4	26%	49%	0.01
心搏骤停后 6 个月神经结局（恢复良好或中度残废）	Hypothermia Group[100]	2002	273	≈4.5	55%	55%	0.009
6 个月死亡率	Hypothermia Group[100]	2002	273	≈4.5	55%	41%	0.02
新生儿低氧的神经结局（死亡或中重度残疾）	Gluckman[101]	2005	218	≈2	66%	59%	0.1
新生儿低氧的神经结局（死亡或中重度残疾）	Shankaran[102]	2005	208	3.8	62%	44%	0.01
颅内动脉瘤术后良好的神经结局	Todd[110]	2005	1001	3.5	63	66	NS

* 仅包括前瞻性随机人体试验；主观反应由对治疗方案和中心体温不知情的观察者评估。N 为总例数。T_{core} 为治疗前后中心温度的差值。一些研究的不同结果分项列出。数据除非特别指出，其余均以均数 ± 标准差或中位数（四分位距）表示。NS 代表无显著性差异。浅低温对新生儿窒息的影响，见 Jacobs 等的循证医学 meta 分析[257]

能[143]，以及引发温度调节性血管收缩，进而降低伤口氧供所致[144]。现已明确，发热具有保护作用，防止自然发生的发热可加重感染[145]。同样，仅在麻醉期间维持浅低温可损害豚鼠随后抵抗大肠埃希菌与金黄色葡萄球菌表皮感染的能力[146-147]。基于这些离体研究和动物研究结果，有人进行了一项前瞻性随机临床试验，结果表明术中浅低温可使结肠手术患者手术切口感染率增加 3 倍。而且，即便在无感染的情况下，低

体温也可使伤口愈合延迟，使住院时间延长 20%[132]。与伤口愈合不良相一致的是，术中低体温患者术后尿氮排泄增高持续数日[148]。

术后低体温会给患者带来明显的温度不适。复苏早期患者存在几摄氏度的低体温，这种不适将持续数小时（图 54-19）[149]。一些患者术后数年还能回忆起术后早期寒冷，认为那是住院期间最糟糕的经历，有时甚至比手术疼痛还要难过。术后温度不适亦是一

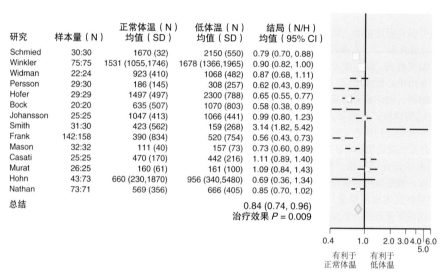

图 54-16 总失血量的 meta 分析与森林图。治疗效果表现为常温患者（N）与低温患者（H）失血量几何平均值的比例。结果表明，正常体温与低温相比，平均失血量降低 16%[95% 可信区间（CI），4% ~ 26%]（P=0.009）*(From Rajagopalan S, Mascha E, Na J, Sessler DI: The effects of mild perioperative hypothermia on blood loss and transfusion requirement: a meta-analysis, Anesthesiology 108:71-77, 2008.)*

研究	正常体温 n/N（%）	低体温 n/N（%）	结局（N/H）均值（95% CI）
Schmied	1/30（3%）	7/30（23%）	0.14（0.02, 1.09）
Winkler	29/75（39%）	40/75（53%）	0.73（0.51, 1.03）
Widman	9/22（41%）	11/24（46%）	0.89（0.46, 1.73）
Hofer	5/29（17%）	11/29（38%）	0.45（0.18, 1.14）
Johansson	15/25（60%）	13/25（52%）	1.15（0.7, 1.89）
Kurz	23/104（22%）	34/96（35%）	0.62（0.4, 0.98）
Bock	3/20（15%）	9/20（45%）	0.33（0.11, 1.05）
Hohn	17/43（40%）	18/43（42%）	0.94（0.57, 1.57）
Nathan	23/73（32%）	24/71（34%）	0.93（0.58, 1.49）
Smith	2/31（6%）	1/30（3%）	1.94（0.19, 200.24）
总结			0.78（0.63, 0.97）治疗效果 P = 0.027

图 54-17 总失血量的 meta 分析与森林图。治疗效果表现为常温患者与低温患者输血的相对危险性。常温患者比低温患者输血风险小 22%。[95% 可信区间（CI），3% ~ 37%；P=0.027]*(From Rajagopalan S, Mascha E, Na J, Sessler DI: The effects of mild perioperative hypothermia on blood loss and transfusion requirement: a meta-analysis, Anesthesiology 108:71-77, 2008.)*

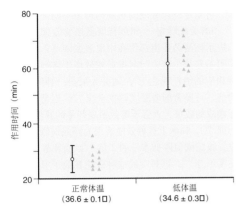

图 54-18 仅仅因中心温度降低 2℃，罗库溴铵的作用时间就延长至 2 倍以上

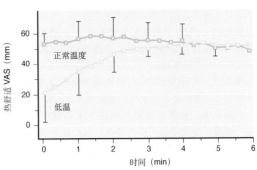

图 54-19 患者在复苏开始体温约降低 2℃ 即感到寒冷不适，且将持续 2 h 以上。复苏期间仅一小部分保暖患者寒战，相反绝大多数低体温患者仅在术后早期发生 2 ~ 3 级颤抖。然而，即使是低体温患者直到 1h 末也很少发生寒战。误差线代表标准差。温度不适感觉以 100mmVAS 评分表示，0 mm 为最冷，100mm 最热 (From Kurz A, Sessler DI, Narzt E, et al: Postoperative hemodynamic and thermoregulatory consequences of intraoperative core hypothermia, J Clin Anesth 7:359-366, 1995.)

种生理性应激，因其可引起血压升高、心率加快以及血浆儿茶酚胺浓度升高[150-151]。这些因素可能促发围术期浅低温的最严重事件，即心肌不良事件发生率增加 3 倍[126]。心肌缺血是围术期意外死亡的最主要原因，因此这项前瞻性随机试验的结果必须引起极大关注。

表 54-2 列举了围术期浅低温后果的相关研究。

麻醉后寒战

据报道，术后寒战样颤抖的发生率约为 40%，但目前该发生率似乎较低，原因在于多数患者体温维持正常，以及与阿片类药物更常用，且剂量更大相关。

表 54-2 围术期人体浅低温的主要并发症*

结果	第一作者	年份	N	ΔT$_{core}$（℃）	正常体温	低温	P
外科伤口感染	Kurz[132]	1996	200	1.9	6%	19%	<0.01
住院天数	Kurz[132]	1996	200	1.9	12.1 ± 4.4 天	14.7 ± 6.5 天	<0.01
住院天数	Frank[126]	1997	300	1.3	8（范围，5 ~ 13）	8（5 ~ 11）	NS
术后肌钙蛋白 I	Nesher[100]	2003	60	1.0	22 ± 9 ng/mL	8 ± 5 ng/ml	<0.001
心脏不良事件	Frank[126]	1997	300	1.3	1%	6%	<0.05
心肌损害	Nesher[253]	2003	60	1.0	8 ± 5 ng/ml	22 ± 9 ng/ml	<0.001
尿氮排泄	Carli[148]	1989	12	1.5	982 mmol/day	1,798 mmol/day	<0.05
罗库溴铵作用时间	Heier[134]	1991	20	2.0	28 ± 4 min	62 ± 8 min	<0.001
阿曲库铵作用时间	Leslie[135]	1995	6	3.0	44 ± 4 min	68 ± 7 mi	<0.05
术后寒战	Just[254]	1992	14	2.3	141 ± 9(ml/min · m²)	269 ± 60(ml/min · m²)	<0.001
麻醉后复苏时间	Lenhardt[141]	1997	150	1.9	53 ± 36 min	94 ± 65 min	<0.001
肾上腺能激活	Frank[151]	1995	74	1.5	330 ± 30 pg/ml	480 ± 70 pg/ml	<0.05
温度不舒适	Kurz[149]	1995	74	2.6	50 ± 10 mm VAS	18 ± 9 mm VAS	<0.001
重大创伤后死亡率	Gentillo[255]	1997	57	≈1.5	2/29 (7%)	12/28 (43%)	<0.05

* 仅包括前瞻性随机人体试验；主观反应由对治疗方案和中心体温不知情的观察者评估。N 为总例数。ΔT$_{core}$ 为治疗前后中心温度的差值。一些研究的不同后果分项列出。VAS 为 100mm 视觉模拟评分（0 mm 表示最冷，10 mm 表示最热）。仅 Just 等的研究显示低温诱发寒战。数据除非特别指出，其余均以均数 ± 标准差或中位数（四分位距）表示。NS 代表无显著性差异。低温对围术期出血和输血的影响，见 Rajagopalan 等的 meta 分析[133]

寒战是一种具有潜在危险的严重并发症，其耗氧量约增加 100%，与术中热量丢失成正比[152]。然而，心肌缺血与寒战并无良好相关性，这提示代谢率的增加并非心肌缺血的主要病因[126]。术后寒战除了增加眼内压和颅内压，还可因牵拉伤口肌肉而加剧伤口疼痛。年轻和中心低体温是寒战发生的最重要风险因素[153]。

多年来，麻醉后震颤被归因于无抑制的脊髓反射、疼痛、交感神经兴奋性降低、致热源释放、肾上腺抑制、呼吸性碱中毒以及最常见的对于术中低温单纯的寒战反应。然而，术后寒战样颤抖的病因学并不清楚。多数术后颤抖确实仅是正常的寒战。然而，早在 1972 年研究者就认识到至少有 2 种不同类型的颤抖[154]。随后一项应用肌电图的研究确认了该观察，证实术后颤抖具有以下两种模式：①一种为紧张型，其类似于正常寒战，呈典型的每分钟 4～8 个周期性增强-减弱形式；②一种为 5～7Hz 局部爆发，类似于病理性阵挛[155]。阵挛型与以前观察到的病理性脊髓反应相一致，包括阵挛、眼震颤、跟腱反射亢进，常见于全麻恢复期间[156]。

直到 1991 年志愿者三交叉试验证实紧张型和阵挛型寒战均属温度调节性，就是说寒战总是出现在低中心体温和动静脉分流性血管收缩之后[157]。紧张型表现为每分钟 4～8 个周期性增强-减弱型的普通寒战[18]，显然是对术中低体温的温度调节反应。相反，阵挛型并不是一种普通形式的温度调节性寒战，似为挥发性吸入麻醉药恢复过程中的特异表现。尽管这种阵挛型颤抖的确切病因尚不明了，但可能是麻醉药引起脊髓反射的正常下行控制去抑制所致。但针对手术患者的早期数据与来自志愿者研究结果不同，并不认为所有麻醉后颤抖均为温度调节性[157]。术后体温正常患者非温度调节性颤抖的发生率似乎较高[158]；在分娩孕妇也观察到类似的非温度调节性颤抖[88]。这种寒战的病因以及为何志愿者和患者的反应明显不同尚不清楚，手术疼痛似为一个重要因素[89]。

皮肤表面加温能够治疗麻醉后寒战，因为经皮热传入冲动增加时温度调节系统可耐受较低的低中心体温[90]。但皮肤表面只占中枢性寒战控制的 20%[5-6]，而且现有皮肤加温设备只能使皮温增加几摄氏度[159-160]。因此，经皮加温只能代偿少部分低中心体温，且常对中心温度低于 35℃ 的绝大多数患者无效[161]。

麻醉后寒战还可用各种药物来治疗，包括可乐定（75μg，iv）[92]、酮色林（10 mg，iv）[92]、曲马朵[162]、毒扁豆碱（0.04 mg/kg，iv）[163]、奈福泮（0.15 mg/kg）[164]、右美托咪定和硫酸镁（30 mg/kg，iv）[94]。酮色林、曲马朵、毒扁豆碱和硫酸镁终止寒战的确切机制尚不

明了。可乐定终止寒战的机制同样也不明确，但可乐定[36]和右美托咪定[26]可同样降低血管收缩与寒战阈值，提示该两药作用部位在中枢温度调节系统而非在外周阻断寒战。有人已对术后寒战作了详细综述[165]，包括相应的治疗观念[166]。阿芬太尼是一种纯 μ- 受体激动剂，可显著削弱温度调控系统[25]。但是，哌替啶治疗寒战的效果大大强于等效镇痛剂量的其他 μ- 受体激动剂[167]。临床上这种效能表现为寒战阈值降低水平为血管收缩阈值降低水平的 2 倍[31]，而寒战增益或最大强度不变[52]。哌替啶的这种效能在给予中等量纳洛酮 [0.5μg/(kg·min)] 拮抗时至少部分保留，但大剂量 [0.5μg/(kg·min)] 时消失[168]。这些资料提示，哌替啶的上述作用部分是由非 μ 阿片受体所介导。哌替啶具有强大的 κ 受体活性[169]，也具有中枢抗胆碱能活性；但这些机制似乎都不介导其特殊的抗寒战活性[12]。却可能与其激活中枢 α 肾上腺素受体有关[170]。无论何种机制，与其他阿片类药物相比，哌替啶似乎可更有效地治疗术后寒战。

围术期温度调控

术中温度调节性血管收缩一旦启动，就能有效防止中心体温进一步降低[43,51]。尽管如此，多数患者在手术中温度仍有所变化，但未低到足以触发温度调节性反应的程度[24-25,27-28]。因此，只要采取措施限制皮肤热量散失到手术室的寒冷环境、手术切口热量蒸发以及静脉输注冷液体所致的传导性降温，就能最大程度地减少术中低体温的发生。但是各种措施所取得的效果差异很大。

当热丢失超过了人体代谢产热量时，平均体温就会下降。麻醉期间热产生的速度约为 0.8 kcal/(kg·h)。由于人体比热约为 0.83kcal/(kg·h)[171]，当热散失到环境中的热量超过代谢产热量 2 倍时，体温约以 1℃ 的速度降低。正常情况下约 90% 的代谢产热经皮肤表面丢失；麻醉期间，手术切口和静脉输注冷液体均可造成额外热量丢失。

血管紧张度对热传递的影响

温度调节性血管扩张可引起最初的中心体热向外周再分布[61]；同样，当患者体温足够低，血管再次收缩时可出现中心温度平台[51]。因此，显然血管紧张度可改变隔室内的热传递。除了温度调节性动静脉分流情况外，麻醉药本身可直接调节小动脉张力[58]。这两种因素都可能影响热从外周向中心隔室传递的速度。

温度调节性血管收缩可轻度影响神经外科手术期间治疗性降温的诱导[172]。然而，动静脉分流性血管张力对术中降温[173]或加温[174]几无影响。因此，术中血管收缩只轻度减慢皮肤加温或降温由外周至中心的传递。临床上几乎没有如假设一样的结果，因为术中温度调节性血管收缩被麻醉药直接引起的外周血管扩张所对抗。

但是，麻醉后恢复期的情况就显著不同。此时麻醉药引起的外周血管扩张作用消失[58, 175]，而温度调节性血管收缩不被对抗而保留。如预期的一样，这种血管收缩作用就成为一个重要因素，可显著影响外周热量向中心热隔室的传递。因此，残留脊髓麻醉药阻滞的患者加温转暖的速度大大快于单纯全麻恢复期患者（图 54-20）[176]。热平衡研究显示，中心温度回升缓慢，因为血管收缩将约 30 kcal 的热量限制在了外周组织[177]。

由于术后温度调节降低外周-中心的热量分布，术中患者发生寒战，加温是最有效的方法。从实际角度来看，维持术中患者正常体温（此时大多数患者血管扩张）要比术后患者复温（此时实际所有低体温患者血管收缩）更容易。除了更有效外，术中加温较术后治疗低体温更恰当，因为术中加温可防止低体温带来的并发症[118, 126, 132]。虽然如此，患者手术期间不可避免地出现低体温时应该在术后积极加温以增加患者

热舒适，减少寒战，加速复温。

预防再分布性低体温

很难预防中心温度最初 0.5 ~ 1.5℃ 的下降，因为这是由于热量从中心热隔室向较冷的外周组织再分布所致[61]。因此在麻醉的最初 1h 内，皮肤体表加温一般并不能防止这种低体温的发生[62, 132]。该期间加温缺乏效能，这是由于此时大量热量从中心向外周传递，即使血管扩张的患者经皮肤加热，传递至中心至少约需 1h。

虽然不能有效治疗再分布性低体温[62, 132]，但是能预防它。当麻醉药引起血管扩张时，热量再分布按照正常温度梯度从中心流向外周。麻醉诱导前皮肤表面加温并不能显著改变中心温度（此时中心温度调节仍良好），但确能增加体热容量。所增加的大部分热量在腿部，这里正是外周热隔室的最重要部分。当外周组织温度充分增加时，随后可抑制正常张力性温度调节的缩血管作用，结果几乎不会引起再分布低体温，因为热量只是按照温度梯度进行传递（图 54-21）[80-81]。尽管经皮肤表面肯定传递大量的热量，但积极预加温至少 30min 可显著预防热量再分布[178]。

与体外循环转机相关的"停机后体温降低"是一种再分布性低体温，由于中心到外周温度梯度显著所致。如预期一样，这种"停机后体温降低"在停机后

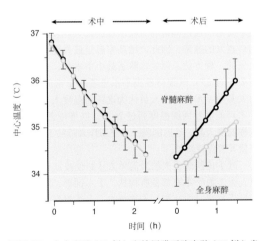

图 54-20　全身麻醉（20 例）和蛛网膜下腔麻醉（20 例）患者术中和术后中心温度。所有患者术后期间都接受风力空气加温。手术期间中心温度无显著差异，但蛛网膜下腔麻醉组患者术后中心温度上升速度明显快于全身麻醉组（1.2 ± 0.1℃/h vs 0.7 ± 0.2℃/h，均数 ± 标准差）(From Szmuk P, Ezri T, Sessler DI, et al: Spinal anesthesia only minimally increases the efficacy of postoperative forced-air rewarming, Anesthesiology 87:1050-1054, 1997.)

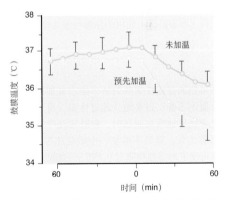

图 54-21　麻醉诱导前期（-120 ~ 0 min）主动加温或被动降温（未加温）志愿者。麻醉诱导时（0 min）停止主动加温，志愿者暴露于周围环境。在每次诱导前的处理前初始鼓膜温度相似。麻醉诱导后的 60 min 期间，预加温志愿者中心温度（ΔT = -1.1 ± 0.3℃）的降低少于未加温（ΔT = -1.9 ± 0.3℃）。数据以均数 ± 标准差表示 (From Hynson JM, Sessler DI, Moayeri A, et al: The effects of pre-induction warming on temperature and blood pressure during propofol/nitrous oxide anesthesia, Anesthesiology 79:219-228, 1993.)

17℃ [179] 要比停机后 27～31℃ [180] 更明显。转流中和转流后皮肤加温可使中心温度"停机后体温降低"减少约60%。但是，热平衡资料显示，这种减少主要是由于皮肤加温防止了转流停机后典型的体温下降，而不是减少了热再分布 [181]。

气道加温与湿化

简单的热力学计算显示，经呼吸道丢失的热量小于代谢产热的10%。这部分丢失主要是对吸入气加热与湿化所致，其中湿化约占 2/3[56]。经呼吸道丢失的热量几乎可忽略不计，所有即使主动气道加温与湿化也很少会影响中心温度 [62, 182]。这些方法显著的临床疗效可能是来自于听诊时接近试管位置的人工加温 [183]。麻醉期间呼吸道热量丢失保持基本恒定，而大手术期间从手术切口蒸发丢失的热量明显增加，所以经呼吸道丢失的热量占丢失总量比例反而显著减少 [57]。同样，气道加温与湿化的效果也不及那些通常需要有效保温的患者。皮肤保温来保持正常体温比呼吸气体调理方式效果更好，因此气道加热以及湿化很少，甚至只是象征性的。

婴儿与儿童的气道加温与保湿比成人有效 [184]。然而，皮肤加温在这些患者当中也是更有效的，并且传递10倍以上热量。具有吸湿冷凝作用的加湿器与热量与湿度交换的过滤器（人工鼻）保留大量呼吸系统的水分和热量。作为防止热量丢失，这些器件几乎相当于主动系统的一半功能 [184]，但是费用确实很少。保温性比得上所有临床上使用的热量与湿气交换装置 [56]。

静脉输液

不可能通过输注加热的液体给患者加温，因为所输液体温度不能（过多地）超过体温。另一方面，当大量输注晶体液或血制品时，静脉输注冷液体可造成热量显著丢失。室温下输注一个单位冰冻血液或 1 L 晶体液可使平均体温约降低0.25℃。（血制品比晶体液温度低2倍，但容量是其1/2。）输液加温器可最大程度地减少这种热量丢失；当需要大量静脉输液或输血时应当使用输液加温器。而在小手术，该仪器作用并不大。

通常情况下，临床上所使用的各种输液加温器无明显差别。虽然多数加温器在加热器与患者之间的管道可使液体降温，但这种降温对成人几乎没有影响：流量大时，几乎不会丢失热量；流量小时，因所输入的液体量少故而影响也小 [185]。特殊的高容量系统具

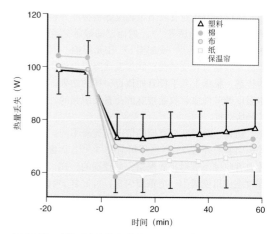

图 54-22　多数手术室均有随时可用的绝热体，包括棉毯、手术铺单、塑料被单和反光材料（中空被）。每个单层使皮肤丢失总热量减少约30%，不同类型的绝热物之间并无显著临床意义。数据以均数 ± 标准差表示 *(From Sessler DI, McGuire J, Sessler AM: Perioperative thermal insulation, Anesthesiology 74:875-879, 1991.)*

有强力加温器和几无阻力的特点，有利于创伤患者的使用，也有利于其他需快速大量输液的情况。

皮 肤 加 温

手术室温度是影响热丢失的最重要因素，因其决定了代谢热通过辐射和对流从皮肤丢失以及通过手术切口蒸发的速率。因此，增高室温是最大程度减少热丢失的一种方法。但是，除了最小手术外，室温一般需要超过23℃以维持各类手术患者的正常体温 [186]；而大多数手术室工作人员认为这样的温度太热。婴儿手术可能需要周围温度超过26℃，以维持正常体温。这样温度太高，足以削弱手术室工作人员的工作质量，并使其警觉性降低。

减少皮肤热丢失的最简单方法是使皮肤被动性绝热。大多数手术室都备有棉毯、手术铺单、塑料被单和反光材料（中空被）等绝热物。上述单层绝热物可减少30%的热量损伤，临床上不同种类绝热物无明显差异。所有常用的被动性绝热物减少热量损伤的程度相近是因为大多数绝热作用是由于绝热物下保留的静止空气所致。因此，增加绝热物的层数只能轻度增加绝热效果。一层棉毯可减少热量损伤约30%，但这些绝热类型并无临床差异（图 54-22）[187]。因此，绝热物应考虑成本，而不必支付大笔费用去购买反射性复合材料制成的绝热物。

常用的减少热量丢失的被动绝热物是相似的，因为大部分绝热是由覆盖物下方的空气层所提供。因此，增加额外的绝热层只能轻微减少热量丢失。例如，一条棉毯减少大约 30% 的热丢失，但是 3 条棉毯减少的热丢失仅为 50%。因此，棉毯加热提供少量且短暂的益处。这些数据表明被动保温中简单地增加层数或者用药前升温通常对已经给予单层绝热出现低温的患者是无效的。

皮肤热量损伤大致与体表面积成正比[189]。（成人是从头部丢失了大部分代谢热，这一观点是错的。但不同的是，小婴儿头部丢失的热量明显[190]，这是与其头部占体表面积的比例大有关。）因此，所覆盖的皮肤总面积要比哪个部位皮肤表面被覆盖显得更为重要。例如，人们往往不明智地覆盖患者头部而暴露其双上肢；但双上肢体表面积大于头部，因此丢失的热量反而更多。

单纯被动绝热并不足以维持大手术患者的正常体温；这些患者需要主动加温。因为约有 90% 的代谢产热从皮肤表面丢失，所以只有皮肤加温才能传递足够热量防止低体温。因此，术中使用循环水加温和压力空气加温是值得考虑的两种主要系统。

研究报告一直认为循环水床垫几乎没有作用[191]。它们可能不能维持正常体温，因为几乎没有热量会经患者背部丢失到大多数手术台上 5 cm 厚的泡沫绝热层。而且，加热和局部灌注降低（患者自身重力减少毛细血管血流）的共同作用可增加压力 / 热坏死（烧伤）的可能性。即使水温并未超过 40℃ 也可能发生这种组织损伤[192]。循环水加温覆盖在患者身上的方式要比垫在身下的方式更有效更安全，并且几乎能完全抵消代谢热量的丢失[159]。皮肤热量无丢失时，代谢产热可使体温以 1℃ /h 的速度升高。最近研制了一种循环水外套衣，可通过增加加温面积或使用促进热传导的材料而传递大量的热量[193-194]。

最常用的围麻醉期加温系统是压力空气。最好的压力空气系统可完全抵消从皮肤表面的热量丢失[159-160]。即使是最大的手术，压力空气系统一般能够维持正常体温[62, 132]并优于循环水床垫[195]。而且它相当安全，正确使用几乎没有任何损伤。在美国医院内压力空气加温费用仅为 10 美元；它是迄今为止最合适的加温方式。

治疗性浅低温的实施

除院外心搏骤停和新生儿窒息外，治疗性浅低温的应用指征还缺乏证据支持。尽管如此，低温偶尔应

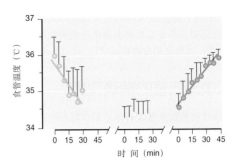

图 54-23　8 例神经外科患者使用腔静脉血管内热交换导管在降温、温度维持和复温期间的平均食管温度（± 标准差）。时间 0 点为每次热处理的开始；受手术时间长短和其他因素影响，不同患者热处理时间有所不同。回归曲线表示降温和复温阶段 (From Doufas AG, Akça O, Barry A, et al: Initial experience with a novel heat-exchanging catheter in neurosurgical patients, Anesth Analg 95:1752-1756, 2002.)

用于神经外科手术和急性心肌梗死。目标中心温度一般设为 32 ~ 34℃，而且重要的是迅速降至目标温度。

被动性降温用于治疗性低温速度太慢。冷水浴是最迅速的无创主动降温方法。但是，临床条件下难以实施水浴，而且水浴具有潜在的电安全危害。静脉输注冰冷液体也很有效，每输注 1L 冰冷液体可使平均体温降低 0.5℃[196]。但该方法一般不适用于神经外科患者，因为该类患者必须限制液体量。

压力空气降温使用简便但相对较慢，将神经外科患者降温至 33℃ 约需 2.5h[172]。常规循环水床垫不可能有效，因其与皮肤表面接触较少，且患者自身重量减少了背部血液与背部的热量对流[159]。较新的循环水系统采取外套衣样装置或"能量交换垫"，可覆盖更多面积的皮肤表面，并传递大量的热量，因而十分有效[197-198]。

快速实施治疗性低温的最佳方法可能是血管内降温。该系统包括一个通常经由股动脉置入下腔静脉的热交换导管和一个反馈性控制器。其降低中心温度的速率约为 4℃ /h（图 54-23）[199]。

手术期间实施治疗性低温相对容易，因为麻醉药可明显削弱温度调节反应。相反，非麻醉患者，即使卒中患者也能通过血管收缩与寒战来竭力防御中心温度的下降[200]。因此，需要用药物来诱导机体耐受低体温。目前最佳方案是联合应用丁螺环酮和哌替啶；两者协同作用可将寒战阈值降至约 34℃，而不引起过度镇静或呼吸抑制[201]。右美托咪定和哌替啶联用也可能有利，尽管这种状态下其相互作用是简单的叠加作用[93]。相反，昂丹司琼[202]、多沙普仑[203]和硫酸

镁[204]只能轻微降低人体的寒战阈值。无论手臂加温还是脸部加温都不能把寒战阈值降低到临床上有用的程度[206]，虽然最初报道有效[205]。

术中深低温的精确实施

精确实施深低温具有防止组织缺血的作用，特别是心脏手术期间，偶尔也用于神经外科手术。即使浅低温的保护作用也远远大于巴比妥类药物和挥发性麻醉药等药物[97]。由于许多器官对低温的代偿能力差，如不做好充分的准备工作，人工实施深低温常会造成器官致死性损害。只有当麻醉医师理解并能正确处理因中心温度低于正常10～15℃时的生理改变时，实施深低温才安全。

尽管深低温（如28℃）用于体外循环已有数十年，近年来研究提示，低体温可能无益或有轻度损害。例如，低体温可能与长时间心室收缩功能障碍有关[207]，并不能改善体外循环手术后认知功能损害[208]；此外，常温似乎提高心脏旁路移植手术的后果[209]。因此，心脏手术在"轻微"低温（如33℃）或正常体温下进行越来越多。越来越多证据表明，无论体外循环抑或非体外循环，正常体温或接近正常体温能改善心脏手术后的结局[210-211]。但是，深低温（如18℃）仍作为实施停循环手术的常规[179]。

器官功能

缺血损伤组织因缺氧使细胞无氧代谢，而不能提供充分的能量。同时，无氧代谢比三羧酸循环产生更多有毒的代谢产物（如乳酸和超氧自由基），最糟的是这些代谢产物不能被血液循环带走。

低体温以每降低1℃约减少8%的速率降低全身代谢率[46]，至28℃时约降至正常代谢率的一半[212]。全身氧需减少，组织氧耗降低，尤其是高代谢率的组织如脑最显著。因此，低温可改善脑氧合[213]。低温使氧供不足期间无氧代谢得以继续，毒性废物的产生与代谢率成比例下降。虽然代谢率降低肯定有利于保护组织缺血，但低体温的其他特殊作用（包括"膜稳定作用"和降低毒性代谢产物与兴奋性氨基酸的释放）可能更重要[98]。

低温期间因为脑血管阻力自动调节增强，脑血流量亦随着脑代谢率的下降成比例减少[98]。因此，动静脉氧分压差保持不变，静脉乳酸浓度并不升高。脑功能在中心温度33℃以上时维持良好，但当温度低于28℃时，意识丧失。25℃以上，一些原始反射，如张口、瞳孔缩小和单突触脊髓反射仍基本保持完好。约26℃附近，神经传导功能降低，但外周肌张力增强，导致肌强直和肌阵挛。体感与听觉诱发电位呈温度依赖性降低，但当中心温度在33℃或以上时并无明显变化。

低温对心脏的影响包括心率减慢、心肌收缩力增强和维持良好的每搏量[214]。心排血量和血压均降低。温度低于28℃时，窦房起搏变得不稳定，心室兴奋性增加。在25℃～30℃之间一般可发生室颤，且该温度范围内电除颤通常无效。因为冠状动脉血流量随心脏做功成比例下降，所以低温本身并不会导致心肌缺血。然而，即使浅低温也能减少实验性心肌缺血所致的组织损伤[111]。

低温通过增加肾血管阻力降低肾血流量，可抑制肾小管吸收，维持正常尿量。随着体温下降，钠和钾重吸收被逐渐抑制，结果产生抗利尿激素介导的"冷利尿作用"。尽管这些离子排出增加，血浆电解质浓度一般仍维持正常。当患者复温后，肾功能即恢复到正常。当中心温度低于33℃时，呼吸肌力减弱，但通气性CO_2反应几乎不受影响。肝血流和肝功能也下降，因而也抑制某些药物代谢。

酸碱度变化

温度每下降1℃，中性水（$[OH^-] = [H^+]$）pH值增加0.017[215]；闭合系统（如试管或动脉）内血液的pH值随温度的改变与之相似。与离体血液一样，冷血动物的pH值随体温的变化而变化（如血液随温度的下降变得偏碱性）；而恒温动物在冬眠期间可降低体温，维持动脉血pH值近7.4，这一过程称为pH稳态管理（pH-stat management）。目前难以解释人体低温时动脉血pH值，因为尚不知何种方法最佳[216]。

为模拟冬眠恒温动物的这种代偿机制，传统上已将血液pH值（37℃时通过电极测得）依据患者实际体温"校正"。如不校正，组织氧利用度将下降，因为血红蛋白对氧的亲和力约以1.7%/℃的速度增加。低温本身导致的氧合血红蛋白对氧亲和力的增加速度为每降低1℃增加5.7%，比前者大。所幸的是，低温每下降1℃代谢率降低8%，可抵消上述两者亲和力的增加。因此，不论校正与否，不可能出现组织低氧，但迄今尚无实验证实。

变温策略亦称"α-稳态"，因为组氨酸中α-咪唑基团解离常数的变化与水类似。随着温度变化，维持恒定的咪唑电离度可使酶处于最佳功能状态。相反，恒温动力学可明显降低代谢功能，寒冷就可麻醉动物。

碱性状态相对恒定也可维持细胞内外梯度稳定，从而促进排除细胞内代谢产生的酸性产物，这对机体可能是有益的[217]。

α稳态和pH稳态管理似乎都工作良好，二者生理差异轻微。但是，越来越多的证据表明，pH稳态管理在缺血应激过程中可更好地保护神经元[218-220]。而且，pH稳态管理似乎临床结局也有改善[221]，或至少没有恶化[222]。尽管如此，α稳态管理仍常用，而且至于何种策略明显影响心脏手术结果尚无定论。

体温过高和发热

低体温是目前围麻醉期最常见的温度异常，但体温过高较相同程度低体温更加危险，特别是当温度升高超过几度时。体温过高是一个通俗词汇，简单的表示中心温度超过正常值。相反，发热是温度调节系统有目标地调高中心温度。体温过高原因有多种，通常表示问题严重需内科干预。

被动性体温过高

术中体温被动升高是由于对患者过度加热所致，最常见于婴儿和儿童，尤其在使用了有效地主动加温措施但未监测中心温度。顾名思义，被动性体温过高并不是由于温度调节干预所致。因此，处理上只需简单地停止主动加温，并撤去过多的绝热物即可。

恶性高热体温升高主要来源于内脏和骨骼肌产生大量热量[223]。中心温度调节在急性危机中保持不变，但是传出热量丢失机制通过循环中儿茶酚胺浓度增高至正常20倍从而引起外周血管收缩而受到影响[224]。详细理解恶性高热参见第43章。

发 热

正常体温并不是由循环因素所设定或维持的。相反，发热是由于内源性致热源使温度调节的目标温度值（"调定点"）升高所致。已确定的内源性致热源包括白介素-1、肿瘤坏死因子、α-干扰素和巨噬细胞炎性蛋白[225]。尽管早期研究认为，这些因子直接作用于下丘脑温度调节中枢[226]，但越来越多的证据表明，该系统更为复杂，涉及迷走神经传入[227]。除了产生中枢作用外，大多数内源性致热源还有外周作用（如免疫系统的激活）。

尽管发热刺激常常存在，但在全身麻醉期间很少发热。因为挥发性麻醉药本身可抑制发热表达（图

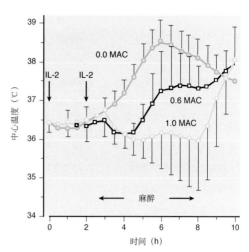

图 54-24 给予 50 000IU/kg 的 IL-2 后再次给予 100 000IU/kg 期间中心温度的变化。给予首次剂量 IL-2 的时间设定为 0 点，麻醉在 3 h 后开始，持续 5 h。数据以均数 ± 标准差表示 (From Negishi C, Lenhardt R, Sessler DI, et al: Desflurane reduces the febrile response to interleukin-2 administration, Anesthesiology 88:1162-1169, 1998.)

54-24）[228]，就像阿片类药物一样[229]。发热最常见的原因是感染。这种发热可能是先前存在感染或其他原因导致，例如泌尿操作。但是围术期发热也可见于血型不合输血、第四脑室出血和过敏反应。此外，手术后可出现典型的一定程度发热[230]。发热原因多种多样，具有潜在危险性，通常需要找出其特殊病因。

体温过高的治疗取决于病因学，宜严格区分发热与其他原因导致的体温过高。（一般来说，发热和中心温度增高的患者指尖血管收缩，而其他体温过高者该血管扩张。）针对病因学治疗总是正确的，但对于非发热性体温过高降温也可改善病情。

发热的一线与二线治疗是改善基础病因和给予退热药物。第一治疗方案常无效，因为发热病因不明或可能了解病因但对治疗无反应。第二治疗方案也常无效或只部分有效，可能因为常规退热药物并不针对某些发热机制[225]。这些患者采取第三治疗方案很可能有效：主动降温（表54-3）。对发热患者采取积极降温是一种直觉上的方法。然而，主动降温常常不能降低中心温度，而且因触发温度调节防御而加重病情，包括强烈不适、寒战、自主神经系统激活等[231]。因此对发热患者进行主动降温应加强护理以确保疗效，克服由激活温度调节防御引起的应激。

表 54-3　发热治疗的主动性皮肤降温 *

	对照组	降温组	加温组
综合中心温度（℃/h）	6.0 ± 1.6	5.7 ± 2.2	6.4 ± 1.2
氧耗（ml/min）	330 ± 50	430 ± 40[†]	310 ± 30
寒战持续时间（min）	33 ± 11	229 ± 35	20 ± 0
平均动脉压（mm Hg）	90 ± 4	98 ± 6[†]	86 ± 6[‡]
去甲肾上腺素平均血浆浓度（nM）	1.0 ± 0.4	1.4 ± 0.7[†]	1.1 ± 0.5[‡]
肾上腺素血浆基础浓度（nM）	0.3 ± 0.1	0.3 ± 0.1	0.3 ± 0.1
治疗期间肾上腺素平均血浆浓度（nM）	0.3 ± 0.1	0.5 ± 0.1[†]	0.4 ± 0.1
严重寒冷感觉（% 时间）	27	89[†]	11

* 志愿者给予 30 000 IU/kg IL-2，2 h 后再给予 70 000 IU/kg。给予 IL-2 首剂的时间作为 0 点，3 h 给予温度处理，持续 5 h。每个志愿者参加三天不同处理：无加温或降温、主动降温和主动加温。从 3-8h 治疗期间以均数和 综合值表示，首剂时间为 0 点。数据以均数 ± 标准差表示。
[†] 与对照组相比，有统计学差异。
[‡] 与降温组相比，有统计学差异。
Modified from Lenhardt R, Negishi C, Sessler DI, et al: The effects of physical treatment on induced fever in humans, Am J Med 106:550-555, 1999

硬膜外镇痛期间体温过高

产程和分娩患者[232] 以及非妊娠术后患者[233] 硬膜外镇痛期间常出现体温过高。产程延长（如超过 8 h）更容易发生。因此，与常规治疗女性相比，接受硬膜外镇痛的女性使用抗生素更常见，而且其孩子也更常需要治疗脓毒症[234]。

被动性体温升高和产热过多可能并非其病因，所以推测分娩中和术后出现体温升高的患者是感染或炎症引起的真正发热（即中心温度被调高）[235]。例如，Dashe 等认为，硬膜外镇痛与分娩期发热相关仅发生在胎盘感染的情况下。这提示所报道的硬膜外镇痛时发热是因感染所致，而非镇痛本身。

尽管没有确切机制，体温过高通常认为由技术因素引起。但值得注意的是，镇痛患者通常应用阿片类药物，而这类药物本身就可减轻发热[229]。因此，正常给予硬膜外镇痛患者的小剂量阿片类药物可抑制感染或组织损伤相关性发热（图 54-25）[236]。这种机制的作用程度尚待确定并有争议[237]，但尚无其他令人更信服的解释。

体温监测

中心体温监测（热电偶测定鼓膜、肺动脉、食管远端以及鼻咽温度）常用于监测术中低体温，防止过热，帮助发现恶性高热。肌肉或皮肤表面温度可能用于评估血管舒缩功能[238] 和确保外周神经肌肉监测的正确性[239]。

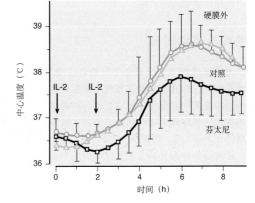

图 54-25　给予 50 IU/g IL-2，2 h 后再给予 100 IU/g IL-2 后的中心温度。给 IL-2 首剂时间为 0 h。数据以均数 ± 标准差表示。为清晰起见，省略了硬膜外组标准误，但其与对照组和静脉芬太尼组相似 (From Negishi C, Lenhardt R, Ozaki M, et al: Opioids inhibit febrile responses in humans, whereas epidural analgesia does not: an explanation for hyperthermia during epidural analgesia, Anesthesiology 94:218-222, 2001.)

确定不同麻醉药对温度调节的影响需要同时测定中心和皮肤表面温度。中心温度和平均皮肤温度联合测定可用于精确估计平均体温及体热容量[240]。体内温度不一致，因此各部位所测得体温的生理和临床意义也不同。

温度计

麻烦费时的玻璃管内汞温度计已广泛为电子系

所取代。最常用的电子温度计是热敏电阻和热电偶温度计。这两种温度计在临床使用足够精确且价格便宜，可供一次性使用。"深部组织"温度计临床使用最精确，它是基于将皮肤散热主动降至零的原理[241]。但是这种"深部组织"温度计目前还未在欧洲或美国使用。红外线鼓膜温度计是从外耳温度探测鼓膜温度，结果往往不可靠[242]，因红外线系统扫描了前额皮肤[243]。

体温监测部位

中心热隔室由高灌注组织构成，其温度一致，且高于身体其他部位。经肺动脉、食管远端、鼓膜或鼻咽部测定能评估该隔室温度[244-245]。与食管听诊器配套的温度探头必须置于心音最响的部位或更深处，以提高精确数值。即使温度迅速变化时（如体外循环），这些温度监测部位仍然可靠。利用口温、腋温、直肠温和膀胱温可准确可靠地估计中心温度，但在温度迅速变化时反映不准[244-245]。

皮肤表面温度明显低于中心温度，但通过适当校正偏移还是能合理反映中心温度[246]。然而研究表明，皮肤温度不能可靠地确定猪恶性高热的临床体征（心动过速和高碳酸血症）[247]，但在人类尚未对此进行评价（图 54-26）。直肠温度亦常与中心温度呈良好相关性[244-245]，但该部位的温度在恶性高热危象[247]和其他情况下[248]不能恰当地升高。因此，应用直肠温度和皮肤温度必须适当谨慎。

即使体外循环期间，仍可应用中心温度的监测部位（如鼓膜、鼻咽部、肺动脉和食管）。相反，直肠温度的反应滞后于这些中心部位，因此认为直肠温度是控制性降温患者的"中间型"温度。心脏手术期间，尿流量少时膀胱温度等于直肠温度（中间型温度），但在尿流量大时膀胱温度等于肺动脉温度（中心温度）[249]。由于尿量显著影响膀胱温度，所以可能就很难解释这些患者的膀胱温度。充分复温最好的评价方法是兼顾"中心"温度与"中间"温度。

何时需要体温监测

中心温度监测适用于大多数全身麻醉患者，利于发现恶性高热，且可量化体温过高或过低。心动过速和呼末二氧化碳分压与分钟通气量不成比例的增加可提示恶性高热[250]。虽然中心温度增加不是急性恶性高热的首选标志，但对诊断有一定帮助。术中体温升高除外恶性高热，更常见的是保暖过度、感染性发热、第四脑室出血、输血血型不匹配等原因。到目前为止，

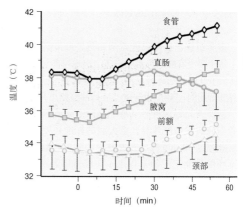

图 54-26 猪急性恶性高热期间腋温与食管温度相关性良好，但前额与颈部皮肤温度无相关性。直肠温度也不能及时反映恶性高热的发生。时间零点表示潮气末 PCO_2 为 70 mmHg。这些数据显示前额与颈部皮肤温度不能充分证实恶性高热的其他临床体征。有效的中心温度监测部位是食管远端、肺动脉、鼻咽部和鼓膜。除体外循环外，口腔、腋窝和膀胱也能监测体温。数据以均数 ± 标准差表示 (Modified from Iaizzo PA, Kehler CH, Zink RS, et al: Thermal response in acute porcine malignant hyperthermia, Anesth Analg 82:803-809, 1996.)

围术期最常见的体温紊乱是不注意的体温过低。麻醉诱导后 30min 中心温度通常会降低 $0.5 \sim 1.5\,^{\circ}\!C$。该低体温是由于体内热量再分布和其他各种难以预料的因素所致[61, 79]。因此，难以解释麻醉后前 30 min 期间中心温度异常，通常也不需要监测。然而，全身麻醉超过 30 min 或手术时间超过 1 h 的所有患者均应监测体温。

用于区域阻滞的局部麻醉药（包括酰胺类），以及用于监测麻醉（MAC）的镇静药均不会引发恶性高热[251]。然而，硬膜外麻醉和蛛网膜下腔麻醉期间的低中心温度与全身麻醉期间一样常见，其严重程度也相似[77]。因此，区域麻醉期间有可能出现低体温的患者，至少进行体腔手术的患者应监测中心温度。

体温监测和热处理指南

体温监测和围术期热处理的目的在于发现麻醉期间的热失衡，并维持合适的体温。目前数据提示以下指南：

1. 全身麻醉历时 30min 以上的大多数患者应该监测中心温度。

2. 区域麻醉期间可能、预期或怀疑体温变化时也应该监测体温。

3. 除非有特别低体温指征（如缺血保护），应努力维

持术中中心温度在 36℃ 以上。

多个组织已提出温度监测和热处理策略。ASA 标准：每个接受麻醉的患者当临床上出现可能、预期或怀疑体温变化时均应体温监测。患儿在镇静、区域麻醉或全身麻醉期间，ASA 也要求"应持续监测患儿体温"。

新泽西州要求更严：每个进行全麻或区域麻醉的患者均应持续监测体温。意大利的标准还要求：①成人全麻超过 30 min 或所有儿童应监测中心温度；②手术室环境温度应在 21℃ 以上；③维持患者正常体温；④低体温患者需要留在 PACU 直至体温恢复正常。

2007 年，ACC 和 AHA 发表了非心脏手术患者护理指南。该指南包括证据 1 级推荐"多数手术推荐维持患者正常体温，除非有意要采用浅低温进行器官保护（如在主动脉阻断期间）"[252]。基于大量确凿证据显示低温可引起并发症，围术期维持正常体温成为一种"薪酬-绩效"首个麻醉管理方式。

小　结

正常情况下体温由下丘脑的负反馈系统所调节，下丘脑整合来自多种组织的热信号。约 80% 的热传入信号来自中心温度，该中心温度可经远端食管、鼻咽或鼓膜温度探头测得。需要维持正常体温时，下丘脑可协调增加产热（非寒战性产热和寒战）、增加环境热丢失（出汗）和减少热量丢失（血管收缩）。

热稳态要求环境热丢失量等于代谢产热量；热丢失量超过产生量时就可出现低体温。手术与麻醉期间常见中心温度轻度降低，开始是由于体热从中心向周围组织再分布所致，随后是由于热丢失超过代谢产热量。临床剂量的全身麻醉药可降低机体对低体温的阈值，即从正常 37℃ 左右降至 33~35℃。因此，麻醉状态下中心温度超过该阈值的患者体温常不稳定，且对温度变化不产生主动反应。当患者体温再降低到一定程度时则触发温度调节性血管收缩，这对阻止中

心温度进一步降低具有显著效果。

动物实验中，术中浅低温对组织缺血与低氧具有明显的保护作用。但仅是院外心脏骤停和新生儿窒息使用治疗性低温明显改善结局得到证实。低温还可降低恶性高热的发生；如果发生，该综合征的严重程度则减轻。然而多数非目的性低体温结果是有害的。主要不良反应包括心肌不良事件、手术切口抵抗感染能力下降、失血和输血需求增多、药物作用时间延长、寒战以及术后患者热舒适感降低。

代谢热量几乎不经过呼吸道丢失。因此，即使主动性气道加温与湿化也几无益处。静脉输注大量冷液体能引起明显的低体温。所以，对于术中每小时需要输注数升液体的患者，应对所输液体加温；但作为加温手段，应首选主动皮肤加温，其次为液体加温。临床所用的主动加温系统中，压力空气加热系统是效能、安全与价格三因素的最佳选择，即使最大型手术期间也常常能维持正常体温。

区域麻醉对温度调控可产生外周与中枢性双重抑制。外周性抑制是由于局麻药阻滞了温度调节防御作用所必需的神经。椎管内麻醉期间的低体温最初是由中心体热向外周再分布所致，随后是由于热丢失超过热生成。广泛阻滞麻醉时低温的严重程度可能与全麻时一样。

产热增强（恶性高热）、过度保温（被动性体温过高）或温度调节目标的特异性升高（发热）均可增加中心温度。体温过高的原因多样且常常很严重，所以应寻找中心温度升高的病因，并给予合适的治疗。

检测与预防热失衡的合理策略是监测全麻持续 30 min 以上或区域麻醉下接受大手术患者的中心温度。除了特别的低体温指征（如预防脑缺血），应将中心温度维持在 36℃ 以上。

参 考 文 献

见本书所附光盘。

第 55 章　成人气道管理

Carin A. Hagberg • Carlos A. Artime

王 勇 译　马武华　黑子清 审校

致谢：编者及出版商感谢 Dr. John Henderson 在前版本章中所作的贡献，他的工作为本章节奠定了基础。

要　点

- 气道管理是指通过维持气道通畅及保证患者充分的通气和氧合以减轻麻醉导致的呼吸系统不良反应。这是麻醉医师一项最基本的职责，也是麻醉的基石。
- 成功的气道管理需要丰富的知识和技能，尤其是对气道管理困难的预测、制订气道管理计划的能力，以及应用一系列现有的气道工具实施这个计划的技巧。
- 美国麻醉医师协会《困难气道管理实践指南》及《困难气道处理流程》可为气道的评估及困难气道的准备提供指导，可指引麻醉医师在面对已知或潜在的困难气道时做出临床决策。
- 详细理解气道的解剖对于麻醉从业人员来说是必不可少的。
- 进行全面的气道评估并熟悉困难气道的预测因素可使麻醉医师在面对潜在的困难气道时提高警惕并制订合适的应对方案。
- 为了便于气道管理，麻醉医师常采取某些麻醉技术如全麻诱导或对气道局部麻醉来减轻气道工具对患者造成的不适感，抑制气道反射及血流动力学反应。
- 在过去的 25 年中，气道管理工具中最重要的进展就是 LMA 的出现。
- 气管插管可建立一个确切的气道，最大限度地防止胃内容物的反流误吸且允许在更高的气道压下（大于面罩或声门上通气道）进行正压通气。
- 清醒保留自主呼吸下经软镜插管是处理困难气道的金标准。
- 经皮（有创）气道是在试图建立无创气道失败时的急救措施。麻醉医师应该熟练掌握经气管喷射通气及环甲膜切开术。
- 拔管是气道管理中可能发生严重并发症的重要节点。拔管的计划必须预先制订并应该包括重新插管的策略，以防止患者拔管后不能维持足够的通气。

概　述

全麻会影响呼吸系统的各个方面，包括影响呼吸道通畅，丧失气道保护性反射及通气不足或窒息。因此麻醉医师最基本的职责之一便是建立通畅的气道并保障患者足够的通气和氧合。气道管理便是指建立并保障气道通畅，这是麻醉实践的基石。传统上，通过面罩及气管插管通气是气道管理的基础，而在过去的 25 年中，喉罩（LMA）的出现已成为气道工具最重要的进展。

气道管理困难可造成潜在严重的并发症：如未能保证气道通畅可在几分钟内造成缺氧性脑损伤，甚至死亡。美国麻醉医师协会（ASA）结案诉讼（Closed Claim）项目的数据表明，随着气道紧急情况的发生，患者死亡或脑损伤的发生率可增加 15 倍[1]。尽管在过去的三十年中，气道并发症相关的诉讼比例在降低，但是气道并发症仍然是诉讼项目中第二常见的原因[2]。1993 年，美国麻醉医师协会颁布了第一版《困难气道管理指南》，目的是"方便困难气道的管理并降低可能的不良后果"[3]。2013 年更新了最近的版本，把困难气道定义为"受过常规培训的麻醉医师遇到面罩通气困难，或气管插管困难，或两者兼有"，并为气道的评估及困难气道的准备提供指导，其中包含的"困难气道处理流程"旨在指导麻醉医师在面对已知或潜在困难气道时做出临床决策（图 55-1）[4]。

成功的气道管理需要丰富的知识和技能，特别是：预测困难气道、制订气道管理计划的能力，以及应用一系列现有的工具执行这个计划的能力[5]。提高这些技能需要所有麻醉医师不懈的努力。与所有手工技能相同，不断的实践可以提高这种能力，降低可能的并发症。目前，新的气道工具不断应用于临床领域，每种工具都有其独特的优势，在某种特定的临床情况下可能有益。麻醉医师应在日常工作中熟悉这些新工具，但应避免在困难气道处理时尝试新技术。

功能性气道解剖

充分掌握气道解剖知识是麻醉医师的必备基础。气道管理的各个方面都依赖于处理中所涉及的解剖知识，包括气道的评估、清醒插管的准备及气道工具的合理应用。掌握正常的解剖及可导致气道管理困难的解剖变异知识，有助于气道管理计划的制订。由于一些关键的解剖结构在气道处理时可能无法辨别，因此麻醉医师必须熟悉这些不同解剖结构间的相互关系。

气道可分为上呼吸道和下呼吸道，上呼吸道包括鼻腔、口腔和咽喉，下呼吸道由各级气管支气管树构成。

鼻　腔

气道功能开始于鼻孔，为鼻腔的外部开口。鼻中隔把鼻腔分为左右两个鼻腔，其为两鼻腔的内侧壁。鼻中隔由前部的鼻中隔软骨和后部的筛骨（上面）、犁骨（下面）两块骨头构成。鼻中隔偏曲在成年人中比较常见[6]；因此，气道工具要从更易进入的鼻腔置入。鼻腔的外侧壁由三块鼻甲骨组成，将鼻腔分为三个螺旋的通道（图 55-2）。位于下鼻甲和鼻腔底部之间的下鼻道是气道工具置入的首选通道[7]；如置入的位置不正确可造成鼻甲撕裂[8-9]。鼻腔的顶部是筛骨的一部分——筛板，这个脆弱的骨性组织如骨折可造成鼻腔与颅内腔连通，从而致使脑脊液外漏。因为鼻腔黏膜富含毛细血管，所以在气道工具置入前通常需要局部使用血管收缩剂，以避免发生鼻出血。鼻腔后部开口为鼻后孔，在此进入鼻咽腔。

口　腔

因为鼻腔相对较小，且创伤的风险高，所以我们常把口腔作为气道工具置入的通道。许多气道工具的置入需要适当的张口度。张口是通过旋转颞下颌关节（temporomandibular joint，TMJ），然后在颞下颌关节内滑动下颌骨髁状突前突或半脱位下完成的[10]。

口腔通往口咽腔，底部为舌，顶部为软腭和硬腭。口腔顶部前 2/3 为硬腭，由下颌骨腭突和颚骨水平板构成；后 1/3 为软腭，为一纤维肌性皱襞附于硬腭后。舌由多块肌肉支配，其中对麻醉医师而言，与临床最相关的是连接舌与下颌的颏舌肌。托下颌的方法是利用移动双侧颞下颌关节达到下颌和舌体前移，从而缓解因舌根后坠导致的气道梗阻。在舌下部，下颌舌骨肌把口底分为位于上方的舌下间隙和下方的颏下间隙两部分。在这些间隙形成的蜂窝组织炎与血肿可引起舌体向后上方移位从而导致相关的气道梗阻[11]。

咽

咽部是从颅底延伸到环状软骨水平的肌性管腔，与喉、食管一起连接鼻腔和口腔。口咽筋膜组成咽后壁，与咽后间隙分隔。食管与气管导管位置不当可导致筋膜撕裂形成咽后切割伤[12-13]。清醒患者的咽部肌肉能维持气道开放。麻醉期间，咽部肌张力的消失是上呼吸道梗阻的主要原因之一[14-15]。托下颌的办法提高了咽部肌肉的纵向应力，抵消了咽部塌陷的趋向性[16]。

咽部可分为鼻咽部、口咽部和咽下部（图 55-3）。贴着鼻咽上后壁的是腺样体，可引起慢性鼻梗阻，若增大，可引起气道工具通过困难。鼻咽部止于软腭，此部位称为咽腭区，是清醒患者与麻醉患者均常见的气道梗阻部位[14]。口咽部起于软腭向下延伸到会厌水平。外侧壁包括腭舌弓皱襞与腭咽弓皱襞，也分别被称为前、后咽腭桃体。这些皱襞（包括腭扁桃体）肿大会引起呼吸道梗阻（图 55-4）。舌根位于口咽前部，由舌会厌皱襞连接会厌，形成成对空腔，称为咽峡（虽然它们常常被当做单个咽峡）。咽下部始于会厌水平止于环状软骨水平，与食管伴行。喉部膨出于咽下

1. 评估气道管理存在困难的可能性及临床影响
   - 患者不合作或不同意
   - 面罩通气困难
   - 声门上设备置入困难
   - 喉镜暴露困难
   - 插管困难
   - 外科气道建立困难

2. 困难气道处理过程中积极保证氧供

3. 考虑相对优势和可行的气道处理方法
   - 清醒插管 *vs.* 全麻诱导后插管
   - 初次插管时选择无创技术 *vs.* 初次插管时选择有创技术
   - 初次插管时采用视频喉镜辅助插管
   - 保留自主呼吸 *vs.* 不保留自主呼吸

4. 制订首选和替代方案

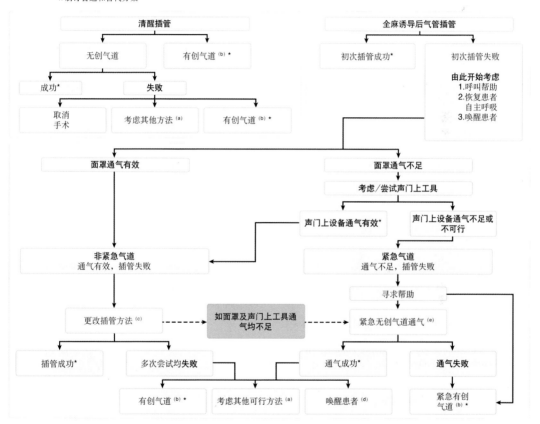

* 用呼吸末 CO_2 监测确认通气、气管插管、声门上通气工具位置。

[a] 其他方法包括（但不局限于）：在面罩或声门上通气工具麻醉（如：喉罩、插管型喉罩、喉管）、局部浸润麻醉或区域神经阻滞麻醉等方法下手术。实施这些方法通常意味着面罩通气正常。因此一旦出现紧急气道，这些方法的使用价值有限。

[b] 有创措施包括外科或经皮气道、喷射通气及逆行气管插管。

[c] 其他无创困难气管插管方法包括（并不局限于）：视频喉镜、更换不同的喉镜片、声门上通气工具（例如：喉罩或插管型喉罩）作为插管通道（用或不用纤支镜引导插管）、纤支镜引导下气管插管、插管导芯或交换管、光棒、经口或鼻盲探气管插管等。

[d] 重新考虑清醒气管插管或取消手术。

[e] 采用声门上通气工具实施紧急无创通气。

图 55-1　美国麻醉医师协会"困难气道处理流程" *(From Apfelbaum JL, Hagberg CA, Caplan RA, et al: Practice guidelines for management of the difficult airway: an updated report by the American Society of Anesthesiologists Task Force on Management of the Difficult Airway, Anesthesiology 118:251-270, 2013.)*

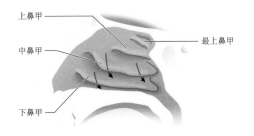

图 55-2　鼻腔的外侧壁 *(From Redden RJ: Anatomic considerations in anesthesia. In Hagberg CA, editor: Handbook of difficult airway management, Philadelphia, 2000, Churchill Livingstone, p. 3, Figure 1-2.)*

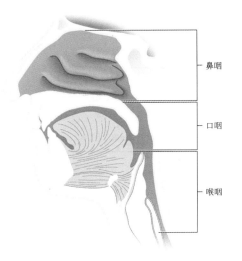

图 55-3　头 颈 部 矢 状 面 显 示 咽 部 分 区 *(From Redden RJ: Anatomic considerations in anesthesia. In Hagberg CA, editor: Handbook of difficult airway management, Philadelphia, 2000, Churchill Livingstone, p. 7, Figure 1-6.)*

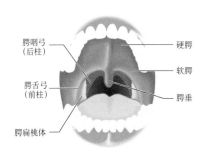

图 55-4　口腔与口咽 *(From Redden RJ: Anatomic considerations in anesthesia. In Hagberg CA, editor: Handbook of difficult airway management, Philadelphia, 2000, Churchill Livingstone, p. 8, Figure 1-7.)*

部，喉口两侧各形成一个梨状隐窝（图 55-5）。

喉

喉部是由软骨、肌肉和韧带组成的结构，是气管的入口且有许多功能，其中包括发声和气道保护。喉的软骨支架由 9 块不同的软骨组成：甲状软骨，环状软骨，成对的杓状软骨、小角软骨、楔状软骨，以及会厌软骨。它们由韧带、膜和滑液关节连结，通过甲状舌骨韧带和膜与舌骨相连（图 55-6）。

甲状软骨是喉软骨中最大的一个，支撑着喉部的大部分软组织。位于颈前部的甲状软骨上切迹与喉结标志明显，可作为经皮穿刺气道技术和喉部神经阻滞

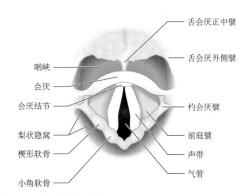

图 55-5　从咽下所见喉部 *(From Redden RJ: Anatomic considerations in anesthesia. In Hagberg CA, editor: Handbook of difficult airway management, Philadelphia, 2000, Churchill Livingstone, p. 8, Figure 1-8.)*

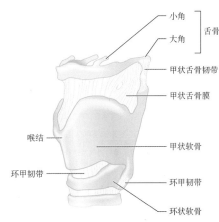

图 55-6　喉软骨及其连结 *(From Redden RJ: Anatomic considerations in anesthesia. In Hagberg CA, editor: Handbook of difficult airway management, Philadelphia, 2000, Churchill Livingstone, p. 10, Figure 1-9.)*

的重要体表标志。平第六颈椎的环状软骨居喉的最下方，前面经环甲膜与甲状软骨相连，是组成呼吸道的唯一完整的软骨环。杓状软骨与环状软骨后部相连，后部附着声带。

从咽来看，在直接喉镜下，喉起自于会厌。会厌软骨瓣作为喉部入口的近端界限。它在吞咽时有封闭喉口避免食物进入喉的作用，但这功能对于预防误吸并非不可或缺的[17]。会厌前面通过舌骨会厌韧带与舌骨上界相连。喉由两侧杓状会厌襞、后侧的小角软骨和杓间切迹包绕（图55-5）。

上经喉口下缘下通环状软骨下缘的腔隙是喉腔。室襞（又称为前庭襞或假声带）是喉腔位置最高的结构。下方是声带，其后方附着杓状软骨，前方附着甲状软骨，共同组成前连合。声带之间的腔隙称为声门。喉腔声门以上部位称为前庭，声门以下称为声门下腔。

气管与支气管

气管起自环状软骨水平延伸到第五胸椎水平的隆嵴，成人气管长度约 10～15cm。它由 16～20 个 C 形的软骨环构成，气管软骨后方的缺口由结缔组织和气管平滑肌形成气管后壁。在隆嵴部位，气管分为右主支气管和左主支气管。在成人中，右主支气管与气管的夹角比左主支气管的夹角小，所以异物与气管导管更容易滑入右主支气管腔[18]。

气道评估

虽然麻醉医师总是会做好应对困难气道的准备，但是更为理想的是能提前预见困难气道。通过做一些体格检查或了解患者的具体病情有助于预见面罩通气困难，声门上工具置入困难，喉镜置入、气管插管困难或外科气道处理困难。目前没有单一的检查可以100% 准确判断困难气道。但是进行气道的全面评估与熟悉困难气道的预测因素能使麻醉医师警惕困难气道的潜在可能并做好适当的计划。

气道评估应尽可能从相关的病史开始[4]。最能预见困难插管的因素之一是以往有困难插管史[19]。但是，过去插管容易并不能排除困难插管和困难通气的可能性。在每个病例中，访视患者应该记录自上一次麻醉（如果患者有过麻醉史的话）以来患者的体重、症状和病理变化并尝试获得之前的麻醉记录，因为它们有可能提供气道管理相关的有用信息。病理情况的出现提示困难气道的风险性增加，这应在病史中详细描述。系统的重点回顾可以使麻醉医师对其他预见困

难气道的潜在因素提高警觉，例如打鼾史预示着可能存在面罩通气困难[20-21]。

气道的检查评估应尽可能在术前完成，评估是否有任何与困难气道相关的体征[4]。具体的评估体征详见框 55-1。

面部与颈部的直视评估应着重看是否有体征提示可能存在潜在的困难气道。这包括明显的面部畸形、面部或颈部肿瘤、面部烧伤、甲状腺肿大、粗短颈或下颌退缩。络腮胡因易导致面罩漏气，也与面罩通气困难相关。颈托与颈牵引均会妨碍面罩通气与直接喉镜置入。颈围大于 43cm（17 英寸）与困难气管插管有相关性。Brodsky 指出实际上颈围比体重指数（BMI）对困难气道更有预见性[23]。

可指导患者尽量张大口以评估患者的张口度及口咽解剖。张口最大时测量上切牙到下切牙的距离，如上下切牙间距小于 3cm（或两横指），提示可能插管困难[24]，同样有研究发现应该把标准定义为小于 4 或4.5cm[25]。对口咽进行全面的检查可帮助确定是否有导致困难插管的病理性情况，如赘生物、高拱腭或巨舌。1983 年，Mallampati 和其助手描述了一个以舌体大小为基本临床体征来预测困难气管插管分级方法[26]。Mallampati 分级让患者直立坐位、头保持中立、张口、舌尽量外伸及不发声的情况下，通过观察腭弓、悬雍垂及软腭的暴露情况分为 I 到 III 级[27]。Mallampati 分级高提示患者舌体相对于口咽腔过大，因而口咽暴露不好，困难插管的概率也就越大。Samsoon 和 Young提出了改良 Mallampati 分级[28]，分为四级，是目前麻醉最常用的气道评估方法，定义如下（图 55-7）：

- I 级：可见腭弓、悬雍垂和软腭
- II 级：可见部分悬雍垂和软腭
- III 级：可见软腭
- IV 级：仅可见硬腭

作为一种单独的方法，Mallampati 分级在预测困难插管的准确性上存在不足，但是复合其他预测方法则有临床意义[29]。一些研究发现让患者头尽量后

框 55-1　气道的体格检查内容
• 面部与颈部视诊
• 开口度评估
• 口咽解剖情况与齿列评估
• 颈部活动度的评估（患者摆嗅花位的完成情况）
• 下颌下间隙的评估
• 患者颞下颌关节向前活动的情况（做下颌前伸运动测试）

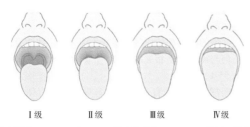

Ⅰ级　　　　Ⅱ级　　　　Ⅲ级　　　　Ⅳ级

图 55-7　Samsoon 和 Young 提出的改良 Mallampati 分级，根据可见的结构分为：Ⅰ级，可见软腭、咽喉、悬雍垂、腭弓；Ⅱ级，可见软腭、悬雍垂；Ⅲ级，可见软腭，部分悬雍垂；Ⅳ级，看不到软腭

伸后评估 Mallampati 分级，可提高其应用价值[27,30]。当检查口咽间隙可见会厌时，可定义为 Mallampati 分级 0 级，常提示喉镜暴露容易[31-32]。当然，即使 Mallampati 分级 0 级，但是会厌塌陷，也可能发生气道管理困难[33-34]。

评估完患者的口咽解剖后，应检查患者的牙齿情况[24]。相对过长的上切牙可影响直接喉镜的操作。牙齿情况不好或缺齿可增加牙齿损伤的风险，同样存在牙齿脱落造成误吸的风险。十分松动的牙齿应该在喉镜检查前拔除。如有牙齿装饰，比如贴瓷、牙齿帽、牙冠及补牙的情况，特别容易在气道管理中损伤。无牙可能提示气管插管容易，但可能存在潜在的面罩通气困难[35]。

直接喉镜插管的理想位置是颈椎屈曲和寰枕伸展，通常指的是嗅花位[36]（见上文"准备和定位"）。气道检查应包括评估此患者能否做到嗅花位；寰枕关节伸颈受限与喉镜暴露下插管困难相关[37]。头颈部的活动度也可以通过测量颈部完全伸展时下颌骨下缘到胸骨上切迹的距离进行评估，距离小于 12.5cm 则为困难插管[38]。颈椎活动度可以通过测量额头线从颈部完全屈曲到充分伸展形成的角度进行评估；小于 80° 为可预测的困难插管[39]。

在直接喉镜插管过程中，舌头需移动到下颌下间隙；小下颌因为下颌下间隙空间减小导致声门难以充分暴露。这种情况经常被称为喉头过高。甲颏距离，即从下颌骨下缘到甲状软骨切迹的距离小于 6.5cm（三横指），提示下颌空间减少，可预测为插管困难[25,38]。同时也应评估下颌空间的顺应性；下颌空间缺乏顺应性或者有肿块时评估结果也不准确[24]。

检测下颌前突程度在困难气道评估中具有预测价值，故应包含在气道评估中。下切牙无法盖过上切牙可能预示喉镜暴露困难[40]。另一个相似的评估方法是由 Khan 和他的同事们所描述的上唇咬合试验，在预测喉镜暴露困难上已证实具有比 Mallampati 分级更高的个体特异性和更小的误差性。下切牙咬上唇试验失败者预示着喉镜暴露更加困难[41-42]。

虽然单一的气道检查局限于低灵敏度和低阳性预测值，但结合多种评估方法可提高预测准确性。当综合评估甲颏距离、颏胸距离以及上下切牙间距时[38,43]，Mallampati 评分有了更高的预测价值。联合应用多种危险因素的模型，如 Wilson 风险总分（体重、头颈活动度、下颌活动度、颏退缩和龅牙）和 El-Ganzouri 风险指数（张口度、甲颏距离、Mallampati 分级、颈部活动度、下颌前突、体重和插管困难史）旨在试图提高困难气道评估预测值[39,44]。Langeron 和他的同事们开发了一种计算机辅助模型，使用复杂的相互作用的几个因素（BMI、张口度、甲颏距离、Mallampati 分级和颏退缩程度）进行简单的统计，可以比其他模型更准确地预测困难插管[45]。

气道管理的生理学概念

预　充　氧

麻醉诱导时，患者处于仰卧位，在呼吸肌麻痹的状态和麻醉药物直接作用下，通气不足或呼吸暂停并复合功能残气量（FRC）减少时，可迅速发展为低氧血症。预充氧是一个给氧去氮的过程，它能延长呼吸暂停到出现低氧血症的时间。因此也为临床麻醉医师建立气道和恢复有效通气提供了更充裕的时间。对于麻醉诱导后不能进行面罩通气或面罩通气困难者，以及预期插管困难者或者功能残气量较小的患者（如肥胖患者或孕妇），充分的预充氧是必不可少的[46]（可见第 71 和 77 章）。由于气道管理可能会发生不可预测的困难，所以建议全麻诱导前常规给予预充氧[47]。

预充氧通常是通过面罩连接到麻醉机或 Mapleson 回路。为了保证充分给氧，需给予 100% 纯氧，且必须使用密闭的面罩吸氧并且保持足够高的流速，以防止回吸（10～12L/min）。呼气末氧浓度大于 90% 可以最大化延长窒息时间。完成预充氧有两种主要方法：第一种方法是潮气量通气法，通过面罩通气 3min 保证肺内气体交换率 95% 以上[46]。第二种方法是使用肺活量呼吸来快速达到充分预充氧：连续做四次超过 30s 的深呼吸不一定比潮气量通气法更有效，但可能在某些临床情况下是可以接受的；连续做八次超过 60s 的深呼吸已被证明更为有效[46]。头高位进行通气对于所有肥胖和非肥胖患者都可以提高预充氧的质量[49]。预充氧时使用无创正压通气也可延长呼吸窒息时间[50-51]。

胃内容物误吸入肺

1946，Mendelson 第一个报道了孕妇麻醉后由于酸性胃内容物误吸导致吸入性肺炎[52]。这个通常被称为 Mendelson 综合征的麻醉潜在的致命性并发症，得到了麻醉界的强烈关注。胃内容物误吸入肺的预防主要是通过坚持执行术前禁食指南、使用术前用药以及选择特殊的麻醉诱导方式（这将在本章后面讨论，见第 77 章）以降低吸入性肺炎的风险。

传统认为，术前应该告知需要镇静、局麻或者全麻的择期手术患者晚上 12 点后禁饮禁食，确保空腹以减少反流误吸的风险。证据显示，术前 2～4h 饮用透明液体可减少胃液量及升高其 pH。1999 年由 ASA 出版的《减少肺部误吸——术前禁食及用药临床指南》中放宽了传统术前禁食策略，将需要麻醉的择期手术禁饮水规定提前至术前 2h。2011 年更新的指南建议术前 4h 禁饮母乳及术前 6h 禁食固体食物、婴儿辅食及非人乳奶类。煎炸及高脂肪食品可能需要更长的禁食时间（比如 8h 以上）[53]。虽然 ASA 指南没有特别提到口香糖、硬糖或吸烟，但是关于这点，欧洲麻醉协会出版的指南上并不建议因麻醉诱导前患者刚食用上述食品而推迟进行麻醉诱导[54]。

ASA 指南没有推荐针对吸入性肺炎预防性常规用药，但是预防性使用这类药可能对有影响呼吸的危险因素的患者有益，例如饱胃、胃食管反流症、食管裂孔疝、留置胃管、病态肥胖、糖尿病胃轻瘫患者及孕妇[53]。预防性给药的目的有两个方面：减少胃内容物及升高胃液 pH 值。常用的药物有非颗粒性抗酸药（如枸橼酸钠）、促胃肠动力剂（如甲氧氯普胺）及 H_2 受体阻滞剂。上述药物可单独使用或联合使用[55]。

气道反射和气管插管的生理反应

喉部最重要的功能是保护气道，这种作用主要由声门闭合反射提供。该反射从声门及声门下黏膜感受器触发，引起声带强烈内收[56]。这种反射过度的不良表现则称为喉痉挛，是气道管理中潜在并发症之一。喉痉挛通常是由于浅麻醉下（Guedel 分级第二期）气道内操作或对声带刺激（例如血液或呕吐物）引起舌咽神经或迷走神经反射产生，但其他刺激也可引起喉痉挛突然发生，移除刺激物后仍会持续一段时间。喉痉挛的处理措施包括：移除气道内刺激物，加深麻醉，使用短效肌松药，例如琥珀酰胆碱[57]。纯氧下持续正压通气通常认为是喉痉挛的处理方法，虽然其产生的压力可能使杓状会厌襞更加彼此靠近，但可能实际上是

作为一个机械刺激促进喉痉挛发生[58-59]。双侧按压下颌骨髁状突及乳突之间的喉痉挛切迹，产生一个强烈、疼痛的刺激，可以有效治疗喉痉挛，可能作用是唤醒患者半意识状态，或者激活自主神经通路从而终止喉痉挛[57]。

气管支气管树同样可以传递反射，以保护肺远离有害物质。异物刺激低位气道，激活迷走神经反射调节，引起支气管平滑肌收缩，导致支气管痉挛。未进行处理的支气管痉挛会因为气道阻力急剧升高而无法通气。处理方法包括使用丙泊酚或吸入麻醉药加深麻醉，使用吸入性 β_2 受体激动剂或抗胆碱能药对症处理。有研究报道静脉注射利多卡因，但证据不支持用利多卡因来治疗支气管痉挛[60]。

气管内插管，使用喉镜或其他气管设备一样，对于气道来说均为强烈的伤害性刺激，通过刺激迷走神经及舌咽传入神经引起自主神经反射，成年人或青少年会出现高血压或心动过速，婴儿或儿童则可能出现心动过缓。高血压及心动过速一般持续时间较短，然而对有严重心脏疾病的患者会带来不良后果。气道管理因激活中枢神经系统，导致脑电活动、脑代谢率、脑血流量的增加，因此可能导致颅顺应性降低患者颅脑压的增加[60]。

气道管理麻醉

为了方便气管插管，需要麻醉让患者舒适接受插管、减弱气道反射、减少气道工具所致的血流动力学反应。最常用的做法是在麻醉诱导后建立气道。还有一种清醒插管可供选择，即对气道进行局麻和（或）镇静下建立气道（包括气管插管），有临床需要时同样可以达到气道管理的目标。在紧急情况下患者表现反应迟钝或昏迷时，例如急性呼吸或心搏骤停，此时插管可能不需要使用麻醉药物。

全麻诱导后的气道管理

若麻醉医师认为安全，那么气管插管通常都是在全麻诱导后进行。麻醉诱导时需要用到几种药物诱导，每种药物对气道管理都有各自的作用。决定使用何种诱导方式需要仔细考虑当时特殊的临床情况。

复合肌松药的标准静脉诱导

最常用的全麻诱导方式是标准的静脉诱导，在使用快速起效的静脉麻醉药后给予肌松药。使用肌松药后达到肌肉松弛状态，可方便喉镜暴露以改善插管条

件，防止插管后喉部反射性关闭及呛咳[10, 61]。

丙泊酚是最常使用的静脉诱导麻醉药物，其他包括依托咪酯、氯胺酮、硫喷妥钠及咪达唑仑（可见第30章）。药物的使用取决于各种因素，包括患者血流动力学情况、合并症、过敏药物以及药物药代动力学、副作用、医生偏好及药物的有无[62]。当使用肌松药时，麻醉药物的选择是否影响插管条件尚无定论。研究比较丙泊酚、依托咪酯及硫喷妥钠与肌松药的联合使用，不同麻醉药物对插管条件的影响无明显区别[63-64]。另一方面，一项研究显示在使用顺式阿曲库铵时，与较小剂量丙泊酚相比，较大剂量可改善插管条件[65]。

多年来，静脉诱导麻醉药中最常用的肌松药是琥珀酰胆碱[62]，然而最近，非去极化肌松药的使用越来越受欢迎，这是因为琥珀酰胆碱会导致心动过缓、肌痛、高血钾症、颅内压及胃内压增高等[66]（可见第34章）。琥珀酰胆碱作为临床上唯一使用的去极化肌松药，有快速起效、作用时间短的优点，如需利用这些特性则选用此药。特别是琥珀酰胆碱常用于可疑困难气道时，因作用时间短，预给氧患者发生严重低氧血症之前允许自主呼吸恢复，虽然证据表明这些可能在人体中不易预测[67]。

在常规静脉麻醉诱导中，非去极化肌松药是较常用的肌肉松弛药物[66]。在目前临床操作中，常用的非去极化肌松药有：罗库溴铵、维库溴铵、顺式阿曲库铵，值得注意的是它们相对少的副作用而且具有良好的安全性。非去极化肌松药主要的缺陷是作用持续时间更长，一旦使用，必须在数分钟内建立可通气的气道，以防止致死性的低氧血症发生。sugammadex是罗库溴铵特异性拮抗剂，具有快速拮抗深度肌肉松弛作用的能力[68]，与使用琥珀酰胆碱恢复自主呼吸的时间也具有可比性。sugammadex的使用将可能导致全麻常规诱导时使用琥珀酰胆碱进一步减少，但目前该药尚未批准在美国销售（可见第35章）。

传统教学提倡先建立面罩通气后才可使用肌松药。如果面罩通气无法维持足够通气，在低氧血症发生前，已经预给氧患者稍后能恢复自主呼吸或者清醒[69]。现在，越来越多文献质疑这种操作方法。其中一些研究提出面罩通气不会因为使用肌松药而导致通气困难[70-71]，恰恰相反，事实上肌松药更利于面罩通气[72]。传统教学的问题在于这种操作理论上的优势，即如果面罩通气失败就唤醒患者，其实很少使用[73]。如果机械地保留这种所谓优势，可能会导致在麻醉诱导中麻醉药物使用剂量不足，比采取这种方式导致面罩通气困难的情况发生可能性更大[73]。推迟使用肌松药有

可能会在自主呼吸恢复（使用顺式阿曲库铵）或使用拮抗剂（使用罗库溴铵及舒更葡糖）之前引起低氧血症。传统教学的支持者指出肌肉松弛作用在面罩通气方面的效果只在正常气道患者身上研究过。对预测或已知困难气道患者而言，检测能否面罩通气还应该考虑到最佳气道管理计划。作者的观点是，面罩困难通气的正常气道患者通常是由于阿片类药物介导的肌紧张或气道刺激导致声门关闭而引起的，不使用肌松药不可能使情况更好。有潜在困难气道患者，当不能选择sugammadex快速拮抗时，使用长效肌松药前需要确定能够面罩通气。

麻醉快速诱导与气管插管

快速序贯诱导与气管插管（在麻醉相关文献简称快速序贯诱导）是常用于有胃液反流及胃内容物误吸高发风险的常规静脉麻醉诱导方法。在充分预给氧后，施加环状软骨按压，诱导剂量的麻醉药物注入后快速给予1~1.5mg/kg琥珀酰胆碱，在不使用正压通气情况下行气管插管，全程按压环状软骨。目的是快速达到最佳插管条件，以减少意识消失到气道插入气管导管的时间。环状软骨按压，由Sellick首先提出，在环状软骨环处施加压力以闭合食管上段，从而可以防止胃内容物反流到咽部[74]。当患者清醒时环状软骨按压压力建议为10牛顿，当意识消失后可增加至30牛顿。这些数值是以对麻醉诱导的患者食管测压与尸体研究而得到的压力安全数值[75]。快速诱导与气管插管应用广泛，对于饱胃（例如禁饮禁食指南没有观察到）与肠梗阻患者处理标准一样[76-77]。快速诱导与气管插管曾经推荐用于第二产程的孕妇[78]，但是这种说法最近被提出质疑[79-80]（可见第77章）。如有比一般情况更容易发生胃液误吸的风险时也可考虑使用快速诱导与气管插管，包括控制不佳的胃食管反流病、留有鼻饲管、病理性肥胖、糖尿病胃轻瘫。当预测为面罩通气困难而气管插管顺利时，如无齿、络腮胡患者，除有确定气道的检查方法，快速诱导与气管插管技术也十分实用。

自1970年首次提出快速诱导与气管插管方法起，不断有其他改进方法提出[81]。当琥珀酰胆碱被禁用或希望规避其不良反应时，快速诱导与插管可以使用非去极化肌松药完成（罗库溴铵1.0~1.2mg/kg或维库溴铵0.3mg/kg），上述剂量可在少于90s内提供足够的插管肌松条件[82-83]。这些药物主要不足在于肌松阻滞时间延长；然而sugammadex的应用可以使非去极化肌松药的使用增多（可见于第34、35章）。虽然传统快速诱导与气管插管要求混合剂量的硫喷妥钠，但是

丙泊酚、依托咪酯或氯胺酮的使用也十分常见。比起输注预定的混合药物剂量，一些人提倡使用滴定麻醉药物至患者意识丧失[77]。

环状软骨按压的应用是快速诱导与气管插管最具争议的方面[77]。反对观点认为环状软骨按压降低下段食管括约肌张力，增加反流的潜在风险[84]，而且 MRI 研究显示，事实上，环状软骨按压并没有按压食管，而是使食管向外侧移位[85]。环状软骨按压同样可导致喉镜视野变差，变相延长插管时间及增加肺误吸的风险，也可导致会厌下气道的闭合，进一步引起气管插管或面罩通气困难[86]。另一方面，支持者提出适当的环状软骨按压可以有效减少误吸风险，而报道的问题是由于不正确的按压方法引起。最近一篇关于 MRI 的研究作者提出环状软骨按压与食管的位置是不相干的，因为有效的环状软骨按压是闭塞下咽部[87]。总的来说，由于应用环状软骨按压风险相对少见，鼓励用于快速诱导与气管插管，除非因按压导致会厌难以看见，在这种情况下松开环状软骨按压即可。

经常用到改良快速序贯诱导与气管插管这个名称，但目前尚没有标准的定义。一项美国麻醉住院医师与主治医师的调查显示该名称最常用于涉及面罩通气配合环状软骨按压时[88]。环状软骨按压的适应证包括紧急情况下有快速发展的低氧血症风险患者（例如肥胖、怀孕或危重病患者、儿童患者），在此期间不能完成预给氧或者因为使用标准剂量的非去极化肌松药，需要更长时间才能插管。虽然就胃胀气而言正压通气下环状软骨按压的效果尚未明确，轻柔的正压通气（压力小于 $20cmH_2O$）配合环状软骨按压可能可用于这些临床情况[89]。

吸入麻醉诱导

另外一种全麻诱导的方式是吸入挥发性麻醉药诱导。这种技术常用于小儿麻醉，无痛且无需打针。对于成人来说，吸入麻醉药诱导用于静脉通道难以建立或这种技术更适合使用的情况。吸入麻醉药诱导的优点是保留自主呼吸、可逐渐改变麻醉深度以及相关呼吸、循环影响[10]。吸入麻醉药诱导同样已经用于快速诱导与气管插管，在意识消失后给予快速起效肌松药[90]（可见于第 34 章）。

七氟烷是目前吸入诱导最常用的挥发性麻醉药，因为它无刺激性、血/气溶解度低（见于第 21 章）、麻醉诱导平稳，辅助或不辅助肌松药或阿片类药物均可提供气道管理合适的条件[91]。七氟烷诱导麻醉有两个主要技术，一个是潮气量诱导，指示患者通过面罩正常呼吸；另一个是肺活量诱导，指示患者呼出残气量然后通过面罩完成一个肺活量呼吸。高浓度七氟烷（8%）用于肺活量诱导，潮气量诱导可起始于低浓度然后增加浓度。一氧化氮可以通过第二气体效应用于任何一种方式加速诱导[92]（可见于第 21 章）。两种方式均有效，都可用于放置喉罩或气管插管[91]。使用七氟烷单一诱导时，要达到满意的插管条件需要深度麻醉，会增加副作用的风险，例如低血压。丙泊酚[93]、快速起效阿片类药物[94-95]、肌松药[96]以及氯胺酮[97]的使用显示可以提高插管条件及允许用更低浓度的七氟烷。

氟烷仍然常用于发展中国家，同样可以用于吸入麻醉诱导[98]。氟烷主要的缺点是高血/气系数，导致诱导时间相对较长。它还可以引起心脏节律异常、心肌抑制、氟烷导致的肝炎。因为这些副作用，氟烷不能达到深度麻醉，经常需要使用肌松药、阿片类药物或者两者合用[91]。地氟烷引起呼吸道刺激症状的特点限制了其用于麻醉诱导，虽然报道过与阿片类药物同时使用用于麻醉诱导[99-100]。

不使用神经肌肉阻滞剂的静脉诱导

不使用神经肌肉阻滞剂（简称肌松药）的全身麻醉静脉诱导常用于喉罩（LMA）置入，虽然未使用肌松药，但也可以获得满意的喉罩置入条件。当禁忌使用琥珀酰胆碱以及不希望等待非去极化肌松药恢复时间过长时可采取该方法置入喉罩进行通气。在常用的麻醉药中，丙泊酚是不需合用肌肉弛药的最合适的静脉诱导药，因为它具有抑制气道反应和产生呼吸暂停的独特作用[101-102]。然而，当单独使用丙泊酚时，往往需要较大的剂量，伴随而来的是低血压的风险明显增加。当伍用快速起效的阿片类药物（如阿芬太尼、瑞芬太尼）或者镁剂时，可改善插管条件并减少丙泊酚的使用剂量[103-104]。瑞芬太尼比等效剂量的阿芬太尼效果更好[103]；丙泊酚 2mg/kg 复合瑞芬太尼 4～5μg/kg 静脉诱导可有效提供最佳的插管条件[105]。配合按压环状软骨并避免面罩加压通气，该诱导方法可应用于快速序贯诱导麻醉插管 RSII[106]。

该诱导方法的不足包括潜在的更频繁的困难插管发生率[107]，以及喉部损伤概率增加[61,108]。该方法还存在阿片类药引起的肌肉僵硬进而导致面罩通气困难的风险。虽然这种风险通常归因于胸壁僵硬，但在插管患者和气管切开患者的研究中发现，胸壁僵硬导致肺顺应性下降不足以解释使用大剂量的阿片类药物后无法面罩通气的现象[109-110]。阿片类药物诱导过程中对声带检查发现，声带关闭是阿片类药物诱导麻醉后通气困难的主要原因[111-112]。小剂量的肌松药或利多卡因表面麻醉（喉气管表面麻醉）可以有效松弛声带，从而顺利进行面罩通气和（或）气管内插管[111,113]。

清醒患者的气道管理

在ASA困难气道处理方案中，全麻诱导前后气道能否保证通畅是气道处理计划的基本原则[24]。清醒气道管理的优势包括：能够保留咽部肌张力和上呼吸道通畅，保留自主呼吸，能快速进行神经系统功能检查，以及气道保护性反射存在，避免发生误吸[114]。总的来说，当已预见面罩通气困难和插管困难时，患者清醒保留自主呼吸是气道管理最安全的方法[24]。清醒气道管理的其他适应证包括：胃内容物误吸风险高的患者，面部或气道损伤的患者，血流动力学剧烈波动的患者，以及颈椎病理性不稳定的患者[115]。

这些适应证的特点决定了清醒气道管理的最佳选择是气管内插管，但是已有清醒状态下置入LMA进行支气管镜诊断检查的报道。虽然有很多其他成功的插管方法，包括使用视频喉镜（VLs）[116]、光导探条[117]、光棒[118]、插管型喉罩[119]以及逆行插管法（RI）[120]，但最实用的清醒气管插管方法是软镜插管（flexible scope intubation，FSI）[114]。

在大多数情况下，气道表面局部麻醉是清醒气道管理的主要麻醉方法[114]。利多卡因起效快、治疗指数高、应用浓度范围广，是清醒气道管理最常用的局部麻醉药[121-122]。苯佐卡因和西他卡因（一种局部外用喷雾局麻剂，含有苯佐卡因、丁卡因和氨苯丁酯，Cetylite Industries，Pennsauken，NJ）可产生完善的气道表面麻醉作用，但因为具有喷洒1~2s即可出现高铁血红蛋白症的风险，故限制了其临床应用[123]。可卡因具有收缩鼻黏膜的作用，主要用于清醒经鼻气管插管时表面麻醉[124]。4%的利多卡因与1%的去氧肾上腺素以3：1容积比例进行混合，得到含3%利多与0.25%去氧肾上腺素混合液，可产生类似于可卡因的麻醉及血管收缩作用，可替代可卡因[125]。

气道表面麻醉要求主要麻醉舌根（该处的压力感受器是咽反射即呕吐反射的传入部分）、口咽部、下咽部以及整个喉部，而不需要麻醉口腔内。如果准备经鼻气管插管，还应该对鼻腔进行表面麻醉。气道表面麻醉之前，应伍用抗胆碱药以抑制腺体分泌，另外还可以提高局麻药的表麻效果并利于喉镜暴露视野。在达到同等抑制腺体分泌作用上，格隆溴铵（胃长宁）抑制迷走神经的作用比阿托品轻，而且不通过血-脑屏障，故格隆溴铵通常作为首选，并应尽早使用使其发挥最大作用。

直接使用可卡因、含肾上腺素的4%利多卡因或者3%利多卡因+0.25%去氧肾上腺素混合液，通过棉签或者棉纱布，可对鼻腔进行表面麻醉。口咽部麻醉可以通过直接使用局麻药或者通过使用雾化器或喷雾器来实现。而喉部麻醉可采用雾化吸入局麻药或者"边进边喷"（SAYGO）的方法，包括通过吸引口、插管软镜（flexible intubation scope，FIS）或者光导探条的工作通道，随着逐渐进入气管而间断注入局麻药。

联合使用这几种方法可使气道表面麻醉更完善。如果需要补充麻醉，可考虑各种神经阻滞方法。最常用的三种方法是：舌咽神经阻滞，喉上神经阻滞以及经喉神经阻滞（即经气管壁神经阻滞：环甲膜穿刺表面麻醉或使用喉麻管经声门喷药表面麻醉）。

舌咽神经支配舌后1/3感觉神经、会厌谷、会厌前表面以及咽的侧壁和后壁，也是咽反射的传入通路。为阻滞该神经，可将舌头压在正中位，形成一沟槽（舌-齿龈沟），将25G腰麻针穿刺到前扁桃体底部，即舌根外侧方，进针深度约0.5cm（图55-8）。回抽无血液和气体后，注射2%利多卡因2ml，同样的方法阻滞对侧神经[114]。

喉上神经是迷走神经的分支，支配咽下部和喉上部的感觉传导，包括声门上会厌和杓状会厌皱襞的感觉传导。有三种阻滞入路法（图55-9）。使用25G腰

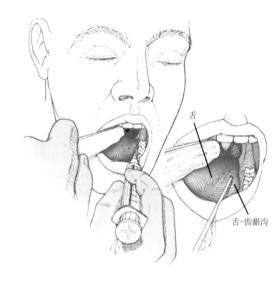

图55-8 左侧舌咽神经阻滞 (Reprinted from Artime CA, Sanchez A: Preparation of the patient for awake intubation. In Hagberg CA, editor: Benumof and Hagberg's airway management, ed 3, Philadelphia, 2013, Saunders, p. 258. From Difficult airway teaching aids, Irvine, University of California, Department of Anesthesia.)

麻针从舌骨大角前或者甲状软骨角前进针，穿入甲状舌骨韧带，深度大约 1～2cm，到达韧带时可有阻力感。回抽无血液和气体后，注射 2% 利多卡因 1.5～2ml，同样的方法阻滞对侧神经[121]。喉上神经阻滞的第三种方法即甲状软骨上切迹入路法，对于肥胖患者尤其适用，这类患者的舌骨和甲状软骨上难以触摸到，而且容易引起不适。从甲状软骨上切迹旁开 2cm，向头后侧进针 1～1.5cm，注射 2% 利多卡因 2ml，同样的方法阻滞对侧神经[126]。

经喉（或经气管）神经阻滞可麻醉气管以及声带。该方法尤其适用于插管后需要进行神经检查的病例，可使患者更耐受气管导管。定位好环甲膜（CTM），20～22G 针头与 5ml 注射器连接，朝向后、足端穿刺，回抽有气体后，快速注射 2% 或 4% 利多卡因 4ml，可激发患者咳嗽，麻醉声带及气管。为尽量降低创伤的风险，可预先在穿刺针外套一导管，穿刺针进入气管后拔出针芯，局麻药经导管注入气管内（图 55-10）[121]。

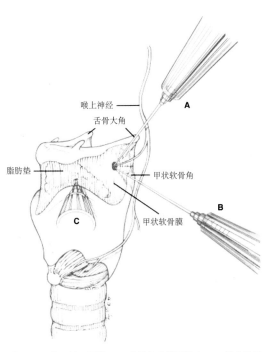

喉上神经

舌骨大角

脂肪垫

甲状软骨角

甲状软骨膜

A

B

C

图 55-9 喉上神经阻滞。A. 舌骨大角前进针点；B. 甲状软骨角前进针点；C. 甲状软骨上切迹进针点 *(Reprinted from Artime CA, Sanchez A: Preparation of the patient for awake intubation. In Hagberg CA, editor: Benumof and Hagberg's airway management, ed 3, Philadelphia, 2013, Saunders, p. 259. From Difficult airway teaching aids, Irvine, University of California, Department of Anesthesia.)*

只要局麻药不超过最大使用剂量，以上局麻方法可以有不同的组合。利多卡因用于气道表面麻醉的最大剂量尚无统一意见，不同文献推荐其总剂量为 4～9mg/kg[121, 127-128]。注意观察局麻药毒性反应的症状和体征非常重要，包括：耳鸣、口周发麻、金属味、头晕、眩晕及嗜睡等。严重的利多卡因过量可引起高血压、心动过速、癫痫发作以及心血管循环严重抑制[129]。

根据临床情况，采用静脉镇静有利于清醒患者的气道管理，并产生抗焦虑、遗忘和镇痛作用。可单独或联合使用苯二氮䓬类药物、阿片类药物、静脉催眠药、$α_2$ 受体激动剂和抗精神病药。常用的镇静药物见表 55-1。应采用滴定法谨慎使用镇静药物，若镇静过度，患者不能配合，会使清醒插管变得更加困难。应该始终保留自主呼吸，尤其对于严重气道阻塞的患者更要谨慎对待，因为清醒状态下保留肌紧张有利于维持气道通畅。对于胃内容物反流误吸风险高的患者应避免过度镇静，因为清醒患者自我保护反射存在，一旦发生反流，可避免误吸[130]。

面 罩 通 气

面罩通气是一个简单、无创的气道管理技术，可作为短时间麻醉的主要通气方式，或者是建立更确切气道前的过渡。面罩吸氧是"给氧去氮"的常用方式，也用于吸入麻醉诱导，可为自主呼吸的患者或者麻醉状态下无自主呼吸需应用正压通气（PPV）患者提供氧气和吸入性麻醉药。面罩通气不仅用于气管插管前的通气和给氧，也是困难气管插管情况下的有效的急救技术。基于以上原因，面罩通气是 ASA 困难气道处理方案的重要组成部分，也是麻醉医师必须掌握的一项基本技能[24]。

当反流的风险增加、防误吸保护性反射缺失时，面罩加压通气是相对禁忌证。对于面部严重创伤的患者，行面罩通气时要谨慎，并尽量避免搬动头颈部，尤其是对于不稳定性颈椎骨折的患者。

麻醉面罩的设计需要在口鼻周围形成密闭结构，以实施正压通气（PPV）和吸入麻醉气体，而氧气面罩仅用于补充氧气吸入，二者不能混淆使用。早期的麻醉面罩由黑色橡胶制成，可重复使用，目前临床上已几乎被一次性的、透明的塑料面罩所取代，这种面罩可减少患者的恐惧感，而且有利于观察患者有无口唇发绀，并利于口腔吸痰护理。面罩有各种样式和尺寸，但都包括基本的元素：主体、密闭性结构及连接器。密闭性结构使面罩与患者面部紧密接触，透明的塑料面罩包括一柔软可塑形的、高容量低压的空气囊

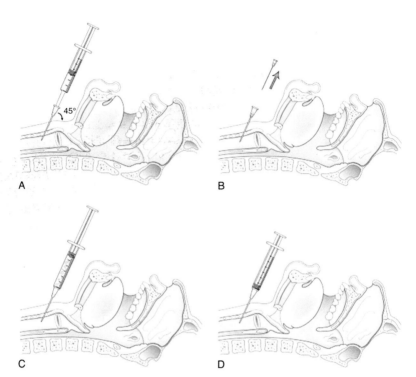

图 55-10 经喉神经阻滞，血管导管技术（头颈部矢状位视图）。**A.** 血管导管（即留置针）针尖朝向足端插入环甲膜，抽吸试验以确认针尖位于气管腔内。**B.** 从导管内拔出针芯。**C.** 含有局麻药的注射器与导管连接，再次抽吸试验以确保导管前端位于气管腔内。**D.** 注射局麻药，激发患者咳嗽，局麻药可呈雾状播散（图中蓝色阴影区）*(Reprinted from Artime CA, Sanchez A: Preparation of the patient for awake intubation. In Hagberg CA, editor: Benumof and Hagberg's airway management, ed 3, Philadelphia, 2013, Saunders, p. 259. From Difficult airway teaching aids, Irvine, University of California, Department of Anesthesia.)*

表 55-1　用于清醒插管的镇静药物

药物	类别	镇静剂量	注意事项
咪达唑仑	苯二氮䓬类	1~2mg IV，必要时重复（0.025~0.1mg/kg）	经常与芬太尼联合应用
芬太尼	阿片类	25~200μg IV（0.25~2μg/kg）	通常和其他药物联合应用（如，咪达唑仑、丙泊酚）
阿芬太尼	阿片类	500~1500μg IV（10~30μg/kg）	起效快，维持时间较芬太尼短
瑞芬太尼	阿片类	单次0.5μg/kg IV，随后0.1μg/（kg·min）持续输注	随后可在5min内按0.025~0.05μg/（kg·min）滴定输注达到足够镇静
丙泊酚	催眠类	0.25mg/kg IV间段推注或随后25~75μg/（kg·min）滴定起效	同样可与瑞芬太尼联合应用（可减少两种药的用量）
氯胺酮	催眠类	0.2~0.8mg/kg IV	可给予咪达唑仑以减小不良的心理影响
右美托咪定	α_2激动剂	单次1μg/kg IV大于10min，随后按照0.2~0.7μg/（kg·h）输注	老年及心脏功能不全患者减量

IV，静脉用

腔，可舒适地扣压在口鼻面部，同时最大限度地减少压力性缺血的发生。某些型号面罩的囊腔口有一活瓣，可灵活改变囊腔内气体容量。连接器是直径为22mm的标准适配接口，可与标准的麻醉回路接头或者手动呼吸囊接头相连接，而儿童用面罩连接器的直径通常是15mm，与相应的呼吸回路接头相匹配。

面罩通气的两个关键因素为：①维持面罩与患者面部的密闭性；②上呼吸道通畅[10]。通常用左手握面罩，用拇指和示指围成一C形把持在面罩连接处，中指和无名指握住下颌骨分支，小指置于下颌角（图55-11）。拇指和示指给予向下的压力以维持面罩密闭性；其余三指维持下颌骨（下巴）向上移位以帮助气道开放。右手解放出来用来人工通气。确保用力于下颌骨，而非软组织上非常重要，因为用力于下颌空间可能造成气道梗阻及困难面罩通气。很多面罩的体部装有挂钩，以便用于固定维持密闭性。

由于不能维持密闭性和（或）不能保持上气道开放，单手技术可能无效，特别对于肥胖、无牙患者。在这种情况下，双手托面罩技术更有效。双手托面罩技术需要一个助手或应用麻醉机压力控制通气（PCV）提供正压通气。与人工通气相比，压力控制通气气道峰压较低、可降低吸气流速，同时为胃胀气患者提供了额外的安全措施[131]。双手托面罩的一种方法是左手同单手托面罩，右手放在另一侧相同的位置。一种更有效的方法是用示指和中指上提下巴，用拇指把持面罩。一项调查麻醉后患者的研究显示这种通气方法可以提高上呼吸道通畅度，与传统单手托颌通气相比，这种通气方法在压力控制通气时有更大的潮气量[132]。

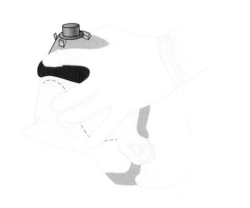

图 55-11　标准单手托面罩法。小指的位置在下颌角处 *(From Matioc AA: The adult ergonomic face mask: historical and theoretical perspectives, J Clin Anesth 21:300-304, 2009.)*

另外能在困难情况下提高面罩密闭性的方法包括无牙患者带上假牙及使用胶布包裹面部胡须。

一旦患者面部与面罩密封贴合，可使用自主呼吸或正压通气进行通气。有效的面罩通气需要依靠观察胸部起伏、呼出潮气量、脉搏血氧饱和度及二氧化碳波形来确定。正常肺部与开放气道的患者在控制通气期间，达到足够潮气量时的气道压应小于20cmH$_2$O，需要避免气道压过高以防止胃液误吸[133]。若正压通气不能达到正常呼吸压力值，则需要评估气道通畅与肺部顺应性。

由于全麻导致的肌张力减弱，仰卧位患者在重力影响下口腔组织向后坠而阻塞上呼吸道。上呼吸道阻塞常发生于软腭平面（腭咽）、会厌及舌。为了让气道尽可能开放，面罩通气时寰枕关节尽可能伸展与下颌骨向前移位（托颌法），这些都在面罩通气技术中提到过[134]。颈椎屈曲、头部伸展（例如将患者置于嗅花位），可以提高咽部的开放性[135]。若嗅花位及托下颌法均不能缓解气道阻塞，则口咽或鼻咽通气道可能有助于气道开放。

口咽通气道是最常用的辅助工具。口咽通气道顺着舌体的弧度，将舌体推至远离后咽的位置（图55-12）。因口咽通气道在舌根处加压，并可能接触到会厌，若喉部或咽部反射没有充分消除，则会引起突然咳嗽、干呕或喉痉挛。因此口咽通气道不适用于清醒患者。通过测量从患者嘴角至下颌角或耳垂的距离确定口咽通气道尺寸。尺寸不合适的口咽通气道可加剧气道阻塞，因此选择适当尺寸十分重要。置入方法是将口咽通气道曲面向后插入，然后旋转180°；另外，也可使用压舌板将舌体移向前的同时口咽通气道曲面向前置入。口咽通气道并发症包括舌神经麻痹及牙齿受损[136-137]。一旦置入，鼻咽通气道刺激性低于口咽通气道，因此鼻咽通气道更适用于清醒患者（图55-13）。鼻咽通气道插入前需要充分润滑，及插入时其斜面应对着鼻中隔。为了防止鼻出血，使用鼻咽通气道时不可用暴力。

困难面罩通气发生在因为面罩密封性不足、过度漏气和（或）进气或出气阻力过大使用面罩时无法通气。困难面罩通气可以通过框55-2中术前气道评估来预测。

声门上气道

声门上气道或声门外气道设备指的是通过盲插至咽部，提供通气途径，给氧以及可输送麻醉气体，不需要气管插管的气道工具的总称。声门上气道的优点

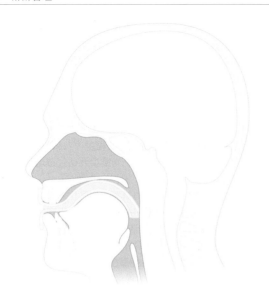

图 55-12　口咽通气道正确放置位置。口咽通气道顺着舌体的弧度。将舌体及会厌推至远离咽部后壁，以及提供气体流通的路径 *(Adapted from Dorsch JA, Dorsch SE: Understanding anesthesia equipment, ed 4, Baltimore, 1999, Williams & Wilkins.)*

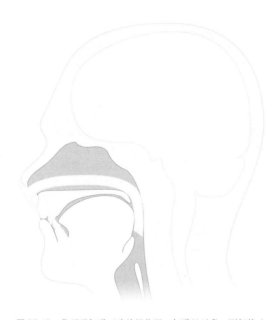

图 55-13　鼻咽通气道正确放置位置。气道经过鼻，刚好终止于会厌上 *(Adapted from Dorsch JA, Dorsch SE: Understanding anesthesia equipment, ed 4, Baltimore, 1999, Williams & Wilkins.)*

是比气管插管损伤小，同时比面罩能建立更加有效的气道，以及可以在自主通气或正压通气时使用。1983年，Archie Brain 发明声门上气道中的一种——喉罩，在 1988 年应用至临床[138]。自从那时，喉罩已被证实是在常规或困难气道中最重要的发展之一，以及在 ASA 困难气道流程中关键组成部分。目前在麻醉操作中，不同设计的声门上气道设备使用广泛，可作为主要气道管理工具、急救气道工具以及引导气管插管的通路。

声门上气道工具独特的作用包括放置简单快速、血流动力性更稳定、减少麻醉药物使用、不需肌松药以及避免气管插管风险（例如牙齿及气道结构损伤、咽喉痛、呛咳、支气管痉挛）[139-140]。而主要的缺点是和气管插管相比，声门上气道工具相对小的密封压力，可能导致当气道压更高时通气无效，以及当发生喉痉挛时不能保护气道。第一代声门上气道对于胃液反流误吸时几乎没有气道保护的效果，新型的设备已经结合设计减少这种风险发生。

声门上气道设备应用范围广。在诊断性手术或外科小手术中可作为首选的气道管理工具[141]。目前仍没有标准的分类系统区分不同设计的声门上气道工具，即使有几个已经被推荐过。这一章使用 Donald Miller 描述的术语：喉部周围的密封型；无套囊、自动预成型的通气罩；带套囊的喉部密封通气道[142]。第二代声门上设备与第一代不同之处在于设计特点有减少误吸的功能[143]。

喉罩气道

经典喉罩

喉罩（LMA 北美，圣地亚哥，加州）是使用最广泛、研究较深入的声门上气道设备，它是喉部密封工具的原型。经典喉罩的原始版本是由一个硅树脂做的椭圆形通气罩，与置于下咽部的可充气式套囊组成，形成围绕声门周围组织的密封圈（图 55-14）。通气导管连接通气罩从口部出来，有一个 15mm 的标准接头与麻醉机环路或与呼吸囊连接。密封圈包绕喉部入口，在自主呼吸与最大压力在20cmH₂O的正压通气下，允许氧气及吸入性麻醉药输送。经典型喉罩可以重复使用达40次，以及有1号（新生儿）~ 6号（成人，>100kg）不同型号可供使用。

ceLMA是一种改进版本，具有进行气管插管的设计特点，包括会厌抬起条、大口径的通气导管和可拆卸的接头。LMA Unique是ceLMA一次性使用版本，它是由聚氯乙烯制成，由于其较低的价格和维修成本，并注重规避对重复使用医疗器械已知的交叉感染、感染传播（如HIV病毒、丙型肝炎病毒、朊病毒相关疾病）风险而得到普及。LMA Flexible有重复使用和单次使用两种规格，有一个可弯曲、抗扭结的通气导管，因此对头颈手术可将通气管道弯曲放置远离手术的区域。

放置喉罩时为了达到更好的效果，喉罩制造商建议尽可能放置最大号的喉罩，5号喉罩用于普通成年男性、4号喉罩用于普通成年女性更能获得较好的密闭性[144]。使用过小的喉罩为了获得密闭性导致套囊过度通气，这使患者易于发生口咽喉相关并发症和神经的损伤[145]。然而，较大号的喉罩与咽喉痛的高发

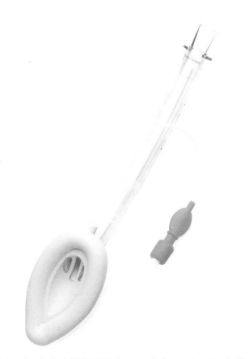

图 55-14 经典型喉罩（图片由 LMA 北美，圣地亚哥，加州提供）

率相关，因此，计划插入喉罩维持自主呼吸时，小一号的喉罩可能更合适[146]。

喉罩制造商对喉罩置入指南总结在图55-15。可以使用丙泊酚或七氟烷达到喉罩插入的足够麻醉深度[147]；也可复合短效的阿片类药物如芬太尼、阿芬太尼和瑞芬太尼帮助喉罩的放置和减少咳嗽、恶心、喉痉挛的发生率[148-149]。喉罩插入之前，应抽空套囊气体，用水性润滑剂润滑喉罩的后侧。喉罩一旦置入到位（如图55-15），用最低有效气体积将套囊充气，套囊目标压力达到40 ~ 60cmH₂O[144]。为了使喉罩准确地放置，在套囊充气之前不应将喉罩固定或与麻醉管道连接。通过适当的正压通气，检测二氧化碳波形、听诊以及将吸气压力限定在18 ~ 20cmH₂O是否听到漏气来确定喉罩的合适位置。一旦确认喉罩位置合适，置入一卷纱块作为牙垫，用胶带将喉罩固定好。喉罩制造商描述了推荐喉罩插入技术的几个改进方法，其中包括拇指插入方法，但是这些改进方法在本章节中并未详细描述[150-151]。如果术中使用了N₂O，应定期监测套囊压力；由于N₂O弥散进入套囊，套囊压力可能超过推荐的60cmH₂O临界值。

放置喉罩后即刻出现的通气困难可能是会厌向下折叠所致。Dr. Brain所介绍的上-下方法可能会解决这个问题，在套囊不抽气下将喉罩退出2 ~ 4cm后再重新插入。头部的后仰和喉罩的重新放置也可能改善无效通气。如果这些措施不能解决这个问题，就可能需要更换不同型号的喉罩。麻醉深度不足引起的喉痉挛、支气管痉挛几乎不可能使用喉罩通气；给予局部麻醉药、吸入或静脉麻醉药有助于解决这个问题。虽然直接喉镜不是必需的，但它能有助于喉罩置入到合适的位置。

使用喉罩所致的严重并发症相对罕见。更常见的是发生口、咽、喉较小的损伤，表现为喉咙的干燥或疼痛[152]。喉咙疼痛的发生率大约10% ~ 20%[140, 153]，与套囊压力过高和喉罩型号过大有关[146, 154]。也曾报道过更加严重的口咽喉损伤案例，例如悬雍垂的损伤、咽部的坏死[155-156]。也有对舌咽神经、舌下神经、喉返神经的损伤报道，这些可以在数周或者数月内自行恢复[145]。这些并发症的诱发因素包括高套囊压力（经常由于使用N₂O），使用过小型号的喉罩和非仰卧位[145]。

LMA ProSeal（pLMA）

pLMA是一款可重复使用的第二代声门上气道工具，包含一个后置的套囊，这可改善喉部周围的密闭性和容许压力高达30cmH₂O的正压通气。pLMA集成

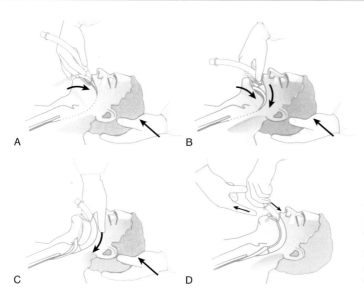

图 55-15 喉罩（LMA）的置入。A. 中指张开口腔，示指向上用力将气囊顶端贴于硬腭。B. 向后压 LMA 使其平滑置入，用另一手伸展头部。C. 继续置入 LMA 直至遇到明确的阻力。D. 用另一手固定 LMA 以防止移位，移开示指，充气。充气过程中通常会见到 LMA 自然向外退出少许 *(Courtesy of LMA North America, San Diego, CA.)*

了一条胃引流管，胃引流管可容许口胃管的通过和将胃反流内容物引流出远离气道，有效地隔离呼吸道和胃肠道 [157]。附加的装置包括一个一体的牙垫和较软的套囊。

置入 pLMA 的方法与 cLMA 相似，但需要更深的麻醉深度 [157-158]。使用合适的插管器有助于 pLMA 的置入。与 pLMA 一样，套囊压力不应超过 60cmH₂O。喉罩一旦置入，通过正压通气来完成喉罩合适位置的评估。在合理的吸气峰压下能获得足够的潮气量，气道压超过 20cmH₂O 才会出现漏气，二氧化碳波形显示正常 [10]。另外一个证实喉罩位置合适和气道与胃肠道分隔的检查就是在引流管口处涂一层水溶性的凝胶（<5mm），正压通气和按压胸骨上窝会导致凝胶小幅度的上下运动。胃管易于通过胃引流管也证明喉罩位置合适。

LMA Supreme（sLMA）

sLMA 是一款在 pLMA 设计基础上单次使用的第二代声门上气道工具。与 pLMA 相似，sLMA 具有一个改进的能产生更高气道峰压的套囊，一个容许胃管通过的引流管和一体的牙垫（图 55-16）。一个固定柄使得 sLMA 的置入不用将手指放入口中，并对 sLMA 合适型号的决定提供视觉上的引导。

虽然未被临床证实，但证据提示第二代声门上气道工具如 pLMA、sLMA 能减少胃内容物误吸的风险。这种特性与良好的气道密闭性及允许较高的气道峰压使得声门上工具应用于多种 cLMA 可能不合适的情

况，如非仰卧位（如侧卧位、俯卧位）[159]，腹腔镜手术（如胆囊切除术，妇科手术）[160-161] 和肥胖的患者 [162]。也有将 sLMA 成功常规用于禁食、非肥胖患者的剖宫产手术的报道 [163]。

其他喉罩密封型通气道

在过去的 10 年里，许多制造商生产出各种声门上气道工具，如包含 cLMA 基本喉部周围密闭设计的各种工具。因为术语 LMA 是受保护的商标，这些工

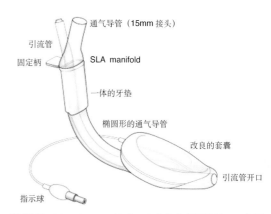

通气导管（15mm 接头）

引流管

固定柄

SLA manifold

一体的牙垫

椭圆形的通气导管

改良的套囊

引流管开口

指示球

图 55-16 LMA Supreme 具有一个改良的套囊设计、一条可以容许胃管通过的引流管和一个一体的牙垫 *(From Verghese C, Mena G, Ferson DZ, Brain AIJ: Laryngeal mask airway. In Hagberg CA, editor: Benumof and Hagberg's airway management, ed 3, Philadelphia, 2013, Saunders, p. 459.)*

具指的是喉罩（LMs）。每一种工具有其独特的特点，这些特点使它比其他设计更有特殊的优势。虽然本章节无法对每一种市售喉罩进行详尽描述，但某些独特的特点还是值得提及。

一些设计特点解决了可导致口咽喉并发症及神经麻痹的套囊高压力问题，并且改善工具位置的放置。AES（Black Diamond，WA）生产的 line of LMs 具有一个套囊测试阀（CPV），可对套囊压力进行持续地监测。朝向 CPV 的颜色编码指示器让医生警惕由于温度、N_2O、喉罩在气道中的移动引起套囊压力的变化，使医生维持套囊压力在建议的 $60cmH_2O$。Air-Q SP（Cookgas LLC，St. Louis，MO；distributed by Mercury Medical，Clearwater，FL）具有一个可自动加压的套囊，在使用正压通气时也能给套囊加压，这样不需要充气管和消除套囊过度通气的可能性。在呼气时，喉罩套囊放气至呼气末正压（PEEP）水平，在麻醉过程中减少黏膜总压力，因此潜在减少了套囊压力相关的并发症发生率。

其他 LMs 具有辅助气管插管的特性，例如可拆卸的接头、能够容许使用标准型号气管导管插管的较大口径的通气腔（见"通过声门上工具气管插管"）。

预先定型的无套囊解剖性密封通气道

预先定型的无套囊解剖性密封通气道是没有套囊的，而且，它们通过解剖性预先定型的设计提供气道的密闭。它们的优点包括插入和放置简单，不需要给套囊充气。SLIPA 喉罩（Curveair，London，UK）是第一代根据解剖结构预塑型的无罩囊通气道，含有一个能收集反流液体的空腔，它可以预防反流误吸。新一代无罩囊产品，例如 i-gel（Intersurgical Inc.，Wokingham，Berkshire，UK）和 Baska 面罩（Strathfield，NSW，Australia）也包含在此类别中。

带套囊咽通气道

带套囊咽通气道是一种带有咽部套囊的通气道，该套囊可以在舌根水平进行密封进行通气，根据是否具有食管密封套囊可以将其再分类[142]。声门上通气道中只有咽部套囊的有喉周通气道（Cobra-PLA；Engineered Medical Systems，Indianapolis，IN）和 Tulip 通气道（Marshall Medical，Bath，UK）；此章节不详细介绍以上两种工具。以下介绍的工具全都具有食管密封套囊。

食管-气管联合导管（ETC）（Covidien，Mansfield，MA）是一种具有咽部、食管密封套囊和双管腔独特设计的声门上通气道。最初设计 ETC 主要用于紧急插管，尽管其偶尔用作全身麻醉时首选的通气道和救援气道工具，但是大多数情况下用于院前急救[164-165]。ETC 弯曲向上盲插入口腔，向下推送直至环形标记线位于牙齿之间。近端口咽套囊和远端食管-气管套囊都要充气。ETC 插入食管发生的概率超过 90%，插入食管后应经过较长、蓝色的 #1（食管）管腔通气[166]。蓝色管腔的远端是封闭的，两个套囊之间有八个小孔提供氧合和通气。当 ETC 插入气管时，应经较短、白色的 #2（气管）管腔通气，其远端是开放的。当 ETC 插入食管时，胃管可通过气管管腔进入并排空胃。与喉罩或气管插管相比，ETC 用作首选的通气道时发生并发症的风险更高，包括声音嘶哑、吞咽困难和出血[167]，其使用受到限制。因为 ETC 的口咽套囊含有乳胶成分，不适用于对乳胶过敏的人。

Rüsch EasyTube（Teleflex Medical，Research Triangle Park，NC）是一种和 ETC 相似的双管腔声门上通气道。主要的区别是前者无乳胶成分和近端管腔刚好止于口咽球囊下，近端管腔可允许交换管或纤支镜通过。其插入技巧和风险与 ETC 相似；一项对比研究显示 EasyTube 的插入时间更短[168]。King 喉管系列声门上通气道（King Systems Corporation，Noblesville，IN）设计上与 ETC 和 EasyTube 相类似，咽部和食管套囊之间有通气孔口。King LT 和 LT-D（分别是可重复使用和一次性使用）是一种单管腔的声门上通气道，远侧尖端呈锥形使其容易插入食管。管腔的远端部分（食管端）是闭塞的。另一方面，King LTS 和一次性的 King LTS-D 有第二条通道连接开放的远端，可以吸引胃内容物。尽管无报道 King-LT 喉管放入气管内的情况，如果出现这种情况，那么应退出喉管并重新插入。

气管内插管

气管内插管是气道管理的金标准。其建立了确切的气道，为防止胃内容物的误吸提供了最大的保护来并允许比面罩或声门上通气道在更高的气道压下进行正压通气。气管内插管通常是在直接喉镜辅助下进行；但是当遇到常规直接喉镜暴露困难时，已有多种可供选择的插管工具和技术去解决这些问题。

对于全身麻醉下行择期手术的禁食患者来说，声门上气道通常是合适的。尽管新一代声门上气道某种程度上适应证更广了，但是某些临床情况中更倾向于气管内插管。气管内插管的绝对适应证包括饱胃患者及有误吸胃分泌物或血液风险的患者、危重患者、严重肺功能异常的患者（如肺顺应性差，气道阻力高，氧合受损）、需要肺隔离的患者、声门上气道妨碍外科手术入路的耳鼻喉科手术患者及可能需要术后通气支持的患者和放置声门上气道失败的患者。气管内插管的其他适应证还包括需要使用肌肉松弛药物的外科手术，患者体位妨碍快速气管内插管（如俯卧位或远离麻醉医师），可预见的困难气道和长时间手术[10]。

气管内导管

目前标准的气管内导管（ETT）是一次性使用的，带套囊的塑料管。其目的是经鼻或口插入，将导管的末端放置在气管中段，提供通畅的气道进行肺通气。各种不同类型的 ETT 可供在不同特殊的情况下使用。但是，不同类型的 ETT 均有一些共同的特点，包括导管近端与不同呼吸回路装置相连接的 15mm 转接器；高容低压的套囊；末端呈斜面以便通过声带和导管远端有侧孔（称为 Murphy 眼），当导管末端被软组织或分泌物阻塞时，Murphy 眼可提供另一个通气口。

大多数患者行气管内插管时常规使用带气囊的气管内导管，无气囊的气管内导管用于新生儿和婴幼儿。充气的高容低压气囊作用于气管壁产生气密性从而避免肺误吸和保证潮气量有充分肺交换而不是逸入上呼吸道[10]。带有单向阀的指示球囊可向气囊充气和评估气囊内压力。气囊应充气到正压吸气时无漏气的最小容量，气囊内压力应小于 25cmH₂O[169]。气囊内压力过大会导致气管黏膜损伤，喉返神经麻痹引起的声带功能障碍和咽喉痛。推荐使用测压计监测气囊内压力。当复合 N₂O 进行麻醉时，手术全程应定时测量气囊内压力；N₂O 会弥散入气囊内造成压力升高至潜在的危险水平。

ETT 型号大小通常按照导管内直径（ID）来描述；导管内直径和外直径的关系会因不同制造商和设计而不同。气管内导管大小的选择取决于插管的原因、患者相关因素如性别和呼吸道的病理情况。较小的 ETT 会导致气道阻力升高和呼吸做功增加，ID 小于 8mm 会妨碍治疗性的纤维支气管镜检查。较大的 ETT 更有可能和喉部或气管黏膜损伤相关且全身麻醉后咽喉痛发生率更高。相对于呼吸衰竭患者需要较长时间保留气管内导管而言，仅为了全身麻醉时通常会使用较小号的 ETT；女性会选用 7mm 导管，男性会选用 8mm 导管。

目前已有各种专门的气管导管供特殊的临床情境中使用。预成型导管例如经鼻或经口 Ring-Adair-Elwin（RAE）导管，其特有的塑形有利于导管贴近颜面部，不会对手术造成干扰。加强型导管有嵌入的钢圈，当导管被成角弯曲时，钢圈可以最大程度避免导管打折。显微喉导管的内直径较小，长度较长，适用于喉部手术或特殊应用如经传统喉罩气管内插管。其他专用的导管包括防激光导管和可行单侧肺通气的单腔或双腔导管。

经口和经鼻气管内插管

气管内插管有经口或经鼻两种路径，插管途径应在选择气道管理技术之前做出选择。经鼻插管通常是适用在无法经口插管（如张口严重受限）或经口插管妨碍手术入路时。另外，当经鼻插管时，某些插管技术如盲探插管，清醒插管和软镜插管会显得更容易。

当经鼻插管非必要时，经口插管的一些优点往往会受到青睐。经口插管创伤少、出血风险低，常常可选择较大号的 ETT，可为气道管理技术提供更多选择。主要的缺点是牙齿损伤和清醒插管时刺激咽反射；抑制咽反射往往需要完善的气道表面麻醉，这也会导致患者不舒适。相反，经鼻插管时避免了咽反射，清醒患者往往更容易耐受。但是，经鼻插管需要考虑有鼻出血，鼻甲损伤和鼻咽黏膜下假道的风险[114]。上颌骨或颅底骨折是经鼻插管的相对禁忌证。

直接喉镜检查

气管内插管最常使用的技术是直接喉镜暴露技术，喉镜辅助下可直接看见声门。ETT 在直视下通过声门进入气管内。

准备和体位

直接喉镜暴露技术的准备包括合适的患者体位，充分的预充氧和确保工具齐备（喉镜、气管导管、管芯、充气囊的空注射器、吸引器及面罩通气必备的工具包括氧气源）并且正常使用。一位熟练的助手需在旁帮助实施喉外按压和按除管芯以及其他工作。充分的预充氧是至关重要的；对于任何气管插管来说，第一次插管的条件应该是最优的。

想要直接喉镜暴露良好，必须获得从口到咽喉部的直线视野。1944 年 Bannister 和 Macbeth 提出了利用经典模型介绍了获得直线视野的解剖结构关系，其中包括三条解剖轴线成线——口轴线，咽轴线和喉轴线[170]。摆放患者至嗅花位近似将三条轴线重合。颈椎屈曲时咽轴和喉轴线成直线，在寰枕关节充分伸展时可将口轴线接近重合咽、喉轴线（图 55-17）。这个模型的准确性已经受到质疑[171]，目前已提出多种其他的模型来解释嗅花位在解剖学上的优点[172-173]。尽管只是解释性的模型，但是已有文献证据支持嗅花位是直接喉镜检查的最佳体位[36, 174]。

合适的嗅花位需要在头下垫方枕，使得头抬高 7～9cm，以获得颈椎近乎 35°屈曲；短颈的患者头部抬升的高度可能略低[36, 175]。肥胖患者往往需要抬高肩部和上背部获得满意的颈椎前屈，这可以使用特殊的装置如 Troop Elevation Pillow（Mercury Medical，Clearwater，FL）或折叠的方巾做成斜坡位来达到效果。确定外耳道

和胸骨切迹水平对齐对于评估肥胖或非肥胖患者头部抬升最佳的高度有帮助[176]。充分的颈椎前屈也有利于寰枕关节最大限度的伸展，这样可以提供满意的口和咽轴线的重合（喉部视野的决定因素）和增加张口度[177]。

技术

喉镜是一种手持式的工具，由喉镜片和带有光源的手柄组成。喉镜是钢制的，大部分是可重复使用的，但是市场上也有塑料制造的一次性喉镜。弯镜片和直镜片是两种基本类型的喉镜片；两者衍生出多种不同类型的喉镜片。Macintosh 和 Miller 分别是最常使用的弯镜片和直镜片。两种喉镜片都是左手握持并且左边都有凸缘便于将舌头向侧面推开。每一种喉镜片都有自身的优缺点和使用技巧。

喉镜检查技术包括张口，置入喉镜片，喉镜片末端的定位，使用向上提的力量暴露声门和通过声带插入气管导管。剪刀式手法是最有效的张口方法，右手拇指在右下磨牙位置向尾端推开，同时示指或无名指在右上磨牙的位置朝相反方向推开（图 55-18）。

选择使用 Macintosh 或 Miller 镜片是多因素决定的；然而，个人喜好和经验是首要考虑的因素。一般来说，Macintosh 镜片最常用于成人，但是直镜片通常用于小儿[178]。弯镜片由于有较大的凸缘，提供了较充裕的空间方便导管通过口咽部以及被认为较少导致牙齿损伤[179]。直镜片较适用在甲颏距离短的患者，会厌长而肥大的患者使用直镜片可以获得更好的声门视野。当一种镜片不能提供满意的声门视野，另一种可能会更有效。对于大多数成年人来说，3 号 Macintosh 镜片或 2 号 Miller 镜片通常是合适的；体型较大或甲颏距离较长的患者，选择较大号的镜片可能更合适。

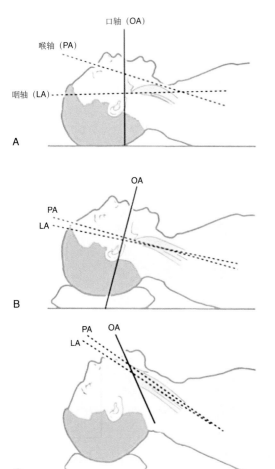

图 55-17　视轴图。A. 中立位，三条轴线不重合。B. 头垫高时颈椎前屈，喉轴线（LA）和咽轴线（PA）重合。C. 寰枕关节处向后伸展使口轴线更好地向喉轴线和咽轴线靠拢 *(From Stone DJ, Gal TJ: Airway management. In Miller RJ, editor: Anesthesia, ed 6, Philadelphia, 2005, Churchill Livingstone.)*

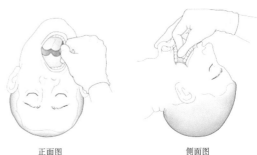

正面图　　　　　　　侧面图

图 55-18　张口的剪刀式手法。右手拇指向尾端按住右下磨牙，同时右手示指或无名指向头端按住右上磨牙 *(From Berry JM, Harvey S: Laryngoscopic orotracheal and nasotracheal intubation. In Hagberg CA, editor: Benumof and Hagberg's airway management, ed 3, Philadelphia, 2013, Saunders, p. 351.)*

Macintosh 镜片从右口角插入，镜片凸缘将舌头推向左侧。当喉镜已插入口腔内时，使用右手确保上嘴唇不在喉镜和上切牙之间被挤压。镜片沿着舌根前进直至看到会厌；镜片尖端再往前送到会厌谷。暴露声门结构时，使用向上以 45° 角和远离喉镜检查者的力量通过拉紧舌骨会厌韧带间接挑起声门（图 55-19）。切忌镜片挑起的时候以喉镜为杠杆在上切牙上向后旋而损伤牙齿并导致声门视野暴露不佳。正确的用力是使用前三角肌和三头肌的力量并非靠手腕的桡侧屈曲力量。显露声门后，右手以执笔状持气管导管对准声门插入气管内。送管时将气管导管前端塑形成角是有帮助的，可用可塑管芯将气管导管末端 4～5cm 塑形成约 60° 角的曲棍球球棍状，或者在使用直接喉镜前几分钟将气管导管尖端插入导管接头 15mm 塑成圆形以强化气管导管前端的自然弯曲度。

Henderson [10] 报道了直接喉镜用舌旁技术进行插管。这种方法可最大限度地控制舌头并可避免喉镜

碰触上切牙。喉镜从舌侧面插入并沿着舌与扁桃体之间的舌旁沟推进。运用对喉镜柄持续轻柔向上提升的力量有利于保持舌头偏向一侧并减少对上切牙的碰触。当插入喉镜，可以看到会厌并将喉镜前端从会厌的下方通过。直喉镜前端放置的最佳位置为会厌后方中线处，接近声带前联合处 [10]（图 55-20）。这个位置可以达到对会厌良好的控制并有利于气管插管的通过。对镜柄的用力方向和使用 Macintosh 喉镜片时是一样的。

使用喉外部的操作可以改善喉部视野，向后向上向右压迫甲状软骨（BURP 手法）是最为常用的。最优喉部外操作（OELM）是指喉镜操作者使用他（她）的手指导位置，助手推压喉部而实现的（图 55-21）。

直接喉镜插管困难主要是由于声门暴露不良。术前气道评估时可以根据框 55-3 列出的要点来预测喉镜暴露困难情况。Cormack 和 Lehane 于 1984 年开发了用来描述喉镜暴露视野的分级 [180]。这个分级范围从 I 级至 IV 级，开始为 I 级能够完全暴露会厌和声门（视

传统弯喉镜片喉镜检查

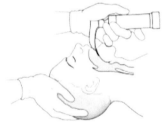

A　从右嘴角将喉镜片置入

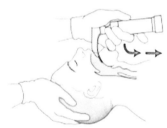

B　旋转手腕将喉镜片向舌底中线推进

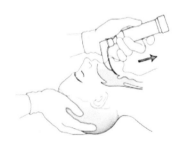

C　靠近舌底部将镜片向前上方 45° 角挑起

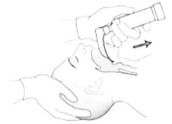
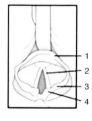

D　进入会厌谷继续将喉镜柄向前上方 45° 角挑起

图 55-19　传统弯喉镜片喉镜检查。A. 将喉镜片从右侧嘴角置入口内并将舌体挡在其左缘。B. 旋转手腕将喉镜片向舌底中线推进所以喉镜柄变得更加垂直（箭头所示）。C. 镜片前端放置在会厌谷将喉镜 45° 角挑起（箭头所示）。D. 继续将喉镜柄持续 45° 角撬起以便暴露喉部结构。可以识别会厌（1），声带（2），楔状结节（3），小角结节（4）*(From Berry JM, Harvey S: Laryngoscopic orotracheal and nasotracheal intubation. In Hagberg CA, editor: Benumof and Hagberg's airway management, ed 3, Philadelphia, 2013, Saunders, p. 350.)*

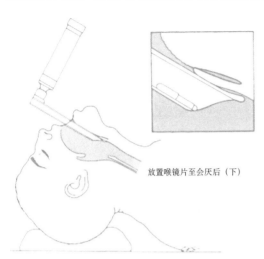

图 55-20 传统米勒（直）喉镜片喉镜检查。要点在于镜片顶端应放置于会厌下，并应用 45° 角向上提升的力量来暴露声门 *(From Berry JM, Harvey S: Laryngoscopic orotracheal and nasotracheal intubation. In Hagberg CA, editor: Benumof and Hagberg's airway management, ed 3, Philadelphia, 2013, Saunders, p. 352.)*

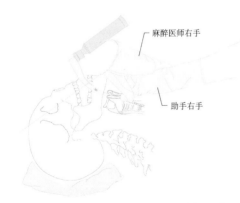

麻醉医师右手

助手右手

图 55-21 最优喉部外操作（OELM）喉镜操作者指导位置，助手用手向喉部施加压力以得到最佳的声门暴露视野。喉镜操作者持镜柄的左手可以忽略 *(From Henderson J: Airway management. In Miller RJ, editor: Anesthesia, ed 7, Philadelphia, 2009, Churchill Livingstone.)*

野最好），最终为 IV 级无法暴露会厌与喉部（视野最差）（图 55-22）。Yentis 提出根据 Cormak-Lehane 评分系统而修改的五种不同等级分类方案。他提出 II 级分成 II A（可看见部分声门）和 II B（可见杓状软骨或声门后部）[181]。I 或 II A 级插管容易，II B 和 III 级插管失败发生率则明显较高。喉镜暴露 IV 级就需要用其他方法进行插管。喉镜暴露视野评级的另一种方法为声

<table>
<tr><td>框 55-3　困难喉镜检查的预测</td></tr>
</table>

- 上门牙过长
- 过度咬合
- 下颌退缩
- 口小
- Mallampati 分级 III 或 IV 级
- 高腭弓
- 甲颏距离短
- 颈粗短
- 颈椎活动受限

Modified from Apfelbaum JL, Hagberg CA, Caplan RA, et al: Practice guidelines for management of the difficult airway: an updated report by the American Society of Anesthesiologists Task Force on Management of the Difficult Airway, Anesthesiology 118:251-270, 2013

门开放百分比量表（POGO），它是由喉镜检查时在前联合至杓状软骨切迹能看到的声带百分比而确定的。这个量表已被证明比 Cormack-Lehane 评分系统有更高的可靠性。而且在直接和间接喉镜检查中可能更具有

喉镜暴露分级

来自 Cormack 和 Lehane　　　　　来自 Williams Carli 和 Cormack

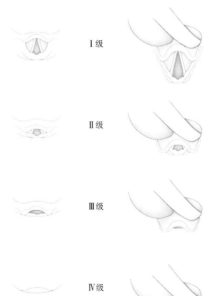

I 级

II 级

III 级

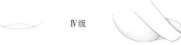

IV 级

图 55-22 Cormak-Lehane 分级是喉镜暴露分级系统。I 级能完全暴露声门，II 级只能看到声门口的后壁，III 级仅能看到会厌，IV 级看不到会厌或喉部 *(Modified from Cormack RS, Lehane J: Difficult tracheal intubation in obstetrics, Anaesthesia 39:1105, 1984; and Williams KN, Carli F, Cormack RS: Unexpected difficult laryngoscopy: a prospective survey in routine general surgery, Br J Anaesth 66:38, 1991.)*

研究价值[182]。

当喉部暴露不充分时，喉镜检查者应确定患者是否处于最佳位置，给予患者最佳喉外按压（OELM），喉镜是否插入太深，是否要考虑更换更大的喉镜或替换另一种型号的镜片。当气管导管在直视下不能送入气管导管时，可以有以下选择：①尝试盲探送入气管导管，这可能有喉损伤、出血、气道梗阻风险；②使用插管探条（见插管引导管芯或探条）；③根据 ASA 困难气道处理流程，选用其他插管方法。

当声门暴露充分，气管导管应从右口角插入，在声门处和喉镜片长轴成角度向声门推进，而不是沿镜片长轴的中线平行插入，这样可以确保声门暴露良好，气管导管尖端通过声门口向前推进直到套囊通过声带大约 2cm。如果使用了管芯，当气管导管尖端进入声门处并固定住后，应拔除管芯。这种技术有助于减少硬质管芯对气管黏膜的损伤。

经鼻插管技术

经鼻插管前应选择通畅度更好的鼻孔，这个选择可以通过分别阻断两个鼻孔让患者吸气——患者通常会感觉到其中一个鼻孔吸气更加通畅。为了减少出血风险应给予鼻黏膜血管收缩剂（如可卡因、去氧肾上腺素、羟甲唑啉）。经鼻气管导管应润滑，插入导管时导管斜口面对鼻中隔以减少对鼻甲的损伤。当气管导管通过鼻通道时应向头端牵引，以确保气管导管沿鼻底即经下鼻甲出鼻后孔。

一旦气管导管进入口咽部（通常 14～16cm 深），即用直接喉镜暴露喉部，重新调整头部位置或使用 Magill 插管钳引导将其插入声门（图 55-23）。应注意的是，要抓住套囊近端以防止套囊损伤。经鼻插管的其他技术包括经鼻盲探插管、视频喉镜和软镜插管。

导管位置确认

一旦气管导管到位，将喉镜从口中移除，将气管导管套囊适当充气，用手固定好导管位置后行人工通气。立即确认气管内导管的位置是必要的。检查食管或支气管内插管是避免麻醉相关发病率和死亡率的重要方法。气管导管的位置可以通过胸廓起伏、可见气管导管壁白雾样变化、两侧胸壁呼吸音对称、上腹部无闻及呼吸音、呼出潮气量够大、人工通气时呼吸囊顺应性好来进行确认[179]。气管插管的最重要的客观指标为至少出现三次二氧化碳波形。尽管气管导管位置正确，但严重支气管痉挛、设备故障、心搏骤停或血流动力学紊乱会导致无二氧化碳波形出现。如果仍怀疑，可使用纤支镜检查，虽然不常用，但却能非常可

使用 Magill 插管前引导经鼻插管

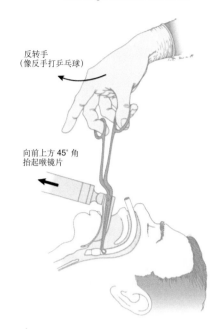

反转手
（像反手打乒乓球）

向前上方 45° 角
抬起喉镜片

图 55-23 Magill 插管钳引导经鼻气管插管入喉头 *(From Berry JM, Harvey S: Laryngoscopic orotracheal and nasotracheal intubation. In Hagberg CA, editor: Benumof and Hagberg's airway management, ed 3, Philadelphia, 2013, Saunders, p. 357.)*

靠地确认导管位置。

低氧血症、气道压增加、非对称性胸扩张和一般是左侧肺部呼吸音消失都表明是进入支气管内。气胸也会出现这种情况，如果临床症状不明显可通过纤支镜检查或者胸部 X 线进行检查。

气管导管的固定

一旦气管导管的深度确定，那么气管导管就应该固定在合适的位置以防止移动、导管误入单侧主支气管或脱出。最常用的方法是将气管导管固定于面部的皮肤上。因为上颌骨的皮肤很少移动，通常是首选。当不能使用胶布时，比如：对胶布严重过敏、面部广泛烧伤、大疱性表皮松解，可用外科面罩绑扎在头的后部来固定气管导管。对于口内或面部的手术还可用丝线固定于牙齿或者将气管导管缝合于面颊的皮肤。

间接喉镜检查

传统直接喉镜检查需要足够的张口度，颈部弯

曲，寰枕关节伸展以达到口咽在一条直线上。在某些情况下，这样的位置不可能达到或者是禁忌。其他情况是由于气道解剖的变异性（例如：过多的软组织、门齿突出、喉头过高），尽管有最佳的位置及技术，但是仍不能使用直接喉镜技术完成插管。间接喉镜检查需通过使用光导设备的帮助，如光纤束、视频、反光镜、棱镜或透镜来间接地看到声门。用于间接喉镜检查的各种不同设备均可得到，包括各种光导可视插管软镜、各种视频喉镜和插管型可视探条等。对于已知或可预测困难气道，这些是必需的工具。由于不需要直接看到声门，因此头部的位置没有做任何改变时，咽喉的视野也可以看得清楚。这些技术可以用于清醒患者的表面麻醉 [10]。

软镜插管

纤维支气管镜是应用最广泛，最通用的间接插管设备。自从 1967 年光导纤维（包括纤支镜）第一次用于气道管理以来，已经成为清醒和麻醉患者非常重要的插管工具。许多临床情况下，与直接喉镜或其他插管工具相比，软镜插管为气道管理提供了极佳的技术。对清醒，有自主呼吸的困难气道患者采用软镜插管很容易接受，这也是金标准 [183]。

标准的纤支镜（图 55-24）是由成千上万个直径大约 8～10μm 的柔软玻璃纤维组成，此种纤维可以沿着他们的长度传导反射光，光源从外部传至纤支镜的终端；将看到的反射物体的光沿着纤支镜传回到视野近端的目镜或视屏上。最近几年，现代化的插管软镜已经取代了纤支镜，软镜插管使用视频芯片和发光二极管技术代替纤维光学技术。Stoze Five Scope 就是一个例子，它是一种带有 C-MAC VL 系统的便携式视频支气管镜。

软镜插管的适应证基本上包含气管插管的任何情况，然而，在以下临床情况中可能选择软镜插管技术 [183]：

- 已知或者已经预测到的困难气道（例如：不能插管或不能通气）。
- 希望保持颈部不动时（例如：不稳定的颈部骨折、严重的颈部狭窄、椎动脉供血不足、小脑扁桃体下疝畸形）。
- 牙齿损伤危险增加时（例如：牙齿不齐，牙齿松动）。
- 张口受限（例如：颞颌关节疾病、上下颌骨固定、严重的面部烧伤）。

软镜插管没有特别的禁忌证，然而，在某些临床情况下，用软镜插管不太可能成功。严重的气道出血使解剖标志模糊，血液污染了软镜插管的尖端，导致要看到喉部极其困难，气道的堵塞和严重狭窄，导致软镜不能通过气道，也使软镜插管难以成功。

和直接喉镜相比，软镜的优点如下 [183]：

- 插管前可提供更全面的气道检查。
- 证实气管导管的位置，避免食管、支气管内插管。
- 不需要三轴成一直线；因此软镜插管是所有技术中对颈椎活动影响最小的。
- 清醒患者耐受良好，心动过速或高血压较少。
- 对气道和牙齿的潜在损伤较小。
- 各种体位均可操作。

软镜插管可在清醒和麻醉状态下完成。清醒软镜插管的适应证一般是面罩通气预计有困难的情况，插管后需要进行神经系统检查时，或全麻诱导可导致严重的循环或呼吸不良后果时。在全麻下完成软镜插管的主要缺点是咽喉部肌肉松弛，从而导致上呼吸道塌陷和纤支镜在喉部检查困难 [183]。

操作前，麻醉医师或者助手必须确认软镜、光源、显示器是在正常工作状态，所有的配件已经完全

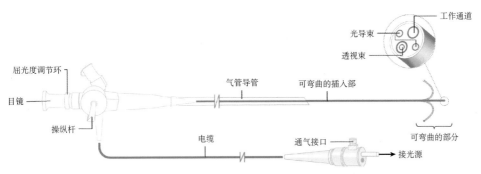

图 55-24　纤维支气管镜（FOB）*(From Henderson J: Airway management. In Miller RJ, editor: Anesthesia, ed 7, Philadelphia, 2009, Churchill Livingstone.)*

备好使用。这些准备工作包括：如果使用纤支镜需调焦，如果使用视频需确认恰当的方位，润滑纤支镜远端 1/3，镜头末端涂抹防雾剂，连接吸引管或氧气到吸引口。气管导管使用前应放置在温水中，以使之软化，更易进入气管和使气道损伤最小化。

尽管紧急软镜插管在侧卧位或俯卧位也有描述，但是通常是在仰卧位或坐位（例如：沙滩椅位）完成插管[184]。当在仰卧位完成软镜插管时，麻醉医师站在患者的头端，这种位置的优势是通过软镜的喉部视野与直接喉镜是在一个方向，如果有必要的话，患者和医生均是在最佳的位置可完成面罩通气或其他气道操作。当患者在坐位或者沙滩椅位是进行软镜插管，操作者应站在患者一侧面对患者。这也是完成清醒软镜插管时的体位，可提高通气质量和患者也更舒服。另外，坐位可使气道解剖更清楚，可防止肥胖患者、阻塞性呼吸暂停综合征或前外侧气道阻塞患者的气道塌陷[185]。

除非有禁忌证，软镜插管前应用止涎药干燥气道，例如：静注格隆溴铵 0.2mg。经口腔和鼻腔均可使用软镜插管。权衡利与弊，临床医生应该决定哪种方式最合适。然而，不论选择哪种途径，软镜插管两个基本步骤如下[183]。

1. 间接喉镜和内镜检查，使用软镜看到声门，软镜经过声带进入气管。

2. 气管导管沿着软镜进入气管内合适的位置，然后软镜退出。

当经口腔进行软镜插管时，使软镜在舌根周围如何得到满意的喉部视野是最主要的挑战之一。软镜易于偏离中线，通常来说，在舌头和上颚之间很少或者没有空间来让软镜通过。可采用一些工具或技术来解决上述问题。可以采用特制的插管型经口通气道，既可避免咬坏软镜，又可防止舌头下坠阻塞咽腔，还可引导软镜处于中立位进入喉部。目前以后多种插管型经口通气道已供使用，每种设计均不同，包括 Ovassapian、Berman 和 Williams 通气道。这些通气道的不足是会使舌根部有压力，可能会引起清醒患者呕吐。对于清醒和全麻状态下的患者，如果不使用插管型口腔通气道，轻轻向前牵拉舌头有助于防止舌后坠。通过使用 4 英寸 ×4 英寸的纱块或镊子可以很容易达到这个目的。注意不要损伤牙齿底部的舌头。正如之前描述的，喉罩和插管型喉罩也可用于引导经口腔的软镜插管。与经口腔方式相比，经鼻软镜插管更容易看到喉部结构。因为经鼻可使软镜处于中线位，当软镜进入口咽部时，软镜的尖端通常直接对准声门。

一旦软镜成功位于咽喉部，软镜尾端轻微向前弯曲通常可以看到会厌和声带。软镜对准声带的前连合，再后屈进入气管。通过观察气管环可容易确认气管。软镜向远端前行到隆崎上，沿着软镜送入气管导管，在此过程中可通过软镜继续看到气管，并证实软镜和气管导管没有意外的脱出到口咽或者进入食管。当气管导管到达声门入口时经常遇到阻力，尤其是经口气管插管时。这种阻力经常是由于气管导管的斜面抵到了右边的勺状软骨[186]。轻微的回撤气管导管和逆时针旋转 90°，使导管斜面旋向后，通常可以解决这个问题。对于经鼻气管插管，顺时针旋转 90°，使斜面向前，可防止气管导管的尖端抵到会厌。

或者可以使用带有圆角尖端并指向远端管腔中心的 Parker 软尖端气管导管（Parker Medical，Englewood，CO）。在使用纤支镜时，这种气管导管显示有很高的首次插管成功率[187]。

成功置入 ETT 后，退出纤支镜的同时确定合适的插管深度（隆崎上 2～3cm）。在极少数情况下，纤支镜插入 Murphy 眼而非远端管腔或纤支镜未能充分润滑会导致退出气管导管困难。这种情况强行退出气管导管可能会损坏纤支镜，因此纤支镜和气管导管应一并退出并重新进行插管。

间接硬镜

第一种用于插管的间接喉镜是基于标准直接喉镜改良的，其使用镜子或棱柱镜形成一个和水平面成角的影像来更好地暴露喉部。现代喉镜是在直接喉镜的设计上使用光学透镜形成声门的折射影像，包括 Viewmax（Rüsch，Duluth，GA）和 TruView EVO2（Truphatek，Netanya，Israel）。

Bullard Elite（Gyrus ACMI，Southborough，MA）是被广泛研究的硬性间接喉镜之一。这个镜子是符合人体解剖学的 L 型，有一个可塑形的金属导丝和一个 3.7mm 的管道，这个管道可用于给氧、吸引或者喷局麻药物。Bullard 喉镜尤其适用于颈椎活动受限或颈椎受伤的患者[188-189]。其 6.4mm 的镜片厚度决定了其可用于张口度极小的患者。这种喉镜在舌根部从口咽转入喉咽。只要 Bullard 喉镜的尖端在合适的位置，它就可将会厌提起。调整上提的力量和喉镜尖端的位置可以最大程度地暴露喉部[10]。

Airtraq SP（Prodol Meditec S.A.,Guecho，Spain）是一种一次性的、可携带的、仿生角度的光学喉镜。它可以让人在口、咽、喉轴线不在一条直线的时候仍然可以看到放大的声门。它有一条凹槽放置气管导管并且引导其指向声带，它既可用于已知的困难气道也可用于清醒插管等各种情况。与直接喉镜相比，尤其是新手使用时，用 Airtraq 插管有着更快的速度以及更低的误入食管的发生率[190]。它有两种成人型号、两种儿童型号以及特殊的经鼻插管和双腔管插管型号。Airtraq Avant 是一种更新的产品。它有可重复使用的光学部件和一次性的镜片。

光导管芯

光导管芯（光芯）是一种硬质或者半硬质的纤维光学组件，它用不锈钢保护套将光学和光线传输部件包在管腔里，外部则可以穿过气管导管。有充分的证据显示光芯适用于颈部活动受限[191]、张口度小[192]、气道解剖结构异常[193]或已预知的困难喉镜暴露患者。

Bonfils（Karl Storz Endoscopy, Tuttlingen, Germany）纤维光导镜是一种 40cm 长的硬镜，它的前尖端塑形为 40° 角[194]。人们既能裸眼通过目镜观看使用也能将其连接视频设备后使用。它有一条可用于吸引、喷滴局麻药或给氧的通道[195]（氧流量应限制在 3L/min 以防气压伤。）[196]。Shikani 光芯（Clarus Medical, Minneapolis, MN）是一种和 Bonfils 纤维光导镜相似的工具，但是 Shikani 光芯带有一个铸造手柄。Levitan FPS 光芯（Clarus Medical, Minneapolis, MN）是短版的 Shikani 光芯，它既可与直接喉镜联合使用，也可以单独使用[197]。Clarus 视频系统（Clarus Medical, Minneapolis, MN）有一个液晶（LCD）屏幕，是 Shikani 光导镜的新版本。

这些光芯都可以单独使用或者和直接喉镜、视频喉镜联合使用[198]。气管插管通过这些光芯，在直视下经正中线或右侧舌道送入口腔直到越过舌头。在间接视野下，通过目镜或视频看到光芯的前端通过声带后，将气管导管顺着光芯送入气管内。当这些操作都不是和直接喉镜或视频喉镜联合使用时，操作者的左手需通过轻柔地抓住患者的下颚并将其往前移动来抬起患者的下巴。这个手法有助于暴露更多的口咽腔以及抬起会厌。光芯可用于清醒插管或透照技术（见光芯章节）[194, 199]。

SensaScope（Acutronic, Hirzel, Switzerland）是一种使用了视频芯片技术的新的混合硬镜。它是 S 型的，有一个 3cm 长的可调控的尖端。通过连接屏幕给予视野影像[200]。SensaScope 设计用于和直接喉镜的联合使用并成功用于可预见的困难气道清醒插管的患者[201]。Video RIFL（AI Medical Devices, Williamston, MI）是一种类似的设备。它有一个硬的手柄和可塑的、可控的尖端。这种设备通过和手柄相连接的 LCD 屏幕显示影像。

视频喉镜

就如软支气管镜镜一样，视频芯片技术因其更高的图像质量，更加耐用，更低的维护成本，在间接硬镜领域，已开始大规模的取代纤维光学技术。在过去的十年里，视频喉镜彻底变革了气道的管理。它们可能不仅在困难气道甚至在普通气道的管理都将成为标配得使用工具。实际上现在 ASA 的"困难气道流程"里已经将视频喉镜列为插管的备选用具并且应该将其用于已知的或可预见的困难气道处理[4]。视频喉镜也被列入了困难气道车内推荐工具名单[4]。

在普通气道和可预见的困难气道处理时，视频喉镜与直接喉镜相比，前者能更好地暴露声门[4, 202]。尽管声门暴露得更好并不一定会带来更高的插管成功率（尤其在处理普通气道时），但研究发现视频喉镜在可预见的困难气道中有着更高的插管成功率[203-204]。视频喉镜同时也适用于未预见的困难气道。据报告，在用直接喉镜插管失败后，用视频喉镜插管作为急救措施的插管成功率为 94% 和 99%[205-206]。这些工具也成功地用于清醒插管[207-208]。

我们介绍了很多有各自不同的设计和特点的视频喉镜，通常来说，视频喉镜可以分为三大类：①基于 Macintosh 镜片的设计，②有大角度或远端成角的镜片，③有气管插管引导槽的[209]。虽然没有哪一种设计是优于其他的，但在某些临床实际情况中，有的工具会较其他工具更适用。各种不同的视频喉镜特点包括可控角度和屏幕大小的区别。很多视频喉镜都兼具可重复使用和一次性使用的类型。

基于 Macintosh 镜片设计的视频喉镜包括 C-MAC 喉镜（Karl Storz, Tuttlingen, Germany），McGrath MAC 喉镜（Aircraft Medical, Edinburgh, UK）和 GlideScope（Verathon, Bothell, WA）。这些喉镜都可以用于直接喉镜和视频喉镜尤其适用于教授直接喉镜的用法。对于 C-MAC 喉镜的研究是最为广泛的，和其他视频喉镜相比，它有着更短的插管时间和操作更简易。而造成这种结果的原因可能是操作者对于 Macintosh 喉镜类型的熟悉性更高[210-211]。使用 C-MAC 喉镜（图 55-25）和使用有 Macintosh 镜片的直接喉镜的技术一样，视频喉镜尖端可以直接用来提起会厌[212]。其他视频喉镜相反，大多数在使用 C-MAC 喉镜插管时不需要用到管芯[213-214]，用经口型 RAE 气管导管会有助于气管插管[215]。

有远端成角或大弧度的镜片使得视野更大，在不用变动颈椎角度时也可提供较好的喉镜暴露。因此，这些喉镜都更适用于颈椎固定、小下颌或张口受

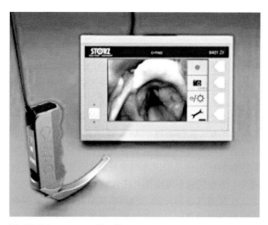

图 55-25　C-MAC 喉 镜 *(From Cavus E, Dörges V: Video laryngoscopes. In Hagberg CA, editor: Benumof and Hagberg's airway management, ed 3, Philadelphia, 2013, Saunders, p. 544.)*

限的患者[209]。GlideScope 喉镜（Verathon, Bothell, WA）是这些子类喉镜的原型。它有一个成 60°角的镜片，一个防雾装置和一个 7 英寸的 LCD 屏幕。它分别有可重复使用和一次性使用两种类型。McGrath 5 系列喉镜与此相似，它有一个远端成角镜片，最大的不同是更加便携和可拆卸手柄，可用于张口受限或头颈活动受限的患者。D-Blade（Karl Storz, Tuttlingen, Germany）是一种用于 C-MAC 系统的高弧度镜片。这些喉镜通常都从口腔正中放入，无需像放入直接喉镜时需要将舌头从右往左拨开。因为镜片角度较大，一般都需要气管导管管芯。可弯曲成 60°～90°的韧性导丝，有关节的管芯，和 GlideRite 管芯（一种成 90°角的硬管芯，设计为 GlideScope 专用）都可用于这些视频喉镜[216-217]。视频喉镜和带管芯的气管导管应在直视下进入口腔以防损伤口咽[218]。

有些带高弧度镜片的视频喉镜自带导管引导槽，在插管时就不需要管芯了，就像 Airtraq。King Vision（King Systems, Noblesville, IN）和 Pentax 气管镜（AWS；Pentax Medical, distributed by Ambu Inc., Glen Burnie, MD）也属于这个类目。这种类型的视频喉镜被成功用于颈椎制动和清醒插管的患者[219-220]。VividTrac 是一种新的一次性使用，带有导管引导槽的视频喉镜。它带有一个 USB 接口，可与任一屏幕相连接。

插管引导器和管芯

插管管芯一般是一根长的、软的、用于辅助引

导气管导管穿过声门的工具。韧性的管芯一般用于将气管导管前段塑形为曲棍弯曲形状以方便气管插管。可用于在使用喉镜时看不见声门时进行盲插（例如 Cormack-Lehane Ⅲ级）。光导管芯一般借助透照技术用于气管内盲插。

气管导管引导器

1973 年，Venn 发明了最初的 ETT 引导器，该工具被称为 Eschmann 导引器或弹性树胶探条[221]。Eschmann 导引器有足够的长度，通过声门后可将 ETT 沿着其远端送进气管内。同时，该探条的末端向前成角弯曲（coudé tip）有助调整探条沿着会厌下面靠近声门口，即使无法看见声门结构时同样有效。目前市面上已推出许多不同型号和特性的导引器；某些导引器是中空结构，一旦有需要可通过内腔进行通气。

当只能看见部分喉结构，例如仅是会厌的顶端时，使用带有 coudé tip 的导引器非常有帮助。通过感受 coudé tip 向前滑过气管环的咔嚓声和其远端到达细支气管受到阻力被抵住表明探条的位置正确。然后，ETT 套入导引器向前推送进入气管内适当的位置[222]。

光导管芯

光导管芯是利用透光技术进行"盲"探插管，文献中已将其描述成一种可以代替或者辅助直接喉镜的插管技术，尤其是在可预见的困难气道时。当有血液或者大量分泌物影响窥视气道结构时，光导管芯可能会非常有助于气管插管。然而，由于插入光导管芯是一项"盲"插技术，应禁用于某些临床情况例如气道赘生物或气道外伤。因为增厚的软组织会导致透光性变差，光导管芯插管技术应用在病态肥胖的患者身上时效果会受影响[222]。

用光导管芯实施插管时，ETT 要预先套入管芯。操作者用左手轻柔抓住下颌骨并向前提起下颌，这样有助于绕过舌面置入管芯。操作者可使用磨牙后路入管芯。置入管芯后，操作者应保持管芯在正中位置并沿舌面推送管芯。患者的颈中线环状软骨水平出现边界清晰的光圈（近似五角硬币大小）即表明管芯到达气管内正确的位置（图 55-26），然后，可以顺着管芯推送 ETT 进入合适的位置[222]。

经声门上工具进行气管内插管

1997 年，Archie Brain 博士首次描述了插管型喉罩（ILMΛ），也被称为 Fastrach 喉罩（LMA North America, San Diego, CA）。随后，插管型喉罩在美

国短时间内就被批准上市。ILMA 被设计为气管插管提供通道并可在多次气管插管期间进行通气。其硬质的手柄和通气管能使操作者快速、准确地定位罩囊。会厌提升栅栏可以在导管进入罩体时抬起会厌。除了经典重复使用的喉罩类型，现在还有一次性的插管喉罩可供使用。专门设计用在经 ILMA 插管的重复使用或一次性气管导管有助于防止盲探插管引起的损伤。这种导管是直式钢圈加强型导管，并有柔软的末端设计可以预防喉部组织损伤。

　　置入 ILMA 的技术与经典喉罩有许多方面的差

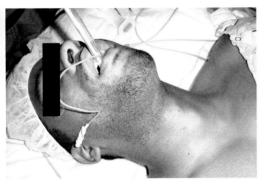

图 55-26　当光导管芯的前端在声门口时，可在颈部前方、甲状软骨的正下方看到边界清楚的光圈

别，学习曲线有明显差异。该技术推荐头部呈中立位（头部下垫支持物不用头部伸展）。ILMA 的手柄是用来旋转通气罩进入咽腔。置入喉罩后可以给氧、通气和麻醉。如果遇到通气有阻力，则需要调整 ILMA 的位置。Chandy 方法包含两种独立分开的手法：①矢状面水平旋转 ILMA 直至球囊通气的阻力降到最小；然后②当气管导管刚好通过前端开口前，轻提 ILMA 离开咽喉部后壁（图 55-27）。确定气管内插管后，应尽早将传统重复使用的 ILMA 移除，因为其硬质的构造会压迫毗邻组织呈高压状态。尽管经 ILMA 盲探插管的技术已有很高的成功率，但是辅助使插管软镜（FIS）直视下插管可获得较高的第一次插管成功率。

　　其他的声门上通气道也可以用来辅助气管内插管。即使经典的喉罩并非设计用于气管内插管，如果联合使用插管软镜其可以成为有效的引导管道。因为其通气道较为狭长，应选择使用小号气管导管。此外，通过使用插管软镜联合 Aintree 插管导引管（Cook Critical Care，Bloomington，IN）可以将经典喉罩置换为气管导管。Aintree 插管导引管是一种中空的气道交换管以及和标准的插管型 FIS 适配（图 55-28）。AirQ 插管型喉罩（Cookgas，Mercury Medical，Clearwater，FL）是一种特殊的声门上通气道，可以使用在盲探或 FIS 引导下进行气管内插管。

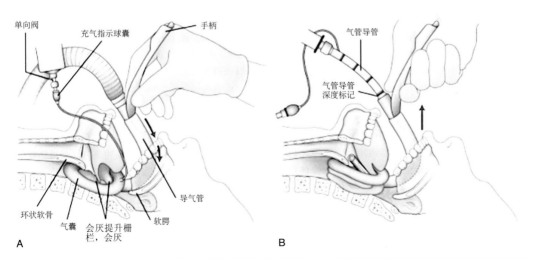

图 55-27　Chandy 方法包括两个步骤。A. 第一步对建立最佳的通气很重要。在矢状面水平使用喉罩手柄微微旋转插管型喉罩直至获得球囊通气的阻力最小。B. 第二步在盲探插管前实施。上提手柄（非后翘）将喉罩微微离开咽后壁有助于 ETT 顺利推送进气管内 *(From Verghese C, Mena G, Ferson DZ, Brain AIJ: Laryngeal mask airway. In Hagberg CA, editor: Benumof and Hagberg's airway management, ed 3, Philadelphia, 2013, Saunders, p. 457.)*

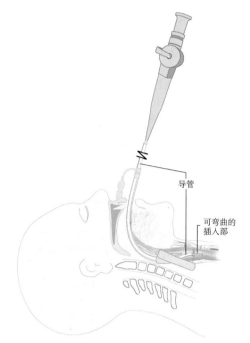

导管

可弯曲的
插入部

图 55-28 Aintree 插管型导管套入可弯曲的插入部经喉罩置入 *(From Henderson J: Airway management. In Miller RJ, editor: Anesthesia, ed 7, Philadelphia, 2009, Churchill Livingstone.)*

逆行插管术（RI）

RI 是一种非常成熟的经口或经鼻插管技术，即是由细小、弹性的导丝引导 ETT 插入气管内。导丝预先经皮穿过环甲膜放入气管内，然后逆行经咽喉部在口或鼻处游出。尽管硬膜外导管可以用作导丝，但是经典的还是钢质导丝。该项技术已有几种改良的方法，每一种方法都有优缺点以及可以成功使用在清醒、镇静、意识模糊或窒息的可预见性或非预见性困难气道的患者[223]。适应证包括直接喉镜检查失败；血液、分泌物或解剖结构异常妨碍直视声带，和困难插管如颈椎不稳、强直性脊柱炎、颌面部创伤或牙关紧闭的患者中。在缺乏 FIS 的发展中国家，RI 也是一种替代 FIS 的技术[223]。

ASA 的"困难气道流程"把 RI 描述为当插管失败，但可以面罩通气时一种可供选择的非紧急困难插管的技术。困难气道管理的便携式插管箱中应包括行 RI 的设备。RI 需要花费数分钟时间，禁用在"不能插管，不能通气"的紧急情况[223]。其他相对禁忌证包括解剖异常（如恶性肿瘤、甲状腺肿）妨碍穿刺环甲膜，环甲膜水平的气管狭窄，凝血功能障碍和局部感染。

逆行插管的理想体位是颈部伸展的仰卧位，此体位可以容易触及环状软骨和周围结构。若不能摆放这体位时，患者坐立位或颈部处于中立位置也可以实施 RI。如果解剖标志难以确定，可以使用超声引导。穿刺前应将颈前皮肤消毒并注意采用无菌技术。经喉穿刺的位置可以在环状软骨之上或下面。环甲膜（环状软骨上面）具有相对少血管的优点，但是在此处穿刺仅可允许 ETT 末端进入声带下 1cm。穿刺位置在环状软骨下的环气管韧带处可允许 ETT 呈直线轨迹进入气管内并且有足够长的 ETT 在声带下方；但是这个位置穿刺更容易出血[223]。

经典的 RI 技术是使用 Tuohy 针在环甲膜（CTM）处穿刺和硬膜外导管用作导丝。IV 套管和钢质导丝更常用于 RI 技术。导丝的直径应细小到能通过 IV 套管，长度至少比选用的 ETT 长 2 倍；通常使用直径 0.038 英寸（可通过 18G 的静脉套管）和长度为 110cm 的导丝。市场上已有包含所有必须工具的逆行插管包。实施 RI 时使用 J 型尖端的钢质导丝和硬膜外导管相比较有以下优点：J 型尖端减少气道损伤；导丝更少成圈盘旋或从口或鼻腔更容易抽出导丝；完成 RI 时间更短[223]。

当患者摆放好体位后，操作者非优势手的拇指和中指放在环状软骨两侧固定气管。示指来确定 CTM 的中线和环状软骨的上缘。18G 留置针连接装有半量生理盐水的注射器呈 90°，针斜面朝头端在 CTM 处穿刺，注射器回抽到气泡确定穿刺针在气管内。穿刺针的插入角度稍压低后拔出内针，此时应重新确认套管在气管内，接上另一支抽吸好局麻药的注射器，注入 2% ~ 4% 利多卡因 2 ~ 4ml。经气管内麻醉可以为清醒或镇静的患者以及实施 RI 过程中提供一定的舒适性，或者可以降低全麻状态下患者交感神经刺激和喉痉挛的发生率。

然后，导丝经留置针内推送直至从口或鼻出来。如果需要的话，直接喉镜可以用来辅助导丝由口腔出来。在颈部皮肤处，使用止血钳夹住导丝可防止其移位。尽管 ETT 可直接套入导丝推送进气管内，但是锥形引导导管（如 Arndt 气管交换导管）对降低导丝和 ETT 内径之间的差异有帮助，其差异越大容易使 ETT 抵住杓状软骨或声带，而不能顺利滑进气管内。引导导管套进经口或鼻逸出的一段导丝，推送其直至抵到 CTM。然后，拔出导丝和 ETT 通过引导导管推送进气管内（图 55-29）。潜在的并发症包括出血（通常比较低）、皮下气肿、纵隔气肿、气胸和气管后壁或食管损伤[223]。

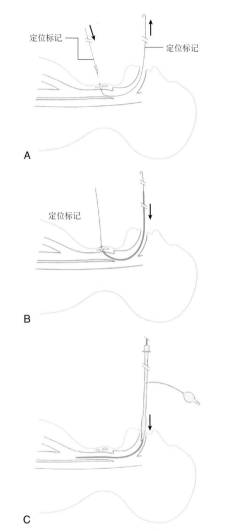

图 55-29 逆行插管的导引技术。A. 经环甲膜放置 18G 留置针后，J 型尖端的导丝朝头端置入直至其从口或鼻取出。B. 引导导管穿过导丝直至其抵达喉部穿刺入口。然后从上面将导丝抽出。C. 引导导管向前进 2~3cm 后，将气管内导管推送进入气管内 *(Courtesy of Cook Critical Care, Bloomington, IN.)*

双腔气管导管和支气管封堵器

临床某些情况下需要进行单侧肺通气，包括确保肺与感染物或血液相隔离，为手术操作获得充分的暴露空间（如视频辅助胸腔镜检查），以及在主支气管手术、创伤或瘘管手术中控制气体分布。双腔气管导管（double-lumen tubes，DLTs）和支气管封堵器是允许进行单侧肺通气的两种气道工具（见第 66 章）。

DLTs 有支气管腔和气管腔。根据支气管腔偏向左或向右被称为左侧或右侧 DLT。为了避免阻塞右肺上叶支气管通常选用左侧 DLT。DLT 的插管方法与标准气管导管类似，但是由于大小和硬度的不同，放置 DLT 往往会比较困难。视频喉镜可以有助于放置 DLT[224]。DLT 置入气管后，应使用插管软镜（FIS）确定支气管端开口的位置。支气管的蓝色套囊应在相应的主支气管内并调整到刚好在隆嵴下。直视下给支气管蓝色球囊充气进一步帮助确定合适的位置。值得注意的是要确保支气管套囊不能骑跨在隆嵴之上。当 DLT 置入位置合适，通过给支气管套囊充气和夹闭 DLT 气管或支气管腔的连接管就可以实施肺隔离了。

支气管封堵器实质上是空心、尖端带有球囊的套管，该导管插入支气管内来隔离和萎陷同侧肺。在某些临床情况下，如患者困难气道，气管腔偏小或术后需要机械通气，需要实施肺隔离但是又不能使用 DLT 的时候，选用内置支气管封堵器的改良型单腔管［如 Univent 导管（Fuji Systems，Tokyo，Japan）］或标准的气管导管联合支气管封堵器都是合适的。

经皮穿刺气道

经皮穿刺（有创的）气道是作为一种尝试建立无创气道失败后的急救技术，在一些困难气道的案例如喉部赘生物并发严重气道梗阻的患者，尝试建立无创气道似乎不可能时，此项技术也可作为首选的建立气道方法。建立有创气道的途径包括经气管喷射通气（TTJV）、环甲膜切开术和气管切开术。然而气管切开术通常是由外科医生操作，但是麻醉医师应该熟悉 TTJV 技术和环甲膜切开术。因为临床中不可避免地会遇到必须建立有创气道的时候。紧急情况下可不是熟悉新技术的时候。

经气管喷射通气

在不能插管、不能通气的情况下，当许多传统的通气方法失败时，经皮穿刺 TTJV 是一种相对快速、有效但有创的给氧和通气方法。ASA 困难气道流程已把 TTJV 作为一种急救有创技术应用在无法常规通气或插管的患者[4]。TTJV 被广泛认为是一种能提供足够、暂时的氧合和通气，并且较外科气道所需培训时间更短和并发症少的救命技术，也是困难气道流程里建立气道的最后一项技术[225]。尽管如此，TTJV 毕竟是一项有创技术，主要用于紧急气道，偶尔使用在特定的喉部手术中。

TTJV 时吸气相是压力驱动氧气通过刺入环甲膜的导管来实施。呼气相是肺和胸廓弹性回缩的一种被动过程。预留充足的被动呼气时间是避免气体蓄积造成气压伤不可或缺的。呼气是经过声门和依赖通畅的上呼吸道，这也是避免气压伤和发生气胸的必备条件。气体逸出声门口可以产生气泡，这有助于放置 ETT。实际上，多个病例报道已证实在无法看见声门或看见少许声门的病例上，通过实施 TTJV 后开放的声门和气泡引导下成功插管[225]。

TTJV 不能应用在环状软骨或喉头受到直接损伤，以及上呼吸道完全阻塞的患者。TTJV 的其他相对禁忌证包括凝血功能障碍、阻塞性肺疾病、放置导管可能有困难的解剖畸形。

通常使用 12 ~ 16G 防打折的导管进行 TTJV。钢圈加强型 6 Fr 导管（Cook Critical Care，Bloomington，IN）是一种为 TTJV 专门设计的防打折导管，其聚四氯乙烯涂层有助于穿过环甲膜进入气管内。穿刺时除了穿刺针的斜面朝向尾部之外，放置导管的方法与 RI 类似。在实施喷射通气之前，必须通过负压吸引到空气来确定导管在气管内。

喷射通气最小的驱动压力是 15 psi。美国医院里的中心管道氧气压力接近 55 psi。市场上出售的喷射呼吸机通常会含有压力调节器来降低管道压力，以顺利进行喷射通气并且避免高驱动压可能导致的气压伤。在手术室的大部分情况下，直接连接供氧管道就能获得喷射通气所需的压力。在可能需要 TTJV，但是又不具备足够驱动压力的手术室外的地方，实施 TTJV 往往有困难[225]。

TTJV 主要的并发症是高氧气压引起的气压伤以及其导致的气胸。为了避免这种并发症，确保有气体逸出的通道和充足的被动呼气时间是不可或缺的。通气时应该使用能满足氧合与通气的最低压力。其他与 TTJV 相关的并发症包括皮下或纵隔气肿、出血、误吸以及气管或食管后壁穿孔[225]。

环甲膜切开术

当无创的方法失败或临床计划其作为保护气道的首选计划时，环甲膜切开术是一项能提供开放气道途径的有创技术[226]。其已被列入 ASA 的困难气道流程中作为在其他急救措施已失败或不可行后的一项紧急有创技术。所有的急救气道车都应有环甲膜切开的工具并随时可以使用。环甲膜切开并非是一种永久性的气道，切开后应制订计划拔除环甲膜穿刺的导管或改为气管切开术[226]。

环甲膜切开术禁用于 6 岁以下的儿童（见第 93 章），因为此时环状软骨是气管最狭窄的部位且甲状腺峡部通常可达环甲膜水平。然而，环甲膜穿刺行 TTJV 适用于这些小儿。环甲膜切开术其他的禁忌证包括喉头骨折、喉赘生物、声门下狭窄、凝血功能障碍和颈部解剖结构扭曲或无法识别。

实施环甲膜切开最常使用的两项技术是经皮扩张环甲膜切开术和外科性环甲膜切开术。对于麻醉医师而言，较偏爱经皮穿刺技术，因为相比外科切开其更简单，且在其他操作上熟悉使用了 Seldinger 技术（如中心静脉置管）。因为环甲动脉和环甲膜靠近声门裂，环甲膜穿刺或切开时应选择在环甲膜的下 1/3 部位且朝后进针（图 55-30）[226]。

市场上在售的有许多使用经皮扩张环甲膜切开的工具。这项技术的原理是经导丝置入扩张器后再经扩张器插入导气管。患者颈部后仰伸展和确定环甲沟，如果体表标志难以辨别，可以使用超声引导。在环甲膜的皮肤上作一个 1 ~ 1.5cm 的横切口，随后使用 18G 导管针连接装有液体的注射器，在持续回抽下朝尾部呈 45° 穿刺。当回抽有空气确定穿过了环甲膜，导管顺着穿刺针送入到气管内。最后是拔除穿刺针，原位保留导管。向尾端置入导丝深度约为 2 ~ 3cm，再拔除导管，同时将套有气管套管的弯扩张器沿着导丝旋转插入气管内。此时应保持控制导丝使得扩张器和气管套管一同穿过 CTM。同时移除扩张器和导丝并原位保留套管。给套囊充气后可以尝试通气。通过呼气末二氧化碳波形确定合适的位置后固定好气管套管[226]。

外科环甲膜切开术的操作技术已在框 55-4 中概

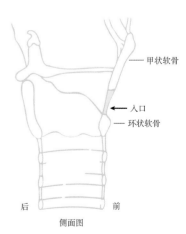

图 55-30　喉和气管的矢状面解剖。经皮环甲膜切开术的入口是在环甲膜的下 1/3 (Courtesy of Cook Critical Care; Bloomington, IN.)

<table>
<tr><td>

框 55-4　外科性环甲膜切开术

工具
- 20 号手术刀
- 带套囊的气管切开套管或内径 6mm 或 7mm 气管导管

步骤
- 步骤 1：头颈部后仰伸展，确认和固定环甲膜（如无法辨认可作一个初始的横切口）
- 步骤 2：经皮肤和环甲膜横向刺入切开。置入气管拉钩后移开刀片。
- 步骤 3：使用气管拉钩在环状软骨上向尾端和向外牵拉。
- 步骤 4：插入导管并给套囊充气。
- 步骤 5：低压通气。
- 步骤 6：确定肺通气。

</td><td>

框 55-5　气管拔管相关的并发症

- 喉痉挛和支气管痉挛
- 上呼吸道梗阻
- 通气不足
- 血流动力学改变（高血压、心动过速）
- 咳嗽和肌肉牵拉，导致手术伤口裂开
- 喉水肿或呼吸道水肿
- 负压性肺水肿
- 声带反常运动
- 杓状软骨脱位
- 误吸

</td></tr>
</table>

Modified from Henderson J: Airway management. In Miller RJ, editor: Anesthesia, ed 7, Philadelphia, 2009, Churchill Livingstone

述。选择 20 号手术刀较合适，因为其宽度满足插入小口径的导管，避免再扩展切口的需要，以及其长度有限不大可能损伤气管后壁。这项技术是最快速的环甲膜切开术，应是在不具备微创技术工具且时间紧迫时使用[10]。

环甲膜切开的并发症包括出血、气管或食道后壁损伤、声带损伤、甲状腺的撕裂和套管置入假道。气管套管置入皮下组织可以导致皮下或纵隔气肿。环甲膜切开引起的晚期并发症包括吞咽功能障碍，感染，声音改变和气管狭窄。其中气管狭窄在成人的发生率接近 2%～8%，如果之前存在气管损伤或者合并感染，其发生率更高。

气管拔管

拔管过程是气道管理的一个重要环节。虽然诱导及插管期间所引起的问题已经得到相当大的重视，但是气管拔管时发生并发症的风险可能会更高[227]。美国麻醉医师协会（ASA）未公开的索赔案例数据分析显示：尽管由于 ASA 困难气道管理临床实践指南被广泛采用后，插管期间引起死亡和脑损伤的索赔案例数量逐渐下降，但是拔管和麻醉复苏期间导致损伤的索赔数量并没有减少[1]。鉴于以上情况和缺乏公认的气管拔管管理的策略，困难气道协会（DAS）在 2012 年制定了关于"论述拔管和复苏期间出现的问题"和"倡导有策略、阶梯式的拔管"的一系列指南[228]。

拔管期间可以引发很多并发症（框 55-5）。尽管有些并发症较轻微而且无长期的后遗症，但是有些并发症会导致拔管失败。拔管失败的原因有氧合失败、通气失败、肺分泌物残留或呼吸道不通畅[229]。如果呼吸道不能快速重建，将导致严重的并发症甚至死亡。

因此，麻醉医师在拔管前，需要先对拔管风险进行分级，并制订详细的拔管计划。根据 DAS 的临床指南，将考虑以下三方面进行拔管风险分级：①诱导时气道是否正常和容易开放；②气道管理是否因手术变化，外伤或非手术因素变得困难；③患者是否存在拔管失败的一般风险因素[228]。

气管拔管的注意事项

无论是常规拔管还是困难拔管，都应该预先制订好拔管计划，包括拔管后不能维持呼吸道通畅时实施重新插管的计划[4]。选择在清醒下拔管还是恢复意识前深镇静下拔管应权衡此两项技术的风险和利益。由于咽肌肌张力和气道反射恢复，清醒患者更容易保持气道通畅。深镇静下拔管能防止患者咳嗽和不利的血流动力学变化，但是需承担上呼吸道梗阻和肺通气不足的风险。还有其他的拔管技术，如 Bailey 策略，指的是当患者在深麻醉状态下将 ETT 更换为 SGA[230]。浅麻醉状态（Ⅱ期）期间拔管会增加喉痉挛和其他气道并发症发生的风险，应该避免在此状态下拔管。

拔管的常规准备有：确保神经肌肉阻滞完全被逆转或恢复，血流动力学稳定，体温正常，充分的镇痛。患者应进行预充氧，吸入氧浓度（FiO2）为 100%，合适的情况下可考虑实施肺泡复张手法。患者处于深麻醉时，应吸引咽部（必要时吸引气管内）分泌物，移除咽部填塞物和放置牙垫[10]。清醒拔管时必须放置牙垫以防止患者苏醒期咬管，咬管会导致气道阻塞和发生负压性肺水肿。口咽通气管不推荐作为牙垫使用，因为口咽通气道会造成牙齿损坏；不如在磨牙之间塞入多层卷纱布[231]。

拔管后胃胀气会增加肺误吸的风险，并可阻碍肺通气。使用面罩高压通气的患者，拔管前应从口腔插入胃管进行抽吸。

拔管的标准体位是嗅花位，主要的优势是嗅花位是气道管理的最佳体位。拔管时头高位能使病态肥胖患者、有肺通气不足和呼吸道梗阻风险的患者获益。对于有肺误吸高风险的患者，优先采用侧卧位[10]。

套囊放气前使用正压通气，有助于去除积蓄在导管套囊上的分泌物。拔管前必须检查指示球囊确保套囊放气是否完全；带有充气的套囊拔管会造成声带损伤和杓状软骨脱位。

困难气道的拔管

很多手术和麻醉因素可以增加拔管的风险，其最相关的因素已总结列在框 55-6。尽管多种技术可以使用来处理困难气道的拔管，如 Bailey 策略和输注瑞芬太尼[228]，但是最常使用的是气管交换管（AEC），这也被 ASA 专家组推荐使用在困难气道管理中。拔管前将空心引导管通过 ETT 并保留在原位直到排除了重新插管的可能。AEC 还有维持氧合和连接二氧化碳分析仪监测呼吸的功能。清醒的患者可以完全耐受较小号的交换管（11Fr），置入交换管期间可以呼吸、谈话和咳嗽。使用时，应用胶带固定好交换管防止意外移位，同时做好标签将其与外形相似的饲管相区分。如果有必要的话，可用直接喉镜轻柔地牵拉舌头和口咽部软组织有助于经 AEC 重新插管。

小 结

气道管理是临床麻醉安全的核心。麻醉医师必须具备气道解剖学、生理学和药理学的基础知识，并且能够熟练使用各种气道工具。虽然大多数气道管理比较简单，但是困难气道的管理对麻醉医师来说依然是一项最息息相关和最具挑战性的工作。对困难气道的预见性和前瞻性以及制订气道管理计划是至关重要的。许多气道问题可以靠相对简单的工具和技术来解决；但是成功运用相关的工具和技术仍需要经验和准确的临床判断。目前可能改善患者预后的新式气道工具层出不穷，麻醉医师必须在提高临床技能的同时兼顾学习新技术，以预防困难气道的发生。对于所有气道管理的参与者来说，未来的能力培训有望包含气道技术的临床能力评估训练。麻醉医师的专业技能来源于临床针对性的实践和致力于终身学习的精神。

参 考 文 献

见本书所附光盘。

框 55-6　拔管高风险的相关因素
气道风险因素
• 已知的困难气道
• 呼吸道情况恶化（出血、水肿、创伤）
• 气道通路受限
• 肥胖或阻塞性睡眠呼吸暂停
• 误吸风险
全身风险因素
• 心血管疾病
• 呼吸系统疾病
• 神经肌肉疾病
• 代谢紊乱
• 特殊手术要求

Modified from Popat M, Mitchell V, Dravid R, et al: Difficult Airway Society Guidelines for the management of tracheal extubation, Anaesthesia 67:318-340, 2012

第 56 章　椎管内麻醉

Richard Brull • Alan J.R.Macfarlane • Vincent W.S.Chan

毛仲炫　林育南 译　刘敬臣　谢玉波 审校

致谢：编者及出版商感谢 David L. Brown 博士在前版本章中所作的贡献，他的工作为本章节奠定了基础。

要　点

- 随着年龄的增长，脊髓末端从婴儿时期的 L_3 水平下降至成人的 L_1 下缘水平。
- 神经阻滞的速度快慢取决于神经纤维髓鞘的粗细、表面积以及与局麻药直接接触的程度。
- 外周（$T_1 \sim L_2$）和心脏（$T_1 \sim T_4$）交感神经纤维阻滞是引起椎管内麻醉相关的动脉血压下降（心排血量和全身血管阻力下降）的原因。
- 脑脊液容量和局麻药比重比是脊髓麻醉扩散（阻滞平面）最重要的决定因素。
- 使用小口径的脊髓麻醉穿刺针可降低硬膜穿破后头痛的发生率。
- 椎管内麻醉相关的严重神经并发症非常罕见。
- 使用低分子量肝素和强效血小板抑制剂可增加椎管内麻醉后硬膜外血肿形成的风险。
- 硬膜外血补丁治疗硬膜穿破后头痛的有效率超过 90%。
- 局麻药的全身毒性反应是由于局麻药意外注入硬膜外腔静脉所致。
- 椎管内麻醉可以减少患者围术期的病死率。

原　理

脊髓麻醉、硬膜外麻醉和骶管麻醉根据局麻药剂量、浓度和容量的不同可产生交感神经、感觉神经或运动神经的单一或联合阻滞。尽管存在着以上相似之处，脊髓麻醉、硬膜外麻醉和骶管麻醉在技术、生理学和药理学上仍有明显的区别。脊髓麻醉只需要几乎无全身药理作用的小剂量（即容量）药物即可产生快速（<5min）、充分、可恢复性的痛觉阻滞。相反，硬膜外麻醉和骶管麻醉需注入大剂量的局麻药而起效也更为缓慢（>20min），大剂量的局麻药可引起具有药理学活性的全身血药浓度的变化，这可能与椎管内麻醉原因尚不明确的副作用和并发症有关。脊髓和硬膜外联合麻醉的应用缩小了这些差异，也增加了临床管理的灵活性。

应　用

椎管内麻醉临床应用范围广泛，包括外科、妇产科手术，急性术后疼痛管理和慢性疼痛治疗。单次脊髓麻醉或硬膜外麻醉最常应用于下腹部、骨盆内器官（如前列腺）和下肢的手术以及剖宫产术。通过硬膜外导管持续注射低浓度的局麻药和阿片类药物常用于产科分娩镇痛和大手术（如胸部、腹部、下肢）的术后镇痛。有证据表明硬膜外镇痛能减少行胸腹部手术的高危患者心血管和肺部并发症从而降低其死亡率，从而推动了其在 21 世纪初的临床应用[1]。最近，硬膜外镇痛的目标已从减少高危患者的并发症降低其死亡率发展为促进健康患者择期手术后的快通道恢复。骶管阻滞则多应用于小儿手术的麻醉、镇痛及成人慢性疼痛的治疗。留置脊髓麻醉导管可应用于癌性疼痛和非癌性疼痛的长期治疗（数月至数年）。

历　史

August Bier 于 1898 年应用可卡因完成人类第一例脊髓麻醉[2]。随后，Braun、Sise、Gordh、Foldes 和 McNall、Dhunér 和 Sternberg、Emblem 先后成功应用普鲁卡因（1905 年）、丁卡因（1935 年）、利多卡因（1949 年）、氯普鲁卡因（1952 年）、甲哌卡因（1961 年）、布比卡因（1966 年）等局麻药施行脊髓麻醉。20 世纪 80 年代，罗哌卡因和左布比卡因应用于脊髓麻醉。1901 年，Racoviceanu-Pitesti 首次报道了鞘内注射吗啡，同年，Cathleen 首次描述了骶管麻醉。1921 年，Pagés 首次报道人类腰段硬膜外麻醉。20 世纪 30 年代，Dogliotti 描述了阻力消失法。1941 年，Hingson 报道了连续骶管麻醉应用于产科。1947 年，Curbelo 报道了腰段硬膜外置管应用于外科手术[3]。1979 年，Behar 首次报道硬膜外注射吗啡镇痛。

尽管椎管内麻醉在过去一个世纪里得到广泛应用，但是在应用过程中出现的一些事件也导致了发展过程中的重大挫折：1954 年"Woolley 和 Roe 病例"详细描述了脊髓麻醉后发生的瘫痪[4]，20 世纪 80 年代早期报道的应用氯普鲁卡因脊髓麻醉后出现的持续神经功能缺损症状和粘连性蛛网膜炎，20 世纪 90 年代早期报道的应用利多卡因脊髓麻醉后出现的马尾综合征[5]。最近，新型强效抗凝药（如低分子量肝素，low-molecular-weight heparin，LMWH）和抗血小板药物（如氯吡格雷）的使用可增加严重硬膜外血肿形成风险已引起关注[6]。

解　剖

脊髓近端与脑干相连，末端以终丝（纤维的延伸部分）和马尾（神经的延伸部分）终止于脊髓圆锥。由于骨性椎管与中枢神经系统的生长速度不同，随着年龄的增长，脊髓末端从婴儿时期的 L₃ 水平下降至成人的 L₁ 下缘水平。

在骨性脊柱内由内到外包绕脊髓的三层膜为：软脊膜、蛛网膜和硬膜（图 56-1）。脑脊液（cerebrospinal fluid，CSF）位于软脊膜和蛛网膜之间的腔隙，这一腔隙称为蛛网膜下腔（即鞘内）。软脊膜是一层紧密覆盖于脊髓和脑实质表面富含血管的膜。脑室的脉络膜每天大约产生 500ml 脑脊液，从 T₁₁ ~ T₁₂ 以下的蛛网膜下腔内含 30 ~ 80ml 脑脊液。蛛网膜是一层很薄的非血管膜，是药物进出脑脊液的主要屏障，占药物转移阻力

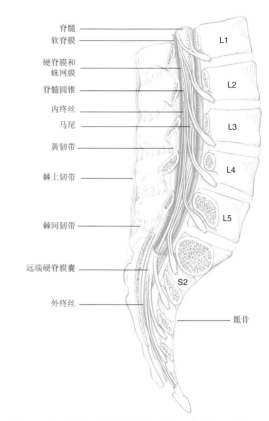

图 56-1 脊髓解剖。注意脊髓末端（例如：脊髓圆锥）终止于 L₁ ~ ₂ 水平，硬脊膜囊终止于 S₂ 水平

的 90%[7]。Liu 和 McDonald[8]、Bernards[9] 强调，蛛网膜起主要屏障作用的证据是脑脊液位于蛛网膜下腔而不是硬膜下腔。最外层的是硬膜。

硬脊膜周围存在一个硬膜外腔。硬膜外腔从枕骨大孔延伸至骶裂孔，包绕于硬脊膜前、侧、后方。硬膜外腔前方是后纵韧带，侧方被椎间孔和椎弓根围绕，后方是黄韧带。硬膜外腔的内容物有神经根、脂肪、蜂窝组织、淋巴管和包括完整的 Batson 静脉丛在内的血管。

硬膜外腔后方是黄韧带，也是从枕骨大孔延伸至骶裂孔。虽然黄韧带被描述为一条韧带，但实际上由左、右两条黄韧带组成，在后正中连接呈锐角而腹侧是开放的（图 56-2）[10-11]。自颅骨至骶骨，甚至在同一椎间隙，黄韧带并非均匀一致的，韧带的厚度、到硬膜的距离和皮肤到硬膜的距离随所处椎管的节段而改变。腰段椎管呈三角形而且最宽，胸段椎管呈圆形

而且最窄。两条黄韧带在中线是否连接融合是可变的，甚至同一患者在不同椎体水平可能同时出现黄韧带融合和不融合两种情况[10]。紧贴黄韧带后方是椎板、棘突或者棘间韧带。棘上韧带从枕骨外粗隆延伸至尾骨，连接各椎体的棘突（图 56-2）。

脊柱由 12 个胸椎、5 个腰椎和 1 个骶椎组成。椎骨前部为椎体，后部由椎弓、棘突、椎弓根和椎板组成。椎骨前部由纤维软骨连接，其中央圆盘为髓核；椎骨后部由椎骨关节突（面）相连接。胸椎棘突向尾侧成角，而腰椎棘突则与中线垂直，这一重要区别提示我们在胸段和腰段椎隙穿刺时应采用不同角度进针。

硬脊膜囊末端终止于骶管内 S_2 水平。硬膜囊末端也存在变异，儿童硬膜囊的终点更低。除了硬脊膜囊外，骶管内还有静脉丛，该静脉丛属于椎管内无瓣膜静脉丛的一部分。成人骶管除椎间孔和硬脊膜囊外，其容积约为 10～27ml。骶管容积变异大可能是导致骶管麻醉阻滞平面差异的原因（图 56-3）[12]。

血 液 供 应

脊髓的血液供应来源于一条脊髓前动脉（来自椎动脉）、两条脊髓后动脉（来自小脑后动脉）和脊髓节段性动脉（来自肋间动脉和腰动脉）[13]。脊髓动脉从每个椎间孔进入椎管后发出营养神经根和髓质的分支，其中最大的分支称为根最大动脉（Adamkiewicz 动脉），

该动脉从左侧 T_7～L_4 之间进入，营养低位胸段和腰段脊髓区域。脊髓前动脉营养脊髓前三分之二的区域，脊髓后动脉营养脊髓后三分之一的区域。由于脊髓前部的滋养血管较脊髓后部的少，因此脊髓前部和深部（灰质）最容易发生缺血（导致前角运动神经元损伤，或者称为脊髓前动脉综合征）。中胸段（T_3～T_9）节段性滋养血管较少，也易发生缺血。脊髓静脉的分布与脊髓前动脉相似。纵行的三条脊髓前静脉、三条脊髓后静脉与前、后根静脉相交通，最后汇入位于硬膜外腔中间和外侧的椎静脉丛。除骶管至 L_5～S_1 段外，硬膜外腔的后腔无静脉。

解 剖 变 异

神 经 根

脊髓神经根的大小和结构并非一致。Hogan 和 Toth[14-15] 已经证实不同个体之间神经根的大小存在相当大的变异。这些变异有助于解释相同的技术应用于相似的患者却产生不同的阻滞效果。另一方面，解剖关系可能影响神经阻滞。一般说来，后根（感觉）比前根（运动）粗大，但是后根却常容易阻滞。后根由各部分束支组成，能提供更大的局麻药作用的表面积，这可能是较粗大的感觉神经比较细小的运动神经更容易被阻滞的缘故[8]。

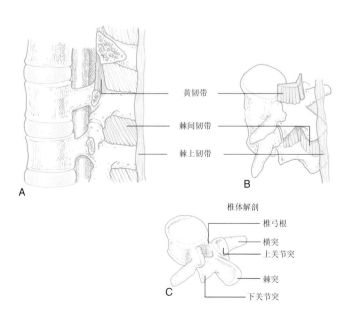

图 56-2　椎体解剖。A. 矢状图。B. 腰椎斜位图，示黄韧带在椎间隙尾端和中线增厚。C. 单个腰椎椎体斜位图

黄韧带
棘间韧带
棘上韧带

椎体解剖
椎弓根
横突
上关节突
棘
下关节突

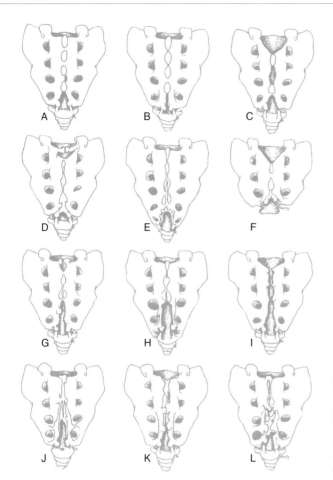

图 56-3　骶骨和骶裂孔的解剖学变异。A. 正常；B. 纵向裂缝样骶裂孔；C. 第二中线裂孔；D. 横裂孔；E. 无骶角的大裂孔；F. 无尾骨的横裂孔，两个突出的角及角侧"假裂孔"；G-I. 大的中线缺损与骶裂孔连接；J-L. 增大的纵向裂孔，每个上方有一个"假裂孔" *(From Willis RJ: Caudal epidural block. In Cousins MN, Bridenbaugh PO, editors: Neural blockade in clinical anesthesia and management of pain, ed 2, Philadelphia, 1988, JB Lippincott, p 365.)*

脑脊液

不同患者腰骶段的脑脊液压力恒定，约为 $15cmH_2O$，但脑脊液容量却不同，部分原因可能与体质和体重的差异有关[16]。据估计，80% 感觉和运动阻滞的最高平面与消退的差异是由于脑脊液容量不同所致。然而，除了体重外 [体重指数（body mass index，BMI）较高者脑脊液较少]，脑脊液容量与临床上其他可测量的形态指标并不相关[17]（详见影响阻滞平面的因素）。

硬膜外腔

Hogan[10] 采用冰冻低温切片技术研究尸体切片

发现，硬膜外腔很大程度上呈节段性，而不像以前通过间接解剖分析推断硬膜外腔是个均匀的腔隙。Hogan[18] 另一项尸体研究表明，溶液注入硬膜外腔组织后，扩散并非均匀，他据此推断这是临床上硬膜外腔药物扩散不可预测的主要原因。硬膜外腔这种非均匀性与年龄差异有关。有证据表明，硬膜外腔的脂肪组织随年龄增长而减少[19]，这可能是硬膜外麻醉所需局麻药剂量随年龄而改变的关键因素（见第 80 章）。

作用机制

局麻药与神经组织结合后阻断神经传导，从而产生神经阻滞作用。就脊髓麻醉和硬膜外麻醉而言，药物结合的靶部位是脊髓（表面和深部）和位于蛛网膜下腔及硬膜外腔内的脊神经根。脊神经根和后根的神经节是最重要的作用部位。与被硬脊膜（硬膜鞘）包绕的硬膜外腔的神经比，蛛网膜下腔内的神经容易被小剂量的局麻醉药迅速阻滞。神经阻滞的快慢取决于神经纤维髓鞘的粗细、表面积以及与局麻药直接接触的程度。解剖研究发现，S_1 和 L_5 的后根最粗，故在硬膜外麻醉中最难阻滞[15]。较小神经的膜表面积与轴索单位体积的比率较高，因此对局麻药更为敏感。例如，小的神经节前交感纤维（B 纤维，1 ~ 3μm，最小的有髓鞘纤维）对局麻药最敏感。在感觉纤维中，传导温度觉的 C 纤维（0.3 ~ 1μm，无髓鞘）比传导针刺觉 A-δ 纤维（1 ~ 4μm，有髓鞘）更容易或更早被阻滞。传导触觉的 A-β 纤维（5 ~ 12μm，有髓鞘）在感觉神经中最后被阻滞。与所有感觉纤维相比，更大的 A-α 运动纤维（12 ~ 20μm，有髓鞘）最后被阻滞。阻滞作用消退（恢复）的顺序则相反：运动功能最先恢复，随后触觉、针刺觉依次恢复，温度觉最后恢复[20]。局麻药效应相对敏感性的差异，其另一表现为根据每种感觉的阻滞来确定的最高阻滞平面（最高的或者最朝向头侧的阻滞水平）是不同的，称之为不同的感觉阻滞。例如，温度觉的阻滞平面（大约也是交感阻滞平面）最高，平均高于痛觉的阻滞平面 1 ~ 2 节段，而痛觉的阻滞平面则高于触觉的阻滞平面 1 ~ 2 节段[21]。

药物的摄取

在脊髓麻醉中，将局麻药直接注入蛛网膜下腔，药物透过软脊膜和 Virchow-Robin 腔（蛛网膜下腔扩大部分，伴有血管从软脊膜进入脊髓）扩散到深部的后根神经节[22]。此外，部分蛛网膜下腔的药物透过蛛网膜和硬脊膜进入硬膜外腔[23]，部分药物则被软脊膜和硬脊膜的血管吸收[24]。

药物的渗透和摄取直接与药物总量、脑脊液药物浓度、接触面积、脂肪含量（脊髓和有髓鞘神经脂肪含量高）和局部组织血供成正比，但与神经根的大小成反比。对于脊髓麻醉（通常在 L_2 ~ L_4 水平）患者，蛛网膜下腔注射部位脑脊液中的局麻药浓度最高。

硬膜外麻醉的药物摄取更为复杂。一部分局麻药从硬膜外腔透过硬脊膜和蛛网膜进入脑脊液产生神经阻滞作用，而另一部分局麻药通过血管吸收进入毛细血管和全身循环，还有部分局麻药被硬膜外腔脂肪摄取。硬膜外腔注射局麻药后，脑脊液中局麻药的生物利用度很低（<20%）。

药物的分布

扩散是脑脊液中的局麻药从高浓度区域（如注药的部位）向其他低药物浓度的脊髓节段分布的主要机制[25]。小剂量局麻药注射后向头端扩散（通常在 10 ~ 20min 内）程度与脑脊液的循环时间有关。颅内动脉搏动产生的纵向振动是脑脊液整体流动的原因，这种整体流动可促进局麻药在注射 1h 内从腰段蛛网膜下腔向头侧的基底池扩散。

硬膜外腔的局麻药分布更为复杂，可能与以下一个、几个或者所有机制有关：①通过硬脊膜进入蛛网膜下腔；②在硬膜外腔内向头侧和尾侧纵向扩散；③在硬膜外腔内沿圆周扩散；④通过椎间孔漏出硬膜外腔；⑤与硬膜外腔脂肪结合；⑥被硬膜外腔血管吸收。在硬膜外腔注射大剂量（如容积）局麻药后，可能通过整体流动沿纵向扩散。可能促进局麻药在硬膜外腔分布的因素有：硬膜外腔小口径（在胸段硬膜外腔扩散快）、硬膜外腔顺应性增加、硬膜外腔脂肪含量减少、从椎间孔漏出局麻药少（如老年人和椎管狭窄）和硬膜外腔压力增加（如妊娠）[26]。药物首先从高浓度区域向低浓度区域扩散，扩散的方向随椎体水平而改变，即腰段硬膜外注药后主要向头侧扩散，高位胸段硬膜外注药后主要向尾侧扩散，而低位胸段硬膜外注药后主要向头侧扩散[26]。

药物的清除

神经阻滞的消退是由于局麻药被非神经组织摄取（血管吸收最为重要）致脑脊液中局麻药浓度下降所致。神经阻滞的消退时间与脑脊液容积成负相关[27]。药物由软脊膜血管吸收或通过反向扩散由硬膜外血管吸收，最终进入全身循环。脑脊液中没有药物代谢，清除率取决于局麻药分布。扩散范围广导致药物暴露于更大的血管吸收面积，因而作用持续时间缩短。脂溶性局麻药（如布比卡因）与硬膜外腔脂肪结合形成一个贮存库，可以减慢血管吸收。

生理学效应

安全实施脊髓麻醉、硬膜外麻醉和骶管麻醉需要了解它们的生理学效应。椎管内麻醉阻滞交感神经和躯体（感觉和运动）神经系统，同时伴随一些代偿性反射和相应的副交感神经激活[28]。除了局麻药的血药水平可达到足够自行产生全身效应的浓度外，硬膜外麻醉的生理效应与脊髓麻醉相似。

心 血 管

椎管内麻醉对血压的影响在某种程度上与静脉联合应用 α_1 和 β 肾上腺素能受体阻滞剂对心排血量的影响相似,即每搏输出量和心率下降(见第20章)。这种影响主要通过阻滞外周($T_1 \sim L_2$)与心脏($T_1 \sim T_4$)交感神经纤维和抑制肾上腺髓质分泌而产生。在可比范围内,硬膜外麻醉引起的血压下降比脊髓麻醉更缓和、幅度更小。然而,当应用丁卡因(10mg)实施的脊髓麻醉与应用利多卡因(1.5%溶液20～25ml)实施的硬膜外麻醉相比较时,硬膜外麻醉的动脉血压下降幅度大于脊髓麻醉(约10%)[29]。最重要的是,任何麻醉技术引起动脉血压下降的程度都受多种因素影响,包括患者年龄和血容量状态。

每搏输出量

交感神经阻滞通常降低每搏输出量。静脉和动脉扩张分别降低前负荷(静脉回流)和后负荷(外周血管阻力)。由于大量血液贮存在静脉系统(大约75%的血容量),小静脉的平滑肌数量有限,而动脉平滑肌仍然保留相当程度的自主神经张力,故静脉扩张效应起主要作用。脊髓麻醉起效时,心排血量维持不变或轻微下降。然而,有研究发现心排血量的改变表现为以早期短暂增加,随后减少为特征的双相反应[30]。早期的心排血量增加是由于外周血管阻力下降比静脉回流减少明显所致,尤其是合并高血压和外周血管阻力基础水平高的老年患者(见第80章)。

椎管内麻醉后血管扩张对心排血量的影响程度取决于患者基础交感神经张力(如老年人交感神经张力较高,相对应的血流动力学变化较大)和交感神经阻滞的范围(如阻滞平面)。脊髓麻醉时交感神经阻滞平面通常高于感觉阻滞平面2～6节段,而硬膜外麻醉时则与感觉阻滞平面相同[31]。血容量正常的健康患者,只要心排血量维持正常,即使交感神经几乎全部被阻滞,外周血管阻力只下降15%～18%。合并心脏病的老年患者,脊髓麻醉后外周血管阻力几乎降低25%,而心排血量仅下降10%[32]。确定自主神经系统活性的基础水平(如低频血压变异性和近红外光谱分析法)已应用于预测老年患者发生低血压的风险[30]。

心率

在高位椎管内麻醉时,心率可能下降,这是来自 $T_1 \sim T_4$ 的心脏交感神经被阻断的结果。

广泛的外周交感神经($T_5 \sim L_2$)阻滞时,静脉血淤积于下肢、腹部和骨盆内脏,心率也可能下降。尽管

低血压刺激阻滞平面以上的压力感受器引起代偿性交感神经反应(血管收缩和心率增加),但是由于静脉回流和右心房充盈减少导致位于右心房和大静脉内的变时性牵拉感受器发放冲动减少,从而引起副交感神经活动(迷走神经张力)明显增强[31]。以上两种作用相反的反应通常都受到抑制,因此,心率改变很小(或轻度下降)。然而,当阻滞平面达到 T_1 水平时,由于无法对抗副交感神经活动,心脏交感神经的阻滞和静脉回流的明显减少可导致严重心动过缓,甚至心搏骤停。但是这种情况较罕见,心搏骤停可能更多发生于年轻、健康和神志清醒的患者[33]。Bezold-Jarisch 反射是指当左心室舒张末期容量减少时,可刺激机械感受器引起心动过缓,是脊髓麻醉后严重心动过缓和循环衰竭的可能原因,在低血容量患者中尤为明显[34]。

冠状动脉血流

高血压和血压正常的患者在脊髓麻醉平面达 T_4 水平时,其冠状动脉血流[从153ml/(100g·min)到74ml/(100g·min)]与平均动脉压(从119mmHg到62mmHg)平行下降,心肌氧摄取率没有改变(75%到72%)。心肌氧摄取率不变是因为心脏作功(表现为心肌的氧利用)与平均动脉压、冠状动脉血流[从16ml/(100g·min)到7.5ml/(100g·min)]平行下降的缘故[35]。高位胸段阻滞对合并缺血性心脏病患者是有益的,其原因可能是通过减少心肌耗氧量和左心室后负荷而改善整体和局部的心肌功能,并逆转缺血性改变[36]。动物冠状动脉闭塞的实验表明,脊髓麻醉在无扩张冠状动脉的效应的基础下[37]可改善心肌梗死的范围和缺血诱发的心律失常。这些证据支持 Stanley 及其合作者的研究结果,但对于存在血流相关缺血风险的器官,还没有提出个体化的适应证[38]。

治疗

尽管有了人和动物的数据(见相关部分),但椎管内麻醉后动脉血压下降至什么水平可以接受而不引起器官(如脑、肝、肠)灌注明显减少,这个临床问题仍有待解决。一旦动脉血压下降至需要处理的水平时,α 及 β 肾上腺素能受体激动剂麻黄碱比纯 α 肾上腺素能受体激动剂(见第16章和第20章)更适合治疗椎管内麻醉引起的非心源性循环系统并发症,除非患者有特定和明确的血压要求[39]。麻醉前静脉应用晶体液可以减轻椎管内麻醉后血压下降的程度,这一观点不一定正确。通常认为,麻醉前输注250～2000ml液体可暂时增加前负荷和心排血量,但并不能持续增加动脉血压或预防低血压。预防低血压的有效方法包

括通过连续脊髓麻醉导管重复给予小剂量局麻药、小剂量单侧脊髓麻醉和选择性小剂量脊髓麻醉[40]。

中枢神经系统

脊髓麻醉引起的低血压可降低老年患者和高血压患者的脑血流量。Minville 和他同事的研究发现，老年患者使用布比卡因脊髓麻醉引起低血压时，大脑中动脉血流速度明显而短暂下降，脑血管阻力增加，提示脑灌注减少[41]。这些患者手术后认知功能并没有发生改变。脑血流量和流速下降是大脑血管系统变化的结果，在老年患者中变化尤甚。老年人脑血管自动调节机制是否受损仍然存在争论（见第 80 章）。

Kety 和他的同事[42]证实，使用普鲁卡因进行脊髓麻醉，当麻醉平面达到中胸段水平时，即使是原发性高血压患者，其平均动脉压下降 26%（从 155mmHg 到 115mmHg），同时伴随脑血流量减少 12%[从 52ml/（100g·min）到 46ml/（100g·min）]。有研究表明，在血压正常和高血压的患者，有意将脊髓麻醉的阻滞平面升到 T_4 时，血压正常的患者其脑血流量没有改变 [从 45ml/（100g·min）到 46ml/（100g·min）]，而未经治疗的高血压患者，其脑血流量下降 19%[从 46.5 到 37.5ml/（100g·min）][43]。

呼　吸

健康甚至老年患者在椎管内麻醉时，肺参数的变化对临床影响很少[44]。与用力呼吸有关的腹肌麻痹是导致补呼气量降低，最终使得肺活量降低的原因，而非膈肌功能下降造成[45]。椎管内麻醉时肋间肌和腹肌被阻滞，可通过膈肌和其他功能未发生改变的辅助呼吸肌（如胸锁乳突肌、斜角肌）来充分代偿，尤其是用力吸气和呼气时更为明显[46]。尽管如此，肋间肌和腹肌的麻痹很常见，因此椎管内麻醉应慎用于严重呼吸疾病患者。脊髓麻醉相关的呼吸停止通常与膈肌或呼吸功能不全无关，而与脑干呼吸中枢低灌注有关。支持这一观点的证据是，经过药物和液体治疗复苏，心排血量和血压一旦恢复，患者呼吸停止通常就很快消失。

妊娠

对于施行剖宫产术的年轻健康孕妇，使用布比卡因、罗哌卡因或者左布比卡因的脊髓麻醉对肺功能的影响很小 [用力肺活量（forced vital capacity，FVC）下降 3% ~ 6%，呼气流量峰值（peak expiratory flow rate，PEFR）下降 6% ~ 13%]，而且与最高感觉阻滞平面无关[47]。然而，与正常体重孕妇相比，超重孕妇应用重比重布比卡因进行脊髓麻醉后肺活量下降更多（超重孕妇下降 24%，而正常孕妇下降 11%）、恢复更慢（见第 77 章）[48]。

肥胖（参见第 71 章）

与全身麻醉相比，脊髓麻醉对肺参数影响较少[49]。与正常体重患者相比，脊髓麻醉对超重患者的肺功能影响较大[48]。肺活量的下降程度与 BMI 成正比（BMI 30 ~ 40kg/m^2 时，肺活量降低 19%，BMI>40kg/m^2 时，肺活量降低 33%）[50]。然而，对于行剖腹探查术的肥胖患者，与非肠道给予阿片类药物相比，胸段硬膜外麻醉能减轻肺活量下降的程度，并加快恢复[49]。

胃　肠　道

椎管内麻醉阻滞 T_6 到 L_1 范围时可使胃肠道内脏交感神经支配发生紊乱，导致内脏收缩和蠕动增强。20% 患者恶心、呕吐与椎管内麻醉有关，主要与相应的副交感神经（迷走神经）兴奋引起的胃肠蠕动增强有关[51]。阿托品能有效治疗高平面（T_5）脊髓麻醉引起的恶心[52]。

实施胸段硬膜外麻醉（thoracic epidural anesthesia，TEA）时，小肠的灌注与血压有直接的依赖作用[53]。当平均动脉压改变轻微时，TEA 可以改善食管切除术后患者吻合口黏膜血流，但当动脉血压下降约 50% 时，TEA 将减少吻合口的局部灌注。在结直肠手术中，TEA 减少吻合口血流，但可改善胃和横结肠的血流[54]。目前已发现，应用升压药（如去甲肾上腺素）纠正全身性低血压可逆转结肠的低灌注。TEA 还可降低急诊剖腹手术、食管手术[55]及其他胃肠手术[56]吻合口瘘的发生率。

实施脊髓麻醉时，肝血流和平均动脉压相应下降[57]。对年轻和老年患者实施腰段硬膜外麻醉时，尽管给予胶体扩充容量负荷，仍然导致肝灌注下降。然而，腹部大手术后，TEA 可使肝灌注增加，尽管只是轻度增加（<10%）[57]。

肾

尽管椎管内麻醉时可预见肾血流的降低，但这些在生理上并不重要[58-59]。泌尿生殖系统的一个重要问题是，椎管内麻醉经常引起尿潴留，延长门诊患者出院时间，住院患者需要留置膀胱导尿管（见并发症：

尿潴留）。然而，这一观点受到质疑，如在行髋关节置换手术的患者中，脊髓麻醉或硬膜外麻醉后留置尿管的频率并不比全身麻醉和应用阿片类镇痛药之后的高。在任何情况下，脊髓麻醉时应避免静脉给予大量的晶体液。短时间脊髓麻醉或硬膜外麻醉下实施低风险手术的患者，在离院前应尽量排空膀胱[60]。

适 应 证

椎管内麻醉最基本的适应证是：可以在对患者不产生有害结果的麻醉平面下完成外科操作。麻醉或镇痛平面要求最为重要，因为高阻滞平面的生理效应可能难以维持。

椎管内麻醉

当考虑椎管内麻醉时，最重要的是手术特点及其持续时间、患者合并疾病、穿刺的难易度（如体位和脊柱疾病）和给患者带来的益处和风险等。脊髓麻醉最常用于已知持续时间的手术，包括下肢、会阴、骨盆或者下腹部等部位的手术。最近，被称为外科主要麻醉方法的脊髓麻醉已推广应用于腰椎手术[61]和上腹部手术（如腹腔镜下胆囊切除术）[62]。当患者希望保留意识或合并严重呼吸疾病或困难气道导致全身麻醉风险增加时，脊髓麻醉可能有益。硬膜外麻醉也常应用于下肢、会阴、骨盆或下腹部手术。由于可以通过导管间断或连续给予局麻药，手术的麻醉时间不必限定，而单次脊髓麻醉时间是受限的。与单次脊髓麻醉或者连续硬膜外麻醉相比，连续脊髓麻醉并不常用。但当硬膜外导管置入困难或严重心脏病患者需要稳定的血流动力学时，连续脊髓麻醉可能特别有用[63]。连续脊髓麻醉通过逐渐增加剂量更加有利于维持血流动力学的稳定。

椎管内镇痛

亚麻醉剂量的局麻药（包括添加剂，后述）注入椎管内可提供强效、长时间的镇痛，因而有很广的适应证，包括术中疼痛、急性手术后疼痛[64]和严重慢性癌性疼痛。单独鞘内和（或）硬膜外应用阿片类药物或与麻药联合应用可有效缓解疼痛[65-66]，是分娩镇痛[67-68]、髋[69]或膝关节置换术后[70]、剖腹手术[71]、胸廓切开术[72]、甚至心脏手术[73-74]等主要的镇痛方法。硬膜外镇痛的一些最重要益处已在合并严重呼吸疾病的腹部手术患者中得以体现[75]。除镇痛外，椎管内镇痛可能还有其他的益处，这些将在后面的内容提及。

禁 忌 证

绝对禁忌证

椎管内麻醉的绝对禁忌证很少。最重要的一些禁忌证包括：患者拒绝、局部感染和对计划应用的任何药物过敏。穿刺时患者不能保持静止不动而导致神经容易受损伤的危险情况[76]，颅内压增高在理论上容易形成脑疝[77]，也被列入绝对禁忌证。

相对禁忌证

椎管内麻醉的相对禁忌证应当权衡利弊。相对禁忌证可按系统列出。

神经系统

脊髓病变或外周神经病变　在并存神经病变的情况下实施椎管内麻醉或镇痛可加重损伤程度（所谓的双卡现象）的观点仍缺乏证据[78-80]。无神经病变的慢性腰背痛不是椎管内麻醉的禁忌证。椎管内麻醉与背痛症状加重的相关性研究未见报道。

椎管狭窄　椎管狭窄患者椎管内麻醉后神经系统并发症的风险可能增加[81]，但是手术因素和脊髓病变本身的自然过程是否增加椎管内麻醉的风险仍未明了。

脊柱手术　有脊柱手术史的患者椎管内麻醉后神经系统并发症的风险增加[81-82]。然而，其风险取决于术后解剖、瘢痕组织、粘连、植入的金属和（或）骨移植物。此类患者可能发生如下情况：穿刺针和（或）硬膜外导管难以或无法进入/置入蛛网膜下腔或硬膜外腔。此外，还可出现无法预测脑脊液或硬膜外腔局麻药的扩散范围，阻滞效果不完善。

多发性硬化　多发性硬化（multiple sclerosis，MS）患者对局麻药更敏感，表现为运动和感觉阻滞时间延长。然而，椎管内麻醉与MS症状加重的相关性尚未有证据证实[83-84]。

脊柱裂　取决于脊柱神经管缺陷的程度，脊柱裂患者可能存在脊髓栓系和无黄韧带，因此，穿刺针损伤脊髓的可能性增加。脑脊液和硬膜外腔（如果存在）的局麻药扩散可能存在高度的变异。

如果在上述任何情况下考虑实施椎管内麻醉时，应首先仔细评估和记录神经系统的情况，同时记录风险和益处的讨论情况。

心血管系统（参见第 67 章）

主动脉狭窄或心排血量受限 脊髓麻醉后全身血管阻力下降的速度和程度的不可预测性可能使很多麻醉医师在依赖前负荷的患者中避免实施脊髓麻醉，以期预防冠状动脉灌注减少的风险。这种担心更多是基于理论上的风险和慎重，而不是基于证据。临床实践要求，应根据每位主动脉狭窄患者的严重程度、左心室功能和手术的紧迫性等个体化情况考虑椎管内麻醉[85]。椎管内麻醉中留置导管，无论是硬膜外腔导管还是蛛网膜下腔导管，均允许重复给予小剂量局麻药，可更好地控制血流动力学变化，这也许是合理的选择。

低血容量 前负荷依赖的低血容量患者，椎管内麻醉后其血管扩张的效应可能表现为低血压加重。

血液系统

预防血栓 在美国，椎管内血肿导致瘫痪的灾难性事件与应用低分子肝素（LMWH）有关（US.FDA public health advisory: reports of epidural or spinal hematomas with the concurrent use of low molecular weight heparin and spinal/epidural anesthesia or spinal puncture. U.S. Department of Health and Human Resources, 1997）。2004 年，美国区域麻醉和溶栓治疗的患者实施椎管内麻醉。现在 ASRA 在第 3 版实践指南中列出了大量新的强效口服抗凝剂。对日益增多的接受抗凝治疗的患者实施椎管内麻醉对于麻醉医师来说充满挑战，ASRA 实践指南是非常有用的资料[6]。ASRA和其他协会的指南摘要见表 56-1。

遗传性凝血障碍 常见的出血体质患者实施椎管内麻醉的安全性尚不明确。当麻醉前Ⅷ因子、血管性血友病因子和瑞斯西丁素辅因子活性均大于 0.5IU/ml，或血小板大于 50×10^9/L 时，血友病、血管性血友病和特发性血小板减少性紫癜患者实施椎管内麻醉后很少发生出血并发症[86]。孕妇和一般人群椎管内麻醉所需最低、安全的凝血因子水平和血小板计数仍未能确定[86]。

感染

基于动物数据、实验和人类个案报道的理论提示：在全身感染情况下，椎管内麻醉可引起医源性椎管内感染[87-89]。一些麻醉医师认为对发热患者应避免椎管内麻醉。椎管内麻醉后，并存的全身感染与脑膜炎或硬膜外脓肿之间是否存在明确的因果关系，从未得到证实。事实上，腰椎穿刺是排查不明发热原因的关键之一。然而，全身感染患者的腰椎穿刺增加椎管内感染的风险尚未有明确证据[90]。虽然严重的血管扩张是严重菌血症或脓毒性休克患者避免椎管内麻醉的充足理由，但对于未治疗的全身感染患者，椎管内麻醉操作理论上可导致鞘内或硬膜外腔细菌定植的风险，从而进一步支持采用其他麻醉方式。然而，已证实有全身感染的患者，一旦已开始使用抗生素治疗并有效，则可安全实施椎管内麻醉[90]。

脊 髓 麻 醉

影响阻滞平面的因素

各种手术所需的皮肤节段阻滞水平见详表 56-2。麻醉医师必须牢记腹腔内器官脊髓神经支配的节段[如腹膜（T_4）、膀胱（T_{10}）和子宫（T_{10}）]，并在这些器官手术时提供高于相对应的皮肤切口的节段神经阻滞。

药物、患者和操作等因素均可影响局麻药在蛛网膜下腔的分布，其中一些因素与临床相关性较大[25, 91]。麻醉医师不能控制其中的大部分因素，从而导致不同患者之间的阻滞平面存在明显差异（表 56-3）。

药物因素

局麻药溶液可调整的因素包括剂量、容量、浓度、温度和比重比。其中，比重比和剂量是最重要的。

比重比 比重比是一种局麻药溶液密度与脑脊液密度之比。密度是指在特定温度下，单位体积下溶液的质量（g/ml）。不同物质之间的密度可通过比重进行比较。比重是一种溶液与水的密度之比。因为密度与温度成反比，所以局麻药的比重比通常在 37℃ 下测定。脑脊液的密度为 1.00059g/L[92]。等比重定义为局麻药的密度与脑脊液密度相同，而重比重指局麻药密度高于脑脊液密度，轻比重指局麻药密度低于脑脊液密度。重比重溶液扩散的可预测性更好[93]，不同患者之间的差异较小[94]。要使局麻药比重高于脑脊液，它的密度必须大于脑脊液密度，即比重比大于 1.0000 或者密度大于 1.00059。反之亦然，局麻药轻比重液的比重比小于 1.0000 或者密度小于 1.00059。可将葡萄糖和灭菌盐水分别加至局麻药溶液中使之成为重比重

表 56-1 接受血栓预防治疗患者的椎管内麻醉 *

	抗血小板药物	普通肝素（UFN）		LMWH
		皮下	静脉	
德国麻醉学与危重症医学学会 [†]	NSAIDs：无禁忌使用 LMWH，停用磺达肝癸钠 36～42h；禁用噻吩并吡啶类和血小板 GP Ⅱb/Ⅲa 受体拮抗剂	停止皮下应用 UFH 4h 后方可行椎管内穿刺；穿刺或拔除导管 1h 后方可皮下应用 UFH	停止静脉应用 UFH 4h 后方可行椎管内穿刺和拔除导管，椎管内麻醉 1h 后方可静脉应用 UFH；创伤性的心脏旁路移植手术应推迟 12h	停止应用 LMWH 10～12h 后方可行椎管内穿刺；穿刺或置管 4h 后方可再次应用 LMWH；应用治疗剂量的 LMWH 后，阻滞应推迟 24h
比利时区域麻醉协会 [‡]	NSAIDs：无禁忌噻氯匹定停用 14 天氯吡格雷停用 7 天高龄患者血小板 GP Ⅱb/Ⅲa 受体拮抗剂停用 8～48h	无	椎管内麻醉 1h 后方可静脉应用 UFH；APTT 正常后方可拔除导管；拔除导管 1h 后方可重新静脉应用 UFH	停止应用 LMWH 10～12h 后方可行椎管内麻醉；穿刺或置管 4h 后方可再次应用 LMWH；应用治疗剂量的 LMWH 后，阻滞应推迟 24h
美国区域麻醉与疼痛医学会	NSAIDs：无禁忌；噻氯匹定停用 14 天氯吡格雷停用 7 天高龄患者血小板 GP Ⅱb/Ⅲa 受体拮抗剂停用 8～48h	一日两次预防剂量且日总量 <10000U 无禁忌，如果椎管内麻醉操作困难，应在阻滞后考虑推迟 UFH 的应用；接受日总量 >10000U UFH 治疗或者多于一日两次预防剂量治疗患者的椎管内麻醉的安全性尚未明确	椎管内麻醉 1h 后方可静脉应用 UFH，最后一次静脉应用 UFH 24h 后方可拔除导管；如果是创伤性，不必强制性推迟	每日两次预防剂量：不管采用何技术，手术 24h 后可应用 LMWH；拔除导管 2h 后可首次应用 LMWH 每日一次预防剂量：在没有使用其他抗凝药物时，根据欧洲指南 治疗剂量：阻滞应推迟 24h
美国胸科医师学会 [§]	NSAIDs：无禁忌椎管内麻醉前氯吡格雷停用 7 天	停止皮下应用 UFH 8～12h 后方可行椎管内穿刺；阻滞或者拔管 2h 后方可皮下追加 UFH	穿刺应推迟至抗凝效应最小后	停止应用 LMWH 8～12h 后方可行椎管内穿刺；阻滞或拔管 2h 后方可应用 LMWH；一日两次预防剂量患者留置导管是安全的 治疗剂量：阻滞推迟 18h 以上

Data adapted from Horlocker TT, Wedel DJ, Rowlingson JC, et al: Regional anesthesia in the patient receiving antithrombotic or thrombolytic therapy. American Society of Regional Anesthesia and Pain Medicine Evidence-Based Guidelines (Third Edition), Reg Anesth Pain Med 35:64-101, 2010.

APTT，活化部分凝血酶时间；GP，糖蛋白；LMWH，低分子量肝素；NSAID，非甾体抗炎药；UFH，普通肝素。

* 适用于深部神经丛或外周阻滞患者，并根据 ASRA 椎管内麻醉的建议。

[†] Adapted from the German Society of Anaesthesiology and Intensive Care Medicine Consensus guidelines.

[‡] Adapted from the Belgian Association for Regional Anesthesia. Working Party on Anticoagulants and Central Nerve Blocks.

[§] Adapted from the American College of Chest Physicians

表 56-2 常见手术操作所需的皮肤节段阻滞水平

手术类型	皮肤节段阻滞水平
上腹部手术	T_4
剖宫产	T_4
经尿道前列腺切除术	T_{10}
髋关节手术	T_{10}
足和膝关节手术	L_2

溶液或者轻比重溶液。比重比的临床重要性在于影响局麻药通过重力作用扩散分布的能力。重比重溶液将首先向椎管卧侧扩散，而轻比重溶液向非卧侧扩散。等比重溶液不易受到重力影响 [95]。麻醉医师可利用这一原理改变患者体位，如侧卧位患者注射重比重局麻药溶液时，麻醉效应主要在卧侧；相反，注射轻比重局麻药溶液时，麻醉效应主要在非卧侧。完全理解脊柱的弯曲特点有助于预测平卧位患者局麻药的扩散。如果在坐位下，于 L_{3-4} 或者 L_{4-5} 椎间隙注射重比重局麻药溶液，患者转为平卧位后，局麻药溶液随重力

表 56-3　影响局麻药分布和阻滞平面的因素

	很重要	一般重要	不重要
药物因素	剂量 比重比	体积 浓度 注射液的温度 黏度	除了阿片类药物外的其他添加剂
患者因素	脑脊液容量 高龄 妊娠	体重 高度 脊柱解剖 腹内压	绝经 性别
操作因素	患者体位 脊髓麻醉后的硬膜外注射	注药的椎间隙水平（轻比重溶液比重比 　重溶液影响大） 药液的流动 针孔的方向 穿刺针的类型	

Adapted from Greene NM: Distribution of local anesthetic solutions within the subarachnoid space. Anesth Analg 1985;64(7):715–730

从腰椎前凸向胸椎后凸扩散，导致麻醉平面比注射等比重或轻比重局麻药溶液时的平面高[91]。重比重局麻药溶液可应用于单侧脊髓麻醉，小剂量重比重局麻药溶液则可完成鞍区阻滞。脑脊液和局麻药的密度可随温度而改变。例如，0.5% 布比卡因在 24℃ 时为等比重溶液，在 37℃ 时则为轻比重溶液。在室温下，少量局麻药注射到鞘内后，其温度与脑脊液温度可迅速达到平衡。然而，温度上升可降低溶液密度。由于局麻药溶液在其温度升至体温时比重更小，因此，注药后保持坐位数分钟的患者其阻滞平面更高[96]。

剂量、容量和浓度　尽管剂量、容量和浓度存在不可分割的联系（容量 × 浓度 = 剂量），但是与容量或浓度相比，等比重和轻比重局麻药溶液的扩散（和阻滞平面）更多地取决于剂量[97-98]。重比重局麻药溶液主要受比重比影响。

如果其他所有的因素一致，局麻药的选择不影响其扩散。除了阿片类药物外，其他添加的药物也不影响局麻药扩散。然而，阿片类药物似乎促进局麻药扩散[91,99]，可能是在扩散两端的药效增强所致，此部位在局麻药单独阻滞时仅达到亚临床麻醉效应[100-101]。

患者因素

影响阻滞平面的患者特征包括身高、体重、年龄、性别、妊娠、脊柱的解剖形态和脑脊液的特性（容积和成分）。在"正常身高"范围的成人中，患者身高并不影响脊髓麻醉平面，因为成人的身高主要受下肢长骨的影响而不是椎管。已有文献报道椎管的长度和局麻药扩散之间的相关性[102]。在极高或极矮时，

应考虑调整局麻药剂量。

脑脊液容量是明显影响最高阻滞平面、感觉及运动阻滞消退的重要因素[17]。腰骶段脑脊液的压力相对恒定，约 15cmH_2O，但容量因人而异，部分原因为体质和体重不同[16]。小样本的研究发现，患者的阻滞平面与脑脊液容量变化间接相关[17]。然而，除了体重外，脑脊液与临床上可测量的形态指标并不相关[17]。理论上，肥胖患者腹部脂肪增加，且硬膜外脂肪也可能增加，因此，脑脊液容量也可能减少，从而促进局麻药的扩散，导致阻滞平面上升。实际上在肥胖患者应用以扩散更广为特征的轻比重局麻药溶液，结果也证实了这一观点[103-104]，但是在应用重比重局麻药溶液的肥胖患者未见此效应[103,105]（见第 71 章）。

不同个体之间和同一个体内的脑脊液密度随性别、绝经期状态和妊娠等而改变[92]（见第 77 章）。与男性比，女性脑脊液密度较低；与绝经后妇女比，绝经前妇女脑脊液密度较低；与未妊娠妇女比，孕妇脑脊液密度较低。虽然这些变化可能影响局麻药的相对比重，但是在临床上引起的扩散差异可能并不重要。

高龄与阻滞平面升高有关[106-107]（见第 80 章）。老年患者脑脊液容量减少，比重增加。而且，老年人神经根对局麻药更加敏感。

理论上，性别可通过一些机制影响阻滞平面。男性脑脊液密度高，因此降低局麻药物溶液比重比可能会降低其向头侧扩散的程度。男性侧卧位时肩膀比臀部高，因而呈轻微头高位倾斜。与男性相比，女性侧卧位则呈轻微头低位倾斜。尽管如此，与女性患者比，男性患者侧卧位时局麻药向头侧扩散程度较小的观点尚缺乏客观证据。

脊柱的变异可能对阻滞平面的影响很大。尽管脊柱侧凸可能使穿刺变得困难，但是如果患者转为平卧位，则对局麻药的扩散影响很小。然而，在脊柱后凸的患者，平卧位可影响重比重溶液的扩散。孕妇的腰椎前凸、脑脊液容量与密度的改变、双胎妊娠、腹内压增高和孕酮引起的神经元敏感性增加等多种因素都可促进局麻药的扩散。

操作因素

患者体位、穿刺针类型和方向、注药的椎间隙水平等每个操作相关因素均可影响阻滞平面。患者体位、比重比和局麻药剂量是决定阻滞平面的最重要因素。体位不影响等比重溶液的扩散[95]。局麻药鞘内注射 20～25min 后将停止扩散，因此在这一时期摆放患者体位最重要，尤其在开始数分钟内。然而，直到注药 2h 后，患者体位的剧烈变动仍然能引起阻滞平面明显改变，可能是脑脊液整体流动所造成[108-109]。虽然患者头高位倾斜 10° 能减少重比重溶液的扩散，并保持血流动力学稳定[110]，但是患者头低位倾斜不一定能增加重比重布比卡因的扩散[111]。业已证明，臀部的弯曲和头低足高位使得腰椎前凸变平，可促进重比重溶液向头侧扩散[112]。应用小剂量的重比重局麻药，并让患者保持坐位 30min 以上，可获得只阻滞骶神经的"鞍区阻滞"。然而，应用大剂量重比重局麻药溶液时，即使患者保持坐位，阻滞仍可向头侧扩散，并可以延长作用时间[113]。相反，如果患者坐位时给予轻比重局麻药溶液，阻滞平面会更高（比同剂量重比重溶液高）[114]。

穿刺针的特殊类型和针孔的方向也可能影响阻滞效果。文献报道，应用轻比重溶液时，Whitacre 穿刺针的针孔向头侧能促进局麻药的扩散，但在相同条件下 Sprotte 穿刺针则不能促进局麻药的扩散[115-117]。穿刺针针孔的方向似乎不影响重比重溶液的扩散。当 Whitacre 穿刺针的针孔偏向一侧（应用重比重局麻药）时可产生更显著的单侧阻滞，而 Quincke 穿刺针则没有此效应[118]。

注药的椎间隙水平也影响阻滞平面。大多数研究表明，即使向头侧增加一个椎间隙水平，注射等比重布比卡因也可获得更高的阻滞平面[119-122]。注药的椎间隙水平似乎不影响重比重溶液的扩散[123-124]。研究表明，等比重和重比重溶液的注射速率和抽液加药注射法（重复抽吸和注射脑脊液）没有显著影响阻滞平面[91]。注射速率慢实际上促进局麻药的扩散，并且可能更安全，因为用力注射可能导致注射器与穿刺针脱落。注射局麻药后咳嗽、用力等动作似乎并不影响阻滞平面。这与将药物注入脑脊液密闭柱的物理现象有关，诸如咳嗽或用力动作引起的压力变化可迅速传递到整个脑脊液柱[125]。脊髓麻醉后，硬膜外腔注射局麻药甚至生理盐水也能增加阻滞平面。这部分内容将在脊髓 - 硬膜外联合麻醉部分单独讨论。

持 续 时 间

脊髓麻醉的持续时间取决于如何定义这个变量，例如，手术的麻醉持续时间少于阻滞完全消退时间。此外，手术的麻醉持续时间取决于手术部位，因为低位腰段和骶段水平的麻醉持续时间比头侧水平的长，即头侧水平的阻滞作用首先消退。麻醉持续时间主要受局麻药的剂量[97,125]、特性（影响其在蛛网膜下腔的清除）和添加剂（如果应用）的影响，后两者将在后面章节阐述。重比重溶液的麻醉持续时间短于等比重溶液[125]。

药 理 学

鞘内局麻药的临床效应通过脑脊液内药物的摄取、分布和清除实现。这些过程反过来在某种程度上取决于局麻药溶液的 pKa、脂溶性和蛋白结合率。除按药物结构（如酰胺或酯）分类外，临床上常根据局麻药作用的持续时间分为三类：短效局麻药（普鲁卡因、氯普鲁卡因、阿替卡因）、中效局麻药（利多卡因、丙胺卡因、甲哌卡因）和长效局麻药（丁卡因、布比卡因、左布比卡因、罗哌卡因）。局麻药的选择和剂量取决于手术预期持续时间和手术特点（部位、门诊）。表 56-4 列出一些脊髓麻醉常用局麻药相应的剂量、起效时间和作用持续时间。

短效和中效局麻药

普鲁卡因　普鲁卡因是一种短效的酯类局麻药和最古老的脊髓麻醉药之一，最初于 20 世纪早期作为脊髓麻醉药代替丁卡因。普鲁卡因随后被利多卡因取代，但随着利多卡因和短暂神经症（transient neurologic symptoms，TNS）受到关注，普鲁卡因作为一种作用快速的局麻药最近被重新应用。然而，由于失败率高于利多卡因，恶心更频繁且恢复缓慢[135]，因此，普鲁卡因并不常用。如果应用，常使用其重比重溶液，浓度为 10%，剂量介于 50～200mg 之间。

氯普鲁卡因　氯普鲁卡因是一种超短效的酯类局麻药，于 20 世纪 50 年代开始应用。氯普鲁卡因最初的普及应用是由于它被假性胆碱酯酶快速代谢。在产

表 56-4　脊髓麻醉常用局麻药的剂量、阻滞平面、起效和持续时间

局麻药混合液	剂量（mg）			持续时间（min）	起效时间（min）
	到 T_{10}	到 T_4	纯液	加肾上腺素（0.2mg）	
5% 利多卡因（加/不加葡萄糖）*	40~75	75~100	60~150[†]	20%~50%	3~5
1.5% 甲哌卡因（无葡萄糖）	30~45[‡]	60~80[§]	120~180[¶]	—	2~4
3% 氯普鲁卡因（加/不加葡萄糖）	30~40	40~60	40~90[‖]	N/R	2~4
0.5%~0.75% 布比卡因（无葡萄糖）	10~15	12~20	130~230[#]	20%~50%	4~8
0.5% 左布比卡因（无葡萄糖）	10~15	12~20	140~230[#]	—	4~8
0.5%~1% 罗哌卡因（加/不加葡萄糖）	12~18	18~25	80~210**	—	3~8

N/R：不推荐。
注意：持续时间取决于阻滞消退的测量，而不同研究之间的测量相差很大。
* 目前利多卡因不常用。
[†] 消退到 T_{12}[126-134]。
[‡] 注意：此剂量下最高阻滞平面为 T_{12}，但并不是所有患者。
[§] 注意：此研究中剂量 60mg 时平均最高阻滞平面为 T_5，不是 T_4。
[¶] 消退至 S_1。
[‖] 消退至 L_1。
[#] 消退至 L_2。
** 消退至 S_2

科硬膜外镇痛中，氯普鲁卡因产生很小的全身或胎儿效应。然而，由于有报道神经损伤与过去曾用于制备该药的防腐剂有关，因此，氯普鲁卡因作为脊髓麻醉药受到质疑[136-139]（见并发症部分）。最近，在门诊手术的脊髓麻醉中应用氯普鲁卡因日趋增多。现代制备的氯普鲁卡因溶液不含防腐剂，小剂量（30~60mg）注射即可产生可靠、短效的脊髓麻醉[126]，并且比普鲁卡因、利多卡因和布比卡因恢复快[140-144]。使用现代制备的氯普鲁卡因，仍可能发生 TNS，尽管其发生率（0.6%）远低于利多卡因（14%）[145-147]。

阿替卡因　阿替卡因是一种相对新型的酰胺类局麻药，也含有一个酯键。酯键可被非特异性胆碱酯酶分解。阿替卡因自 1973 年安全地应用于牙神经阻滞以来，目前已被广泛应用。虽然没有广泛调查鞘内应用阿替卡因的情况，但有研究表明，添加或不添加葡萄糖的阿替卡因 50~80mg 可以产生快速起效的脊髓麻醉，持续时间约 1h，恢复比布比卡因快[148-149]。

利多卡因　利多卡因是一种亲水的、蛋白结合率低的酰胺类局麻药。它起效快，为中效局麻药，剂量

50~100mg 利多卡因脊髓麻醉可用于 1.5h 以内的短小手术。习惯上将利多卡因配制成含 7.5% 葡萄糖，浓度为 5% 的溶液，此溶液与永久性神经损伤和 TNS 有关。尽管人们努力降低药物和葡萄糖的浓度[150-151]，但是鞘内应用利多卡因已经减少，至今仍未恢复。

丙胺卡因　丙胺卡因是一种以利多卡因结构为基础的酰胺类局麻药。1965 年开始应用于临床。它是中效局麻药，可用于门诊手术[152]。2% 重比重丙胺卡因 40~60mg 可阻滞至 T_{10} 平面，持续时间为 100~130min，而丙胺卡因 20mg 联合芬太尼已成功应用于门诊膝关节镜手术[153]。丙胺卡因很少引起 TNS[152, 154-155]。大剂量（>600mg）丙胺卡因可导致高铁血红蛋白血症。用于脊髓麻醉的剂量应该是安全的，但是有报道高铁血红蛋白血症可发生在硬膜外注药之后[156]。

甲哌卡因　甲哌卡因是另一短效的酰胺类局麻药。1962 年首次应用于脊髓麻醉。最初被配制成重比重溶液。由于重比重甲哌卡因脊髓麻醉后 TNS 发生率与利多卡因相似[147]，因此，目前已很少用于脊髓麻醉，尽管等比重甲哌卡因脊髓麻醉后 TNS 发生率较低[157-159]。

常用剂量为 30 ～ 80mg，可使用或不使用添加剂。甲哌卡因的作用持续时间稍长于利多卡因[160]。

长效局麻药

丁卡因 丁卡因是一种酯类局麻药，其代谢率是氯普鲁卡因的 1/10。它有 niphanoid 晶体（20mg）和 1% 等比重溶液（2ml，20mg）两种规格的包装。使用 niphanoid 晶体时，先加入 2ml 无防腐剂的灭菌盐水可配制成 1% 溶液。1% 丁卡因溶液加入 10% 葡萄糖即可配制成 0.5% 重比重溶液。丁卡因 5mg 和 15mg 可分别用于会阴和腹部手术。丁卡因溶液通常加血管收缩剂，因为单独应用时其作用持续时间不恒定。虽然这些血管收缩剂可使阻滞时间延长至 5h[161-164]，但是添加去氧肾上腺素与 TNS 的发生密切相关[165]。

布比卡因 布比卡因于 1963 年开始应用于临床，是一种蛋白结合率高的酰胺类局麻药。它的 pKa 较高，故起效慢。适用于持续时间 2.5 ～ 3h 的手术（见表 56-4）[166-167]。常用 0.25%、0.5%、0.75% 布比卡因等比重溶液和 0.5%（在欧洲）、含 80mg/ml 葡萄糖的重比重布比卡因溶液。在室温下，与脑脊液比，布比卡因纯液实际上是轻微的低比重。应用小剂量其麻醉恢复时间与利多卡因相似[168-170]，因此小剂量布比卡因适用于门诊手术。最近一项系统评价的结论表明[171]，4 ～ 5mg 的布比卡因重比重溶液单侧脊髓麻醉可满足短时间的膝关节镜手术。布比卡因很少与 TNS 的发生有关。

左布比卡因 左布比卡因是消旋布比卡因的单一左旋镜像体。与布比卡因比，相似剂量的左布比卡因起效和持续时间相似，但其药效似乎稍弱于布比卡因[129]。然而，大多数临床研究表明，相同剂量的左布比卡因和布比卡因脊髓麻醉时，两者临床效果没有差异[129, 172-174]。与布比卡因比，左布比卡因最主要的优点是心脏毒性小[175-176]，而布比卡因用于脊髓麻醉时只是理论上的风险要大于实际的风险。

罗哌卡因 罗哌卡因于 1996 年开始应用于临床，是另一种蛋白结合率高的酰胺类局麻药。罗哌卡因的结构与布比卡因相似，两者 pKa 相同（8.1），因此罗哌卡因起效慢、作用时间长。与布比卡因比，罗哌卡因脊髓麻醉的优点是心脏毒性小，运动和感觉阻滞程度差异大，即运动阻滞轻。随后发现，罗哌卡因的效能只是布比卡因的 0.6[179-181]。与布比卡因相同剂量的罗哌卡因脊髓麻醉时，运动阻滞稍微减轻，恢复更快[8, 182-184]。

脊髓麻醉添加剂

添加剂与局麻药联合或单独注入脑脊液均作用于脊髓和神经根而产生直接镇痛作用或者延长感觉和运动阻滞的持续时间。因此，联合应用这些添加剂可减少局麻药的需要量，达到相同程度的镇痛效果，同时具有运动阻滞轻、恢复快的优点。

阿片类药物 脑脊液中阿片类药物的效应是复杂的。包括直接激活脊髓背角阿片受体、经脑脊液转运后激活大脑阿片受体和血管吸收后产生的外周与中枢系统的效应。各部位的效应取决于阿片类药物的给药剂量和理化性质（尤其是脂溶性）。与亲水性阿片类药物比，高脂溶性药物如芬太尼和舒芬太尼起效快、作用持续时间短。除增加神经组织的吸收外，高脂溶性还可促进血管（全身效应）和脂肪组织对药物的快速吸收，故亲脂性阿片类药物在脑脊液中的扩散亲水性阿片类药物（如吗啡）更为局限，说明药物在脑脊液吸收和消除越慢，扩散范围范越广。因此，亲水性阿片类药物发生迟发性呼吸抑制的风险更大，虽然很罕见，但却是鞘内注射阿片类药物最严重的并发症。神经组织和血管吸收的程度也影响鞘内应用阿片类药物的效能。如鞘内和静脉应用吗啡的效能之比为（200 ～ 300）：1。然而，以上两种途径给予芬太尼或者舒芬太尼的效能之比为（10 ～ 20）：1[185]。除了呼吸抑制，鞘内注射阿片类药物的其他不良反应包括恶心呕吐、皮肤瘙痒和尿潴留。这些将在后面的并发症部分讨论。

亲水性阿片类药物 无防腐剂的吗啡是脊髓麻醉中最广泛应用的亲水性阿片类药物。它起效慢，镇痛作用达 24h[186]。剖宫产术的患者鞘内注射吗啡（100μg）不但提供充分的镇痛，而且不良反应少，但骨科大手术鞘内注射吗啡的最有效剂量尚不明确[187]。在髋或膝关节手术中，鞘内注射吗啡剂量达 300μg 或以上时，镇痛效果并未随剂量增加而改善，但不良反应却增加。单独鞘内注射剂量高达 500μg 的吗啡可用于腹部大手术或开胸手术，这种给药方法日趋普遍，并且可作为一种以局麻药为基础的硬膜外镇痛的简单替代方法。阿片类药物的起效和最佳的剂量尚未清楚。总之，鞘内应用吗啡的益处似乎在腹部手术的患者最为显著，尤其在最初 24h 内[186, 188]。

二乙酰吗啡目前仅在英国应用。它是一种脂溶性的药物前体，能透过硬膜，在脑脊液中清除均比吗啡快。一旦进入脊髓背角内，二乙酰吗啡转化为吗啡和一乙酰吗啡，后两者均为 μ 受体激动剂，作用持续时间相对较长。在英国，剖宫产术患者的二乙酰吗啡的推荐剂量为 0.3~0.4mg[189]，并广泛用于替代吗啡。

脊髓麻醉中应用氢吗啡酮的相关资料较少。氢吗啡酮通常通过硬膜外腔给药，将在后面内容中讨论。有限的资料表明，鞘内注射氢吗啡酮 50~100μg 产生镇痛作用和不良反应与给予吗啡 100~200μg 剂量相当。然而，氢吗啡酮没有经过完整的神经毒性检测，也没有显示出比吗啡有任何优势[190]。

哌替啶是一种中等脂溶性阿片类药物，但是它具有局麻药的一些特性，并作为鞘内药物（剂量范围为 0.5~1.8mg/kg）单独应用于产科和普通外科[191-192]。小剂量哌替啶可与局麻药联合应用。与安慰剂比，哌替啶 10mg 和 20mg 均可改善镇痛效果[193]，尽管不良反应更常见于剂量较大者。由于其他阿片类药物可以应用，加上其神经毒性尚未明了，因此，哌替啶并不常用。

脂溶性阿片类药物 芬太尼和舒芬太尼常用于产科的分娩镇痛和剖宫产术，这些将在别处讨论（见第 77 章）。在分娩早期给予舒芬太尼 2~10μg 和芬太尼 25μg 均可产生相同镇痛作用[194-197]。在经尿道前列腺切除术中，与小剂量布比卡因联合应用时，舒芬太尼 5μg 比芬太尼 25μg 产生更强的镇痛作用[198]。芬太尼起效迅速（10~20min），持续时间相对较短（4~6h），常用于门诊手术（剂量为 10~30μg）。在布比卡因中加入芬太尼，虽然可以减少局麻药的剂量和延长镇痛时间[199]，但可能增加不良反应和延迟出院时间[171]。

血管收缩剂 血管收缩剂如肾上腺素和去氧肾上腺素加入局麻药中可延长感觉和运动阻滞时间。作用机制为 α₁ 受体介导的血管收缩使局麻药吸收减少。肾上腺素可能也通过 α₂ 受体效应增强镇痛作用。传统观点认为，肾上腺素 0.1~0.6mg 可延长丁卡因脊髓麻醉的持续时间，但不能延长布比卡因或者利多卡因脊髓麻醉的持续时间[22]。这一观点实属推测，因为局麻药的舒张血管作用不同，利多卡因和布比卡因可引起血管扩张，而丁卡因不引起血管扩张。然而，有研究通过测量低位胸段皮节中两节段的减退和所在腰骶段脊髓支配的手术操作部位疼痛的出现，结果提示加入肾上腺素可以延长利多卡因脊髓麻醉的持续时间[200-201]。同样的，加入肾上腺素后布比卡因脊髓麻醉的持续时间可能延长，但由于布比卡因作用时间长，故一般不加肾上腺素。值得关注的是，强烈的血管收缩作用可

能危及脊髓的血液供应。然而，尚未有人类的证据支持这一理论，在动物研究中[164, 202-204]，鞘内注射肾上腺素（0.2mg）或者去氧肾上腺素（5mg）并没有减少脊髓血流。去氧肾上腺素 2~5mg 可延长利多卡因和丁卡因脊髓麻醉的持续时间，与肾上腺素延长程度相似[201, 205]，但去氧肾上腺素不能延长布比卡因脊髓麻醉的持续时间[206-207]。Concepcion 和他的同事[208] 分别将肾上腺素（0.2mg 和 0.3mg）和去氧肾上腺素（1mg 和 2mg）加入丁卡因进行比较，发现两者对丁卡因脊髓麻醉的持续时间的影响无差异。Caldwell 和他的助手[163] 使用了更大剂量血管收缩剂（肾上腺素 0.5mg 和去氧肾上腺素 5mg）进行研究，发现去氧肾上腺素比肾上腺素更能明显延长丁卡因脊髓麻醉的作用时间。但因去氧肾上腺素与 TNS 发生有关，因此，去氧肾上腺素加入局麻药的普及性已经下降[165, 209]。

α₂-激动剂 可乐定、右美托咪定和肾上腺素均可作用于脊髓背角的节前和节后 α₂ 受体。激活突触前受体可减少神经递质的释放，而突触后受体的激活可引起超极化和减少脉冲传导[210]。在剂量 15~225μg 范围内，可乐定可延长感觉和运动阻滞时间约 1h 和改善镇痛作用，并且减少 40% 吗啡用量[211-215]。与吗啡比，可乐定似乎较少引起尿潴留，但是和静脉给予可乐定一样，鞘内注药也可以引起低血压。一项系统评价指出，与鞘内注射可乐定相关的低血压与剂量无关，心动过缓的风险并不增加[216]。鞘内应用可乐定时，可产生镇静作用，高峰在 1~2h 内，持续时间达 8h[210]。右美托咪定对 α₂ 受体的选择性大约是可乐定的 10 倍[217]。仅仅 3μg 的右美托咪定就能延长运动和感觉阻滞时间，而且血流动力学保持稳定[218-219]。

其他药物 鞘内给予新斯的明 10~50μg 可产生镇痛作用[220-221]。业已证明，鞘内应用新斯的明可以延长运动与感觉阻滞，减少术后镇痛药的需要量。新斯的明抑制乙酰胆碱的分解，增加乙酰胆碱浓度，而乙酰胆碱具有镇痛作用。新斯的明还可刺激脊髓释放一氧化氮。然而，它会引起恶心呕吐、心动过缓，大剂量应用时还引起下肢无力[222-223]。因此，新斯的明并未广泛应用[224]。咪达唑仑是一种 γ-氨基丁酸受体激动剂，鞘内给予 1~2mg 同样可延长感觉与运动阻滞时间，减少术后镇痛剂的需要量，且无 α₂ 受体激动剂或者阿片类药物的不良反应。早期的研究更多关注咪达唑仑对脊髓的毒性作用，但是最近的研究证实是安全的[225]。氯胺酮、腺苷、曲马朵、镁和非甾体消炎药也可通过鞘内途径给药，但是有待进一步研究来

证实这些药物是否具有临床价值。

技术

脊髓麻醉技术划分为一系列的步骤（即 4P 步骤）：准备（preparation），体位（position），体表投影（projection）和穿刺（puncture）。

准备　实施操作前应履行知情同意步骤，并详细记录已经讨论的风险（见并发症部分，后面讨论）。实施脊髓麻醉时，复苏设备一定要随时可用。患者应有足够的静脉通路，并监测患者脉搏氧饱和度、无创血压和心电图。目前，脊髓麻醉穿刺包较为常用，它包括中央有孔的灭菌单、棉签和擦子、注射器、穿刺针、过滤器、脊髓麻醉穿刺针、无菌溶液和用于皮肤浸润麻醉的局麻药。当用于脊髓麻醉的局麻药可供选择时，阻滞持续时间应与手术操作和患者相应的参数相匹配（表 56-4）。

脊髓麻醉针最重要的特点是针尖的形状和针的直径。针尖的形状分成两类：一类是切断硬膜的，另一类为圆锥形的、铅笔尖样针尖。Pitkin 和 Quincke-Babcock 穿刺针属于前者，Whitacre 和 Sprotte 穿刺针属于后者（图 56-4）。Whitacre 穿刺针侧孔较小。如果选择连续脊髓麻醉技术，选择 Tuohy 或者其他薄壁针可便于置入导管。使用直径小的穿刺针可以降低硬膜穿破后头痛的发生率，22G 穿刺针发生率为 40%，而 29G 穿刺针发生率则小于 2%。然而，使用直径大的穿刺针可以改善穿刺针置入时的触感，虽然 29G 穿刺针使用硬膜穿破后头痛的发生率低，但其失败率却增加[226-227]。铅笔尖样穿刺针可提供更好的进入不同解剖层次时的触感，但是最重要的是它们可减少硬膜穿破后头痛的发生率。25G、26G 和 27G 铅笔尖样穿刺针可能是最好的选择。导引穿刺针特别有助于引导直径更小的脊髓麻醉穿刺针。目前脊髓麻醉穿刺包配有专门带旋锁的穿刺针和注射器，这种设计可防止鞘内注射时出现意外脱落，但是仍然要确认被吸入"专用"连接注射器内的药物剂量（图 56-4）。

无菌技术是最重要的问题。引起脊髓麻醉后细菌性脑膜炎最常见的生物体是链球菌，它是一种口腔寄生菌，因此，强调戴口罩的目的应作为无菌操作的组成部分。操作前必须清洗手和前臂，并且不能佩戴首饰。一些溶液可用于消毒患者的背部，如氯己定、酒精（单独应用或联合应用）或者碘溶液。氯己定和酒精联合应用被认为是最有效的[229-231]。如果选择氯己定，皮肤穿刺前应等待溶液完全干燥极为重要，因为氯己定具有神经毒性作用。

体位（参见第 41 章）　患者的体位主要有三种：侧卧位、坐位和俯卧位，每种体位都因各种特殊情况而有其优点。某种特定体位的优点尚未明确。在产科患者中，已有一些小样本研究表明，与侧卧位相比，坐位虽然起效时间相对较慢，但操作者完成穿刺阻滞更快[232]（见第 77 章）。目前的共识指南要求，椎管内麻醉应该在患者清醒状态下进行[76]，医生和患者认为弊大于利的情况除外。全身麻醉或深度镇静可以掩盖穿刺针靠近神经组织时患者对疼痛和感觉异常的认知反应。

患者侧卧位有利于使用镇静药（如果需要），比坐位更少依赖训练有素的助手，患者更舒适。让患者后背与手术台边缘平行并离麻醉医师最近，大腿屈向腹部，颈部弯曲使前额与膝盖尽可能靠近，从而最大限度"打开"椎间隙。在摆体位过程中助手的作用极为关键，助手应鼓励并帮助患者达到理想的侧卧位。由于臀部和肩膀的大小比例不同，女性的脊柱可能头侧倾斜，而男性则相反。患者体位的摆放应最有利于低比重、等比重或重比重药液向支配手术区域的神经扩散。

患者坐位时脊柱中线的位置相对比较容易确认，特别对于肥胖或脊柱侧弯导致脊柱解剖中线难以定位者，坐位尤为适用。采用坐位时，患者足下垫一小凳，膝上置一软枕，或者使用特制的坐台。助手维持患者于垂直位，同时使其头、臂屈曲于枕头上，肩部放松，嘱患者向后"顶出"腰部，使腰椎椎间隙展开。采用

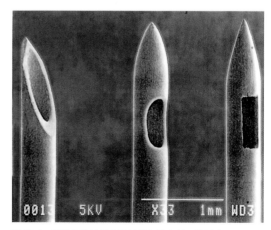

图 56-4　脊髓麻醉针针尖设计的扫描电子显微照片：Quincke（左），Sprotte（中），和 Whitacre（右）*(Adapted from Puolakka R, Andersson LC, Rosenberg PH: Microscopic analysis of three different spinal needle tips after experimental subarachnoid puncture, Reg Anesth Pain Med 25:163, 2000.)*

这一体位的患者切忌过度镇静。坐位时低血压也更常见。

俯卧位较少使用，但当手术操作需要维持此体位时可以选择俯卧位（通常是改良的"折刀"位）。这类情况包括直肠、会阴或腰椎手术。采用这一体位时，麻醉医师可能要抽吸才能见脑脊液，因为采用这一体位时脑脊液的压力减小。

体表投影和穿刺　正中入路法有赖于患者和助手减少腰椎前凸的能力，从而允许穿刺针于相邻棘突之间到达蛛网膜下腔，通常在 $L_2 \sim L_3$、$L_3 \sim L_4$ 或 $L_4 \sim L_5$ 间隙进行穿刺。脊髓终止于 $L_1 \sim L_2$ 水平，所以应该避免在此水平以上行穿刺。嵴间线即两髂嵴间的连线，传统上对应 L_4 椎体或 $L_4 \sim L_5$ 间隙水平，但是这个定位标志的可靠性在最近的超声研究中遭到质疑[233]。在选定合适的椎间隙后，在椎间隙打好局麻皮丘，将引导器以轻微斜向头侧 $10° \sim 15°$ 的角度通过皮肤、皮下组织和棘上韧带，穿透棘间韧带。触诊的手指抓住引导器并将其稳定好，另一手以投飞镖姿势持脊髓麻醉针，以小指为支架顶住患者的背部，以防患者活动导致穿刺针比预期穿入过深。穿刺针斜口与硬膜纤维纵向平行，缓慢进针以增强对组织面的手感并防止针偏向神经根，直到出现穿刺针穿过黄韧带和硬膜时产生的特征性阻力改变时，停止进针。穿破硬脑膜时，通常会有轻微的"嘭"的感觉。此时，抽出针芯，脑

脊液应该从针头接口流出。针的内径越小，脑脊液流出的时间越久，特别是采用非坐位穿刺的患者。若脑脊液未流出，以 $90°$ 为单位旋转穿刺针直至脑脊液流出。若旋转任一 1/4 圆周都没有脑脊液流出，则将穿刺针进入几毫米再次检查各个 1/4 圆周方向有无脑脊液流出。若仍然没有脑脊液而且进针的深度与患者（皮肤到蛛网膜的距离）情况相符，则应拔出穿刺针和引导器重新穿刺。无脑脊液流出的常见原因是穿刺针偏离中线（图 56-5）。

脑脊液顺利流出后，麻醉医师的非利手（如右利手的左手）手背靠紧患者后背并固定穿刺针，另一只手将装有治疗剂量麻醉药的注射器与穿刺针相连。若脑脊液抽吸回流顺畅，则以约 0.2ml/s 的速度注射麻醉药，注射完毕后，抽出 0.2ml 脑脊液并再次注入蛛网膜下腔，以确认穿刺针位置并清除针内残留的局麻药。

旁正中穿刺法利用了比较宽大的"蛛网膜下腔目标"，穿刺针稍微偏离中线也可以进入（图 56-6）。旁正中穿刺法尤其适用于棘间韧带有钙化的患者。应用旁正中穿刺法最常见的错误是进针点距中线太远，导致穿刺针被椎板阻挡。在应用旁正中穿刺法时，在穿刺间隙的相应棘突下方和旁开各 1cm 处做局麻皮丘。随后用稍长的针（比如 $3 \sim 5cm$）向头侧面深部组织浸润麻醉。脊髓麻醉引导器和穿刺针与矢状面成 $10° \sim 15°$ 角向头侧面进入（见图 56-6）。与正中入路穿刺法相似，旁正中穿刺法最常见的错误是穿刺针在

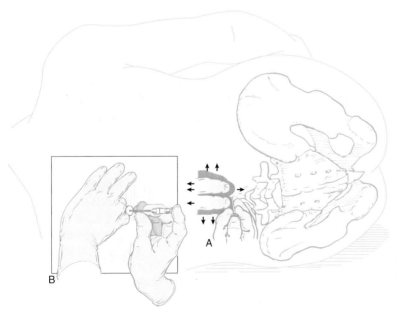

图 56-5　腰椎穿刺。A. 触诊的手指以"侧 - 侧、头 - 尾"方向滑动，以确定椎间隙；B. 穿刺过程中，穿刺针应以三角架的方式稳定于手中，类似手投飞镖的姿势

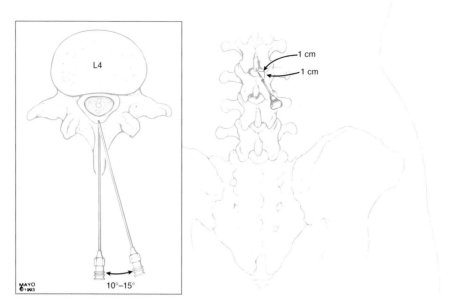

图 56-6 椎管内麻醉时正中入路穿刺法和旁正中穿刺法的脊柱解剖。插图内所示的正中入路穿刺法只需要掌握两个平面的解剖投影：矢状面和水平面。插图内与后位像图所示旁正中穿刺法需要额外考虑斜面位，但在不能配合降低腰椎前凸程度的患者容易操作一些。此法穿刺针在穿刺间隙上位棘突下方和旁开各 1cm 处进针。与矢状面约成 15° 进针，如插图所示

开始进针时与头侧成角太大。然而，如果穿刺针接触到骨面，则向头侧方向轻微重新调整进针方向。若在较深的位置再次遇到骨面，继续向头侧轻微倾斜，就像穿刺针在骨面上"滑行"。就旁正中穿刺法而言，因为穿刺针不经过棘上韧带和棘间韧带，所以只有穿刺针到达黄韧带后才能感觉到韧带和硬膜的特征性感觉。脑脊液出来后，实施阻滞的方法与正中入路穿刺法相同。

特殊脊髓麻醉技术

连续脊髓麻醉

连续脊髓麻醉可以逐渐增加局麻药的剂量，可采用可预见性的滴定法给药达到合适的阻滞平面，其血流动力学稳定性比单次腰麻好[40]。连续脊髓麻醉对于重度主动脉瓣狭窄患者和合并复杂心脏病的孕妇的动脉血压控制有帮助。在产科，连续脊髓麻醉也可以用于病理性肥胖和以前有腰椎手术史导致药物在硬膜外腔扩散受阻的患者。对长时间手术和全麻有高风险的择期开腹手术患者，脊髓导管可以在脊髓 - 硬膜外联合麻醉（CSE）中选择使用[234]。如实施连续脊髓麻醉，腰椎穿刺时应选择有典型侧面开口的穿刺针（图56-7）。可以选用正中入路穿刺法或旁正中穿刺法，一些专家认为使用旁正中穿刺法更易置管[235]。导管置入蛛网膜下腔 2 ~ 3cm 后，于导管外退出穿刺针。导管一定不能从针的切轴拔出，以防导管被切断并遗留在硬膜外腔。在退出穿刺针过程中，要注意防止导管置入过深。脊髓微导管的置入与马尾综合征有关[5]，这可能是由于局麻药聚集在腰大池的缘故。"管内针"装置也可以用于连续脊髓麻醉，可以减少导管周围脑脊液的渗漏[236]，但这会增加置管的难度[236]。最后，不能把硬膜外使用的局部麻醉药的剂量注入或快推到脊麻管，同时应该严格注意无菌原则。

单侧脊髓麻醉和选择性脊髓麻醉

单侧脊髓麻醉和选择性脊髓麻醉的方法有些相似，两者都涉及通过利用患者的体位和姿势使患者（术后）快速恢复的小剂量麻醉技术。最近的一项系统评价发现，侧卧位采用重比重液布比卡因 4 ~ 5mg 可以满足关节镜手术[171]。采用同样的单侧脊髓麻醉术使用布比卡因 8mg 可以用于单侧腹股沟疝修补术。在选择性脊髓麻醉，尽可能以最小剂量麻醉药来达到麻醉特定区域的感觉纤维阻滞[237-238]。关于具体麻醉

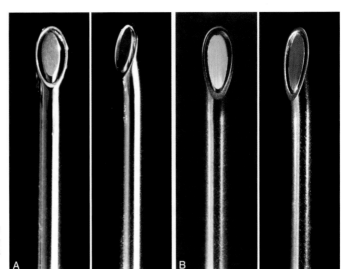

图 56-7 连续脊髓麻醉针示例，包括一次性的 18G Hustead 针（A）和 17G Tuohy 针，两者的远端都设计有成可控制导管置入方向的斜角开口。20G 的硬膜外导管可与此类针配套使用

药剂量细节讨论，在门诊手术麻醉的章节有详尽阐述（见第 89 章）。

阻滞的监测

实施脊髓麻醉，要对麻醉起效的时间、阻滞的范围和运动感觉阻滞的程度进行评估。同时，因为交感神经阻滞后可导致循环变化，故也应监测心率和血压。有多种方法可以评估感觉阻滞，但是，分别代表 C 纤维和 A-δ 纤维的冷刺激和针刺方法要比反映 A-β 纤维的机械刺激（比如触、压和纤毛机械刺激针）更常用。通常冷感觉（用氯乙烷喷雾、冰块或酒精局部测试）最先丧失，其次是针刺感丧失（用针刺皮肤表面而不刺破皮肤测试）[20]。最后是触觉丧失。阻滞区域节段的平面高度随评估方法的不同而有所差异，但总的来说，用冷感觉测定的平面最高，用针刺感测定的平面稍低，用触觉测定的平面阻滞最低[239]。评估麻醉平面的前提是假设对这些刺激的感觉消失等同于疼痛纤维的阻滞，但事实未必如此[240]。另外可以用电的方法和化学实验方法进行疼痛评估，但轻轻针刺仍是最简单的方法[91,241]。运动阻滞也可以通过多种方法测定。尽管仅代表腰骶部运动纤维，但改良 Bromage 评分（框 56-1）最常用于运动阻滞测定[242]。肌电图和肺功能测定可以用于测定腹部和胸部运动功能，但这些测定不具有广泛实用性和具体性。

在实践中，通常结合交感神经阻滞、充分的感觉阻滞水平和运动阻滞（通过不能直腿抬高来确定腰部

框 56-1　改良 Bromage 评分

- 0 分：无运动神经阻滞
- 1 分：不能抬腿；膝部和足部能动
- 2 分：不能抬腿和屈膝；足部能动
- 3 分：肢体完全阻滞

神经被阻滞）来确定脊髓麻醉有效。通常认为通过冷感觉或针刺觉确定阻滞平面比手术刺激所需要平面高两个至三个节段即可达到足够麻醉效果。

硬膜外麻醉

影响硬膜外阻滞平面的因素

硬膜外间隙是一个具有伸缩延展性的间隙，药物在其内可以通过扩散、血管转运和渗漏进行扩散和清除。药物在硬膜外间隙的扩散和阻滞平面与多种因素有关，并不是所有的因素（表 56-5）都可以由麻醉医师掌控[26]。

药物因素

在硬膜外腔用药后，药物的容量和注射总剂量是影响阻滞平面最重要的药物相关因素。总的原则是阻滞每个节段需要的麻醉容量为 1～2ml。尽管麻醉添加剂（如碳酸氢盐、肾上腺素和阿片类）可以影响麻醉起效、麻醉效果和麻醉与镇痛持续的时间，但不影

表 56-5　影响硬膜外局麻药分布和阻滞平面的因素

	很重要	一般重要	不重要
药物因素	体积 剂量	浓度	添加剂
患者因素	高龄 妊娠	体重 身高	
操作因素	注射部位	临近体腔的压力 患者体位	注射速度 针孔方向

Adapted from Visser WA, Lee RA, Gielen MJM: Factors affecting the distribution of neural blockade by local anesthetics in epidural anesthesia and a comparison of lumbar versus thoracic epidural anesthesia, Anesth Analg 2008;107:708-721

表 56-6　硬膜外使用 20～30ml 局麻药相应的起效时间和镇痛持续时间

药物	浓度（%）	起效时间（min）	持续时间（min）	
			纯液	1:200000 肾上腺素
氯普鲁卡因	3	10～15	45～60	60～90
利多卡因	2	15	80～120	120～180
甲哌卡因	2	15	90～140	140～200
布比卡因	0.5～0.75	20	165～225	180～240
依替卡因	1	15	120～200	150～225
罗哌卡因	0.75～1.0	15～20	140～180	150～200
左布比卡因	0.5～0.75	15～20	150～225	150～240

Data from Cousins MJ, Bromage PR: Epidural neural blockade. In Cousins MJ, Bridenbaugh PO, editors: Neural blockade in clinical anesthesia and management of pain. Philadelphia, 1988, JB Lippincott, pp 255

响药物的扩散。

患者因素

年龄可影响硬膜外麻醉的阻滞平面[26]。在胸部硬膜外麻醉时，阻滞平面与年龄的相关性更强，有研究发现在老年患者中局麻药的容量减少 40%（见第 80 章）[243]。可能的原因包括：通过椎间孔渗漏的局麻药减少、硬膜外腔的顺应性降低导致扩散范围增大，或老年人神经敏感性增强。与脊髓麻醉一样，只有患者的身高对局部麻醉药在硬膜外腔的扩散有影响，患者的体重无论对胸部或腰部硬膜外麻醉的阻滞平面影响都无明显相关性[244]。与其他患者相比，在达到同样的硬膜外麻醉效果时，孕妇对局部麻醉药的需要量减少。尽管这可能是由于继发腹压增高导致的硬膜外静脉淤血所致，但在早期妊娠患者局麻药用量同样也减少[245]。此外，持续气道正压也使胸部硬膜外阻滞平面增高。

操作因素

注药的节段水平是影响硬膜外阻滞平面的最重要的操作相关因素。在颈椎区域，注药主要是朝尾侧扩散，在正中胸段药物向头侧和尾侧同时扩散，在胸段下部药物主要向头侧扩散[248]。腰段硬膜外注药时药物向头侧扩散较尾侧多。一些研究表明，在胸段和腰段注射同样容量的局部麻醉药，在胸段阻滞的总神经节段比腰段多。已经证实患者的体位对腰段硬膜外注药的扩散有影响，侧卧位时药物在低位侧更容易扩散并起效更快[249]。坐位和仰卧位不影响硬膜外阻滞平面。但是头低位可以增加产科患者的药物扩散平面[250]。针尖斜面的朝向和注射速度不影响药物注射的扩散。

药　理　学

硬膜外可用的局麻药可以分为短效、中效和长效局麻药。根据使用的药物种类不同和局麻药添加剂的使用（表 56-6），在硬膜外间隙单次使用局麻药可以提供 45min 至 4h 的外科麻醉。由于硬膜外导管留置在合适的位置，因此通过追加局麻药来维持的基本麻醉和常规术后镇痛的时间得以延长。

短效和中效局麻药

普鲁卡因　与脊髓麻醉相似，普鲁卡因在硬膜外麻醉也不常用。5% 的普鲁卡因起效慢，且阻滞的效果不确切可靠。

氯普鲁卡因　浓度为 2% 和 3% 的无防腐剂氯普鲁卡因都可以用于硬膜外注射，因为前者可能无肌松作用，所以后者更适用于手术麻醉。3% 的氯普鲁卡因 10~15min 起效，持续时间 60min。添加肾上腺素后持续时间可以延长至 90min。在不含防腐剂剂开发之前，大剂量（>25ml）使用氯普鲁卡因可导致腰背部深部组织烧灼感疼痛[251]。有学者认为这是由于乙二胺四乙酸螯合钙后引起局部低钙血症所致。此外，氯普鲁卡因可以拮抗硬膜外吗啡的作用[242]。这可能是阿片类受体被氯普鲁卡因或其代谢产物拮抗的缘故。外周 pH 值的降低导致的细胞内信使拮抗和可用吗啡的量减少也是产生这样结果的可能机制。但是吗啡和氯普鲁卡因不是理想的用药组合，因为添加吗啡后会导致氯普鲁卡因短效作用的优势减弱。

阿替卡因　阿替卡因在硬膜外麻醉中不常用，尚未进行广泛研究。有研究显示，2% 的阿替卡因与利多卡因相比，两者的硬膜外效果、扩散程度、持续时间和运动阻滞相似[252]。阿替卡因也可以用于产科硬膜外镇痛。

利多卡因　利多卡因可用浓度为 1% 和 2% 的溶液，10~15min 起效，持续时间为 120min，若添加肾上腺素其作用时间可延长至 180min。与脊髓麻醉不同，TNS 与硬膜外使用利多卡因关系不大。

丙胺卡因　丙胺卡因可用浓度为 2% 和 3%。2% 的丙胺卡因可以产生感觉阻滞，而运动阻滞轻微。其起效时间为约 15min，持续时间约 100min。与利多卡因相比，丙胺卡因感觉阻滞作用更明显，作用持续时间更长（与同族药物不同）[242]。大剂量使用时，丙胺卡因与高铁血红蛋白血症有关[156, 254]。

甲哌卡因　甲哌卡因常用剂型有 1%、1.5% 和 2% 无防腐剂制剂。浓度 2% 的剂型起效时间与利多卡因相似，15min 起效，持续时间稍微延长（添加肾上腺素可达 200min），这一特点使一些（医疗）中心在中等长时间的手术优先选择此药。

长效局部麻醉药

丁卡因　由于丁卡因的阻滞平面不可靠，大剂量使用可导致全身毒性反应，因此在硬膜外麻醉中并不常用。

布比卡因　布比卡因临床可用浓度为 0.25%、0.5% 或 0.75% 的无防腐剂溶液。起效时间为 20min，持续时间达 225min，添加肾上腺素仅稍微延长作用时间（达 240min）。低浓度（如 0.125%~0.25%）的布比卡因可用于镇痛。但是，其不良反应包括：心血管系统、中枢神经系统的毒性反应以及大剂量使用时潜在的运动阻滞作用。0.5% 和 0.75% 布比卡因溶液可以用于手术麻醉。脂质体布比卡因在硬膜外麻醉中的使用目前正进行研究。硬膜外单次注射 0.5% 的脂质体布比卡因起效时间与普通布比卡因相似，但其镇痛时间更长[255]。单次注射脂质体布比卡因与普通布比卡因相比，毒性并未增强，心血管的安全性也无差异，其优点是与吗啡缓释剂（随后阐述）一样，不需要置入硬膜外导管。反之，在任何情况下需要终止硬膜外给药时，这一缓释注射剂可控性不强。

左布比卡因　左布比卡因在硬膜外麻醉用于手术的浓度为 0.5%~0.75%，用于镇痛的浓度为 0.125%~0.25%。左布比卡因硬膜外麻醉的临床效果与布比卡因相同[129, 256-257]。与布比卡因相比，左布比卡因的优点是心脏毒性较小[175, 258]。

罗哌卡因　罗哌卡因的可用浓度为 0.2%、0.5%、0.75% 和 1.0% 的无防腐剂制剂。0.5%~1.0% 的浓度用于外科手术，0.1%~0.2% 的浓度用于镇痛。与布比卡因相比，罗哌卡因的安全性更高[259-260]。动物研究数据表明，布比卡因引起惊厥的阈值比罗哌卡因低 1.5~2.5 倍。罗哌卡因的心脏毒性更低。相同浓度的罗哌卡因与布比卡因和左布比卡因相比，临床作用基本相似。罗哌卡因作用时间稍短，运动阻滞作用较轻。运动阻滞减弱实际上是反映这些药物的不同效能，而不是罗哌卡因真正的运动阻滞作用减弱。硬膜外使用罗哌卡因的效能比布比卡因低 40%[179-180, 261]。

硬膜外添加剂

血管收缩药　肾上腺素可减少硬膜外腔血管对局麻药的吸收。不同的局麻药对肾上腺素的反应不同。

反应最强的是利多卡因、甲哌卡因和氯普鲁卡因（延长50%），反应稍弱的是布比卡因、左布比卡因和依替卡因。因罗哌卡因有内在的收缩血管作用（见表56-6），故对肾上腺素的反应有限。因为肾上腺素可以吸收入脑脊液作用于脊髓背角的 α_2 受体，所以其本身也可能有一定的镇痛作用[263]。去氧肾上腺素在硬膜外麻醉的使用不及在脊髓麻醉中使用广泛，可能是由于其在硬膜外使用时对局部麻醉药血药浓度峰水平的降低作用不如肾上腺素有效[264]。

阿片类药物　阿片类药物能够协调增强硬膜外局部麻醉的镇痛作用，而不延长运动阻滞。联合使用局麻药和阿片类药物可以减少单一使用药物的剂量相关性不良反应。椎管内使用阿片类镇痛的优点应与剂量依赖的副作用相权衡。因为在椎管内使用阿片类药物时，存在"天花板效应"，在超过最大作用剂量后仅会增加不良反应。阿片类药物（特别对于血流动力学不稳定时）可以单独使用。硬膜外阿片类药物通过穿透硬脑膜和蛛网膜到达脑脊液和脊髓背角发挥作用。亲脂性阿片类药物（如芬太尼和舒芬太尼）被硬膜外脂肪阻隔，因此在脑脊液中检测到的浓度比亲水性阿片类药物（如吗啡和氢吗啡酮）低。芬太尼和舒芬太尼也吸收入循环系统，多个研究表明这是（硬膜外使用阿片类药物）镇痛作用的主要机制[265-266]。

硬膜外使用吗啡 1～5mg 单次推注起效时间为 30～60min，持续24h。权衡镇痛及最小不良反应的最佳剂量为 2.5～3.75mg[267]。另外，吗啡可以通过硬膜外导管以 0.1～0.4mg/h 持续使用。氢吗啡酮的亲水性比芬太尼强，亲脂性比吗啡强，可以单次推注 0.4～1.5mg，15～30min 起效，持续18h。氢吗啡酮用于持续输注的剂量为 5～20μg/h。硬膜外芬太尼和舒芬太尼的起效时间为 5～15min，持续仅 2～3h。推注 10～100μg 可用于镇痛。二乙酰吗啡在英国允许使用，硬膜外单次推注的剂量为 2～3mg 或配成浓度约为 0.05 mg/ml 的液体。

缓释型硫酸吗啡（商品名 Depodur）是吗啡脂质形式的缓释制剂，可以作为腰段硬膜外单次注射剂量使用，因此可以避免持续注射局部麻醉药和留置硬膜外导管的问题和不良反应，尤其对于使用抗凝剂的患者。在手术前（或在剖宫产断脐后）使用，缓释型硫酸吗啡可以使痛觉缓解48h以上[268-269]。下腹部手术推荐剂量为 10～15mg，下肢骨科手术推荐剂量为15mg。

α_2- 激动剂　硬膜外添加可乐定对感觉阻滞延长的时间比运动阻滞明显。其机制可能是介导钾通道开放随后继发细胞膜的超极化[270]，而非 α_2 激动剂本身的作用。添加可乐定后，硬膜外局部麻醉药和阿片类药物的需要量均减少[271-273]。可乐定的其他优点是减少免疫应激反应和细胞因子反应[274]。硬膜外使用可乐定可出现各种不良反应，包括：低血压、心动过缓、口干和镇静。在胸段硬膜外间隙使用可乐定时，其对心血管的影响最明显[275]。在初步的研究中发现，硬膜外使用右美托咪定也可以减少术中麻醉药的需要量，改善术后疼痛并延长感觉与运动阻滞的时间[276]。

其他药物　硬膜外使用氯胺酮的好处和其是否有神经毒性的报道不一[277-279]。在硬膜外腔注射局麻药前使用新斯的明可以提供分娩镇痛作用，而不引起呼吸抑制、低血压或运动障碍[280]。咪达唑仑、曲马朵、地塞米松和氟哌利多也进行了研究，但不常用。

碳酸和碳酸氢钠　为了保持化学稳定性和抑菌作用，多种局麻药制剂的 pH 值在 3.5～5.5 之间。若低于这一 pH 值，药物离子化的比例增高，从而不能穿透神经鞘到达内部钠离子通道的结合位点。碳酸溶液和碳酸氢盐都可以增加局麻药液的 pH 值，从而提高局麻药非离子化的比例。虽然碳酸在理论上可通过产生更快速的神经内扩散和更快速的神经干周围组织穿透来加快起效时间，改善麻醉质量[281-282]，但是目前数据表明使用碳酸溶液没有临床优势[235,283]。

硬膜外穿刺术

准备

先前描述的脊髓麻醉患者的准备同样适用于硬膜外麻醉，即知情同意、监测、复苏设备、静脉通道，并根据手术特点和患者并存疾病适当地选择患者和药物。由于硬膜外导管留置在硬膜外腔内，因此认为对无菌的要求甚至比脊髓麻醉更重要。术前必须了解手术范围，以便硬膜外导管置入在合适的位置，如腰段、低、中或高位胸段或者颈段（一般很少用）[26]。硬膜外麻醉穿刺针有很多种，但 Tuohy 针最常用（图56-8）。这些针的大小通常为 16～18G，尖端为 15°～30° 弯曲、钝的弧形端设计，既可减少穿破硬膜的风险又可引导导管向头侧置入。针杆上每间隔 1cm 有标记，便于识别插入深度。硬膜外导管是一种可弯曲的、标记有刻度的、耐用的和不透 X 光的塑料管，导管尖端有一个孔，附近有多个侧孔。一些研究者发现使用多侧孔导管可以减少镇痛不全的发生率[284-286]。然而，在孕妇中使用多侧孔导管会增加导管置入硬膜外静脉

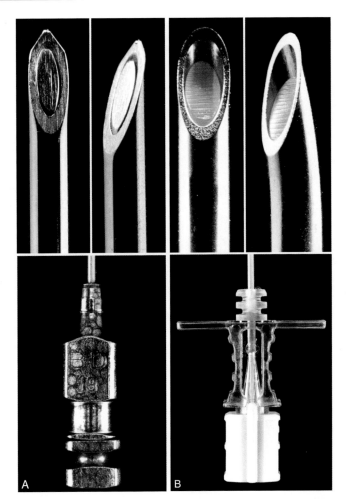

图 56-8 硬膜外穿刺针和配套的导管。A. 19G 可重复应用的 Crawford 硬膜外穿刺针。B. 一次性使用的 19G Tuohy 硬膜外穿刺针

的发生率[287]。

必须预先决定验证穿刺针进入硬膜外腔的方法。大多数操作者采用空气或盐水的阻力消失法而不是悬滴法，这两种方法将在随后描述。若采用阻力消失法，则需要另外选择注射器的类型（如玻璃的还是无阻力塑料的，以及 Luer-Lok 有螺扣的还是带摩擦芯的）。

体位

硬膜外麻醉穿刺的体位有坐位和侧卧位两种，具体要求与脊髓麻醉时体位相同（见第 77 章）。如前所述，患者体位不适当会影响精细技术的发挥。与侧卧位比，胸段穿刺时采用坐位穿刺时间短，但最终的穿刺成功率相当[288]。与脊髓麻醉一样，硬膜外穿刺过

程中患者应处于清醒状态[76]。

体表投影和穿刺

穿刺间隙取决于手术的部位（表 56-7）。重要的体表标志包括髂后上嵴（对应 $L_4 \sim L_5$ 间隙），肩胛骨下角（对应于 T_7 椎体），肩胛冈底部（T_3）和隆椎（C_7）。超声可能更有利于确定正确的胸椎间隙[233]；但是由于声影使得黄韧带和蛛网膜下腔辨认困难[289]，因此在胸段硬膜外置管较少。不同的进针方法为：正中入路法，旁正中入路法，改良旁正中入路法（Taylor 法）和骶管阻滞。

腰段和低位胸段硬膜外麻醉时多选择正中入路。首先对皮肤进行局部浸润麻醉，非惯用手紧靠患者的

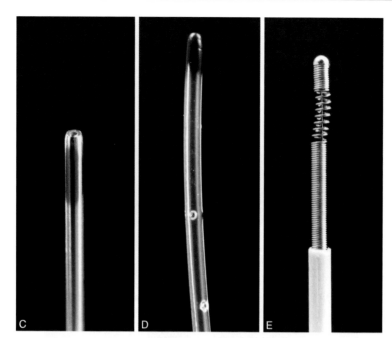

图 56-8　续 C. 末端单孔硬膜外导管。D. 尖端闭合，多侧孔导管。E. 弹性丝增强的多聚物涂层硬膜外导管

表 56-7　推荐的常见外科手术的硬膜外穿刺间隙

手术类型	推荐的穿刺的间隙	备注
髋部手术 下肢 产科镇痛	$L_2 \sim L_5$	
前路结肠切除术 上腹部手术	低位胸椎 $T_6 \sim T_8$	向头侧比向尾 侧扩散多
胸部手术	$T_2 \sim T_6$	手术切口正中

Modified from Visser WA, Lee RA, Gielen MJM: Factors affecting the distribution of neural blockade by local anesthetics in epidural anesthesia and a comparison of lumbar versus thoracic epidural anesthesia, Anesth Analg 107:708-721, 2008

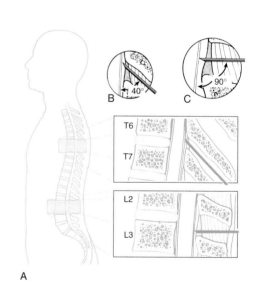

A

图 56-9　A. 腰椎和胸椎硬膜外技术。胸段硬膜外穿刺时增大的穿刺针角度可能在穿刺针进入蛛网膜下腔前提供了稍微长些的进展距离，这与腰段硬膜外穿刺不同 （B），后者穿刺针更垂直的角度使进针距离减小 （C）

背部，用拇指和示指拿着针座或针翼。腰段和低位胸段硬膜外麻醉时穿刺针的角度应该略偏向头部，而中位胸段硬膜外麻醉时穿刺针向头侧偏向的角度更大，因为该处棘突向下成角显著（图 56-9）。为了更好地控制穿刺过程，通过棘上韧带进入棘间韧带过程中穿刺针应带有针芯，进入棘间韧带后可以拔出管芯并连接注射器。如果穿刺针的位置正确，它应该被稳定地固定在组织中。一些人主张穿刺针进入黄韧带后再连接注射器以便采用阻力消失或悬滴法，但是这比较困难，特别是初学者；然而，这可使操作者对硬膜外解剖的认知能力提高。如果穿刺针到达棘上韧带时就开

始使用阻力消失或悬滴法，这会增加阻力消失错误的机会，可能是因为棘间韧带存在缺陷[290]。这种假阳性率可高达 30%。

空气或者生理盐水是用于测试阻力消失来判断硬膜外腔最常见的两种不可压缩的介质。当非惯用手持穿刺针进针过程中，惯用手的拇指以恒定的、极小的压力间断（对于空气）或者持续（对于盐水）施加于注射器活塞。也可以联合使用空气和盐水，2ml 的盐水混入少许的空气泡（0.25ml）。黄韧带通常被认为是一个阻力增加的坚韧结构，当穿刺针进入硬膜外腔时，施加于注射器活塞的压力使溶液无阻力地进入硬膜外腔。有报道称，通过注射空气来判断硬膜外腔并不可靠，注射空气会使阻滞不完全的机会增加，还可能导致罕见的颅腔积气（可引起头痛）和静脉空气栓塞。如果选择注射空气，判断阻力消失后应该尽量减少空气的注入。最近的一项 meta 分析表明，在产科患者中使用生理盐水和空气的不良事件无明显差别[291]。另一项 meta 分析发现，置入硬膜外导管前将液体注入硬膜外腔可减少导管进入硬膜外腔静脉的风险[287]。有人提出使用生理盐水的缺点是意外穿破硬膜时很难被发现。

另一种判断硬膜外腔的方法是悬滴法。穿刺针进入黄韧带后，在针的尾部放一滴溶液（如盐水），当穿刺针进入硬膜外腔时，这滴溶液即被"吸入"。支持这一现象的传统理论是硬膜外腔的负压，但是最近的实验证明在颈段使用负压方法是不可靠的，而负压方法仅在坐位时有用[292]。负压的产生与穿刺针将硬膜从黄韧带推开时引起的硬膜外腔扩张有关[293]。胸膜腔内负压可能影响胸段硬膜外腔的压力，并且在吸气时影响最大。但是，使穿刺针进入硬膜外腔与患者吸气的时间相一致可能比较困难。

在腰段正中入路法穿刺时，皮肤至黄韧带的距离通常是 4cm，大多数（80%）患者为 3.5 ~ 6cm；在肥胖或者体型瘦小患者中，此距离分别为更长或更短。穿刺前使用超声可有利于预测皮肤至黄韧带的距离[233]。在腰段区域，黄韧带在中线处的厚度为 5 ~ 6mm。虽然没有证据表明，在腰段水平进入硬膜外腔的安全性比胸段高或低，但当选择胸段椎间隙穿刺时，穿刺针的控制与腰段同等或者更加重要，因为如果进针太快即有损伤脊髓的可能。部分原因可能是实施胸段硬膜外麻醉的麻醉医师多为实施腰段硬膜外麻醉有相当经验者[294]。此外，在胸段穿刺时增加进针锐角的角度理论上是一个安全因素，因为增加的锐角为穿刺针进入硬膜外腔提供一些安全余地（见图 56-9）。

当针进入硬膜外腔时，应该记录穿刺针进入皮肤的深度。然后移除注射器，轻柔地将导管置入大约 15 ~ 18cm，以保证有足够长的导管进入硬膜外腔。小心拔出穿刺针，然后将导管退至留有 4 ~ 6cm 导管在硬膜外腔的长度。硬膜外腔的导管长度小于 4cm 时可能会增加导管移位和镇痛不全的风险，而导管留置过长可能会增加导管位置不正的可能或者并发症[295-298]。

如前所述，可能发生阻力消失的假阳性，这是引起阻滞失败的原因之一。Tsui 实验可以用来确定硬膜外导管的位置[299]。这个测试是通过硬膜外腔的生理盐水和导电导管采用低电流刺激脊神经根。使用含金属的导管，神经刺激器的阴极通过电极连接到导管，而正极通过电极连接到患者的皮肤。在电流大约为 1 ~ 10mA 时出现相应的肌肉抽搐（如果是胸段硬膜外导管时，肋间或者腹壁肌肉发生抽搐），可以用来确定导管尖端位置。如果导管位于蛛网膜下腔和硬膜下隙时引起机体反应的阈值电流更低（<1mA），因为刺激导管非常接近或直接接触导电性好的脑脊液[300-301]。

当导管退至期望的深度时，必须将它固定在皮肤上。目前已有专门固定设备在售，其中一些优于单独使用胶布[302]。将导管埋于皮下的方法可以减少导管移位和提高长时间阻滞的成功率[303]。然而，一个精心设计的研究显示导管埋于皮下的方法并不比非侵害性的导管固定设备优越。

旁正中入路法

旁正中入路法尤其适用于中、高胸段硬膜外麻醉，而此区域脊柱的角度与狭窄的空间导致采用正中入路法时存在困难。穿刺针应该在预想间隙的上位椎体相对应的棘突下缘外侧 1 ~ 2cm 进针，并沿着水平方向进入直至椎板，然后向正中和头侧方向进入硬膜外腔。Taylor 法是一种在 L_5 ~ S_1 间隙实施的改良的旁正中入路，这可能对不能耐受或不能保持坐位的创伤患者是有用的。穿刺针在中线、髂后上棘突向尾端各 1cm 进针，然后向正中和头侧成 45° ~ 55° 的角度进针。

在硬膜外开始注射局麻药之前，必须给予试验剂量。这样做的目的是排除导管置入鞘内或血管内。通常采用小剂量含肾上腺素的 1.5% 利多卡因。最近的一项系统评价表明，在非妊娠成人患者中单独使用 10 ~ 15μg 肾上腺素是验证导管置入血管最好的药理学方法，如果导管置入血管会在给予肾上腺素后出现收缩压增加超过 15mmHg 或心率增加超过 10 次 / 分。然而，最佳的验证导管误入鞘内或硬膜下隙的方法尚未确定[304]。

脊髓 - 硬膜外联合麻醉

早在 1937 年，有学者首次报道了脊髓 - 硬膜外联合麻醉。在过去的 30 年里，脊髓 - 硬膜外联合麻醉不断得到改进，现在应用越来越普遍[305-310]。与硬膜外麻醉相比，脊髓 - 硬膜外联合麻醉起效更快，有助于手术更早进行，硬膜外导管还可以提供有效的术后镇痛并在脊髓麻醉作用消退时延长麻醉时间，因此，脊髓 - 硬膜外联合麻醉在许多临床情况下显得很灵活。这种方法尤其适用于产科分娩，可以通过小针注入阿片类药物和小剂量的局部麻醉药产生快速镇痛，而留置的硬膜外导管可以在分娩镇痛或手术（假如需要行剖宫产）麻醉时使用。脊髓 - 硬膜外联合麻醉另一个重要的优势是可以在椎管内使用小剂量麻醉药，必要时可以通过硬膜外导管扩大阻滞范围。无论是通过硬膜外导管单纯使用局麻药或单纯生理盐水都可以压迫硬脊膜囊，从而使阻滞平面增宽[311]。这种方法称为硬膜外容量扩展（EVE），已在剖宫产中得到证实。它与硬膜外大剂量药物（无硬膜外容量扩张者）产生的感觉阻滞相似，但运动恢复更快。原则上使用小剂量局麻药行脊髓麻醉，并在脊髓麻醉后滴定法给予硬膜外局麻药，以达到合适的阻滞平面，其目的是减少不良反应[312]，患者恢复更快，从而缩短住院时间。这种技术对高风险患者可使用低初始剂量脊髓麻醉药物以维持更稳定的血流动力学，随后需要扩大阻滞范围时，可通过硬膜外导管给予局麻药逐步扩大。

技　　术

脊髓 - 硬膜外联合技术主要是穿刺置入硬膜外穿刺针，随后采用"针内针"技术使脊髓麻醉针到达蛛网膜下腔或者用独立的脊髓麻醉针在同一间隙或不同间隙进针穿刺。部分研究已表明单独使用脊髓穿刺针的成功率更高，失败率更低[313-316]。使用这种方法的主要优点是在脊髓麻醉前可以确认硬膜外导管的位置是否正确。虽然这种方法耗时，但是在脊髓麻醉作用消退后还需通过硬膜外导管维持麻醉的情况下，也是其优点。反之，这种方法理论上有切断已经放置到位的硬膜外导管的风险。如采用针内针技术，应使用含有长脊髓麻醉穿刺针的脊髓 - 硬膜外联合麻醉专用包，其中一些可以固定在蛛网膜下腔注射的部位。

骶 管 麻 醉

骶管麻醉在小儿麻醉中常用（见第 93 章），虽然阻滞平面向上腹部和胸部扩散的程度不可预测，但其也可用于成人。其在成人的适应证基本与腰部硬膜外麻醉相同，尤其适用于需要骶区扩散（如会阴部、肛门和直肠手术）的麻醉，特别是腰椎手术妨碍腰部麻醉时，但骶管麻醉在慢性疼痛和癌性疼痛治疗更常用（见第 64 章）。使用透视引导和近期的超声技术可以帮助引导正确的穿刺针位置，减少阻滞失败率[317]。超声引导技术在儿童中使用的优势更大，因为缺乏骨质骨化，所以可以看清局部麻醉药的扩散和骶管硬膜外导管的位置[318-319]。

药　理　学

骶管局麻药的使用与硬膜外麻醉及镇痛用药相似。但在成人使用骶管方法时需要使用大约腰段硬膜外局麻药两倍的剂量才能达到与其相似的阻滞效果。骶管麻醉药物的扩散不确定，因此在成人脐以上手术应用可靠性不强。

技　　术

骶管麻醉患者的术前准备也应与脊髓麻醉和硬膜外麻醉相同，这些术前准备即知情同意、监测和抢救设备、静脉通路和相同的无菌原则。骶管麻醉要求识别骶管裂孔。骶尾韧带（黄韧带的延续）位于两侧骶角间的骶裂孔之间。为了定位骶管角，先定位髂后上棘，然后通过其之间的连线作为等边三角形的一边，骶管裂孔的位置应该类似（图 56-10）。超声检查也可用于定位这些骨性标志[317-319]。骶管麻醉有三种体位（见第 41 章），成人常用俯卧位，儿童常用侧卧位，膝胸位很少用。儿童常用侧卧位是由于相比于俯卧位来说更容易管理气道，而且骨性标志比成人更明显（第 92 章）。这种考虑的意义是由于在小儿患者中骶管麻醉通常联合全身麻醉使用，以减少术中吸入麻醉药的使用以及提供术后镇痛。相反，骶管麻醉在成人常用于术前镇静以及可以俯卧位的时候。当患者摆动卧位姿势时，应该在髂棘下放置一个枕头来旋转骨盆使穿刺更容易。另外的措施是使下肢外展约 20° 以减少臀部肌肉的牵拉从而使穿刺更容易。

当定位好骶管裂孔后，定位手的示指和中指在骶骨角上，在局部浸润后骶管穿刺针（或 Tuohy 针，若需要放置硬膜外导管）与骶骨呈 45° 角进针。当进针过程中阻力减低表明穿刺针已进入骶管。进针遇到骨面时轻微回退，应改变进针方向，降低相对于皮肤表面的进针角度。在男性患者中，进针的角度几乎

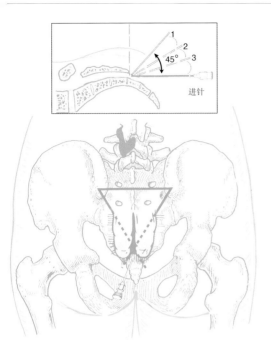

图 56-10 骶管麻醉技术。触诊指利用等边三角形定位骶角的。采用逐步进针、退针的方式穿刺（插图，所谓的"1-2-3穿刺法"），直至穿刺针进入骶管，局麻药可轻易被注入（无皮下液体包块）

与冠状面平行，而女性患者中，进针角度需成陡角（15°）。在重新调整进针方向后，应寻找阻力消退来确认穿刺针进入硬膜外腔，进针至多 1~2cm 进入骶管。在成人中，针尖不得超过 S_2 水平以上（低于髂后上棘 1cm），此处为硬脊膜囊的终止点。继续进针增加穿破破硬脊膜的风险和可能会意外地置入血管。一个确认导管位置是否正确的方法是迅速注入 5ml 生理盐水后触摸覆盖于骶骨的皮肤。若皮肤未隆起，穿刺针的位置可能正确。相反，若皮肤隆起，则穿刺针的位置不正确。

在确认穿刺针位置正确后和给予治疗剂量的局麻药之前，应该先回抽并给予试验剂量，因为与腰段硬膜外麻醉一样，骶管麻醉时局麻药也可以意外地注入静脉或者蛛网膜下腔。

并 发 症

椎管内麻醉的生理效应可能被误解为并发症。然而，应该分清椎管内麻醉的生理效应和并发症是不同的，后者会对患者造成损害[320]。椎管内麻醉实质的

相关并发症必须被熟知并重视，因为值得我们注意的是：针的另一头是人的神经系统，而灾难性的损伤是未知的[321]。

▌神 经 系 统

与椎管内麻醉相关的严重神经并发症很罕见。因此，需要相当大数量的患者样本来评估该事件的发生率。大多数椎管内麻醉后神经损伤的真正发病率尚不明确。

截瘫

据报道，椎管内麻醉相关截瘫发生率大约为 0.1/10000[322-323]，这种严重损伤的发生机制可能是多因素的，很难明确[324]。尽管穿刺针直接损伤是不言而喻的原因[325-329]，但历史案例中显示，很重要的原因是伴随着外来物质注入脑脊液带来的危险。公众高度关注的案件，Woolley 和 Roe，两个健康的中年人，1947年在英国同一家医院，做同一个小手术，由同一位麻醉医生用同一种麻醉药物，做了同一种脊髓麻醉后，导致两人截瘫。通过几十年的脊髓麻醉的实践，有证据表明用于清洗托盘的除锈液被污染很可能是造成惨剧的原因[4]。另一个灾难性的例子是20世纪80年代早期，氯普鲁卡因鞘内注射相关的神经毒性的经历，期间一些患者出现粘连性蛛网膜炎、马尾神经综合征或永久性麻痹，可能与低 pH 值和早期用于制备短效酯类局麻药的抗氧化亚硫酸氢钠防腐剂有关[136-139, 330]。

严重低血压和脊髓缺血也是椎管内麻醉致截瘫的重要因素。脊髓前动脉综合征，临床表现为无痛性运动、感觉功能丧失，与脊髓缺血或保留本体感觉的后索梗死有关。由于仅由单一而脆弱的动脉供血（脊髓 Adamkiewicz 动脉），前脊髓被认为特别容易受到缺血性损伤。由任何单一或复合的因素如严重低血压、机械性梗阻、血管病变或大出血等都会导致脊髓不可逆的损伤[331-333]。

马尾神经综合征

马尾神经综合征的发病率大约为 0.1/10000，可导致永久性的神经功能缺失。无论是单次注射相对高浓度局麻药（如 5% 利多卡因），还是通过导管持续给予局麻药，脊髓腰骶神经根都很容易因直接暴露于大剂量局麻药而受到损伤[5, 335-336]。1992年，因为小口径脊髓导管被认为与马尾神经综合征的发生相关，美国食品和药品管理局取消了对尺寸小于 24G 的脊髓导管的审批[337]。虽然小口径导管可以减少头痛的风险，但它

们可以使腰骶神经根更易于浸泡在局麻药中，这可能是因为通过细导管缓慢注射药液，导致神经根暴露在高浓度的局麻药。尽管自 20 世纪 90 年代开始，经历了 15 年的调整，小口径脊髓导管目前正在欧洲使用，并重新出现在美国[338]。

硬膜外血肿

椎管内出血如不能及时发现和清除，可导致脊髓缺血性梗死以及永久性神经功能缺失。许多危险因素与硬膜外血肿的发生有关，包括穿刺困难、穿刺针损伤、导管置入[339]、凝血功能障碍、高龄和女性[340]。根性腰痛、椎管阻滞持续时间异常延长、膀胱或肠道功能障碍等是椎管内占位性损害的常见特征，应该尽早行 MRI 检查。在最近出版的英国国民健康服务（NHS）审查之前，最大的当代研究报道了脊髓麻醉后硬膜外血肿的发生率低于 0.06/10000，而硬膜外阻滞后硬膜外血肿的发生率可能高达前者的 10 倍以上[294, 341-345]。英国国民健康服务审查可以提供当代最准确的椎管内麻醉相关神经系统并发症的发生率。在这一独特的前瞻性全国审查中发现，707 455 例椎管内麻醉中有 5 例硬膜外血肿（0.07/10 000），这 5 例患者皆发生在 97925 例围术期的硬膜外麻醉中（0.5/10 000），年跨度为 1 年[323]。

神经损伤

1955 年，Vandam 和 Dripps[346] 首先采集到 10 000 多例椎管内麻醉相关神经损伤的前瞻性数据，这些患者没有发生严重的神经损伤。1969 年，Dawkins[347] 公布的综述报道 32 718 例硬膜外麻醉相关的暂时性和永久性神经损伤发生率分别为 0.1% 和 0.02%。尽管近年来实践和研究的方法有所发展，但一些最大的当代研究表明，与半个世纪前相比，椎管内麻醉相关的神经损伤的发生率没有多大改变[341, 344, 348-350]。最值得注意的是来自同时期的一些研究数据表明，硬膜外麻醉（包括脊髓硬膜外联合麻醉）并发神经根或周围神经损伤的概率高于脊髓麻醉[322]，椎管内麻醉应用于成人围术期麻醉或镇痛时，其神经损伤并发症的发生率高于其应用于产科、儿科和慢性疼痛时的发生率[323, 341-342, 351-352]。由于文献中调查和诊断方法、因果关系的认定以及结果报告存在很多可变因素，因此椎管内麻醉后永久性神经损伤的发生率更是难以确定[353]。英国国民健康服务审查发现总体神经损伤发生率为 7/707 455（或 0.1/10 000）[323]，与半个世纪前 Dawkins 研究公布的数据非常相似。神经损伤在 293 050 硬膜外麻醉中有 3 例（0.1/10 000），在 324 950 例脊髓麻醉中有 3 例（0.1/10 000），在 41 875 脊髓-硬膜外联合麻醉中有 1 例（0.2/10 000），主要

是年轻、健康的患者。与椎管内麻醉操作风险因素相关的神经损伤通常发生在围术期，包括神经根性疼痛或操作时发生感觉异常[321, 344, 354-355]。

硬膜穿破后头痛

椎管内麻醉较常见的并发症是硬膜穿破后头痛。顾名思义，硬膜穿破后头痛是指在实施椎管内麻醉时无意或有意穿破硬膜或者脊髓造影前和诊断性腰椎穿刺后导致的头痛。有两个导致头痛的可能解释，但无一被证实。首先，通过硬脊膜丢失脑脊液后导致大脑失去支撑和下垂，造成颅内疼痛敏感组织牵拉。其次，脑脊液的丢失会引起颅内血管代偿性扩张（引起疼痛）以抵消颅内压力的降低[356]。硬膜穿破后头痛的特点是额部和枕部的疼痛，直立或坐位时疼痛加剧，平卧时减轻。相关症状包括恶心、呕吐、颈部疼痛、耳鸣、复视、耳聋、皮质盲、脑神经麻痹，甚至惊厥。在 90% 以上的病例中，硬膜穿破后头痛的典型症状会在穿刺后 3 天内出现[357]，66% 的病例在 48h 内出现[358]。大部分病例（72%）通常会在症状出现后 7 天内自愈，而 6 个月内 87% 的病例自愈[359]。

硬膜穿破后头痛可以发生在脊髓麻醉或硬膜外麻醉实施后，前者与有意地穿破硬脊膜时的某些可变的风险因素有关，而后者与 Tuohy 针时意外穿破硬膜有关。进针时，穿刺针的针口斜面与脊柱纵轴平行的方向进针，使硬脑膜的纵向纤维更容易分离而不是被切断，如此可降低硬膜穿破后头痛的发生率[360]。临床观察已经被实验研究支持证实[361]，使用圆锥形（铅笔头）腰椎穿刺针模拟腰椎穿刺比用切割头的穿刺针穿刺导致的经硬脊膜丢失的脑脊液减少。事实上已有 meta 分析已经表明，非切割头穿刺针与切割头穿刺针相比，前者腰穿后头痛的发生率更低[362]。其他的研究表明，硬脊膜的胶原层起源于多个方向，而非单纯头侧-尾侧方向，且厚度不一，因此认为蛛网膜纵向细胞的损伤更容易受穿刺针针缘斜口的影响，这可能是影响硬膜穿破后头痛的主要影响因素[9]。关于腰联合麻醉与单纯硬膜外麻醉相比是否会增加硬膜穿破后头痛的发生率报道不一[363-364]。

除了穿刺针类型（切口型 *vs.* 圆锥型）和针口的方向外，还有其他的与脊髓麻醉和硬膜外麻醉硬膜穿破后头痛发生的有关风险因素。这些风险因素如框 56-2 所示[365]。

硬膜穿破后头痛的保守治疗包括仰卧位休息，输液治疗，咖啡因和口服镇痛药。舒马曲坦也有一定作用，但具有不良作用[366-367]。硬膜外血补丁是硬膜穿破后头痛的有效治疗方法[368]。Gormley[369] 介绍，其

线药物，但 TNS 也可能是重度疼痛，则可能需要阿片类药物治疗。

框 56-2　各种因素与硬膜穿破后头痛的关系

增加硬膜穿破后头痛发生率的因素

- 年龄：年轻者发生率更高
- 性别：女性多于男性
- 针的直径：粗针发生率高于细针
- 针的斜面：穿刺针斜口与脊髓长轴平行发生率低
- 妊娠：妊娠时发生率更高
- 穿刺次数：穿刺次数增加时发生率越高

不增加硬膜穿破后头痛发生率的因素

- 连续脊髓麻醉导管的置入和使用
- 下床活动的时间

安全性和有效性已有文献记载，目前的实践证实单次硬膜外血补丁初次症状改善率达 90% 以上[370]，病例的症状改善持续有效率为 61% ~ 75%。[371]

硬膜外血补丁最好在硬脊膜穿破后 24h 和硬脊膜穿破后出现典型头痛症状时应用。无证据支持预防性硬膜外补丁疗法有效[372-373]。Szeinfeld 及其同事[374]通过硬膜外间隙注射放射性核素标记的红细胞证实，大约 15ml 血扩散的平均距离为 9 个节段，且扩散的方向是以注射点头侧方向扩散。因此，他们推荐在原硬脊膜穿破的间隙或在其朝尾侧更低的间隙水平进行血补片穿刺注射，这些方法已被磁共振所证实[375]。最近的一个多国家、多中心随机双盲对照研究建议 20ml 血（血补丁疗法）是合理的初始靶注射量[376]。若使用血补丁后无效或症状不完全缓解，可以在初次使用后的 24 ~ 48h 再次使用血补丁治疗。

短暂神经症

传统观点认为短暂神经症（TNS）与利多卡因有关，但事实上已有报道每种局麻药用于脊髓麻醉均可发生 TNS。TNS（以前被称为短暂性神经根刺激[377]）通常是双侧或单侧的从臀部到腿部的放射性疼痛，或单纯臀部或腿部疼痛（稍少见）。症状一般在无特殊情况的脊髓麻醉实施后 24h 内出现，与神经损伤或实验室检查异常无关[378]。疼痛程度可从轻度到重度，通常在 1 周或 1 周以内自愈[379]。TNS 最常见于椎管内注射利多卡因和甲哌卡因后，使用布比卡因最少见[147, 159, 380]。这一现象与利多卡因的浓度、局麻药中添加葡萄糖或肾上腺素，或局麻药溶液的渗透压有关。穿刺针的类型可能影响 TNS 的发生（双孔针可降低发生率[381]），可能是由于单孔针增加局麻药注射到骶部硬膜囊的风险。TNS 与硬膜外操作关系不大，但硬膜外使用利多卡因和其他局麻药也时有发生[253, 382]。总的来说，TNS 在截石位手术的患者更易发生。非甾体药物是治疗 TNS 的一

心血管系统

低血压

如果对患者造成了伤害，那么低血压则可认为是椎管内麻醉的并发症。在实施脊髓麻醉时，低血压（定义为收缩压 <90mmHg）在以下情况下更容易发生，包括阻滞平面达 T_5 或以上水平、年龄大于或等于 40 岁、基础收缩压低于 120mmHg、脊髓麻醉联合全身麻醉、脊髓穿刺间隙在 L_2 ~ L_3 或以上间隙，以及在局部麻醉药中加入去氧肾上腺素[51]。低血压（定义为平均动脉压降低 >30%）与长期饮酒、高血压病、BMI 以及急诊手术都有独立相关性[383]。在实施椎管内麻醉时，恶心与呕吐、眩晕和呼吸困难一样属于低血压的常见症状之一。虽然已有报道在实施椎管内麻醉过程中，预防性地（预负荷）输注胶体或晶体液可以预防血管扩张引起的低血压，但这一做法并不推荐作为常规使用[384]。

心动过缓

脊髓麻醉后发生的严重心动过缓长期以来就被公认是脊髓麻醉的主要风险[385-386]。心动过缓是由于胸部交感神经纤维（节前心脏加速纤维起源于 T_1 ~ T_5）被阻滞，心率反射性减慢，血管扩张右心房的静脉回心血量减少，代偿性减慢心率来启动心房的牵张受体反应。加重过度心动过缓（40 ~ 50 次 / 分）的可能因素包括基础心率 <60 次 / 分、年龄小于 37 岁、男性、非应激状态、β 受体阻滞剂和长时间手术。严重心动过缓（<40 次 / 分）与基础心率 <60 次 / 分和男性患者有关[387]。

心搏骤停（见第 108 章）

在一个已结案的保险索赔病例审查中，Caplan 和他的同事们[388]发现有 14 例健康患者在接受脊髓麻醉后出现心搏骤停。在脊髓麻醉后出现心搏骤停的病因尚未清楚。尚未知道这些灾难性事件是否是因为缺少严密监测和治疗引起，还是因为某些无法解释的生理原因引起[389]。尽管如此，在麻醉效果良好的脊髓麻醉过程中，低氧血症和过度镇静显然会导致突发的心动过缓和心搏骤停[390-391]。令人费解的是这些少发事件在脊髓麻醉比硬膜外麻醉更容易出现。在法国麻醉医师 Auroy 和他同事们的早期调查报告中，脊髓麻醉后心搏骤停的发生率为 6.4/10 000，在所有椎管内麻醉

和外周神经阻滞的总发生率为 1/10 000[344]。在法国全国麻醉医师的大样本跟踪调查研究中，Auroy 和他的同事们[350] 报道了在 35 439 例脊髓麻醉后发生了 10 例心搏骤停（发生率为 2.5/10 000），而在 5561 例硬膜外麻醉中无一例发生心搏骤停。最近，Cook 和同事也报道了他们在全国范围内审查发现 707 425 例椎管内麻醉有 3 例出现了循环衰竭（发生率为 0.04/10 000），其中 2 例是发生在脊髓麻醉，1 例是发生在实施脊髓 - 硬膜外联合麻醉[323]。

呼 吸 系 统

阿片类药物通常添加到局麻药溶液，用以改善椎管内麻醉和镇痛的质量和持续时间。与椎管内阿片类药物相关的呼吸抑制风险与剂量相关，有报道椎管内给予吗啡 0.8mg 后呼吸抑制的发生率大约为 3%[392]。呼吸抑制可能是由于阿片类药物在脑脊液中朝头侧扩散到脑干的呼吸化学感受器中枢引起[65]。对于亲脂性麻醉药，呼吸抑制通常是最初 30min 内发生的早期并发症，在椎管内使用芬太尼或舒芬太尼 2h 后出现的呼吸抑制未见报道[225]。椎管内使用吗啡有延迟性呼吸抑制的风险，甚至在用药后 24h 出现。因此在椎管内使用吗啡后的最初 24min 应进行呼吸监测。睡眠呼吸暂停的患者对阿片类药物的呼吸抑制作用特别敏感。尽管缺乏明确的安全数据，但确定对这一类患者椎管内使用阿片类药物时应十分谨慎[393-394]。老年患者也存在呼吸抑制的高风险，椎管内使用阿片类药物应减量（见第 80 章）。联合使用全身镇静药也增加呼吸抑制的风险。

感 染

虽然细菌性脑膜炎和硬膜外脓肿罕见，但是所有椎管内麻醉均有潜在的严重感染并发症的可能。椎管内操作感染源包括设备、患者和操作者。来源于患者皮肤表面的金黄色葡萄球菌是最常见的硬膜外相关感染源之一，而口腔细菌（如草绿色乳酸链球菌）是脊髓麻醉后常见感染源，因此要强调临床医师在行椎管内穿刺前戴口罩的必要性。其他可能增加感染可能性的因素包括存全身感染、糖尿病、免疫功能低下状态[90] 以及硬膜外（或脊髓）导管长时间留置。目前大量研究估计脊髓麻醉严重椎管内感染的发生率小于 0.3/10 000[341,348,350]，而硬膜外麻醉后发生感染并发症的发生率可能全少是脊髓麻醉的两倍[341,348,350,395-397]。产科患者发生硬膜外镇痛感染

的可能性较低。最近英国 NHS 审查报告中指出，在 707 455 例椎管内麻醉中无脑膜炎的病例，有 8 例硬膜外脓肿，其中 5 例发生在 293 050 例硬膜外麻醉中，2 例发生在 324 950 例脊髓麻醉中，1 例发生在 47 550 例骶管阻滞中[323]。2004 年，ASRA 出版了预防区域麻醉相关感染并发症的操作指南，特别指出：①在区域麻醉时无菌术的重要性和意义[229]；②发热或感染患者的区域麻醉[90]；③免疫功能低下的患者的区域麻醉[398]；④慢性疼痛治疗的感染风险[399]。这些指南总结了含氯己定的酒精溶液是最有效预防椎管内麻醉感染的方法[229]。对于与常规使用氯己定相关的神经毒性尚未得到证实[230-231]。无菌性脑膜炎大多数发生于 20 世纪早期，可能继发于化学性污染和清洁剂，在现代的无防腐剂制剂不再存在这一问题。

腰 背 痛

背部损伤可能是椎管内麻醉患者最害怕的并发症[400]。然而，约有 25% 接受麻醉手术的患者（不管麻醉方式）出现腰背痛，若手术时间持续 4 ~ 5h，腰背痛的发生率增加到 50%[401]。硬膜外镇痛与产后 6 个月出现的新发腰背痛不存在关联[402-403]。此外，在一个随机对照研究中对比了在分娩镇痛时分别采用硬膜外和全身镇痛的镇痛方法，两组产后腰背痛发生率相同，说明产后出现的腰背痛不是椎管内麻醉所造成。

恶心和呕吐

实施椎管内麻醉后出现的恶心和呕吐与多种可能机制有关，包括大脑化学效应激发中枢直接暴露于致吐药物（如阿片类药物），全身血管扩张相关的低血压，继发于副交感神经作用减弱的胃肠道蠕动增强（见第 97 章）[404]。尽管区域麻醉是推荐用于有全麻术后恶心和呕吐高风险患者的另一麻醉选择，但很少有足够统计学意义的主要针对椎管内麻醉对术后恶心和呕吐的影响的研究。与脊髓麻醉后出现恶心、呕吐的相关因素包括局麻药添加去氧肾上腺素或肾上腺素、阻滞平面在 T_5 以上、基础心率 >60 次 / 分、使用普鲁卡因、晕动病史和脊髓麻醉过程中出现低血压。在添加到神经鞘或硬膜外局麻药中的常用阿片类药物中，吗啡出现恶心、呕吐的风险性最大，芬太尼和舒芬太尼的风险性最小[404]。椎管内阿片类相关性恶心、呕吐与剂量相关。吗啡用量 <0.1mg 可以减低恶心、呕吐的风险，而不减弱镇痛作用[225]。

尿 潴 留

椎管内麻醉的患者中有 1/3 出现尿潴留。原因是局麻药阻滞 S_2、S_3 和 S_4 神经根，膀胱逼尿肌功能减弱从而抑制排尿功能。椎管内阿片类药物可以通过抑制逼尿肌收缩和降低尿刺激的感觉使排尿功能减弱[405]。感觉阻滞平面将至 $S_{2~3}$ 以下水平时，膀胱的正常功能自动恢复[406]。尽管男性患者和年龄（虽然不一致）与椎管内麻醉后的尿潴留有联系，但椎管内使用吗啡与这一并发症的关系更大[405, 407-408]。

皮 肤 瘙 痒

皮肤瘙痒可导致患者苦恼不堪，是椎管内使用阿片类药物的主要不良反应，发生率为 30% ~ 100%[225]。实际上皮肤瘙痒在椎管内使用阿片类药物后发生的情况比静脉用药更常见，其发生不依赖于阿片类药物使用的类型和剂量。在剖宫产手术，重比重布比卡因溶液中的舒芬太尼剂量由 5μg 减至 1.5μg 时可以减少皮肤瘙痒的发生，但镇痛作用不减弱（见第 77 章）[409]。皮肤瘙痒的机制尚未清楚，可能与中枢阿片类受体激活有关，而并非组胺释放，因为纳洛酮、纳曲酮或纳布啡部分激动剂可用于治疗，恩丹司琼和丙泊酚对治疗也有效。

寒 战

与椎管内麻醉有关的寒战发生率为 55%[410]。与脊髓麻醉相比，寒战的强度与硬膜外麻醉的关系更大[411]。尽管寒战强度的不同可能有多种解释，但这个观察结果可能仅仅是因为脊髓麻醉比硬膜外麻醉产生更强度的运动阻滞导致机体不能寒战。另一种解释可能与硬膜外注射冷的药物有关，因为它可以影响热敏基底窦[410]。椎管内添加阿片类药物（特别是芬太尼和哌替啶）可减少寒战的发生[410]。预防硬膜外麻醉后寒战的推荐策略包括用压力空气加温器预暖患者至少 15min，避免硬膜外和静脉使用冷的液体。

椎管内麻醉特有并发症

误入血管

硬膜外麻醉可因局麻药误注入硬膜外静脉而引起全身毒性反应（见第 36 章）。据报道硬膜外针或导管误穿血管的发生率接近 10%，由于硬膜外血管扩张和容易穿破，所以在产科患者最高[287, 412]。硬膜外麻醉惊厥发生率可能为 1%[294, 344, 350]。在产科患者（也见第 77 章），如下措施可以减少局麻药误入血管的可能：穿刺和置管过程患者采用侧卧位（而非坐位）；在置入硬膜外导管前通过穿刺针先注入液体；使用单孔硬膜外导管而非多孔导管；或者使用聚氨酯钢丝导管而非聚酰胺导管；置入硬膜外腔导管长度小于 6cm。旁正中入路法相对于正中入路法，使用较小的硬膜外穿刺针或导管并不降低导管误入血管的风险[287]。

与硬膜外麻醉相关的一个最有争论的问题是在试验剂量中使用肾上腺素[413]。在 3ml 局部麻醉药中加入肾上腺素（15μg）是在非孕成年患者中发现导管置入血管最有效的药物方法[304]。然而，在产科患者中使用肾上腺素存在争议，因为血管内使用肾上腺素后会减少子宫的血流量，胎儿出现风险，并且同时产程活跃期心血管系统的改变可能出现肾上腺素的假阳性表现。虽然肾上腺素可能使胎儿出现风险有理论依据，但是没有相关报道。若患者使用 β 受体阻滞剂[415] 或接受全身麻醉[416]，硬膜外肾上腺素实验剂量不可靠。因为没有确保硬膜外局部麻醉药一定在血管外的方法，所以应回抽和逐步给药来预防局麻药的全身毒性反应。以 5ml 分次硬膜外给药的方法不影响麻醉起效时间、麻醉质量和麻醉平面[417]。

硬膜下隙注射

Blomberg[418] 使用光纤技术证实，在 66% 人类尸体中硬膜下 - 蛛网膜外间隙很容易进入。虽然在临床上硬膜外麻醉时不常见（<1%），但它可以直观理解硬膜下隙并发症[419]。这一间隙（与硬膜外间隙不同）也延伸至颅内。在实施硬膜外麻醉时，若在用药后 15 ~ 30min 阻滞平面比预期高（与全脊麻不同），则应考虑药物注入了硬膜下隙。硬膜下隙阻滞时，与感觉阻滞的范围相比，运动阻滞较轻，交感阻滞明显。主要是对症治疗。

脊髓 - 硬膜外联合麻醉的特殊并发症

由于针的摩擦（特别是针内针穿刺技术）导致的金属毒性的风险尚未得到证实[420]。

椎管内麻醉的结果

尽管合理使用硬膜外麻醉和镇痛作为疼痛缓解的方式，其优势毋庸置疑，但其对术后并发症发生率和死亡率的影响尚未清楚。最近几个 meta 分析显示接受椎管内麻醉的患者，总死亡率相对减少，在所有手术中减少 30%[421]，而在中到高危非心脏手术患者减少 10%[422]。最近的 meta 分析显示，全麻复合胸部椎管内麻醉的心脏手术患者，其死亡和心肌梗死、急性肾衰竭、肺部并发症和室上性心律失常等风险降低，术后机械通气时间缩短[74,423]。对于大部分胸部和腹部手术，胸段硬膜外镇痛可以降低死亡率、呼吸系统并发症、阿片类药物消耗量，改善咳嗽和下床活动时间[424-425]。然而，硬膜外镇痛对术后转归的影响并非一致，可能与具体操作（特别是胸科手术的优势）和具体方法（如胸段硬膜外的优势比腰段明显，使用局部麻醉药比阿片类药物更有优势）有关。

除了并发症和死亡率外，椎管内麻醉还有其他优势。对于双侧全膝关节置换术，椎管内麻醉可减少输血[426]。在接受大血管和腹部手术的患者中，胸段硬膜外持续输注局麻药可以逆转疼痛引起交感神经过度兴奋和全身应用阿片类药物有关的术后麻痹性肠梗阻[427]。单独腰段硬膜外或者胸段硬膜外持续输注阿片类药物并不能加快肠道功能的恢复。对于快通道的腹腔镜下结肠切除术，胸段硬膜外镇痛可较好地缓解术后疼痛，但无法加快肠道功能的恢复或出院时间。

椎管内麻醉对于应激反应、免疫系统和癌症复发有何潜在影响[428-430]？癌细胞生长的监控和抑制需要通过功能性细胞介导的免疫来实现。自然杀伤细胞和细胞毒性 T 淋巴细胞等淋巴细胞可以通过穿孔素和颗粒酶通路溶解癌细胞或者通过分泌细胞因子（如干扰素）来诱导癌细胞的凋亡。此外，辅助性 T 细胞可以通过干扰素控制肿瘤血管生成，并通过巨噬细胞和粒细胞生成白介素来抑制致癌信号和促使癌细胞灭亡。手术时自然杀伤细胞的活性和转移性疾病的发展之间是一种反比关系。手术解剖分离和操作可促使体内癌细胞种植。不幸的是，严重的免疫抑制也发生在这一时期。手术引起的应激激素（如皮质类固醇）、吸入性麻醉药和体内的阿片类药物（吗啡和芬太尼）可能削弱自然杀伤细胞的功能。吗啡还有促血管生长的特性，可能促进依赖血管的肿瘤扩散。胸段硬膜外麻醉和镇痛可减少阿片类药物和全麻药的使用，以及减轻手术应激反应，因此对抑制癌症的复发是有益的。一些令人鼓舞的证据表明，耻骨上前列腺切除术[431-432]、开腹直肠癌[433]和卵巢癌切除术患者癌症复发率的减少与围术期硬膜外麻醉和镇痛有关[434-435]。

最新进展

超 声

人们对超声引导下的椎管内麻醉越来越感兴趣，因为它可以准确地辨别椎体水平、棘突、棘突间隙和旁正中间隙（见第 58 章）[233]。由于超声束不能穿透骨骼，因而影像表现为低回声（黑）影。相反，超声束可以穿过棘突间隙和旁正中间隙，使得硬脊膜（一条明亮的线）、蛛网膜下腔和椎骨后面在超声影像上可见。超声下黄韧带和硬膜外腔通常很难辨别。椎管内麻醉时成功的横向或纵向扫描有助于识别最合适的进针位置和估算皮肤到硬脊膜的距离。这对于体表解剖标志困难患者（如肥胖）、脊柱疾病（如脊柱侧凸）以及既往脊柱手术史（如椎板切除术）的患者特别有用[437]。

超声之所以对椎管内麻醉有帮助，是因为在麻醉操作前可通过超声扫描脊柱来确定最佳的穿刺椎体水平和进针间隙而不需要实时引导（高难度技术）。与胸椎比，腰椎超声成像更容易，因为胸椎有狭窄的棘突间隙和旁正中间隙，尤其在 $T_5 \sim T_8$ 椎体[438]。超声在小儿椎管麻醉中的应用令人印象深刻的原因是脊柱有限的骨化不但使椎管的超声影像清晰可见，而且在年幼的婴儿和儿童可以看见穿刺针、导管尖、硬脊膜的移位情况以及在推注液体时可以看见液体向头侧扩散的范围（见第 93 章）[439-440]。多个研究结果已经证实超声在初学者和对体表解剖标志标记困难患者实施椎管内麻醉中的实用性[441]。

致谢

笔者在此对 Cyrus Tse 为撰写本章内容所提供的帮助表示感谢。

参考文献

见本书所附光盘。

第57章　周围神经阻滞

Terese T. Horlocker • Sandra L. Kopp • Denise J. Wedel

石永勇　郑志楠 译　招伟贤　靳三庆 审校

要　点

- 只有将局部麻醉药注入目标神经附近时，才能成功实施区域麻醉。自一百多年前引入区域麻醉以来，寻找异感、神经刺激器，特别是新近引入的超声引导等多种技术可用于准确定位，帮助局麻药注射到位。
- 连续周围神经阻滞能改善膝关节、髋关节、肩关节等四肢大手术的预后，并能促进术后康复。
- 持续阻滞可引起药物蓄积。应明确局麻药总剂量，并控制剂量在其允许范围内。
- 外周神经阻滞后的神经并发症发生率较椎管内麻醉低，局麻药的神经毒性和穿刺时的直接损伤是导致神经并发症的主要原因。
- 没有证据表明寻找异感、神经刺激器和超声引导中的任何一种方法在降低神经损伤发生风险方面优于其他方法。
- 局麻药物过量后可引起毒性反应，立即输注脂肪乳可提高因此导致的心搏骤停的复苏成功率（见第36章）。

周围神经阻滞技术在麻醉史初期即已开展。19世纪80年代，美国外科医师 Halsted 和 Hall[1-2] 将可卡因注射到外周神经处借以实施外科小手术，这些神经包括尺神经、肌皮神经、滑车神经和眶下神经。1885年，James Leonard Corning[3] 提出使用弹力绷带阻断局部循环，以延长可卡因的阻滞时间和减少局麻药的组织吸收。1903年 Heinrich F. W. Braun[4] 对此作了改良，应用肾上腺素作为"药物止血带"。Braun[5] 在1905年的教材中引入了"传导阻滞麻醉"这一术语，并介绍了人体各部位的阻滞方法。1920年法国外科医师 Gaston Labat 应 Charles Mayo 之邀到 Mayo 培训中心讲授区域麻醉改进方法。此期间 Labat 编著了《区域麻醉：技术与应用》[6]。该书在其出版后的至少30年内被公认为是区域麻醉的权威教科书。此书着重介绍了应用局部浸润，外周神经、神经丛及内脏神经阻滞进行腹内、头颈和四肢等手术时患者的术中管理。当时椎管内阻滞尚未得到广泛应用。

由于周围神经阻滞能降低术后疼痛的视觉模拟量表（VAS）评分，减少术后对镇痛药物的需求，减少恶心的发生，缩短麻醉后恢复室停留时间，并能提高患者满意度，使得其在临床实践中越来越受欢迎[7]。周围神经阻滞可用于麻醉、术后镇痛以及慢性疼痛疾病的诊疗（见第64和98章）。可根据手术部位、预计手术时间、是否需要离床活动以及控制术后镇痛的持续时间来选择不同的区域阻滞技术。熟知解剖学知识有助于麻醉医师根据手术需要选择合适的阻滞技术及对阻滞不全进行补救。此外，必须充分认识到区域阻滞技术的主要副作用和并发症。只要结合适当的镇静，外周神经阻滞可应用于所有年龄组患者。熟练掌握外周神经阻滞可以让麻醉医师在实施麻醉时有更多的选择，以便为患者提供理想的麻醉。

神经定位方法

异　感　法

寻找异感法无需特殊设备，已成功应用很久。当穿刺针触及神经时，即可引出异感。因为该操作有赖于患者合作，以引导局麻药物的准确注射，故建议麻醉前用药时仅给予小剂量的镇静药物。尽管临床研究显示异感法并不增加神经并发症，但因其可引起患者不适而受到异议[8]。需注意的是，必须确保穿刺针没有刺入神经内才能开始注射局部麻醉药。至于应选择针尖较钝或斜面较短的穿刺针、还是选择针尖锋利的穿刺针来减少穿刺针不小心碰到神经后神经损伤的发生率及严重程度，目前尚存争议。针尖较钝的穿刺针更易将神经推向一边，刺入神经的机会更小，然而一旦发生损伤，可能会更加严重[9]。相反，锋利的穿刺针似乎更易刺入神经，但神经损伤的程度较轻[10]。成功运用寻找异感法依赖于操作者的穿刺技术及对解剖学知识的熟练掌握。20 世纪 80 年代，随着周围神经刺激器的出现，该方法慢慢被取代。目前，没有任何一种方法在提高成功率或降低并发症的发生方面显示出明显优势。

周围神经刺激器

当穿刺针的顶端贴近神经时，周围神经刺激器输出的小强度电流传至刺激针末端，可引起去极化和肌肉收缩。这种方法需要考虑特定周围神经的分布区域，而无需引出异感，因此在阻滞期间可以使患者处于更深的镇静状态。充分掌握解剖知识是运用该方法及周围神经阻滞技术的前提。由于只有电流从连接阴极的穿刺针流向相邻神经时才能引起去极化，因此必须将阴极（负极）与刺激针相连，将阳极（正极）连于患者体表。如果电极接反了，穿刺针流出的电流就会引起超极化。电流刺激针的整个针体除针尖外均被薄薄的绝缘涂层覆盖。这使得仅针尖为刺激区域。更高的电流输出（>1.5mA）可能更易通过组织或筋膜刺激神经结构，但也会引起疼痛和剧烈的肌肉收缩。准确定位运动反应后，逐步降低电流至 0.5mA 或更低。在大约 0.5mA 电流时若能引出运动反应，说明位置是合适的，即可注射局部麻醉药或放置导管。

超声引导下区域麻醉

超声引导下区域麻醉可在直视下定位神经结构，近来引起广泛关注并取得快速发展（见第 58 章）。超声下可以直观地看到目标神经、进入的穿刺针以及在神经周围包绕的局部麻醉药。绝大多数患者的一些浅表的神经结构（例如臂丛）在超声下均可显示，因此也更适合于超声引导。操作者必须熟悉超声设备的基本原理和超声解剖，这样才能精通超声引导下区域麻醉[11]。

颈丛阻滞

颈丛来自 $C_1 \sim C_4$ 脊神经，发出膈神经、支配椎体前方肌肉和颈部带状肌群的神经。颈深丛分段支配颈部肌肉、同时支配三叉神经面部支配区以下与躯体 T_2 水平以上的皮肤感觉。颈浅丛阻滞仅产生皮神经麻醉效果。

临床应用

颈丛阻滞简单易行，为 $C_2 \sim C_4$ 支配区域的手术提供麻醉，包括淋巴结清扫、整形修复及颈动脉内膜剥脱术等。颈丛阻滞下行颈动脉内膜剥脱术可保持患者清醒，有助于监测患者术中的神志变化，这一优势使得该项技术在此类手术中得到广泛应用[12]。双侧颈丛阻滞可用于气管切开术和甲状腺切除术。

方法

颈浅丛　穿刺点在胸锁乳突肌后缘中点，皮肤局麻后用 4cm 长 22G 针刺入，沿胸锁乳突肌后缘和内侧面注射局麻药 5ml（图 57-1）。颈浅丛阻滞有可能会阻滞副神经引起同侧斜方肌一过性麻痹。

颈深丛　颈深丛阻滞是对 $C_2 \sim C_4$ 脊神经穿出椎间孔的位点实施的椎旁阻滞（图 57-2）。传统方法是在 C_2、C_3 和 C_4 行三点注射。患者平卧，颈稍后仰，头转向对侧。在乳突尖和 C_6 横突（Chassaignac 结节）间作一连线，在此线后方 1cm 处作第二条连线（即第一条线的平行线）。于乳突下方 1 ~ 2cm 处常可触及 C_2 横突，沿上述第二条连线向下每间隔 1.5cm 为 C_3、C_4

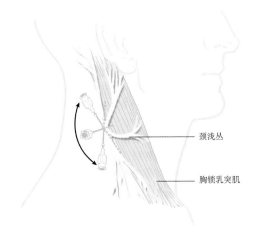

颈浅丛

胸锁乳突肌

图 57-1　颈浅丛阻滞的解剖标志和进针方法

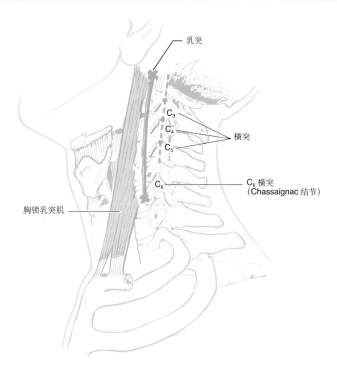

图 57-2　在 C_2、C_3 和 C_4 行颈深丛阻滞的解剖标志和进针方法

横突。分别在 C_2、C_3、C_4 横突上方作皮丘后，用 5cm 长的 22G 针垂直，稍偏向尾侧刺入皮肤，进针 1.5 ~ 3cm 可触到横突，在引出异感、回吸无血或脑脊液后注入局麻药 3 ~ 4ml。若未引出异感，可沿横突平面前后移动穿刺针寻找异感。

颈深丛也可在 C_4 横突单点阻滞，注入局麻药 10 ~ 12ml[13]。可向头端扩散阻滞 C_2 和 C_3。在肌间沟行臂丛阻滞时，也可观察到臂丛被阻滞。用肌间沟法阻滞颈丛时，注药后压迫远端并置头于水平位或轻度低位可加速颈丛阻滞起效。

副作用和并发症

尽管颈丛阻滞操作简单，但颈深丛阻滞进针点附近存在多种神经和血管结构，可发生局麻药误入血管、膈神经和喉上神经阻滞，甚至局麻药扩散进入硬膜外腔和蛛网膜下腔等多种并发症和副作用。

副神经阻滞

副神经（第Ⅺ脑神经）阻滞偶尔用于肩部手术时加强肌间沟臂丛阻滞，引起斜方肌运动麻痹，确保患者术中制动。副神经在胸锁乳突肌后缘中上三分之一处穿出，越过颈后三角（边界为胸锁乳突肌后缘、锁骨中段三分之一及斜方肌前缘）走行在浅层，可在此处（其穿出胸锁乳突肌后缘处）注入局麻药 6 ~ 10ml 实施阻滞。实施颈浅丛阻滞时常无意中同时将其阻滞。

上肢神经阻滞

在臂丛（C_5 ~ T_1）神经根至终末分支的多个位置均可实施臂丛阻滞，用于上肢和肩部手术的麻醉。上肢神经阻滞的成功离不开对臂丛神经解剖知识的熟知，包括熟悉其从椎间孔发出到外周神经末端的分布。

解　剖

臂丛神经来自 C_5 ~ C_8 及 T_1 神经的前支，在一些变异的情况下 C_4 和 T_2 神经也参与其中。这些神经穿出椎间孔后，在前、中斜角肌之间向前外下延伸。前斜角肌起自颈椎前结节向外下移行附着于第一肋骨的斜角肌结节；中斜角肌则起自颈椎后结节，在锁骨下动脉后方穿过并附着于第一肋骨，而锁骨下动脉沿锁骨下肌沟穿行于两斜角肌之间。椎前筋膜覆盖前、中斜角肌并向外融合包裹臂丛神经而形成鞘膜。

上述神经根在斜角肌间隙内合并形成上干（C_5 与 C_6）、中干（C_7）和下干（C_8 与 T_1），穿出肌间沟后于锁骨下动脉的后上方沿第一肋骨上缘穿行。此三支神经干依次排列，但并非严格按其所冠的上、中、下水平排列。在第一肋的外缘，每一干又发出前股和后股，于锁骨中段后方进入腋窝。各股神经在腋窝形成三束，并依据其与腋动脉第二段的位置关系命名为外侧束、后束和内侧束。由上干和中干的前股组成外侧束，由上、中、下三干的后股组成后束，而下干的前股继续延伸形成内侧束。

在胸小肌外缘，此三束神经分出上肢的外周神经。其中外侧束形成正中神经外侧头和肌皮神经；内侧束形成正中神经内侧头、尺神经、前臂内侧皮神经和臂内侧皮神经；后束分成腋神经和桡神经（图 57-3）。

臂丛神经根除了组成臂丛神经束以及后者的分支所形成的外周神经外，还直接发出运动神经支配某些肌肉，如 C_5 支配菱形肌群，$C_5 \sim C_6$ 支配锁骨下肌群，$C_5 \sim C_7$ 支配前锯肌等。肩胛上神经来自 C_5 与 C_6，既支配肩胛骨背面肌肉运动，又是支配肩关节感觉的主要神经。

自颈神经根发出的神经分支的阻滞通常只能经过肌间沟入路臂丛神经阻滞而获得。颈神经根及其外周神经的感觉分布见图 57-4。

肌间沟阻滞

临床应用

肌间沟法阻滞臂丛神经的上干和中干，主要适用于肩部手术。虽然此法也可用于前臂和手部手术，但由于下干（$C_8 \sim T_1$）通常阻滞不全，需追加尺神经阻滞才能使该区域获得充分的外科麻醉[14]。

方法

周围神经刺激器或异感法　臂丛神经与邻近结构的密切关系为实施肌间沟阻滞提供了重要解剖标志。在前、中斜角肌水平臂丛神经位于锁骨下动脉第二和第三段的后上方，胸膜顶位于下干的前内侧。

由于实施此法时患者手臂可放置于任何位置，加之体表标志易于识别，故该方法较为简单易行[13]。实施时患者取仰卧位，头转向对侧。嘱患者稍抬头即可用手指触及胸锁乳突肌后缘，向后外侧滑过前斜角肌肌腹即为肌间沟。环状软骨水平线与肌间沟的交点为 C_6 横突水平，颈外静脉常在此交点上方通过，但不可作为固定可靠的解剖标志。

局部皮丘浸润后用 4cm 长的 22 ~ 25G 针垂直刺入皮肤，针尖稍向后并向下呈 45° 指向骶部（图 57-5）。继续进针直至出现异感或电刺激诱发的浅层肌肉反应。手臂或肩部出现异感或引出肌肉收缩反应均可视为有效的定位标志[15]。如果穿刺针斜面较钝，当针尖

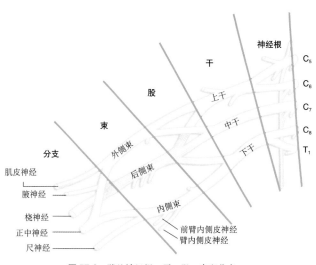

图 57-3　臂丛神经根、干、股、束和分支

穿过椎前筋膜时可会有突破感。如果进针不足 2cm 遇到骨性结构阻碍，很可能是针尖触及颈椎横突，则可沿着横突移动穿刺针确定神经的位置。穿刺针位置过前可刺激膈神经，引起膈肌收缩，此时应向后重新进针寻找臂丛神经。

出现异感或运动反应后，回抽无异常，可根据所需阻滞范围注入局麻药液 10 ～ 30ml。影像学研究提示药液容量与麻醉存在相关性，40ml 局麻药可完全阻断颈丛和臂丛[13]。但临床研究表明，即使大容量药液仍难将低位神经干（例如尺神经）阻滞[14]。

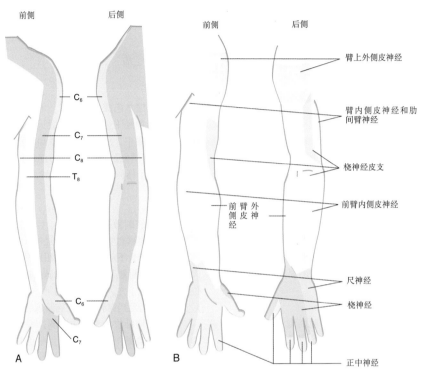

图 57-4　A.颈神经根支配的皮肤分布；B.外周神经支配的皮肤分布

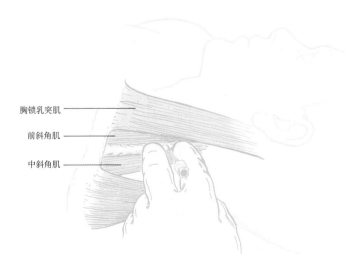

图 57-5　肌间沟臂丛神经阻滞。手指触到肌间沟，穿刺针向骶部并稍向后刺入

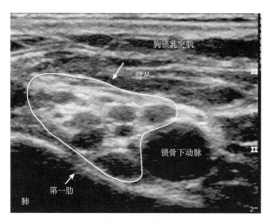

胸锁乳突肌

臂丛

锁骨下动脉

第一肋

肺

图 57-6 在锁骨上水平的臂丛超声图像

超声引导 肌间沟阻滞特别适合应用超声引导。在锁骨上方最易获得锁骨下动脉和臂丛的显像，然后沿臂丛走行方向在颈部向上移动超声探头，直至在前、中斜角肌之间看到低回声的臂丛神经干（图 57-6）。可以使用平面外或平面内进针法进行穿刺。回抽无异常后，注射少量试验剂量局麻药，通过其在神经周围扩散确定穿刺针位置是否准确。低至 5ml 的药液即可成功阻滞，也能减少膈肌麻痹的发生[16]。

副作用和并发症

在传统的 C_6 水平实施阻滞，肌间沟法可阻滞同侧膈神经而引起膈肌麻痹，即使采用低浓度局麻药，其发生率可高达 100%[17]，使肺功能降低 25%[18-19]。这可能是由于麻醉药液沿前斜角肌向前扩散所引起，患者可出现呼吸困难的主观症状。在极少数情况下，对于本身存在严重呼吸系统疾病的患者来说，有可能出现呼吸功能损害。使用较小容量的局麻药及在颈部较低平面定位实施臂丛阻滞等方法可减少膈神经阻滞的发生[20]。

迷走、喉返及颈交感神经等有时也可被阻滞而出现相应症状，虽然临床意义不大，但需向出现此类副作用相关临床症状的患者进行解释以消除其疑虑。C_5 或 C_6 水平由于离胸膜顶较远，只要正确进针，发生气胸的风险较低。

对于处于坐位行肩部手术的清醒患者，肌间沟阻滞可引起患者术中出现严重低血压和心动过缓（例如：Bezold-Jarisch 反射）。推测出现这种情况的原因可能是由于静脉回流减少刺激了心内机械感受器，导致交感神经张力突然下降、副交感神经活动增加，从而引起心动过缓、低血压和晕厥发生。预防性给予 β 受体阻断剂可降低此并发症的发生率[21]。

某些肩部手术如全肩关节成形等有损伤臂丛神经的风险。对于此类手术，应在术后确认无神经损伤后再行肌间沟阻滞镇痛。因肌间沟阻滞可误将药物注入硬膜外或蛛网膜下腔，所以特别强调向尾端方向进针[22]。由于肌间沟邻近有许多重要的神经血管结构，对深度镇静或麻醉的患者实施肌间沟阻滞，会增加其出现严重神经并发症的风险[23]。因此，实施肌间沟阻滞时应保持患者清醒或处于轻度镇静状态[24]。

锁骨上阻滞

临床应用

锁骨上臂丛阻滞适用于肘、前臂和手部手术。由于此处位于神经干远端与神经股近端水平，臂丛神经在此处较为集中，故注入小容量局麻药即可快速、可靠地阻滞臂丛神经。此外，该方法的优点还在于可在患者手臂处于任何位置下实施麻醉。

方法

周围神经刺激器或异感法 行锁骨上阻滞法需要掌握几个重要解剖要点：臂丛神经的 3 条主干在第一肋骨正上方、锁骨下动脉的后上方组成神经丛，消瘦和肌肉松弛患者常可触及此锁骨下动脉的搏动。神经血管束位于锁骨中点下方。短阔扁平的第一肋在臂丛位置呈前后走向，成为阻挡穿刺针刺向胸膜顶的内侧屏障。

患者取仰卧位，头转向对侧，手臂内收，置于身体一侧。经典操作是先找出锁骨中点并加以标记。嘱患者轻抬头，即可较易触到胸锁乳突肌后缘。然后手指滑过前斜角肌肌腹至肌间沟再作一标记，此处大约位于锁骨中点后方 1.5 ~ 2.0 cm。在此处若触到锁骨下动脉即可确定为进针标志。

穿刺时麻醉医师站在患者一侧，面向患者头部。穿刺点局部麻醉后，以长 4cm 的 22G 针向着骶尾并稍向内、后方向进针，直至引出异感或肌肉收缩反应，或触碰到第一肋骨。如果注射器已连接针头，其针尖方向应与从患者耳朵到进针点的连线相平行。如果触到第一肋骨但未引出异感，可沿肋骨前后移动穿刺针，直至找到臂丛或锁骨下动脉（图 57-7）。动脉位置是有用的解剖标志。若刺到动脉，应立即退针并向后外侧方向再次进针，通常会引出异感或肌肉运动反应。找准臂丛位置后，先回抽无血再注入局麻药 20 ~ 30ml。

通常进针 3 ~ 4cm 即可触到肋骨，但肥胖患者或因血肿或局麻药致组织变形时，进针深度也许会超过穿刺针长度。尽管如此，当进针 2 ~ 3cm 仍未找到异感，应沿前后方向小心刺探，确未找到异感方可继续

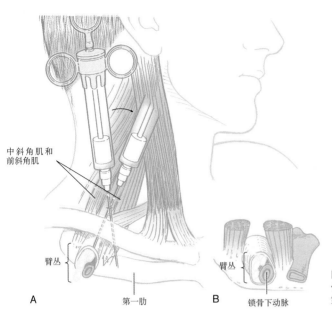

中斜角肌和
前斜角肌

臂丛

A　　　　　第一肋

臂丛

B　　锁骨下动脉

图 57-7　A. 锁骨上臂丛神经阻滞。穿刺针沿肋骨前后移动寻找臂丛神经。B.臂丛 3 条神经干在第一肋骨水平紧凑排列

进针。多点注射能提高阻滞效果并缩短起效时间。

超声引导法　该法应用超声可以使操作者直视臂丛、锁骨下动脉、胸膜及其下方的第一肋。进针过程中必须使针尖始终处于直视下才能确保安全（见第 58 章）。

副作用和并发症

虽然对肥胖患者实施阻滞会更困难一些（见第 71 章），但并发症的发生风险并未增加[25]。锁骨上阻滞后患者气胸的发生率为 0.5% ~ 6%，并随操作者经验的增加而下降。重要的是，尽管应用超声也许能降低气胸的发生率，但这种风险仍不可完全避免[26]。气胸症状常常延迟出现，甚至会延迟至 24h。因此，锁骨上阻滞后常规胸部 X 线检查是不合适的。如果患者不能配合，或是不能耐受任何程度的呼吸功能减退，最好避免锁骨上入路。其他常见并发症包括膈神经阻滞（40% ~ 60%）、霍纳征和神经损伤。出现膈神经或颈交感神经阻滞，一般仅需向患者解释以消除疑虑。虽然神经损伤也可能发生，但较为少见且常可自行恢复。

锁骨下阻滞

临床应用

锁骨下阻滞可提供上臂、前臂和手部麻醉。由于其在神经束水平进行阻滞，理论上其优点在于阻滞肌皮神经和腋神经的同时可避免气胸的发生。实施麻醉时对于

手臂位置也无特殊要求。但由于无血管搏动作为进针定位标志，故需要神经刺激器或超声影像协助定位。

方法

周围神经刺激器或异感法　穿刺点位于锁骨下缘中点下方 2cm，向外侧进针。使用神经刺激器辨认臂丛[27]。手臂外展时在 C6 横突与腋动脉之间作一连线有助于观察臂丛神经的走向。准确进针后注入局麻药 20 ~ 30ml。若能引出远端肌肉运动反应，可提高阻滞成功率[28]。也有报道采用喙突法，在喙突内下方 2cm 处进针[29]。然而进针点越往外移，越不易阻滞肌皮神经，与单纯腋路阻滞相比，越无优势。

超声引导法　常使用超声显示神经血管束，并且理想状况下可见局部麻醉药沿腋动脉周围扩散（见第 58 章）。

副作用和并发症

由于是盲法进针，故注药误入血管的风险增加。进针方向过于向内也会导致气胸。

腋 路 阻 滞

临床应用

由于腋路阻滞方法安全、可靠、易行，故成为常用的臂丛阻滞方法[30]。其阻滞水平位于臂丛神经末

端。虽然此法并非总能阻滞肌皮神经，但可在腋窝或肘部进行补救。腋路阻滞的适应证包括前臂和手部手术，也可用于肘部手术[31]，是适合于门诊手术的理想方法，也易被小儿患者接受[32]（见第 92 章）。但是，腋路阻滞不适用于上臂或肩部手术，阻滞实施时还要求患者手臂外展。

实施腋路阻滞前必须熟悉以下解剖概念：

1. 神经血管束被分为多个间隔[33]。

2. 腋动脉是最重要的定位标志。

3. 尽管存在解剖变异，但通常正中神经位于动脉上方，尺神经位于下方，桡神经位于后外侧（图 57-8）。

4. 肌皮神经在此平面已离开神经鞘，位于喙肱肌中。

5. 肋间臂神经走行于腋动脉表面，属 T_2 肋间神经分支，腋动脉表面的皮肤局部浸润常可将其阻滞。为消除止血带反应，做皮丘时需向头尾两端扩大局部浸润范围 1~2cm，以充分阻滞此神经。

方法

周围神经刺激器、异感法或鞘内注射法　穿刺时患者仰卧，患侧手臂外展与身体呈直角，肘关节屈曲 90°，手背贴床或枕头。不建议手臂过度外展置于患者枕下，因为这种体位下不易触及动脉搏动。

触到腋动脉后，从腋窝低点循其走向作一标记线。左手示指和中指将动脉固定在患者肱骨上，在腋横纹处动脉搏动上方麻后进针，到位后注药时压住进针点远端，使局麻药向近端扩散。

腋路穿刺一般无需寻找异感，按穿刺方法找到腋鞘均能获得良好效果。但多点注射能缩短起效时间、提高阻滞的可靠性。

1. 异感法：用 2cm 长的 25G 穿刺针首先在深部（如桡神经）或手术部位神经分布区域寻找异感。到达神经血管束的穿刺深度很少超过 2cm。采用的穿刺针越细、针尖斜面越短，神经损伤的发生风险越低[9]。每个异感点注射 10ml 局麻药。

2. 神经刺激器法：可以使用带绝缘穿刺针的神经刺激器来定位神经。与更高阈值的电流（1.0mA）刺激相比，低电流阈值（0.5mA）能缩短起效时间，但延长阻滞操作时间[34]。

3. 突破感法：斜面短的针穿破筋膜时会有突破感，表明针尖已进入腋鞘，回抽无异常后注入 40~50ml

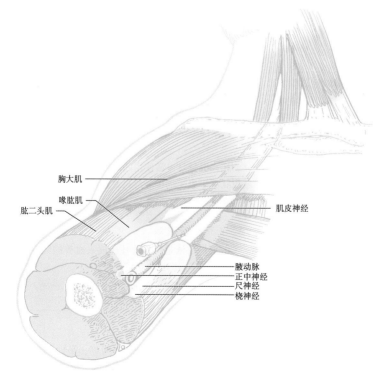

胸大肌
喙肱肌
肱二头肌
肌皮神经
腋动脉
正中神经
尺神经
桡神经

图 57-8　腋路臂丛神经阻滞。手臂外展与身体呈直角，穿刺和注射局麻药时压迫远端

局麻药。

4. 动脉穿透法：穿刺针穿透动脉后在其后方注入 40 ～ 50ml 局麻药，也可在动脉的前、后方各注入一半药液。使用此法应十分小心，避免误将药物注入血管内，因为腋鞘内注射形成的压力也许会使解剖结构与固定的穿刺针相对位置发生改变。

5. 超声引导法：超声引导可显示局麻药在 4 条神经周围扩散（伴或不伴运动反应），缩短了阻滞起效时间，还能减少反复穿刺次数。但成功率和并发症与其他方法相似[35-36]。超声还有助于使用较小容量的局麻药即可获得阻滞成功，但是感觉和运动阻滞的持续时间将会显著缩短[37]。

　　传统观点认为，注药完成后应将患者手臂内收放回体侧，以免肱骨头阻挡药液流向近端。然而，维持手臂外展能缩短起效时间，延长感觉和运动的阻滞时间[38]。如果腋路法未能阻滞肌皮神经，可在喙肱肌或位于髁间线上的肘前窝外侧浅表处注入局麻药进行阻滞。

腋路阻滞法的成功率

　　腋路阻滞的成功率取决于成功阻滞的定义（即满足手术需要还是阻滞上肢所有 4 条分支神经）、臂丛的定位方法以及注药量。单次注射的成功率差别较大[39]。Thompson 和 Rorie 认为，臂丛神经鞘内存在的筋膜间隔限制了药液扩散（并且与多点注射相比，这些筋膜间隔降低了单点注射的成功率）[33]。Partridge 和他的同事给尸体鞘内注射亚甲蓝和乳化液，虽然证实了这些间隔的存在，但这些间隔并非是完整的[40]。有关单点注射与多点注射的争议依然存在。

　　引出异感与使用 0.5 ～ 1.0mA 周围神经刺激器引出运动反应同样有效。多数研究认为穿透动脉两点注射与单点寻找异感或单点使用神经刺激器法的阻滞效果相似。一般而言，多点注射可提高异感法和外周神经刺激法的效果。相反，血管周围注射或筋膜突破法的成功率并不稳定[41]。

副作用和并发症

　　神经损伤和全身毒性反应是腋路法最主要的并发症。一般认为异感法更易导致神经损伤，但未获得数据支持。甚至在操作时未引出异感，也常无意中损伤神经[8]。注射大容量局麻药会增加血管内注射和局麻药全身毒性反应的风险，特别在使用血管穿透法时更是如此。血肿和感染比较罕见。

肱骨中段、肘和腕部神经阻滞

临床应用

　　臂丛阻滞的广泛开展大大减少了腕、肘部神经阻滞的应用。但当臂丛阻滞存在禁忌，如感染、双侧手术、凝血异常、出血体质、解剖异常或臂丛阻滞不全时，这些技术的作用就显现出来了。仅是肱骨中段阻滞即可满足使用止血带的麻醉需求。在肘部和腕部水平实施周围神经阻滞无需定位神经，类似局部浸润即可。但也可使用超声引导或周围神经刺激器进行定位。

肱骨中段阻滞

　　肱骨中段阻滞是在肱骨近端三分之一和远端三分之二处的肱骨沟处分别对臂丛的 4 条神经实施阻滞。在此平面，正中神经和尺神经分别位于肱动脉外侧和内侧，肌皮神经位于肱二头肌内，桡神经则紧贴在肱骨上。用神经刺激器或超声定位成功后每支神经注射 8 ～ 10ml 局麻药实施阻滞。有研究报道，肱骨中段阻滞法的成功率高于传统腋路臂丛阻滞（定义为两条神经刺激法）[42]。这一研究显示两者阻滞完全所需时间并无差别，但是腋路法完全阻滞感觉起效时间短，而肱骨中段法使 4 条主要神经全部阻滞的成功率更高。

正中神经阻滞

　　正中神经阻滞可提供拇指和示指掌面、中指、无名指桡侧以及这些手指甲床的麻醉，并阻滞大鱼际肌、第一和第二蚓状肌的运动。在肘部阻滞时还可阻滞正中神经支配的前臂腕屈肌。

　　肘部阻滞方法　患者手掌向上将手臂置于解剖位，肱骨内、外髁作一髁间连线，位于此髁间线肱二头肌腱内侧的肱动脉，为肘部阻滞的主要定位标志。正中神经位于肱动脉内侧（图 57-9），引出异感后注入 3 ～ 5ml 局麻药即可将其阻滞。如果未能引出异感，触及动脉搏动后，在其内侧作扇形注射。

　　腕部阻滞方法　正中神经位于桡侧腕屈肌腱和掌长肌腱之间，可在距腕横纹 2 ～ 3cm 处阻滞（图 57-10）（有些患者可因先天或手术操作而缺失掌长肌腱）。当穿刺针通过屈肌韧带时感觉阻力消失，在此注射 2 ～ 4ml 药液。在屈肌韧带上方皮下注射 0.5 ～ 1ml 局麻药可阻滞支配大鱼际皮肤的掌浅支。由于此处神经被封闭在腕管内，穿刺时无需寻找异感。

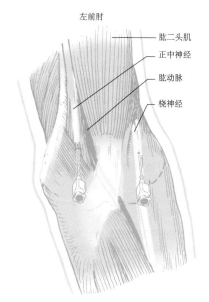

图 57-9　肘部正中神经及桡神经解剖标志

左前肘

- 肱二头肌
- 正中神经
- 肱动脉
- 桡神经

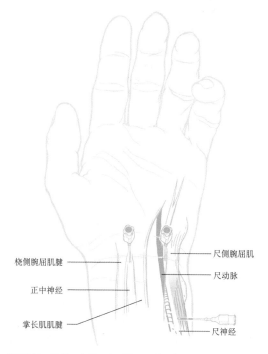

图 57-10　腕部正中神经和尺神经阻滞的解剖标志。图示腕部尺侧阻滞尺神经的一种方法

- 桡侧腕屈肌腱
- 正中神经
- 掌长肌肌腱
- 尺侧腕屈肌
- 尺动脉
- 尺神经

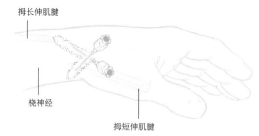

- 拇长伸肌腱
- 桡神经
- 拇短伸肌腱

图 57-11　腕部桡神经阻滞的解剖标志和进针方法

桡神经阻滞

桡神经阻滞可提供手背外侧（拇侧），拇指、示指、中指的近侧以及无名指外侧一半区域的麻醉。

肘部阻滞方法　桡神经在肘部越过外侧上髁前方，可在此处行桡神经阻滞。标记髁间线和肱二头肌腱外侧缘，以 3～4cm 长的 22G 穿刺针在肱二头肌腱外侧 2cm 处进针，抵到骨质后（图 57-9），扇形注射 3～5ml 局麻药。

腕部阻滞方法　桡神经在腕部分出多个分支沿腕部背侧和桡侧下行，宜采取浸润阻滞。当患者伸展拇指时可显示拇长伸肌腱，进针点在第一掌骨根部的肌腱体表，将针刺入接近或触及此肌腱表面时，沿肌腱方向向近端注射局麻药 2ml，在穿刺针以直角穿过鼻烟窝时再注入 1ml（图 57-11）。

尺神经阻滞

尺神经阻滞可提供手掌尺侧、小指、无名指以及除大鱼际肌和第一、二蚓状肌以外手部所有小肌肉的麻醉。

肘部阻滞方法　尽管在肱骨内上髁后方皮下位置容易找到尺神经，但在此处阻滞神经损伤的发生率较高。由于此处尺神经被纤维组织包裹，神经内注射才能取得阻滞成功。采用细针及小容量局麻药（1ml）可减少神经损伤发生风险。但在肘部近端 3～5cm 处（尺神经经过的地方）扇形注射 5～10ml 局麻药也可获得满意的尺神经阻滞效果，且无需寻找异感。

腕部阻滞方法　尺神经在腕部位于尺动脉和豌豆骨之间，尺侧腕屈肌腱下方。尺神经在此处发出掌侧皮支和背侧支。从尺侧腕屈肌腱的桡侧刺入向内侧进针或从肌腱的尺侧刺入向桡侧进针接近尺神

（见图 57-10）。引出异感后注入局麻药 3 ~ 5ml 或作扇形注射。

肌皮神经阻滞

肌皮神经止于前臂皮神经外侧，支配前臂至桡腕关节桡侧皮肤的感觉。肌皮神经阻滞常作为腋路臂丛神经阻滞的补充。

肘部阻滞方法　可在肱二头肌腱外侧距髁间线 1cm 处实施前臂外侧皮神经阻滞，皮下扇形注射 3 ~ 5ml 局麻药可获得很好的麻醉效果。

肘部与腕部周围神经阻滞

前臂的皮肤神经多自上臂发出，在肘部实施周围神经阻滞不能使这些神经完全麻痹。在对上肢进行外周神经阻滞时，肘部阻滞和腕部阻滞均能取得手部感觉神经麻醉的作用，两种技术效果不相上下。

副作用和并发症

一般而言，远端周围神经阻滞并发症的风险较低，但可出现血管内注射的可能，因此应小心回抽后再注药。越是远端的周围神经阻滞，神经损伤的发生风险就越高，可能由于神经位于骨和韧带结构之间的表浅部位，易被穿刺针碰到。

静脉局部麻醉

静脉局部麻醉首次于 1908 年由德国外科医师 August Bier 提出[43]。早期的静脉局部麻醉使用两条止血带和首个合成的局麻药普鲁卡因。随着臂丛阻滞方法的不断完善，其效果越来越可靠，静脉局部麻醉的应用逐渐减少。

临床应用

Bier 阻滞有多个优点，包括易于管理，起效和恢复快速，良好肌松以及麻醉范围可控等，特别适合时间短于 90min 的开放小手术以及骨折闭合复位。

方法

在拟阻滞侧上肢尽可能远端处留置静脉留置针；为便于液体管理和给予其他药物，在非手术侧上肢也应建立静脉通道。传统方法是在手术侧上肢缚两个止血带，并确保袖带严密、压力表可靠。手臂驱血后，将近端止血带充气至超过收缩压大约 150mmHg，桡动脉搏动消失证明止血带压力合适。根据患者体重确

定局麻药总量，常为 3mg/kg 不含肾上腺素的 0.5% 丙胺卡因或利多卡因，缓慢注入。因布比卡因易出现局麻药毒性反应甚至导致死亡[44]，故不推荐在静脉局部麻醉中使用（见第 36 章）。但是，稀释的长效酰胺类局麻药，如 0.125% 左布比卡因和其他一些辅助药物如曲马朵、酮咯酸、可乐定等已被用于延长感觉阻滞时间和止血带放气后的镇痛[45]。

麻醉起效时间通常在 5min 内。当患者诉止血带部位疼痛时，将处于麻醉平面内的远端止血带充气，再将近端止血带放气。使用单个较宽袖带允许静脉局部麻醉期间使用较低的充气压。与使用两个较窄的袖带相比，宽袖带的优点在于充气压力较低，可减少高充气压相关的神经并发症[46]。25min 后可安全解除止血带，但在解除后数分钟仍应严密观察患者有无局麻药毒性反应。远端部位缓慢注射局麻药可降低毒性反应发生的风险[47]。

副作用和并发症

静脉局部麻醉存在的问题包括止血带不适，痛觉快速恢复导致术后疼痛，难以提供无血术野以及一旦出现疼痛就必须对该肢体再次驱血。止血带故障、过早放气或局麻药使用过量可导致毒性反应发生。尽可能选取远端缓慢注射药物能降低血药浓度，理论上也许能提高安全性[47]。止血带放气时，每隔 10s 放出部分气体能延长动脉血利多卡因达峰浓度时间，减少潜在的毒性反应[48]。其他罕见的并发症包括应用 2-氯普鲁卡因产生的静脉炎，发生筋膜室综合征和肢体本体感觉缺失。

胸腹部神经阻滞

椎旁阻滞

椎旁间隙呈楔形，解剖标志包括居前的壁胸膜，中间的椎体、椎间盘、椎间孔，侧面的肋间后膜，后方的肋横突上韧带。椎旁间隙内的神经结构包括肋间神经、背支、交通支，交感神经链（交感神经干）。肋间神经散于椎旁间隙内，故易被局麻药阻滞。实施椎旁阻滞时必须了解棘突、横突、肋骨和肋横突韧带的位置。

临床应用

椎旁阻滞可为接受胸、腹、骨盆或乳腺手术的患者提供麻醉或镇痛[49-50]，也有双侧或连续阻滞的应用报道[51-52]。对开胸手术患者实施胸部椎旁阻滞可提供

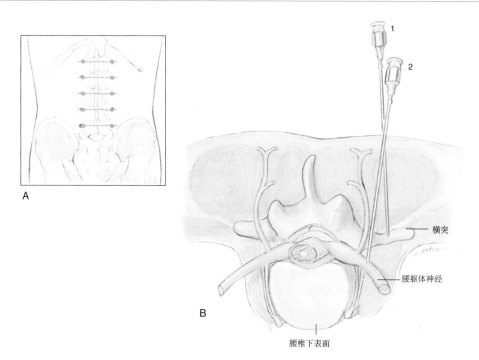

图 57-12　A.腰部椎旁神经阻滞时患者体位和体表标志。B.椎旁阻滞时垂直进针直至触到横突,调整进针方向滑过横突下缘继续进针 1 ~ 2cm

与硬膜外阻滞类似的镇痛效果,且副作用和并发症更少[53-54]。椎旁阻滞还可用于慢性疼痛疾病的诊断和治疗,包括开胸术后和乳腺切除术后疼痛。

方法

胸部椎旁阻滞　胸部椎旁阻滞可在脊神经穿出椎间孔处实施,能够阻滞注射部位上下多个邻近节段的躯体神经和交感神经。

神经定位　外周神经刺激器已被用于确认穿刺针进入椎旁间隙,防止其刺破胸膜。在穿刺针进入胸腔前,周围神经刺激器即可引出肋间肌的运动反应。实施多平面阻滞时需要特别谨慎,因为在一个平面注射的局麻药物可扩散至相邻的平面,导致肋间肌运动反应改变或消失。超声下测量皮肤至横突以及皮肤至壁层胸膜的深度,对于准确判断进针深度很有帮助。理论上,明确可穿刺的最大深度就可将发生气胸的风险降到最低。

胸部椎旁阻滞可在坐位、侧卧位或俯卧位下实施。解剖标志在坐位时容易被识别。找到胸椎棘突后旁开 2.5 ~ 3cm,平棘突的最上缘垂直进针,通常进针 2 ~ 4cm 可触到椎体下面的横突。此时传统的方法是将针尖改向头侧继续缓慢进针,直至越过横突上缘 1 ~ 1.5cm 时有阻力消失感。然而,向尾端进针能降低发生气胸的风险[51]。该操作的安全性有赖于进针深度避免超过皮肤至横突的距离 1 ~ 1.5cm。

虽然局麻药扩散变异较大,但单次注入 15ml 局麻药可产生 4 ~ 5 个以上节段的单侧躯体阻滞,且向尾侧扩散多于向头侧[51]。为获得更好阻滞,也可在每一节段注入局麻药 3 ~ 4ml[55]。

腰部椎旁阻滞　腰神经在横突下缘穿出椎间孔,每一神经分为前支和后支,其中 L$_1$ ~ L$_4$ 及部分 T$_{12}$ 的前支组成了腰丛神经。

与下述肋间神经阻滞一样,患者取俯卧位。在腰椎棘突上缘画标记线,这些线恰好位于相应横突的下缘(图 57-12A)。在正中线旁开 3cm 处作皮丘,以 10cm 长的 20G 穿刺针垂直进针,至深度约 3 ~ 5cm 时触到横突。随后改变进针方向,滑过横突下缘,再进针 1 ~ 2cm(相当于横突的厚度),即可注入局麻药 6 ~ 10ml(见图 57-12B)。引出异感或使用神经刺激器有助于穿刺针准确定位。

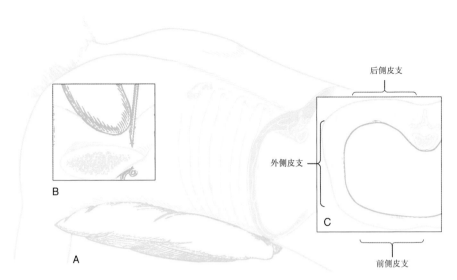

图 57-13　A. 肋间神经阻滞时患者体位。B. 示指将皮肤按压在肋骨上，将穿刺针在指尖处刺入皮肤直达肋骨面，针尖滑过肋骨下缘并进针 3~5mm。C. 一肋间神经及其分支

副作用和并发症

由于邻近椎管，本操作有局麻药注入硬膜外腔或蛛网膜下腔的风险[49]，也有局麻药注入腰部血管、腔静脉或主动脉的可能。刺穿胸膜和气胸的发生率分别为 1.1% 和 0.5%[51]。

肋间神经阻滞和胸膜间置管

肋间神经是 T_1 ~ T_{11} 脊神经的主要分支。T_{12} 则为肋下神经，发出分支参与髂腹股沟神经和髂腹下神经。来自 T_1 的神经纤维参与臂丛神经，而 T_2 和 T_3 的少数纤维组成肋间臂神经，支配上臂内侧皮肤。每条肋间神经有 4 支分支：灰交通支，向前走行进入交感神经节；后皮支，支配椎旁皮肤与肌肉；外侧皮支，向前走行至腋中线，再向前和向后发出皮下分支；前皮支，为神经的终末端。

肋间神经在肋骨后角内侧，位于胸膜和肋间内肌筋膜之间，在肋骨后角处则位于肋沟内，与肋间静脉和动脉伴行。

临床应用

几乎没有手术能在单独肋间神经阻滞下完成，与其他方法联合阻滞也多被硬膜外阻滞所代替。但是，对于椎管内麻醉有禁忌的患者，可单独行肋间神经阻滞或复合腹腔神经丛阻滞，同时辅以浅全麻可为腹内手术创造良好条件。同样，胸内手术也可在肋间神经复合星状神经节阻滞再辅以气管插管镇静的条件下完成。尽管肋间神经阻滞可用于手术，但其适应证大多还是术后镇痛。

胸膜间置管行术后镇痛首先由 Reiestad 和 Stromskag 于 1986 年提出[56]。由于其作用机制未明，报道的效果差别较大，所以在不同时期该技术的使用率差异较大。总的来说，在胆囊切除术中应用效果最好。胸膜间镇痛的优点很难在开胸手术中得以显示，这可能与胸腔出血和胸腔引流管等技术问题有关。近来有将其运用在微创体外循环手术后的镇痛[57]。

方法

肋间神经阻滞　肋角恰好位于骶棘肌肌群外侧，肋间神经在此处很易被阻滞。患者俯卧，腹下垫枕以减少腰部弯曲（图 57-13A）。沿棘突作一连线作为中线，再在中线旁开 6~8cm，沿肋后角作一与中线平行的直线，在上部应偏向内侧以绕开肩胛骨。触到每一肋骨的下缘，并在每一肋下缘与肋后角线相交处标记（为穿刺点）。皮肤消毒后在每一注射点作皮丘，以4cm 长的 22G 短斜面针头连接 10ml 注射器，从最下面的肋骨开始阻滞。左手示指将皮肤按压在肋骨上，在指尖处刺入皮肤直达肋骨面，左手手指移至针头接口并握牢，针尖滑过肋骨下缘后继续进针 3~5mm，

注入局麻药 3～5ml（见图 57-13B、C）。在每一肋骨重复上述步骤。适当的静脉镇静可提供镇痛和一定程度的遗忘，使患者感觉舒适。已有报道肋间神经可在超声下显像，但其可见性变异很大。

此外，也可在患者仰卧位时于腋中线实施肋间神经阻滞。理论上此方法不能阻滞外侧皮支，但 CT 研究显示局麻药注射后可沿肋骨沟扩散数厘米。退针时再注射 1～2ml 局麻药可阻滞皮下支。

胸膜间置管　胸膜间导管放置技术比较简单，可在患者侧卧位（稍倾斜）或坐位下完成。确定第六、七肋间隙后，在后正中线旁大约 10cm 处以硬膜外针穿刺，进针至针尖紧贴肋间隙下方肋骨的上缘。随后连接一个装有盐水或空气的玻璃注射器，再缓慢进针越过肋骨上缘。当针尖进入胸膜壁层时，由于胸内负压，注射器内液体被吸入胸腔。在机械通气和自主呼吸的患者中均可观察到此现象，但在后者此现象会更加明显。

随后向胸膜间隙置入导管约 5～8cm，并将导管固定在胸壁。在进针和放置导管时须小心操作，使通过穿刺针进入胸腔的空气尽可能最少。采用阻力消失法或导管置入过深可造成肺实质损伤。

副作用和并发症

气胸是肋间阻滞的主要并发症，但实际上发生率非常低，即使是不同培训水平麻醉医师实施阻滞时气胸的总发生率也可低至 0.07%。术后常规胸片检查显示无症状气胸的发生率为 0.42%[58]。此并发症并不常见，发生后治疗措施通常仅限于密切观察、吸氧或穿刺抽气。这些治疗方法无效时需行胸腔引流，但这种情况非常少见。

多点肋间神经阻滞时，由于所使用局麻药容量大、吸收快，可出现局麻药全身毒性反应。加入肾上腺素可降低血药浓度。因此，阻滞期间需密切观察患者，并在阻滞后至少观察患者 20～30min。不宜对患有胸膜纤维化或炎症、胸腔积液、肺实质病变合并胸膜疾病或出血倾向的患者实施胸膜间阻滞。胸膜疾病可导致局麻药扩散不良或因炎症而吸收过快。对于那些依靠肋间肌来辅助呼吸的严重肺部疾病的患者，双侧肋间神经阻滞后可出现呼吸功能失代偿。

腹横肌平面阻滞

侧腹壁由皮下组织、腹外斜肌、腹内斜肌以及由浅入深移行的腹横肌组成。位于腹内斜肌深部、腹横肌表面的筋膜鞘即为腹横肌平面（TAP）阻滞的目标。神经组织在离开胸腰部脊柱后，向外穿过筋膜层，支配腹壁。

TAP 阻滞的定位标志是 Petit 三角，它由髂嵴、背阔肌和腹外斜肌构成。Petit 三角位于肋缘下方，髂嵴上方的腋中线上。

适应证

TAP 阻滞适用于任何下腹部手术，包括疝修补术、阑尾切除术、剖宫产、腹式全子宫切除术、腹腔镜手术、肾移植和前列腺切除术[59-61]。双侧阻滞可用于正中切口和腹腔镜手术。单次注射能使 T_{10}～L_1 获得理想的镇痛效果。

方法

阻力消失法（盲法注射）　盲法 TAP 阻滞的进针点位于腰部 Petit 三角，即肋缘下和髂嵴之间，其前方为腹外斜肌，后方为背阔肌。穿刺针需穿过腹外斜肌和腹内斜肌，故可感觉到两次突破感。钝针阻力消失感更明显。

超声引导　患者仰卧，将无菌的超声探头牢牢置于髂嵴上方数厘米处并与之平行。选择 10cm 长的 21G 穿刺针，采用平面内进针法，探头内侧旁开数厘米进针。腹横肌层的深部常可见到肠蠕动。回抽无血后，在超声直视下缓慢注射 15～20ml 局麻药（见第 58 章）。

副作用和并发症

即便在超声引导下，仍有刺破腹膜的可能[62]。也曾报道过 1 例盲法行 TAP 阻滞后肝血肿的病例[63]。

髂腹股沟和髂腹下神经阻滞

髂腹股沟和髂腹下神经源于 L_1 脊神经根，在髂前上棘内上方穿过腹横肌，进入腹内斜肌和腹横肌之间。向内下方短距离走行后，其腹支穿出腹内斜肌，随后发出分支穿出腹外斜肌，支配皮肤感觉。髂腹股沟神经走行在腹股沟环的前下方，支配大腿近端内侧的皮肤。髂腹下神经支配腹股沟区域的皮肤。

适应证

髂腹股沟和髂腹下神经阻滞用于腹股沟疝修补术以及下腹部横切口手术后的镇痛。尽管此类阻滞不能消除内脏疼痛，也无法在手术期间作为主要麻醉方法使用，但能显著减轻疝修补术引起的疼痛。虽然操作方法相对简单，但文献报道其失败率常高达 10%~25%。

方法

定位方法 使用阻力消失法进行髂腹股沟和髂腹下神经阻滞。局部麻醉药应注射至腹横肌和腹内斜肌之间以及腹内、外斜肌之间。

确定髂前上棘后，在其头端 2cm 处再水平向内 2cm，在此处做标记（即为穿刺点）。以钝的穿刺针垂直刺入皮肤，进入腹外斜肌后感觉阻力增加，随后阻力消失说明已穿过腹外斜肌进入其与腹内斜肌之间。回抽无血，注射 2ml 局部麻醉药。继续进针至再次出现突破感，此时穿刺针已穿出腹内斜肌进入其与腹横肌之间，注射 2ml 局部麻醉药。退出穿刺针时，在腹内斜肌和腹外斜肌之间以及腹内斜肌和腹横肌之间以扇形分布的注射方式再重复两次上述操作。共注射约 12ml 局麻药。

突破感常难以察觉，考虑到进针过深的潜在并发症，常在超声引导下行髂腹股沟和髂腹下神经阻滞（见第 58 章）。

副作用和并发症

盲法穿刺可损伤肠道和血管，导致大肠、小肠穿孔以及盆腔血肿。局麻药扩散可阻滞股神经，导致下肢无力。

下肢神经阻滞

熟悉腰骶丛和下肢周围神经的解剖，才能提高麻醉医师更全面的麻醉水平。下肢神经阻滞既安全，又具有术后镇痛作用和不完全阻滞交感神经等优点，对一些相应的患者来讲是一种理想的麻醉方式。

在过去，下肢神经阻滞不如上肢神经阻滞更为广泛地应用于手术麻醉，某种程度上是由于脊髓麻醉和硬膜外麻醉的广泛应用及对其安全性的广泛认可。也因为支配下肢的神经不像臂丛神经那样呈集丛性分布，不易在相对浅表的位置被局麻药阻滞。因此，由于解剖的缘故，下肢神经阻滞在技术上难度更大，需要更多训练和实践才能熟练掌握。以往下肢神经阻滞多通过异感、阻力消失或浸润阻滞等方法实施，成功率参差不一。随着穿刺针、导管、神经刺激技术和超声显像的发展，定位神经更为容易，阻滞成功率也得到提高[64]。近年来下肢神经阻滞更多地用于术后镇痛而非术中麻醉以提高患者的舒适度、促进患者康复和提早出院。

解　　剖

支配下肢的神经起自腰骶丛。腰丛由 L_1~L_4 前支组成，通常还包括 T_{12} 的部分分支，偶尔也有来自 L_5 的分支参与（图 57-14）。腰丛位于腰大肌和腰方肌之间的腰肌间隙内。腰丛的低位组成成分（L_2、L_3 和 L_4）主要支配大腿前内侧，其前支构成闭孔神经，后支构成股神经，而 L_2 和 L_3 的后支又构成股外侧皮神经。

骶丛发出两条对下肢手术十分重要的神经——股后侧皮神经和坐骨神经，二者均发自 S_1、S_2、S_3 脊神经，此外还包含 L_4 和 L_5 前支的部分分支。这些神经一起经坐骨大孔穿出骨盆，因此可被同时阻滞。坐骨神经由胫神经（L_4、L_5、S_1、S_2 和 S_3 前支的腹侧支）和腓总神经（L_4、L_5、S_1、S_2 和 S_3 前支的背侧支）组成。胫神经和腓总神经在腘窝或腘窝上方分出，分别沿内侧和外侧下行。腰骶神经和（下肢）外周神经的皮肤支配区见图 57-15。

腰大肌间隙阻滞（后路腰丛阻滞）

腰大肌间隙阻滞是将穿刺针刺入腰大肌和腰方肌之间的间隙，最初使用阻力消失法实施，再注入大容量局麻药，使臀部和大腿前外侧产生麻醉[65]。

临床应用

腰大肌间隙阻滞单点注射即可阻滞腰丛神经的三条主要分支[66]。但必须复合坐骨神经阻滞才能使下肢完全麻醉。腰大肌间隙阻滞常用于膝、髋等大关节手术的术后镇痛[67-68]。

方法

尽管使用阻力消失法或寻找异感法定位腰丛简单可行[69]，但多数临床医生选择使用神经刺激器来定位[64]。经典的阻滞方法是患者取髋侧卧，患肢在上。两侧髂嵴作一连线（即髂嵴连线）以确定第四腰椎，从中线位置沿髂嵴连线向阻滞侧旁开 5cm、再向尾侧旁开 3cm，在此处进行局麻浸润后，以长 10cm 的 21G 针垂直进针至触及第 5 腰椎横突，然后针尖改向头侧继续进针至滑过第 5 腰椎横突。当诱发出股四头肌运动反应时即可确定穿刺针已抵达腰丛，回抽无异常后，缓慢注入局麻药 30ml。

根据解剖影像的研究结果，Capdevila 和他的同事们改良了传统腰大肌间隙阻滞方法[70]（图 57-16）。首先经过髂后上棘做一与脊柱平行的直线，第 4 腰椎棘突至该直线的垂直线外三分之一与中内三分之二的交

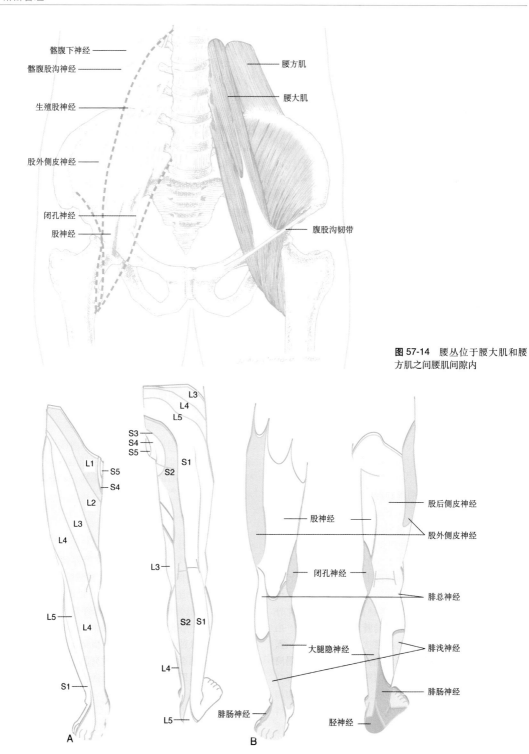

髂腹下神经

髂腹股沟神经

生殖股神经

股外侧皮神经

闭孔神经

股神经

腰方肌

腰大肌

腹股沟韧带

图 57-14　腰丛位于腰大肌和腰方肌之间腰肌间隙内

L3
L4
L5

S3
S4
S5

S1
S2

L1
L2
L3
L4

S5
S4

L5
L4

S1

L3

S2　S1

L4

L5

股神经

股后侧皮神经

股外侧皮神经

闭孔神经

腓总神经

大腿隐神经

腓浅神经

腓肠神经

胫神经

腓肠神经

A

B

图 57-15　A.腰骶神经的皮肤支配区。B.下肢外周神经的皮肤支配区

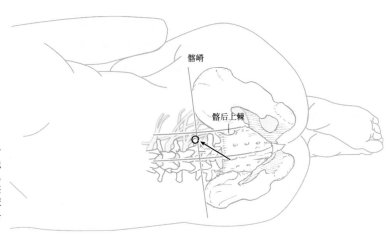

髂嵴

髂后上棘

图 57-16　腰大肌间隙阻滞。进针点在髂嵴连线上方 1cm，从正中线至髂后上棘线距离的三分之二处。腰丛位于第 4 腰椎和第 5 腰椎横突间。硬膜囊向外延伸 3~5cm。交叉点为进针点（译者注：此图及其与正文相关性有值得商榷之处）

点处即为改良方法的穿刺点（第 4 腰椎棘突位于两侧髂嵴上缘连线与脊柱交点的上方约 1cm 处）。垂直进针至触及第 4 腰椎横突，随后在横突下方继续进针直至引出股 4 头肌肌肉颤搐。尽管不同性别间腰丛的深度有差异，但从第 4 腰椎横突至腰丛的距离男女性别间差异不大，中位数为 2cm（见图 57-12）。触及第 4 腰椎横突对于准确确定穿刺针深度和位置至关重要。近来有超声成像研究表明，将髂嵴连线在正中线和与脊柱平行的髂后上棘线之间的中外三分之一交叉点作为穿刺点较偏外侧，约有 50% 患者的穿刺针不能顺利抵到横突[71]。

超声引导下腰大肌间隙阻滞

尽管近来超声引导在区域麻醉中广受欢迎，但在腰丛阻滞中超声的使用仍然受限（见第 58 章）。这可能是因为阻滞部位较深，肥胖患者越来越多（可见第 71 章），以及需要使用专门的曲阵低频探头。虽然在志愿者和尸体上已经获得了腰丛的超声图像，但在超声引导下腰丛阻滞定位的实际临床经验仍然较少。

副作用和并发症

不同于其他下肢神经阻滞的并发症相对较轻，后路腰丛阻滞的风险可能相当严重[72]。由于邻近椎管，存在蛛网膜下腔或硬膜外腔注药或置管的可能。局麻药在硬膜外腔扩散是最常见的并发症，发生率可达 1.8%~16%[64, 66-67, 70]。引起局麻药在硬膜外腔扩散的原因包括进针位置较为居中、大剂量的局麻药以及患者本身存在脊柱畸形（如脊柱侧弯）。蛛网膜下腔注射或置管虽然较为少见，但可引起严重的全脊髓麻醉。

由于腰大肌间隙阻滞会使局麻药注射到腰大肌、

腰方肌这样血供丰富的大肌肉内，因此局麻药的早期血药浓度显著高于股神经阻滞。若一次性给予较大量局麻药，必须严密监控有无局麻药毒性反应的征象。对于那些正接受抗凝治疗，或是阻滞后不久或连续留置导管期间服用抗凝药物的患者来说，腰大肌间隙阻滞后可出现严重的腹膜后血肿或肾包膜血肿。虽然尚需更多的研究支持，美国区域麻醉协会仍保守推荐，当患者接受预防血栓的治疗时，进行腰丛阻滞的麻醉管理须跟椎管内阻滞保持一致[73]。

血管旁三合一（股）神经阻滞

股神经由 L_2~L_4 脊神经后支在腰大肌内形成，在腰大肌外侧缘发出后沿腰大肌和髂肌的肌沟下行，经腹股沟韧带下方的股动脉外侧穿行进入大腿，股神经在此处分为多个终末分支，它们又被分为前支和后支。前支主要支配皮肤感觉，而深部分支主要调节运动。股神经支配大腿前侧肌肉（股四头肌和缝匠肌）和腹股沟韧带至膝关节之间的大腿前方皮肤。其终末分支是隐神经，支配膝关节至大脚趾之间小腿内侧皮区。

临床应用

血管旁腰丛神经阻滞（即三合一）的原理是基于下设想：向股管内注射大容量局麻药的同时压迫股管远端，使局麻药向近端扩散进入腰肌间隙从而阻滞腰丛神经[74]。但影像学研究认为，上述注射的局麻药向内外两侧扩散的同时也阻滞了内侧的闭孔神经和外侧的股外侧皮神经[75]。

股神经阻滞的适应证包括复合关节内局麻用于膝关节镜检查，也可以作为多模式镇痛方法的一部分用

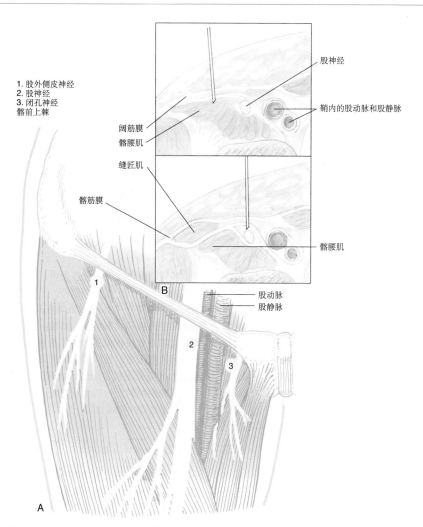

1. 股外侧皮神经
2. 股神经
3. 闭孔神经
   髂前上棘

股神经

鞘内的股动脉和股静脉

阔筋膜
髂腰肌

缝匠肌

髂筋膜

髂腰肌

股动脉
股静脉

图 57-17　A.股外侧皮神经、股神经和闭孔神经阻滞的解剖标志。B.闭孔神经阻滞时，针尖滑过耻骨支下方，向正中及头端进针直至进入闭孔管

于股骨干骨折、前交叉韧带重建和全膝关节成形术的镇痛。在复杂膝关节手术中的应用可使得日间手术后患者的疼痛评分更低、入院率更低 [64, 67]。

方法
股神经阻滞

　　周围神经刺激器或寻找异感法　患者仰卧，在髂前上棘和耻骨结节间作一连线，以确定腹股沟韧带的位置，同时标记出股动脉位置。以 4cm 长 22G 针在此连线一侧进针（图 57-17A）。引出运动反应或出现异感说明针尖位置正确。通常会先找到股神经前支，电

刺激时出现大腿内侧缝匠肌收缩。但仅此不够，应将针尖稍向外侧重新进针，在更深的位置找到股神经后支。刺激该支可出现股四头肌收缩、髌骨上抬。回抽无血后缓慢注药 20 ~ 40ml。一般注入 20ml 局麻药即可充分阻滞股神经和股外侧皮神经，但即使超过 30ml 药液也未必能阻滞闭孔神经。

　　超声引导　对于那些由于体重原因、解剖变异而导致股动脉触诊困难，或之前行放射或手术治疗导致进针点位置改变的患者来说，应用超声就显得特别有用。在股动脉外侧可见三角形结构，即为股神经。

髂筋膜神经阻滞（改良的股神经阻滞） 髂筋膜阻滞最初用于小儿麻醉（见第 92 章），其临床应用与股神经阻滞相同[64, 76]。该方法，即两次突破法，最值得称道的是其简单易学，指穿刺针穿过阔筋膜及其后的髂筋膜时出现的两次突破感。穿透这两层筋膜是髂筋膜阻滞成功的关键（见图 57-17）。为使突破音或突破感更明显，主张使用短斜面或弹尖式穿刺针，比使用切割针能获得更好的感觉反馈。髂筋膜阻滞法进针点的确定：在耻骨结节和髂前上棘作一连线，将其分为三等分，中外三分之一交界处下方 1cm 即为进针点。该进针点恰好避开股动脉，对股动脉穿刺有禁忌的患者十分有用。也可在超声显示两层筋膜后，将局部麻醉药注射在髂筋膜下方使之扩散。

由于进针点邻近股动脉，所以可能会发生血管内注射或血肿形成的风险。解剖上，股神经和股动脉分别位于两个相距 1cm 的独立鞘内。大多数解剖正常的患者容易触到股动脉搏动，在搏动外侧可准确找到安全的进针点。有股动脉人工血管移植的患者是该方法的相对禁忌证。神经损伤比较罕见。

股外侧皮神经阻滞

股外侧皮神经起自 L2 和 L3，在腰大肌外缘发出，位于髂腹股沟神经下方。而后沿髂筋膜下方下行，在髂前上棘内侧 1～2cm 处经腹股沟韧带深部进入大腿。在髂前上棘下方 7～10cm 处穿出阔筋膜并分出前、后两支。后支配髋部到大腿中部外侧皮区，前支则支配膝以上大腿的前外侧皮肤。

临床应用

股外侧皮神经阻滞适用于皮肤移植时取皮，可与其他周围神经阻滞联合应用以达到完全的下肢麻醉。

方法

在髂前上棘向内 2cm 并向下 2cm 处作一标记，以一 4cm 长的 22G 穿刺针垂直刺入皮肤至出现突破感，提示针尖通过阔筋膜。移动穿刺针在内外侧扇形注射 10～15ml 局麻药，使得在筋膜上方和下方均有局麻药（见图 57-17A）。尽管股外侧皮神经只是感觉神经，仍可使用神经刺激器寻找神经分布区域的搏动性麻刺感进行定位[77]。

由于股外侧皮神经附近没有大血管，所以并发症的发生率较低。而且，出现快速吸收或血管内注射的可能性也较低。

隐神经阻滞

适应证

隐神经支配下肢膝至内踝的内侧皮肤。隐神经阻滞通常与腘窝和踝部阻滞联合进行。有多种方法阻滞隐神经，包括膝关节上方穿过缝匠肌法和膝关节下方静脉旁路法等[78]，两种方法均可在超声引导下进行。也可作为踝关节阻滞的一部分，在踝关节水平阻滞隐神经。

解剖

隐神经是感觉神经，为股神经后支的终末分支，沿着缝匠肌深面走行于收肌管内。在膝水平穿出后发出分支，继续沿胫骨内缘、大隐静脉后方下行。在胫骨粗隆水平，隐神经位于隐静脉内后方大约 1cm 处。

方法

隐神经是纯粹的感觉神经，因此最常使用局部浸润阻滞技术，也可在超声引导下对神经和血管结构进行定位。

静脉旁路法 胫骨粗隆水平，在大隐静脉深部注射大约 5～10ml 局部麻醉药行浸润麻醉。

局部区域阻滞法 使用大约 5～10ml 局麻药局部浸润从胫骨粗隆前方的胫骨内侧髁至腓肠肌内侧头后方的区域。该方法的成功率在 33%～65% 之间。

穿透缝匠肌法 在腿部内侧、髌骨正上方可触到缝匠肌。在髌骨上极，以一长 5cm 的 22G 穿刺针与冠状面呈 45°进针，穿过缝匠肌肌腹时会有明显的筋膜突破感，此时注射大约 5～10ml 局麻药。该方法的成功率在 70%～80% 之间。

超声引导法 在超声引导下隐神经阻滞可以在膝关节上方或下方来进行。使用穿透缝匠肌法进行隐神经阻滞时，可见隐神经位于股内侧肌内侧的筋膜内。

尽管隐神经阻滞理论上同样存在所有区域阻滞存

在的风险，但该阻滞技术的并发症风险很低。鉴于大隐静脉是本区域阻滞方法的定位标志，小的血肿形成也并不少见。

闭孔神经阻滞

闭孔神经主要来自 L_3 和 L_4 脊神经，偶尔也有发自 L_2 的小分支参与其中。此神经起于腰大肌内缘，位于深部闭孔管内，离开闭孔管后分出前支和后支。前支又分出关节支及多支皮神经，分别支配髋部与前内收肌和大腿下部内侧；而后支除支配深部内收肌群外，可能发出关节支支配膝关节。

临床应用

闭孔神经阻滞常作为膝关节手术时区域麻醉的一部分[67]，但由于主要为运动神经，很少单独对其实施阻滞。闭孔神经阻滞可用于脑瘫患者内收肌痉挛的治疗和痉挛范围的诊断，也可用于其他影响下肢活动的其他肌肉或神经疾病的术前诊治（例如内收肌切断术）。

方法

患者仰卧，标记耻骨结节外侧 1～2cm、再向下 1～2cm 处作为进针点。作一皮丘，以 8～10cm 长的 22G 穿刺针垂直并稍向内侧方向进针。进针 2～4cm 可触到耻骨下支，随即向耻骨支的侧下方进针直至进入闭孔管。当穿刺针触及耻骨支后再进针 2～3cm 即为闭孔神经（见图 57-17，B）。回抽无血后注入 10～15ml 局麻药。神经刺激器有助于闭孔神经定位，大腿内侧内收肌群收缩则表明穿刺针定位正确。

传统的闭孔神经阻滞方法因触及骨膜和进针方向的调整，易引起疼痛。因此 Wasseff 提出了改良的内收肌肌入路方法[79]，在内收肌肌腱下方邻近耻骨处进针，向外进针刺向股动脉内侧 1～2cm 处，刚好在腹股沟韧带下方，即为闭孔管。使用周围神经刺激器引出内收肌运动反应提示闭孔神经阻滞的定位良好。近来提出了腹股沟入路法，即在腹股沟皱褶处长收肌腱内缘与股动脉搏动之间连线的中点穿刺进针[80]。

副作用和并发症

闭孔神经阻滞的并发症少见，但技术上较其他下肢神经阻滞更为困难。闭孔管中包含神经和血管结构，理论上存在局麻药血管内注射、血肿和神经损伤的风险。

骶旁阻滞

骶旁阻滞能够同时阻滞坐骨神经和大腿后皮神经，局麻药的扩散也可使骶丛其他分支得到阻滞，包括臀部和阴部神经的上下支。与骶丛邻近的还有盆腔内脏神经（S_2～S_4）、交感神经干下段、下腹下丛以及闭孔神经等，骶丛阻滞也可能将上述神经同时阻滞[81]。

临床应用

由于骶旁阻滞能同时阻断坐骨神经和股后皮神经，用于膝关节手术时比更远端的坐骨神经阻滞有优势，特别对于需使用止血带的患者。而膝以下部位手术时，骶旁阻滞造成的闭孔神经和臀上神经阻滞可使内收肌力量减弱，实际上可能不利于患者的活动。对于创伤或感染等原因不能立即实施骶丛神经分支阻滞的患者，骶旁阻滞也是非常有用的。

方法

骶旁阻滞根据髂后上棘与坐骨结节间关系定位。患者侧卧，拟阻滞侧在上。找到髂后上棘和坐骨结节最突出的地方，两点间作一连线。沿此线在髂后上棘下方 6cm 处作一标记，即进针点（图 57-18）。以一 10cm 长的 21G 绝缘穿刺针沿矢状面进针，一般深度 5～7cm 时可诱发出运动反应。穿刺针准确到位后，缓慢注射 20～30ml 局麻药。刺激胫神经时引出足跖屈，刺激腓总神经时引出背屈，两者任一运动反应均提示定位合适。由于邻近阻滞部位，腘绳肌腱运动反应也可以作为定位准确的标记。

并发症

由于骶神经为自主神经系统的副交感部分，故而，除非过量的局麻药扩散至邻近的腰交感神经纤维，否则经骶旁阻滞时不会阻滞交感神经，也不会出现交感神经阻滞可能带来的低血压，但会出现肠道、膀胱和括约肌丧失副交感神经支配[82]。局麻药误注入蛛网膜下腔或血管内的风险较低。硬膜囊一般止于 S_2 下缘，但也有用 6～7cm 长的穿刺针向尾端穿刺误入蛛网膜下腔的临床报告，提示硬脊膜囊终止位置存在个体差异，可能低于"传统"位置。最后，特别重要的是要注意识别结肠、直肠和膀胱等盆腔脏器。进针过深进入结肠或直肠且未被察觉，会导致粪便污染骶管。

坐骨神经阻滞

坐骨神经来自于 L_4～S_3 脊神经，为下肢四条周围

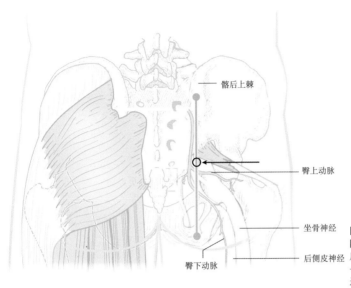

图 57-18　骶旁阻滞。这是离坐骨神经最近的阻滞方法，同时可阻滞股后皮神经。找到髂后上棘和坐骨结节最突出的地方，两点间作一连线。沿此线在髂后上棘下方 6cm 处即为进针点

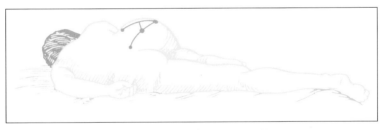

图 57-19　后路法坐骨神经阻滞时患者体位

神经中最粗大的一条，其与股后皮神经一起穿出骨盆时宽度达 2cm。坐骨神经由胫神经和腓总神经组成，包裹在同一结缔组织鞘内，前者位于前内侧，后者位于后外侧。从梨状肌下方穿出坐骨孔后，坐骨神经位于股骨大转子和坐骨结节之间。坐骨神经在臀大肌下缘变得表浅，并沿大腿后侧下行至腘窝。除隐神经所支配的内侧小片窄长皮区以外，坐骨神经提供大腿后部、膝关节以下的整个腿部及足部皮肤的神经支配。

临床应用

由于坐骨神经的感觉支配较广，坐骨神经阻滞复合隐神经或股神经阻滞，可用于膝以下不需止血带的各类手术，也可联合其他周围神经阻滞用于大腿和膝关节手术。由于这种麻醉方式避免了椎管内阻滞引起的交感神经阻断，因此对于诸如严重主动脉瓣狭窄等任何血流动力学波动都可产生严重不良后果的患者可能是有益的。

方法

经典 Labat 法（后路法）　实施坐骨神经阻滞经典 Labat 法时，患者取侧卧位，阻滞侧腿部向前屈膝，脚跟置于对侧微曲的膝关节上（改良的 Sims 体位；图 57-19）[6]。首先在髂后上棘和股骨大转子间作一连线，此线中点作一垂直线向尾端延伸 5cm，此垂直线与大转子和骶裂孔间连线的交点即为进针点，一般为垂直线向下 3 ~ 5cm 处。使用 10 ~ 12cm 长的 22G 穿刺针穿刺，直至引出运动反应、找到异感或抵到骨质（图 57-20）。刺激胫神经可引起跖屈和足内翻，刺激腓总神经可引起背屈和外翻。若碰到骨质，则重新向内侧进针；若回抽见血可能刺到臀上动脉，则重新向外侧进针。穿刺针准确到位后，注入局麻药 20 ~ 30ml。

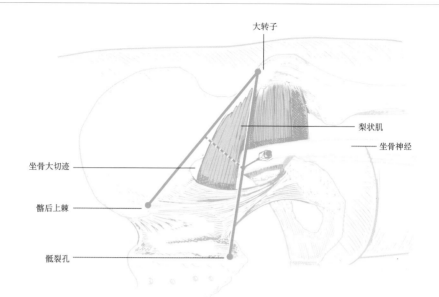

图 57-20　经典的 Labat 后路法坐骨神经阻滞的解剖标志

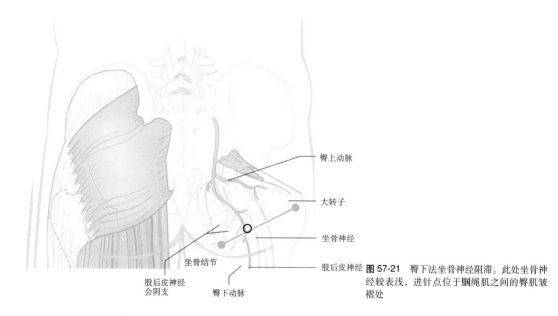

图 57-21　臀下法坐骨神经阻滞。此处坐骨神经较表浅，进针点位于腘绳肌之间的臀肌皱褶处

臀下法　患者置于改良的 Sims 侧卧位，即拟阻滞侧下肢向前屈膝，脚跟置于对侧（非手术侧）微曲的膝关节上方。此法根据大转子和坐骨结节的关系定位。触诊找到大转子和坐骨结节最突出部位，并在两点间作一连线。在此连线中点作一垂直线并向尾端延伸 4 ~ 6cm，坐骨神经即位于此垂直线附近。进针点可在两连线的交点到沿垂直线往尾端延伸 6cm 处之间。以 10 ~ 12cm 长的 21G 穿刺针垂直刺入皮肤，直到在踝关节或足部引出胫神经或腓总神经运动反应或找到异感，缓慢注射 20 ~ 30ml 局麻药（图 57-21）。若未引出运动反应，进针方向可在向内或向外 1 ~ 2cm 范围内调整。在大腿后方触到或看到肌沟也许对定位有所帮助。若触到骨质，应退回穿刺针重新向内侧进针。

超声引导 曲阵探头置于臀裂远端，由外向内进行扫描。在大转子内侧和坐骨结节高回声边缘的外侧可见扁平的高回声结构，即为坐骨神经。采用平面外法朝着坐骨神经进针（也见第 58 章）。

前路法 当患者由于疼痛无法摆放经典后路法所需体位时，可采用前路法[83]。患者仰卧，沿髂前上棘到耻骨结节的腹股沟韧带画一连线并分为三等分，再在大转子粗隆作一平行于腹股沟韧带的直线。在腹股沟韧带连线中内三分之一处作垂直线与后一连线相交，相交处即为穿刺点。以长 10.5~12cm 的 22G 针垂直刺入并稍向外进针，触碰到骨质为股骨小转子（图 57-22）。滑过股骨转向内侧继续进针大约 5cm，可找到异感或神经刺激反应。仔细回抽后缓慢注射局麻药 20~25ml。

其他方法 也可在侧卧位[84]或截石位[85]下行坐骨神经阻滞，但是很少有临床应用。

坐骨神经阻滞很少出现严重并发症，但理论上仍存在肌肉损伤和刺伤一些血管结构的可能，必须充分关注。坐骨神经阻滞主要是躯体神经阻滞，但由于坐骨神经携有部分交感神经纤维，神经阻滞后也会导致少量血管扩张，但通常不足以引起明显低血压。但在某些情况下，如肢体再植和交感性疼痛，这种交感阻滞也许是有益的。阻滞后 1~3 天内出现残留感觉迟钝并不少见，但常在数月内消退[72, 86]。值得注意的是，全髋或全膝关节置换等矫形手术本身即可并发坐骨神经一或两个分支的麻痹，因此，对于术中神经损伤风险较高或术前已存在神经功能异常的患者，为使患者获得最佳的神经预后，需慎重考虑应用该阻滞方法。

腘窝阻滞

大腿后方肌肉有股二头肌、半膜肌、半腱肌和大收肌后部。当这些肌肉从坐骨结节的起点向下肢远端延伸时，可分成内侧（半膜肌和半腱肌）和外侧（股二头肌）肌群，二者构成了腘窝上界，而腘窝下界为腓肠肌的两头。在腘窝上部，坐骨神经位于腘窝血管的后外侧。腘静脉位于神经内侧，腘动脉位置最前，位于股骨的腘面。临近腘窝上界时，坐骨神经分为两支。腓神经走向外侧，而更大的胫神经分支穿过腘窝几乎直线下行。随后胫神经和腘血管进入腓肠肌两头会聚处的深面。

腘窝阻滞主要用于足部和踝关节手术。对于需使用小腿止血带的手术，腘窝阻滞比踝关节阻滞更合适。也可在腘窝平面对坐骨神经的两大分支后路或侧路阻滞。对于腿部内侧手术、使用止血带或驱血带时，需复合隐神经阻滞。

后路法：周围神经刺激器或异感法 传统的腘窝阻滞方法要求患者俯卧，但也可采取侧卧（阻滞侧在上）或仰卧位（屈髋屈膝）。

屈曲膝关节确定腘窝的三角形边界，底边为膝后的皮肤皱褶，两边为内侧的半膜肌和外侧的股二头肌。于腘窝顶对三角形底边作角平分线。在皮肤皱褶上方 5~10cm、角平分线外侧 0.5~1cm 处为穿刺点（图 57-23A）。一般在皮肤皱褶上方 5cm 处进针，但若试图在坐骨神经发出分支之前阻滞坐骨神经，则建议在皮肤皱褶上方 7~10cm 处进针[87]。以 45° 角进针直至引出运动反应或找到异感。使用神经刺激技术时，若出现内翻反应则提示充分的足部阻滞[88]。注射大约

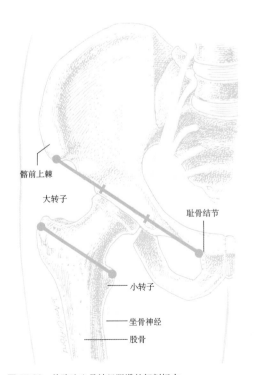

髂前上棘

大转子

耻骨结节

小转子

坐骨神经

股骨

图 57-22 前路法坐骨神经阻滞的解剖标志

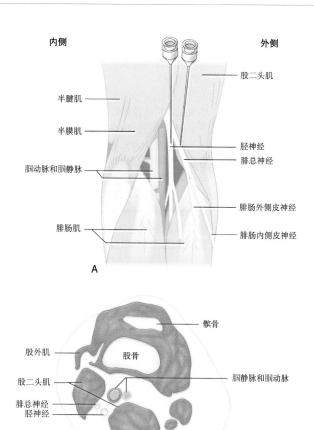

内侧　　　　　　　　　　　　　外侧

半腱肌

半膜肌

腘动脉和腘静脉

腓肠肌

股二头肌

胫神经

腓总神经

腓肠外侧皮神经

腓肠内侧皮神经

A

髌骨

股外肌

股骨

股二头肌

腘静脉和腘动脉

腓总神经

胫神经

B

图 57-23　腘窝水平坐骨神经阻滞的解剖标志。A.后路法；B.侧入法

30ml 局麻药即可充分阻滞。

　　腘窝阻滞的成功率一般为 90% ~ 95%[88]。目前尚无针对异感法和神经刺激法两种方法的效果和并发症的对比研究。由于坐骨神经较为粗大，阻滞不全时一般认为是由于局麻药扩散不良、胫神经和腓神经分别被两个独立的筋膜包裹或阻滞局限在坐骨神经的某一支所致。若找出胫神经和腓神经分别对其实施阻滞能缩短起效时间和提高成功率[89]。

　　超声引导　应用超声有助于确定坐骨神经分为胫神经和腓总神经的分叉点，此处行单点阻滞即可，成功率要比两点阻滞高（见图 57-23 和 57-24）。

　　外侧入路法　在腘窝用外侧入路法行坐骨神经阻滞是可行的[91]。尽管操作时间有所延长，但起效时间和阻滞效果与后路法相似[92]。外侧入路法患者可采取仰卧位，无需再次摆放体位。患者腿部伸直，足面长轴与台面呈 90°角。在髌骨上缘作一垂直于股二头肌外缘和股外侧肌之间的肌间沟的直线，垂线与肌间沟相交点即为进针点。用 10cm 长穿刺针与水平面 30°角向后进针（见图 57-23B）。由于腓总神经位于胫神经外侧，外侧入路进针通常先遇到腓总神经。与经典的后路法一样，可找到胫神经反应[93]。若引出的是腓总神经刺激反应（如足外翻），则需加大向后进针角度重新进针。

　　副作用和并发症

　　由于腘窝内存在血管结构，有可能出现血管内注射。尽管对于曾行全膝置换或血管旁路移植手术（股-腘）的患者来说，行腘窝阻滞时尚未出现穿刺相关移植血管损伤或关节感染的报道，但很显然，操作时应特别小心。

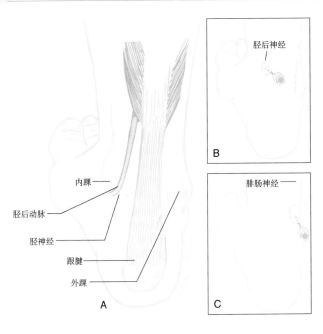

图 57-24　A. 踝部胫后神经和腓肠神经阻滞的解剖标志。B. 胫后神经及其踝部阻滞的进针方法。C. 腓肠神经及其踝部阻滞的进针方法

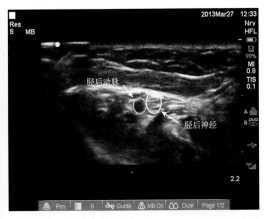

图 57-25　超声下踝关节内侧可见胫后动脉（蓝圆圈）和胫后神经（白色圆圈）

踝关节神经阻滞

坐骨神经的五条终末分支中，胫后、腓肠、腓浅和腓深等四支可在踝关节被阻滞，提供足部麻醉。坐骨神经在腘窝顶部或其上方分为腓总神经和胫神经。前者绕过腓骨小头外侧下行，分出腓浅和腓深神经。

胫神经在小腿分为胫后和腓肠神经。胫后神经在跟腱内缘的胫后动脉附近移行到浅层，而腓肠神经则移行到跟腱外侧。

临床应用

踝关节阻滞简单易行，可为无需在踝关节以上使用止血带的足部手术提供充分麻醉。

方法

胫后神经　胫后神经阻滞可采取俯卧或仰卧位。触到胫后动脉后，以 3cm 长的 25G 穿刺针在内踝水平动脉后外侧进针（见图 57-24A、B）。进针后常可有异感，但异感并非阻滞成功所必须。若出现异感，注射局麻药 3 ~ 5ml。否则，穿刺针抵达胫骨后方后开始缓慢退针，边退边注射局麻药 7 ~ 10ml。胫后神经阻滞可产生足跟、足趾掌面、足底的麻醉，也可阻滞此区域的某些运动分支。超声（引导法）显示胫后神经能缩短起效时间[94]（图 57-25）。

腓肠神经　腓肠神经位于外踝和跟腱之间的浅表处。用 3cm 长的 25G 穿刺针在跟腱外侧朝向外踝方向进针，皮下注射局麻药 5 ~ 10ml（图 57-26A、C）（译者注：原文如此，应为图 57-24A、C），可使足外侧和足底近端外侧产生麻醉。

腓深、腓浅和隐神经　腓深、腓浅和隐神经可在同一进针点实施阻滞（见图 57-26）。横跨足背作内外踝连线，嘱患者背屈大足趾可显露拇长伸肌腱。在拇

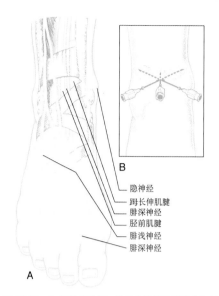

图 57-26　A. 踝关节腓深、腓浅和隐神经阻滞的解剖标志。B. 在同一进针点阻滞腓深、腓浅和隐神经的进针方法

隐神经
踇长伸肌腱
腓深神经
胫前肌腱
腓浅神经
腓深神经

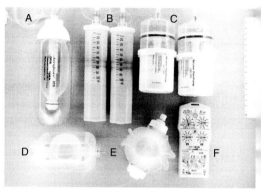

图 57-27　便携式输注泵。A. Accufuser 泵（McKinley Medical, Wheat Ridge, Colo.），B. Sgarlato 泵（Sgarlato Labs, Los Gatos, Calif.），C. Stryker 泵（Stryker Instruments, Kalamazoo, Mich.），D. MedFlo II 泵（MPS Acacia, Brea, Calif.），E. C-Bloc 泵（I-Flow, Lake Forest, Calif.），F. Microject PCA 泵（Sorenson Medical, West Jordan, Utah）*(From Ilfeld BM, Morey TE, Enneking FK: The delivery rate accuracy of portable infusion pumps used for continuous regional analgesia, Anesth Analg 95:1331-1336, 2002.)*

长与趾长伸肌腱之间可触及胫前动脉搏动。在踝间连线上两条肌腱之间的动脉搏动正外侧为进针点，局麻后以 3cm 长的 25G 穿刺针垂直刺入皮肤，深达伸肌韧带后注入 3～5ml 局麻药以阻滞腓深神经，可使第一、二趾间皮肤及其趾短伸肌产生麻醉。

在同一进针点向外侧进针，于皮下注射局麻药 3～5ml 可阻滞腓浅神经，使除第一趾间裂以外的足背产生麻醉。用同样方法向内侧进针可阻滞隐神经。隐神经是股神经的终末分支，支配足内侧缘条状区域（图 57-26）。

副作用和并发症

某些阻滞方法需多点注射，会引起患者不适。也有出现长时间感觉异常的情况，但可自行恢复。踝关节阻滞区域出现水肿或硬结可使触摸解剖标志变得困难。有血管内注射的可能，但若回抽无血一般不会出现。由于局麻药用量小，降低了局麻药毒性反应的风险。

置管连续阻滞技术

连续神经阻滞的优点包括延长麻醉时间、降低局麻药中毒的风险（因追加剂量小）、提供术后镇痛和交感神经阻滞等。导管置入方法包括针外套管法和针内置入法。随着刺激针、导管和便携式泵的发展及其工艺的改进，使患者出院后仍可继续输注局麻药，增加了连续周围神经阻滞的成功率和普及率（图 57-27）[95]。尽管

有关导管位置的准确性和导管维护等方面的问题仍然存在，但应用可刺激导管和放射影像定位也许能进一步提高阻滞效果[96]。总之，连续周围神经阻滞的镇痛效果优于常规阿片类用药。尽管时常发生一些导管打折、移位、漏液和细菌繁殖等这样的技术问题，但在绝大多数病例中并未见不良临床结果。严重神经不良事件和感染较为罕见[97]。

从 20 世纪 40 年代或更早，已有连续臂丛麻醉方法的描述，并在穿刺针和导管的置入及固定等方面时有创新性的改进。此方法特别适用于上肢或手指再植、全肩或全肘关节置换手术及反射性交感性营养不良的患者，有利于持续的镇痛和交感神经阻断[95]。

连续下肢神经阻滞虽已应用数十年，但直到现在，仍未像连续上肢神经阻滞和椎管内麻醉般得到广泛应用。随着连续下肢神经阻滞的可靠性和成功率的提高，以及考虑到椎管内麻醉后发生血肿的风险，临床医师已重新开始思考其应用。目前已有连续腰大肌间隙、坐骨神经、股骨神经和腘窝阻滞的应用报告。与常规全身镇痛药或椎管内镇痛方法相比，连续下肢神经阻滞可在大关节置换术后为患者提供效果更好、副作用更少的镇痛，并改善围术期预后、缩短住院时间[95,98]。

局麻药的选择

外周神经阻滞中局麻药的选择虽然要考虑多方

面的因素，但一定程度上主要取决于手术时间的长短（见第 36 章）。像布比卡因或罗哌卡因这样的长效局麻药的阻滞时间常可长达 24 小时，尽管可为住院患者提供很好的术后镇痛，但对于门诊患者却可能是不利的，因为可能会带来被阻滞肢体的神经或组织损伤的风险。因此，门诊患者更适合选用短效或中效局麻药，例如利多卡因或甲哌卡因（见第 89 章）。无论选用何种药物，均应计算每位患者所允许的药物总量，并将药物用量控制在安全范围内（详情见第 36 章）。

高浓度局麻药不适用于周围神经阻滞，因此不推荐使用 0.75% 布比卡因或罗哌卡因、2% 利多卡因、2% 甲哌卡因、3% 氯普鲁卡因。但是，浓度过低如 0.25% 布比卡因或罗哌卡因、0.5% 甲哌卡因或利多卡因等，可能不能提供完善的运动阻滞。

在局麻药中加入肾上腺素这样的血管收缩药，通常可加快局麻药起效、减缓药物吸收和延长作用时间。常推荐的肾上腺素浓度为 1 : 200000。因为市面上生产的含肾上腺素的局麻药的 pH 值低于新鲜配制者，pH 降低可使电离药物分子的比例增加，而这些电离分子不易透过神经膜，进而导致局麻药起效延迟，所以最好在要实施阻滞时才将肾上腺素加入局麻药中。因为肾上腺素可导致组织缺血，手指或阴茎阻滞时不能在局麻药中添加肾上腺素。为增强周围神经阻滞效果、延长作用时间，可在局麻药中加入可乐定、阿片类药物和氯胺酮等 [41, 64]。

并 发 症

神经损伤是公认的周围神经阻滞的并发症（框 57-1）。一份超过 25 万例区域麻醉的分析结果显示，周围神经阻滞后出现神经相关并发症的发生率低于椎管内阻滞，但进针或注药时易伴发疼痛 [72, 99]。区域麻醉后发生神经功能障碍的危险因素包括神经缺血、穿刺或置管损伤、感染以及局麻药选择不当。但是患者体位不当造成的压迫、石膏或绷带过紧以及手术创伤均可导致术后神经损伤，这些常被误认为是区域麻醉引起的。此外，患者的体质或原先即存在神经功能障碍等也是术后神经损伤的原因。

尽管穿刺针规格、类型（即斜面长短）以及斜面形状都可能影响周围神经阻滞后神经损伤的程度，但这些尚存争议，且无人体研究对这些情况给予证实。理论上，应用神经刺激器或超声引导来定位神经结构能获得较高的成功率，且不增加神经并发症的风险，但实际上这一概念尚未真正确立 [11]。此外，长时间暴露于局麻药、应用大剂量或高浓度局麻药也可能导

框 57-1　减轻外周神经损伤的建议

- 在减少神经损伤方面，尚不清楚异感法、神经刺激器、超声引导中的某一神经定位方法是否优于其他方法。
- 动物研究表明高注射压力与神经丛损伤有关，但监测注射压力对减少神经损伤的效果尚未得到临床研究的证实。
- 临床上尚未证实使用单一的局麻药或复合多种药物哪一种方法更能减少神经毒性。
- 理论上，原先患有某些疾病或神经损伤（例如糖尿病、严重的周围血管疾病或接受化疗）的患者发生阻滞相关神经损伤的风险可能会增加。尽管有些个案报道认为患有多发性硬化的患者或曾接受化疗的患者在区域麻醉后，可新出现或加重原有的神经损伤，但临床经验既不能否认、也不能证实此观点。基于有限的动物研究数据，建议对这类患者避免使用强效的局麻药、减少局麻药的剂量或浓度、避免或限制添加血管收缩药。
- 如果在穿刺过程中出现不正常的疼痛异感或在注射局麻药时出现疼痛，应怀疑穿刺伤了神经束膜这样的保护性组织屏障，应立即终止注射，并调整穿刺针的位置。此时为避免局麻药或添加的血管收缩药造成进一步累积，可考虑放弃神经阻滞。

From Neal JM, Bernards CM, Hadzic A, Hebl JR, et al: Asra practice advisory on neurologic complications in regional anesthesia and pain medicine, Reg Anesth Pain Med 33:404, 2008

致永久性神经损害。实验模型显示，添加肾上腺素可增加局麻药的神经毒性、减少神经血流，但仍不清楚该发现是否与临床相关。区域麻醉期间出现穿刺损伤、局麻药毒性及神经缺血等因素引起的神经损伤，可使原先存在或手术损伤引起的神经相关并发症预后更差 [100]。

出血几乎可见于任一周围神经阻滞技术，从局部瘀斑和压痛至大的血肿或出血均可发生。那些正在接受低分子肝素、华法林、抗血小板药或抗血栓形成药物治疗的患者出血风险最高。对于接受抗凝治疗的患者来说，周围神经阻滞后发生血肿的风险明显低于椎管内麻醉。对于存在凝血障碍的患者，进针应特别小心，特别是腰丛阻滞时因其位置较深、血肿增大不易被发现；或是肌间沟阻滞时血肿可压迫气道 [73]。

外源性因素如使用受污染的药品或器械等和内源性因素均能导致感染这一并发症 [101]。进针部位存在感染是周围神经阻滞的绝对禁忌证，而在邻近蜂窝织炎部位，或对菌血症、脓毒血症等全身感染患者行周围神经阻滞时应特别谨慎。尽管持续周围神经阻滞时留置管上的细菌生长并不少见，但蜂窝织炎、脓肿或菌血症却是罕见的 [97]。

神经并发症的预防应从术前访视开始，仔细查看病史，认真评估所选用麻醉方法的利弊。必须记录术前神经功能异常情况，以便术后对新出现的或加重的神经功能障碍进行早期诊断。术后出现感觉或运动障

碍时，必须与局麻药残余作用相鉴别。CT 和 MRI 等影像学检查有助于鉴别感染和血肿。尽管多数神经并发症可在数天或数周内完全恢复，但对于神经损伤明显者仍有必要请神经科会诊，以确定神经损伤的程度并协商进一步的处理。某些神经生理方面的检查如神经传导试验、诱发电位以及肌电图等对于确定诊断和评估预后是有帮助的。

几个大型研究证实，周围神经阻滞中严重的全身毒性反应（如伴或不伴心搏骤停的惊厥发作）的发生率大约在 1 ∶ 1000，这主要取决于阻滞类型[99]。因此，区域麻醉的操作者必须能对局麻药全身毒性反应迅速做出判断和处理。局麻药全身毒性反应可在血管内注射后即刻发生，也可由于局麻药被快速或过多吸收而延迟发生。除了在注药期间反复回抽外，加入肾上腺素也能帮助操作者发现可能的血管内注射。穿刺针后连接静脉延长管可使得注药期间穿刺针位置固定不动。

一般情况下，助手每注射 5ml 局麻药应回抽一次。近来研究发现，局麻药超量后立即输注脂肪乳剂，能提高毒性反应引起的心搏骤停的复苏成功率[102]。

小　结

所有外科手术均可在全麻下进行，但麻醉医师若掌握了外周神经阻滞技术并在临床上灵活选择应用，可使麻醉处理更加灵活合理，对患者术中、术后都是有益的。同时，对麻醉医师而言，掌握区域麻醉知识对于急、慢性疼痛的诊断和治疗也是十分重要的（见第 64 和第 98 章）。

参 考 文 献

见本书所附光盘。

第58章 超声引导的区域麻醉

Jens Kessler • Andrew T. Gray
张　圆 译　余剑波　王国林 审校

要　点

- 超声是一个非常有用的工具，它可以在实施区域麻醉前直接得到神经的影像。对区域阻滞来说，超声成像能够显示外周神经和邻近组织的结构。解剖变异是阻滞失败的潜在原因，而超声可以直接观察到这些变异的解剖结构。
- 外周神经在超声中呈现出特征性的"蜂窝状"回声，这是由结缔组织和神经纤维形成的。
- 超声提供了针尖位置和药物注射的实时成像。局麻药成功注射后，沿着神经束及其分支，神经的边界清晰可见。
- 许多区域麻醉都可以应用超声[1]，超声引导使外周神经阻滞定位更为准确[2]。

引　言

过去的十年，区域麻醉的临床实践经历了一场革命。超声可以直接观察到外周神经、针尖和局麻药的分布[3]。已经证实，超声显像对于引导靶向注药和置管非常有用。本章结合阻滞操作具体范例阐述超声成像的总体原则。

基本假设和超声成像的伪像

超声是频率超出可听范围（>20 000 次 / 秒）的声波，临床上使用的频率范围在 1 ~ 20MHz 之间。高频超声束直准，因此分辨率高。大多数的区域阻滞选择更高频率的超声是为了达到充分穿透深部区域的目的。声波在两个不同声阻抗的组织表面反射产生不同的回声。外界的照明情况对视觉的分辨力有很大的影响，因此，昏暗不刺眼的灯光对发现低对比度的图像目标如周围神经特别有用。

超声成像有几种常见的假设[4]。第一，假定超声波在软组织中的传播速度为 1540m/s（声波在每厘米软组织中来回需要的时间为 13 微秒）。这一假设表明回声测距的时间和距离存在互变现象。当局部存在不均一性时，超声成像时会看到穿刺针弯曲，即所谓的刺刀征[5-6]（图 58-1）。刺刀征通常出现在侧方腘窝阻滞中（见于"腘窝处坐骨神经阻滞"），因为下肢后正中线上的神经会覆盖更为丰富的脂肪组织。（声音在

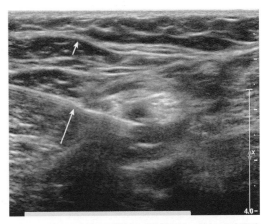

图 58-1 腘窝坐骨神经阻滞所显现的刺刀征。在这一超声影像中，阻滞针在接近腘窝坐骨神经处发生弯曲（长箭头）。超声在浅面脂肪组织中传播速度较相邻的肌肉组织（短箭头）慢，因此产生伪像

脂肪组织传递的速度较在相邻肌肉组织内传递的速度慢。）声速伪像与运行时间及在不同速度的组织界面产生折射有关。

第二，假定声波进入和离开组织时是直线传播。如果不是直线传播，多通道回声会产生混响伪像，彗尾征就是其一。彗尾征通常出现在阻滞针以浅角度刺入时，因为声波在返回传感器之前会在针壁间来回反射（图 58-2）。彗尾征是另一种类型的混响伪像，有助于识别强反射体，如在锁骨上和肋间阻滞中的胸膜。在低接收增益时，在强回声结构的深处彗尾呈一系列尖端细的、不连续的回声带，回声带的间距表示目标物前后壁间距[7]。当目标物与声束垂直时，最容易看到内混响（源于目标物内）导致的彗尾征。胸膜显现的彗尾征与肺水含量有关，少量肺水集聚就具有强反射性，声波借此便可以随意进出胸膜（图 58-3）。

第三，假定所有的反射体都位于探头声束的中心。如果不是这样，可看到平面外伪像（切片厚度伪像），要确定是平面外伪像则需要观察多个视图，当模糊不清时可以考虑。

与临近的软组织不同，大多数生物性液体不会使声束明显减弱，因此会出现回声增强（有时被称为后回声增强或传输增强）。血管深处的声波增强会被误认为是外周神经（图 58-4）。例如，腋窝处腋动脉深处的声波增强被误认为是桡神经，锁骨下区腋动脉深处声增强被误认为是臂丛的后束（同样，腹股沟区的股动脉深处声增强也会被误认为股神经）。

声影出现于深、强反射的结构，如成熟骨的皮质表面（图 58-5）。当血管呈短轴成像时，深部血管的边缘经常观察到折射声影或侧边声影。折射边缘声影出现在星状神经节阻滞颈动脉或锁骨下阻滞时腋动脉的第二部分。折射伪像（如折射声影）在空间复合成

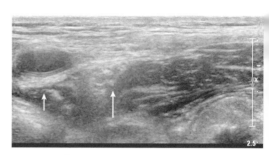

图 58-4　股神经阻滞可以观察到后回声增强伪像。股动脉深部的回声是增强的（短箭头），很可能被误认为是股神经（长箭头）

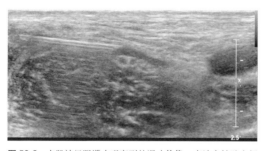

图 58-2　在股神经阻滞中观察到的混响伪像。声波在针壁之间来回反射，而后返回到传感器。因为声波返回的时间稍后，所以可以显示深处的影像。针尖不会产生混响伪像，因为针尖呈斜开口，没有对侧的针壁

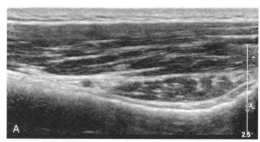

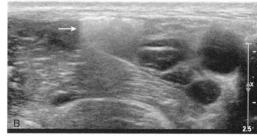

图 58-5　区域阻滞中的声影。A. 在上臂的腋神经阻滞中，肱骨皮质表面反射和吸收声波，从而产生深达骨面的声影。B. 在股神经阻滞中，无意中将空气注入阻滞层中会产生较强的反射和声影（箭头所指）

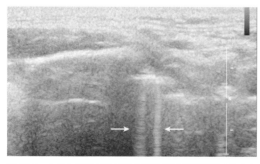

图 58-3　在对上气道扫描过程中可以观察到彗尾征（箭头）。在对胸膜的扫描中，由于空气界面附近有少量水聚集，也可以观察到彗尾征

象时会变得不明显（参见本章后面的讨论）。折射伪影可以减少角度依赖性的伪像。

超声探头的选择、操作和成像模式

超声探头含有压电晶体，通过电能和机械能的相互转化来发射和接收高频声波。超声探头的选择对成功完成超声引导下的区域阻滞麻醉至关重要。高频声波具有最佳的分辨率，但它穿透力不强。因此，高频声波频率范围选择应使声波达到整个区域的足够深度。低频超声探头适于显现大而深的神经影像，如环绕腋动脉第二部分的臂丛神经或临近臀肌的坐骨神经。

探头接触面尺寸的选择（即超声探头接触皮肤表面的长度）应确保提供足够广阔的视野来观察组织结构。通常来说，探头接触面至少应与预期视野深度一样大。超声引导时，一个正方形或扇形的视野要比钥匙孔状的视野好（深度大于接触面）。对于平面内技术（见"超声引导下的区域阻滞方法"）而言，超声引导下的进针距离大约就是接触面的长度。

线阵式探头比弧形探头扫描线密度高，因此图像质量更好。线阵式探头获得的图像以矩形显示，如果需要线阵式探头而阻滞处空间又很小的话，那么紧凑型线阵式（"曲棍球棒"）探头就很适用了。弧形探头在接触面积一定时提供了更为广阔的视野，通常在空间有限时十分有用（如锁骨下区域）。弧形探头更容易摇动（见"锁骨下阻滞"），生成的图像是扇形。

处理设备时应该采取全面防护措施，在每次使用

前后及长时间不用后，都应按厂家提供的说明书做探头外表面的消毒。不要将超声传感器摔到地上，因为超声探头的工作面在接触坚硬的物体表面时极易受损。

完成超声引导区域阻滞需要的重要技术之一是探头的使用（图 58-6），下面是标准的操作流程 [8]：

- 滑动（移动性接触）：沿着已知神经走行滑动探头，短轴视图有助于识别神经。
- 倾斜（横切面，侧方到侧方）：外周神经的回声亮度随着倾斜角度而变化，最佳角度对观察神经非常重要。
- 压迫：压迫法常用来确认静脉，为了改善成像质量，压迫法不仅使探头与皮肤接触更好，而且使组织结构更加靠近。软组织容易受压，因此对组织深度的估测会有变化。
- 摇动（平面内，朝向／背向指示器）：当操作空间受限时，摇动常可改善穿刺针和解剖结构的可见性。
- 旋转：旋转探头可以得到真正的短轴视图，而不是斜切或长轴视图。

各向异性（anisotropy）指的是探头倾斜时产生回声反射性变化。一般来说，当物体倾斜成像时产生的回声较少（图 58-7），这种相关性在肌腱最明显，在肌肉和神经也可发生 [9]。各向异性这个词最初用于描述在组织结构长轴视图摇动探头时接收波的变化，现在也可以用于描述在短轴视图倾斜探头时接收波的变化。随着练习的增加，操作者将学会自然而然地摇动

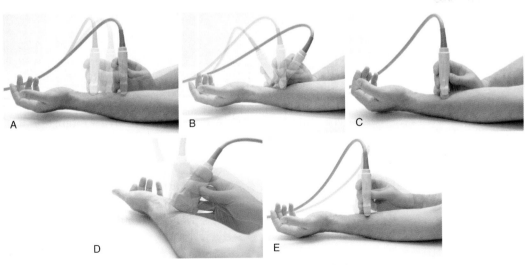

图 58-6　探头的操作。滑动（A）、倾斜（B）、压迫（C）、摇动（D）、旋转（E）探头

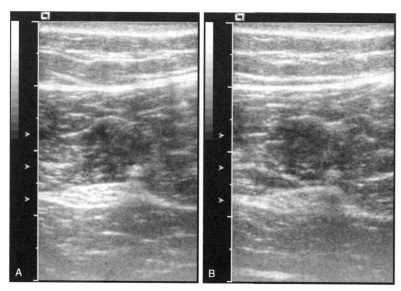

图 58-7　A. 臀下区坐骨神经。
B. 当接收波角度偏离神经走行
的垂直线时，其幅度减小，从而
证明了各向异性

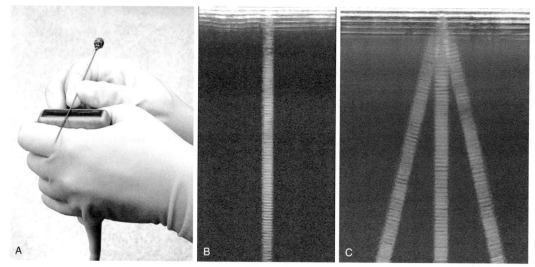

图 58-8　空间复合成像。通过电子控制使声束成不同的角度，利用多条可视线形成的超声图像。在探头的有效面放置一线阵检测工具（17G 的硬膜外金属穿刺针）以形成单一因素，从而获得这些声像图。A. 放置在探头有效面的线阵检测工具的外观图。B. 单声束成像。C. 三条视线形成一复合图像（角度范围窄）。图中测试工具的图像显示的不是声束本身，而是发送和接收孔

和倾斜探头以获得外周神经接收波。在通过倾斜而获得优化的外周神经影像后，再通过滑动和旋转探头来定位针尖。

空间复合成像引导的超声束以不同的、预定的角度发射，通常与垂直线的夹角在 20° 内（图 58-8）。然后多个回波线结合生成一幅单一的复合图像。空间复合成像减少了角度依赖性伪像、各向异性以及声影的影响。对于区域阻滞的另一个优势是组织平面和神经边界的确定有所改善。在超声检查中，复合成像通过减少与进针方向的成角（<30°）来改善针尖的可见性。那些游走在探头视野下方的杂线仕斜方形模式中形成了一个更为宽阔的视野。

当波源和观测者彼此出现相对运动时会发生多普勒频移，发射和接收的频率会不同。当波源和接收器相向运动时，观察频率高于源频率；相反，当波源和接收器彼此背离时，观察频率要低于源频率。频率的改变与反射体的运动速度和接收角度有关。临床上红细胞是产生多普勒频移的主要反射体。

多普勒超声成像有不同的模式（彩图 58-9）。传统的彩色多普勒通过编码以平均频率频移为基础的伪彩色获得定向的速度信息（习惯上蓝色代表血流背向探头，红色代表流向探头）。最近出现了一种更敏感的多普勒技术，编码以多普勒功率谱为基础的彩色[10]。功率多普勒角度依赖性小、不受伪像影响，缺点是没有定向的信息及运动敏感性太高（闪烁伪像）。功率多普勒尤其用于检测与神经伴行的小动脉（框 58-1 和表 58-1），其能探测出这些小动脉并能很好反映这些弯曲血管的走行。

针尖的可视性

在临床实践中，许多因素影响针尖的可视性。金属针呈强回声会导致混响伪影。当进针路径和探头接触面平行时，针尖的可视性最好。在这种情况下，针与声束垂直，这样可以产生强反射，就像光滑表面产生的镜反射一样。

随着入射角度增加，平均亮度会降低[11]。在相同的研究中发现，针尖斜面在 10°到 70°之间时对针尖回声没有影响。而实际上，针尖斜面确实可影响其可视性：斜面正对或正背探头时针尖的可视性最好[12]。由于针的直径比扫描平面厚度小，所以粗针比细针回声更佳。

探针在可以产生回声的组织中显像较困难，尤其在脂肪组织中。人们想了很多方法来增加探针的可视性[13-14]。比如，低接收增益可改善针尖回声的检出。当进针路径与探头有较大角度时，空间复合成像有益于识别针尖。然而，这一方法的局限性是一个小三角形的成像区域需接收所有的声束，因此是完全复合的。此外，该空间复合成像角度范围是有限的，通常超过了针插入所需的路径。摆动探头可以改善平面内超声束与针头之间的角度（见超声引导下区域阻滞的方法）。绝大多数操作者都会将针的斜面对着探头。

在最初应用于区域麻醉的穿刺针中，有斜面的 Hustead 针比侧开孔的针可视性更好，后者没有斜切面。回声增强型的穿刺针已推向市场，并应用于外周神经阻滞。现在有一项技术方法已经改变了穿刺针表

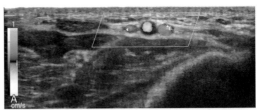
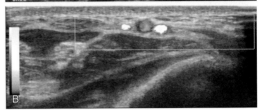

彩图 58-9　多普勒频移声像图说明。A. 在彩色多普勒中，彩色编码基于平均频移。B. 在功率多普勒中，编码基于功率谱

框 58-1　彩色多普勒与功率多普勒两种成像模式各自的优点

彩色多普勒
- 定向信息
- 速度估计
- 减少运动伪像（闪烁伪像）

功率多普勒
- 更敏感地检测流动的存在（在某些情况下因素从 3 个到 5 个）
- 角度依赖性低
- 无混淆

表 58-1　区域阻滞中经常显影的附带血管举例*

区域阻滞	相邻的动脉
下颌神经	上颌动脉
颈神经根	神经根动脉
星状神经节	椎动脉 甲状腺下动脉
肩胛上神经	肩胛上动脉
肋间神经	肋间动脉
腹横肌平面	肋下动脉
髂腹股沟神经	旋髂深动脉
腹直肌鞘	腹壁下动脉
近端髂筋膜	旋髂深动脉
闭孔神经	闭孔动脉
骶旁坐骨神经	臀上动脉

* 这些小动脉可以用作定位其旁外周神经的标志

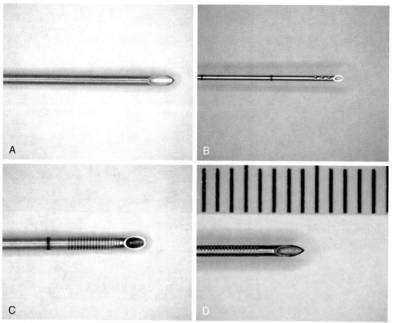

图 58-10　用于区域阻滞的穿刺针显微照片。如图所示，普通的常规针（A）和多种回声增强穿刺针（B、C、D）。一根光滑的针是不可能产生可记录的回声的，因为它的圆柄反射走了声源发出的绝大部分声波。人们制造并销售带有多种表面材料的针以提升声像图上针尖检测能力 *(Modified from Gray AT: Atlas of ultrasound-guided regional anesthesia, ed 2. Philadelphia, 2012, Saunders.)*

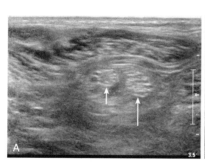
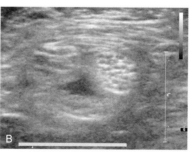

图 58-11　神经回声。A. 腘窝内成束的腓神经（短箭头）和胫神经（长箭头）。在这个声像图中，可以看到多束性外周神经"蜂巢"样结构。B. 特写式地显示了这两条神经特性

面结构，使得无论角度如何，回声都能返回探头（图58-10）。这些设计的一个潜在局限性是穿刺针的大小。低频探头产生的波长太长，可能无法在穿刺针的表面产生强烈反射。

▎超声引导下区域阻滞的方法

　　高分辨率的超声成像可以直接探测到外周神经[15]，束状回声是神经超声成像的最显著特征（"蜂巢"结构）（图58-11）。越是靠近中枢的神经，如颈神经前支，其分束的情况越少，其在超声扫描时就会出现单束的情况。超声频率在10MHz或更高时，通过调节回声特性就能区分肌腱和神经。鉴别神经束膜最有效的方法之一是用宽的线性探头沿着已知神经走行滑动，同时在短轴面进行观察（横断面）。

　　神经可以呈圆形、卵圆形或三角形。尽管神经走行中形状会发生变化，但在没有大的分支时，其横截面积是恒定的（图58-12）[16]。在被包埋或在特定的神经肌肉疾病如1A型Charcot-Marie-Tooth病的情况下，外周神经会出现病理性增大（图58-13）。有证据表明糖尿病患者出现神经病变时，外周神经也会增大。

　　虽然直接的神经成像技术显著地提高了超声在区域阻滞麻醉中的应用，但是对附近的其他解剖结构如筋膜和其他结缔组织的识别也很关键。这些组织结构更有利于局麻药的分布，使阻滞针无需直接接触神经。

　　超声引导下区域阻滞的许多方法都可以采用（表

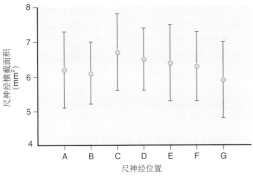

图 58-12　外周神经横截面积可反映神经走行长度。图中显示的是尺神经在上肢不同点的横截面积，A= 腋窝，B= 肱骨中段，C= 内上髁近端 2cm，D= 内上髁，E= 内上髁远端 2cm，F= 动脉裂隙，G= 腕横纹。数据以平均值和标准差表示，尽管神经形状会变化，但神经走行中没有大的分支时其横截面积相对恒定

branching. (Modified from Cartwright MS, Shin HW, Passmore LV, Walker FO: Ultrasonographic findings of the normal ulnar nerve in adults, Arch Phys Med Rehabil 288(3): 394-396, 2007.)

表 58-2　超声引导下区域阻滞的方法举例

方法	区域阻滞举例
平面内，短轴观察	几乎所有的外周神经阻滞 几乎所有的外周导管放置
平面外，短轴观察	浅表阻滞 肌间沟导管 股外侧皮神经阻滞 股神经导管放置
平面内，长轴观察	近端髂筋膜阻滞 近侧闭孔神经阻滞 前路坐骨神经阻滞
平面外，短轴观察	硬膜外置管（纵向旁正中线的方法） 气管内麻醉

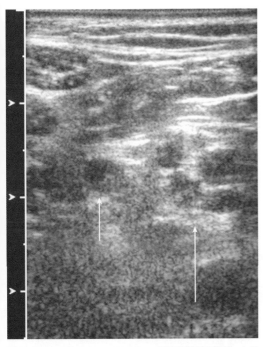

图 58-13　1A 型 Charcot-Marie-Tooth 病患者腘窝声像图。大量的神经束使得外周神经明显增大，这类患者中，有症状侧和无症状侧神经显像相似。大标尺间的距离为 10mm

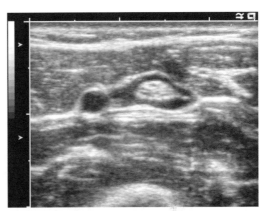

图 58-14　外周神经阻滞成功时局麻药注射超声影像图。此图中显示的是前臂尺神经和尺动脉短轴观，神经周围是无回声的局麻药

而成为一个点状回声（平面外技术）。对部分区域阻滞而言，实时成像（针插入皮肤及注射全过程成像）取代了检查后标记（仅在针插入皮肤前做出标记）。大多数的研究表明：对区域阻滞的结果来说，充分观察和正确识别相关结构（如外周神经、针尖、局麻药、相邻解剖结构）比方法更重要。然而，不断改进基本操作动作训练是目前医疗机构和基本原则所推崇的。

外周神经阻滞成功有几个要点（图 58-14）。应在神经周围注射（弄清神经边界），沿着神经走行及分支进行，勿与神经周围常见的解剖结构如在相邻筋膜和结缔组织中的动脉缠在一起。因为注入的药液不产生回声，注药后外周神经的回声会增强（但不一定是阻滞成功的标志）。

58-2）。探测周围神经通常用短轴而非长轴。探针可以在成像平面之内（平面内技术）也可以跨过成像平面

常见区域阻滞举例

锁骨上阻滞

最早对超声引导神经阻滞的描述是在锁骨上区[17]，锁骨上阻滞的优点是臂丛紧凑、神经可视性好及结构表浅（20～30mm）。在锁骨上区，超声检查可以看到臂丛的分支，有报道超声引导锁骨上阻滞效果非常好。此处阻滞最应关心的问题是在不宜压迫止血的地方刺破血管和发生气胸。

应用平面内技术由内向外引导穿刺可确保穿刺针安全越过锁骨下动脉而到达臂丛走行（图58-15）。目前常用操作方法是患者采取半坐位，头偏向对侧，手臂紧贴身体。根据阻滞部位和用手习惯不同，操作者可以站在患者头侧或身侧，主要看阻滞哪侧神经以及术者的操作习惯。如果阻滞部位太偏向头侧则会接近膈神经。操作常用紧凑型线性探头（20～30mm）[18]以便有操作空间并可转动探头，一些作者建议锁骨上阻滞要使用专有的紧凑型"曲棍球棒"

探头。C5腹侧支（及臂丛的其他分支）经过前斜角肌而不是在肌间沟内，当出现这种情况时，颈部臂丛阻滞要更向尾侧以避免其阻滞不完善[19]。平面内由内向外和由外向内的方法应用于锁骨上阻滞都具有良好的疗效和安全性。

锁骨下阻滞

锁骨下阻滞的优点是臂丛麻醉效果完善、便于置管且不必摆放手臂，不足之处是阻滞部位较深，因此操作时需要针与探头成较陡的角度，而这样会影响针尖的可见度。

尽管手臂可以放在体侧，但是当手臂外展时神经血管束会伸直更易于阻滞。与动脉紧邻的三个神经束是根据与腋动脉第二部分的位置关系而命名的，所以预期位置是动脉的内侧、外侧和后方，短轴观上动脉在胸大肌和胸小肌深面（图58-16）。大多数操作者从手术床头或一侧采用平面内入路穿刺。要得到完善的锁骨下臂丛阻滞，局麻药理想的分布位置是在腋动脉

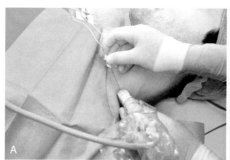
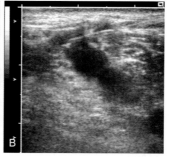

图 58-15 超声引导的锁骨上阻滞。A. 显示的是超声引导锁骨上阻滞，此时手臂处于外展状态。B. 声像图。此操作中，穿刺针在成像平面内从内侧向外侧进入，可看到局麻药分布在臂丛周围

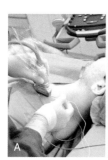
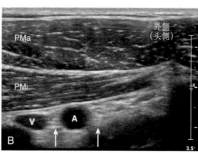
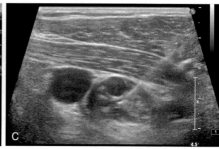

图 58-16 锁骨下阻滞超声成像。A. 锁骨下阻滞的临床操作图示。此图中患者手臂已外展。B. 臂丛（箭头）声像图，各个束近腋动脉（A）和静脉（V）。神经血管束位于胸大肌（PMa）和胸小肌（PMi）深部。C. 锁骨下阻滞针尖的位置和局麻药分布的成像图

后方，可以单次注药或置入导管。有重要证据表明，锁骨下区局麻药分布在腋动脉后方会产生完善的臂丛阻滞（表58-3和框58-2）。成功的阻滞不需要直视臂丛神经束。双腋静脉是锁骨下区少见的一种解剖变异，而临床问题是副静脉常邻近臂丛外侧束，且离针尖的目标位置很近。

腋窝阻滞

腋窝阻滞通用于上肢麻醉，虽然经典操作方式相对安全、有效，但主要的不足之处是不能够阻滞肌皮神经。随着超声成像技术的出现，我们能通过超声很好地显现肌皮神经，因而该问题可以迎刃而解。

腋窝阻滞可以满足肘和前臂手术。由于神经血管束位置较表浅（通常20mm）且操作空间较大，使得超声引导腋窝阻滞操作相对容易（表58-4）。通常有三个分支（正中神经、尺神经和桡神经）紧邻动脉壁，另一个分支（肌皮神经）具有特征性的走行，即从腋窝内侧到外侧。肌皮神经随着走行还有特征性的形状变化，近动脉处（圆形）至喙肱肌内（扁平）至穿出肌肉（三角形）。

腋窝阻滞可以采用平面内（从手臂外侧进针）和平面外（从远端向近端进针）两种入路（图58-17和图58-18）。阻滞操作在腋窝近端进行，探头轻压胸壁可以看到背阔肌和大圆肌的联合肌腱。腋窝阻滞可以用小（25～30mm）的高频线性无菌探头。局麻药注入的理想位置是神经和动脉之间，从而使它们分开以保证药物在神经血管束内的分布，阻滞效果非常好。肌皮神经常在喙肱肌内被阻滞，因其形状扁平、表面积较大，会被迅速阻滞。双腋动脉和正中 - 肌皮融合束（腋区低位外侧束）是常见的腋窝处解剖变异。

表 58-3　锁骨下阻滞超声标志举例 *

近端	最佳位置	远端
头静脉	胸小肌（中部）	肩胛下动脉
胸肩峰动脉	臂丛神经环绕腋动脉	喙肱肌肌肉
胸壁和胸膜	腋动脉后（或中间）	旋前动脉旋后动脉

* 锁骨下阻滞位置通常为腋动脉的第二部分（深达胸小肌）。腋动脉近端和远端标志也一并列出

框 58-2　锁骨下阻滞成功的超声标志
• 腋动脉下的 U 型分布
• 腋动脉的分离线
• 腋动脉的白墙外观
• 腋动脉直径缩小
• 应用长轴视图腋动脉下的黑色条纹

一些对临床阻滞特征的研究已经证实超声可以很好预测腋动脉周围局麻药的分布

表 58-4　臂丛神经阻滞腋窝法和锁骨下法的比较

	锁骨下阻滞	腋窝阻滞
深度	深（两肌肉）	浅
起效	慢	快
止血带耐受	更好	好
导管成功率	高	低

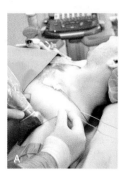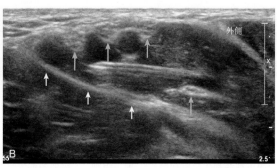

图 58-17　超声引导腋窝阻滞。A. 外观图（平面内入路）。B. 神经血管束短轴声像图，针尖在平面内，探头压迫下腋静脉壁前后相贴。阻滞在背阔肌和大圆肌的联合肌腱水平进行（白箭头），该肌腱位于神经与血管下方。腋动脉的第三部分（A）和臂丛神经（桡神经、尺神经、正中神经以及肌皮神经）由内向外（蓝箭头）显示

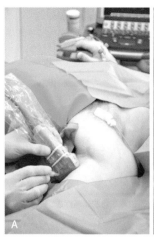

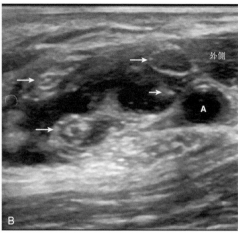

图 58-18　超声引导腋窝阻滞。A. 外观图（平面外入路）。B. 神经血管束短轴声像图，针尖（短箭头）跨越成像平面，探头压迫下腋静脉壁前后相贴。第三部分的腋动脉（A）和臂丛神经（长箭头）如图所示

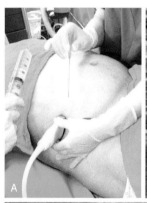

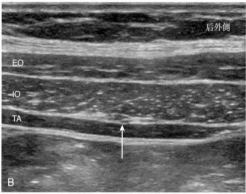

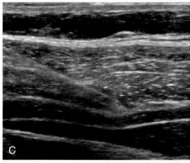

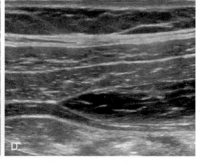

图 58-19　超声引导下腹横筋膜阻滞（TAP）。A. TAP 阻滞的腹壁定位视图。B. 此超声影像中可以鉴别腹外斜肌（EO）、腹内斜肌（IO）和腹横肌（TA）（"三层蛋糕"样表现）。可以见到神经进入到腹内斜肌和腹横肌之间（箭头）。C. 显示平面内穿刺针轨迹，针尖指向腹横肌后外侧边界。D. 成功进行腹横筋膜阻滞后的"皮船"征。腹内斜肌和腹横肌间的筋膜被分开形成类似于皮船的形状

腹横肌平面和髂腹股沟神经阻滞

下腹壁主要受 4 条外周神经支配：肋下神经、髂腹股沟神经、髂腹下神经和生殖股神经[20]。前三组神经由腹横肌、腹内斜肌和腹外斜肌之间穿出。由于这几条神经在腹壁上经过腹内斜肌和腹横肌，从而更易

进行局部神经阻滞的解剖定位。超声引导下腹横肌平面（TAP）阻滞，患者通常需仰卧位（图 58-19）。超声探头置于腋中线上的髂嵴和肋缘之间。在此位置，腹壁的外侧肌肉层次易确定，这三层肌肉为腹外斜肌、腹内斜肌和腹横肌。

注射的药物必须在腹内斜肌和腹横肌的筋膜之间

并将这两层肌肉分开。在直接可视且接近神经条件下，在正确的层次中注射 15 ~ 20ml 局麻药并无危险。穿刺针入路是在平面内由前侧到腹横肌的后外侧角。由于腹式呼吸运动及肌肉收缩的影响，全身麻醉也是值得考虑选择的方法。腹横肌相对较薄，因此，穿刺时应注意针尖的位置。髂腹股沟神经阻滞（图 58-20）可以类似的方法在髂嵴上进行[21]。

股神经阻滞

　　超声引导股神经阻滞的优点包括：更完全的阻滞效果，减少局麻药的用量和降低误伤血管的风险[22]。股神经通常位于股动脉外侧，走行在髂肌和腰大肌间的肌沟中。股神经横断面可呈现椭圆形或三角形，其前后径大约 3mm，内外宽约 10mm。关于股神经的最佳描述是在腹股沟韧带上距近端 10cm 至距远端 5cm 之间。依照骨盆倾斜度略倾斜超声探头以使得声束与神经垂直相交，来获得最佳的图像。另外，因为股神经的走行从中间略向外侧，应用超声探头时少许旋动也有助于获得最佳的神经影像。股神经被强回声的脂肪组织和筋膜包覆，因此超声下准确定位神经外鞘很困难。在有些病例中腰大肌腱成像类似于股神经。但是，腰大肌腱位于肌肉的深部。如果在超声影像中可见股深动脉（股动脉深支），那说明超声探头略偏向远端了，不能完全阻滞股神经。股神经通常也通过髂腰肌的小切迹定位。

　　超声引导股神经阻滞需要应用宽（35 ~ 50mm）线性探头（图 58-21）。平面外入路（从远端至近端）或平面内入路（从外侧至中间）均可应用。平面内入

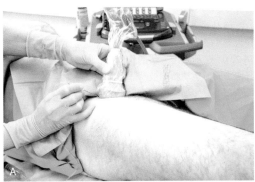

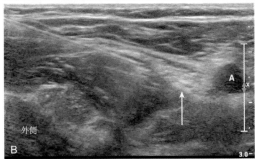

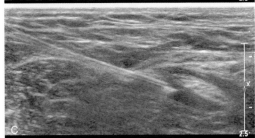

图 58-21　股神经阻滞的超声影像（平面内入路）。**A.** 股神经阻滞的临床视图。**B.** 注入局麻药前针尖在股神经局部的影像（箭头）。**C.** 注药后局麻药包绕着股神经的影像 *(Modified from Gray AT: Atlas of ultrasound-guided regional anesthesia, ed 2, Philadelphia, 2012, Saunders.)*

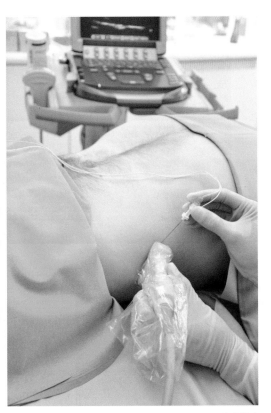

图 58-20　超声引导下髂腹股沟神经阻滞。旋转探头并将其放在髂嵴上，进行髂腹股沟神经阻滞

路的优点是可以看到进针过程，缺点是较长的穿刺针径迹使穿刺针趋于滑过并推开髂筋膜而不是刺入髂筋膜。平面外入路通常用于导管置入。

与髂筋膜阻滞方法相同，无论选择哪种入路，都要保证针尖位于髂筋膜和髂腰肌之间靠近股神经的外侧角以免损伤股血管。髂筋膜具有向中外侧倾斜的特点。理想的局麻药分布是位于股神经下或完全包绕股神经。当观察到局麻药层位于股神经上面，则要考虑髂筋膜未被穿透，阻滞可能失败。对于肥胖患者，股神经的影像具有挑战性，超声联合神经刺激器应用于肥胖患者可以提高阻滞的成功率。成功注入局麻药后，沿着股神经走行方向滑动探头可以分辨出股神经的分支。

隐神经是股神经的分支，它的阻滞位置应选择在大腿中部，穿刺针在超声引导下应深达缝匠肌（图58-22）。这种阻滞方法的优势在于减少了高位阻滞中股四头肌时运动功能被一并阻滞的概率[23]。

腘窝内坐骨神经阻滞

从臀区至腘窝沿着坐骨神经走行的任意部位均可进行坐骨神经阻滞[24-26]。包括大腿前方在内的许多坐骨神经阻滞通路都已经被阐述过[27]。其中最常见的一种入路是腘窝部，其需要患者俯卧位抬腿，采用侧入路进行坐骨神经阻滞[28]。在这个解剖位置，神经阻滞更接近于表皮。坐骨神经此区域呈现宽大的目标和较大的表面有利于阻滞完善。应用此项技术时，针尖应位于坐骨神经分成胫神经和腓总神经的起始部，以保证一次注药可以分布到两侧神经（图58-23）。通过沿着坐骨神经走行滑动超声探头可以确定腘窝部特征性的神经分离。滑动超声探头的方法对于注药后确认局麻药的分布也同样重要。胫神经较腓总神经走行更直，横断面积大约是腓总神经的两倍。在腘窝皱褶处，胫神经位于腘动静脉后方，当超声成像困难时，这一特征可以作为有用的起点标志来进行超声定位。当足部

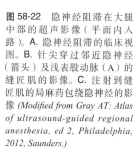
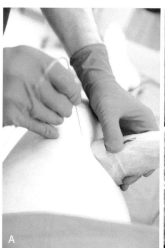
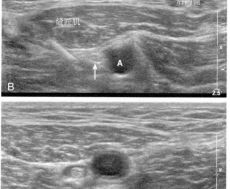

图 58-22　隐神经阻滞在大腿中部的超声影像（平面内入路）。A. 隐神经阻滞的临床视图。B. 针尖穿过邻近隐神经（箭头）及浅表股动脉（A）的缝匠肌的影像。C. 注射到缝匠肌的局麻药包绕隐神经的影像 *(Modified from Gray AT: Atlas of ultrasound-guided regional anesthesia, ed 2, Philadelphia, 2012, Saunders.)*

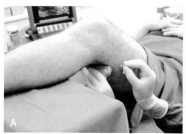
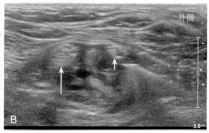

图 58-23　腘窝阻滞的超声影像（平面内入路）。A. 仰卧位腘窝神经阻滞的临床视图。小腿抬高，超声探头从腿后面定位。B. 平面内方法，穿刺针从腿外侧接近坐骨神经分叉处。针尖位于胫神经（长箭头）和腓总神经（短箭头）之间

运动时，腘窝的神经也会有特征性的移动，这可以用来帮助鉴别神经。这种入路的优点是体位方便，超声探头的位置远离穿刺针的穿刺点，并且平行于超声探头的入路可以最佳观察到穿刺针的针尖。通过该入路注药后，局麻药也较容易沿坐骨神经分布（图 58-24）。

培训和安全

超声介入检查并非没有风险。最近，许多研究已证明了超声引导下区域阻滞的有效性。在外周神经阻滞中，超声的应用可以避免和发现两个重要的不良事件：血管内注药和神经内注药 [29-30]。以溶解气作对比

剂，如发现其进入血管腔，则可以识别血管内注药。神经内注药显著的特点是注射局麻药时伴有神经膨胀（图 58-25）。尽管超声对于提高区域阻滞的安全性意义非凡，但是临床实践中仍有待于进一步确定。很多不良事件用超声影像的形式记录下来并作为有价值的培训内容供人们学习。

培训超声引导下介入技术初学者的方法之一是使用组织等效模型 [31]。模型由用于穿刺针练习的模拟组织构成（图 58-26）。为了更接近实际情况，声速必须与在软组织中相同。在最初的设计原型中，模型和包装都是透明的，可以通过视觉观察确认。现在在市场上已经有几种为区域阻滞训练提供的模型，模拟神经阻

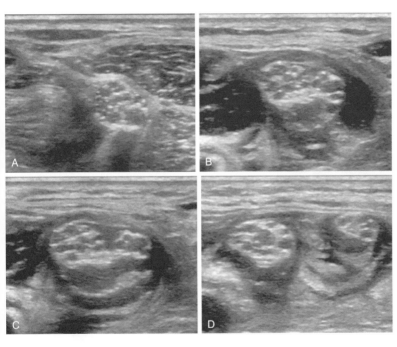

图 58-24　腘窝区坐骨神经分成胫神经和腓总神经前（A）、中（B 和 C）、后（D）的影像。可以见到局麻药沿着胫神经和腓总神经分别扩散，从而确认阻滞成功

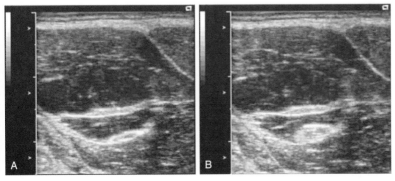

图 58-25　超声影像显示神经内注药。这组超声图像是腋窝的肌皮神经内注入前（A）和注入后（B）的影像。可以见到神经膨胀，神经边缘的完整性仍保留。操作过程中及其后没有发现感觉异常。这种低容量、低压力的神经内注射的神经系统预后良好

滞的生物组织模型已经有了长足的发展。

其他的教学工具也在应用。尸体具有解剖结构真实的优点并可以用于模拟介入训练[32]。但是为了维持神经的可塑性并能获得清晰的影像，需要专业的防腐技术和一定的花费，这些只有在少数有条件的研究机构进行，有一定的局限性。大多数培训的研究均证实最低限度的培训即能够掌握必需的超声引导技术。

一项最近的培训研究指出了初学者学习超声引导下区域阻滞的常见错误[33]。这些错误包括穿刺针未显影时继续进针和无意识的探头移动。初学者经常在穿刺针没有显示影像时继续进针，大概是因为本能倾向于认为穿刺针还没有到达显影区域。在培训研究结束时，那些潜在的影响操作质量的行为大大降低（每名培训受试者完成了 66 ~ 114 例神经阻滞）。

结　论

很多麻醉医师都选择超声作为区域阻滞麻醉的引导工具。一旦熟练掌握，开展其他超声介入工作就相对容易了。超声成像技术可以预防和发现神经阻滞中的重要问题，如血管或神经内注射，从而提高区域麻醉过程的安全性[34]。而教育和培训在减少罕见的不良事件、提高安全性方面发挥了关键性的作用。

参 考 文 献

见本书所附光盘。

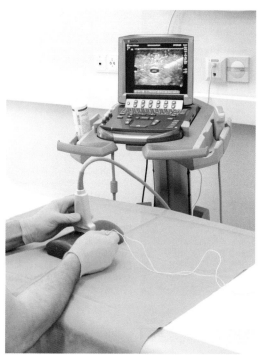

图 58-26　使用组织等效模型行超声引导下的经皮穿刺练习

第 59 章 围术期液体及电解质治疗

Mark R. Edwards • Michael P.W. Grocott

周秋雯 译 黄文起 屠伟峰 审校

致谢：编者及出版商感谢 Alan D. Kaye 和 James M. Riopelle 博士在前版本章中所作的贡献，他们的工作为本章节奠定了基础。

要 点

- 静脉液体治疗可能会影响患者的预后，因此其是围术期临床工作的核心部分。
- 水约占身体总重量的 60%，因随着年龄和身体的组成不同而差异较大。水在细胞内液与功能性细胞外液间组成的比例约为 2：1。
- 内皮多糖蛋白质复合物（glycocalyx）在血管内壁形成蛋白含量低的液层，其作用已经在修正版本的 Starling 方程式与更新版的毛细血管液体运动模型中得到体现。
- 钠是细胞外的主要阳离子，在细胞外液的渗透压形成中起主要作用；血钠异常通常与细胞外液量紊乱有关。
- 钾是细胞内的主要阳离子，在跨膜电位的维持中起关键作用，血钾异常可能伴有可兴奋组织功能受损。
- 钙是细胞内关键的第二信使，在神经肌肉功能、细胞分裂及氧化途径中发挥作用。
- 镁具有多种生理效应，围术期间补充镁剂治疗应用的范围不断扩大可凸显这一点。
- 酸碱平衡与液体治疗相关，输注超生理水平的含氯液体可能导致医源性的酸中毒，这种酸中毒的临床相关性仍存争议。
- 静脉输液可产生一系列生理效应，输液应如同用药，要考虑其适应证、剂量范围、注意事项和副作用。
- 围术期的生理性损害可能导致多种液体和电解质平衡紊乱。
- 目前在多个领域用以指导围术期液体治疗的临床证据仍存在不足，且这类临床证据也不应由一般重症医学的研究中直接推断得出。
- 补液不足会造成组织低灌注，而静脉输注液体过多，液体成分中毒素会导致各种不良反应，应在二者之间找到平衡。
- 在患者围术期处理中，目标导向液体治疗（goal-directed fluid therapy, GDT）可能有助于达到上述平衡，GDT 可减少术后罹病率的证据使其在许多外科中得到应用。
- 对于围术期输注何种液体可以获得最佳的临床预后这一问题尚无明确的共识。"平衡"与"不平衡"、"晶体"与"胶体"的比较已在多个临床实践中进行研究，而且目前尚无明确的结论。
- 液体和电解质的管理方式可能需要因患者和手术因素而宜。

静脉输液是麻醉从业人员的专长，同时在该领域麻醉医师可为临床同事提供重要的专业意见。除了传统麻醉的三项工作：维持意识丧失、止痛和肌肉松弛外，静脉液体治疗也是围术期麻醉工作的核心组成部分。由于围术期患者无法正常地经口摄取水分，这段期间液体输注的目的是避免脱水、维持有效的循环容量以及防止组织灌注不足。

近几年来，我们对不同液体产生临床效应的认识大幅增加。通过了解不同晶体和胶体的物理化学和生物学特性，结合现有的临床研究数据，可以合理地指导临床的液体选择。液体治疗的每项临床决策取决于两个要素：选用何种液体以及补充多少液体。最近的几项临床研究改变了我们对这些问题的认知。然而，我们应该注意避免过度解读这些来自非围术期的数据。尽管最近在重症医学领域有许多高质量的大型临床试验，纳入了数以千计的患者，但尚未解决围麻醉期的关键问题。目标导向液体治疗（goal-directed fluid therapy，GDT）是适用于围术期的很好液体管理方式，但对危重患者无效，这也提醒我们对不同病情应选择不同的管理方式。

本章回顾了静脉液体治疗的生理学和药理学，之后讨论液体和电解质管理的临床实践以及替代方法对临床预后的影响。

生 理 学

体液的组成

水约占一般成人总体重的 60%，该比例随着年龄、性别和身体组成而不同。与其他组织相比，脂肪组织的含水量很低，因此体液占体重的比例在偏瘦（75%）人群及肥胖（45%）人群间存在明显差异。这种因脂肪组织含量所导致的总体液差异亦存在于成年男性和女性之间；随着年龄增加，因脂肪组织减少体液差异逐渐缩小。身体的组成随年龄改变，体液的结构因而有很大的差异（表 59-1）。总体液（total body water，TBW）在体内可按解剖或者功能进行区分，主要分为细胞内液（intracellular fluid，ICF）和细胞外液（extracellular fluid，ECF）。这些组成部分的比例及其不同的成分如图 59-1 及表 59-2 所示。细胞外液可进一步细分为以下组成部分：

- 组织间液（interstitial fluid，ISF）：淋巴液及细胞空隙间的低蛋白液体。
- 血管内液：血浆容量，包括一部分血管内皮多糖蛋

表 59-1　体内总体液与细胞外液占体重百分比与年龄变化之间的关系（所列数据乘以 10，以 ml/kg 为单位）*

年龄	总体液（%）	细胞外液（%）	血容量（%）
新生儿	80	45	9
6 个月	70	35	
1 岁	60	28	
5 岁	65	25	8
年轻成年男性	60	22	7
年轻成年女性	50	20	7
老年人	50	20	

表格中数据引自参考文献 226～229。
* 怀孕期间，随着孕期进展，血和血浆容量分别增加 45% 和 50%

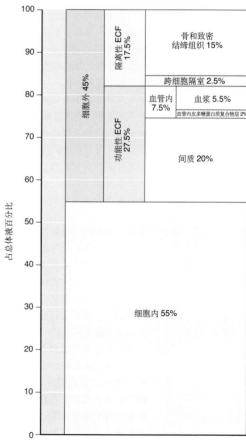

图 59-1　体内总体液在液体隔室中的分布。 "隔离性"的细胞外液（ECF）是指和骨及致密结缔组织有关的或跨细胞隔室的液体，因此无法立即和其他液体隔室间进行交换而达到平衡

白质复合物（见后面的讨论）。

- 跨细胞液：包括胃肠道消化液、胆汁、尿液、脑脊液、房水、关节液、胸膜液、腹膜液、心包液。这些都是有重要功能的体液，其组成成分不同，分布在上皮细胞构成的腔隙内，通过细胞主动运输进行调节（表 59-3）。
- 骨及致密结缔组织内水：总体液的重要组成部分，但并不属于功能性细胞外液，因为它和其他部分的体液互相转化的动力缓慢[1]。

总血容量包含细胞外（血浆、血管内皮多糖蛋白质复合物）和细胞内（血细胞）成分。除外非功能性细胞外液成分（骨及结缔组织），细胞内液与功能性细胞外液的比例大约为 2：1（ICF 占体重的 55%，ECF 占体重的 27.5%）。

液体和电解质运动遵循的物理化学定律

水和溶质的运动遵循着一系列物理化学及生物学的过程，具体将在下面的章节讨论。

弥散作用 弥散的过程是指溶质颗粒满布在整个溶剂中，由高密度向低密度移动。依据 Fick 扩散定律，平衡的速度与弥散距离的平方成正比，可穿透的细胞膜间亦可存在弥散作用：

$$J = -DA\left(\frac{\Delta c}{\Delta x}\right) \tag{1}$$

J 代表净弥散率，D 代表弥散系数，A 是可弥散的跨膜面积，而 $\Delta c/\Delta x$ 为密度（化学）梯度。

带电的溶质顺着电势移动也可能产生弥散作用。

渗透作用 假如有一种半透膜（水可以通过但溶质不可）分隔开纯水与带有溶质的水，水分子可以通过膜进入溶质浓度较高的区域。渗透压即是在这种情况下所需对抗溶质运动的静水压。溶液最基本的依数性质之一是渗透压取决于溶液中渗透活性粒子（完整的分子或解离的离子）数量，而非类型。理想溶液的渗透压受温度和体积影响：

$$P = \frac{nRT}{V} \tag{2}$$

表 59-2 细胞内液和细胞外液的组成（单位为 mOsm/L 水）

	细胞内	细胞外的	
		血管内	间质
阳离子			
Na⁺	10	142	145
K⁺	157	4	4
Ca²⁺	0.5*	2.5	2.5
Mg²⁺	20	0.8	0.7
阴离子			
Cl⁻	10	103	117
HCO₃⁻	7	25	27
HPO₄²⁻/H₂PO₄⁻	11	2	2
SO₄²⁻	1	0.5	0.5
有机酸		6	6
蛋白	4	1.2	0.2

数据源自参考文献 230～232。
* 细胞内总 Ca²⁺ 浓度可能与细胞外液相似；但细胞内 Ca²⁺ 大部分处于螯合或缓冲状态，因此细胞质内游离 Ca²⁺ 大约较细胞外液低 1000 倍（0.3～2.6μEq/L）[124]。由于类似的原因，细胞内液所含的阴离子（如 PO₄³⁻）的浓度同样很难确定

表 59-3 跨细胞液的组成（除另行标注外，单位为 mEq/L）

液体	每日体积（L）	阳离子 Na⁺	K⁺	Ca²⁺	Mg²⁺	阴离子 Cl⁻	HCO₃⁻	pH
胃肠道								
唾液	1～1.5	30～90	20～40	2.5	0.6	15～35	10～40	6～7
胃液	1.5～2.5	20～60	10～20			20～160	0	1～3.5
胆汁	0.7～1.2	130～150	5～12	10～50		25～100	10～45	7～8
胰液	1～1.5	125～150	5～10			30～100	40～115	8～8.3
小肠（从近段到远端的浓度）	1.8	140～125	5～9			110～60	100～75	7～8
大肠	0.2（粪便丢失）	20～40	30～90			0～15	40	7～8
汗液	0.1～0.5	45～60	5～10			45～60	0	5.2
脑脊液		140	2.8	2.1	1.7	120		7.33

数据源自参考文献 233～235

P 代表渗透压，*n* 代表粒子数，*R* 为气体常数，*T* 为绝对温度，*V* 为体积。*n* 是溶质质量 / 溶质分子量的比值与溶质解离粒子数目的乘积。

然而，体液并不是理想溶液，因为离子间的交互作用使得游离的粒子数减少从而影响渗透效应。血浆的总渗透压约为 5545mmHg。

渗透压　摩尔浓度是指每千克溶剂中含有溶剂的摩尔数（每摩尔含 6×10^{23} 特定物质粒子）。渗透压是用来描述当溶液中含有多种不同离子时，每千克溶剂中包含溶质的渗透摩尔数（每渗透摩尔包含 6×10^{23} 任一种粒子）。人体正常的渗透压为 285 ~ 290mOsm/kg，而且在细胞内外是相同的，因为水可在细胞内外自由移动，防止渗透压梯度的形成。血浆渗透压最主要由钠及其相关的阴离子氯和碳酸氢根所形成。可通过以下公式估算：

$$血清渗透压 = \begin{bmatrix} (2\times 钠) + (葡萄糖 \div 18) \\ + (尿素 \div 2.8) \end{bmatrix} \quad (3)$$

其中，钠为血清钠离子浓度（mEq/L），葡萄糖是血清葡萄糖浓度（mg/dl），尿素为血尿素氮浓度（mg/dl），（$2\times$ 钠）成分反映 Na^+ 及其相关阴离子（主要为 Cl^- 及 HCO_3^-）。另外，渗透压可以通过血浆冰点下降法进行测量。容量渗透摩尔浓度是每升溶液中含有的溶质摩尔数，与质量渗透摩尔浓度不同，会受温度的影响，因为温度的增高可使体积膨胀。

张力　这是指溶液对一个特定的半透膜的有效渗透压，并将特定在体内不产生渗透效应的溶质考虑在内。例如，钠离子和氯离子无法自由穿过细胞，因此在这些膜上产生有效的渗透力，而尿素则可以自由地穿过这些细胞膜，因而在此不产生渗透效应。同样的，葡萄糖通常是由胰岛素刺激促进扩散进入细胞，因此它是一个无效的渗透摩尔。张力可决定体内液体跨膜的分布，由下丘脑的渗透压感受器感应。可通过测得的渗透压减去尿素和葡萄糖浓度来估计张力大小。

胶体渗透压　胶体渗透压由胶体产生，是总渗透压的一部分。胶体是大分子量的粒子，主要是蛋白质，包括白蛋白、球蛋白、纤维蛋白原。血浆总渗透的压力为 5545mmHg，其中 25 ~ 28mmHg 为胶体渗透压。血浆中蛋白质上的负电荷可保留少量过剩钠离子（即 Gibbs-Donnan 效应），能有效地增加胶体渗透压，可通过计算蛋白质的浓度来预测。血浆中的主要成分白蛋白产生 65% ~ 75% 的血浆胶体渗透压。

体液间隔屏障及分布

每个体液腔隙的体积与成分组成取决于两个毗邻腔隙间的屏障。

细胞膜　细胞膜是脂质双层结构，将细胞内及细胞外分隔开。亲水的大分子和带电粒子（如游离离子）无法通过细胞膜。除了某些特定分子可以通过被动扩散，其余的溶质可以以下几种方式穿过细胞膜：

载体蛋白：

原发性主动转运　溶质逆浓度梯度的转运需要能量，通过直接与腺苷三磷酸（ATP）（如 Na^+/K^+-ATP 酶）的耦合水解。这是离子浓度梯度得以维持的基础，可驱动包括水和溶质的移动以及电脉冲在可兴奋组织中的传导等各种生物过程。

继发性主动转运　继发性主动转运的过程是利用由 ATP 酶所驱动产生的浓度梯度来运输溶质，使离子（如 Na^+）可顺浓度梯度移动。溶质顺着浓度梯度移动被称为协同运输，而溶质逆向浓度梯度转运又被称为逆向转运。

溶质通道（通道转运）　溶质通道可使溶质快速转运，比 ATP 酶或者跨膜扩散更快。比如电压门控 Na^+ 通道和葡萄糖转运蛋白 GLUT1，它们嵌在细胞膜中，允许葡萄糖沿着浓度梯度通过，这个过程称为易化扩散。

胞吞及胞吐作用　胞吞及胞吐作用与跨膜的大蛋白和多肽有关。

血管内皮细胞　血管内皮细胞的屏障功能在维持血管内液体的容量中起关键作用，因此这一屏障功能在围术期至关重要。手术组织损伤通常导致血管内容量的损失，这主要是通过手术失血或者炎症导致液体转移至组织间隙。静脉输液产生的生理效应如需克服这些损失并维持足够的组织氧供，高度依赖于毛细血管水平的液体处理。通过实验生理模型的建立和技术的应用，我们对于这领域已有较充分的了解。

毛细血管结构　如表 59-4 所示，毛细血管的结构因各器官功能而有不同。最常见的毛细血管型是无窗孔的毛细血管，包括连续的基底膜和单层内皮细胞与其交界处的裂隙。这些细胞内的裂隙为跨毛细血管液体流动的最基本通道。血管的内皮细胞是由连续的糖胺聚糖（glycosaminoglycan，GAG）链形成的被膜所覆盖，包括：syndecan-1、透明质酸、磷脂酰肌醇蛋白聚糖、膜结合的蛋白聚糖和糖蛋白，它们共同结合形成内皮的多糖蛋白质复合物（EGL）。EGL 覆盖

表 59-4　毛细血管特征

毛细血管类型	位置	大的孔隙	基底膜	内皮多糖蛋白质复合物层	功能注记
无窗孔型（连续的）	肌肉、结缔组织、肺、神经组织	无	连续的	连续的	细胞内裂隙为液体滤过的主要途径。这些有部分被有许多断裂的连接处阻断。在血脑屏障处这些断裂很小（1nm）且不常见（闭锁小带紧密连接），只允许最小的非脂质溶质分子通过。在其他组织中这个断裂较大（5~8nm）而且较常见（闭锁斑松散连接）
窗孔型	内分泌腺、肠黏膜、脉络丛、淋巴结	在内皮细胞内孔隙直径约6~12nm	连续的	连续的	窗孔允许毛细血管由 ISF 重吸收液体，和其他毛细血管类型相反
	肾小球	内皮的孔隙大小可达 65nm	连续的	孔隙上不连续，有效孔隙减小	肾小球毛细血管的许多空隙允许大量的滤过。有效空隙的大小通过足细胞连接进一步减至 6nm；因此，蛋白通常不允许滤过
窦状的	肝、脾、骨髓	大的细胞间差距可达 120nm	不连续的	无有效层因为内皮细胞摄取透明质酸	大的空隙允许高分子（脂蛋白、乳糜微粒）在血浆和 ISF 之间穿梭；结果导致无 COP 来对抗滤过，而且这些组织的 ISF 是血浆容量的有效组成部分。因为存在纤维囊并且通过淋巴管返回，大量过滤到此处的 ISF 不能通过组织扩张来调节（如，肝淋巴生成量占体内淋巴生成总量的 50%）

Modified from Woodcock TE, Woodcock TM: Revised Starling equation and the glycocalyx model of transvascular fluid exchange: an improved paradigm for prescribing intravenous fluid therapy, Br J Anaesth 108:384, 2012.
COP，胶体渗透压；ISF，组织间液。
要点：
基底膜 / 细胞外结构
内皮细胞
内皮多糖蛋白质复合物层
红细胞

住窗孔和裂隙，厚度可达 1μm。EGL 除了可预防血小板及淋巴细胞的黏附外，还可形成一个非常重要的半透膜，作为内皮细胞的屏障[2]。水和电解质可在血管内皮细胞屏障中自由移动，先穿过 EGL，之后通过特殊毛细血管的细胞内裂隙或窗孔。以往认为蛋白质在内皮细胞水平上被排除在 ISF 外，然而现在认为它存在于内皮多糖蛋白水平。多糖蛋白复合物下层（subglycocalyceal layer，SGL）含有乏蛋白的液体；蛋白质缓慢转运到 ISF 可通过胞吞和胞吐的方式穿过内皮细胞或者经由少量较大的细胞膜孔径，从而在 SGL 到 ISF 之间形成一个蛋白浓度梯度。SGL 的容积约为 700~1000ml；构成血管内容量的一部分，所含的电解质与血浆达成平衡，但蛋白浓度较低，是因为多糖蛋白质复合物有效地阻挡了大分子物质。

毛细血管功能　Starling 首先描述了跨毛细血管细胞膜的液体运动，而后被进一步完善。毛细血管动脉端的静水压力梯度大于向内的渗透压梯度，导致水滤过到 ISF。以往认为这些水大部分是被重吸收至毛细血管静脉端的血管内，而向外的净水压较小，且蛋白质被毛细血管内皮细胞阻挡，所以向内的渗透压梯度增加。没有被毛细血管重吸收的水通过淋巴管离开 ISF。

最近的实验及模型技术已经将内皮多糖蛋白的作用整合入了修正后的 Starling 方程式，并且修改了毛细血管液体运动的模型：

$$J_v = K_f([P_c - P_i] - \sigma[\pi_c - \pi_{sg}]) \tag{4}$$

J_v 是跨毛细血管流量，K_f 是滤过系数，P_c 是毛细血管净水压，P_i 是间质净水压，σ 是反射系数（大分子跨越内皮细胞屏障受到的抵抗程度），π_c 是毛细血管的渗透压，π_{sg} 是糖萼下的渗透压。

关键的不同点与他们的相关性如下 [3]：

- 在稳态下，连续的毛细血管的静脉端不进行液体的重吸收（"不吸收"规律）。然而，整体测量得出的毛细血管滤过（J_v）比由 Starling 原理预测的值要低很多，与在 SGL 和毛细血管（与滤过相对）间的所形成更大的胶体渗透压（COP）的梯度一致。少部分滤过的容量是通过淋巴系统回到循环之中。
- 血浆 SGL 与 COP 的差异影响 J_v，血浆的 ISF 与 COP 的差异则不影响。然而，不吸收规律是指人工使得 COP 上升（如输注白蛋白）可能会使 J_v 下降，但不会导致液体由 ISF 重吸收回到血浆。
- 不吸收规律的一个例外情况是当实际的毛细血管压力突然低于正常时，可能会出现短暂的自体回输阶段，大约局限在 500ml 内。如果低于正常的压力持续超过这个范围，J_v 会接近零，但不会有持续的重吸收。在这种情况下输注胶体可扩张血浆容量，而输注晶体则会扩张整个血管内容量（血浆及 EGL）；不论输入胶体或晶体，J_v 仍会接近零，直到毛细血管压升至正常或者高于正常水平。
- 当毛细血管压高于正常，COP 的差会维持，J_v 和净水压差成正比。在这种情况下，输注胶体可维持血浆 COP，但会使毛细血管压力进一步升高，J_v 也增加。输注晶体也会使毛细血管压力增加，但可减少血浆 COP，因此与输注胶体相比，晶体的 J_v 增加程度较大。

经过修正的液体分布的 EGL 模型提出晶体和胶体对血管内容量的影响部分依赖于原有毛细血管的压力，有助于解释某些在临床液体研究中看似矛盾的结果。

晶体与胶体对血管容量的影响　由于毛细血管过滤（J_v）的结果，输注的晶体被认为是均匀分布在整个细胞外室，大约有 1/4 到 1/5 的液体仍留在循环血量当中，而胶体则被推定大部分留在血管内容量中。然而，大部分研究液体对血容量的影响是基于红细胞稀释和血细胞比容的改变，并没有考虑 SGL 容量的影响，因为 SGL 中是不含红细胞的。胶体也被排除在 SGL 之外，由于留在血浆容量中，胶体会对血细胞比容产生稀释效应且存在循环容量中。晶体最初即分布在整个血浆和 SGL 容量中，因此，它对红细胞的稀释效应比胶体小。这现象之前被解释为晶体离开循环室进入 ISF，然而一部分被输注的晶体会留在血容量的 SGL 中。此外，与清醒的个人相比，在麻醉状态下晶体由中央室（血管内容量）清除较缓慢 [4]。这一现象与环境敏感有关。这可以解释在低毛细血管压采取液体复苏时，早期血管内液体治疗等渗晶体需要量与等渗胶体液需要量的比例为 1.5：1，而不是预测的 4：1 [5-7]。这一比例是从大规模的危重患者临床研究中推断得出的，而在围术期环境中的价值尚不清楚。相较于传统应用的理论值，该比例真正的价值在于其可能更接近危重病的实测值。

未能通过增加毛细血管胶体渗透压来减轻水肿　低白蛋白血症是衡量危重患者病情严重程度的一个指标。然而，输注外源性的白蛋白或者其他胶体来增加毛细血管 COP 并不能降低外周或肺的水肿，也不能改善脓毒症的总体预后。不吸收规律可以解释部分原因，即使通过输注白蛋白或者合成血浆替代物来增加跨毛细血管壁的 COP 梯度，也不能使水肿的组织的液体重吸收。再次说明，以往的研究认为由于输注白蛋白后血细胞比容的减少，使液体由间质转移至血管内室，这一理论并不能解释多糖蛋白质复合物层的紧密度的潜在作用，以及液体由 SGL 转移到血浆容量进一步减少血细胞比容。

最后，近来的研究强调了内皮多糖蛋白质复合物功能的重要性，它的降解会严重影响内皮细胞屏障功能 [8]。一系列的生理损伤可能会导致多糖蛋白质复合物受损和脱落，随后血浆中会出现游离的肝素、软骨素和透明质酸。这些包含利钠肽（在急性血容量过多时可能释放 [9]）、高血糖、手术、外伤和脓毒症过程中释放的炎症性介质 [C- 反应蛋白、缓激肽和肿瘤坏死因子（TNF）] [10]。多糖蛋白的降解可能参与炎症时的内皮细胞功能障碍，其中内皮细胞的表型发生了变化。在此，大孔径的数量增加和间质净水压减低增加 J_v，使得柔性组织如肺、肌肉、疏松结缔组织的水肿增加。多糖蛋白质复合物功能的受损会进一步增加 J_v，而导致内皮血小板聚集和白细胞黏附。因此，维持内皮多糖蛋白的完整性作为围术期液体管理的一个治疗目标已被关注 [11]。

总体液平衡的生理调控

健康人每天 60% 的水是通过尿液排出，当流汗或者不显性丢失增加时该比例可减少。循环和肾神经内分泌机制可维持液体容量的稳定，以应对围术期可能出现的经口摄取的水分减少、肠道准备所致的消化道水分丢失增加、失血和静脉输液。

总体液量是通过一系列的感受器、控制中枢和效应器进行调控。感受器包括可受感 ECF 张力改变的下丘脑渗透压感受器，可感知中心静脉压的大静脉和右心房内的低压力感受器，以及存在于颈动脉窦和主动脉弓的高压力感受器。当血容量变化时，颈动脉窦和主动脉弓的高压力感受器的重要反应足以影响动脉压变化。传入信号在下丘脑整合中枢，然后触发作用效应器，通过口渴感增加水分摄取或者通过抗利尿激素（ADH，精氨酸加压素）的分泌调节水分排出。口渴及 ADH 的分泌可由血浆张力增加、低血容量、低血压和血管紧张素 II 而触发。应激（手术和外伤）或者某些药物（巴比妥类）也可刺激 ADH 释放。因为不同饮水习惯，水分摄取通常也不依赖口渴感，但水的正常摄取不足时，口渴感可作为一个后备机制。ADH 由下丘脑产生，并由垂体后叶释放，作用在肾集合管的主细胞，缺少 ADH 时水分难以穿透主细胞。当 ADH 结合细胞基底膜上的血管加压素 2（V_2）受体时，触发环磷酸腺苷（cAMP）介导的顶膜的水通道蛋白 2，导致水顺着其渗透梯度进行重吸收并形成少量的浓缩尿。

循环容量的急性紊乱　血容量的急性变化会导致机体几分钟甚至长达几小时的代偿以纠正异常。在应对快速失血以实现稳态的过程中，以尽量减少有效血容量的变化（静脉收缩与动员静脉储备、动员 ISF 回流到血浆产生有限的自体输血、减少尿液产生）和维持心排血量和动脉压（心动过速、增加收缩力和血管收缩）为目标。血容量急性变化的感受器官为低压和高压压力感受器，最初的改变是通过增加交感神经兴奋来调节。肾血管收缩时过滤的液体量减少，激活肾素 - 血管紧张素 - 醛固酮（RAA）轴。肾素由球旁细胞释放，裂解血管紧张素原形成血管紧张素 I，随即迅速转化为血管紧张素 II，并促进更进一步的交感神经活动以及血管收缩，并刺激肾上腺皮质释放醛固酮和下丘脑 ADH 的合成。整体的结果是肾水钠潴留、外周血管阻力增加和心排血量增加。如果没有血容量进一步的丢失，大量失血的后续反应约在 12～72h 内恢复血浆容量，增加肝血浆蛋白合成，并在 4～8 周内通过红细胞生成恢复红细胞的水平。

相反的，快速输注液体到正常容量的健康成年人体内会导致静脉、动脉压增高和心排血量增加。许多反应机制将机体快速恢复至正常心血管参数，包括压力受体介导的静脉扩张、静脉储备增加和减少系统性血管阻力。当灌注压增高时，机体自动调节反应使得

动脉的血管收缩维持血流量恒定。多种机制共同作用使得循环容量恢复正常。一部分输注的液体因毛细血管过滤作用而丢失，尤其当输注的液体降低 COP 时。低压感受器的激活使得垂体 ADH 的分泌减少有利于利尿，而且心房牵张导致心房钠尿肽（ANP）的释放有利于排钠。进一步是不依赖 ADH 的肾机制，包括血浆 COP 边际效应减弱所致的肾单位失衡；这会使得肾小管滤过率快速增加，并减少远曲小管的水钠重吸收使得尿量增加。最后机制是升高的动脉压促进多余的水及盐排泄（如压力利钠和压力利尿作用）。此压力容量的控制机制是长期维持正常血容量的关键。急性高血容量是通过心血管反射缓慢恢复动脉压。每千克体重 20ml 等渗盐溶液可能需要经过数天才能全部排泄。多余钠、水排出主要是依赖被动过程和抑制 RAA 轴，少部分靠抑制钠尿肽活性[12]。这种低效率与快速有效调节减少血容量、钠离子机制的矛盾，提示机体是在缺乏盐和可用水的变化生理环境下的进化，以及现代饮食的特征为过量的钠摄入。

循环血管内容量的长期调节　Guyton-Coleman 模型是循环系统典型代表。尽管学者们提倡完善动脉压的长期调节数学模型，Guyton-Coleman 模型仍是目前最广泛使用解释血容量及动脉压长期调控机制的模型[13-15]。健康成年人短期血容量变化非常小，心血管系统是封闭系统，动脉压为外周阻力、血管顺应性和 Starling 曲线共同作用的结果[16]。血容量在慢性变化或如前所描述的急剧变化时，循环容量会有很大变动，输入量和输出量必须尽快恢复平衡以避免慢性的液体潴留或者脱水；因此这时循环系统变成一个开放的系统。肾是调节该平衡的最主要器官，主要通过压力利钠或利尿。实际上，在慢性变化过程中，动脉血压促进肾排泄摄入的钠和水，而并非简单作为心排血量、血管顺应性和血管阻力的结果。就目前整合的一些实验观察结果，图 59-2 对 Guyton-Coleman 模型进行了诠释[16]。在健康成年人的血压与利钠曲线是相对平缓的，多余的盐和水分摄取可以被排泄而不会导致长期的循环容量和血压升高。在慢性高血压的模型中的肾排泄机制已改变，肾的利钠作用仅在更高动脉压和大量外源性水和盐导致高血压时才发挥作用。

电解质生理

钠生理　Na^+ 是细胞外的主要阳离子，Na^+ 和与其相对应的阴离子几乎为血浆和组织液渗透活性的全部溶质。因为水可自由进出液体各间隙，因此 Na^+ 是决定 ECF 容量的主要决定因素。体内总 Na^+ 含量约

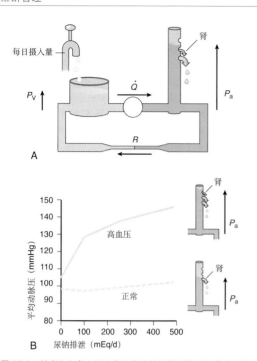

图 59-2 健康人和高血压患者血容量的长期调控。A. 代表开放循环模型。慢性情况下动脉压（Pa）依赖于每日的水和盐的摄入（滴水的水龙头）以及肾的压力-排钠的关系（由动脉柱上孔的高度来代表）而非心输出量（Q）和外周阻力（R）。B. 高血压的实验模型（如，长期血管紧张素 II 输注）并控制盐的摄入使得高血压下肾上肾孔的位置更进一步提高来代表。出现排钠一定程度上和正常血压的情况相似，因此可维持一个稳定的体内水量，但需要更高的动脉压来达成。Pv，静脉压（*A, Redrawn from Dorrington KL, Pandit JJ:The obligatory role of the kidney in long-term arterial blood pressure control:extending Guyton's model of the circulation, Anaesthesia 64:1218, 2009; and **B**, Data from Hall JE: The kidney, hypertension, and obesity, Hypertension 41:625, 2003.*)

为 4000mmol，只有 10% 在细胞内。细胞内液和细胞外液的 Na^+ 浓度（比值为 1：15）梯度主要依靠 ATP 酶维持，该梯度对于可兴奋性组织的功能（包括动作电位和膜电位）以及肾内溶质处理至关重要。

正常人每天 Na^+ 摄入量通常远超过机体的最低需求，出生时需摄取 2～3mEq/(kg·d)，成人后减至 1～1.5mEq/(kg·d)[17-18]。由于醛固酮以及肠腔内存在的葡萄糖作用，Na^+ 在小肠和大肠被主动吸收。Na^+ 排出主要是经由肾途径，少部分经由粪便、汗液及皮肤（各为 10mEq/d）。Na^+ 在肾小球是自由过滤，其中 99.5% Na^+ 主要在近曲小管被重吸收。尽管水分的摄取量变化很大，血清 Na^+ 浓度仍可维持在稳定范围（138～142mEq/L），这主要是通过前所述的循环容量调控机

制进行的，列举如下：

- 下丘脑渗透压感应：释放 ADH
- 心房容量感应：释放 ANP
- 肾小球球旁感受器（肾动脉压力感应和过滤氯化钠含量感应）：激活 RAA

体内多余的 Na^+ 排出主要依赖被动机制，特别是压力容量效应。长期过量摄取盐和 K^+ 摄入不足会导致高血压，而每日盐摄入量小于 50mmol 的人群中很少发生高血压。其相关机制包括肾内钠的滞留和最初期细胞外液容量扩张（通过压力排钠利尿后可减轻），伴随内源性洋地黄类因子的释放和肾的钠泵激活，进一步加重肾钠滞留。低 K^+ 与洋地黄类因子慢性作用一起抑制血管平滑肌细胞的 Na^+-K^+-ATP 酶，导致细胞内 Na^+ 含量过多和细胞内 K^+ 减少，从而使得平滑肌收缩，外周血管阻力增加[19]。

钾生理 钾离子是体内主要的细胞内阳离子，人体中大约含有 4000mmol，其中 98% 位于细胞内液，特别在肌肉、肝和红细胞中。ICF 和 ECF K^+ 平衡的比值对维持细胞膜的静息电位至关重要，因此 K^+ 对所有可兴奋组织的行为很重要。每日 K^+ 需要量受年龄和成长水平影响，代谢率高时需要的 K^+ 亦高。足月婴儿需要 2～3mEq/(kg·d)，成人为 1～1.5mEq/(kg·d)。摄入的钾几乎全经由小肠吸收，仅少部分经粪便排泄；每日摄取的 K^+ 约和整个 ECF 中的 K^+ 含量相似，因此必须通过快速或慢速的 K^+ 调节机制以维持一个平稳的血浆 K^+ 浓度。跨膜电位特别依赖 K^+ 的穿透力，K^+ 通过离子通道顺着其浓度梯度流出，细胞内剩余的阴离子产生跨膜负电位。当 K^+ 因浓度梯度外移的趋势和 K^+ 因电位梯度内移的趋势吻合时，电位达到静息值。

通过离子转运系统，K^+ 的快速分布与 K^+ 在 ECF 和 ICF 间移动相关，并受胰岛素、儿茶酚胺和 ECF 的 pH 因素影响。细胞膜上的 Na^+-K^+-ATP 酶转出三个 Na^+ 的同时将两个 K^+ 转入，这是维持离子梯度的重要机制。摄入含钾的食物后，胰岛素释放，刺激 K^+/H^+ 逆向转运蛋白，增加细胞内 Na^+，Na^+ 再由 Na^+-K^+-ATP 酶移除，同时细胞摄取 K^+。如果出现低钾血症，骨骼肌细胞的 Na^+-K^+-ATP 酶表达减少，使得 K^+ 由 ICF "漏" 到 ECF[20]。儿茶酚胺刺激 β_2-肾上腺素能受体，最终激动 Na^+-K^+-ATP 酶活动，导致 ICF 内的 K^+ 增加，这个机制与运动时肌肉细胞释放 K^+ 的机制正好相反[21]。ECF 的 pH 值对钾变化有一定的关联。矿

物有机酸的存在（此时酸性阴离子不能扩散进入细胞）导致细胞 H^+ 的摄取增加，并与 K^+ 交换，使得 ECF 中的钾离子含量增加。有机酸（如乳酸和酮体）容易扩散通过细胞膜，并使得 H^+/K^+ 的交换较少。当有机酸血症时，也可能由于不同机制造成高血钾，如胰岛素不足、糖尿病酮症酸中毒的渗透性差或无氧代谢和乳酸酸中毒不产生 ATP 供给 Na^+-K^+-ATP 酶。其他可能影响 ECF 和 ICF 间的钾平衡因素包括醛固酮（高浓度时可能导致细胞钾位移并超出肾调节作用）、高渗状态（溶质挟裹钾离子与水一起流出）和地高辛（抑制 Na^+-K^+-ATP 酶并可导致高血钾）。

缓慢的 K^+ 分布与肾作用机制有关。K^+ 在肾小球中可自由过滤，之后经近球小管持续无规律的重吸收，最后只有 10% ~ 15% 到达远端的肾单位，K^+ 重吸收和分泌均受到严格调控，主要发生在集合管中的两种细胞。

主细胞　主细胞在 Na^+-K^+-ATP 酶所设置的电化学梯度下可以分泌 K^+，可维持细胞内的低钠浓度（通过小管内钠通道，增加钠的重吸收）和细胞内高钾浓度（有利于 K^+ 通过钾通道分泌进入小管）。主细胞的作用受以下几个要素影响：

- 醛固酮。当 K^+ 的浓度升高时，醛固酮由肾上腺合成及释放，这个盐皮质激素同时可以增加基底膜上 Na^+-K^+-ATP 酶和管腔内钾通道的合成及活性，使得尿 K^+ 分泌增多。
- 肾小管 Na^+ 转运。远球小管内的 Na^+ 含量增加会导致 Na^+ 的浓度梯度陡峭，增加主细胞对 Na^+ 的重吸收。为了维持肾小管液的电中性，K^+ 外流至肾小管增加，这可能是利尿剂（噻嗪类药物和袢利尿剂）导致低血钾的部分原因，因为转运到皮质集合管的 Na^+ 增加。相反地，amiloride（保钾利尿剂）阻断主细胞管腔内 Na^+ 通道而不影响 K^+ 外流。

闰细胞　除基础的 Na^+-K^+-ATP 酶，集合小管的闰细胞存在 H^+-K^+-ATP 酶，每当一个 K^+ 被重吸收时可分泌一个 H^+ 进入小管。低 K^+ 导致集合小管逆转运体表达上调，致重吸收更多的 K^+ 却丢失更多的酸。

除了醛固酮的有关反馈机制，尚存在一个前馈机制用以快速调节肾的 K^+，K^+ 可在胃肠道系统内被感知，甚至在血清 K^+ 水平升高前即被察觉 [20]。

钙生理　人体 98% 的 Ca^{2+} 储存在骨中，除了其在骨结构中的作用，Ca^{2+} 是体内最重要的细胞内第二信使之一，参与肌肉收缩、神经肌肉传递、细胞分裂

和活动以及氧化途径。细胞内 Ca^{2+} 流入可产生直接效应，例如，导致神经传导物质释放或者在心肌和骨骼肌收缩中诱导细胞内储存的钙大规模释放（钙离子诱导的钙离子释放）。ECF 与 ICF 的高 Ca^{2+} 梯度是通过 ATP 酶维持的，细胞内游离的 Ca^{2+} 通过泵入肌浆网并维持在较低水平。当能量衰竭时会导致细胞内游离的 Ca^{2+} 浓度增加和 Ca^{2+} 转运受损，这两个情况是细胞死亡过程的关键因素 [22]。在凝血过程 Ca^{2+} 作用十分重要，它可促使凝血因子与带负电的激活的血小板膜结合（见第 62 章）。

内稳态机制维持血清 Ca^{2+} 浓度在 4.5 ~ 5mEq/L（8.5 ~ 10.5mg/dl）范围内，主要受维生素 D 及甲状旁腺激素（PTH）影响。甲状旁腺细胞膜外结构区的 G 蛋白偶联受体（Ca^{2+}-Mg^{2+} 感受器）可感受游离 Ca^{2+}，抑制 PTH 分泌 [23]。当游离 Ca^{2+} 的水平降低，PTH 会快速释放，产生下列反应：

- 刺激破骨细胞对骨再吸收，释放 Ca^{2+} 入 ECF。
- 刺激远球小管的 Ca^{2+} 重吸收。
- 刺激肾将 25-(OH)- 维生素 D 转化为 1, 25-(OH)₂- 维生素 D（骨化三醇，最活跃的维生素 D 代谢物）。

活性维生素 D 的产生与皮肤在紫外线光照下形成维生素 D_3 有关，后者经肝的羟化成为 25- 羟维生素 D_2，而后在 PTH 影响下经肾羟化形成 1,25- 二羟骨二醇（骨化三醇）。与 PTH 一样，1,25- 二羟骨二醇可作用刺激破骨细胞骨吸收，并刺激胃肠道吸收钙。其他激素有降低 Ca^{2+} 的作用，如降钙素 [24] 和斯钙素 [25]，但在 ECF Ca^{2+} 正常含量长期维持中并非必要。例如，甲状腺切除术后即使分泌降钙素的滤泡旁细胞的丢失，Ca^{2+} 水平仍然正常。

Ca^{2+} 的恒定是依靠与其他离子交互作用实现的。特别是 Mg^{2+}，Mg^{2+} 也可调节 PTH 水平，而且低钙血症与低镁血症通常并存。PO_4^{3-} 的有效恒定与钙离子相反（例如，肾对维生素 D 的羟基化反应可被高磷酸血症抑制），而且健康成年人中，钙和磷酸的乘积保持相对恒定。钙和磷酸乘积的升高可见于慢性肾病的进展期和异位成骨。

循环中的 Ca^{2+} 大约 50% 为游离形态并具有生物活性（正常范围 2 ~ 2.5mEq/L），40% 与蛋白（尤其白蛋白、球蛋白）结合，10% 与阴离子（如 HCO_3^-、柠檬酸、硫酸根、PO_4^{3-} 和乳酸）形成复合物。低白蛋白血症使得总血清 Ca^{2+} 减少，但对重要的生物游离钙影响较少。修正总 Ca^{2+} 浓度的计算方式是当白蛋白浓度低于 4g/dl，每下降 1g/dl 的白蛋白则钙的浓度增加

0.8mg/dl。白蛋白的蛋白结合程度受 pH 值影响，酸血症时蛋白结合减少，游离 Ca^{2+} 增加。pH 值每降低 0.1，游离的 Ca^{2+} 大约增加 0.1mEq/L[26]。由于可以大约估计修正总 Ca^{2+}，故应尽可能利用特殊离子电极对具有生物活性的游离 Ca^{2+} 进行测量。标本采集时最好不使用止血带，因为局部的酸中毒会增加游离 Ca^{2+}。

镁生理 Mg^{2+} 与多种细胞功能相关，包括调节离子通道活性，它也是 ATP 合成和水解的重要组成部分。Mg^{2+} 是主要存在细胞内的阳离子，大多数被隔离在细胞器内与磷脂、蛋白和核酸结合。因此在细胞质和 ECF 中的游离 Mg^{2+} 含量低（0.8 ~ 1.2mM），化学浓度梯度也较其他阳离子小。机体总 Mg^{2+}50% 分布在骨，20% 分布在肌肉，其余则分布在肝脏、心脏和其他组织。只有 1% 在 ECF 中，当体内总 Mg^{2+} 消耗时，仍可维持正常的血浆内水平。血浆内总 Mg^{2+} 的浓度为 1.5 ~ 2.1mEq/L，其中大约 25% 与蛋白（大多为白蛋白）结合，65% 为具生物活性的离子形态，剩下则与磷酸盐、柠檬酸盐和其他阴离子形成复合物[27]。由于 Mg^{2+} 和 Ca^{2+} 会相互影响，因此测量游离 Mg^{2+} 时需进行校正[28]。因 Mg^{2+} 有广泛临床应用，其重要作用（表 59-5）因而被强调，当外源性给药时，主要有以下三个主要的细胞作用：

1. 能量代谢：ATP 的磷酸化反应需要 Mg^{2+} 与 ATP 外部的两个 PO_4^{3-} 交互作用。细胞内缺 Mg^{2+} 会使得利用高能磷酸结合的所有酶系统受损，如葡萄糖代谢[27]。
2. 核酸及蛋白的合成：Mg^{2+} 作为共同因子参与 DNA 转录和复制和转译信使 RNA（mRNA）的各步骤。
3. 离子转运：通过支持离子泵 ATP 酶的活动，Mg^{2+} 可帮助维持细胞跨膜电化学梯度，有效地稳定细胞膜和细胞器。另外，Mg^{2+} 的其中一项核心功能通过对离子通道的效应表现，即所谓的生理性竞争拮抗 Ca^{2+}。这过程是通过抑制 L 型 Ca^{2+} 通道来进行调节，通过对细胞外膜电位的原位调整，阻止从 ECF 和细胞内肌浆网的钙内流入细胞质。Mg^{2+} 也可以有效地拮抗中枢神经系统的 N- 甲基 -D- 天冬氨酸（NMDA）受体，减少 Ca^{2+} 通过特定的离子通道进入。这些影响使得镁可抑制一系列兴奋性组织的细胞活动，包括神经递质的释放、肌肉收缩、心脏起搏、动作电位活动以及疼痛的信号传递。

表 59-5　镁的生理作用

系统	影响	机制和临床相关性
神经系统	疼痛传导降低	拮抗 NMDA。镁治疗提供有效的围术期镇痛[236]
	神经肌肉传导减少	抑制神经元钙内流减少神经肌肉接头 ACh 的释放（和运动终板对 Ach 的敏感性）。高镁血症增强神经肌肉阻滞的效应
	交感	抑制神经元钙内流减少肾上腺髓质和肾上腺素能神经末梢儿茶酚胺的释放。应用镁来抑制插管或嗜铬细胞瘤手术的压力反应
	抗惊厥药	镁可能和 NMDA 拮抗作用或脑小动脉扩张有关，可能是它作用于有血管痉挛表现的癫痫的有效的机制[29]
	高水平的皮层抑制	
心血管系统	血管扩张	主要作用于动脉，因为抑制钙内流介导的血管平滑肌收缩。尽管镁有直接减少心脏收缩力的作用，给予镁通常导致轻微的收缩力反射性增加[237]
	抗心律失常作用	混合的第 IV 类（钙通道阻滞）和弱的第 I 类（钠通道阻滞）效应。增加房室结传导时间和不应期，抑制旁路系统和抑制过早的和延迟的后去极化。临床用于室上性心动过速、房颤律控制和术后预防，和血钾异常、地高辛、布比卡因或阿米替林相关的心动过速[29]
	改善心肌氧供需比	冠状动脉血管扩张同时结合心率和收缩率减少；然而，没有明确的证据显示对急性心肌梗死有益
呼吸系统	支气管扩张	平滑肌松弛、在急性支气管痉挛可使用镁作为药物
肾	肾血管扩张和利尿	钙拮抗相关的平滑肌松弛
免疫系统	抗炎	硫酸镁的药物学剂量可减少单核细胞炎症因子的生成[238]
	获得性免疫	T 淋巴细胞的激活需要镁离子作为第二信使[239]
女性生殖系统	安胎	可能由于松弛平滑肌所致

ACh，乙酰胆碱；NMDA，N- 甲基 -D- 天冬氨酸

Mg^{2+} 通过可饱和转运系统和被动扩散由胃肠道吸收，数量与摄入量成反比。Mg^{2+} 排泄主要通过胃肠道（约摄入总量的 60%）和肾。75% 的 Mg^{2+} 在肾小球自由滤过，少部分被远曲小管重吸收，60%～70% 在髓袢的升支粗段重吸收，10% 则在远曲小管的调节下重吸收。尚无完整的内环境反馈机制调节体内 Mg^{2+} 的摄取（通过胃肠道）以及排泄（肾）。虽然许多因子可影响 Mg^{2+} 的重吸收（特别是 PTH 以及降钙素、胰高血糖素、酸碱平衡、Ca^{2+} 和 K^+ 的水平），最主要的决定因子是血浆 Mg^{2+} 的浓度，其通过粗升支细胞基底部的 Ca^{2+}/Mg^{2+} 感受器受体感知。其他的影响因素可能改变细胞内外的 Mg^{2+} 分布平衡。儿茶酚胺同时作用于 α 和 β 肾上腺素能受体，胰高血糖素可使储存的镁离子由细胞内移出。虽然实验模型指出肾上腺素能刺激可能增加血清 Mg^{2+} 的浓度，但临床实际中如心脏、骨科和腹部手术、外伤、烧伤、脓毒血症时，血清 Mg^{2+} 浓度在应激时降低[27,29]。这可能与初期 Mg^{2+} 外流，后期的儿茶酚胺驱动细胞内摄取 Mg^{2+} 有关[30]。

磷酸盐生理　磷酸根离子（PO_4^{3-}）是细胞内最丰富的阴离子，有助于形成一些重要的生物大分子，包括 ATP、DNA、RNA、细胞膜磷脂、2,3-二磷酸甘油酸（2,3-DPG）和骨内的羟基磷灰石。因此需要 PO_4^{3-} 进行的生命活动包括：能量代谢、通过磷酸化反应完成的细胞信号传导、细胞复制和蛋白合成、维持膜结构完整性和氧输送。另外，PO_4^{3-} 缓冲系统是细胞内至关重要的缓冲系统。体内总磷 80%～90% 储存在骨内，剩下在细胞内（软组织和红细胞）和细胞外液中[31]。正常血浆无机磷酸盐维持在 3～5mg/dl，而且正常 pH 值下，80% 呈现是二价（HPO_4^{2-}）而不是单价（$H_2PO_4^-$）的形式。血浆磷酸盐包括磷脂和有机磷酸酯。大部分细胞内的磷酸根存在于有机物中[18]。

每日正常的 PO_4^{3-} 摄取（约 1g）量是远大于代谢需要，并且 70% 被吸收，导致餐后血清 PO_4^{3-} 水平增加，快速经由肾排泄处理。胃肠道的摄取主要通过细胞间扩散且除非 PO_4^{3-} 的摄入降低而由维生素 D 和 PTH 刺激主动运输干预[32-33]，否则无其他调节方式。血浆内无机磷酸盐在肾小球中自由滤过，其中 80% 在近曲小管被重吸收，少部分则是在远曲小管重吸收。近曲小管的重吸收是通过 Na^+-依赖的共同转运，其表达和活动受到 PTH 和 PO_4^{3-} 摄入量的影响。

正常 PO_4^{3-} 的调节主要是通过 PTH 和维生素 D 系统。血浆低 PO_4^{3-} 刺激 1-羟化酶的活性，随着活性维生素 D（1,25-二羟骨化醇）的形成，增加胃肠道和肾对 PO_4^{3-} 的吸收。相反的，PTH 释放（由血浆 Ca^{2+} 减少所刺激）会减少肾对 PO_4^{3-} 的重吸收。血浆 PO_4^{3-} 的水平可由于多巴胺、肾上腺素、碱中毒和肠腔内 PO_4^{3-} 增加导致肠道因子（磷调素）释放等作用而影响细胞摄取进而导致短期降低[31]。

氯生理　作为细胞外液中第二主要电解质，Cl^- 对维持血浆渗透压、电中性和酸碱状态至关重要（通过 Stewart 模型来解释，见后面讨论）。Cl^- 正常血浆值为 97～107mEq/L；负责维持近 1/3 的血浆渗透压和 2/3 的血浆负电位[34]。大部分 Cl^- 从每日胃肠道吸收的盐分中摄取，胃肠道主要以胃酸分泌大量 Cl^-，Cl^- 也存在于整个肠腔之中。细胞 Cl^- 的分泌使得细胞内 Na^+ 流向间隙，伴随水分子顺着其渗透梯度移动而形成胃肠道分泌物。Cl^- 主要通过肾排泄，大部分在近曲小管而被动重吸收和协同转运。对 Cl^- 排泄的调节更多地在远端肾单位的闰细胞中进行，这一过程受到血浆中诸如 HCO_3^-/Cl^- 交换等酸碱平衡调节的影响。

酸碱平衡紊乱和液体治疗

关于酸碱平衡讨论主要见第 60 章；然而血管内液体治疗对酸碱平衡的可能影响主要体现在两个方面：大量输注富含氯的液体可能会导致医源性酸中毒；输注碳酸氢钠可纠正酸中毒。归纳起来，酸碱平衡解释主要有三个方面：通过 Henderson-Hasselbach 方程式、通过阴离子间隙、以及通过 Stewart 强离子模型。Henderson-Hasselbach 方程式代表 HCO_3^- 缓冲系统，血浆 HCO_3^- 浓度为血浆 pH 值的独立影响因素（见第 60 章）。阴离子间隙模型和 Henderson-Hasselbach 方程式一致，认为血浆 HCO_3^- 的改变是血浆酸碱平衡的核心组成。它是一种简单的方法，用来区分代谢性酸中毒的成因，其定义为血浆中最多的测量到的阳离子和阴离子的浓度差（$([Na^+] + [K^+]) - ([Cl^-] + [HCO_3^-])$）。正常的阴离子间隙为 4～11mEq/L，这个差值表示未被测量的阴离子（PO_4^{3-}、硫酸盐和阴离子蛋白）。当有机酸过多（如乳酸或酮酸）时，HCO_3^- 缓冲过多的 H^+ 而减少，故未被测量的阴离子随之增加，导致阴离子间隙增加。当外源性给予 Cl^- 时，即便 HCO_3^- 下降，阴离子间隙仍能维持正常[35]。

酸碱平衡的 Stewart 模型有不同的表达方法，该模型提出血浆的 pH 值是依赖以下三个独立变量：

1. PCO_2（血浆的二氧化碳张力）
2. A_{tot} 全部非挥发性缓冲物质的血浆浓度（白蛋白、球蛋白和 PO_4^{3-}）
3. 强离子差（SID），血浆的强阳离子（Na^+、K^+、

Mg^{2+}、Ca^{2+}）和强阴离子（Cl^-、乳酸、硫酸等）总电荷差。简易的计算方式是，表观的 SID 定义为（$[Na^+]+[K^+]$）−（$[Cl^-]+[$乳酸$]$）。正常的血浆 SID 大约为 42mEq/L，SID 的减少会导致血浆 pH 值的下降。

Stewart 模型对于是否将 HCO_3^- 作为一个变量仍存在一些争议[36]，但用以解释由输液导致的酸碱失衡时很实用[37]。

高氯性酸中毒 当输入足够多高于血浆 Cl^- 浓度的含氯液体时 [0.9% 氯化钠，30ml/(kg·h)] 会因高 Cl^- 而导致代谢性酸中毒[38]。高氯性酸中毒可用 Henderson-Hasselbach 酸中毒模型解释，当输注生理盐水时会导致 HCO_3^- 的稀释，因而发生碱缺乏。或者通过 Stewart 模型，血浆 Cl^- 浓度的增加会减少表观的 SID，导致血浆 pH 值下降。总游离氯化钠的 SID 为零，因此输注氯化钠会逐渐稀释正常的血浆 SID。但输注含其他阴离子的溶液并无相似的改变，输注乳酸林格液后迅速被代谢。尽管在体外的溶液的电荷中性，SID 也为零，但肝功能正常患者输注后的乳酸立即被代谢，因而在体内有效的 SID 大约为 29mEq/L，略低于血浆的 SID，但足够抵消 A_{tot} 稀释所致的碱中毒。

生理盐水所致的高氯性酸中度会有各种潜在有害生理效应。这些包括肾血管收缩、GFR 下降、肾素活性降低（见于动物模型[39-41]），肾皮质灌注减少（见于成年健康自愿者[42]）。凝血功能障碍和胃肠道功能障碍可能也与此相关[43]。然而，尚不清楚高氯性酸中毒在临床的高发病率是否单纯由于医源性因素所导致。一项 meta 分析研究比较了生理盐水和围术期液体平衡治疗方案，证实了生理盐水组存在高氯血症及术后酸中毒，但这些生化异常通常在术后第一天或第二天就消失，急性肾损伤指标无差异，不需要肾替代治疗，也没有发生如临床上重要的凝血功能障碍或胃肠道症状。然而目前相关研究较少，而且高危险的手术组（已有酸碱失衡、急诊或者大手术）例数不足。一项有关肾移植患者的研究中，证实输生理盐水与显著高血钾有关，可能由于细胞外酸中毒导致细胞钾被置换出有关[44]。因此对于一些可能高危险患者，输生理盐水可能明显导致的酸中毒临床效应，需要更大规模的临床研究进行证实。

碳酸氢钠的输注 静脉输碳酸氢钠治疗代谢性酸中毒应当谨慎用于一些特殊情况，包括严重高钾血症和三环抗抑郁药过量相关的心律失常急诊处理。在许多其他的情况中其临床效益并不显著，一项研究强调了一个重要病理生理学概念，酸中毒本身并非有害的，

事实上在剧烈运动时候的酸中毒是正常事件，它可使氧易于转移至组织。然而酸中毒可能作为缺氧、缺血或者线粒体功能障碍等疾病过程的一个衡量严重程度指标，若没有即时纠正会导致发病[43]。输注 HCO_3^- 也有以下副作用[18]：

1. 二氧化碳生成。大部分输注 HCO_3^- 产生的 CO_2 会产生两种后果。其一，过多的二氧化碳需要通过高通气排出。转化 100mEq 的 HCO_3^- 会产生 2.24L CO_2 待呼出，对已经有通气障碍的危重患者而言，可能是非常艰巨的生理挑战。其二，虽然这点目前仍有争议，但过多的 CO_2 可能扩散到细胞内空隙，加重细胞内的酸中毒[18]。

2. 静脉输 HCO_3^- 同时增加 Na^+ 的含量，因而增加了渗透压导致高渗性高钠血症，ECF 扩张和容量负荷增加。

3. 如果肾对 HCO_3^- 的分布功能受损，当潜在疾病过程导致最初的酸中毒解决后，会出现"超量注射"所致的代谢性碱中毒。

当有需要输注 HCO_3^- 纠正碱缺失时，总剂量可通过下列公式计算：

$$\text{碳酸氢钠 (mEq)} = 0.3 \times \text{体重 (kg)} \times BE\ (mEq/L) \tag{5}$$

由于上面所列的问题，通常先给予以上剂量的一半，当 pH 值上升超过 7.2 则应停止处理。

液体药理学

由于输液存在一系列生理效应，且围术期间输液量可能很大，这些液体应同视为药物，有具体的适应证、注意事项、剂量范围和副作用。许多现有的液体是在数十年前研发的，投入临床时并没有严谨地分析他们的临床益处或仅知道他们在器官或者细胞水平的作用。新的胶体溶液是通过权威单位核准，且基于相对小的试验验证其效应后进入广泛的临床应用。在一些病例中的安全顾虑是最近才被强调，如最近一些统计效力足够的研究指出胶体对肾功能不全的影响[45]。此外，负责术后液体治疗的医师常不清楚液体的成分，这可能与低质量的液体处方和术后发病率增加有关[46-48]。尽管并不是每个国家都全部有这些液体，仍将目前应用的静脉输注液体组成成分列于表 59-6。表中包括肾透析液，它在某些特殊情况下不可静脉输注。

表 59-6　可供静脉输注的液体组成 *

液体	钠	钾	氯	钙	镁	碳酸氢钠	乳酸
血浆	140	5	100	4.4	2	24	1
0.9% 氯化钠	154	—	154	—	—	—	—
1.8% 氯化钠	308	—	308	—	—	—	—
0.45% 氯化钠	77	—	77	—	—	—	—
5% 葡萄糖							
5% 葡萄糖 /0.45% 氯化钠	77	—	77	—	—	—	—
4% 葡萄糖 /0.18% 氯化钠	33	—	33	—	—	—	—
乳酸林格液（美国组成配方）	130	4	109	3	—	—	28
含 5% 葡萄糖乳酸林格液	130	4	109	3	—	—	28
Hartmann 液 / 复方乳酸钠	131	5	111	4	—	—	29
血浆电解质液（Plasma-Lyte）148/Normosol-R	140	5	98	—	3	—	—
血浆电解质液 56 和 5% 葡萄糖 / 含 5% 葡萄糖的 Normosol M	40	13	40	—	3	—	—
血浆电解质液 A pH 7.4	140	5	98	—	3	—	—
苹果酸电解质注射液（Sterofundin）	140	4	127	5	2	—	—
血浆电解质液 R	140	10	103	5	3	—	8
Hemosol	140	—	109.5	3.5	1	32	3
4%～5% 白蛋白	†		†				
20% 白蛋白	†		†				
Plasmanate：血浆蛋白组分（人）5%	145	0.25	100	—	—	—	—
琥珀酰明胶（4%）	154	—	125	—	—	—	—
Plasmion/Geloplasma（3%）	150	5	100	—	3	—	30
Isoplex（4%）	145	4	105	—	1.8	—	25
Gelaspan（4%）	151	4	103	2	2	—	—
Haemaccel（聚明胶肽）	145	5.1	145	12.5	—	—	—
万汶（Voluven）：蜡质种玉米 HES 6%（130/0.4）	154	—	154	—	—	—	—
Venofundin：土豆 HES 6%（130/0.42）	154	—	154	—	—	—	—
羟乙基淀粉（Hetastarch）：蜡质种玉米 HES 6%（670/0.75）	154	—	154	—	—	—	—
Hextend：蜡质种玉米 HES 6%（670/0.75）	143	3	124	5	1	—	28
Pentaspan：五聚淀粉 10%	154	—	154	—	—	—	—
Volulyte：蜡质种玉米 HES 6%（130/0.4）	137	4	110	—	3	—	—
Plasma volume：土豆 HES 6%（130/0.42）	130	5.4	112	1.8	2	—	—
Tetraspan：土豆 HES 6%（130/0.42）	140	4	118	5	2	—	—
10% 葡萄糖 40	—	—	—	—	—	—	—

HES，羟乙基淀粉；kDa，千道尔顿；MWw，重量平均分子量。Plasma-Lyte, PlasmaVolume, Baxter International, Deerfield, Ⅲ；Gelofusine, Gelaspan, Venofundin, Sterofundin, and Tetraspan, B Braun (Melsungen, Germany); Plasmion, Geloplasma, Voluven, and Volulyte, Fresenius-Kabi, Bad Homburg, Germany; Hextend, BioTime, Berkeley, Calif; Pentaspan from Bristol-Myers Squibb, Canada; Hemosol, Hosptal, Rugby, U.K.; Isoplex Beacon, Kent, U.K.; Normosol, Hospira, Lake Forest, Ⅲ 。
* 以 mEq/L 表示，除非另述。
† 氯化钠含量和白蛋白液的渗透压依配方而变。渗透压为体外测定值

表 59-6　可供静脉输注的液体组成（续表）

醋酸	葡萄糖酸	葡萄糖（g/L）	其他	渗透压	备注	pH（体外）
—	—	—	—	285	SID 42	7.4
—	—	—	—	308	SID 0	6.0
—	—	—	—	616		
—	—	—	—	154		
—	—	50		252		4.5
—	—	50		406		4.0
—	—	40		283		
—	—	—		273		6.5
—	—	50		525		5.0
—	—	—		275	体内 SID 27	6.5
27	23	—	—	294		4～6.5
16	—	50		389/363		3.5～6
27	23	—	为 pH 添加氢氧化钠	294		7.4
24	—	—	马来酸 5	309		5.1～5.9
47	—	—		312		
—	—	—			体内 SID 33	
—	—	—	稳定剂：辛酸盐，octanoate（辛酸盐，caprylate）	†		7.4
—	—	—	稳定剂：辛酸盐，octanoate（辛酸盐，caprylate）	†		
—	—	—	88% 人白蛋白，12% αβ 球蛋白		COP 20 mm Hg	7.4
—	—	—	MWw 30 kDa		琥珀酰明胶	
—	—	—	MWw 30 kDa		琥珀酰明胶	
—	—	—	MWw 30 kDa		琥珀酰明胶	
24	—	—	MWw 30 kDa			
—	—	—	MWw 35 kDa			
—	—	—		308		
—	—	—		309		5.5
—	—	—	MWw 264 kDa	326		5.0
34	—	—		287		
27	—	—				
24	5	—				
—	—	50		255		4.0

晶体液

晶体是含电解质的水溶液。可通过输液后的张力或其组成成分进行分类；晶体含一系列血浆中有的电解质以及一种缓冲物质如乳酸或醋酸，可称为平衡溶液。晶体可用于补充自由水和电解质，同时也可用于扩容。传统的液体间室的概念指出输注的电解质会在整个 ECF 自由分布，水会顺着渗透梯度流动，总结果是所输注的晶体分布在整个 ECF，只有 20% 留在血管内。这一观点近年来被大量的临床研究和目前对微小血管液体的认知所挑战（见"血管内皮细胞"的内容），现在认为等渗晶体液有更大的血管扩容效应，特别是对于毛细血管静水压低的患者。容量动力学的研究已量化计算出晶体从中央（血管内）容量到更大的外周（全细胞外）容量的再分布。在 20 分钟连续输入晶体结束时，有 70% 的晶体仍留在血管内，30分钟后减少至 50%[4]。然而与胶体液相比，更多的晶体液最终被毛细血管过滤出，基于胶体对渗透压的影响，如需达到同样扩容效应用晶体进行复苏的患者其液体正平衡更多[49]。顺应性大的组织（如肺、肠和软组织）水肿可能会增加，特别是为血容量正常的患者输注晶体液。大量输入晶体液可能与循环中抗凝物质被稀释导致高凝状态有关；但是否有显著的临床意义目前仍属未知[50]。

盐溶液

0.9% 的氯化钠溶液　最常用的晶体溶液为 0.9% 的氯化钠溶液，目前还不清楚历史上它是如何成为临床常规。尽管在 18 世纪时已有很多接近血浆的组成成分的晶体液经过临床体内使用的检验，但 Hamburger 采用体外红细胞溶解试验确定了氯化钠浓度为 0.9% 时与血浆等渗。0.9% 的氯化钠最初发展并不是为体内注射为目的，然而却已被临床广泛使用，尽管 Na+ 和 Cl- 的浓度远超过血浆内的含量[51]。0.9% 的氯化钠的渗透压可通过计算总体溶质得出，渗透压（通过凝固点降低法测定）是 285mOsm/kg，与血浆内渗透压非常相似。这一差异反映了此溶液并非理想。两种离子在输液后仍存在于 ECF，称之为等渗液，是指相对于细胞膜来说，0.9% 氯化钠与血浆具有相似的有效渗透压。

输入 2 升的 0.9% 氯化钠会导致 ECF 容量增加、血细胞比容和白蛋白稀释释性减少、Cl- 和 Na+ 浓度增加以及血浆 HCO3- 减少[42]。平衡晶体液可使 ECF 的扩张较持久，即使两种液体都可利尿，等渗盐水起效较晚且作用不全面（见"循环容量的急性紊乱"的部分）。

分）。即使在正常人体内，多余的盐及水负荷也可能需要数天才能排泄[12]。

输盐水导致高氯性代谢性酸中毒和肾灌注减少。尽管其在外科患者的重要临床预后的差异仍不清楚[38]，在危重患者群中，与使用低氯溶液相比使用盐水会增加肾损伤并增加需要肾替代治疗的比率[52]。在健康志愿者中，输入大量 0.9% 的氯化钠（50ml/kg）可能导致腹部不适、恶心及呕吐。

这些副作用提示围术期应该限制 0.9% 的氯化钠用量，除非符合如下的适应证：

- 增加血浆中的钠离子可能是有益的，如有脑水肿。
- 已存在钠离子和氯离子的耗竭，如胃出口梗阻（见之后讨论）。然而，0.9% 的氯化钠不适合治疗急性严重性低钠血症，因为在这种情况，它对血浆钠离子的水平影响效果很小。

高渗盐溶液　有 1.8%、3% 以及 7.5% 三种浓度的氯化钠溶液。它们的用途如下：

- 血浆扩容：这些溶液的高渗特征将水由细胞内拉至细胞外（包括血浆），因此在减少输液量同时达到血浆扩容。尽管在围术期间的研究并不广泛，在创伤复苏时使用高渗盐溶液，特别在院前阶段尚无令人信服的益处。事实上，一个大型研究显示高渗盐溶液并不改善预后，而且研究早期就中止[53]。
- 纠正低渗低钠血症（见后面讨论）。
- 治疗颅内压升高（见第 70 章）。增加血浆渗透压可减少脑水肿并降低颅内压。在这方面高渗盐水可能优于甘露醇[54]。然而，临床研究指出，与高渗盐水用于低血容量的创伤患者类似，将其用于颅内压未知的早期创伤性的脑损伤患者是没有益处的[55]。

溶液中的氯化钠的浓度大于 7.5% 时可能会导致血管内皮损伤。事实上，11.7% 的氯化钠可作为血管硬化剂，因此高渗盐水需通过中心静脉输注。

平衡晶体溶液　静脉晶体溶液最早使用于 1832年，O'Shaughnessy 和 Latta 将其应用于霍乱的处理，而后经过其他人进一步发展。有趣是早期 Latta 的溶液反而比氯化钠溶液更接近血浆的生理组成，含 Na+134mEq/L，Cl- 118mEq/L，和 HCO3- 16mEq/L[51]。然而，直到 1932 年，Hartmann 用乳酸改革林格液并成功治疗低血容量或肝肾衰竭相关酸中毒的儿科患者前，临床对平衡盐溶液的关注一直较低[56]。而当时，氯化钠溶液已应用于失血或创伤患者的复苏[51]。

目前所用平衡溶液的总渗透压较 0.9% 氯化钠低，钠离子浓度较低并且氯离子浓度更低（见表 59-6）。这种溶液主要通过增加稳定的有机阴离子（如乳酸、葡萄糖酸或醋酸）缓冲，来补偿阴离子含量的减少。测得平衡液的渗透压为（265mOsm/kg），较血浆的渗透压略低，因此为轻度的低渗。平衡液分布的液体间室与其他晶体相似。注射后，缓冲液通过进入柠檬酸循环代谢产生相等摩尔量的 HCO_3^-。乳酸主要经过肝细胞氧化和糖原异生并以最大速率约 200mmol/h 来生产 HCO_3^-[57]。醋酸在正常情况下血浆中含有微量（0.2mM），被肝、肌肉或者心脏快速氧化，醋酸并以超过零级动力学的最高代谢率 300mmol/h 产生 HCO_3^-[58]。一小部分醋酸可能转化为酮体乙酰乙酸。葡萄糖酸的代谢部位及动力学尚不清楚，但它通过进入柠檬酸循环转化为葡萄糖[59]。尽管平衡晶体也可以 HCO_3^- 为主要阴离子的成分，但主要受两个因素限制：第一，HCO_3^- 和水反应会形成 CO_2，而 CO_2 可扩散通透大部分的包装材料。这一问题在某些产品中已解决，但供应有限[60-61]。第二，如果存在 Ca^{2+}（和 Mg^{2+}），HCO_3^- 引起的 pH 改变可能会导致钙或镁沉淀。

平衡晶体液的所致过量水和电解质的排泄比等渗盐水快[62]。这是由于输注后血浆的渗透压会短暂的下降而抑制 ADH 分泌，从而以利尿反对血循环量的增加。平衡晶体减少血浆 SID 的程度不如氯化钠溶液，因此不会导致酸中毒；HCO_3^- 浓度维持不变或轻微升高。

已证实平衡晶体液尚有些潜在的负面影响。乳酸林格液含消旋（D- 和 L-）乳酸。在体内仅找到微量的 D- 乳酸，因此顾虑大剂量的 D- 乳酸可能对肾衰竭患者出现相关的脑和心脏毒性[63-64]，但这尚没被使用 D- 乳酸并达到血浆水平的人体实验所证实；D- 乳酸的代谢速度似乎和 L- 乳酸的一样快速[65]。输入的乳酸大部分依赖肝代谢，意味在严重肝衰竭的患者应该避免使用。关于过多外源性醋酸的效应也逐渐被关注，用醋酸透析液进行透析的患者出现了典型的醋酸不耐受综合征。高醋酸可促进炎症反应、心肌抑制、血管扩张和低氧血症，表现为恶心、呕吐、头痛和心血管不稳定，因此现在的透析液已经不加醋酸[58,66-70]。终末期肾病的患者和体内含有其他诸如乳酸酸中毒或蛋白水解氧化底物的患者，其醋酸转化速率有限。因此危重病和进展性肾病的患者可能表现出生理化学性醋酸不耐受，虽然接受醋酸平衡液的患者中也尚未出现该不良反应。不同于醋酸，在输注含葡萄糖酸作的液体后葡萄糖酸的增加会产生何种效应目前所知甚少[71]。该

领域需要在细胞、器官和整个机体水平进行研究，因为动物实验的数据提示在出血模型复苏时使用含醋酸 / 葡萄糖酸的晶体液相比乳酸林格液或等渗盐水，其预后更差，并出现了迟发性乳酸增高的现象[72]。

葡萄糖溶液　在围术期间，葡萄糖溶液主要有以下两个适应证：

1. 为纯水的一个来源：输注 5% 葡萄糖是有效地输入纯水。它的体外渗透压和血浆渗透压相近所以输液不会导致溶血，在胰岛素的作用下葡萄糖很快被摄入细胞内而留下纯水。因此对于细胞膜该溶液是低渗，且输注过量可稀释电解质和渗透压。所以术后使用时应注意，这一时期相关的抗利尿激素分泌综合征（SIADH）会导致水潴留，增加低钠血症的风险（见后面讨论）。在小心控制容量和常规血清电解质监测下，葡萄糖溶液是提供纯水的有效方法，并可维术后的需要，特别是与低浓度氯化钠一同使用时。葡萄糖溶液不适合用于血管内血浆扩容，因为水可以在所有液体间室内移动，因此只有少部分容量留在血管内。

2. 代谢物质的来源：尽管 5% 葡萄糖的卡路里量不足以维持营养所需，浓度较高时足以作为代谢的物质，如 50% 葡萄糖有 4000kCal/L。葡萄糖溶液也可以和静脉胰岛素一同注射，可减少糖尿病患者低血糖的风险，如 10% 葡萄糖溶液以每小时 75ml 输注。

胶体液

胶体的定义是大分子或单一均匀非晶体的超微颗粒并溶在第二种物质（常用的等渗盐水或平衡晶体液）内（见第 61 章）。这些颗粒无法经由过滤或者离心而被分开。这些产品包括半合成胶体和人类血浆衍生物，尽管不是所有的国家每种胶体液都有。与人类白蛋白相比，半合成胶体有一系列不同的分子大小（多分散度），而白蛋白溶液 95% 以上为大小一致（单分散度）的白蛋白分子。当胶体分子超过 70kDa 时，因大到无法穿透内皮细胞多糖蛋白，而不能渗透到组织间液，胶体初始的分布容积为血浆（而不是整个血管内）容积（见"血管内皮"的讨论）。对比单纯电解质溶液，胶体的 COP 较高，跨毛细血管滤过少，尤其是在毛细血管静水压低时，这可以将其潜在血管内血浆的扩容效应最大化。然而在毛细血管压正常或者高于正常时，静水压会被增加而发生跨毛细血管过滤[3]。另外，胶体分子可能通过几种方式从循环中丢失　通过由于内皮细胞多糖蛋白脱落导致屏障功能受损的毛细血

管，或由于炎症或（和）其他压力形成的内皮细胞空隙；较小的胶体分子通过肾滤过；或者经代谢而从循环中去除。因此胶体有不同的有效血浆半衰期，见之后的说明。胶体可改变血液流变学，典型的表现为通过血液稀释效应增加血流，减低血浆黏稠度和红细胞聚集效应[50]。与它们的益处相反，给予大剂量的半合成分子（典型为 40~60g/L）到一个复杂的生理系统可能会带来一系列免疫、凝血和肾系统的不良反应。为了试图减少这些不良反应，大部分的胶体溶液都会推荐最大剂量，但小剂量仍可能产生副作用。由于大量的临床研究强调其潜在的临床相关毒性，至少在重症监护患者中胶体的使用是越来越谨慎[73]。这些重症监护患者的研究结果是否可应用于整个围术期仍未确定（见第 61 章）。

半合成胶体

明胶　明胶是由胶原蛋白水解，之后经琥珀酰化（Gelofusine, B Braun, Bethlehem, Pa; Geloplasma, Fresenius, Waltham, Mass）或脲键形成多聚明胶（Haemaccel, Piramal, Orchard Park, NY）。这些成分的分子量（MW）很相似，但琥珀类经过了构象改变因此负电荷增加，成为一个较大的分子。分子量的范围大表示单次注射明胶会迅速离开循环并主要通过肾过滤。除此之外，最近一研究提示注射后 60 分钟，50% 的注射液体量以大分子量的胶体形式留存在血管内[74]，主要是通过肾途径排泄。在不良反应方面，尽管会减弱 von Willebran 因子（vWF）、因子Ⅷ的活性和体外血凝块强度[75]，明胶对临床相关止血的影响是所有半合成胶体中影响最小的，但其预估的严重过敏和类过敏反应发生率是最高的（<0.35%）[50]。50Haemaccel/海脉素/尿素桥联明胶多肽的钙含量高，因此禁忌与含枸橼酸盐抗凝的血制品共同输注及使用同一个输液器。没有已知的变异型 Creutzfeldt-Jakob 病传染的病例与药用明胶的制备有关。明胶在欧洲常用于围术期，但并没有通过美国 FDA。

羟乙基淀粉　羟乙基淀粉（HESs）是由玉米或马铃薯中提取的天然支链淀粉改良而成（见第 61 章）。由羟乙基的自由基部分取代葡萄糖单位可以防止被体内淀粉酶快速水解，而且取代的程度 [每单位葡萄糖取代的羟乙基数（最大值为 3）和总的被取代的葡萄糖单位数] 决定了 HES 的消除动力学。取代程度（DS）可表达为被取代的葡萄糖分子数除以总的葡萄糖数。另一个测量取代程度的摩尔取代级（MS），通过总的羟乙基数除以葡萄糖分子数来计算。MS 是用来表示淀粉取代值：七取代级淀粉 hetastarches

（MS 0.7），六取代级淀粉 hexastarches（MS 0.6），五取代级淀粉 pentastarches（MS 0.5），或者四取代级淀粉 tetrastarches（MS 0.4）。替代物的模式可能不同，因为羟乙基化可在葡萄糖单位上的 2、3 或 6 的碳位置。替代型是通过 C2/C6 羟乙比来定义的，比值较高淀粉代谢较慢。淀粉液可根据体外的 MW 来分类为高 MW（450~480kDa）、中 MW（200kDa）和低 MW（70kDa）。然而，HES 溶液为多分散的（颗粒），而且（标识的）MW 的值为一个平均值。尽管淀粉分子的大小决定了其治疗的容量效果和副作用，但注射后会改变，较小的 HES 分子（<50~60kDa）会被迅速排泄而较大的分子会水解形成数量较多的小分子，其速度取决于替代的程度和 C2/C6 羟乙比。因此体内的 MW 值较小而且分布范围较窄[76]。较小的 HES 分子通过肾清除，中型的分子则经由胆汁和粪便排泄。一部分的大分子，特别是那些抗水解的分子，则是由单核吞噬细胞（网状内皮）系统摄取，它们可能会持续存在数周甚至更久[77]。HES 的代谢延长意味着他们的血浆扩容效应一般也比明胶和晶体持续较久，使用 MW 较大的淀粉在 90 分钟时可增加输液剂量的 70%~80% 的血容量[78]。MW 较小且 MS 值低的淀粉可能有更大的扩容效应，这是由最初快速的代谢形成大量的渗透活性分子所致[79]。但健康志愿者的试验研究表明其扩容效应和明胶的容量效应类似[74]。同时，淀粉相关的副作用可能与危重病患者预后不良有关（见第 61 章）。起初怀疑凝血、蓄积和肾功能不全等问题似乎与较大 MW 的淀粉有关，但现在较小的四聚淀粉也出现了类似的不良反应。虽然不能将从脓毒血症等危重疾病作为研究人群的研究得出的结果直接应用于择期手术患者。但应该谨慎考虑外科患者是否适合输注 HES。然而官方对 HES 使用的建议显然是负面。

凝血反应　如同其他的合成胶体，HES 产品是通过血循环中的稀释作用和分子量依赖的 vWF、因子Ⅷ和血凝强度的减少来影响凝血。通常此效应最常见于大分子或降解慢的中分子（200 kDa/MS 0.62 或 200 kDa/MS 0.5/C2:C6 13）的 HES 制剂以及围术期间大量失血的患者。这个临床效应在快速降解的中和小 MW 淀粉中不显著[50]。脓毒血症的患者，即使使用较低分子量的 HES，也会增加出血风险和输血概率，但不清楚这种情况是否也出现在围术期的情况[80-81]。

蓄积　HES 分子积累在单核吞噬细胞系统和皮肤、肝、肌肉和肠道，为剂量依赖性，随着时间逐渐减少。然而，蓄积可能会持续数年，程度较大的组织蓄积可能与瘙痒有关[77]。

过敏反应　HES 产品的严重过敏或类过敏性反

应的预估发生概率较其他胶体小（<0.06%）[50]。

肾功能不全　中或高分子量的 HES 产品与已有肾损伤的危重病患者出现少尿、肌酐升高和急性肾损伤有关 [6, 82]。尽管较新的溶液分子量较低（130kDa/MS 0.4），最初认为会较安全，但最近大规模试验发现在需要肾替代治疗的脓毒血症患者中，其效果与平衡晶体液相似 [80-81]。最近一个大型研究包含了多种的危重病人群，对 HES 和等渗盐水进行比较也发现使用淀粉溶液使得肾替代治疗的比率增加。这个研究较难进行解释的是盐水本身具有潜在的肾效应，以及如同以前研究，这类患者可能在给予研究液体之前已有效进行了部分液体复苏 [49]。目前关于围术期使用 HES 溶液，尚无来自大规模研究的可靠类似数据，最近一个 meta 分析检验了 6% HES 在围术期的使用，总结出虽然并没有增加死亡率和肾损伤，但以现有的证据来回答这一问题仍缺乏统计效力 [83]。同时，在美国和欧洲的监管机构已经严格限制或甚至完全暂缓淀粉类胶体液的使用（见第 61 章）。

右旋糖酐　右旋糖酐是由细菌肠膜明串珠菌（*Leuconostoc mesenteroides*）在培养基中通过细菌右旋糖酐蔗糖酶转化蔗糖而成的高分支多糖分子（见第 61 章）。大分子量的右旋糖酐经历酸水解而形成分子量较小的分子，而后通过分馏产生分子量在一定范围内的溶液。现有的右旋糖酐的平均分子量为 40kDa 或 70kDa。如同其他胶体，右旋糖酐液本质为多分散度并部分较小分子量可经肾小球快速滤过；70% 右旋糖酐在 24 小时内经肾排泄。分子量较高的分子被排泄到胃肠道，或者由单核吞噬细胞系统摄取，再经内源性右旋糖酐酶降解 [50]。右旋糖酐的血浆容量效应与淀粉相似，持续时间约 6～12 小时。除用于扩容治疗外，右旋糖酐 40 可用于微血管手术，其稀释效应作用降低血液黏稠度而抗凝血效应则有利于微循环的血流（见下文讨论）。总体而言，右旋糖酐由于一些毒性作用而使其应用受限，如下所述：

- 抗血栓作用：低分子量的右旋糖酐尤为明显，并被一系列机制所调节，包括红细胞覆盖、聚集抑制、因子Ⅷ c 和 vWF 减少及因子Ⅷ活性的破坏。血小板的聚集也被抑制，结果导致临床止血困难，导致围术期的失血增加 [75]。
- 交叉配血：右旋糖酐覆盖在红细胞膜上，可能干扰交叉配血。
- 类过敏反应：右旋糖酐有发生严重过敏和类过敏反应的中度风险（<0.28%）。预先用右旋糖酐 1，半抗原抑制剂，可将其发生率降低至小于

0.0015%[50]。

- 肾功能不全：输注低分子的右旋糖酐后，发现有病例出现渗透性肾病变从而导致肾功能不全 [84]。由于现在的临床实践中已限制了右旋糖酐的使用，因此这个现象在围术期患者中的实际发生率很难估计。

人血浆衍生物　人血浆衍生物包含了人白蛋白液、血浆蛋白成分、新鲜冰冻血浆和免疫球蛋白液。制作的技术是将血液中感染性物质清除后进行提纯。尽管从理论上各类 Creutzfeldt-Jakob 病的传染风险依然存在，其相关病是疯牛病（牛海绵状脑病）。英国有一病例推断为相关病毒感染，但无临床表现，被认为可能与输因子Ⅷ有关 [85]。通过使用其他非英国来源的血浆衍生物，其传播风险已经降低。如 5% 白蛋白的溶液有接近生理的 20mmHg COP，可用于扩容。尽管低白蛋白血症与危重病患者预后差相关，但给予外源性的白蛋白并不会改善这类患者的预后。早期复苏时使用白蛋白实际可能会增加危重病患者死亡率的顾虑并未得到证实，大型对照研究发现使用白蛋白或等渗盐水进行复苏对患者的预后并无差异 [5]。在这种多样因素混杂的人群结构中，白蛋白组达到相似的终点所需的液体更少（1：1.4），不过在创伤患者是特别脑损伤亚组中，白蛋白与死亡率增加有关 [5, 86]。相反，在脓毒血症亚组中，输白蛋白有降低死亡率的趋势，随后的一个 meta 分析也支持这一结果 [87]。

临床液体和电解质管理

围术期体液的病理生理改变

在推荐围术期间切实可行的补液方法之前，应重点考虑可能发生在围术期间的病理生理过程，这一过程不仅影响机体对外源性液体和电解质的需求，同时也决定了这些液体在体内分布方式。患者在进入围术期时已可能有血管内液体容量和分布的异常。随后发生的创伤（包括手术）导致一系列进一步保护性的神经内分泌和炎症变化，即所谓的应激反应，可显著地影响液体和电解质的反应和分布。当应激反应的幅度和持续时间合适时，这个过程有益于身体从创伤中恢复，然而，如果这一过程加剧或延长超过患者基础生理储备的应对范围，则会转变为病理性。

术前　患者在进入围术期时可能已有液体和电解质平衡紊乱。肝、肾和心脏功能不全均与钠离子分布异常有关（见下文讨论），对 ECF 容量有显著的继发性影响。少尿型终末期肾病患者是依赖血液透析来排

出液体，因此手术前进行血液透析的时机非常关键。长期使用利尿剂治疗会导致电解质紊乱。由于治疗方式的不同，高血压患者可能出现循环容量的减少，使得他们容易出现术中相关性低血容量（见第 39 章）。

还应考虑术前禁食对于液体平衡的影响，即使这一影响可能被过度强调。当今围术期处理实践认为择期手术仅要求在术前两小时停止口服液体，而且即便患者禁食过夜，通过客观的实验技术测得血容量仍是正常的[88]。相反，肠道准备会因丢失大量的水和钾离子而导致体重减轻 1.5 ~ 1.7kg[89-90]。如可能应限制肠道准备并且同时静脉输 1 ~ 2L 含钾离子的晶体液来补充丢失的液体，以减少潜在的有害影响。这种干预措施可改善血流动力学并降低血清肌酐[90]。

更严重的液体和电解质平衡紊乱可能出现在需要接受手术治疗的急性病患者中。这可能受下列单一或多因素的影响：

- 出血导致直接的血管内容量减少。
- 胃肠道丢失液体。丢失液体的部位不同导致 ECF 减少和电解质丢失的性质不同。由于梗阻、呕吐、过量鼻胃管吸引引起大量胃液丢失会导致钠、钾、氯和酸的丢失。小肠液的丢失导致钠、氯、碳酸氢盐的大量丢失，钾的丢失较少。大肠液体的丢失（如腹泻）中钾丢失明显，而钠和碳酸氢盐丢失较少。病理性的液体滞留在肠腔可能也有类似的效应但没有液体丢失的外显症状。
- 炎症相关的重分布，液体由血管内转移到细胞外间室（见下文讨论）。
- 液体滞留在生理性的第三间隙，伴有水肿、胸腔积液和腹水。

术中　许多因素影响术中的液体平衡，举例如下：

- 血容量分布改变。麻醉所致的动静脉的血管扩张引起心脏前、后负荷降低。中枢神经阻滞引起的交感神经阻滞可加剧这一变化，而麻醉药物引发的负性肌力作用可使心排血量减少。血管系统内的血流分布也同样受麻醉引起器官内自动调节反应不同程度的钝化影响。麻醉相关的微循环障碍和手术所致的炎症反应导致局部氧供和组织氧需功能的平衡失调，这类情况下对血管液体治疗的疗效不佳。
- 出血导致血容量直接丢失。手术出血的临床表现可能不同，取决于失血的量和时间。
- 不显性丢失。解剖腔室的暴露导致液体由黏膜表面蒸发丢失，但丢失的程度很难估计。湿度空间的研

究证明，即使在广泛暴露大肠的开腹手术中，液体不显性丢失量可能只 1ml/(kg·h)[91]。

- 炎症相关重分布。大手术引发的炎症反应有利于液体由血管内重分布到细胞外室。该现象通常表现在术后阶段（见下文讨论），但手术创伤强度和持续时间达到一定程度时也会在术中就出现临床表现。
- 肾的排出。肾排出尿所受到的抑制与围术期间 ADH 分泌有关，也受正压通气的影响。胸腔内压增高将减少静脉回流和心排血量，结合一系列的神经内分泌反应，如交感神经激活和 ANP 分泌受到抑制均导致 GFR 和尿量减少[92]。结果是无论静脉输液量多少，术中尿量都可能很少[93]。

大手术期间会触发早期应激反应。术中的明确或相对（再分布的）低血容量将调动一系列的保护反应（如前急性循环容量紊乱的部分所述），其目的是将血流由外周重分布至重要的器官，并通过保钠保水来维持循环容量。手术所致的组织损伤触发了目前已知的炎症和免疫反应，而这些改变将持续到术后。组织损伤引发的炎症反应会因低血压和组织低灌注而加剧，如下讨论所述。

术后　如前所列的术前和术中的因素共同作用的结果，患者进入术后的时期就有显著的血容量和液体间室分布紊乱。手术触发的应激反应会持续影响术后的液体平衡。

炎症和免疫反应　组织损伤导致局部血管扩张，增加内皮细胞的穿透性，白细胞渗入受伤部位，导致随之而来的促炎细胞因子产生，可持续达 72 小时，特别是白介素 -1（IL-1）、TNF-α 和 IL-6。体外循环、广泛的组织创伤、针对术前即是亚临床炎症区域的手术（如肿瘤或感染），都可能导致术后全身性炎症反应综合征（systemic inflammatory response syndrome，SIRS）。胃肠道低灌注亦可触发 SIRS。低血容量的生理反应将减少肾、肠和外周灌注来保证心和脑的灌注。此时小肠绒毛为逆向血流供应，血流方向背离黏膜，这一改变将导致黏膜坏死，肠腔内的消化酶和细菌的作用进一步损害肠屏障功能。这使得细菌性内毒素移位进入循环系统，成为全身性炎症的一个潜在触发因子[94-95]。肠缺血再灌注导致活性氧的释放将更进一步加重炎症的级联反应。

全身性炎症反应通过改变内皮细胞的表型、增加内皮细胞大的空隙和降解内皮多糖蛋白质复合物等机制损伤内皮细胞屏障功能[2]。输液过多所致的高血容量会使心钠肽释放，更进一步降解内皮多糖蛋白质复

合物[9, 96]。重症病例中的炎症相关的内皮细胞功能障碍，会导致毛细血管渗漏综合征，伴有水、电解质和蛋白的丢失进入细胞间隙导致肺、肠和结缔组织的水肿。血浆渗透压降低使毛细血管内液体持续性滤过进入血管外，随之引发血容量降低。

分解代谢　组织损伤的反应需要增加能量底物的供应，特别是白细胞所参与急性炎症和免疫反应。这种代谢水平的提高是通过儿茶酚胺和皮质醇释放进行调节的，其过程牵涉到肌肉蛋白的分解，与肝糖异生、急性期蛋白生成和运送至受损组织的能量底物增加有关。为满足增加的能量燃料动员、处理和运输的需要，机体基础代谢率相应增加并维持合适的循环容量。

盐和水平衡的调节　如液体平衡的生理调控部分文中所述，手术会引起 ADH 的释放，导致术后水潴留。这一结果可能是急性应激反应直接导致的，而 IL-6 已被认为是其中关键的调节因子[97]。此外，低血容量和低血压会进一步刺激 ADH 的释放并激活 RAA 系统，导致水和盐潴留加重且进一步增加 ADH 生成。尽管血容量得到及时恢复也可能会导致机体出现短暂的少尿期，而术后液体过量、低钠血症和钠离子过量的风险则由术中持续的输液情况决定。大手术后高代谢状态使得术后钠潴留较为显著，是由于过量的氮与钠竞争通过肾排泄。

除上述过程外，术中渗出液（腹水或胸腔积液）的引流可使液体快速进入第三间隙积聚，液体滞留大肠腔中以及经呕吐、鼻胃管引流或口腔丢失，都可能使液体从循环容量中丢失。因为复温、硬膜外交感神经阻滞的不同阶段或全身性炎症反应可导致血管张力改变，使得术后血管内液体分布不断变化。

围术期液体和电解质失衡的评估和治疗

血容量　血容量作为一个影响心排血量（前负荷）和组织氧供的关键因素，是保证组织灌注的核心。尽管评估血管内容量是围术期间液体治疗的一个重要部分，但也并非易事。应采集提示容量异常状态的临床病史（如前述），并结合反复的临床检查来评价容量状态，而往往单独分析我们某些惯用的提示容量状态的指标并不可靠。明显低血容量的表现为心动过速、脉压减小、低血压和毛细血管充盈时间增加，但在围术期间这些生理变量异常也可能由许多其他病因所导致。相反，在健康的患者中，即使血容量丢失达 25% 也可能没有明显的血流动力学变化[98]。尿量作为通常衡量终末器官灌注情况的指标，即使当时的循环血量正常，也可能出现术后尿量减少，这是由于 ADH 和 RAA 激活导致的结果。有创的血管内容量的监测手段

也有其局限性：中心静脉压（central venous pressure, CVP）作为中心静脉容量的指标也受静脉顺应性的影响；在静脉收缩的状态下，即使真实的血容量减少，CVP 也可能正常或偏高（见第 45 章）。在存在心肺病理性改变的情况下，右心与左心充盈压的关系也是不可靠。CVP 值随时间的动态变化趋势可能是更有用的指标，因为静态 CVP 的读数对血管内液体冲击治疗的后续反应的预测较差[99]。每搏量（stroke volume, SV）和心排血量可通过许多方法来测量（见第 45 章），目前针对这些变量在围术期的液体管理中的应用已进行广泛了研究，如后所述。另外，通过测量整个机体的血乳酸浓度水平（缺血组织再灌注或进展性肝衰竭会升高）来衡量组织灌注，或者通过测量混合静脉氧饱和度，可判断氧供（DO_2）和氧耗（VO_2）是否匹配。评估个别器官灌注情况的监测技术，尤其针对那些最有可能低灌注风险的组织床和手术部位（例如肠道），有助于发现临床隐匿性的低血容量。这些技术包括近红外光谱[100]、微透析[101] 和胃肠道二氧化碳和 pH 值的测量。后面这项技术是采用胃张力测定法，基于肠灌注不足和黏膜高碳酸血症和酸中毒的关系[102]。它可以监测到全身血乳酸、SV 或其他心血管指标监测不到的低血容量，目前已发现这类低血容量与术后并发症的增加有关[103]。尽管初期的研究发现一些正面结果，但这些技术目前尚没有常规用于指导围术期的血流动力学治疗。

血容量过多或不足都可产生一系列不良的生理学效应，因此围术期间输液的关键目标就是在这两者之间找到一个良好平衡。轻度的低血容量通过作用于肠灌注并刺激保护性的神经内分泌反射，可使手术应激反应中的炎症及抗利尿作用加强。更严重的低血容量使得前负荷、心排血量和 DO_2 均降低。这将导致 DO_2 不足，无法满足代谢的需求，并伴随着氧摄取率的增加（表现为混合静脉氧饱和度的减少），假如氧供不足以维持线粒体氧化磷酸化则进展到低效率的无氧代谢 ATP 生成。当代偿性心排血量增加不足、微血管血流受损或细胞氧利用障碍时，这种情况可能进一步加重。乳酸是无氧代谢的副产物，其累积会导致代谢性酸中毒。在极端情况下，在那些灌注差的组织所产生的 ATP 不足以维持正常的细胞功能，从而导致细胞死亡或器官功能不全。目前，有多项临床研究致力于研究总氧供不足和术后系列发病率和死亡率的增加之间的相关性。在单个器官水平，特别是那些经过手术处理的区域，如组织瓣和肠吻合，当局部灌注不足时很容易愈合不良。

高血容量也有副作用，通常由围术期医源性因素

造成。当毛细血管静水压正常或增高，输晶体或胶体液可能会使毛细血管过滤增加从而导致液体进入细胞间隙。如果超出淋巴系统的能力，无法将多余的液体送回循环当中，就会潴留在顺应性高的组织中，使得肺、肌肉或大肠出现水肿。影响更为显著是如有炎症或内皮多糖蛋白质复合物的破坏使得内皮细胞屏障功能降低，内皮细胞将不能阻止大分子物质进入间质。由于肾不能有效处理多余的 Na^+，且受到术后 ADH 分泌的影响，因此纠正盐和水过量是一个缓慢的过程。尽管这一结论尚未被小规模的临床研究证实[104-105]，但临床上显著的水肿会导致术后胃肠道功能不全。血管内液体过多产生潜在效应还包括组织氧合降低导致愈合不良，肺淤血诱发的肺部感染和心室充盈超过 Starling 曲线的最佳部分导致心肌做功增加[106]。输注

超量可能导致各种副作用，如高凝状态或低凝状态、高氯性酸中毒或肾功能不全。在围术期早期，液体正平衡和体重增加会增加术后发病率[107-108]。

电解质失衡

钠失衡

低钠血症 低钠血症可出现在术前或继发于围术期医疗事件，或者两者同时存在。它分为轻度（130～134mEq/L）、中度（120～130mEq/L）和重度（<120mEq/L）。特别是急性发作的中度到重度的低钠血症与围术期并发症率显著升高有关。

病因 血清渗透压的测量、TBW 的状态和尿 Na^+ 浓度是准确诊断低钠血症潜在病因的关键[109-110]。常见病因的诊断方案如图 59-3。Na^+ 在正常情况下是决定血

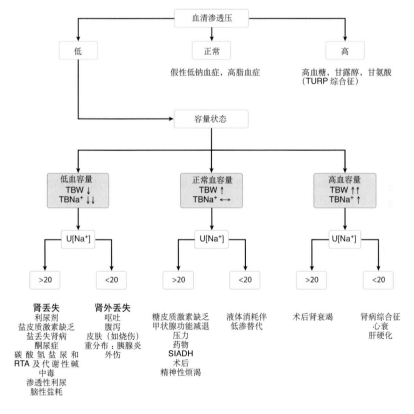

图 59-3 低钠血症的病因及诊断方法。抗利尿激素分泌失调综合征（SIADH）的诊断标准包括排除肾上腺、甲状腺和肾疾病或利尿剂的使用，血清低渗（<270mOsmol/kg），临床上容量正常，尽管水和盐的摄取正常，但尿钠增加以及尿浓度异常（>100mOsmol/kg）。其特征性的反应是，当限制水摄入量时，2～3 日内出现体重下降 2～3kg 伴有盐耗的减少和低钠血症。RTA，肾小管酸中毒；TBW，总体液；TURP，经尿道前列腺切除术；U[Na⁺]，尿钠浓度单位为 mEq/L *(Modified from Kumar S, Berl T: Sodium, Lancet 352:220, 1998; and Tisdall M, Crocker M, Watkiss J, et al: Disturbances of sodium in critically ill adult neurologic patients: a clinical review, J Neurosurg Anesthesiol 18:57, 2006.)*

清渗透压的关键，低钠血症常伴有渗透压降低。但在某些情况存在由某些溶质导致的细胞脱水，使水由细胞内转入 ECF，此时血清渗透压可能维持正常或升高。这些溶质包括胰岛素不足条件下的葡萄糖、甘露醇、麦芽糖和甘氨酸。另外，也有可能出现由高血脂而造成的假性低钠血症。低渗低钠血症是由于 TBW 获取和丢失不平衡以及血清由高血脂而造成浓度降低。

围术期的低钠血症　低钠血症可以在围术期无意检测发现，其可能病理机制见图 59-3。即使围术期仅出现轻度低钠血症也与术后 30 天的死亡率、重大心血管事件、伤口感染和肺炎增加相关[111]。低钠是否是导致术后并发症的直接原因，还是潜在临床或亚临床的病理过程（如心衰）指标，目前尚不清楚，然而对于 ASA 1 或 2 级接受择期手术的患者如出现低钠血症，也存在一定风险。但纠正围术期的低钠血症并不明显改善预后。对于低钠血症，应尽快找寻和优化治疗潜在基础疾病。如发现中重度低钠血症，如非紧急手术，应该延期手术，仔细检查并逐步纠正低钠血症（见下文讨论）。

术后低钠血症　如前讨论，由于术后阶段的低血压、疼痛相关生理性压力导致交感神经激活而更加重手术应激反应，导致 Na^+ 和水的潴留并与 SIADH 相似。特别是静脉持续输注含葡萄糖或其他低渗溶液所提供的纯水，使患者出现严重水潴留并有术后低钠血症的风险。术后低钠血症的发生率为 1% ~ 5%，儿童和绝经前的女性出现神经症状的风险特别高，Na^+ 水平降低至 128mEq/L 时，可能出现症状和神经系统后遗症，而老年女性中高于 120mEq/L 时一般不出现症状，除非下降速度非常快。术后低钠血症带来的潜在的影响相当大；8% 低钠血症患者会发展到脑病，其中 52% 有永久性的神经系统后遗症甚至死亡[112]。未发现出现术后症状（见下文讨论）的低钠血症患者或因担心渗透性脱髓鞘而未充分治疗的患者有很差预后[113]。术后液体治疗的关键应该预防术后低钠血症，尤其应限制纯水的输注而仅维持基本需求 [1 ~ 1.2ml/(kg·h)]，采用合适等渗盐溶液补充丢失的含 Na^+ 液体（如胃肠道），一旦可以经口摄取即停止输液治疗，而且每日（高危组应更频繁）检查血清电解质。低钠血症的治疗在之后列述。

经尿道前列腺切除术综合征　经尿道前列腺切除术（TURP）综合征是有临床症状的低钠血症，表现为血管内容量过多以及继发出现的水肿。是由于 TURP 或经尿道膀胱肿物切除术（很少出现）[114]或输尿管镜或宫腔镜（见第 72 章和 87 章）手术中，静脉吸收低渗非导电性（无电解质）冲洗液造成的血管内容量过多，并出现水肿。此综合征可发生于 10% ~ 15% 的

TURP，在切除后 15 分钟到 24 小时间发作[115]。临床危险因素包括膀胱内压高、手术时间延长、采用低渗冲洗液和前列腺静脉窦开放。临床表现（图 59-4）与血容量改变、低钠血症和冲洗液的吸收有关；由于使用蒸馏水作为冲洗液会发生广泛溶血，现大多已改用甘氨酸、山梨醇或甘露醇溶液。由于自由水的吸收所致的低钠血症会出现低渗透压，但甘氨酸或者其他渗透活性溶质的存在可以维持渗透压在正常水平。以下措施可能有助于预防 TURP 综合征：

- 采用双极电凝手术时可使用具有导电的冲洗液（等渗盐水）[116]。
- 通过比较输入量和移出量来监测液体的吸收。假如已吸收 750ml（对女性患者）或 1000ml（对男性患者），手术应该中止，并且应监测钠离子的水平和神经系统状态（假如患者清醒）。假如已有 1000 ~ 1500ml（对女性患者）或超过 2000ml（对男性患者）的冲洗液吸收，则手术应当终止。如使用盐水冲洗液，当吸收量达 2500ml 时手术应终止；因为尽管此时低渗低钠血症的风险已经排除，但血容量过多的风险仍然存在[117-118]。
- 限制冲洗的时间；当冲洗超过 1 小时，只有在仔细评估患者是否有 TURP 综合征后才可以继续。
- 限制膀胱内压低于 15 ~ 25mmHg，子宫内膜手术压力限制则为 70mmHg。
- 用区域麻醉技术有助监测患者的神经功能状态。清醒患者的 TURP 的症状包括为恶心呕吐、视觉紊乱、意识程度降低、躁动、谵妄和癫痫。

TURP 综合征的治疗应考虑患者的血容量状态、钠离子水平和渗透压，但一般应立即停用冲洗液、如存在血容量过多则应限水，同时给予袢利尿剂促进水的排泄。在严重的低渗低钠血症伴有神经系统症状时，可以使用高渗盐水。相反，当渗透压正常或略微下降时，血液透析是首选[119]。可给予镁离子控制癫痫，因为它对 NMDA 受体有负性调节作用，可对抗稀释性低镁血症和甘氨酸的兴奋性作用[115]。

低钠血症的临床表现和治疗　低钠血症的症状与脑水肿和颅内压增高有关，而且程度取决于低钠血症发生的速度快慢。在急性发作时症状通常在 Na^+ 浓度低至 120 ~ 125mEq/L（儿童和绝经前妇女更高）时出现，伴有头痛、谵妄、躁动、呕吐和嗜睡。当钠离子浓度低于 110mEq/L，症状可进展为癫痫和昏迷。在慢性病程时，即使浓度低于 120mEq/L，也

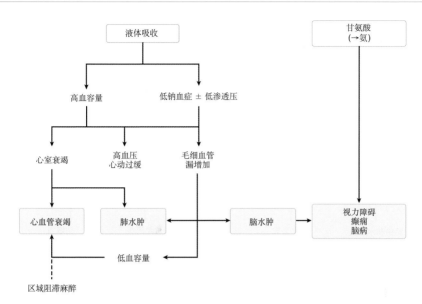

图 59-4　经尿道前列腺切除术（TURP）综合征。早期表现为低血容量相关的高血压，但可马上转为严重的低血压，这是由于毛细血管滤过增加伴有低血容量、心脏功能抑制和交感神经阻滞等原因所致。甘氨酸本身可能通过变构激活 N- 甲基 -D- 天冬氨酸受体而导致癫痫，被认为是 TURP 综合征导致视力障碍的原因。甘氨酸通过肝的脱氨基作用产生氨，氨可进一步导致脑病 *(Modified from Gravenstein D: Transurethral resection of the prostate [TURP] syndrome: a review of the pathophysiology and management, Anesth Analg 84:438, 1997.)*

可能没有临床表现。在所有低钠血症的病例中，应该被尽早发现潜在的病因并进行治疗，如激素缺乏、肾疾病和心脏病。治疗应按患者血容量的状态、病程的长短和存在的症状进行个体化治疗。慢性低钠血症（>48 小时或持续时间未知）应该谨慎地治疗，因为脑对于低渗状态有代偿作用，短期增加渗透压可能会导致脑内水丢失和渗透性脱髓鞘（例如，脑桥中央髓鞘溶解症）。

- 低容量性低钠血症：症状不典型，因为 Na^+ 和水同时丢失所以限制了脑内的渗透性转移。应使用等渗盐水来恢复 ECF 容量，也可以减少 ADH 持续分泌。
- 高容量性低钠血症：在慢性的病例当中，应注重限制水的摄入并优化其基础疾病的状态，如使用血管紧张素转化酶（ACE）抑制剂来改善心排血量，以减少心衰时神经内分泌对水潴留的影响，当达到负钠平衡可使用袢利尿剂（而不是噻嗪类利尿剂，因其可能会影响血液稀释）来排泄纯水。
- 慢性而无症状性低钠血症：不需要进行立即纠正，而应该查找并治疗其潜在的病因。限液并使用 ADH 拮抗剂（锂、地美环素）和袢利尿剂。
- 症状性低钠血症（通常为正常血容量或高血容

量）：有中度症状的患者（谵妄、嗜睡、恶心和呕吐）可使用 3% 的高渗盐水，最初的输液速度为 1ml/(kg·h)，目标为增加 Na^+ 浓度 1mEq/（L·h），持续 3～4 小时后复查电解质。输液速度应根据情况进行调整以确保最初的 24 小时治疗 Na^+ 增加不超过 10mEq/L。严重的症状性低钠血症（昏迷、癫痫、Na^+ 浓度通常 <120mEq/L）通常为急性发作，如处理不当风险高于渗透性脱髓鞘。应首先单次输注 3% 盐水 100ml，目标是增加 Na^+ 浓度达 2～3mEq/L。假如神经系统的状态仍没有任何改善，可再次给予同样的剂量一到两次，间隔 10 分钟。之后仍按中度症状性的患者的目标继续治疗，在最初 24 小时内 Na^+ 的浓度不超过 10mEq/L[120]。每几小时就应该复查电解质和渗透压，液体输入和输出量应仔细监测，并规律地对患者进行再次评估。

高钠血症　高钠血症（Na^+ 浓度 >145mEq/L）比低钠血症少见，但可能影响约多达 10% 的危重病患者。假如很严重（Na^+ 浓度 >160mEq/L），依据其基础疾病的疾病过程，可能有 75% 的死亡率[109-110]。（图 59-5）。其主要的机制是大量的水丢失且没有足够的代偿性的摄入并缺少 ADH，或输入外源性的钠

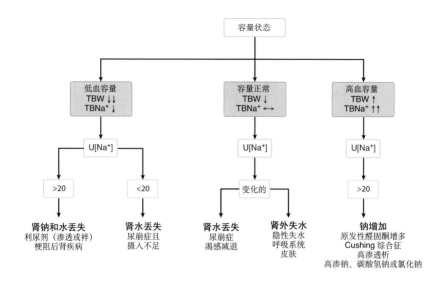

图 59-5　高钠血症的病因及诊断方法。TBW，总体液量；U[Na⁺]，尿钠浓度单位为 mEq/L *(Modified from Kumar S, Berl T: Sodium, Lancet 352:220, 1998.)*

盐。尿崩症（diabetes insipidus，DI）是由缺乏 ADH 的作用导致的，可能是由于生成或释放受损（中枢性 DI）或肾对 ADH 的敏感度减低（肾源性 DI），使得尿液的浓缩失败，排出大量不当稀释的尿液。假如患者不能接受口服补充液体（例如昏迷或老人的口渴反射受损），可能会迅速发展为低血容量。中枢性 DI 见于垂体手术、蛛网膜下腔出血、脑外伤（特别是颅底骨折）和脑死亡。肾源性 DI 可能由于肾疾病、电解质紊乱或药物（锂、膦甲酸钠、两性霉素 B、地美环素）引起。

高钠血症的临床表现包括精神状态改变、嗜睡、烦躁、癫痫、反射亢进和痉挛。诊断是通过测量血容量状态、尿渗透压和钠离子浓度。对于尿量持续超过 100ml/h 和高钠血症的患者，应考虑 DI。诊断标准包括不正常的稀释尿（<300mOsm/kg）同时伴有高钠血症和高血清渗透压（>305mOsm/kg）。当考虑紧急治疗时，尿比重（specific gravity，SG）可提供尿渗透压的快速指引；在有高钠血症的情况下 SG 小于 1.005 并存在潜在的基础病因时符合 DI 诊断。

应该按照血容量进行个体化的治疗，但如同低钠血症，除非为急性发作，纠正钠浓度的速度不应快过 10mEq/(L·d)。

- 低容量性高钠血症：用等渗盐水纠正血容量的缺失并纠正基础疾病（如用胰岛素来减轻高血糖），然后用 0.45% 盐水、5% 葡萄糖或水灌肠来纠正水的缺失，补充缺失量和持续丢失的量。
- 等容性高钠血症：用 0.45% 盐水、5% 葡萄糖或水灌肠来补充缺失量和持续丢失的量。在中枢性 DI 患者中，尿量大于 250ml/h 并存在低血容量的风险的情况下，应静脉滴定给予剂量为 0.4～1μg 醋酸去氨加压素（脱氨基精氨酸血管升压素，DDAVP，ADH 同类物）用以减少尿量。短期大剂量给药可能有延长效应，但有水中毒的风险[109-110]。
- 低容量性高钠血症：停止给予外源性的 Na⁺，给予呋塞米和 5% 葡萄糖或水灌肠。如出现肾衰可进行血液透析。

钾失衡　由于钾对于兴奋性组织的静息膜电位很关键，围术期间血钾紊乱可能会导致危及生命的心律失常。正常情况下，细胞内 K⁺ 分布占主导是指血浆 K⁺ 水平的异常可能反映了 ECF 和 ICF 的分布失衡或体内总的钾含量紊乱，或者两者都有。实验室检测 K⁺ 可能会出现采样失真，抗凝的样本通常和凝血的结果相比少 0.4～0.5mEq/L，这是由于凝血过程中红细胞

表 59-7 低钾血症的病因及机制

机制	病因	备注
摄入不足	神经性厌食症 酗酒 营养不良	
胃肠道丢失	呕吐 腹泻 瘘管	尤其是分泌性腹泻
肾丢失过多	盐皮质激素分泌过多	原发和继发性醛固酮增多
	糖皮质激素分泌过多	尽管亲和力较低，高浓度的皮质醇远多过盐皮质激素受体
	利尿剂	袢利尿剂或噻嗪类利尿剂增加 Na^+ 输送导致主细胞负荷增加
	渗透性物质	葡萄糖、尿素和甘露醇也可能导致集合管 Na^+ 的输送增加
	低镁血症	髓袢升支粗短的 Na^+ 重吸收受损，导致通过主细胞的远端 Na^+ 输送和 K^+ 丢失增加
	肾小管酸中毒	主细胞的 H^+/K^+ 交换衰竭
	Bartter 和 Gitelman 综合征	小管离子转运体突变分别产生类似袢或噻嗪类利尿剂的作用
细胞内 K^+ 转移	β_2 激动剂 胰岛素治疗 急性碱中毒 钡过量 低钾周期性偏瘫 维生素 B_{12} 治疗	也见于交感神经兴奋

Modified from Kaye AD, Riopelle JM: Intravascular fluid and electrolyte physiology. In Miller RD, Eriksson LI, Fleisher LA, et al, editors: Miller's anesthesia, ed 7. New York, Churchill Livingstone, 2009, p. 1705

会释放 K^+。溶血也会人为地增加 K^+ 的水平，可能是由于采样技术差或处理样本的时间延误。

低血钾 可能导致低血钾（<3.5mEq/L）的原因如表 59-7 所列。中到重度低血钾（2～2.5mEq/L）可导致肌无力、心电图（ECG）异常（ST 段压低、T 波低平、U 波抬高）和心律失常（房颤和室性期前收缩）。虽然推断低血钾（如低至 2.6mEq/L）应与围术期的发病率和死亡率增加有关，但尚无数据支持这个结论[18]。在围术期应切实纠正低血钾以优化神经肌肉功能和减少心脏兴奋性。当有急性的心律失常存在时，纠正低血钾为最重要的，应将 K^+ 维持在高于 4～4.5mEq/L 的水平。输注的速度应足够慢，使得整个 ECF 可以达到平衡，通常不应超过 0.5mEq/(kg·h)。钾溶液浓度超过 40mEq/L 对静脉可能会产生刺激，应该通过中央静脉导管输液。

高钾血症 高钾血症（>5.5mEq/L）可能是由于摄入过多、排泄异常或细胞内转移到细胞外室（表 59-8）而导致。肾是依赖醛固酮刺激，通过基底膜上 Na^+-K^+ ATP 酶和管腔的 Na^+ 和 K^+ 进行 Na^+/K^+ 交换，

而肾排 K^+ 异常是由于皮质集合管的主细胞功能受损所致。高血钾的特征为肌无力、麻痹和心脏传导改变（增加自律性和复极化增强），随后随着 K^+ 水平的增加而出现心电图的改变[121]：

- 5.5～6.5mEq/L：高、尖 T 波
- 6.5～7.5mEq/L：PR 间期延长
- >7.5mEq/L：QRS 波增宽
- >9.0mEq/L：正弦波型，心动过缓，室性心动过速，心脏骤停的风险增加

慢性血钾升高（如慢性肾衰竭）与血钾浓度快速增加相比较能耐受。急性高血钾细胞内和细胞外钾浓度的比值差异较大。而慢性的高血钾，这些比值很可能已被恢复至正常。急性血钾升高到引起心电图变化时，属于紧急医疗情况，需要进行紧急治疗。急性治疗高血钾涉及将 K^+ 由 ECF 转移到 ICF，给予 Ca^{2+} 拮抗其心脏毒性作用，以及增加肾的排泄。在慢性的病例中也可通过 GI 树脂来交换清除（表 59-9）。大于

表 59-8　高钾血症的病因及机制

机制	病因	备注
摄入增加	K$^+$ 治疗过量 输血 含 K$^+$ 盐的抗生素	患者通常有分泌功能受损（如，严重慢性肾疾病）
肾分泌功能衰竭	盐皮质激素缺乏 药物导致盐皮质激素阻滞 集合管 Na$^+$ 通道阻滞 肾小管间质性肾炎 肾梗阻	醛固酮减少症 低肾素，醛固酮减少状态（糖尿病性肾病，肾小管间质疾病） 螺内酯（阻断盐皮质激素受体） ACE-I 和 ARBs（减少醛固酮生成） 肝素（选择性醛固酮减少症） 阿米洛利（Amiloride） 甲氧苄啶（Trimethoprim） 氨苯喋啶（Triamterene） 潘他米丁（Pentamidine） 导致皮质集合管的损伤或破坏
细胞外 K$^+$ 转移	琥珀胆碱 缺血组织再灌注 胰岛素缺乏 急性酸中毒 恶性高热	细胞缺血使得 ATP 生成减少，Na$^+$-K$^+$-ATP 酶活动衰竭和钾"漏"到 ECF。细胞裂解使得钾进一步释放。再灌注时，ECF 中过多的 K$^+$ 快速输送到全身循环。在实体器官移植时，这可能与用于前活体器官保存的内含高 K$^+$ 的原位灌注液有关。

ACE-I，血管紧张素转化酶抑制剂；ABS，血管紧张素 Ⅱ 受体阻滞剂；ATP，腺苷三磷酸；ECF，细胞外液

表 59-9　高钾血症的治疗

机制	治疗	适应证	备注
拮抗心脏毒性	10% 氯化钙（10ml） 或 葡萄糖酸钙	K$^+$>6.5mEq/L，特别是有 ECG 改变	几分钟内起效，持续 30～60 分钟
细胞内钾转移	胰岛素 10～20 单位（溶于 50% 葡萄糖 50ml 输注以避免低血糖） β$_2$ 激动剂（如沙丁胺醇 2.5mg） 过度通气 碳酸氢钠 1mEq/kg	K$^+$>6.0mEq/L K$^+$>6.5mEq/L	10～20 分钟内起效，持续 4～6 小时 通过提高细胞外 pH 增加 K$^+$ 摄取
增加肾排泄	呋塞米 20～40mg IV 等渗盐水扩容 氟氢可的松	中到重度高钾血症	增加 Na$^+$ 送到皮质集合管和 K$^+$ 交换 盐皮质激素的作用
K$^+$ 清除的其他途径	胃肠道树脂交换：钙离子 resonium 15～30g 或 聚磺苯乙烯钠（Kayexalate）15～30g 口服或经直肠 血液透析	任何持续的高钾血症 中到重度的高钾血症伴有少尿	

高钾血症的划分为轻度（5.5～5.9mEq/L）、中度（6.0～6.4mEq/L）和重度（>6.5mEq/L），伴有或不伴有 ECG 改变 [240]。
ECG，心电图

表 59-10　低钙血症病因和机制

机制	病因	备注
调节的激素减少	甲状旁腺功能低下	甲状旁腺或甲状腺术后。可能是 PTH 减少的急性效应或在甲状旁腺功能亢进手术后，骨再矿化的过程中的长期低钙血症（"饥饿骨综合征"） 低镁血症（抑制 PTH 分泌）
	假性甲状旁腺功能低下	PTH 受体的反应减少
	维生素 D 活动减少	高磷酸血症（抑制羟基化反应，如在慢性肾病） 饮食 / 阳光缺乏 抗惊厥药（增加转化为无活性状态）
Ca^{2+} 螯合作用	大量输血 细胞裂解	由红细胞储存液里面的枸橼酸引起的 肿瘤裂解综合征，外伤，或横纹肌溶解征引起的磷酸盐释放
	胰腺炎	由释放出的胰腺酶作用形成的腹膜内游离脂肪酸，可与钙盐螯合；进一步加重共存的低镁血症和低白蛋白血症
骨沉淀增加	前列腺，乳腺癌	破骨细胞活动增加
游离部分减少	碱中毒	例如，急性术中过度通气
结合 Ca^{2+} 减少	低白蛋白血症	危重病（其游离钙可能正常，且不需要补充钙），营养不良
机制未明	内毒素休克	

PTH，甲状旁腺素

6.5mEq/L 的高血钾伴有无尿的肾衰竭，可作为急性肾移植治疗的指证。

钙失衡

低钙血症　导致低钙血症的原因与 PTH 和（或）维生素 D 活性的降低、骨沉淀增加、钙离子螯合或结合蛋白浓度或离子部分的改变有关（表 59-10）。以下为典型的症状，但因有些患者处于麻醉状态下而不明显：

- 神经肌肉兴奋
  - 口周和外周感觉异常
  - Chvostek 征（轻敲面神经引起面部抽搐）
  - Trousseau 低钙束臂征（压力袖带充气引起前臂肌肉痉挛）
  - 肌肉痉挛
  - 喉痉挛
  - 手足抽搐 / 强直
  - 癫痫
- 心脏
  - 收缩力受损
  - QT 延长

- 室颤
- 心脏阻滞

快速输注大量的含枸橼酸盐储存的血 [>1.5ml/(kg·min)] 或冰冻血浆后，由于枸橼酸盐螯合游离 Ca^{2+}，将导致低钙血症。肝功能受损的患者由于他们的枸橼酸盐代谢降低，以上情况其病情会特别严重并且持续时间延长 [122]。枸橼酸盐中毒已经被提及好多年，但很少成为临床的问题（见第 61 章）。虽然 Ca^{2+} 在凝血过程中起重要作用，单纯由低钙血症导致的凝血功能障碍只发生在游离 Ca^{2+} 浓度低于 1.2mEq/L；当然，在这种情况下，应补充 Ca^{2+} 来支持心肌收缩和神经肌肉功能，目标是将游离 Ca^{2+} 浓度提升至大于 1.8mEq/L[123]。在心肌收缩力受损的情况下也可给予 Ca^{2+}，如在心脏手术时优化心室功能（见第 67 章）。在甲状旁腺切除术后，应经常复查 Ca^{2+} 水平直至稳定，因为钙和维生素 D 补充剂可能短期和长期都需要。在危重病中，总钙的水平可能因为低白蛋白血症而减少，但只有在游离钙的水平低才需要补充钙。钙可通过经过静脉给予 10%（重量 / 容积）葡萄糖酸钙或 10%（重量 / 容积）氯化钙。在这些配方中，葡

表 59-11　高钙血症的病因和机制

机制	病因	备注
PTH 增加	原发甲状旁腺功能亢进	最常见的病因，通常由于独立的甲状旁腺腺瘤而表现有轻度的高钙血症
	继发或第三级甲状旁腺功能亢进	肾病相关的甲状旁腺功能亢进的低钙血症可能当疾病过程延长后进展为高钙血症
恶性肿瘤	PTH 相关肽分泌	大部分实体肿瘤可分泌 PTH 相关肽；产生类似 PTH 效应
	溶骨性转移	乳腺，肺，淋巴瘤，甲状腺，肾，前列腺和多发性骨髓瘤
	骨化三醇生成	淋巴瘤常见
维生素 D 过多	异位生成 摄入过多	肉芽肿性疾病（如结节病），恶性肿瘤
肾排泄减少	噻嗪类利尿药	
骨转化增加	甲状腺功能亢进 制动	
钙摄入增加	乳 - 碱综合征	

PTH，甲状旁腺素；PTH-rP，甲状旁腺素相关肽

萄糖酸钙含较少的元素钙（0.45mEq/ml vs. 氯化钙为 1.36mEq/ml），但只要总钙含量是一样的，他们一样有效。葡萄糖酸钙比较适合于外周注射，其外渗造成的组织损伤较氯化钙小。在低钙血症时 Mg^{2+} 水平通常也偏低的，也应该纠正，尤其是当低钙血症是由输入大量等渗盐水或胶体所造成的时候。

高钙血症　高钙血症在 Ca^{2+} 由胃肠道或（和）骨流入 ECF 的量大于骨或肾流出的量时发生（表 59-11）。症状和严重程度与异常发生的速度有关，所以以轻型慢性的高钙血症通常没有症状。严重的高钙血症表现为神经系统的症状（睡意、无力、抑郁、嗜睡、昏迷）、胃肠道症状（便秘、恶心、呕吐、厌食、消化道溃疡）、肾表现（肾源性尿崩，并可能通过脱水加重高钙血症和肾结石）、心电图异常（短 QT 间期、PR 间期延长）和加重地高辛中毒。治疗应注意潜在的病因，包括在严重的甲状腺亢进下的甲状旁腺切除术，或停用噻嗪类利尿剂。此外，治疗有症状的高钙血症目标应提高肾对钙的排泄，可通过使用等渗盐水扩容和袢利尿剂。这个药物组合可能在 1 ~ 2 日内减少 Ca^{2+} 约 0.5 ~ 1.5mEq/L[26]。双膦酸盐类药物可增强破骨细胞的骨沉积，假如高钙血症严重或者高钙血症较轻但对水化反应不佳时可给予此类药物。单次静脉注射帕米膦酸二钠 60mg（中度高钙血症，高达 13.5mg/dl）或 90mg（重度高钙血症）七日内可将血 Ca^{2+} 浓度降至正常，且效果可能持续达一个月。唑来膦酸是较新的双

膦酸盐类药物，效果更好，静脉单次剂量为 4mg[124]。双膦酸盐类药物应只有在临床脱水已经治疗的情况下才使用，避免钙磷酸盐沉淀和肾毒性。与淋巴增生性疾病或异位维生素 D 生成有关的高钙血症可以给予糖皮质激素[125]。肌注或静注降钙素可增加肾对 Ca^{2+} 的排泄和减少骨的重吸收长达 48 小时，可能在补液阶段有助于 Ca^{2+} 水平轻度降低。

镁失衡

低镁血症　由于 Mg^{2+} 主要分布在细胞内室而且和骨内存储达到平衡的速度缓慢，因此通过血清 Mg^{2+} 可能无法准确预测体内总镁的含量（见第 77 章）。红细胞内或淋巴细胞内的 Mg^{2+} 水平可能较接近体内总镁或组织的存量，但测定过程较复杂[126-127]。慢性 Mg^{2+} 缺失和急性低镁血症增加心血管发病率[29]，在医院的患者人群中流行病调查结果不同（12% 的一般住院患者，19% 的心脏手术术前患者，65% 的危重病患者）（见第 67 和 101 章）。虽然 Mg^{2+} 的消耗可出现在细胞增生或蛋白生成增加的时段（怀孕、运动员、适应冷环境），也与致病因素和 Mg^{2+} 通过胃肠道的摄入减少以及经肾的丢失增加有关（表 59-12）。

低镁血症的临床表现可能没有特异性，而且症状通常和低钙血症或低钾血症并存[32]：

• 神经肌肉的：Trousseau 和 Chvostek 征、眩晕、癫痫、无力

表 59-12　低镁血症的病因及机制

机制	病因
胃肠道摄取不足	营养不良 呕吐或腹泻延长 肠瘘 胰腺炎 鼻胃管吸引延长 吸收不良综合征 短肠综合征 原发性小肠低镁血症
肾丢失增加	慢性肠外液体治疗 高钙血症和高钙尿 渗透性利尿 药物：酒精、祥利尿剂和噻嗪类利尿剂、氨基糖苷类抗生素、顺铂、两性霉素、环孢素、膦甲酸钠 磷酸盐耗竭 饥饿骨综合征 梗阻后肾病 肾移植 急性肾损伤的多尿期 原发性甲状旁腺功能亢进 Bartter 和 Gitelman 综合征

- 代谢的：碳水化合物不耐症、高胰岛素血症、动脉粥样硬化
- 心血管的：宽 QRS、PR 延长、T 波倒置、室性心律失常
- 肌肉骨骼的：骨质疏松和骨软化症

　　治疗应根据症状的严重性和低镁血症的程度进行个体化治疗。无症状的中重度低镁血症患者应接受口服的制剂补充，因为短期静脉注射会刺激肾的 Ca^{2+}/Mg^{2+} 感受器，快速的剂量会减少对镁的重吸收而导致肾排泄丧。在有症状或 Mg^{2+} 浓度低于 0.8mEq/L 时，可静脉给于 Mg^{2+}（50mEq/d，当出现癫痫或心律失常时增加首量，剂量为 8 ~ 16mEq，注射时间为 5 ~ 10 分钟）[32]。虽然补充 Mg^{2+} 能够改善症状，但也应同时治疗并存低钙血症或（和）低钾血症。补充 Mg^{2+} 治疗的适应证有很多，即便不存在低镁血症，也可应用该治疗，如前所述。但部分患者中有可能体内总镁低但血清镁的水平未被检测发现。

　　高镁血症　由于胃肠道对 Mg^{2+} 吸收的有限且肾能够有效分泌，因此提示高镁血症通常是医源性。症状主要是反映了 Mg^{2+} 对神经系统及心脏系统的作用，与血清 Mg^{2+} 的浓度有关 [18]：

- 5 ~ 7mg/dl：治疗先兆子痫的水平（见第 77 章）。
- 5 ~ 10mg/dl：心脏传导受损（宽 QRS，长 PR），恶心。
- 20 ~ 34mg/dl：镇静、降低神经肌肉传导伴有通气不足、肌腱反射减少和肌无力（见第 18 章）。
- 24 ~ 48mg/dl：广泛的血管扩张伴有低血压和心动过缓。
- 48 ~ 72mg/dl：反射消失、昏迷、呼吸麻痹。

　　因此给予 Mg^{2+} 时有几个重要的注意事项：第一，在治疗时应密切监测血清 Mg^{2+} 的水平。第二，因为 Mg^{2+} 经肾排泄，所以有肾疾病的患者剂量应减少。第三，对于有神经肌肉传递基础受损的患者（重症肌无力、肌无力综合征）使用时应非常谨慎。第四，在麻醉中，与肌松药合用时应神经肌肉监测，并滴定法减少使用剂量，因为 Mg^{2+} 同时对去极化和非去极化肌松药都有增强作用（见第 34 和 35 章）。治疗急性高镁血症包括给予静脉输液和利尿剂促进肾排泄。静注 Ca^{2+} 可暂时拮抗 Mg^{2+} 和避免利尿剂导致低钙血症。最后的治疗可能需要透析，特别是有肾疾病存在时。

磷酸盐失衡

　　低磷酸血症　低磷酸血症可能和肠道摄取受损、肾排泄增加或转移至细胞室或骨内有关（表 59-13）。慢性耗竭的患者可能通过高通气而诱发低磷酸血症的症状。经过长时间的饥饿，在开始肠内或肠外营养时可能会出现再喂养综合征，可在术后出现。饥饿时，胰岛素分泌会减少。随之而来的脂肪和蛋白的分解代谢会导致细胞内电解质耗尽，但血浆的水平可能是正常的，特别是 PO_4^{3-}。在再喂养时，切换回糖代谢，胰岛素分泌增加和细胞内摄取磷酸盐增加，可能导致明显的低磷酸血症。重症低磷酸血症（<1.5mg/dl）可能的表现包括横纹肌溶解症、白细胞功能障碍、心脏和呼吸衰竭、癫痫、低血压和昏迷。静脉给予磷酸盐有诱发严重低钙血症的风险，因此静脉补充仅应该保守用于中度（<2.2mg/dl）到重度或者有症状的患者，且持续低钙血症的患者应避免使用。替代治疗的方案应该基于患者的体重和血清的磷酸盐 [128]。

　　高磷酸血症　高磷酸血症的病因如表 59-13 所示。临床上最常见的病因是肾衰竭，其滤过的磷酸盐负荷减少。在轻度慢性的肾疾病患者可通过增加 PTH 的分泌同时抑制小管磷酸盐的重吸收而部分代偿，但在较严重的肾疾病中，高磷酸血症必须通过口服磷酸盐结合剂来控制。高磷酸盐血症的特征可能与磷酸盐水平急性升高所导致的有症状的低钙血症有关；当钙和磷酸盐的乘积升高时，通过抑制肾 1α- 羟化酶使钙沉积

表 59-13　磷酸盐失衡的病因和机制

低磷酸血症		高磷酸血症	
机制	病因	机制	病因
内部重分布	呼吸性碱中毒 重新进食 激素（胰岛素、胰高血糖素、 　肾上腺素、皮质醇） 脓毒血症 饥饿骨综合征	内源性负荷增加	肿瘤裂解综合征 横纹肌溶解 肠梗死 恶性高热 溶血
尿排泄增加	甲状旁腺功能亢进 维生素 D 代谢紊乱 肾移植 扩容 营养不良 肾小管缺陷 酗酒 代谢性或呼吸性酸中毒	外源性负荷增加 尿液排泄减少	酸中毒 静脉输液 口服补充剂 维生素 D 中毒 肾衰竭 甲状旁腺功能低下 肢端肥大症 肿瘤钙质沉着
小肠吸收减少	饮食限制 抑酸药过多 维生素 D 缺乏 慢性腹泻	假性高磷酸血症	双磷酸盐治疗 镁缺乏 多发性骨髓瘤 体外溶血 高三酰甘油血症

Data from Weisinger JR, Bellorín-Font E: Magnesium and phosphorus, Lancet 352:391, 1998

在软组织上，从而出现低钙血症 [32]。

氯失衡　虽然酸碱平衡也取决于 SID 里面的其他组成成分，但 Cl⁻ 的失衡可能会影响酸碱平衡。如之前所述，由等渗盐水输入的外源性的 Cl⁻ 会增加血浆 Cl⁻ 浓度，而较少影响 Na⁺ 浓度，因此将导致血浆内 SID 减少并进一步影响 pH 值。相反，同时有高氯血症和高钠血症或者有低氯血症和低钠血症的典型的疾病状态，则不影响 SID 和不改变 pH 值。许多导致氯异常的原因（表 59-14）为病理性的过程，也同时影响 Na⁺ 水平。调查或治疗这些"配对"的电解质失衡首先应当针对血钠异常。在非常有限的案例中，可能需要经中心静脉导管给予 0.1M 的盐酸补充 Na⁺。所需的 Na⁺ 剂量可如下列公式来估计：

$$氯离子剂量 = (Cl⁻目标值 - Cl⁻测定值) \times 0.2 \times 体重（kg） \qquad (6)$$

围术期液体治疗的管理实践

在围术期中的每个阶段，医师必须决定需要给多少和给什么类型的静脉液体。不幸的是，为解答这些问题所搜集的大量证据并不完全，所以通常需要一个基于合理生理学知识并结合目前现有的最佳证据的实践方法。液体和电解质的需求是动态变化的且个体间差异很大，这使得液体治疗过程更加复杂。在术前、术中和术后时期液体的需求不同，这些差异取决于患者的因素（包括体重、合并症）和手术的因素（如手术的大小和部位）（见下文讨论）。此外，液体治疗的目标应根据外科情况的严重程度及其相关的发病率而制定。在低危小手术中液体治疗策略可能受相关轻微的并发症（如恶心和呕吐）影响 [129-130]（见第 97 章），而在大手术则着重关注输液对术后发病率、术后住院天期和可能的术后死亡率的潜在影响 [107, 131-132]。

大手术液体治疗的目标如下：

* 确保足够的循环容量来支持细胞内氧输送，以及避免低血压对细胞功能、存活、炎症和神经内分泌反应的有害影响。这可能牵涉针对循环容量以及心排血量和血管阻力的控制。

* 避免医源性的输液副作用；过多的血容量（这可能临床上不明显）、水肿、Na⁺ 或 Cl⁻ 超负荷、合成化合物的毒性或非生理量的阴离子（乳酸、醋酸、葡萄糖酸）。

为了确定围术期间治疗的最佳液体类型和剂量，

表 59-14　氯异常的病因及机制

低氯血症		高氯血症	
机制	病因	机制	病因
氯丢失	利尿剂 胃引流 呕吐 慢性呼吸性酸中毒	输氯离子	含大量氯的液体 肠外营养
		水丢失	皮肤 发热 肾丢失
氯过度时的水平衡	充血性心力衰竭 抗利尿激素分泌不当综合征 输注低渗液体		尿崩症
		水丢失超过氯丢失（肾外的）	腹泻 烧伤
		水丢失超过氯丢失（肾的）	渗透性利尿 梗阻后利尿 内源性肾疾病
		小管氯重吸收增加	肾小管酸中度 糖尿病酮症酸中毒的恢复期 早期肾衰竭 乙酰唑胺 输尿管改道 低碳酸血症后

Data from Yunos NM, Bellomo R, Story D, et al: Bench-to-bedside review: chloride in critical illness, Crit Care 14:226, 2010

以期达到以上目标，目前已探索和尝试了很多方法。

液体的量　静脉输液的量可通过两种方式得出：按患者的体重、手术阶段和丢失的成分来预估需要的剂量，或通过直接测量个体化的生理学变量，然后针对生理学变量给予输足够的液体来达到治疗目标，即是"目标导向液体治疗"。

针对总液体平衡　传统的围术期输液方式是按空腹时间对液体的生理需要量（如，使用"4-2-1"计算）（表 59-15[133]）和术中大量丢失（如体腔打开或出现出血）的量来估计。

输注液体量也常基于对液体在各间室移动的知识来确定——例如，因为考虑到晶体会移入血管外间室，晶体液通常是按 3：1 这个比例来补充丢失的血量[18]。然而这些以生理学为基础的管理方式近来受到很多质疑[3, 11]。

"每千克体重多少毫升"的输液方法已经在围术期进行进一步拓展的检验，以研究较高 [如术中晶体 12～18ml/(kg·h) 或较低 [5～7ml/(kg·h)] 的输液剂量是否能够使大手术后的患者获益。不幸的是这些研究由于"限制的 / 保守的""标准的"和"自由的"等词的定义广泛而多变，并受研究的液体类型多（胶体 / 晶体），以及补液方案实行的时间段不同而受阻。尽管研究不同，但共性是采用每千克多少毫升作为补液治

表 59-15　4-2-1 公式预估水的维持需要量

体重	液体预案
第一个 10kg	4ml/(kg·h)
第二个 10kg	2ml/(kg·h)
之后的所有 kg 数	1ml/(kg·h)
举例：一个 25kg 的患者将需要 $(4 \times 10) + (2 \times 10) + (1 \times 5)$ =65ml/h 的"维持"水量	

Data from Holliday MA, Segar WE: The maintenance need for water in parenteral fluid therapy, Pediatrics 19:823, 1957

疗方案，并仅以临床评估而不用特定性的生理学终点指标，与轮流少量液体的患者相比，输注超过 3500～5000ml 的晶体液增加术后发病率，可表现在体重增加、心肺功能障碍、伤口愈合受损[107, 129]、胃肠道功能延缓和增加住院天数[134-135] 等方面。其中一个研究得出明显不同的结果[136]，部分原因可能是该研究的方法学与其他研究的差异所致。重点监测术后输液的量的效应的研究非常少；在目前已知研究中，一项研究指出术后输液当限制为 2000ml 的水和少于 100mEq Na^+/24h，肠道功能可较早恢复以及早出院[104]，而另一项研究则表示无差异[137]。这表示研究的样本较小且在方法学上存在差异。

虽然似乎有可能存在一个最佳的液体量可以使灌注最大化并且能避免血容量过多（容量与发病率标绘

为 U 型曲线），但这个曲线的位置依患者对不同容量的反应会很不同。这是液体治疗个体化的理由，即测量客观变量并针对它进行液体治疗。

目标导向治疗　目标导向治疗（GDT）是以测量与心排血量或总氧输送有关的关键的生理学指标为基础指导输液，并可按需要给予增加心肌收缩力药物、血管加压药、血管扩张药和适当输注红细胞来调控各变量达到合适水平，以达到改善组织灌注和临床预后的目标。这种输液的方式是一个连续动态过程，目标是确定生理学终点而不是在输液时没有客观的衡量液体的状态。GDT 已同时应用在围术期间和危重医学治疗，起先是源于围术期间观察到高风险手术幸存患者的总氧输送和氧利用都达到一定提升[138]。之后在进行大手术的研究通过调控血流动力学并重复这些超正常范围的"生存者值"[心指数 >4.5L/(min·m)，氧供指数（DO₂I）>600ml/(min·m)，氧耗指数（VO₂I）>170ml/(min·m)][139-140]。目标导向治疗方法已经在广泛各类外科和许多不同时间点进行研究，包括术前优化、术中的管理和术后即刻期。许多测量生理学 GDT 目标量的工具也被研究，而且越来越多采用无创技术（见第 45 章）。大部分围术期 GDT 的证据是以如下两个仪器的测量为基础：

- 肺动脉导管（PAC）（见第 45 章）。被认为是血流动力学监测的金标准，可进入中央循环并提供左心和右心充盈压、混合血或中心静脉血氧饱和度、心排血量、DO₂ 和 VO₂ 测量以及相关计算值。这是初期 GDT 研究使用的工具，目标是增加心排血量和 DO₂I，现它的应用逐渐减少，因担心其导管相关发病率、置管专家的减少和数据分析以及其他的微创监测设备的使用。在英国等国家，PAC 使用通常限于心脏手术、肝脏大型手术和移植手术。

- 经食管多普勒超声监测（EDM）（见第 46 章）。此设备通过经食管超声测量降主动脉的血流速度，整合血流速度与主动脉横截面面积演算每搏量（SV）。其他测量包括峰值速度，作为心室收缩功能指标，修正血流时间（FTc），收缩期主动脉血流时间并以心率进行修正。FTc 可因全身血管阻力（SVR）增加、SV 降低或两者同时存在而下降（<330ms）。SVR 通过平均动脉压（MAP）和 CVP 计算，有助辨别低 FTc 是由于前负荷不足或者后负荷过高所导致。正压通气时 SV 变异率（SV 变异率，SVV）是通过最新的 EDM 模型测量。围术期 GDT 研究是针对 SV 和 FTc 增加，并采用胶体单次预先注射优化参数值而不是直至证实明显的低

容量血症出现才处理。目前已有多项针对 EDM 指导下的 GDT 流程方案的研究。FTc 和 SV 的相关性见图 59-6[141-142]。更简单方案是依靠反复单次液体注射直到 SV 不再进一步增加，此时将其确定为对应 Starling 曲线的峰值[143]。

其他目标导向治疗的目标如下：

- 动脉血压及波形分析：这些监测仪器分析有创的动脉血压或容积描记追踪进行两种测量。第一，基于动脉顺应性不变时，脉搏压与 SV 成正比的原则可预估 SV（因而得出心排血量和指数）。当患者的动脉顺应性变化可采用锂稀释行常规校正（LiDCO Plus，LiDCO，Lake Villa，Ill）或热稀释（PiCCO，Phillips，Andover，Mass）或没校正的监测仪（LiDCO Rapid，LiDCO；Vigileo，Edwards，Washington，DC），最后一种情况代表的是 SV 趋势而不是明确估计值。第二，SVV，可作为输液反应的预测因子，测量间歇正压通气时的收缩压变异率。

- 胸部生物阻抗：在围术期 GDT 以及其结果尚待探索。

- CVP：尽管有研究表明，与没有进行 CVP 监测对照组相比，CVP 指导液体治疗可改善髋部骨折手术的预后[144]，但对于预测血容量和液体治疗的反应而言，CVP 明显欠优[145]。

- 超声心动图（见第 46 章）：这项先进技术现已用于指导液体治疗，它能够提供心脏结构和充盈信息，但需要专业操作者并在围术期采用经食管方式检查。

- 乳酸：高血乳酸出现下降是临床作复苏成功的指标，但很少有研究将其作为治疗的目标[146]。

- 氧摄取和混合静脉血氧饱和度（SvO₂）或中心静脉血氧饱和度（ScvO₂）：组织氧输送不足可以表现为氧摄取增加和混合或中心静脉血氧饱和度降低。虽然它仅在一项非心脏的大手术干预性研究作为目标，但低 ScvO₂ 与高危手术后预后不良有关[147-148]。

最近的 meta 分析强调了 GDT 过程的潜在益处。一个严格界定患者组别（手术，但非创伤或脓毒血症）和所有时间点（术前、术中和术后 GDT）以及 GDT 工具（PAC、EDM 和动脉波形分析）的 meta 分析中，GDT 与术后发病率和住院天数减少有关[132]。特别是 GDT 导致术后肾损伤、呼吸衰竭和术后伤口感染的患者数目减少。许多研究由于统计效力不足而不能发现死亡率的差异，然而当严格按 Cochrane 系统回顾，排除一些对照设计较差的研究后，发现采用 GDT

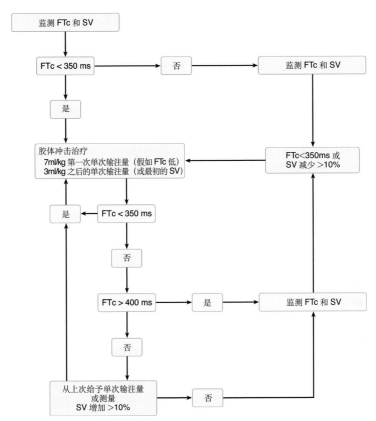

图 59-6　术中以 ODM 为基础的目标导向液体治疗的方案。FTc，心率校正的降主动脉血流时间；SV，每搏量 *(Redrawn from Noblett SE, Snowden CP, Shenton BK, et al: Randomized clinical trial assessing the effect of Doppler-optimized fluid management on outcome after elective colorectal resection, Br J Surg 93:1069, 2006.)*

医院的 28 天死亡率降低[132]。其他 meta 分析对采用 EDM 进行 GDT 研究的亚组分析，但患者组病情更多样（包含复合伤）。EDM 指导下的 GDT，即使仅用液体治疗而没使用正性肌力药物或血管加压素，术后发病率呈现下降，但没有观察死亡率[149]。

　　在 GDT 研究中常发现干预组接受较多的液体，常多 500ml 的胶体，这项发现引发以下问题：

1. 这多余的液体似乎与传统液体策略的益处不符。然而应当关注的是相比采用特定生理学变量作为输液目标的患者，液体平衡方案研究的自由组多余液体的幅度很大，类型多（多达 1500ml 全部晶体）而且随意性大。这个差异可能是各研究的"自由"组总体预后较 GDT 组差的原因[108]。
2. 当液体平衡的差异被作为治疗目标时无法重复相似的改善预后结果，故强调 GDT 过程本身的潜在益

处。在一项研究中显示与对照组相比，干预组的患者全部统一多给予 500ml 的胶体，结果并没有改善术后的预后[150]。这提示通过监测变量指导的个体化治疗会有临床益处。
3. 即使 GDT 研究的对照组和干预组间在血管内总液体平衡差异很小，但患者个体化的液体需求是反映在术中输液时机上。一项研究中早期即手术前四分之一时，在 EDM 指导下输液，其心排血量增加高于对照组，差异持续保持到手术结束且可减少术后发病率[142]。

　　尽管直到目前为止的研究指出 GDT 有明显的益处，仍需进行大规模多中心的研究来进一步探讨如下的问题：

• 尽管大部分的 GDT 研究使用各种不同的胶体来单

次输注，仍不清楚哪种胶体较优，或者是否可以采用单次注射晶体来替代。在统计学效力足够的危重症患者中，特别研究了有关胶体的价格和潜在的毒性[49,81,151]（见第 61 章）。

- 由于目前围术期和手术操作的发展，需在新的领域重新评估 GDT 的益处，包括在快速康复的手术中[136,152]、日益增多的腹腔镜手术、区域阻滞麻醉进行的骨科手术，以减少对照组术后的死亡率[149]。
- 现有研究的某些外科手术病例数目不足，特别是急诊手术；而且在某亚组中的发现不应该随意推广至其他病理生理损伤基础不同的组别。
- 血流动力学监测设备正处于快速持续发展阶段，新设备和已有的仪器应比较其指导 GDT 的实用性。最终当新科技设备经过评估后，GDT 输液过程的潜在好处是应与选择合理的生理性终点有关，而不与特定 GDT 设备的使用有关。如前对监测设备的评估所示，使用的设备本身并没有获益，而获益是来自设备辅助下的干预性治疗[153]。

选择合适的液体

晶体或胶体均可用于血浆扩容　虽然晶体是用于补充蒸发丢失量、维持液体需求量和扩张整个细胞外液量最合理的选择，但围术期选择晶体或是胶体来替代血浆容量仍不清楚。目前仍缺乏具有足够统计效力的直接对比两种液体用于围术期扩容的研究。尽管大多数的 GDT 研究采用胶体扩容，并对比了采取生理学终点指标指导输液与没有指导输液治疗。采用晶体进行 GDT 是否能达到同样益处仍需进一步研究。虽然要达到相同的临床容量效应，所需晶体比胶体多 40%～50%，但晶体达到有效的血浆扩容效应（PVE）的量较之前推测的少[3]。结合晶体过滤过毛细血管膜的倾向增加，会导致更多的血管外容量扩张，有发生组织水肿的潜在可能性。与胶体相比，晶体导致胃肠道黏膜水肿可能性增加[154]，可能会延后术后胃肠道功能的恢复和导致细菌移位。与胶体相比，业内对于晶体对组织氧张力是否有不同效应还没有达成明确的共识[50]。胶体和晶体对围术期 PVE 的数据有限，这会使得临床医师只能利用危重病治疗的研究来进行推断。一项 Cochrane 回顾在未经选择的患重病人群中采用胶体血管扩容，该研究强调胶体不能改善总死亡率[155]。针对脓毒血症患者的研究，包含较小分子量的淀粉类胶体会导致肾替代治疗的需要增加、输血和严重副反应的增加[80]。尽管这些研究和经历手术的患者无直接的关系，也应避免在严重脓毒血症或肾衰竭风险高的围术期患者中使用淀粉类胶体，目前仍有待大规模的

研究来评估它们用于围术期的安全性（见第 61 章）。在美国对淀粉类胶体的使用有严格限制，而在英国已经暂停了此类胶体在各种情况下应用。在目前用于围术期 PVE 的晶体和胶体尚无更多数据的情况下，我们必须权衡胶体潜在的副作用与晶体达到 PVE 所需要可能较多量两者的利弊。

生理盐水或平衡液　尽管对它们各自临床特点仍在讨论[43]，但有证据显示术中输等渗盐水可导致术后高氯性酸中毒并以增加自主通气来进行呼吸代偿[38]。等渗盐水导致过多氯化钠及水负荷的代谢时间要较平衡晶体液慢。关注肾损伤和术后呼吸衰竭风险的研究证实这些生理转化会导致较差临床预后，这与在危重症人群中的研究结果相同[52]。更实际问题还包括错误估计因液体缺乏所致的组织低灌注而采用了不当单次液体的输入。目前认为，如有需要应采用平衡晶体，而限制等渗溶液的使用（如前术前液体和电解质管理部分所列述），直至有进一步的研究数据给予证明。关于胶体溶入盐水或平衡晶体液的影响的数据非常少。

代表性的实用方法　以下的指南整合了生理学、液体药理学和本章提供的现有证据。然而，在围术期液体管理的许多领域仍缺乏大量证据，这表明液体类型选择和输液方法仍需要临床医师权衡风险与益处后做选择。接下来总体主题表述中到大型手术的液体治疗的重要性：

- 输液应该个体化。这可简单到术后液体维持的剂量就按照每千克体重多少毫升或者按测得的客观生理学变量滴定术中血浆扩容量。
- 整个围术期间液体状态是持续改变的，应该实时评估。
- 应按照后面所列的患者和手术因素调整补液方法。

术前　在择期手术的准备中，经口摄入清水应继续至术前两小时，且不鼓励更长时间的禁食。术前肠道准备应严格限制在一些经过仔细选择的患者，而且在术前给予这些患者 1～2L 的平衡晶体并补充 K+。应评估慢性合并症对液体和电解质的影响，如后所述。

急诊手术的患者可能有急性的体液分布紊乱。他们需要及时地在合理的生理终点指导下进行复苏，如血压和心率的趋势、乳酸、尿量和混合或中心静脉饱和度。尽管在术前输液使用心排血量监测在临床上似乎合理，但这方法在一些案例中（持续失血或早期手术控制脓毒血症）涉及后续问题，手术不应该延误。因而需要一个务实的方法来提供持续的液体复苏同时

又不阻碍早期手术干预。上消化道丢失的量应该量化并用等渗盐水补充，下消化道丢失（漏管、肠梗阻或梗阻）使用平衡晶体补充。K^+ 应当进行补充。

术中　应给予一个背景的平衡晶体量来补充手术中持续的水和电解质丢失。全麻或区域麻醉导致的低血压主要与血管扩张和心肌收缩力下降有关，除非患者的低血容量是由术前的原因所致，治疗上应给予小剂量的缩血管药物和（或）正性肌力药物[11]。对于有较高风险的患者进行液体治疗时应使用有创血流监测以便早期发现低血容量和总体组织灌注情况的指标，包括乳酸和酸碱状态。尽管没有大家统一接受的高风险病例的明确定义存在[156]，但其中应包括择期大手术和急诊手术，尤其是高龄患者、伴有合并症且运动耐受较差的患者，他们总体的术后死亡率的风险预估高于 5%。这些病例中，特别是在某些骨科和腹腔内手术（其循证基础最强），心排血量应使用胶体单次输注方式滴定，以优化可测量的变量（SV、FTc、心排血量、氧输送或 SVV），这些变量具体取决于所用的监护仪。失血应使用胶体或血和血制品来补充，输注的量取决于丢失的量和提示组织氧输送不足的变量参数（见第 61 章）。晶体液可作为扩充血浆容量的另一个选择，但应考虑到所需的容量增加和潜在的血管外容量扩大效应。术中液体管理的总体目标是在手术结束时或术后早期达到正常容量状态。

术后　高危的手术患者在术后早期针对氧供持续 GDT 有益[157]。在所有大手术后的患者，应根据临床检查和重要生理测量值（例如乳酸、中心或混合静脉血氧饱和度和心排血量的变量参数）评估液体状态。假如患者容量正常且可以恢复经口摄取液体，最好避免术后输液的医源性影响。早期经口摄取是可以耐受且安全，而且早期经口摄取营养可以降低术后并发症的发生率[158]。

患者需要持续的静脉治疗时应做好如下事项：

1. 至少每天复查一次电解质监测低钠血症和其他电解质紊乱。
2. 液体的需求应严格分为三大类可有利患者持续评估和治疗：
   a. 考虑到术后盐和水潴留状态，"单纯"维持所需时，应少盐且含适量纯水。输液治疗应包含如下[159]：
      - 按体重 24 小时给予 1500 ~ 2000ml，或 1 ~ 1.2 ml/(kg·h)。考虑 TBW 在肥胖的人中可能相对减少（见之前对晶体液和液体间室的讨论），在这种情况下应在计算液体需求时按理想体重来算剂量。

- 24 小时内应给予 50 ~ 100mEq 的 Na^+。
- 24 小时内应给予 40 ~ 80mEq 的 K^+。
- 最小维持量的这部分应该包含低渗液体，如 5% 葡萄糖或 0.18% 盐水与 4% 葡萄糖。因术后低钠血症的风险，如果怀疑低血容量存在，则血管内的液体维持量不应该增加。相反，应该诊断持续丢失原因并对症治疗。当经口摄入液体增加，静脉液体维持量应相应减少。
   b. 持续丢失的补充。如有任何需要，这部分的液体需求量需要经常重新评估来滴定达到合适的液体量。给予的量应反映出所测的丢失量和评估血容量的状态和足够的器官灌注（精神状态、乳酸、血流动力学趋势）。胃肠道的丢失（呕吐、鼻胃管吸引、经口）应该用同样容量的等渗盐水或者平衡晶体加适当的 K^+ 来补充。第三间隙的丢失，如新产生的腹水，应混合使用胶体和晶体来治疗，失血则用胶体、血、血制品来替代，如失血确切，应进行相应的干预。
   c. 新的要求（复苏）。新的要求与术后并发症的发生有关，如出血（绝对的低血容量）或急性脓毒血症（相对的或绝对的低血容量）。

对于术后少尿应谨慎分析，特别是在术后前 24 小时。对患者应仔细评估并诊断终末器官灌注受损的确凿证据和导致少尿原因，包括导管阻塞、腹内高压。如没有提示低血容量和组织灌流不足指征，而进行不适合大量液体冲击治疗会加剧手术应激导致术后液体的正性平衡加重和钠平衡恶化。

特殊考虑
患者因素

心力衰竭（心衰）　心衰不同的病理生理学效应及其治疗方案使得围术期间的液体管理特别有挑战性。慢性心力衰竭的血流动力学典型特征为左心室或右心室或两个心室的收缩或舒张功能不全伴有继发的适应不良的神经内分泌反应。这些包括持续的 RAA 轴的激活，随之而来的水钠潴留和慢性交感神经系统（sympathetic nervous system，SNS）的激活，并伴有持续的心动过速和血管收缩。如治疗不当，患者可能因此出现双肺和外周组织的水肿以及当心肌收缩功能差时中心血量增加。

心衰治疗需要纠正许多神经内分泌反应，许多治疗显示可改善心衰的长期预后。围术期相关心衰治疗为液体管理带来困难，包括慢性的容量衰减、正常交感神经反应钝化和电解质紊乱。治疗包括使用 β- 肾上腺素能受体拮抗剂、利尿剂、地高辛、醛固酮和血管紧张素拮抗剂等药物。

心衰患者的围术期液体治疗有两个目标。目标一是保证心排血量，对前负荷、收缩力和后负荷的影响谨记在心。一般来说，心室的顺应性差，需要足够的前负荷，反映为相对高的 CVP 和足够的舒张充盈时间，以维持好的心排血量。然而，心衰期间 Starling 曲线的平坦意味着过多的血容量输注和前负荷可能导致收缩力受损并使心排血量恶化。"前向性的心衰"表现为器官灌注不足，而"后向性的心衰"表现为肺和外周的水肿，特别是同时存在水盐排泄异常时，水肿更加明显。目标二是减少心脏的工作以避免出现心肌氧耗增加、氧供应不足和心肌功能恶化的恶性循环。特别是由低血容量或其他刺激诱发的心动过速都应避免。心衰的患者中，非常重要的是在低血容量和高血容量间找到一个平衡，而这在临床上是很难评估的。

对心衰患者的处理方法涉及仔细地评估术前液体状态和电解质，以及在时间许可下优化心衰的治疗。虽然可能可以使用无创性的监测方式，但对中到大的手术，需强制使用有创的血流动力学监测复杂的心血管情况，并可考虑使用如经食管超声心动图或肺动脉导管的方式来监测心排血量 [160]。测量心脏充盈和收缩力特别重要，因为术中低血压的原因（前负荷、收缩力或后负荷减少）需要不同的治疗，特别是在此种情况下，不应该盲目地进行液体单次输注治疗。只在有客观的失血证据下才能考虑进行液体大量输注，包括血和血制品。

围术期应考虑心衰治疗的影响。利尿剂可能使患者处在一个慢性容量缺乏的状态，可能会使麻醉相关的低血压恶化。髓袢利尿剂经常导致低血钾和低血镁，而醛固酮拮抗剂则可能导致高血钾，后者在结合 ACE 抑制剂治疗慢性肾疾病的时候会更严重。对服用地高辛的患者而言，维持电解质正常是很重要的，低钾血症可能会增强地高辛的毒性。ACE 抑制剂或血管紧张素受体拮抗剂本身可能会导致交感神经和血管紧张素对麻醉相关的血管扩张的反应迟钝。这类低血压应用小剂量的正性肌力药物或血管收缩药物可有效地治疗，也使用包括血管加压素类 [160]。

肾疾病　依赖透析的慢性肾病患者有许多病理性特点，在进行围术期液体治疗时需列入考虑（见第 75 章）。由于原生尿液的生成减少或缺失，总体的液体平衡失衡，依赖透析来达到目标的"干"重量，代表预估的容量正常。器官的氧输送可能由于许多因素而受损，包括慢性贫血、内皮细胞功能障碍和微血管灌注异常。患者常同时存在心衰和系统的或肺的高血压以及由于血小板功能异常导致有出血倾向，进一步增加了围术期的挑战 [161]。

术前评估应重点放在充分慢性透析以达到容量正常，并预估正常的原生尿量的量。合并症应进行评估并且优化。应当在可提供术前和术后透析和血液滤过的机构进行手术，以免万一术中液体超量或高钾血症对保守治疗效果不佳时可进行补救。在择期手术前应选择合适的时机进行透析，以保证患者进入手术期时有正常的血容量。高血容量会增加肺和外周水肿、高血压和伤口愈合不良的风险，而低血容量会带来麻醉相关低血压和组织灌注不足的风险。重要的是，术前一天进行血液透析允许液体和电解质室达到平衡且有时间让透析的抗凝物质被代谢掉。手术当天早晨应复查电解质；透析后在达到平衡前就过快抽血进行检测，可能会得到不真实的低钾结果，导致不必要的外源性补充。相反，禁食可能加重高钾状态，这是由胰岛素减少所造成；透析后理想的钾离子值是在低到正常的范围。在急诊手术，术前安全地对患者进行透析的时间可能不够。在这种情况，电解质异常必须保守地管理，特别注意术中液体的平衡。

当有其他大的合并症对液体和电解质平衡有重要影响时，同时避免低容量血症和高容量血症的重要性，以及组织灌注不足的倾向意味着要仔细监测血流动力学变量，在中到大型手术应考虑进行有创的中心静脉和动脉压和心排血量监测。尽管液体类型可讨论，但是术中输液的量还是应该按客观的生理学测量值来滴定调整。应避免大量等渗盐水，因为酸中毒会引起 K^+ 流出细胞。相反，临床试验发现含 K^+ 的平衡晶体不会导致高血钾症 [44, 162]。晶体的另一个选择是不含 K^+ 的 HCO_3^- 缓冲透析液，如 Hemosol。虽然由于胶体大部分由肾排泄，其容量效应和潜在毒性可能在这些患者中会加剧，但胶体可用于血容量补充。在考虑输血前与肾科医师联络是很重要的；假如患者在等待肾移植，可能需要进行人白细胞抗原配血来减少抗体生成和未来血液配对和组织配对的困难。

上消化道丢失　先天性或获得性的胃出口梗阻可能导致大量的胃液丢失，并引起一独特的液体和酸碱异常的模式。水分丢失造成脱水，体内总氯含量减少和质子丢失导致碱中毒，伴有血清 HCO_3^- 上升。肾最初的反应是形成低氯高碳酸氢根的尿液。然而，随着脱水的进展醛固酮的分泌增加，目的是保钠和水。保钠会耗费 K^+ 和 H^+，导致低钾血症，并且加重代谢性碱中毒伴有反常性的酸性尿。碱中毒也会减少循环中的游离部分的 Ca^{2+}。

应使用等渗盐水和补充 K^+ 来逐渐补水来进行纠

正，根据电解质分析换成含葡萄糖的盐水。治疗胃出口处梗阻的任何手术都应等容量和酸碱平衡纠正后再安排。

脓毒血症和急性肺损伤　可能会遇到有早期感染和脓毒血症症状表现的患者，因为手术治疗感染（脓肿引流、清除坏死组织、移除感染的装置）是早期脓毒血症治疗的一个关键部分（见第 101 章）[163]。心血管不稳定可能是一个特别的问题，导致内皮细胞功能障碍和血管内液体丢失、血管扩张伴液体异常分布、交感神经导致血容量离开外周循环重新分布和心脏功能受损。液体复苏以维持足够终末器官灌注为目标，脓毒血症最初 6 小时治疗是关键阶段，这期间对于某些患者来说可能同时处于围术期。以下是对脓毒血症伴有组织低灌注，其血乳酸脓毒大于 4mmol/L 或最初的静脉液体冲击治疗后持续有低血压患者的治疗建议目标[163]：

- CVP 8 ～ 12mmHg（机械通气的患者 12 ～ 15mmHg）。
- MAP 65mmHg 或更高。
- 尿量 0.5ml/（kg·h）或更多。
- $ScvO_2$ 大于 70%（或混合静脉氧饱和度 >65%）。

用固定的 CVP 作为目标来指导早期脓毒血症的治疗受到一些质疑，因为它用来预测输液反应和组织缺氧的价值有限；其他建议的目标包括每搏量、脉压变化和超声心动图评价心功能[164]。考虑胶体用于这类患者复苏并没有明显的优越性且顾虑脓毒血症患者输淀粉有肾损伤的趋势，目前的建议以标准流程的方式使用 30ml/kg 晶体达到所述的目标。对需要更多液体的患者，应该考虑白蛋白，同时使用缩血管药物、正性肌力药物和 RBC 输血以达到这些目标。通过动态测量，如 SV 或脉压变化和输液反应来指导更进一步的液体冲击治疗。在已患脓毒血症的患者中，其液体治疗变得更加有挑战性，因其常伴发微血管功能障碍、细胞外液过量和神经内分泌对血容量变量反应紊乱[165]。氧供和氧耗关系发生中断而造成细胞无法利用氧（细胞缺氧）[166-167]，当患者处于液体过量和儿茶酚胺的潜在副作用，结果是提升总氧供的策略可能只有很少获益[168-169]。此阶段减少正向总体液平衡可改善预后[170]。

急性呼吸窘迫综合征（ARDS）的患者也可能接受手术治疗，其液体治疗的关键是在避免增加肺水肿并维持足够的组织灌注间达到良好平衡。ARDS 的典型特征是肺内皮细胞的穿透性增加，有水和蛋白外渗。随之而来的是间质和肺泡的水肿、胸水、肺顺应性的

降低、肺动脉压增加和低氧血症。同时由于胸腔内压的增加和心脏充盈压的减少，器官灌注可能受损。临床研究已经强调总正向液体平衡和 ARDS 的死亡率之间有关[171]，有一项大的随机对照研究显示支持进行保守液体输注策略，其患者的机械通气和重症治疗单位天数减少[172]。这项研究的手术亚组也有类似的发现，并且不增加保守液体治疗患者的肾损伤[173]。血管外肺水（EVLE）对患者预后和调节正向液体平衡似乎很重要，热稀释方法研究显示 EVLE 是可以敏感和特异性预测 ARDS 患者重症监护治疗单位的发病率[174]。假设总体器官灌注足够则表现为乳酸值正常，术中应该补充丢失量但对 ARDS 的患者术中给的液体量应该保守。尚缺乏足够统计学效力的研究来解答 ARDS 的患者应选择胶体还是晶体来替代血容量。

烧伤　广泛的烧伤会造成大量的液体由循环丢失并伴有对输液过多特别敏感的情况。热损伤造成一个区域的坏死组织及周围缺血区。坏死组织结合持续缺血的区域以及之后的再灌注通过组胺、前列腺素、反应氧化物和细胞因子的释放导致局部或全身的炎症反应。内皮细胞屏障功能的局部受损导致血浆中渗透活性物质丢失，使得毛细血管滤到间质增加，皮肤完整性的缺失导致液体经皮蒸发丢失。通过类似的机制，广泛烧伤可能导致全身炎症反应综合征，对液体效应室的作用如前所述。与保守治疗相比，早期烫伤创面切除可减少死亡率，通过这项观察证实炎症反应的有害作用[175]。通常烧伤面积大于成人总体表面积的 15% 和幼童的总体表面积的 10% 时就应开始静脉液体治疗[176]。然而，对于应该给烧伤患者多少容量和什么类型的液体有许多不确定性因素。大多数输液仍基于一些公式，如 Parkland 公式（框 59-1）或 Muir 和 Barclay 方案。虽然这些公式是按患者的体重和烧伤的程度给出复苏起始的液体量，但这种液体治疗方法因各类患者和病理因素，已不适合现围术期按客观生理学指标的液体治疗。尽管基于这些公式，在尿量充足 [0.5 ～ 1ml/（kg·h）] 时应下调输液量[177]，但这方法似乎不实际。事实上，大量的研究指出，大部分烧伤患

框 59-1　Parkland 烧伤复苏液体公式

第一个 8 小时：2ml/kg × %TBSA（乳酸林格液）
接下来 16 小时：2ml/kg × %TBSA（乳酸林格液）
接下来 24 小时：0.8ml/kg × %TBSA（5% 葡萄糖）+
　　　0.015ml/kg × %TBSA（5% 白蛋白）

Data from Baxter CR: Problems and complications of burn shock resuscitation, Surg Clin North Am 58:1313, 1978.
%TBSA，烧伤面积占总体表面积的 %。时间段指由烧伤发生的时间开始算起

者接受的输液量较 Parkland 公式预计的多，24 小时平均为 6ml/kg/%，而公式预估是 4ml/kg/%[178]。相反，吸入性和其他非烧伤、电烧伤或延迟复苏的患者可能需要增加复苏时血管内的容量，这些公式也没有考虑这部分。

烧伤患者不应输液过量。因为在所有典型全身炎症的情况，过量的液体会聚集在顺应空间内。已观察到由于液体复苏导致肺水肿需要通气支持、非烧伤肌间隔行筋膜切开术、眼内压升高和浅表烧伤转变为深度烧伤[176]。腹内高压和骨筋膜室综合征与输液量有关，当 24 小时输液超过 300ml/kg 时腹压显著升高[179]。由于这些顾虑应努力寻找烧伤液体复苏的最佳方案。就使用晶体或者胶体而言，新的方案采用较低输液容量，如 Haifa 方案，并以客观生理学指标为目标，如 SV 或胸腔内血容量。这些正在进行的研究有待行业共识，烧伤复苏治疗应使用目前行业共识。当尿量达到 0.5 ～ 1ml/(kg·h) 主动下调输液量，而且考虑结合使用晶体和胶体以减少总输入液体量[180]。应检测腹内压和评估尿量、乳酸或心排血量的治疗终点。

儿科　儿科患者的围术期液体治疗许多年来是按传统的方法，近年来逐渐被重新评估（见第 93 章）。1957 年 Holliday 和 Segar[133] 按照维持平均代谢活动需要的水分以及含电解质的奶，提出住院儿童的维持液体量和成分。并发展成为 4-2-1 容量计算来维持液体需求量，目的是用含葡萄糖的低渗晶体替代不显性失水和尿量丢失而维持渗透压。这概念被用于围术期；术中输注含葡萄糖的液体以降低长期禁食后术前低血糖的高风险[181]，术后维持液体也按 4-2-1 的计算方式并采用低渗晶体液。此外，儿科患者被认为临床禁食后有明显较高术前脱水风险，因为尿量浓缩能力有限和相对大体表面积导致持续不显性丢失。建议术中 3 岁以下幼儿使用 25ml/kg 的等渗盐溶液，4 岁以上幼儿使用 15ml/kg 的等渗盐溶液来补充这些容量[182]。

许多因素使这方法需进行重新评估。首先，现今术前禁食修改，如儿童可摄取清（含有碳水化合物）液体直到术前 2 小时，减少术前显著脱水的血流动力学变化风险。当禁食太久或术前病理性过程减少循环容量时应当只先补充术前缺失量[183]。其次，术前低血糖的发生率低（<2.5%），且与禁食延长不当或其他因素，如早产儿、小于胎龄的新生儿或营养状态差有关[184-185]。手术本身会增加葡萄糖血浓度，术中输含糖液体可能导致高血糖[186]，有导致渗性利尿和电解质异常的潜在风险，或甚至在缺血、缺氧事件中出现神经系统损伤结果[185]。因此，除有低血糖高风险的患者，术中应使用不含糖的平衡晶体液。最后，由于逐渐认识到儿科人群术后低钠血症导致的潜在灾难性神经系统结果，应重新评估采用低渗晶体维持液后 4-2-1 容量。若持续输注大量的低渗液体，由手术应激引起疼痛和低血容量会加重 SIADH 效应，导致水潴留和低渗低钠血症风险。避免的策略措施是以 4-2-1 方案计算量的 2/3 作为维持液体量[183]，不采用最低渗晶体液（4% 葡萄糖 0.18% 氯化钠溶液）[185]，并使用适合于所有患者的措施，如下：

- 尽早恢复经口摄取液体。
- 确保容量平衡以将 ADH 反应降至最低[187]。
- 不要将"维持"需要量和因"持续丢失"的不同需求量（如胃肠道和血液）混淆，持续丢失的量一般应用等渗晶体、胶体或血来替代。
- 对仍接受静脉输液的患者，至少每天要查一次电解质。

尽管等渗盐水被提倡是术后"较安全"液体，也可能带来钠超量和高氯代酸中毒风险。

最近对围术期液体管理的发展仍较少关注儿科人群。特别缺乏胶体用于儿科患者扩容是否有利抑或有害的数据，或者是否目标导向液体治疗用于患儿也可比照在成人人群中所看到的优势。这些领域都需要尽快进行研究。

肝衰竭　进展性的肝病和肝硬化会导致一种独特的液体失衡模式（见第 73 和 74 章）。外周血管扩张与相对血管内减少结合起来可模拟类似低血容量的表现。然而体内总钠和水潴留在腹水和水肿中[188]。

肝结构进行性破坏伴有肝的一氧化氮（NO）生物利用度下降和缩血管物质生成增加导致肝窦高压是广泛接受的病理生理变化。代偿性的扩血管机制是包括 NO 过多生成，导致内脏和全身血管扩张，相对低血容量和全身动脉压下降。这激活压力感受器介导的 RAA、SNS 和 ADH 的释放激活。尽管心排血量增加等类似代偿机制，全身血管阻力仍将持续降低。醛固酮增多状态导致盐、水潴留，常伴有水相对过量潴留而致低钠血症。内脏血管收缩和血管穿透性加上淋巴回流减少使得易产生腹水。神经内分泌反应也会致肾动脉血管收缩，肾血流减少和肝肾综合征的风险增加。针对减轻体内总的盐和水的治疗可以维持患者处于代偿状态。这些包括限制每日水和盐的摄取，利尿剂使用（特别是醛固酮拮抗剂螺内酯和袢利尿剂）和间断或连续引流腹水。然而，围术期间有很大的可能干扰这微妙平衡。过量输入等渗盐水可加重原有的盐和水负荷，导致更多腹水和水肿。相反，低血容量阶段的机体耐受差易导致显著的器官灌注不足，更而刺激 RAA、

SNS、ADH 轴并损伤肾。因此应仔细评估容量状态，可通过心排血量检测，采用适量的等渗晶体、胶体或血来补充，没有明确的临床指征时应避免大量盐水以免盐和水的过量。大量引流腹水（>6L）的情况下有血流动力学不稳的风险。此时补充白蛋白可能比盐水是更有效的预防治疗，既减轻应激的血浆中肾素活性又维持血流动力学更加稳定[189]。乳酸和其他缓冲液可用于肝衰竭，但他们在进展性肝病中代谢会减慢。

有肝性脑病的失代偿肝病患者，会出现颅内压升高，应及时使用如高渗盐水的透析疗法，将血浆钠恢复正常值的高限范围[190]。与慢性代偿性肝病相比，慢性代偿性肝病可耐受一定程度低钠血症，不需要紧急纠正，除非很严重或出现症状（见先前的讨论）。

产科：先兆子痫　先兆子痫是一种多系统的妊娠期疾病，特征是高血压、蛋白尿和多器官受累，可能影响肾、肝、肺和中枢神经系统（见第 77 章）。和一般孕期容量扩张状态相反，先兆子痫患者的血浆容量减少，伴有内皮细胞功能障碍和低白蛋白血症。预先静脉扩容认为有助于治疗先兆子痫的高血压。然而现今研究没有被证实[191-192]。此外预先静脉扩容所致液体正平衡和肺水肿发生有明确关联[193]。先兆子痫会有 5%～30% 出现急性肺水肿，并增加住院天数，前者也是先兆子痫的主要致死原因。大部分急性肺水肿病例出现在产后，可能与产后血液重新分布回流收缩的血管循环中，以及低 COP 有关。

先兆子痫的患者应严格限制静脉晶体量（80ml/h，包括作为药物稀释剂量[194]），并仔细观察液体平衡。肾功能正常情况下，治疗少尿不应采用输注大量液体。保守输液策略不会导致增加肾损伤[195]。妊娠或围术期间的任何血液丢失都应采用适量的晶体、胶体或血补充治疗，但应根据先兆子痫病情程度。严重先兆子痫患者应使用有创监测指导液体治疗。

外科因素

神经外科手术　许多生理因素指出液体和电解质治疗是围术期颅内病理管理的关键组成部分（见第 70 章）。液体管理可因神经外科疾病本身导致的水和钠平衡的紊乱而更加复杂。目前这一领域的液体治疗是根据生理学、研究模型和小规模逐步干预研究，而不是大规模的随机研究。

完整的血脑屏障（BBB）可屏蔽电解质和大分子物质但允许水通过。血管外脑组织含水量与血浆渗透压有关，脑水肿为低渗透钠血情况一种特征。颅内疾病可能损害 BBB 的完整性，增加水倾向。若全身血压不正常加上颅内压增加，脑灌注受损，特别是病理状态下自我调节机制受损。神经外科患者的合理液体管理应首先维持基础血容量和脑灌注，并避免血清钠、渗透压、胶体渗透压显著降低。如下情况更需要特殊管理：

1. 颅内压增加：当血清渗透压增加，脑 - 血渗透梯度的作用会明显减少脑组织总水和颅内压。甘露醇和高渗盐可单次注射，也是主要用药治疗方法，脑外伤情况下这些药物的脱水作用因 BBB 功能障碍有不同程度降弱。然而这些药物可能有其他超过简单渗透作用的治疗效应[196]。目前少量的 meta 分析显示高渗盐水的降低颅内高压的作用比甘露醇疗效好，但尚需大规模对照研究证实[54]。相反，在不监测颅内压的情况下的早期脑外伤的所有患者，使用高渗盐水并不能改善预后[55]。同样在有脑水肿的情况下，持续输注低渗盐水引起持续的高钠血症也没证据显示获益[197]。严重脑外伤提倡严格限制液体策略以降低颅内高压。虽然回顾性的资料分析表示正向液体平衡和顽固性颅内高压无关，但观察到高血容量和肺水肿的关联[198]。

2. 脑血管痉挛：调节血流动力学和血细胞比容治疗蛛网膜下腔出血后血管痉挛。临床"三个 H"治疗（高血容量、血液稀释和高血压）治疗是根据少量有效性观察而不是随机研究[199-200]。在广泛动物研究的基础，部分学者提倡血细胞比容不应低于 30%，低于这数值的血液黏稠度获益减少因为氧供减少更明显。学者同时警告高血容量会有 BBB 功能障碍下的潜在伤害效应，以及颅外的特别是肺水肿等效应[201]。

3. 颅内病理状况本身也是导致水和钠平衡失衡的原因，由于尿崩症、脑内盐消耗或 SIADH。应该按照电解质失衡部分内容所述进行评估和治疗。

不同的神经外科情况，尚缺乏明确比较晶体和胶体的研究。在现有证据是与等渗盐水相比，白蛋白可能增加脑外伤患者死亡率[5]。由于缺乏更大量证据，故提倡神经外科复合使用等渗晶体和胶体[200, 202]。

外伤　严重外伤性失血的患者，直到明确控制出血前，关键目标是避免血凝块破裂，治疗外伤的急性凝血功能障碍，早期输红细胞以维持组织氧输送最大化，避免低温和酸中毒（见第 81 章）。入院前采用限制性液体治疗可能改善预后，特别是穿透伤[203]。开始应允许一定程度的低血容量，清醒患者输液目标是维持脑功能，而不是正常血压，穿透伤的患者维持收缩压 70～80mmHg，钝性损伤为 90mmHg[204]。应通过快速转送治疗缩短器官低灌注持续时间，治疗创伤出血可采用介入或手术进行有效处理。复苏早期大量静脉输注晶体或胶体会导致血液和凝血因子稀释，而且盐溶液可能会加重大出血相关的酸中毒。浓缩红细胞（PRBCs）、凝血因子［例如新鲜冰冻血浆（FFP）］、和血小板应该尽早补充。有限的证据特别是来源于军人和回顾性分析数据建议，大量输血治疗时，相比较低比值（如 1：9），"高" FFP 对 PRBC 比（如 1：1 到 1：2）预后更好[204-205]（见第 61 章）。应对患者和液体积极加温，使用氨甲环酸可以改善凝血功能[206]。一旦止血，目标即为恢复正常循环容量和组织灌注，用持续的输血、凝血因子、血小板和输液，维持正常心排血量和氧输送，正常的乳酸水平和血液凝固（最好使用床旁全血凝血检测，如血栓弹力图指导治疗）。小部分的研究支持在创伤的围术期立刻进行 GDT，但仍需要大的对照研究。大部分关于持续液体治疗的证据出自手术后和复苏开始时未经选择的危重症人群。如同之前所列，证据显示已明确危重疾病患者采用积极的 GDT 可能有害[203]。

脑外伤的患者伴有大出血在处理上处于困境，因为提高脑灌注压需要足够脑血流，但又可能升高颅内压，与低血压的复苏方式不一致。单有头部损伤患者建议使用液体和缩血管药物维持平均动脉压高于 90mmHg，避免用低钠血症和低渗透压方法减轻脑水肿[196, 207]。颅内和颅外混合伤患者的复苏治疗并没有太多证据，因此策略上应根据临床判断，较严重创伤需要优先处理。快速控制失血特别重要，再将全身血压恢复正常以满足脑灌注需求。对于全身创伤，目前支持的复苏方式大部分证据来源于动物模型和有限的随机研究，并主要是年轻或者健康人的入院前的状况[204]。应个体化考虑患者的需求，特别是有合并症的老龄患者对于低灌注非常差。

游离组织瓣手术　游离组织瓣通常用于肿瘤整形手术，典型的是乳房重建或头颈部肿瘤切除术后的修复。涉及自体移植填补缺损的组织完整包含动脉供应和静脉回流。移植的血管是去神经的并缺乏内在的交感神经张力，但皮瓣连带供给血管并非如此，应该避免寒冷或者过量缩血管药物导致供给血管的收缩，因为这样可能会威胁到皮瓣灌注。皮瓣血流取决于全身血压和血液黏滞度，高容量性血液稀释是解决这一问题的传统治疗方法。然而考虑到氧供能力下降和可能性的皮瓣水肿，应采用较保守液体治疗策略可以改善皮瓣愈合[208]。目前不倾向选择右旋糖酐来改善血流，因为研究显示并无益处且相关并发症的风险较高[209]。游离组织瓣已破坏了淋巴管，需要数周时间重新建立连接，这使得游离组织瓣特别容易出现间质水肿。输注大量晶体会增加毛细血管滤过，故应该避免，应采

用胶体进行血容量扩容[210]。

胸腔内的手术　胸腔内的任何手术（包括上消化道和胸科手术）都可能导致术后呼吸问题，包括 ARDS 和急性肺损伤（ALI）（见第 66 章）。ARDS 和 ALI 的发生部分是由于单肺通气的促炎症特性[211-212]，另一部分原因是患者本人的因素和手术风险因素。在食管胃切除术，回顾性研究和病例研究建议通过限制液体策略来减少肺部并发症[213-216]。在一个回顾性观察性研究中，发现食管切除术患者从手术到术后第二天累计液体正平衡大于 1900ml 是其术后不良并发症包括死亡的独立危险因素[217]。这个研究中并未讨论使用利尿剂主动调节液体平衡、心血管支持的程度和是否有硬膜外用药，因此需要更多的对照试验探索食管切除术患者的液体平衡方法。然而，ARDS 患者进行保守液体治疗和大样本随机对照研究的结果显示其潜在好处是一致的，与开放性液体治疗相比，限制性液体治疗能够改善肺部预后[172]。在维持足够的组织灌注基础上，建议谨慎地输液，可减小肺部并发症同时避免吻合口水肿。

肝切除　肝实质切除术的术中出血是预后不良的危险因素，术中出血与高静脉压和无静脉瓣的肝静脉血液回流有关（见第 73 章）。一项研究显示 CVP 为 5cm H_2O 或更低时可以显著减少出血量和输血的需求[218]。应使用多种监测技术以维持低水平的 CVP，进行保守液体管理，直至完成肝的切除。尽管已有证据显示使用低 CVP 的技术不会对肾或肝功能有不良损害[219]，但对每个患者的实际损害必须予以重视，包括肝切除时低血容量使血流动力学不稳定的危险、原有心肺基础病患者的器官低灌注的风险，空气栓塞发生率增加，在发生大出血时生理储备降低等。当肝切除完成时，可输注较多液体确保足够循环容量。切肝阶段可以通过有创血流动力学监测和微创心排血量的监测提供合理液体治疗的终点目标。

复杂的腹腔手术　复杂的腹腔手术，特别是那些牵涉多器官肿瘤切除的，需要围术期细心的液体管理。大的妇科手术如盆腔内脏器切除或卵巢切除、泌尿外科手术包括膀胱切除、根治性肾切除和大的腹膜后淋巴结清扫术可在围术期发生急剧的液体转移。腹腔暴露时间延长、大量失血、肿瘤相关腹水的急性引流是导致术中液体丢失的主要原因。总丢失量很难量化，所以应结合 CVP 和动脉血压的监测以及一系列血气分析结果来确定液体丢失量，监测心排血量是很有价值的[220-221]。术中腹水引流会导致液体由血管内转移出来，并在术后又重新聚积形成腹水，需要大量的液体补充以应对持续性丢失。液体重新分布可导致电解质

乱；常见的有低钾和低镁血症。

肾移植　肾移植围术期液体治疗的管理关键目标是确保足够的肾灌注来支持早期移植肾的功能，并避免液体治疗的副作用，这些副作用可能在肾功能受损的患者中较敏感（第74章）。传统提倡用 CVP 检测来指导术中液体治疗，再灌注前输注大量的晶体（60～100ml/kg）使 CVP 达到 10～12mmHg 或更高水平[222]。近来提倡较为保守的目标，限制晶体输注速度为 15ml/(kg·h)，目标是 CVP 7～9mmHg[223]，没有显著增加移植肾的失败率。在进行该类手术时也推荐其他监测设备，如经食道超声心动图或脉压描记分析，来补充或取代 CVP 指导液体治疗[224]。移植时如使用等渗盐水，肾衰竭的患者可能发生酸中毒相关的高钾血症[44]，因此应使用平衡晶体液或无钾的缓冲透析液。虽然淀粉肾毒性的顾虑可能限制其使用，这部分人群能否使用胶体溶液仍需要更进一步研究[224]。术后液体治疗需要考虑基础维持量和移植肾尿液生成后的持续丢失。

肝移植　肝移植牵涉一系列重要的生理紊乱，这些紊乱直接与液体和电解质管理相关（见第74章）[225]。应采用有创监测的数据（包括肺动脉置管）来指导液体治疗。在第 Ⅰ 期（无肝前期），可能出现大量失血以及由引流腹水导致的进一步液体转移。在第 Ⅱ 期（无肝期），阻断下腔静脉、门静脉和肝动脉（取决于手术技巧）时，可能发生静脉回流明显减少和因此造成的心排血量降低。尽管过量的输液在阻断开放后有导致右心衰的风险，但此时仍需要输注晶体和胶体并联合使用缩血管药物来维持这个时期的动脉血压。由于在这一时期枸橼酸和乳酸代谢缺乏，可导致酸中毒、低钙血症和低镁血症。在再灌注和阻断开放时，冷的高钾酸性液体释放至循环当中。为了应对这一情况，在第 Ⅱ 阶段期间必须调整 pH 值至正常范围并维持血浆 K^+ 在正常低值水平。为此，可能需要给予 Ca^{2+}、含胰岛素的葡萄糖、过度通气甚至碳酸氢钠治疗。第 Ⅲ 期（再灌注）CVP 急性升高，有肝淤血和右心衰的风险，可能出现全身血管扩张和心脏抑制，从而导致低血压，此时需缩血管药物或正性肌力药物支持。如尚未提前补充，此时应该单次注射氯化钙以预防高钾血症相关的心律失常。在移植肝开始工作后能够摄取 K^+，因此需积极的替代补钾治疗。应根据临床失血量进行持续输液、输注红细胞和血制品，以维持血细胞比容在 26%～32% 范围，并通过手术床旁凝血监测指导解决凝血问题。

参 考 文 献

见本书所附光盘。

第60章　围术期酸碱平衡

Patrick J.Neligan • Clifford S. Deutschman

孙瑗　译　王英伟　审校

要　点

- 明显的酸碱失衡往往是一种危险信号。
- 所有酸碱失衡都是由水解离的改变引起。
- 仅有以下三点是影响酸碱平衡的独立因素：动脉血中的二氧化碳分压（$PaCO_2$），强离子差值（SID）和弱酸的总浓度（A_{TOT}）。
- 呼吸性酸中毒由高碳酸血症引起，呼吸性碱中毒由低碳酸血症引起。
- 代谢性酸中毒由 SID 的降低或 A_{TOT} 的升高引起。代谢性阴离子的积聚（休克、酮症酸中毒和肾衰竭），高氯血症和游离水潴留过多导致了 SID 的降低。高磷酸血症导致 A_{TOT} 的升高。
- 代谢性碱中毒由 SID 的升高或 A_{TOT} 的降低引起。钠积聚、氯丢失或游离水的缺失导致 SID 的升高。低蛋白血症和低磷血症导致 A_{TOT} 降低。这些情况在危重症时常见。
- 通过消除病因可以治疗大多数酸碱失衡。

为何酸碱平衡是重要的？

　　人体主要由水构成，分隔进入细胞内液和细胞外液。这些分隔区的电解成分紧密地控制着内环境的稳态。电解质和二氧化碳（CO_2）相对浓度的变化影响着水自动解离为其组成成分的趋势：氢和羟基。pH 值常常根据氢离子浓度测量，取其浓度的负对数值。急性和重症疾病中细胞外室的 pH 值常常偏离数值 7.4。这种偏移被认为是酸碱失衡[1-3]。发现、解释和治疗酸碱失衡已成为临床管理的核心要素[4]。

　　所有的酸碱失衡都是由强离子、弱酸和 CO_2 的局部浓度变化造成的。

　　本章内容首先阐述酸碱平衡的化学基础，由此分析临床遇到的各种酸碱失衡。其次，探究一些广泛应用的、有着内在联系的酸碱失衡的计算方法。这些方法可大致分为：基于其变化与 Henderson-Hasselbalch 方程相关的描述性方法；基于计算的半定量方法；基于物理化学的定量方法。最后，我们探究与围术期（包括临床麻醉和 ICU）相关的酸碱失衡。

什么是酸和碱？

　　酸和碱的概念相对较新。在 20 世纪早期，人们就认识到危重症患者血中二氧化碳含量减少。早在 1831 年，O'Shaughnessy 就指出死于霍乱患者基本的紊乱是血液中碳酸氢盐的丢失。1909 年，L.J.Henderson 正式提出"酸碱平衡"这一术语[5]。他从酸碱平衡的角度定义了该过程。随后 1916 年 Hasselbalch 对 Henderson 的工作做了进一步精炼[6]。他们的方法是从二氧化碳水合方程的角度来描述酸碱平衡[7]。

$$CO_2 + H_2O \rightarrow H_2CO_3 \rightarrow H^+ + HCO_3^-$$

$$pH = pKa + \log [HCO_3^-] / [H_2CO_3]$$

$$总 CO_2 = [HCO_3^-] + [溶解的 CO_2] + [氨甲酰 CO_2] + [H_2CO_3]$$

$$\approx PCO_2 \times 0.03 mmolCO_2/(L \cdot mmHg)$$

代入前式就得到：

$$pH = 6.1 + \log [HCO_3^-] / Pco_2 \times 0.03$$

这就是 Henderson-Hasselbalch 方程。

由于人体含有大量水分，水的物理特性对维持人体的动态平衡影响很大。水是一种简单的三原子分子，其化学分子式是 H_2O，结构式是 H-O-H。由于水分子每个共价键的电荷分布是不对称的，因此其分子带有极性，H-O-H 的键角是 105°。水分子互相吸引并彼此连结形成氢键。因此，水具有高表面张力，低蒸汽压，高比热容量，高汽化热和高沸点。

水分子处于持续运动中，有时候，水分子之间发生的碰撞足以将一个质子从一个水分子传递到另一个水分子。这样，水总是轻度地解离为带负电荷的氢氧根离子（OH^-）和带正电荷的水合氢离子（H_3O^+）。通常将水的自我解离过程用方程式表示如下：

$$H_2O \longleftrightarrow H^+ + OH^-$$

虽然从水中解离出来的质子有许多别名（如 H_3O^+ 和 $H_9O_4^+$），大多数医师和化学家仍称它们为氢离子，因为使用氢离子化学符号（H^+）较方便。

水的自我解离度很小。25 ℃ 的纯水，$[H^+]$ 和 $[OH^-]$ 的浓度均为 1.0×10^{-7} mmol/L。水分子的解离趋势可表示为以下方程式：

$$K_{eq}H_2O = [H^+] [OH^-]$$

水的摩尔浓度很高，为 55.5M（"水里含有大量水分子"）。由于水的浓度和 K_{eq} 是恒定的，因此水的离子产物的解离常数可以表达如下：

$$K_{eq}H_2O = K_{eq} (55.5) = K_w = [H^+] [OH^-]$$

该公式的含义是氢离子和氢氧根离子浓度的乘积是恒定的，当氢离子浓度增加时，氢氧根离子的浓度就相应下降，反之亦然。

纯水是中性的，因为氢离子和氢氧根离子的相对浓度相同，均为 1.0×10^{-7} mmol/L。当溶液中氢离子浓度超过氢氧根离子浓度时（$[H^+] > 1.0 \times 10^{-7}$ mmol/L，$[OH^-] < 1.0 \times 10^{-7}$ mmol/L），被认为是酸性溶液。当氢氧根离子浓度超过氢离子浓度时，被认为是碱性比溶液。

1903 年，Arrhenius（1859—1927）革命性的理论创建了酸碱化学的基础。在水溶液中，Arrhenius 酸就是可以向溶液传递氢离子的任何物质[1]。而碱就是可以传递氢氧根离子的任何物质。水具有很高的解离常数，是一种高度离子化的溶液，具有极性键的物质都可以在水中解离为其组成部分（也就是溶解）。Brønsted 和 Lowry（BL）独立地用略有不同的术语改进了这个观点：酸是质子的供体，而碱是质子的受体。水本身是两性的，可以充当酸或碱。这样，当盐酸（HCl）溶于水，氯（Cl）作为酸向水供给质子，水即为碱。同样的，当氢氧化钾（KOH）溶于水，钾（K^+）作为碱，从水中接受氢离子，水即为酸供给质子。

在水中物质的解离程度决定了它们是否是强酸或是强碱。乳酸的解离常数（pKa）是 3.4，在生理 pH 下完全解离，因此是一种强酸。相反，碳酸的解离常数是 6.4，不完全解离，是一种弱酸。同样的，离子，如钠（Na^+）、钾（K^+）和氯（Cl^-），都不能轻易与其他分子结合，因此被认为是强离子，它们在溶液中以自由形式存在。每个 Na^+ 传递一个羟基，其进入细胞外液（ECF），由于是阳离子，其功能即为碱。每个 Cl^- 传递一个氢，其进入 ECF，由于是阴离子，其功能上是酸。由这种方式传递的羟基和氢互相结合，形成水分子，而以自由形式存于溶液中的氢或氢氧根离子相对较少。

$$HCl + H_2O \rightarrow H_3O^+ + Cl^-$$

在该反应式中，盐酸是 BL 酸，而水则是 BL 碱。

$$NaOH + H_2O \rightarrow H_2O + OH^- + Na^+$$

在该反应式中，水是 BL 酸，而 Na^+ 是 BL 碱。

$$OH^- + Na^+ + H_3O^+ + Cl^- = Na^+ + Cl^- + H_2O$$

由 Cl^- 和 Na^+ 传递的氢和氢氧根离子由于电中性，形成水。

总结而言，所有人体的酸碱反应都与含水环境中的带电粒子的存在有关。在以下章节中，我们将讨论 ECF 中的成分是如何影响身体酸碱状态，就如临床医师测定的那样。接着，我们将解释不同的酸碱失衡，及测定它们的工具。这些方法既不是相互格格不入，也不是系统上互不相容。

什么决定了溶液的酸碱性？

由于所有的酸碱反应都是基于物理化学的原理，

必须遵循以下三个简单的原则[8]：

1. 电中性：在水溶液中，在任何隔离室中，阳离子电荷总数必须等于阴离子电荷总数。
2. 解离平衡：作为质量作用定律的派生定律，所有不完全解离物质的解离反应在任何时候都必须满足解离平衡原则。
3. 质量守恒：一种物质的总量维持恒定，除非它有所增加、减少、产生或破坏。不完全解离物质的总浓度等于其解离的和未解离成分的浓度总和。

要明确一种液体的酸碱程度，必须将溶液中所有满足以上原则的物质均考虑在内。基本来说，包括所有的由强阳离子（碱）和强阴离子（酸）传递的电荷（氢或氢氧根离子），弱酸缓冲及 CO_2[9]。接下来我们讨论这些关键成员。

强　离　子

第一组离子是强离子，它们完全解离。细胞外液中最多的强离子是 Na^+ 和 Cl^-。其他重要的强离子包括 K^+，硫酸盐（SO_4^{2-}），镁（Mg^{2+}）和钙（Ca^{2+}）。在含有强离子的溶液中，根据已知的 NaOH 和 HCl 浓度，依据电中性原则，可计算出氢离子浓度。

$$\left(\left[Na^+\right]-\left[Cl^-\right]\right)+\left(\left[H^+\right]-\left[OH^-\right]\right)=0$$

由此产生了两个单独的联立方程：

$$\left[H^+\right]=\sqrt{K_w+\left(\left[Na^+\right]-\left[Cl^-\right]\right)^2/4}-\left(\left[Na^+\right]-\left[Cl^-\right]\right)/2$$

和

$$\left[OH^-\right]=\sqrt{K_w+\left(\left[Na^+\right]-\left[Cl^-\right]\right)^2/4}-\left(\left[Na^+\right]-\left[Cl^-\right]\right)/2$$

这些方程式告诉我们氢离子和氢氧根离子浓度是由 K_w（水解离常数）和 Na^+ 与 Cl^- 之间的电荷差异所决定的。由于前者是恒定的，所以在该系统中（$[Na^+]$-$[Cl^-]$）决定了 $[H^+]$ 和 $[OH^-]$。若是 Na^+ 和 Cl^- 浓度都已知，其净正电荷减去净负电荷的量就可以计算出来，这个值就是强离子差值（SID）[3]。逻辑上，在任何溶液中，强阳离子的电荷总数减去强阴离子总数的值即 SID。SID 独立地影响着氢离子浓度（图 60-1）。在人体的细胞外液中，SID 总是正值：

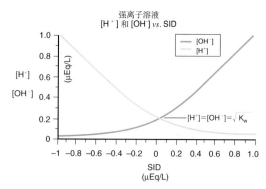

强离子溶液
$[H^+]$ 和 $[OH^-]$ vs. SID

图 60-1　强离子间隙（SID）的变化对于氢离子和氢氧根离子浓度影响 *(Modified from Stewart PA: Modern quantitative acid-base chemistry, Can J Physiol Pharmacol 61:1444-1461, 1983.)*

$$SID=\left(\left[Na^+\right]+\left[K^+\right]+\left[Ca^{2+}\right]+\left[Mg^{2+}\right]\right)-\left(\left[Cl^-\right]+\left[A^-\right]\right)$$
$$=40\text{-}44mEq/L$$

溶液中氢氧根在数量上总是超过氢离子。在这种情况下，SID 与 $[H^+]$ 并非线性相关。SID 的任何变化都可以改变 $[H^+]$ 和 $[OH^-]$ 的浓度。由于 K_w，这种关系是反向的：当 $[H^+]$ 增加则 $[OH^-]$ 下降（参见图 60-1）。SID 是自变量，$[H^+]$ 和 $[OH^-]$ 是因变量。这意味着单独改变氢离子而没有相应的强阳离子改变的话就不会影响溶液的 pH 值。

弱酸缓冲液

水的解离程度以及氢离子浓度都受到弱酸的电荷的影响。弱酸是部分解离的化合物，其解离程度是由主要的环境温度和 pH 值决定的。这组弱酸缓冲液中占优势的分子是白蛋白和磷酸盐。Stewart 用名词 A_{TOT} 代表影响酸碱平衡的弱离子总浓度[8]。

弱酸 HA 仅部分解离，用如下平衡式表示：

$$\left[HA\right]=K_A\left[H^+\right]\left[A^-\right]$$

K_A 是弱酸的解离常数。如果我们假设 HA 和 A^- 在这个反应中不发挥进一步作用（根据物质守恒定律），那么该溶液中 A^- 的总量一定与最初的总量相等，因此：

$$\left[HA\right]\left[A^-\right]=A_{TOT}$$

在该式中 $[A_{TOT}]$ 是弱酸总浓度。

要计算弱酸解离对 $[H^+]$ 的影响，必须考虑水的解离和电中性定律：

$$[H^+][A^-] = K_w'\text{（水解离）}$$
$$[SID] + [H^+] - [A^-] - [OH^-] = 0\text{（电中性）}$$

以上四个平衡式决定了含有强离子和弱酸的溶液中的 $[H^+]$。SID 和 A_{TOT} 是自变量，其浓度取决于系统的总产量。K_w 和 K_A 是恒定的。因此其他变量 $[HA]$、$[H^+]$、$[OH^-]$ 和 $[A^-]$ 必须调整到能满足以上平衡式，它们是因变量。

二氧化碳

ECF 除了含有强离子和弱碱，还含有二氧化碳。ECF 中的二氧化碳浓度取决于组织的生成和肺泡通气。二氧化碳在溶液中以四种形式存在：二氧化碳 [以 $CO_2(d)$ 表示]，碳酸（H_2CO_3），碳酸氢盐离子（HCO_3^-），碳酸盐离子（CO_3^{2-}）。

$CO_2(d)$ 的浓度由 CO_2 溶解系数（S_{CO_2}）所决定，该系数受体温、PCO_2 以及其他因素影响。一些方程式可由 CO_2 的水合过程推导出来：

$$[CO_2(d)] = S_{CO_2} \times P_{CO_2}$$

CO_2 水合成 H_2CO_3 然后解离成 H^+ 和 HCO_3^- 的趋势可由以下方程式反映：

$$[CO_2(d)] \times [OH^-] = K_1 \times [HCO_3^-]$$

以上方程式结合在一起加上水的平衡式推导出以下公式：

$$[H^+] \times [HCO_3^-] = K_c \times P_{CO_2}$$

HCO_3^- 也可解离释放出氢离子和碳酸，该平衡式如下：

$$[H^+] \times [CO_3^{2-}] = K_3[HCO_3^-]$$

影响水解离的独立因素

现在我们已经讨论了若干可影响溶液中的氢离子浓度的因素，包括强离子、弱酸和二氧化碳，我们能结合衍生出来的等式计算 $[H^+]$：

1. 水解离平衡：$[H^+] \times [OH^-] = K_w$
2. 弱酸解离平衡：$[H^+] \times [A^-] = K_A \times [HA]$
3. 弱酸的质量守恒：$[HA] + [A^-] = [A_{TOT}]$
4. HCO_3^- 形成平衡：$[H^+] \times [HCO_3^-] = K_C \times PCO_2$
5. 碳酸盐离子形成平衡：$[H^+] \times [CO_3^{2-}] = K_3 \times [HCO_3^-]$
6. 电中性：$[SID] + [H^+] - [HCO_3^-] - [A^-] - [CO_3^{2-}] - [OH^-] = 0$

这里有六个独立的联立方程式，并由它们决定 6 个未知的因变量：$[HA]$、$[A^-]$、$[HCO_3^-]$、$[CO_3^{2-}]$、$[OH^-]$ 和 $[H^+]$。3 个已知的自变量是 SID、$[A_{TOT}]$ 和 P_{CO_2}。

计算 $[H^+]$ 的方程式如下：

$$[SID] + [H^+] - K_c \times P_{CO_2} / [H^+] - K_A \times [A_{TOT}] / (K_A + [H^+]) - K_3 \times K_c P_C / [H^+]^2 - K_w' / [H^+] = 0$$

换而言之，$[H^+]$ 是 SID、A_{TOT}、PCO_2 和其他许多常数的函数。所有的其他变量，特别是 $[H^+]$、$[OH^-]$ 和 $[HCO_3^-]$ 都是因变量，不能独立影响酸碱平衡。

酸碱失衡

物理化学方法（Stewart 法）的价值在于它允许我们用简单的模型解释酸碱失衡，因为所有的异常都可以用 SID、A_{TOT} 或 Pco_2 来解释[8]。传统的酸碱失衡一直以动脉二氧化碳分压的改变分型（呼吸性酸中毒或呼吸性酸中毒），以血液化学的改变分型（代谢性酸中毒和代谢性碱中毒）[10]。虽然代谢性或呼吸性异常很少会单独发生，但这样的分型仍不失为一种有用的方法。

呼吸性酸碱失衡

呼吸性碱中毒

呼吸性碱中毒出现于过度通气而引起的 $PaCO_2$ 急剧下降。患者表现出血管收缩的症状和体征：轻度头痛、视觉障碍、晕眩，还可能由于钙与白蛋白的结合增加引起低钙血症。低钙血症是在碱性状态下白蛋白上负电荷增加所引起。急性低钙血症可导致感觉异常和手足抽搐等症状。

呼吸性酸中毒

呼吸性酸中毒出现于由于呼吸衰竭引起的 $PaCO_2$ 急性升高。可能由以下问题引起：

- 通气的中枢性因素——如麻醉药物中毒，苯二氮䓬类或阿片类药物，卒中，脊柱损伤
- 通气的外周性因素——如重症肌无力，脊髓灰质

表 60-1 急性和慢性酸碱失衡时 PaCO₂ 和 [HCO₃⁻] 的变化

异常	[HCO₃⁻] *vs.* PaCO₂
急性呼吸性酸中毒	$\Delta HCO_3^- = 0.2\ \Delta PaCO_2$
急性呼吸性碱中毒	$\Delta HCO_3^- = 0.2\ \Delta PaCO_2$
慢性呼吸性酸中毒	$\Delta HCO_3^- = 0.5\ \Delta PaCO_2$
代谢性酸中毒	$\Delta PaCO_2 = 1.3\ \Delta HCO_3^-$
代谢性碱中毒	$\Delta PaCO_2 = 0.75\ \Delta HCO_3^-$

Modified from Narins RB, Emmett M: Simple and mixed acid-base disorders: a practical approach, Medicine (Baltimore) 59:161-187, 1980.
Δ，值的变化；[HCO₃⁻]，碳酸氢离子浓度；PaCO₂，二氧化碳分压。
* HCO₃⁻ 以 mEq/L 或 mmol/L 计，PaCO₂ 以 mmHg 计

炎，多肌病，或神经肌肉阻滞

- 通气-灌注失调——常发生于气胸，胸腔积液，肺不张，肺炎或肺水肿

临床上，患者有 CO₂ 潴留的体征：发绀、血管扩张和麻醉状态。

呼吸性酸中毒可导致 [H⁺] 迅速增加。高碳酸血症的代偿缓慢，需要尿液增加氯离子的排出[8]和 pH 迅速下降。同时血浆碳酸氢盐增加，反映出更高的总 CO₂ 负荷。呼吸衰竭的急性程度可通过观察 CO₂ 和 HCO₃⁻ 的相对比来推导（表 60-1）。许多研究者认为呼吸性酸中毒并不一定是有害的。临床上有大量呼吸衰竭时"允许性高碳酸血症"的经验，患者似乎能很好地耐受[11-12]，实际上这可能还是有益的[13]。

代谢性酸碱失衡

代谢性酸碱失衡是由 SID 或 A_TOT，或两者联合的改变引起。SID 增加可引起碱血症，SID 减少可导致酸血症。这种改变可能是由于溶液中强离子总体或相对浓度的改变引起的。例如，SID 减少（即阴离子相对多于氧离子）可引起酸中毒，这可能是由于阴离子的净增加（如高氯血症、乳酸血症）或是同等量离子的分布容积增加（如稀释性酸中毒）所引起（表 60-2）。

代谢性酸中毒由于以下两个原因具有临床重要性：酸中毒本身可引起紊乱，而引起酸中毒的病因也可引起紊乱。酸中毒可引起跨细胞膜离子泵的改变以及钙离子的增加。结果血管舒张，肌肉做功减少（特别是心肌）以及心律失常。氧合血红蛋白解离曲线右移，增加氧释放入组织（参见第 61 章）。快速发生的代谢性酸中毒可引起严重低血压，心律失常和死亡。酸中毒的恶性程度与潜在的疾病过程密切相关；循环

表 60-2 原发性酸碱失衡的分类

异常	酸中毒	碱中毒
呼吸性	PCO₂ 上升	PCO₂ 降低
代谢性		
SID 异常		
由水过多或水缺失引起	水过量=稀释性 ↓ SID + ↓[Na⁺]	水缺失=浓缩性 ↑ SID ↑ [Na⁺]
由电解质引起	氯过量	氯缺失
氯离子（测得的）	↓ SID ↑ [Cl⁻]	↑ SID + ↓[Cl⁻]
其他离子（未测得的），如乳酸和酮酸	↓ SID ↑ [UMA⁻]	—
A_TOT 异常		
白蛋白 [Alb]	↑[Alb]（少见）	↓[Alb]
磷酸盐 [Pi]	↑[Pi]	

Modified from Fencl V, Jabor A, Kazda A, Figge J: Diagnosis of metabolic acid-base disturbances in critically ill patients, Am J Respir Crit Care Med 162:2246-2251, 2000.
[Alb]，血清白蛋白浓度；A_TOT，弱离子总浓度；[Cl⁻]，氯离子浓度；[Na⁺]，钠离子浓度；PCO₂，二氧化碳分压；[Pi]，无机磷酸盐浓度；SID，强离子差值；[UMA⁻]，未测阴离子；↑上升；↓下降

休克引起的乳酸酸中毒比输注过量 0.9% 盐水所致的高氯性酸中毒要严重得多[13]。人体对酸中毒具有高反应性。脑脊液中氢离子含量增加可激活呼吸中枢而刺激呼吸。肺泡通气量增加，从而减少动脉 CO₂ 含量和降低机体总 [H⁺]。由于缓冲活性和总二氧化碳减少可引起 HCO₃⁻ 浓度的同步降低。结果，代谢性酸中毒中血 pH 值的降低小于呼吸性酸中毒。

代谢性碱中毒很少由于急性疾病引起。代谢性碱中毒的症状和体征包括广泛的血管收缩、轻度头痛、抽搐和感觉异常。主要的代偿机制是低通气，这往往会延缓危重症患者脱离呼吸机的时间。

在正常的 ECF 中，SID 是 44mEq/L，正电荷主要由弱酸平衡。任何增加 SID 的因素都可以增加强阳离子相对于强阴离子的浓度，使溶液碱化。任何降低 SID 的因素可降低阳离子相对于阴离子的浓度，使溶液酸化。如果用游离水（不含电解质）扩张细胞外室容积，该系统中的成分被稀释，含量更丰富的成分（Na⁺ 而不是 Cl⁻）稀释得相对更多；结果造成 SID 的降低及稀释性酸中毒。这种情况很少出现于肾功能正常的患者。相反的，如果 ECF 中流失游离水（如蒸发增加），带电成分的相对浓度增加，这种浓度的改变影响更多的是含量丰富的离子和化合物（Na⁺ 而不是

Cl⁻）。SID 增加，造成浓缩性碱中毒（参见表 60-2）。

在围术期医学中，我们常使用"生理盐水"（0.9%NaCl），含有 154mEq/L 钠和 154mEq/L 氯。这种溶液的 SID 是 0。然而在功能上，每一升生理盐水可向 ECF 提供大约 50mmol 盐酸，其效果是使 Na⁺ 较之 Cl⁻ 相对浓度净值下降，SID 降低，高氯性酸中毒[14]。

任何带走氯而保留钠的过程，如鼻胃管持续引流会带走 HCl，结果增加了 SID 而引起代谢性碱中毒（低氯性碱中毒）。这种碱中毒是由 Cl⁻ 的丢失所致而与氢离子无关。Cl⁻ 遵循质量守恒定律（即其在 ECF 中含量有限）。而氢离子源于水，其来源无限。严重腹泻往往伴有 K⁺ 和 Na⁺ 的丢失，SID 降低，导致代谢性酸中毒。过度利尿引起自由水的丢失超过 Na⁺ 和 Cl⁻，导致浓缩性碱中毒。

最严重的代谢性酸中毒与未测得的阴离子（即血清学化学分析中常规还不能测得的电解质）净增加有关，结果导致 SID 降低：

1. 在氧利用障碍和强应激状态下，乳酸产生过多，SID 降低引起酸中毒。
2. 在失控的糖尿病（酮症酸中毒）或饥饿状态，β-羟丁酸和乙酰乙酸产生，降低 SID，导致酸中毒（参见第 39 章）。
3. 在严重的肾衰竭时，SO₄²⁻ 和 PO₄³⁻（肾固有酸）不能排泌，导致酸中毒（参见第 74 章）。

整个弱酸池，主要是血清白蛋白和磷酸盐，也是酸碱状态的重要决定因素。高磷酸血症长期以来一直与肾衰竭的酸中毒有关。低白蛋白血症在重症监护中也很常见（参见第 101 章）。低蛋白血症和重症疾病的严重程度密切相关。白蛋白的缺失由以下四种不同的自我平衡状态的改变引起：①制造肝蛋白的优先顺序：倾向于急性期反应而限制白蛋白的合成，②毛细血管渗漏丢失白蛋白而进入间质，③已生成的白蛋白降解，其产物氨基酸可用于蛋白质的合成，④以不含蛋白的液体替换血浆。

低蛋白血症对酸碱平衡的影响是很重要的。Fencl 和 Figged[17] 对 Stewart 的初始理论进行了修改。血清白蛋白浓度是用来抵消 SID 正电荷的关键性负电荷[15]。当使用传统的酸碱化学的方法时：pH、HCO₃⁻、碱缺失和阴离子间隙[19]，低蛋白血症的存在会掩盖比如由未测得的阴离子（UMAs）引起的酸中毒的检测[18]。低蛋白血症的存在有重要的意义，不仅仅与疾病不良预后有关[20]。高蛋白血症非常少见；然而在霍乱患者伴有血液浓缩时，它与酸中毒有关[21]。

酸碱平衡的调节

细胞外氢离子浓度似乎由机体严格控制。这种调节很可能反映了需要阻止细胞外电化学平衡受跨细胞离子泵功能的干扰而发生的迅速改变。为了防止波动，涉及许多细胞内和细胞外缓冲系统。缓冲液是含有两种或更多化学物质的溶液，能使添加酸或碱后的溶液 pH 变化最小化。理想状态下，缓冲液 pKₐ 等同于它的 pH 值，机体理想的缓冲液 pKₐ 介于 6.8 和 7.2 之间。最显著的生物学上的缓冲液是弱酸。

氢离子浓度的调控应该从挥发性酸和代谢性酸两方面来考虑。人体最大的酸的来源是挥发性酸 CO₂，每天可生成 12500mEq 的 H⁺，多数由肺排泄。相比之下，每天只有 20 ~ 70mEq 的氢离子通过肾排泄。挥发性酸主要为血红蛋白缓冲。还原血红蛋白是一种强碱，如果血红蛋白不与氧化代谢产生的氢离子结合，那么静脉血的 pH 将大为升高。

二氧化碳很容易通过细胞膜。在红细胞内，CO₂ 在碳酸酐酶的作用下与水结合形成 H₂CO₃，然后解离成氢和 HCO₃⁻。氢离子与还原血红蛋白上的组氨酸残基结合，HCO₃⁻ 被主动泵出细胞外。Cl⁻ 向细胞内主动移动（Cl⁻ 漂移）以维持电中性，同时也可保持碳酸的持续生成。CO₂ 也直接由血红蛋白（氨甲酰血红蛋白）和血浆蛋白（氨甲酰蛋白）缓冲。静脉血比动脉血 CO₂ 高 1.68mmol/L：65% 以 HCO₃⁻ 和 H⁺ 的形式存在，与血红蛋白结合；27% 以氨甲酰血红蛋白（即 CO₂ 与血红蛋白结合）的形式存在；8% 溶解。

当呼吸衰竭时，主要的 CO₂ 缓冲系统，即血红蛋白变得不堪重负，这导致酸中毒的迅速发生（参见第 103 章）。肾为保持电中性，反应性地通过弱阳离子 NH₄⁺，增加氯的排泄。这样 ECF 的渗透压维持不变。这个过程习惯性被称为"代谢性代偿"。慢性呼吸性酸中毒增加了机体总 CO₂ 含量，主要反映在血浆的 HCO₃⁻ 增加。高碳酸血症增加了脑脊液中的 HCO₃⁻，反映了总体 CO₂ 负荷的全面增加。高碳酸血症通过降低脑脊液中 Cl⁻ [22] 和升高脑脊液的 SID[23-25] 代偿。该代偿作用由跨血 - 脑屏障或脉络膜丛水平的主动转运机制控制，可被呋塞米和乙酰唑胺阻断[26-29]。这一结果是 PCO₂ 反应曲线的右移：在高 PCO₂ 水平时较之正常情况，呼吸中枢对高碳酸血症反应性地增加呼吸驱动力。以数学公式表示：

$$\Delta HCO_3^- = 0.5 \ \Delta PaCO_2 \ mmHg \ ^{[30]}$$

HCO₃⁻ 是一个因变量，随着 PCO₂ 的增降而增降。

CO_2 转换到 HCO_3^- 的速率依赖碳酸酐酶的活性，且发生缓慢。通过数学公式可以计算出 $PaCO_2$ 的增高是急性变化还是长期作用的结果（见表 60-1）。在急性呼吸性酸中毒时：

$$\Delta HCO_3^- = 0.2 \Delta PaCO_2$$

代谢性酸中毒主要由增加肺泡通气量来缓冲，结果产生呼吸性碱中毒和细胞外缓酸。这些弱酸包括血浆蛋白、磷酸盐和 HCO_3^-。HCO_3^- 缓冲系统（占血浆缓冲系统的 92% 和总缓冲系统的 13%）可能是最重要的细胞外缓冲系统。HCO_3^- 的 pK_a 较低（6.1），但是由于体内存在大量的 CO_2 使得该系统作用非常重要。HCO_3^- 和 H_2O 结合产生 CO_2，然后通过增加肺泡通气将之排出体外。临床医师必须意识到该代偿机制的重要性。例如，机械通气控制呼吸的麻醉或重症患者，丧失自身调节 PCO_2 的能力。结果急性代谢性酸中毒与呼吸性酸中毒相结合能引起 pH 值破坏性地下降。

肾在调节酸碱平衡中的主要作用与其调节 Na^+ 和 Cl^- 有关。饮食中摄取的 Na^+ 和 Cl^- 的量大致相等，肾通过弱阳离子 NH_4^+ 排泄 Cl^- 净负荷，使尿液中的氯离子从电化学角度达到电中性 [2]。

在代谢性酸中毒时，肾优先排除 Cl^-。在代谢性碱中毒中，Cl^- 被保留，Na^+ 和 K^+ 被排出。尿液中存在 HCO_3^- 反映了机体维持电中性的需求。许多遗传性的酸碱失衡均与肾处理 Cl^- 的异常有关。在肾小管性酸中毒中，患者不能将 Cl^- 与 Na^+ 成比例地排出 [31]。通过观察到的高氯血症性代谢性酸中毒，伴随尿液中不适当的低水平的 Cl^- 而做出诊断。尿 SID 是正值。如果尿 SID 是负值，那就不是肾的原因。同样的，假性醛固酮减少症似乎与高水平的氯的重吸收有关 [32]。Batter 综合征是由编码氯通道的基因序列——CLCNKB——的变异引起的，该通道调控 Na-K-2Cl 协同转运蛋白（NKCC2）[33]。

其他可引起高氯性代谢性酸中毒的原因有胃肠道丢失（腹泻、小肠或胰腺引流）、胃肠道外营养、盐水输入过多以及使用碳酸酐酶抑制剂。

酸碱化学的分析方法

临床评估急性和重症患者的核心因素是酸碱平衡。动脉血气分析可以提供患者呼吸系统的即时信息，确定是否存在酸或碱中毒。通过一系列经验性"原则"，动脉血气分析提供的信息常常足以判断疾病的存在、病因及进展（参见第 44 和 51 章）。当加入了血清化学试剂包、糖和乳酸测定及尿酮检测，动脉血气分析的诊断敏感性进一步增加了。

许多不同的测定酸碱平衡的方法目前应用广泛 [34]。可按以下分类描述：基于 Henderson-Hasselbalch 方程变化的描述性方法；基于计算和线图的半定量方法；基于物理化学的定量方法。描述性方法应用 PCO_2 和 $[HCO_3^-]$ 的相互关系来探测和诊断酸碱失衡。这个方法的延伸是阴离子间隙。半定量的方法包括缓冲碱概念、标准化的碱缺失 - 过剩及碱缺失间隙。定量方法应用 SID 和 A_{TOT}，并使用强离子间隙（SIG）定量。

描述性方法：二氧化碳 - 碳酸氢盐（Boston）法

波士顿 Tufts 大学的 Schwartz 和同事们提出了酸碱化学的描述性方法。他们的公式衍生自 Henderson-Hasselbalch 方程式，用酸碱图及 CO_2 分压和血清 HCO_3^-（或总 CO_2）之间的关系，从两个因变量：$PaCO_2$ 和 $[HCO_3^-]$ 的角度来分类酸碱失衡 [35-36]。为了验证这种方法，他们对已知酸碱失衡状态并处于稳定代偿的患者进行了评估。对每一种疾病状态，相对于正常状态下的代偿程度均进行了检测。研究者们共描述了 6 种基本的酸碱失衡状态，应用线性方程式或图解描述氢离子浓度与 PCO_2 关系来解释呼吸性失衡，及利用 PCO_2 与 HCO_3^- 浓度的关系来解释代谢性失衡（图 60-2）。对任何已知的酸碱失衡，可确

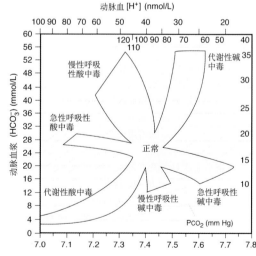

图 60-2　应用 Boston 方法的酸碱列线图。根据 PCO_2 与碳酸氢根浓度 HCO_3^- 的相对值能区别不同的酸碱失衡 (Modified from Brenner BM, Rector FC: The kidney, ed 3. Philadelphia, 1986, Saunders, p 473.)

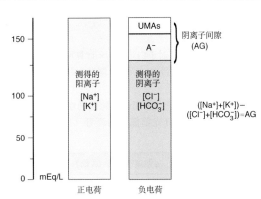

框 60-1　酸碱失衡的描述性（CO_2-HCO_3^-）方法

呼吸性失衡

急性呼吸性酸中毒

　预期的 $[HCO_3^-] = 24 + [(测得的 PaCO_2 - 40)/10]$

慢性呼吸性酸中毒

　预期的 $[HCO_3^-] = 24 + 4 [(测得的 PaCO_2 - 40)/10]$

急性呼吸性碱中毒

　预期的 $[HCO_3^-] = 24 - 2 [(40 - 测得的 PaCO_2)/10]$

慢性呼吸性碱中毒

预期的 $[HCO_3^-] = 24 - 5 (40 - 测得的 PaCO_2)/10$（范围：$\pm 2$）

代谢性失衡

代谢性酸中毒

　预期的 $[HCO_3^-] = 1.5 \times [HCO_3^-] + 8$（范围：$\pm 2$）

代谢性碱中毒

　预期的 $[HCO_3^-] = 0.7 \times [HCO_3^-] + 8$（范围：$\pm 5$）

图 60-3　阴离子间隙。阴离子间隙代表测得的阳离子和测得的阴离子之间的电荷差别，缺失的负电荷是由弱酸（A^-）如白蛋白和磷酸，以及未测得的强阴离子（UMAs）如乳酸所组成

定预期的 HCO_3^- 浓度。然后这些图和方程式被应用为一系列数学规则（框 60-1）。对大多数简单的失衡来说，这是一种合理的方法。譬如：在急性呼吸性酸中毒时，$PaCO_2$ 超过 40mmHg，每上升 10mmHg，$[HCO_3^-]$ 将增加 1mEq/L。在慢性呼吸性酸中毒时，$PaCO_2$ 超过 40mmHg，每上升 10mmHg，$[HCO_3^-]$ 将增加 4mEq/L。在急性代谢性酸中毒时，$PaCO_2$ 遵循 $1.5 \times [HCO_3^-] + 8$ 的原则。在代谢性碱中毒时，$PaCO_2$ 遵循 $0.7 \times [HCO_3^-] + 20$ 的原则。

　利用这些图、方程式和规则，医师通常能精确地确定大多数呼吸性或代谢性失衡的性质。虽然存在一定的数学关系，但 H^+ 与 HCO_3^- 的改变并不反映因果。例如，慢性肺通气不足可导致 PCO_2 和 $[HCO_3^-]$ 增加。许多医师会错误地认为 $[HCO_3^-]$ 的增加是对 PCO_2 升高的代偿，但事实并非如此。HCO_3^- 浓度的增加反映体内总 CO_2 增加。

　虽然 PCO_2-HCO_3^- 法对大多数失衡来说较准确，对呼吸性问题特别有效，但时常有一些易犯的错误，特别是存在代谢性因素时。首先，该方法并不像看上去那么简单。需要临床医师去参考一些令人迷惑的图或去学习公式，并进行心算。其次，该系统既不能解释亦不能说明许多围术期或重症患者的复杂性酸碱失衡，例如伴有低蛋白血症、高氯性酸中毒或稀释性酸中毒的急性中毒患者或伴有慢性呼吸性酸中毒的乳酸

酸中毒患者。

阴离子间隙法

　最广泛应用于检测代谢性酸中毒的方法是阴离子间隙，由 Emmit 和 Narins 于 1975 年提出[37]。该方法是根据电中性定律，与后来描述的物理化学方法一致，通常与 Boston 法一起用于酸碱平衡。它基于在其发表时期很难获得的或难以了解到的数据：弱酸（磷酸和白蛋白）和 UMAs。一般细胞外离子电荷差异的总和是 -10mEq/L 至 -12mEq/L 的"间隙"。目前广泛使用的是三种不同的阴离子间隙（图 60-3），它们因是否包含 K^+ 或乳酸而不同：

$$阴离子间隙（简单的）= [Na^+] - ([Cl^-] + [HCO_3^-])$$
$$= 12 \sim 14mEq/L$$
$$阴离子间隙（传统的）= [Na^+] + [K^+] - ([Cl^-]$$
$$+ [HCO_3^-]) = 14 \sim 18mEq/L$$
$$阴离子间隙（现代的）= [Na^+] + [K^+] - ([Cl^-] + [HCO_3^-]$$
$$+ [乳酸^-]) = 14 \sim 18mEq/L$$

　如果患者发生代谢性酸中毒，且间隙"增大"，比如超过 20mEq/L，则酸中毒是由 UMAs 引起的：肾酸或酮体。如果间隙没有增大，则检测阴离子，酸中毒是由高氯血症（HCO_3^- 不能单独影响酸碱状态）或乳酸（如果检测包含了）引起的。虽然阴离子间隙是一个有用的方法，但其效能常因为什么是或不是"正常间隙"的假设而削弱[38]。阴离子间隙常会低估代谢性失衡的程度[18]。多数危重症者为低蛋白血症，许多还伴有低磷酸盐血症[39]。因此在未测得阴离子存在

的情况下，该间隙可以是正常的[19]：

校正的阴离子间隙（对于白蛋白）= 计算所得的阴离子间隙 + 2.5 × ［正常白蛋白（g/dl）- 测得的白蛋白（g/dl）］

　　在该校正公式中，阴离子间隙准确地定量了代谢性酸中毒，对于区分先前健康的患者（如急性创伤）

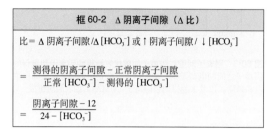

的高氯血症酸中毒和由 UMAs 引起的酸中毒也是很有用的。Moviat 和同事们证明了由白蛋白校正的阴离子间隙能准确地探测重症监护时发生的复杂的酸碱失衡[40]。

　　另一个版本的阴离子间隙是 Δ 阴离子间隙（框60-2），这是一种能成功预测重症疾病预后的方法[41]。简单而言，当阴离子间隙正常，或没有改变，HCO_3^-水平下降，Δ 比将会低于 0.4，存在高氯酸中毒。Δ 比介于 1 和 2 之间时，它是预测由 UMAs 或乳酸引起的代谢性酸中毒的指标。如果 Δ 比大于 2，则存在混合性酸碱失衡。尽管表面上看这一过程相对简单，但这是基于临床医生了解特定患者的正常的阴离子间隙和 HCO_3^- 而言。另外，只有在高氯血症时，其诊断才是清晰易见的。图 60-4 是使用该描述性方法判断酸碱失衡的流程图。

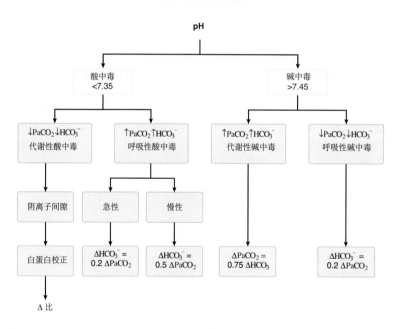

图 60-4　酸碱平衡的描述性（"Boston"）方法。AG，阴离子间隙；DKA，糖尿病酮症酸中毒

半定量法：碱缺失或碱剩余 (Copenhagen) 法

在代谢性酸中毒时，常规向 ECF 中添加 UMAs 导致每个阴离子净增益一个氢离子。这主要是由 HCO_3^- "缓冲" 的，每份阴离子的增益导致一份 HCO_3^- 浓度的下降。HCO_3^- 浓度从基线的改变反映了阴离子净增益的总量。这种酸碱平衡的描述性方法即为 "Δ" HCO_3^-。但这种方法还是有问题的，因为没有把 CO_2 代谢在 [HCO_3^-] 的效应分开考虑。

Singer 和 Hastings 在 1948 年提出全血缓冲碱的变化可以用于定量代谢性成分，而不依赖于 Henderson-Hasselbalch 方程[42]。缓冲碱代表了 HCO_3^- 和非挥发性缓冲离子之和（基本上是血浆白蛋白、磷酸盐和血红蛋白）。基于电中性原理，缓冲碱必须与强离子（完全解离）之间电荷差相等。通常，缓冲碱 = [Na^+]+[K^+]−[Cl^-]。缓冲碱的变化基本上代表了强离子浓度的变化（这在 1948 年时检测并不容易）。在代谢性碱中毒中，缓冲碱增加；代谢性酸中毒时，缓冲碱减少。测定缓冲碱的最主要缺点是随着血红蛋白浓度的变化，缓冲容量有可能发生变化。

1957 年，Astrup 和同事们建立了标准 HCO_3^- 概念——PCO_2 为 40mmHg、37℃ 条件时 HCO_3^- 的浓度。基于此，Astrup 和 Siggard-Andersen 认识到 PCO_2 和 [HCO_3^-] 并不是独立无关的变量[43]。接着，他们发展了碱缺失剩余方法（BDE）来区分代谢性和呼吸性酸碱失衡。BDE 定义为 PCO_2 为 40mmHg、37℃ 的条件下将血 pH 值滴定至 7.4 所需要的强酸或强碱量。如同 Boston 法一样，Siggard-Andersen 的数据也从大量患者的观测中得出。研究者们在 37℃ 时，用测压计维持不同的 $PaCO_2$ 值，在不同血红蛋白浓度范围内，仔细地向血液中滴定已知的酸碱量。这些研究发展成为列线图（图 60-5 和表 60-3），通过 37℃ 时测量 pH、$PaCO_2$ 和血红蛋白浓度可得出 BDE。目前 BDE 的计算法是由 1977 年发表的 Van Slyke 方程式[44]衍生而来的。

$$BDE = \left[HCO_3^- - 24.4 + (2.3 \times Hb + 7.7) \times (pH - 7.4) \right] \times (1 - 0.023 \times Hb)$$

该运算式与用于推导原始列线图的经验数据间有高度的相似性。该运算式在体外是准确的，在体内则不是，因为血红蛋白的缓冲活性限于血气和电解质交换的酸碱变化范式内。该方法修正后仅用于贫血患者（血红蛋白 5g/dl），在体内情况下可更准确地反映

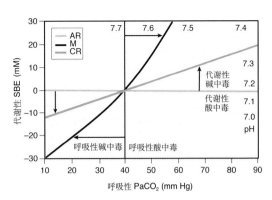

图 60-5　由 Schlichtig 修订的 Copenhagen 方法的酸碱列线图。根据 PCO_2 和碱缺失或剩余（这里是指标准碱剩余 SBE），能区别不同的酸碱失衡。箭头代表急性酸中毒或碱中毒时机体代偿后的改变。AR，急性呼吸性酸中毒或碱中毒；CR，慢性呼吸性酸中毒或碱中毒；M，代谢性酸中毒或碱中毒 *(From Schlichtig R, Grogono AW, Severinghaus JW: Human Paco2 and standard base excess compensation for acid-base imbalance, Crit Care Med 26:1173-1179, 1998.)*

表 60-3　急性和慢性酸碱失衡反应中标准碱缺失或剩余的变化

失衡	BDE 对 $PaCO_2$
急性呼吸性酸中毒	$\Delta BDE = 0$
急性呼吸性碱中毒	$\Delta BDE = 0$
慢性呼吸性酸中毒	$\Delta BDE = 0.4 \Delta PaCO_2$
代谢性酸中毒	$\Delta PaCO_2 = \Delta BDE$
代谢性碱中毒	$\Delta PaCO_2 = 0.6 \Delta BDE$

Modified from Narins RB, Emmett M: Simple and mixed acid-base disorders: a practical approach, Medicine (Baltimore) 59:161-187, 1980.

Δ, 值的变化；BDE, 碱缺失或剩余；$PaCO_2$, 动脉血二氧化碳分压；SBDE, 标准碱缺失或剩余

整个机体的碱剩余：该运算式修正为标准碱剩余公式（SBE）：

$$SBE = 0.93 \times (HCO_3^- - 24.4 + 14.83) \times (pH - 7.4)$$

酸碱化学的 BDE 法经由 Schlichtig[45] 和 Morgan[46] 成功地进行了验证。该方程的主要缺点是假定弱酸（A_{TOT}）的量正常，而这在危重症中是罕见的。Wooten 修正了弱酸（白蛋白和磷酸盐）影响的 SBE，建立了准确的多室模型（SBEc）[47]：

$$SBEc = (HCO_3^- - 24.4) + (8.3 \times 白蛋白\ g/dl \times 0.15) + (0.29 \times 磷酸盐\ mg/dl \times 0.32) \times (pH - 7.4)$$

运用 Wooten 的多室模型[47]，我们可以得出 SBE 是在 pH 修正至 7.4、PCO_2 为 40mmHg 时，将 SID 滴定至正常值所需的强酸或强碱的量。

在每一种常见的酸碱失衡（框 60-3 和图 60-6）基于 BDE 运用简单的数学原理。比如，急性呼吸性酸中毒或碱中毒时，BDE 未发生改变。相反的，急性代谢性酸中毒时，PCO_2 变化的量值（mmHg）与 BDE（mEq/L）变化的量值相同。

框 60-3 钠、氯和游离水、白蛋白*的碱缺失或剩余的计算
$BDE_{NaCl} = ([Na^+] - [Cl^-]) - 38$
$BDE_{Alb} = 0.25(42 - 白蛋白\ g/L)$
$BDE_{NaCl} - BDE_{Alb} = BDE_{calc}$
$BDE - BDE_{calc} = BDE_{gap} = 未测得阴离子或阳离子的效果$

* 该方法包括了钠、氯、游离水（BDE_{NaCl}）及白蛋白（BDE_{Alb}）的碱缺失或剩余（BDE）的计算。结果是计算得的 BDE（BDE_{calc}）。将之从测量得的 BDE 中减去后即为 BDE 间隙

酸碱平衡的碱缺失碱剩余法

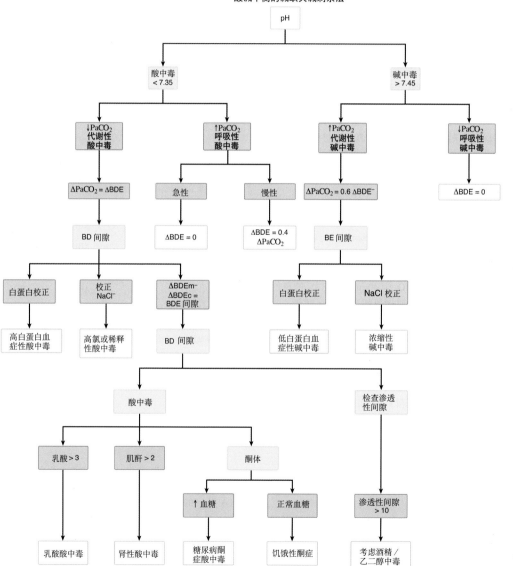

图 60-6 酸碱失衡的半定量（"Copenhagen"）法。BD，碱缺失；BE，碱剩余；BDEm，得到的碱缺失或碱剩余；BDEc，碱缺失或碱剩余经白蛋白、钠、氯和游离水校正（参见框 60-3）；UMA，未测得阴离子；乳酸以 mmol/L 计，肌酐以 mg/dl 计，渗透性间隙以 mOsm 计

20 世纪 80 年代以来，对 BDE 相较于 CO_2-HCO_3^- 系统的优缺点的讨论逐步增加。事实上，两者之间的差别很小；两者的方程和列线图均由患者的数据推导及反向提炼。计算均基于血气分析中的 HCO_3^- 为标准。这样，对于多数患者而言，两种方法都只是相对准确，它们无法使临床医生区分，比如，乳酸还是 Cl^- 引起的酸中毒，以及脱水还是低蛋白血症引起的碱中毒，这时运算可造成误导。这些计算可错失酸碱失衡的存在，譬如低蛋白血症（代谢性碱中毒）及伴有乳酸酸中毒（代谢性酸中毒）的重症患者，pH、HCO_3^- 和碱剩余可以在正常范围。这种精度的缺失可导致不适当的和不充分的治疗。

Gilfix 等[48]首先使用了一种补充性的方法来计算 BDE 间隙，接着 Balasubramanyan[49]和 Story[50]和他们的同事们也分别使用这种方法。该方法用强离子、游离水和白蛋白再计算 BDE。得出的 BDE 间隙反映了 SIG，阴离子间隙必须被校正。

我们认为 Story 及他的同伴们的简化计算方法最为有效（参见框 60-3）[50]。他们使用两个方程来计算 Na^+、Cl^-、游离水和白蛋白的 BDE（参见框 60-3）。

Stewart-Fencl 法

应用 Stewart-Fencl 或物理化学的方法可推导出更准确地反映真实酸碱状态的方法。该方法基于电中性的原理，在阴离子间隙的方法上略有改进。血浆存在一个 40 ~ 44mEq/L 的显性 SIDa[(Na^++Mg^{2+}+Ca^{2+}+K^+) －(Cl^-+A^-)]，被 HCO_3^- 和 A_{TOT}（缓冲碱，有效 SID[SIDe]）上的负电荷中和平衡。SIDa 和缓冲碱（SIDe）之间的微小差值代表了 SIG，并可用于定量存在着的 UMA 的量（图 60-7）。

$$SIDa = \left([Na^+] + [K^+] + [Mg^{2+}] + [Ca^{2+}]\right) - [Cl^-]$$

$$SIDe = [HCO_3^-] + $$
[白蛋白上的电荷] + [Pi 上的电荷]（以 mmol/L 计）

由于弱酸的解离程度依赖于 pH 值，所以我们可以计算：

$$[Alb^-] = [Alb\ (g/L)] \times (0.123 \times pH - 0.631)$$
$$[Pi]\ (mg/dl) = [Pi] / 10 \times pH - 0.47$$
$$SIG = SIDa - SIDe$$

不幸的是，SIG 可能不能代表未测得的强阴离子，

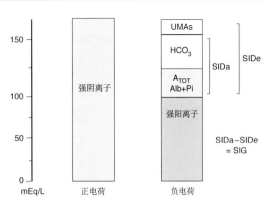

图 60-7 强离子间隙（SIG）。显性 SID（SIDa）为弱离子总浓度（A_{TOT}）加上碳酸氢盐浓度（HCO_3^-）之和。有效 SID（SIDe）为真实的 SID。两者之间的差异由未测得的阴离子（UMA）组成。Alb，白蛋白；Pi，磷酸盐

只能代表所有未测得的阴离子。例如：经明胶复苏的患者，SIG 将增加。而且，当血浆水浓度改变时，SID 的量可发生相对的或绝对的变化。Fencl 及 Leith 通过游离水校正 Cl^- 的浓度（Cl^-_{corr}）定义该问题，用以下方程式表达：

$$[Cl^-]_{corr} = [Cl^-]_{观测值} \times \left([Na^+]_{正常值} / [Na^+]_{观测值}\right)$$

将校正的 Cl^- 浓度代入 SIDa 方程式。同样的，上述方程式中，用 UMAs 替代 Cl^-，可推导出游离水校正的 UMAs[18]。根据 9 例正常人的系列观察，Fencl 和同事们估计"正常"SIG 值为 $8 \pm 2mEq/L$[18]。

SIG 的计算相当繁琐。相较于其他方法需要更多的精力和花费才能得出数据，对于 SIG 的正常值也存在许多困惑。在标准临床实践中，SIG 是否比校正的阴离子间隙（即为没有钙、镁和磷酸盐的 SIG——它们常会互相抵消彼此的电荷）更有优势也不得而知。

没有一个简单的数字能说明复杂的酸碱失衡。Fencl 等建议，应注重每次血气的所有碱化和酸化的影响：呼吸性酸中毒或碱中毒，SID 是否异常（由于水过多或过少，测得的或未测得的电解质引起），以及异常的 A_{TOT}，而并不是把焦点放在阴离子间隙或 BDE 上[18]。Fencl 及他的同事们[18]描述了如下的一个病例（除非特别说明，数据单位都是 mEq/L）：

Na，117；Cl，92；Ca，3.0；白蛋白 6.0g/L；K，3.9；Mg，1.4；Pi，0.6mmol/L；动脉血气：pH，7.33；PCO_2，30mmHg；HCO_3，15。

推导出的数据如下：

阴离子间隙，13；校正阴离子间隙，23；BE，-10；

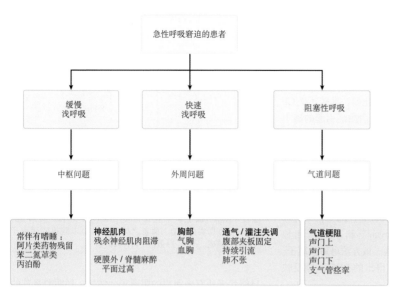

图 60-8 根据呼吸方式判断急性呼吸窘迫和呼吸性酸中毒的原因

SID，18；校正 Cl，112；校正 UMA，18。

用传统的方法，该患者会被诊断为非阴离子间隙性代谢性酸中毒，寻找其 HCO_3^- 丢失的原因，如肾小管性酸中毒或胃肠道丢失。呼吸性碱中毒的程度与酸中毒的程度相当（$\Delta BD=\Delta PCO_2$）。然而 Fencl-Stewart 的方法揭示了一种更为复杂的状态。由于游离水增多、UMAs 和令人惊讶的高氯血症（参见校正 Cl⁻ 值），SID 减少到 18mEq/L。但低蛋白血症的碱化力量使其酸中毒程度并不反映其代谢失衡的水平。校正的阴离子间隙反映 SID 的改变，但碱缺失大大低估了这种变化。该患者有稀释性酸中毒、高氯性酸中毒和乳酸酸中毒。

总结一下，急诊室或手术室的患者大多数既往健康，用碱缺失或阴离子间隙的方法来评估其代谢性失衡还是合理的，特别是经白蛋白校正后。而对于危重症患者，解释酸碱失衡最有效的方法包括了解同步发生的酸化和碱化过程，并通过计算或经验法则来鉴别起作用的各种力量。然而，医师分析这些信息的能力依赖于他们获得的数据的量。只有一个简单的血气分析报告可能会掩盖严重的酸碱失衡。

下一节中，我们将分析不同临床情况下许多常见的酸碱失衡的原因。

不同临床情况下的酸碱问题

急诊情况下的酸碱失衡

急症患者实验室检查的一个重要部分就是分析酸碱失衡（参见第 101 章）。最常见的失衡是急性呼吸性酸中毒或碱中毒和急性代谢性酸中毒。急性代谢性碱中毒很少见。混合性的呼吸性合并代谢性酸中毒见于严重创伤或感染患者。

急性呼吸性酸中毒由低通气或无效腔通气增加造成。评估首先应对患者的呼吸方式进行检查（图 60-8）：缓慢的、浅呼吸代表着呼吸驱动力受损；快速的、浅呼吸提示胸壁或肺的疾病；阻塞性呼吸代表着气道梗阻。

一系列广泛的病理过程常导致呼吸性酸中毒。这些包括损伤（卒中、脊髓损伤、肉毒杆菌中毒、破伤风），呼吸中枢的毒性抑制（阿片类、巴比妥类、苯二氮䓬类药物），神经肌肉疾病（如吉兰 - 巴雷综合征、重症肌无力），腹部高压，连枷胸，血气液胸，肺水肿和肺炎。也可是由于过度镇静的麻醉作用、部分神经肌肉阻滞、术中低通气引起。这经常需要机械通气逆转呼吸性酸中毒。

急性呼吸性碱中毒由通气过度引起，通气过度常由焦虑、中枢性呼吸刺激（如水杨酸中毒早期出现的情况）或过度机械通气引起。急性呼吸性碱中毒常伴有急性代谢性酸中毒，此时，PCO_2 从基线（通常是 40mmHg）减少的量与碱缺失的量值相当（参见表 60-3）。比如一个急性乳酸中毒患者，乳酸浓度为 10mEq/L，碱缺失应为 -10，PCO_2 应为 30mmHg。如果 PCO_2 比预期的高，则可能存在呼吸因素。这种情况常见于多发复合伤的患者，他们常伴有大出血导致的乳酸酸中毒和连枷胸导致的呼吸性酸中毒。

急性代谢性酸中毒由 SID 或 A_{TOT} 的变化引起。SID 的变化由强阴离子对强阳离子相对比例的改变引起。乳酸酸中毒、肾性酸中毒、酮症酸中毒或高氯血症时阴离子增加，而严重腹泻或肾小管性酸中毒时，阳离子丢失。急性酸中毒也可反映游离水相对于强离子的增加——即稀释性酸中毒，伴随着摄入过多的低张液和某种酒精类中毒，如甲醇、乙二醇或异丙醇而发生。

为了研究既往健康的患者发生的急性代谢性酸中毒，简单的观察性和数学性工具，如阴离子间隙和碱缺失，都是有用的（参见图 60-4、框 60-4）。碱缺失仅仅反映了酸碱失衡的存在。阴离子间隙可区分酸中毒是由高氯血症（肾小管性酸中毒或输注过多生理盐水）引起的，还是由 UMAs（酮体或肾性酸）所致的乳酸和稀释引起的。当患者出现急性代谢失衡，如创伤、失血、意识丧失或呼吸急促，必须全面评估患者的所有检测，包括血气、电解质、血清渗透压和尿液分析。

急性代谢性酸中毒的情况下，应立即做三项诊断：①乳酸酸中毒（送检血清乳酸水平—可反映碱缺

失的量值）；②由糖尿病引起的酮症酸中毒（患者高血糖，尿酮体阳性）；或③饥饿和急性肾衰竭，以血清尿素和肌酐升高和总 CO_2 降低为特征。饥饿和急性肾衰竭是必须排除的诊断。存在血清 Na^+ 浓度的降低（$< 135mEq/dl$）或明显增加的阴离子间隙 / 碱缺失 / SIG，则警告临床医师存在异常的稀释性酸中毒可能，如酒精中毒。酒精类，如乙醇、甲醇、异丙醇和乙二醇是渗透压活性分子，可扩张细胞外液。当存在渗透克分子间隙时就要怀疑酒精中毒，测得的和计算得的血清渗透压克分子浓度差值大于 $12mOsm$ 时提示存在未测得的渗透克分子。毒理学的实验室检查可以明确是否存在不同的毒性酒精分子。

肾性酸中毒是由只经肾排出的强离子代谢产物的蓄积引起的，包括硫酸盐和甲酸盐。也可由维生素 D 相对缺乏导致的弱酸 - 磷酸盐的蓄积引起。糖尿病酮症酸中毒可通过容量复苏和胰岛素治疗。饥饿性酮症用糖和蛋白质治疗。而肾性酸中毒则要用透析治疗。

使用碳酸氢钠推注或输注治疗急性代谢性酸中毒仍存在争议。鲜有证据显示支持在乳酸酸中毒和酮症酸中毒中使用该药物。事实上 $NaHCO_3$ 通过增加 SID 来逆转酸中毒，而通常酸中毒是潜在的更严重的问题的反映。$NaHCO_3$（8.4%）是高张溶液，其血浆扩张的效应与高张盐水相似，并增加 $PaCO_2$。这种特性在休克时可有明显的血流动力学益处。在等待透析的患者输注 $NaHCO_3$，用于提高 SID，减轻患者的症状并防止高钾血症。

甲醇经乙醇脱氢酶代谢成甲醛和甲酸盐。这两种代谢产物都是高度毒性化合物，可导致失明、心血管功能障碍和死亡。治疗的策略包括使用乙醇来竞争性结合乙醇脱氢酶，使用甲吡唑抑制该酶。乙二醇中毒可导致中枢神经系统抑制，乳酸酸中毒，尿液中产生草酸钙结晶。结果致低钙血症，引起肾衰竭、心血管功能抑制以致死亡。使用甲吡唑治疗，同时使用或不使用血液透析治疗。

乳酸酸中毒

当机体乳酸的生成超过了肝的清除能力时，即发生乳酸酸中毒。其问题在于生成过多或清除不充分。

乳酸在生理上是作为糖代谢的降解产物生成的。丙酮酸盐经乳酸脱氢酶的催化作用形成乳酸。在正常情况下，乳酸对丙酮酸盐的比例小于 20∶1。在缺氧的情况下，比如剧烈运动，乳酸水平急剧升高。另外，在有氧的情况下也可形成乳酸。在应激情况下激动骨骼肌的 β- 肾上腺素能受体（增加循环的儿茶酚胺）或外源性输注（注射肾上腺素或去甲肾上腺素）均可增

框 60-4　患者代谢性酸中毒的评价

1. 酸中毒是否由测得的或未测得的阴离子引起（如氯离子）？
注意血流化学：
　　计算阴离子间隙：$Na + K - Cl = 10 - 12$
　　　　如果间隙正常，存在过多氯离子，是由输液过多、钠离子丢失过多（腹泻、回肠造口术）或肾小管性酸中毒引起的
　　　　如果间隙增宽（> 16），存在其他未测得的阴离子导致的酸中毒
检查血清乳酸水平——如果 > 2，可能是乳酸性酸中毒
　　如果高乳酸水平可由循环容量不足解释（休克、低容量、少尿、未充分复苏、贫血、一氧化碳中毒、癫痫发作），则是 "A 型" 乳酸酸中毒
　　如果不能用循环血容量不足解释，则为 "B 型（罕见）"，病因是双胍、果糖、山梨醇、硝普盐、乙二醇、癌症、肝疾病
注意肌酐和尿量：
　　如果患者急性肾衰，则存在肾性酸类
注意血糖和尿酮体：
　　如果患者高血糖和酮症，则为糖尿病酮症酸中毒
　　如果患者为酮症（未测得阴离子）而血糖正常，则为酒精性（检查血酒精水平）或饥饿性酮症
　　检查是否存在慢性酗酒——平均微粒体容量增高，肝功能检查中 γ 谷氨酰胺转移酶升高
2. 如果以上所有检查都是阴性的，考虑中毒
　　送检毒理学实验室检查并检测血清渗透压克分子浓度，用以下公式计算渗透压克分子浓度：$2 (Na + K) +$ 葡萄糖 $/18 +$ 尿素氮 $/2.8$
　　寻找未测得的渗透压克分子的来源：如果测得的和计算得的血清渗透压克分子浓度相差 > 12，考虑酒精性中毒，特别是乙二醇、异丙醇和甲醇

加乳酸，结果导致有氧性糖酵解。乳酸经肝转化为 CO_2 和 H_2O；乳酸林格液中的乳酸功能上等同于 HCO_3^-。

危重症患者必须尽早检测血清乳酸和动脉血 pH 值。乳酸浓度超过 2mEq/L 在临床上是很重的，代谢性酸中毒时乳酸水平超过 5mEq/L 则患者的情况很严重[51]。未发生酸中毒而存在孤立性高乳酸血症，其临床意义还不明确[52]。

目前公认存在两种乳酸酸中毒。A 型（总体氧输送不足）见于低血容量或失血性休克，而 B 型则见于氧输送和组织灌注正常的情况。乳酸酸中毒也可见于明显的区域性低灌注的情况。比如肠道缺血，虽然整体氧输送正常，糖酵解还是会产生大量乳酸。B 型乳酸酸中毒与任何情况下的循环儿茶酚胺过多有关（内源性或外源性）。包括简单的锻炼和创伤或脓毒症时的高炎症反应。B 型乳酸酸中毒也可见于氰化物中毒（与硝普钠有关）；使用双胍类药物（二甲双胍）；分解代谢过度性疾病，如淋巴瘤、白血病、获得性免疫缺陷综合征（AIDS）或糖尿病酮症酸中毒（参见第 39 章）。

乳酸酸中毒是疾病严重程度的敏感标志[53]，无法纠正的乳酸酸中毒是不良后果的强预测指标[54-56]。存在低混合静脉血氧饱和度（SvO_2）同时伴有高乳酸浓度和乳酸比丙酮酸盐比例升高（>20：1），意味着 A 型乳酸酸中毒（与缺氧有关）（图 60-9）。

全身灌注指数正常并不排除存在显著的区域低灌注或线粒体衰竭[57-58]。临床医生常会误解高乳酸水平是组织低灌注的指标而采取不恰当的治疗[58-59]。在一段时间内动态测量乳酸水平比静态检测能更好地提示预后[60]。乳酸的清除可作为脓毒症时复苏的终点[61-62]，因为经充分复苏乳酸水平可降低[62]。迅速清除乳酸与预后的改善有关[63-64]。复苏时无法清除乳酸意味着全身灌注并不是根本性的问题，必须迅速寻找更凶险的病因（参见第 108 章）。

围术期酸碱失衡

除了在急诊情况下出现的酸碱失衡，围术期和危重症患者的许多酸碱难题较为特殊（表 60-4；也可参见第 81、82 和 101 章）。这包括与机械通气相关的呼吸性酸中毒和碱中毒，由高氯血症或血液浓缩引起的酸中毒，由 Na^+ 增加或 Cl^- 丢失引起的碱中毒。

围术期呼吸性酸中毒常与机械通气不当、麻醉或神经肌肉阻滞恢复不全有关。呼吸性碱中毒则可能因疼痛和焦虑导致的过度通气所致。

代谢性酸碱失衡在围术期相对常见。病理性原因如前所述，包括乳酸酸中毒、酮症酸中毒及肾性酸中

毒。医源性原因由为调整 SID 而输注电解质或渗透压不均衡的溶液引起。

高氯性酸中毒在围术期也常见。通常在大量使用 0.9% 的（普通）盐水后出现。该溶液含有 154mEq/L 的 Na^+ 和 Cl^-，SID 为 0。每输注 1L 生理盐水都会伴有 ECF 的 SID 丢失，导致高氯性酸中毒。

高氯性酸中毒在临床上是否重要？作为酸中毒的原因之一，高氯血症并不比其他病因更凶险：在一项一系列酸碱失衡的危重症患者的研究中，乳酸酸中毒的死亡率最高（56%）；SIG 酸中毒的死亡率是 39%，高氯性酸中毒的死亡率是 29%（$P<0.001$）[65]，该结果与其他研究的数据一致[66-67]。然而，高氯血症可导致临床显著的器官功能衰竭。在一项涉及 31000 例外科患者的观察性研究中[68]，比较了静脉输注盐水和平衡盐溶液，证明其预后显著不同，支持使用平衡盐溶液。使用生理盐水的患者并发症增多，包括术后感染，需要输血和肾损伤需要透析，围术期代谢性酸中毒的患者住院天数延长[69]。

高氯血症可能还与肾毒性有关：输注盐水与降低肾血流[70]，肾血管收缩[71-72]，肾小球率过滤降低[73]，内脏低灌注[74]，肾病风险相对增加[74-75]。脓毒症的危重患者常会发展为高氯性酸中毒，其发生与预后的恶化有关[76]。在一项澳大利亚重症监护室进行的相对大规模的前瞻性和回顾性的队列研究中，使用富含 Cl^- 的液体相对于平衡盐溶液，需要进行肾替代治疗的概率绝对值增加 3.7%[77]。

对于存在显著的碱缺失和低 pH 的糖尿病酮症酸中毒或乳酸酸中毒的患者通常需要持续的液体复苏。但如果其酸中毒的病因是高氯血症，这样的方法就不合适了（参见表 60-4）。国际通行的指南基于有限的证据，建议对糖尿病酮症酸中毒患者使用 0.9%NaHCO₃（生理盐水）进行液体复苏。该建议是考虑到平衡盐溶液中的 K^+ 含量在肾功能不全时是酸中毒的潜在原因。然而，在对进行肾移植的无肾患者的研究中证明，用生理盐水治疗比使用乳酸林格液更易导致酸中毒和高钾血症[78]。而且，一项小规模的研究报道，使用血浆 -Lyte 148 溶液（一种平衡盐溶液）比生理盐水，能更快地解析代谢性酸中毒，更少高氯血症，改善血压状况，尿排出量更多[79]。

Mahler 和同事们进行了一项在糖尿病酮症酸中毒时比较生理盐水和乳酸林格液的研究：接受生理盐水治疗组更易发生高氯血症性酸中毒[80]。而另一项类似的比较生理盐水和乳酸林格液的研究则无法证明乳酸林格液的益处；使用乳酸林格液的患者血糖水平恢复正常的时间比生理盐水组更长[81]。

乳酸酸中毒的临床思路

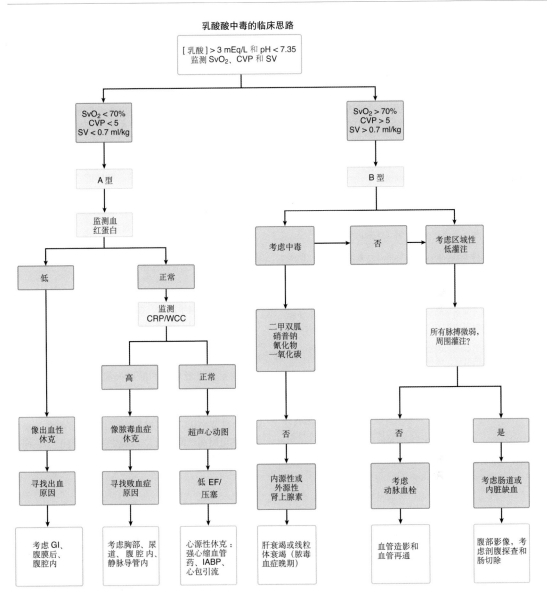

图 60-9　乳酸性酸中毒的患者评估。CRP，C 反应蛋白；CVP，中心静脉压；EF，射血分数；GI，胃肠道；IABP，主动脉球囊反搏；SV，每搏输出量；SvO₂，混合静脉氧饱和度；WCC，白细胞计数

除非能获得更多的数据证实，0.9%NaHCO₃ 并不是危重患者液体复苏的选择，特别是那些有危险发展为急性肾损伤的患者（参见第 108 章）。

围术期代谢性碱中毒常是医源性的。慢性呼吸衰竭患者过度机械通气最终可引起急性代谢性碱中毒，因为他们存在着的因尿液中氯丢失引起的慢性代偿性碱中毒往往未被考虑（图 60-10）。更常见的代谢性碱

中毒与 Na⁺ 增加引起的 ISD 升高有关。这是由于输注液体中的 Na⁺ 被弱离子如柠檬盐（血制品中）、乙酸盐（胃肠道营养液中）和 HCO₃⁻ 所"缓冲"。缓冲离子如柠檬酸盐、乙酸盐、葡萄糖酸盐和乳酸盐在正常的情况下很快被肝清除，并不参与酸碱平衡。Na⁺ 和 Cl⁻ 遵循质量守恒定律。Na⁺ 增高导致 Cl⁻ 敏感性碱中毒，可以通过输注 0.9%NaHCO₃、KCl、CaCl 甚至偶尔使用

HCl 以给予氯负荷来治疗。这对于纠正氯敏感性碱中毒十分重要，因为正常代偿方法是低通气，但这会导致 $PaCO_2$ 升高，可引起 CO_2 麻醉或使患者不能脱离机械通气。

富含 Cl⁻ 的体液从胃肠引流管丢失是围术期患者发生代谢性碱中毒的另一个原因。胃液含有 HCl，遵循质量守恒定律，由于持续的胃肠减压和呕吐使胃液

表 60-4　围术期常见的酸碱失衡

失衡	病因
呼吸性酸中毒	通气不足：麻醉，神经肌肉阻滞恢复不全
呼吸性碱中毒	通气过度：焦虑，疼痛
未测得的阴离子引起的代谢性酸中毒（离子间隙增宽的酸中毒）	低灌注—乳酸酸中毒，糖尿病酮症酸中毒，肾衰竭
由测得的阴离子引起的代谢性酸中毒（非离子间隙性高氯性酸中毒）	高氯血症—输注生理盐水和含盐水的液体，肾小管性酸中毒，膀胱重建
游离水过多引起的代谢性酸中毒（低钠血症、稀释性酸中毒）	输注低张液体—钠丢失—腹泻，输注高渗液体—甘露醇、酒精、高蛋白血症
代谢性碱中毒	有二氧化碳潴留（COPD）病史机械通气过度的患者，钠增高（输注碳酸氢钠，大量输血），氯丢失—鼻胃管吸引

COPD，慢性阻塞性肺疾病

丢失即 Cl⁻ 减少，必然导致碱中毒。而氢离子的丢失却不会导致碱中毒，因为生成氢离子的能力几乎是无限的。

在酸碱失衡时正确理解使用的液体的效应十分重要。对围术期使用 1～2L 液体的患者来说，选择何种液体并无差别。如果考虑使用较大量晶体液，则应使用能反映 ECF 电解质含量的平衡缓冲液，建议如乳酸林格液、Normosol 或血浆 -Lyte。如果患者持续使用鼻胃管吸引，则需要输注生理盐水直至碱剩余回调至 0；然后应该使用平衡缓冲液。同样的，输注大量血液或血浆时，也应输注生理盐水。必须注意防止低钾血症、低钙血症、低镁血症及低磷血症。已接受清洁灌肠的肠道手术患者应使用平衡缓冲液。

危重疾病的酸碱失衡

危重疾病患者可有多种混杂性的酸碱失衡，当使用单独的定量检测手段时，如碱缺失，则评估结果不显著（参见第 101 章）。患者常由于 PCO_2、SID 和 A_{TOT} 的干扰，表面上血气分析结果可正常，显著的失衡会被忽略[82]。

危重症患者单一的酸碱失衡往往由低蛋白血症所致[17]。低蛋白血症非常常见，并可导致无法预测其严重程度的代谢性酸中毒。低蛋白血症可能会掩盖 SID 的显著变化，如乳酸酸血症。因此，在危重疾病患者使用阴离子间隙时，必须经白蛋白校正[19]。同样的，对于危重患者使用碱剩余来预测乳酸水平是不可

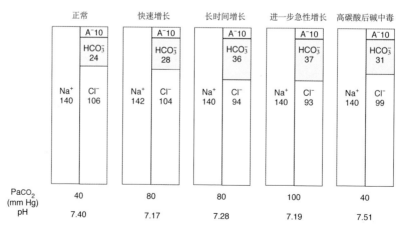

图 60-10　呼吸性酸中毒患者酸碱和电解质成分的改变。从左至右：正常酸碱情况；适应二氧化碳分压（$PaCO_2$）快速上升至 80mmHg；适应 $PaCO_2$ 长时间上升至 80mmHg；同一患者 $PaCO_2$ 进一步急性增加（可达到 100mmHg 水平）；高碳酸后碱中毒是由于同一患者 $PaCO_2$ 突然下降至 40mmHg。A⁻ 表示未测得的血浆阴离子，直方图内的数字指离子浓度以 mmol/L 计 *(Modified from Androgue H, Madias N: Management of life-threatening acid-base disorders: first of two parts, N Engl J Med 338:26–34, 1998.)*

靠的, 特别是继发性恶化的患者[18]。长期呼吸衰竭合并高碳酸血症, 由于 Cl⁻ 从尿中丢失而引起另外的代谢性碱中毒[83]。肾损害会伴有代谢性副产物的蓄积, 如磷酸盐、肾阴离子、Cl⁻ 和其他 UMAs。多尿性肾衰竭可能由于 Na⁺、K⁺ 和游离水的丢失而导致明显的浓缩性碱中毒。

危重病患者的 SID 和游离水容易发生明显变化。鼻胃管吸引可引起 Cl⁻ 丢失, 而腹泻可导致 Na⁺、K⁺ 丢失。外科手术放置于组织内的引流管可导致含有各种电解质浓缩物的液体丢失 (如胰腺分泌的液体富含 Na⁺)。发热、出汗、裸露组织的蒸发以及通气机回路湿化不当可导致大量隐性失水和浓缩性碱中毒。

给患者补液可导致未被认识的血清化学变化。许多抗生素, 如哌拉西林 - 三唑巴坦稀释于富含钠的溶液里。其他如万古霉素加入大量游离水 (5% 葡萄糖) 中被注射。劳拉西泮稀释于丙二醇中, 大量输注可引起和乙二醇一样的代谢性酸中毒[84]。

持续肾替代疗法进行血液滤和血液透析, 可用于血流动力学不稳定的危重症患者。Rocktaschel 和同事们证实了连续肾替代疗法通过清除强离子和磷酸盐可缓解急性肾衰竭引起的酸中毒[85-86]。然而, 存在低蛋白血症时, 通过透析纠正代谢性酸中毒, 可能会加重低蛋白血症引起的代谢性碱中毒。连续肾替代疗法无论对于 A 型还是 B 型乳酸酸中毒都不是有效的治疗方法。

其他一些看似无害的治疗也可能导致酸碱明显失衡。祥利尿剂, 如呋塞米, 常用于危重疾病患者。该类药物优先排泄水而不是电解质, 引起浓缩性碱中毒。碳酸酐酶抑制剂, 如乙酰唑胺, 通过减少血清 SID, 可被用于治疗低氯性代谢性碱中毒或呼吸性碱中毒。其效果完全是由于肾排泄的 Na⁺ 比 Cl⁻ 的比例升高, 结果导致血清氯的升高[87]。没有方法可以治疗低蛋白血症性代谢性碱中毒, 除了其自己恢复。浓缩性碱中毒的治疗应根据以下公式纠正游离水缺失:

$$游离水缺失 = 0.6 \times 患者体重 (kg)$$
$$\times (患者 Na⁺/140 - 1)$$

低氯性碱中毒的治疗应输注生理盐水以补充 Cl⁻ 缺失。

神经外科手术患者由于脑损伤或使用渗透疗法易引起各种酸碱失衡 (参见第 70 章)。使用甘露醇降颅压的同时也可引起短暂的稀释性酸中毒。另外这类患者如常规使用生理盐水, 则会导致酸中毒。严重脑损伤常并发尿崩症, 特别是患者进展为脑死亡时。尿崩症是由于垂体和 (或) 下丘脑的损伤, 导致抗利尿激素 (ADH) 分泌的缺失。没有抗利尿激素, 肾无法浓缩尿, 随之引起大量利尿。该疾病特点为血浆渗透压升高的同时血液渗透压低下。尿崩症是一种典型的浓缩性碱中毒。治疗方法是使用加压素或去氨加压素进行激素替代治疗。

酸碱失衡的治疗

酸碱失衡的治疗方法还存在争议。许多专家认为这是 "装点门面", 而不是追溯病因。特别是在提到使用 $NaHCO_3$ 治疗乳酸酸中毒时[88]。使用 $NaHCO_3$ 治疗有三重效应: ①血管内容积扩张, 因为 7.5% 的溶液是高张性的 (因此常会显著改善心血管反应); ②因为使用了没有强阴离子的 Na⁺, 增加了 SID[89]; ③ CO_2 产生增加。没有证据显示使用 $NaHCO_3$ 能改善循环休克时的预后[88]。许多讨论集中于 HCO_3^- 可诱导细胞内酸中毒[90], 但这在临床上没有显著意义[88,91]。乳酸酸中毒应通过血管内容量复苏和病因控制来治疗。糖尿病酮症酸中毒应使用血管内容量复苏和胰岛素治疗。

高氯性或稀释性酸中毒应使用增加输注液体的 SID 来治疗 (不含 Cl⁻ 的 Na⁺)。尽管制药商并没有生产现成的这种液体用于临床, 还是可以用结构与之相似的 $NaHCO_3$ 或醋酸钠替代。

肾性酸中毒通过透析治疗, 可移除固定酸类。然而, 使用 $NaHCO_3$ 或醋酸钠可改变 SID, 从而改善患者的舒适度, 可作为透析前的治疗。

自 20 世纪 90 年代以来, 对于高碳酸血症性酸中毒的关注尤为突出。在急性呼吸窘迫综合征 (ARDS) 的患者引入了 "允许性高碳酸血症" 的概念, 用以治疗呼吸机相关肺损伤[11] (参见第 101 章)。逐步累积的证据显示, 高碳酸血症有肺保护效应, 纠正酸中毒可能会有相反的效果[92]。然而, 对于心血管不稳定的高碳酸血症患者, 我们建议使用氨丁三醇 - 羟甲基 - 氨基 - 甲烷 (THAM)[93]。THAM 根据以下反应滴定氢离子 (如乳酸或 CO_2)。

$$R-NH_2 + HA \longleftrightarrow R-NH_3^+ + A^-$$

THAM 是质子受体, 产生 NH_3^+/HCO_3^- 而不生成 CO_2, 质子化了的 $R-NH_3^+$ 和 Cl⁻ 通过肾排出。THAM 在缓冲酸中毒时, 因增加了血清 Na⁺ 而不产生 CO_2, 具有显著的优势。

总　结

人们对酸碱失衡理解的困惑在于试图用一些观测方法来阐述所有的病理生理过程，如 Henderson-Hasselbalch、Schwartz 和 Brackett 的方法。应用物理化学原理，提供了对酸碱平衡更浅显的解释，为各种不同的临床状况提供了更好的工具。这并不是说"传统的"方法是错误的，只是 Stewart、Fencl 和其他学者的观点一种表象。所有酸碱失衡都可以根据 SID、A$_{TOT}$、PCO$_2$ 加以解释。这对于麻醉医师是非常重要的，我们对于液体治疗和机械通气策略的选择可显著影响酸碱平衡。

参　考　文　献

见本书所附光盘。

第 61 章 患者血液管理：输血疗法

Ronald D. Miller

张颖君 译 曾维安 王晟 审校

要 点

- 由于对献血者筛查手段的进步，检测技术的提高，自动化数据系统的应用以及输血治疗实践的变化，现今血液供应比以往任何时候都要安全（见 2012 美国食品与药物管理局死亡事件报告）。

- 尽管患者的全身情况是输血决策的主要考虑因素，但无论是限制或者开放性输血策略，血红蛋白（Hb）水平仍然是决定是否输血的重要指标。一般而言，对于相对健康、年轻的患者，在血红蛋白 6 ~ 8g/dl 或更低（限制疗法）的情况下可启动输血。而对于老年人、危重患者或患有严重心肺血管疾病的患者来说，血红蛋白 9 ~ 10g/dl 即可输血（开放疗法）。

- 术前贫血是术后并发症发生率和死亡率的独立危险因素。

- 术语"患者血液管理"（也见于第 63 章）等同于适宜的输血策略，特别是输血的初始量。本章提出了输注大于 1 个单位血液的适应证。

- "输血比例"用于描述输注血浆、血小板和浓缩红细胞的比例。例如，2 个单位血浆、1 个单位血小板和 1 个单位浓缩红细胞的输血比例是 2 : 1 : 1。

- 血液感染不再是输血相关疾病发病率和死亡率的主要原因。输血相关性急性肺损伤已成为输血相关死亡率的首要原因。

- 对处于危急临床情况，特别对于大出血和由此引起的凝血功能障碍的患者来说，新鲜全血已被再次强调是最佳的选择（见第 62、63 章）。

- 输血质量和有效性与血液保存时间直接相关。对于特殊的危重患者，建议输注保存时间不超过 14 天的血液。

输血疗法的进展和近况

献血者来源和历史

全球 80% 人口仅能使用世界上 20% 的"安全"血液。所谓"安全"血液，是指经严格采集和检测的血液。全球范围内只有 30% 的国家拥有全国性输血服务和适当的供者库[1]。世界上仍有一些地区实行有偿献血。世界卫生组织（WHO）提出安全、可靠的血液供应应该来源于无偿献血。最近，WHO 建议对献血者实行经济补偿需慎重考虑[2]。然而，WHO 输血安全协调员 Neelam Dhingra 却强烈反对将自愿无偿献血作为安全血液供应和提高献血参与度的方式[3]。本章节所提出的结论是基于假设应用目前自愿无偿献血的规范化输血服务的观点与技术。

20 世纪 60 年代

过去 50 年来，特别是第 7 版《米勒麻醉学》关于本章节的书写后，输血医学发生了巨大的变化。即便如此，关于血液感染、是否使用全血和（或）其成分仍一直存在争议。在 20 世纪 60 年代，多以全血形式进行输血治疗，新鲜冰冻血浆则用于凝血功能障碍的治疗。此外，新鲜全血（保存时间通常 <24h）也用于治疗严重凝血功能障碍[4-5]。

20 世纪 70 ~ 80 年代

输血疗法在此期 10 ~ 15 年被定义为"只给患者输注需要的血液成分"。这一理念使成分输血替代全血输注成为标准治疗。例如，对于贫血患者，只需要输注浓缩红细胞而不是全血。而对于血小板减少症的患者，则只需输注浓缩血小板。从 20 世纪 70 到 90 年代，由于对血液感染的关注使血液输注在某种程度上更为谨慎（如肝炎病毒和艾滋病毒）。因此，这些风险相应地使临床医师在作出输血决策时变得极度谨慎。此外，个体化的临床输血决策将继续由地方医院的输血委员会（来自包括美国在内的不同国家管理机构的要求），即负责管理个体输血合理性和输血制度的机构来决定。这种严格的审查制度使输血指征备受关注[6]。输血指征定义为启动输血的血红蛋白水平，这将在本章节后续部分讨论。

1990—2005 年

从 1990—2005 年，成分输血治疗策略在内外科的紧急情况中虽有突出优势，但却未得到实际应用。创伤和军队医院提出了重组全血的概念。基本上，新鲜冰冻血浆、血小板和浓缩红细胞的输注比例，就是输血比例，这将在本章特定分节讨论。加入了新鲜冰冻血浆和血小板的浓缩红细胞，就类似于全血[7-8]。因此，使用重组全血在逻辑上提醒了我们也许应该像以前一样更多地使用全血而不是浓缩红细胞。目前，输注新鲜血液这个观点已被重新提出[9]，也强调将其应用于当代输血实践中[10-11]。

2005 年至今

由于上述问题及输血感染率的显著下降，多个学会和专业机构根据大量结局性研究制定了各种输血指南[12-14]。因此，在过去 5 年中，输血治疗发生的重大变化比 1970 年以来的总和还要多。同时，"患者血液管理"已等同于合理的输血治疗[15-17]，即合理使用血液和血液制品以使得其使用量最少化[18]。患者血液管理倾向于强调在非出血情况下的输血治疗。术前贫血的临床重要性也得到了极大的关注。临床医师需决定选择开放性还是限制性的输血治疗策略。麻醉从业人员应该成为关于输血的指征以及相关并发症方面的专家，同时还应作为医院内急性输血治疗的领导者。这些专家必须理解输血治疗的变化以及如何根据临床情况给患者实行输血治疗（参见第 63 章）。计算机数据系统[19]和一些补充指南[20]的出现，使很多国家在实行患者血液管理时更为简便。输血疗法包括了所有的输血内容和目的。在一些边远地区和军事基地，甚至冰冻全血也被重新应用[21]。很多关于患者血液管理的文献都存在局限性，它们多数只关注非出血性的贫血

患者和初次输血，却鲜有提出重复输血的相关指南。本章将集中讨论输血治疗中关于围术期初次和重复输血的适应证。

非感染性严重输血危害（NISHOTs）一词的出现与输血所致感染率的下降有关[22]。这些危害来自各个方面，将在本章后续讨论。

输血适应证

同种异体血

输血的目的是提高携氧能力，增加血容量。理论上，增加血容量并非输血的指征，因为其可以通过输液（如晶体液和某些胶体液）来实现。在笔者看来，血红蛋白值只是决定是否输血的众多参数之一。要强调的是，血红蛋白值不应作为输血决策的唯一参考，而应同时考虑患者的总体情况。尽管如此，令笔者感到吃惊的是，对于目前很多输血决策还是基于血红蛋白值。实际上，在选择使用限制性还是开放性输血治疗策略时，患者的全身情况还是最主要的判断标准，这将在后续讨论。

当患者处于失血状态时，治疗目标应该是恢复血容量，维持心排血量和器官灌注在正常水平。当使用晶体液或（和）胶体液纠正低血容量时，可导致等容量稀释性贫血，以此增加心排血量对增加组织氧供的程度有限。实际上，Mathru 等[23]的研究发现，临床上应用等容量稀释导致的贫血，当血红蛋白水平降至 5.9g/dl 时，内脏及门脉前的氧供和氧耗都不足。如今患者血液管理都倾向于少输血甚至不输血，决定实行输血的确切血红蛋白水平将在后面讨论。增加器官和组织的氧供只能通过输注全血或浓缩红细胞以提高机体红细胞数量来实现。因此，提高携氧能力是输血的唯一确切指征。

1988 年美国国立卫生研究院的一次共识会议[7]确定应用血红蛋白水平或血细胞比容（Hct）作为决定是否开始输血的依据。会议的结论认为，血红蛋白值大于 10g/dl 的健康患者围术期基本不需要输血，血红蛋白值小于 7g/dl 的急性贫血（如术中失血）患者常需要输血。他们还认为，慢性贫血（如肾衰竭）的患者可耐受低于 6 ~ 7g/dl 的血红蛋白水平。然而，该会议后的 25 年以来，尽管有很多这方面的研究、论文以及争论，但是该基本指南并无实质性的变化。

Manach 等[24]提出了关于输血启动点的主要问题，其中包括数据库的功能以及从中我们需要学习的方面。最重要的是，要识别可预测红细胞输注的各种参数和

表 61-1　美国外科医师协会急性出血分类

因素	I 级	II 级	III 级	IV 级
失血量（ml）	750	750 ~ 1500	1500 ~ 2000	≥ 2000
失血量（占血容量百分比，%）	15	15 ~ 30	30 ~ 40	≥ 40
脉搏（次/分）	100	100	120	≥ 140
血压	正常	正常	降低	降低
脉压（mmHg）	正常或增加	降低	降低	降低
毛细血管充盈试验	正常	阳性	阳性	阳性
呼吸（次/分）	14 ~ 20	20 ~ 30	30 ~ 40	35
尿量（ml/h）	30	20 ~ 30	5 ~ 10	无
中枢神经系统：精神状态	轻度焦虑	中度焦虑	焦虑、意识模糊	意识模糊、嗜睡
液体治疗（3-1 规则）	晶体	晶体	晶体 + 血	晶体 + 血

准确估计输血的影响的一些方法。很多研究应用死亡率作为主要指标。毫无疑问，死亡率是一个重要指标，但是在生存和死亡两个指标之间仍有不少明显的影响因素，如生命体征、重要的实验室检查结果和其他重症监护病房中的指标（参见第 101 章）。临床上最终决定何时开始输血是由很多因素决定的，例如心血管系统状况、年龄、预期额外失血、动脉氧合、混合静脉血氧饱和度、心排血量和血容量（表 61-1）等。氧摄取率已被推荐作为输血的一个指标，但是这种技术为有创监测。而且，以氧摄取率为指标的输血策略在输血和未输血的患者中的结果差别不大。

再次输血

初次输血之后，再次输血的指征是什么？患者的总体情况是主要的考虑因素。总之，所有的临床情况都应结合各种关键的信息，以便作出再次输血的决定。关键信息包括：

1. 患者的整体情况，包括生命体征评估
2. 估计预期失血量
3. 测量失血量
4. 定量计算总输液量
5. 检测血红蛋白值

患者整体情况

分析患者的整体情况对于有效的临床管理相当重要（上述第 1 点）。尽管上述 5 点都很重要，但是由于

本章重点讲述输血，因此第 3 点和第 5 点还需另外分类讨论。

失血量的测量

在评估是否需要输血和再次输血时，测量失血量显然非常重要（见表 61-1），然而，这些测量的准确性却不一致。患者整体情况已在表 61-1 阐述。杜克大学的临床研究者发现，测量失血量时，液体转移、液体输注和输血都可能影响间断测量的血红蛋白水平[25]。标准的测量包括干纱布和浸血纱布的重量差，这是一种直观的重量测量方法。一项关于脊柱手术患者的研究发现，麻醉医师对于失血量的估算比真实出血量多 40%（图 61-1）。一般情况下，为了防止血液凝固，他们都会在血液中加入肝素盐水后再计算失血量。这样的发现让人很困惑，因为对于失血量的过高估算往往导致输注库存血过多。另外一项研究应用苹果 iPad 平板电脑的光学扫描仪[26]估计失血量。与标准重量法相比，这种估算结果却往往过低。测量术中出血量非常重要，并且很有希望成为今后研究的常见主题。

定量

再次输血的指征是非常明确且符合逻辑的。但是，上述 5 个关键点对于决定是否输注更多血液并不是很精确。如之前讲述的和图 61-1 的发现，术中失血很难准确定量，但是我们仍然需要作出决定。

血红蛋白浓度的测定

如前所述，输血决策取决于很多临床因素和血红

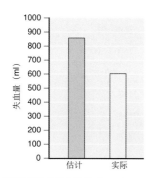

图 61-1　估计和实际失血量的差异 *(From Stovener J: Anesthesiologists vastly overstate bleeding, Anesthesiol News May 14, 2012.)*

蛋白水平。在作出输血和患者血液管理的决定时，这些因素无疑是非常重要的。使用一种非创伤性的方法，即手指分光光度技术（Masimo SpHb, Masimo, Irvine, Calif）可以实现连续检测血红蛋白值（SpHb）。目前，应用此方法在不同的临床情况下，针对失血量估算和输血需求等方面进行了诸多研究。虽然该测量方法通常比较准确（SpHb 与 Hb 差值小于 1.0 ~ 1.5g/dl），但是仍有不少不准确测量值的出现[27-28]。

这种技术的准确性取决于传感器因素和手指的生理状况。如果手指血流和温度上升，准确性将提高。例如手指的神经阻滞可提高测量值的准确率[29]。它的屏幕可显示多种数值以便于准确测量 SpHb 值，其中最主要的是灌注指数（PI）。灌注指数大于 4% ~ 5% 即可明显提高 SpHb 的准确度。同样，应用布比卡因进行手指神经阻滞数小时也可达到相同的效果[30]。尽管没有专门研究证实，但是温暖手指应该可使灌注指数上升，从而提高 SpHb 的测量准确性。这种 SpHb 测量方法的设想来源于早期的脉搏血氧饱和度仪。或许未来经过改良以后，即使在手指的生理状况不是十分理想的状况下，也可测量到准确的 SpHb。

既然不是一贯的准确，这种 SpHb 的测量方法还有价值吗？例如，Giraud 等[31] 得出了这样一个结论：与其他方法相比，分光光度法测出的 SpHb 是无创性的但不够准确，但是提供了有价值的连续性测量指标。他们还根据 2006 年更新的美国麻醉医师协会特别小组关于围术期输血和辅助治疗指南总结出，这些测量结果并不会导致输血过错。然而，那个指南已经过时，而新一版将在 2015 年才更新，所以建议继续观察这个趋势。要指出的是，即使绝对值没有问题，如果 SpHb 变化幅度突然超过 1 ~ 2g/dl，也要寻找变化的原因。例如，如果 SpHb 从 11g/dl 快速降至 9.5g/dl，说明临

床状况已发生改变，此时应重新评估。尽管这是一个引人注目的观念并且可能很准确，但是绝大多数还仅是推测。

HemoCue（HCue）（AB Leo Diagnostics, Helsinborg, Sweden）能准确地床旁检测血红蛋白值，5 ~ 15min 即可在床旁或手术室测量出此值。Giraud 等[31] 和 Miller 等[28] 指出，如果测定人员经过了适当的培训，HCue 测量是十分准确的。然而，虽然 HCue 比 SpHb 更准确，由于 SpHb 是连续测量，使其能够比 HCue 更快识别血红蛋白值的变化，也就是说，SpHb 可连续自动测量血红蛋白值，而 HCue 测量则要在需要的时候由临床医生决定。

笔者认为 SpHb 技术会不断地改进，正如脉搏血氧饱和度仪一样。因此，SpHb 对于今后输血决策非常有价值。

术前贫血

术前贫血（即女性 Hb<12g/dl，男性 Hb<13g/dl）是增加围术期并发症发生率和死亡率的独立危险因素[17]，如术后急性肾损伤（AKI）[32]。患者的血红蛋白水平应在术前 2 ~ 4 周检测，以使其有充足的时间进行铁剂治疗或（和）改善营养不良。最近，Goodnough 和 Shander[33] 在一篇关于患者血液管理药物治疗的综述中提出，促红细胞生成药物，特别是静脉铁剂治疗可用于术前贫血的患者。治疗术前贫血作为减少术中输血的手段这一观念已被广泛接受，并已在其他临床实践中被证明。比如，血管内铁剂治疗可减少妇科肿瘤患者的输血需求[34]。对于术前时间有限的患者，Karkouti 等[35] 则强烈建议预防性输注红细胞以减少围术期贫血的发生。但是这一建议引发了支持者（Karkouti）[33] 和质疑者[36] 以评论和编辑来信的形式进行争论。

开放性和限制性输血治疗策略

开放性和限制性输血已成为输血治疗的重要术语。一些医学和手术机构已经对开放性和限制性输血提出了各自的定义。其中包括美国血库协会[37]、输血结局小组国际会议[7] 和髋部骨折手术修复协会（FOCUS）[38-39]。麻醉医师应确切理解这些治疗"策略"的意义及其局限性。

实施输血时，选择开放性还是限制性输血取决于血红蛋白水平。仅当 Hb ≤ 7 ~ 8g/dl 时可启用限制性输血治疗。相反，当 Hb ≥ 9 ~ 10g/dl 时则可应用开放性输血治疗。许多相关的研究在多种临床实践，不同的患者情况和 ASA 分级中得出了这个结论。其中，如果开放性输血治疗没有临床优势时，则应采用限制性输血治疗。

限制性输血治疗中的输血反应发生率更低 [38]。实际上，这些研究很多都是由美国国立卫生研究院支持的，如上述提到的血红蛋白水平检测对于输血治疗和患者血液管理一样，这个课题是非常重要的。其中一个例子就是 Kotze 等 [40] 的研究。他们指出，术前血红蛋白水平可作为髋关节和膝关节手术预后的预测因子。同时，他们小组也是众多推荐采用系统方法纠正术前血红蛋白水平的研究者之一。最近，一项关于开放性和限制性输血的随机试验的 Meta 分析指出，限制性输血治疗可降低医疗相关感染的发生率 [41]。其中，限制性输血的血红蛋白水平是 6.4 ~ 9.7g/dl，而开放性输血则是 9.0 ~ 11.3g/dl（部分重叠）。尽管 meta 分析没有原始数据，Carson [42] 仍然提出了关于血红蛋白水平的评论。笔者认为，血红蛋白水平固然重要，但是患者的整体情况更为重要。因此，美国外科医师协会尝试对患者情况和失血量进行分类，并由此确定输血的依据（见表 61-1）。

开放性和限制性输血治疗应用于患者血液管理有一定的局限性。该治疗只初步提出了初次输血的指征 [43]。这种治疗大多数只针对稳定的，没有活动性出血的贫血患者，而没有提出重复输血的指征。在讨论开放性和限制性输血治疗时，并没有提出对出血患者重复输血的指征。然而，这个问题对于麻醉医师来说相当重要，将在本章后续部分讨论。其他要考虑的因素包括患者情况、生命体征和失血量。对于患有合并疾病如心血管疾患的老年患者，输血启动点应相应改变。显而易见，对于活动性出血，特别是合并有心血管疾病的患者，应更多应用开放性输血治疗 [44]。

结论

强调血红蛋白水平在输血决策中的重要性需谨慎。血红蛋白水平的局限性在于极端的个体差异，而这种差异来自于对通过输血提高携氧能力的需求不同。例如，心功能正常的年轻健康患者很容易对贫血代偿（即由出血引起的慢性或急性贫血），而在同一个 Hct 水平，有心血管疾病的老年患者则存在手术和麻醉风险（参见第 80 章）。不论是否输注红细胞，个体血红蛋白水平在围术期存在显著差异。例如急性出血时，即使血容量显著下降，最初血红蛋白水平只会轻度下降 [44]。尽管如此，血红蛋白水平在输血决策中仍十分重要。

自　体　血

一般认为自体血（参见第 63 章）的安全性远远大于同种异体血，主要原因是感染的风险降低。由于输注同种异体血的感染率明显下降（见"血液传染性"一节），其与自体血在安全性方面的差别已大大缩小。这就解释了自体血的采集在 1992 年出现高峰后明显减少。实际上，自体血可能并不比同种异体血更安全。而且，自体血也存在一些风险。与自体血输注相关的并发症包括：

- 贫血
- 术前采血所致贫血而引起术前心肌缺血
- 自体血输错患者
- 需要更频繁输血

实际上，输血相关性细菌性脓毒症更常见于自体血输注，因为供体可能存在潜在的疾病或对供体选择不够严格。因此，自体血必须进行与同种异体血相同的程序检测。

对献血者的检测和筛选目前还不够完善。自问：如果有机会，你会选择自体血还是同种异体血呢 [45]？

血液在保存期间的变化

库存血的生物化学变化

从献血者处采集的血液一般被分离成各种成分，如红细胞、血浆、冷沉淀和血小板。浓缩红细胞或全血可保存至 42 天。储存袋允许血液分离为各种成分。枸橼酸磷酸葡萄糖腺嘌呤 -1（CPDA-1）是一种抗凝保存液，用于 1 ~ 6℃储存血液。枸橼酸盐是一种抗凝剂，磷酸盐作为缓冲剂，葡萄糖则是一种红细胞能源。枸橼酸磷酸葡萄糖（CPD）中加入腺嘌呤可使红细胞（RBCs）重新合成腺苷三磷酸（ATP），从而使保存时间从 21 天延长至 35 天。因此，储存在 CPDA-1 中的 RBCs 或全血可保存 35 天 [46]。当加入 AS-1（Adsol）、AS-3（Nutricel）或 AS-5（Optisol）时，储存期限可延长至 42 天 [47-48]。Adsol 含有腺嘌呤、葡萄糖、甘露醇和氯化钠。Nutricel 含有葡萄糖、腺嘌呤、枸橼酸盐、磷酸盐和氯化钠。Optisol 只含有葡萄糖、腺嘌呤、氯化钠和甘露醇。在旧金山加州大学，90% 红细胞储存在 AS-1 中，而在全美国这个数值是 85%。储存在 AS-1 中的浓缩红细胞的血细胞比容约为 60%。美国联邦法令制定了血液储存时间，同时要求输血后至少 70% 的 RBCs 能在循环中维持 24h。输注后存活 24h 的 RBCs 以正常速率在循环中消失。不能存活的 RBCs 随后由受血者循环清除。

表 61-2　储存于 CPDA-1 中的全血和浓缩红细胞液的特性

参数	储存天数		
	0	35（全血）	35（浓缩红细胞）
pH	7.55	6.73	6.71
血浆血红蛋白（mg/dl）	0.50	46.00	246.00
血钾（mEq/L）	4.20	17.20	76.00
血钠（mEq/L）	169.00	153.00	122.00
血糖（mg/dl）	440.00	282.00	84.00
2,3-DPG（μM/ml）	13.20	1.00	1.00
存活百分比 *	—	79.00	71.00

CPDA-1，枸橼酸磷酸葡萄糖腺嘌呤 -1。
* 24hO_R- 标记红细胞回收率

血液能储存 42 天是一个好坏参半之事。其显著优点是可以提高血液的利用度。然而，越来越多研究认为，可能是由于氧解离曲线左移，使得危重患者在输注长时间储存血液时的有效性不如新鲜血液（见"氧运输变化"一节）[49]。研究表明，心脏病患者术后肺炎发病率增加与使用陈旧性血液相关 [50]。

枸橼酸盐离子通过与钙离子结合防止血液凝固，葡萄糖可使 RBCs 继续糖酵解和维持足够浓度 ATP，以确保 RBCs 在储存期间继续代谢并保持活力。血液在 1～6℃保存可使糖酵解速率与正常体温相比降低约 40 倍，从而有助于保存。加入腺嘌呤通过促进 RBCs 重新合成代谢反应所需的能量 ATP，从而增加 RBCs 的存活时间，延长储存时间。如果没有腺嘌呤，RBCs 将逐渐丢失 ATP，输注后其存活能力也会下降。

全血和浓缩红细胞在储存期间可发生一系列的生化反应，从而改变血液的生化组成，导致随后讨论的一些并发症。在储存期间，葡萄糖被 RBCs 代谢为乳酸，导致氢离子堆积，血浆 pH 值下降。1～6℃的储存温度可激活钠 - 钾泵，使 RBCs 排钾摄钠。储存期间 RBCs 渗透脆性增加，部分细胞溶解，导致血浆血红蛋白水平增高。储存期间 RBCs 中 ATP 和 2,3- 二磷酸甘油酸（2,3-DPG）的浓度进行性下降。

尽管储存 35 天的浓缩红细胞中血红蛋白水平和钾离子浓度可出现某种程度的升高，但是与全血相比，浓缩红细胞的寿命要略短（表 61-2）。然而，浓缩红细胞中血浆总量只有 70ml。特别指出的是，使用 CPDA 作为抗凝剂时，血细胞比容大约是 65%。由于大部分血浆被移除，容量大约只有 250ml。使用 CPDA-1 可使储存时间从 35 天延长至 42 天。由于移除了血浆，加入了 100ml 保存液，浓缩红细胞的血细胞比容为 40%，容量为 310ml[51]。

血液保存时间的临床意义

一些研究人员试图通过检测 ICU 患者组织氧合和血流动力学指标（如增加氧含量以增加氧耗）来确定输血指征 [52-54]。目前尚无特殊方法可确切地预测何时输血对患者有益。但是，血液质量（如库存时间）和携氧能力的增高（如 Hb>10g/dl）可能有利于危重患者。Purdy 等 [55] 发现输入平均库存 17 天（5～35 天）血液的患者的生存率高于输入平均库存 25 天（9～36 天）血液的患者。1999 年的一项研究结果显示库存血的储存时间与心脏手术后肺炎的发生相关 [50]。相反，2003 年的一项研究表明延长血液的储存时间并不会增加心脏手术后并发症发生率 [49]。

本书第 7 版对此问题已有讲述，而第 8 版将继续讨论。2006 年，Weiskopf 等 [56] 通过标准化计算机神经心理测验诱发急性等容性贫血后 2 天和 1 周的健康志愿者进行评估 [56]。他们的结论认为，储存 3 周与 3.5h 的红细胞纠正贫血的效果相同。Spahn[57] 撰写评论同意 Weiskopf 等的结论，并进一步推测 2,3-DPG 水平可能不是决定氧输送的关键因素（即陈旧库血中 2,3-DPG 水平降低，但该血液仍可输送氧）。

两年后有研究发表了不同的结论。Koch 等 [58] 研究认为，输入库存 14 天以上的红细胞（浓缩红细胞）可导致冠状动脉旁路移植术患者术后并发症风险增加，并降低近期与远期生存率。该文章随后有评论认为，"某种程度上，较新鲜血液应该应用在有需要输注这种血液的临床情况上"[59]。除了继续研究及争论输注不同储存时间库存血的影响外，还要同时分析与患者健康相关的潜在情况和需要输血时患者的特殊状况。因此，关于输血有效性和血液保存时间的争论尚未结束。由于血液质量随库存时间的延长而下降，可预期其与一些并发症发病率相关。另外有一些研究已经找出解决血液库存时间影响的办法。

2007 年，Bennett-Guerrero 等[60] 更详细地描述了发生在 RBCs 内的生物化学变化。然而，现今大部分研究和数据都没有对此作出回应。一项 Meta 分析得出了输注陈旧库存血可增加死亡风险的结论[61]。但是，Spinella 等[62] 并没有得出明确的结论，因此需要更多的研究。Cata 等[63] 也得出了输注陈旧血并不影响根治性前列腺切除术患者的预后的结论。Saager 等[64] 对近 7000 名接受非心脏手术的患者进行研究，发现血液储存时间与死亡率并不相关，这是一个以死亡率为终点指标的回顾性研究。然而，Frank 等[65] 对行后路脊柱融合手术患者的血液研究发现，血液储存时间与红细胞变形有关，而且这种变形在输血后不可逆。他们推测，这些变形的细胞不能有效地向其他细胞供氧。总的来说，他们认为，输血时应同时考虑血液的储存时间（如陈旧血的流变学改变）和输血量。

尽管没有绝对的结论，理论上认定储存时间小于 14 天的库存血要优于陈旧血。然而我们对于血液储存时间是否影响临床预后并没有确切的答案。此外，预测临床预后的指标可能并不够充分敏感。许多研究以死亡率作为预后指标，尽管这是一个重要的指标，但是它对于预测血液储存时间长短的重要性仍不够敏感。然而除此以外，采用其他的一些临床预后会更好（如：住院时间、心血管情况等）。当然，即使死亡率没有改变，一些不良的临床预后还是可能会发生。很多这方面的研究都是回顾性的，即完全依据记录患者过去临床情况和预后的数据库内容。当然，死亡率是一个非常容易确定的有决定性的预后指标，但是，一些不如死亡率显著的预后指标也应该受到重视。正在美国进行的两项研究，包括血液使用年限评估（ABLE）和红细胞储存研究（RECESS）将有望得出关于血液储存时间的影响的确切结论。

对更敏感的组织氧合指标的研发也许会提供更准确的输血指标（如黏膜内 pH 值）。20 世纪 90 年代，一些研究表明术后血红蛋白水平与特定预后无关。Weiskopf 等[66] 研究发现，健康患者血红蛋白水平降至 5.0g/dl 时不会出现氧合不足。然而，这些患者手术和麻醉后不易出现恢复期应激反应。同时，他们还发现这些患者通过增加心率和每搏量来代偿低血红蛋白水平。对于心率大于预期值和不能通过增加每搏量代偿的患者，其血红蛋白水平大于 10g/dl 时是否需要输

血，仍值得争论。遗憾的是，这些具有启发性的资料仍未能提供准确的结论。以下是第 7 版《米勒麻醉学》摘录的指南。

为了在不完善的资料中得出一些结论，提出了两个补充性建议。2006 年更新的 ASA 指南提出了如下建议：

1. 血红蛋白浓度大于 10g/dl 时一般不建议输血；血红蛋白浓度低于 6g/dl 时几乎都有输血指征，尤其是急性贫血时。
2. 血红蛋白浓度在 6 ~ 10g/dl 之间，是否需要输注 RBC 应根据患者出现氧合不足相关并发症的风险来决定。
3. 不建议所有患者应用单一的血红蛋白"目标值"来决定是否输血，也不推荐使用其他不能反映影响氧合的所有重要生理和外科因素的方法来决定是否输血。
4. 合理地应用术前自体血采集、术中、术后自体血回收、急性等容稀释以及减少血液丢失的措施（控制性降压和使用药物）是有益的。药物的使用将在本章讨论。
5. 输注自体 RBCs 的指征可能宽于同种异体 RBCs，因为前者的相关风险更低（但仍显著）。

如前所述，2006 年更新的 ASA 指南将于 2015 年再次更新。第 6 版《米勒麻醉学》提出的以下输血指征仍然适用。经验上每输注 1U 浓缩红细胞（PRBCs）可使血细胞比容增加 3% ~ 5%。

1. 失血量超过血容量 20% 或超过 1000ml。
2. 血红蛋白水平低于 8g/dl。
3. 血红蛋白水平低于 9 ~ 10g/dl，伴有严重疾病（如肺气肿、缺血性心脏病）。
4. 血红蛋白水平低于 10g/dl，且应用自体血者。
5. 血红蛋白水平低于 11 ~ 12g/dl，且依赖呼吸机者。

尽管现今仍在使用这些建议，但是这个难以把握的"输血启动点"仍然是医学界特别是麻醉界争议的突出问题。上述两个建议[67] 均认为非危重或无严重心肺疾病患者能耐受血红蛋白 8.0g/dl 甚至更低的"输血启动点"。该结论至今仍有充分依据。

针对危重患者的输血指征到底应放宽到什么程度？一些危重病学医师认为，输血与呼吸机相关性肺炎[68] 和院内感染[69] 的发生率有关。虽然不能排除这种可能性，但这些都是充满变数的复杂问题。尽管特

定"输血启动点"很难确定，Ely 和 Bernard[70] 早在第 6 版《米勒麻醉学》就基本证实了上述结论。随后的研究和评论都倾向于对危重患者采用更低的"输血启动点"[71-72]。研究发现，输血使血红蛋白水平高于 8.0g/dl（如 9.0 ～ 10.0g/dl）并不改善预后[73-74]。然而，Yet Vincent 等[75] 通过一项多中心观察性研究发现，输血可能不再与死亡率升高有关，反而可提高生存率。虽然这些多中心研究存在统计学上的问题[76]，但是其结果提示应放宽输血指征。也许对于包括心肺疾病患者的危重患者应通过提高血红蛋白水平来提高安全范围。人们越来越多关注输血不足的问题[77]。然而，血液属于贵重资源，有时会供应不足。也许随着促红细胞生成素和人工合成 RBCs 的应用，将采用更宽的输血指征。正如 Weiskopf[78] 的结论："我们只是在等待着技术的进步，使我们能够直接测量关注的数值，从而将把我们从要检测哪种指标（如血红蛋白）和什么数值来表示需要增加氧输送的争论中摆脱出来。"尽管 Weiskopf 早在 1998 年就提出这个观点，"替代性指标"如血红蛋白水平，仍然应用于输血决策。

相容性检验

一般原则

相容性检验包括 ABO-Rh 血型、交叉配血和抗体筛查。这些检验的目的是通过证实体外有害的抗原 - 抗体相互作用，以防止体内同样的相互反应发生。对用于急诊输注种群特异性血液的供者血必须筛选溶血性抗 A 或抗 B 抗体。所有供体血都必须检测 ABO 和 Rh 血型，并筛查意外抗体。同样，受者血也必须检测 ABO-Rh 血型和意外抗体。完成上述检验后，可被选择的供者血需要进行受体和供体血的相容性检验，即交叉配血（图 61-2）。

为了保证患者用血安全，所有经过批准的血库都有一个复杂的取血过程。比如在 2012 年，UCSF 的血库报道了 88 例类似差错事件，由此推断这个流程中的某些环节还不够严密。4 例相近差错发生于给血库输送装有错误血液的试管。其他 5 例则是由于试管上标签患者信息错误导致的。这些差错事件强调了在分型和筛查的时候，给出单独的时间来确认标本血的好处和必要性。即使繁琐，这样患者就不会输错血。溶血性输血反应常常发生于输注错误的血液，这种输血反应将在本章后续讨论。

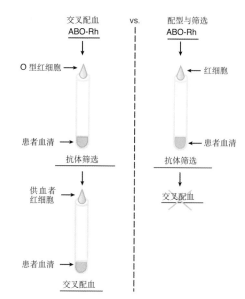

图 61-2 交叉配血检验简略图。交叉配血上的"×"表示血型及筛查不包括交叉配血

ABO-Rh 分型

由于多数严重的不良反应都是由于意外输入 ABO 血型不相容的血液所致，因此确定患者正确血型极其重要。这些反应是由天然存在的抗体（即抗 A 和抗 B 抗体）引起的，这些抗体可激活补体并导致血管内快速溶血。只要体内缺乏 A 和（或）B 抗原，抗 A 和（或）抗 B 抗体就会产生。本质上，抗体直接对抗体内自身细胞缺乏的抗原。输血前通过检验 RBCs 内的 A 与 B 抗原及血清 A 和 B 抗体来进行 ABO 分型（表 61-3）。

唯一需要额外进行的检验是 Rh（D）抗原。除 A、B 抗原外，D 抗原是最常见的，也是最有可能发生免疫反应的抗原。60% ～ 70% 的 Rh（D）阴性的受血者若输注 Rh（D）阳性的血液可发生免疫反应（产生 D 抗体）。大约 85% 的个体拥有 D 抗原，即 Rh（D）阳性；剩下的 15% 个体，由于缺乏 D 抗原，归为 Rh（D）阴性。由于麻醉医师和外科医师难以理解血型系统，表 61-4 有助于识别不同血型患者可接受的供血者血型。

交叉配血

交叉配血实质上是在试管中进行的一种试验性输血，即将供血者 RBCs 与受血者血清混合，以检验出

表 61-3　ABO 相容性检验

血型	检验用红细胞		检验用血清	
	抗 A	抗 B	A 细胞	B 细胞
A	+	−	−	+
B	−	+	+	−
AB	+	+	−	−
O	−	−	+	+

表 61-4　患者能接受的供血者血型

供血者	受血者
O	O, A, B, AB
A	A, AB
B	B, AB
AB	AB

现严重输血反应的可能性。交叉配血可在 45～60min 内完成，一共分为三个阶段：速发阶段、孵化阶段和抗球蛋白阶段。

第一阶段在室温下进行，检验 ABO 分型有无错误。该阶段检验 ABO 血型以及在 MN、P、Lewis 系统中天然存在的抗体的不相容性。该阶段在 1～5min 完成。

第二阶段是将第一阶段反应在 37℃白蛋白或低张盐溶液中孵化。加入白蛋白或低张盐溶液有助于检测出不完全抗体或能与特异性抗原结合（即致敏）但不能使 RBCs 悬液发生凝集反应的抗体。这个阶段主要检测 Rh 系统抗体。在白蛋白中孵化 30～45min，在低张盐溶液中孵化 10～20min，使抗体有足够的时间被细胞摄取从而致敏，因此在随后的抗球蛋白阶段能检测出本阶段漏检的不完全抗体。

交叉配血的第三阶段即间接抗球蛋白检验，将抗球蛋白血清加入到孵化的试管中。加入后，血清中的抗人抗体与 RBCs 表面上的抗体球蛋白结合，产生凝集反应。抗球蛋白阶段能检测出血型系统中大部分不完全抗体，包括 Rh、Kell、Kidd 和 Duffy 血型系统。

虽然交叉配血的三个阶段都很重要，前两个阶段对于防止发生严重的溶血性输血反应尤为重要（见"血型与筛查"）。孵化和抗球蛋白阶段也极其重要，因为这两个阶段出现的抗体能引起严重的溶血反应。除了抗 A 和抗 B 抗体引起的溶血反应，其他在速发期出

现的抗体引起的反应通常不太严重。这是因为该期出现的许多抗体为天然存在的低滴度抗体，生理温度下不具有反应性。

抗体筛查

抗体筛查也分三阶段进行，所需时长与交叉配血相近。然而，抗体筛查是一种受血者血清与商业供应的 RBCs 之间的试验性输血，这些 RBCs 经过特殊选择，含有最佳数量的 RBC 抗原或与常参与溶血性输血反应中的抗体产生反应的抗原。

意外抗体的筛查也用于供血者血清，在抽取供血者血液后短时间内进行。必须筛查供血者血清的意外抗体，以防止其进入受血者血清中。该筛查的主要目的是防止输入不同供血者血液而发生反应。

非完整交叉配血的方法

血型鉴定和筛查

术语"血型鉴定和筛查"（type and screen）是指对血样本不做交叉配血，只做血型鉴定和抗体筛查。不做交叉配血的血型鉴定和筛查可确定患者的 ABO-Rh 血型，并可发现最常见的意外抗体。具体地说，就是通过把患者血清与选择性 RBCs（即筛查细胞）试剂进行孵化来筛查患者血清是否存在意外抗体[79]。这些筛查细胞含有能诱发有临床意义的 RBC 抗体反应的所有抗原。

对供血者和受血者血液相容性的完整输血检验可确保输血的安全性和最佳治疗效果。然而，某些病例保存的血样本不做交叉配血，只做 ABO-Rh 血型鉴定和抗体筛查（即血型鉴定和筛查）。极少数患者通过抗体筛查发现存在意外抗体，随后血库要识别这些抗体，并保存部分不含相应抗原的血液以备用于外科手术。如果仅仅进行血型鉴定和抗体筛查后即需要紧急输血，则可在输血前进行速发阶段的交叉配血，以避免可能因 ABO-Rh 配型人为错误而引起的反应。通过该方式进行的输血可预防因输入意外抗体导致不相容性输血反应的有效率达 99% 以上[80]。未进行完整交叉配血的血型鉴定和筛查并不能预防抗体与出现率较低的抗原产生反应。这些抗原不表达在筛查细胞表面，而表达在供血者 RBCs 表面。一般而言，在血型鉴定和筛查中未检测到的抗体是一些弱反应性抗体，并不会导致严重的溶血性输血反应。Oberman 等[81]对 13 950 例患者研究发现，完整交叉配型后只有 8 种"具有

临床意义的"的抗体在筛查时不能被检测到。该 8 种抗体滴度均较低，Oberman 等认为这些抗体不可能引起严重的溶血性输血反应。

最近，Dexter 等[82]证实了使用麻醉信息系统里的失血量评估比基于失血量和输血率的评估更有效。Reich 等[83]随后发表评论，强调使用这种方法进行血型鉴定和筛查是医学对信息系统的依赖日渐加强的一个很好的例子，正如本书前言所示。

不应该将"血型鉴定和筛查"与术语"血型鉴定和判断"(type and hold) 相混淆。后者指血库接收的可能需输血者的血样本，只要求进行血型鉴定而不进行交叉配血。该术语易被误解，因为其既不表示受血者血液应该保存多久，也不表明是否对该样本进行抗体筛查。然而，在大多数要求做血型鉴定和判断的病例中，都对样本进行了抗体筛查。由于易与"血型鉴定和筛查"混淆，大多数血库在备血时已放弃使用"血型鉴定和判断"这一术语与方法。

最大量外科备血计划

以下段落内容与第 7 版《米勒麻醉学》相同，仍应用在没有现代信息技术系统的医院里。

外科患者术前常规进行交叉配血意味着已经交叉配血的血液在 24 ~ 48h 内不可用于其他患者。1 ~ 2 天的时间消耗使血液过期的机会增加。另一方面，人们越来越认识到，某些择期手术经过交叉配血的备血量常远远大于实际输血量。交叉配血 / 输血（C/T）比率已用于更好地量化这个问题。如果 C/T 比率高，血库将承受保存大量库存血的压力，消耗过多的员工时间，血液过期的发生率也增加。Sarma[84]建议，对于每例患者平均输血单位数小于 0.5 的外科手术，应进行 ABO-Rh 血型鉴定和患者血清意外抗体的筛查（血型鉴定和筛查），以替代抗体筛查阴性者的完整血型鉴定和交叉配血。对于抗体筛查阳性患者，血库必须提供不含相应抗原的相容性血液。血库宜尽可能维持 C/T 比率在 2.1 ~ 2.7[84]。为了提高利用率并降低 C/T 比率，血库宜通过血型鉴定和筛查的方法以及最大量外科备血计划的程序来降低对交叉配血的依赖[85]。最大量外科备血计划包括外科手术一览表以及血库对每台手术进行交叉配血的最大血液单位数量。它是根据应用该计划的医院外科手术的输血经验来确定。每所医院的最大量外科备血计划由该院血液供给者和使用者如血库人员、麻醉医师和外科医师来制订。

过去几年中，许多血库已经启用信息技术系统和修改程序。尽管信息系统可能存在机构间差异，但仍

存在一些共同通路。如今信息技术系统已经具备显示对每台外科手术推荐的最大量外科备血计划的能力，替代了由血库检查次日的手术及如前所述的分配血液。对于使用信息技术系统的机构，其过程如下：手术前夜，血库检查手术安排及最大量外科备血计划，以了解何种血液将丢失以及是否需要输血。并与术前小组沟通需要何种血液（如是否有进行血型鉴定和筛查、ABO 血型确认），或者有哪些已完成的检验。然后术前小组检查沟通的内容并向血库送去血液样本。血库应用最大量外科备血计划信息确定是否需要附加检验。如果最大量外科备血计划显示不需要进行血型鉴定和筛查，即不需要检验。

交叉配血真的需要吗？

有输血史或妊娠的患者中，只有约 1/100 的患者可能有除抗 A 和抗 B 抗体之外的非常规抗体。然而，其中一部分非常规抗体只在温度低于 30℃ 时才具有活性，因此在大部分输血中无关紧要。其余非常规抗体在大约 30℃ 左右时具有活性，如果所输入的细胞含有相应的抗原就能产生严重反应。按照可能的重要性排列，抗 -Rh（D）、Kell、C、E 和 Kidd 是最常见的具有临床意义的抗体。除了抗 -A 和抗 -B 抗体，抗 -Rh（D）抗体为最常见的重要抗体。如果进行正确的 ABO-Rh 血型鉴定，发生不相容输血的可能性低于 1/1000。换言之，单纯 ABO-Rh 血型分型的可相容性输血概率为 99.8%，增加抗体筛查可将安全性提高到 99.94%，而增加交叉配血则可将安全性提高到 99.95%[86]。

血库可以通过抗体筛查降低不相容性输血的概率。估计这种筛查漏检潜在危险性抗体的概率不超过 1/10 000。

急诊输血

输血是患有严重疾病和紧急临床情况患者整体治疗的组成部分（也见于第 81 ~ 83 章）。在过去几年中，相关术语已经加入到临床词表中以描述其特点。"致死三联征"包括低体温、酸中毒和凝血障碍。众所周知，三者联合可增加严重受伤或出血患者的死亡率。这些因素导致的生化及生理变化增加了持续出血的风险，并降低患者的临床满意度。损伤控制的复苏方法在不断进步。这种方法包括使用控制性降压、损伤控制外科技术和谨慎使用晶体液。局部止血物品包括局部应用止血敷料。甚至已有"移动血库"可提供预筛

查的供血者以满足紧急输血的需要[87]。

许多情况下，相容性检验（ABO-Rh 分型、抗体筛查及交叉配血，也见于第 81 章）完成前就需要紧急输血，这对创伤后需要手术和麻醉的患者来说是一种挑战。在这种时间不允许完整检验的情况下，可应用简化的检验程序。这些程序将在下面节段讲述。

血型明确、已部分交叉配血的血液

当使用非交叉配血的血液时，最好获得至少ABO-Rh 分型和快速阶段交叉配血检验的结果。室温下将患者血清加入到供血者 RBCs 中，离心，然后肉眼观察其凝集反应即可完成不完全交叉配血。该过程耗时 1 ~ 5min，可防止因 ABO 配型错误而导致的严重溶血反应。此法仅可检测出少数 ABO 系统以外的意外抗体，如直接抗 MN、P 和 Lewis 系统抗原的抗体，但其中大多数并无临床意义。

血型明确、未交叉配血的血液

为正确应用血型明确的血液，患者住院期间必须确定其 ABO-Rh 血型。来自于病史记录、患者家属、救护车司机或其他医院的血型常常不准确。对既往无输血史的患者，大部分 ABO 血型明确的输血可行。但应警惕既往有输血史或妊娠的患者。据笔者在军队中的经验，紧急情况下使用血型明确、未交叉配血的血液并未出现严重后果。平时条件下，1 年内 56 例患者的输血经验显示，即使未行完整血清学检验，紧急输入未交叉配血但血型明确的血液并未出现任何不良反应[88]。这些研究者认为，虽然应用未交叉配血的血液通常是安全的，但是仍然存在发生严重反应的可能性，因此他们对这种滥用发出了警告。约 1/1000 的患者在交叉配血中检测到意外抗体。对以前接触过 RBCs 抗原的患者而言，输入 ABO-Rh 血型明确、未交叉配血的血液可能更危险。约 1/100 患者通过交叉配血可检测到一种抗体。

O 型 Rh 阴性（万能供血者）、未交叉配血的血液

O 型血液没有 A 与 B 抗原，因此不能与受血者血液中的抗 -A 或抗 -B 抗体发生溶血反应（见表 61-3 和 61-4）。因此，人们一直称 O 型血液的人为"万能供血者"，其血液可用于无法进行血型分型或交叉配血时的急诊输血。然而，一些 O 型血液供血者可产生高滴度的溶血性 IgG、IgM、抗 -A 和抗 -B 抗体。供体血液中这些高滴度的溶血素能引起非 O 型血液受血者 A 型或 B 型 RBCs 的破坏。O 型 Rh 阴性未交叉配血的 PRBCs 应比 O 型 Rh 阴性全血优先使用，因为 PRBCs 含血浆量较少，并且几乎不含溶血性抗 A 和抗 B 抗体。如果拟使用 O 型 Rh 阴性全血，血库必须提供不含溶血性抗 A、抗 B 抗体的 O 型血液。

在创伤处理中，麻醉和手术医师经常困惑于急诊情况下如何减少输血量及简化交叉配血程序。为了避免重复，下面对这一问题进行简单的介绍。某些医院有供紧急应用的 RBCs，即未交叉配血的 O(-)RBCs。如果临床医生认为情况危急，这种血液可在 5min 内提供。类似的，在某些医院可应用"大量输血协议（MTP）"，其包括 4 个单位未交叉配血的 O(-)RBCs，4 个单位解冻的 AB 型血浆和 1 个单位血小板浓缩液。在紧急情况下进行分析后，临床医师可以决定要求直接使用这种血液。仅在确切的紧急情况下以及使用 O(-) 血液时可不用进行完全性交叉配血（即电子方法、即刻离心、Coombs 或抗人球蛋白）。

这个过程使用的通常是 PRBCs 而不是全血。虽然未交叉配血引起了很大的关注，并发症却似乎很少出现。

急诊输注超过 2 单位的 O 型 Rh 阴性未交叉配血的全血后，即使血库确定患者正确血型，仍不能立即输注与患者血型（A、B 或 AB）相符的血液。因为此时改换输注与患者血型相符的血液可能会因输入抗 A、抗 B 抗体滴度的增加而引起供血者 RBCs 发生严重的血管内溶血。继续输注 O 型 Rh 阴性全血仅引起受血者 RBCs 轻微溶血，此时唯一并发症为高胆红素血症。直到血库确定输入的抗 A、抗 B 抗体滴度已经降低到安全水平时，患者才能接受与其血型相符的血液。

新 鲜 全 血

新鲜全血的定义基础是保存时间，为患者使用前 1h 到 5 天不等[89]。该定义考虑到保存 1h 与保存 5 天的全血不尽相同。例如，Kor 等[90]研究表明，与标准单位血液相比，新鲜血液并不会引起患者肺功能或凝血情况的改变。然而，广义的新鲜全血是指保存时间小于 5 天的血液。这真的是新鲜血液吗？比如，保存时间小于 24h 的血液与保存 4 天的血液相比有很大的不同。新鲜全血重获不同功能的程度取决于保存时间的长短和是否被冷却。血液保存时间越长，它的有效性，特别是凝血能力就越低。因为血小板聚集能力的下降，1 个单位在 4℃保存 24h 的全血的止血效果甚至比 1 个单位保存时间小于 6h 的新鲜血液差[91]。经过

血型鉴定和交叉配血后，未冷却的全血仍保留着活体血液内大部分的正常因子。Spinella 等 [92] 定义新鲜全血为采集后 8h 内贮存于 1～6℃，保存期限是 24h 的血液。某些机构则定义在 2～5℃保存时间小于 48h 时即为新鲜全血。1h 和 2 天的保存时间差别是很大的，特别是血小板活性。

目前已出现大量关于新鲜全血使用的文献。部分文献的讨论内容与血液不同的保存时间和是否使用低温保存新鲜血液相关。然而，全血作为输血的组成部分已超过 70 年，其中包括第二次世界大战期间 [11]。军队和创伤医院改进并调整了它的用法。笔者在越南的经历证实了经过血型鉴定和交叉配血的温暖的全血对大量输血引起的凝血功能障碍极为有效，特别是不存在脓毒症时 [4-5]。众所周知，使用未冷冻的新鲜全血临床效果非常好 [93]。关于如何有效地使用新鲜全血，有很多不同方案和意见，如下文所述。

由于临床状况不同，尽管比率概念已经应用于血小板输注，现在的文献的结果仍不一致。人们已将输血比率 1：1：1（RBCs：冰冻血浆：血小板）与基于实验室数值的标准 MTP 作对比 [94]，发现两者之间并无区别。然而，固定比率与血浆消耗增加有关。Cotton 等 [95] 对比全血与成分血输注，遗憾地发现，由于每组自动输注血小板，使所有关于血小板的结论都不准确。然而，新鲜全血对治疗非反应性致死性出血非常有效。一项对志愿者输注新鲜和库存自体血的研究得出了保存时间大于 21 天的血液不比新鲜全血有害的结论 [15]。但是由于使用的是自体血，可能不适于回答这个问题。

基本上，输注陈旧库存血、胶体液和晶体液可稀释性血小板，导致稀释性血小板减少症。输注 15～20 单位血液后，血小板稀释症可引起稀释性凝血功能障碍。如果存在其他可导致凝血功能障碍的原因（如脓毒症、大量消耗），则输注小于 15～20 单位血液即可出现临床凝血功能障碍。最近的经验是输注 1 个包装的单采（6 个单位）血小板预计其计数为 50000～75000/μl [96]。

另外一个考虑是关于血小板来源——新鲜血或单采血小板。在武装部队对输注大量血液的军人进行研究发现，输注血小板并不会增加不良反应和死亡率 [97]。在缺乏来源的情况下，新鲜全血是一个极好的血小板来源。

特别推荐方案

考虑到上述原因，对于潜在的紧急临床情况患者，包括低血容量和可能需要输血的患者推荐实施以下方案。当然，使用血制品只是这些紧急临床情况的复杂治疗方法之一（参见第 81～83 章）。以下简单叙述推荐方案，本章其他部分或本书其他章节将详细讨论。

1. 输注胶体或（和）晶体液。本题目由 Myberg 等 [98] 编写。胶体液将在本章"人工合成胶体治疗"讲述，而晶体液则在第 59 章讲述。Myberg 的文章"液体复苏"强调，"尽管白蛋白应用在危重患者液体复苏和早期脓毒症中是安全的，但是它可以增加急性脑损伤患者的死亡率（参见第 70 章）。羟乙基淀粉液（HES）与肾替代治疗率上升以及 ICU 患者不良反应有关。没有证据推荐使用人工合成胶体液。"实质上，晶体液和血液（假设失血和／或贫血）是急症患者液体复苏的首选。
2. 采集血标本进行血型鉴定和交叉配血。
3. 如果来不及给予已交叉配血的血液，可给无输血史的男性或绝经后女性输注血型明确或 O 型 Rh 阴性红细胞或 O 型 Rh 阳性红细胞；或明确血型、已部分交叉配血的血液；或血型明确、已交叉配血的血液。
4. 在一些严重的病例中，应预料到大量输血的可能性。正如本章所述，可考虑使用新鲜全血。

保存血液的创新方法正在发展中。例如，在 500～3000V 的静电场中保存血液可减少溶血和减少由于长期保存导致的 pH 下降 [99]。

并 发 症

氧输送的变化

输注 RBCs 的主要目的是增加组织氧运输。循环红细胞量的增加可使肺摄氧量增加，并可能相应地增加组织氧输送。储存期间红细胞呼吸功能可能受损，使其在输注后难以立即向组织释放氧。

氧解离曲线的回顾

氧解离曲线是由血氧分压（PO_2）对氧合血红蛋白百分比绘制而成（图 61-3）。随着血红蛋白饱和度增加，血红蛋白对氧的亲和力也增加。这反映在该曲线的 S 型上，表示 PaO_2 降低可使相当多的氧释放到组织。该曲线 S 型提示从肺到组织的血氧运送效率更高。

氧解离曲线移动通过 P_{50} 定量，P_{50} 表示在 37℃、pH 7.4 时氧合血红蛋白为 50% 时的氧分压。P_{50} 低表示氧离曲线左移且血红蛋白对氧的亲和力增加；即该曲线左移表示低于正常的氧张力即可使血红蛋白在肺

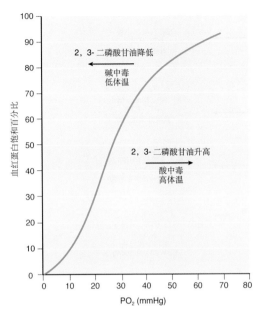

图 61-3 影响氧解离曲线移动的因素 *(From Miller RD: The oxygen dissociation curve and multiple transfusions of ACD blood. In Howland WS, Schweizer O, editors: Management of patients for radical cancer surgery: clinical anesthesia series, vol 9, Philadelphia, 1972, FA Davis, p 43.)*

内饱和，然后在低于正常的毛细血管氧张力下向组织释放氧。除非组织氧分压在低氧范围，否则增加的氧亲和力可能足以确保氧释放到组织中。本章以下部分将讨论输血期间支持该假说准确性的临床证据。

临床证据

临床证据往往并不一致，这反映了难以在不同临床状况下对危重患者进行系统性研究。40 年来，不同临床领域的各类临床医师一直试图建立与库存血相关的 2，3- 二磷酸甘油（2，3-DPG）水平与患者状态（如器官功能）之间的稳定关联。1993 年，Marik 和 Sibbard[100] 发现输注储存 15 天以上的血液可降低黏膜内 pH，提示已出现内脏缺血。近 10 年来，大量研究一直试图证明危重患者输注陈旧性血液（并因此降低氧输送）不如输注新鲜血液有效。虽然仍未能得出非常明确的结论，但是笔者认为极危重患者应该使用储存少于 15 天的血液。

凝血概述

除非患者术前有凝血障碍（如服用阿司匹林、抗

血小板药物及血友病），严重外伤和（或）大出血本身可启动凝血异常的级联反应，包括由于以 C 蛋白水平增加为特征的组织低灌注所致消耗性凝血障碍[101]。输注大量血液（如 6 ~ 10 个单位 PRBCs）只会加重这种凝血障碍。关于大量输血有很多方法且已形成各种规范（图 61-4）。这种凝血障碍是由各种因素联合作用所致，其中最重要的因素是输血量和低血压或低灌注的持续时间。灌注良好且无长时间（如 1h）低血压的患者能耐受输注多个单位血液而不出现凝血障碍。持续低血压且已接受多个单位血液输注的患者可能出现类似弥散性血管内凝血（disseminated intravascular coagulation，DIC）以及因库存血凝血因子稀释所致的凝血障碍。当发生这种出血时，对输血前没有凝血障碍（如血友病）的患者需要对以下疾病进行鉴别诊断，包括稀释性血小板减少症、低 V 和Ⅷ因子、DIC 样综合征或者溶血性输血反应，临床表现包括术野渗血、血尿、牙龈出血、静脉穿刺部位出血和瘀斑。

血小板减少症

血小板减少症是指血小板计数小于 150 000/mm³ 或比前次测量减少超过 50%。除非外科手术出血导致血小板低于 50 000/mm³，否则不会出现临床出血，可导致自发出血的血小板值甚至更低[96]。血小板减少症是已输注大量库存血患者出血倾向的原因之一。不论输注的是全血或是 PRBCs，储存时间超过 24h 的一个单位血里面都极少有活性血小板存在。对于储存于 4℃ 的全血来说，由于血小板被大量破坏，输注后很快会被网状内皮系统捕获和吸收。即使未立即被捕获的血小板生存时间也明显缩短。就存活时间和活性而言，在 4℃ 库存血中储存 6h 后血小板总活性只有在体活性的 50% ~ 70%。而储存 24 或 48h 后，血小板活性分别只有正常的 10% 和 5%。输注储存超过 24h 的库存血可稀释机体血小板池。既往体健的急性创伤士兵在输注 10 ~ 15 单位血液后，血小板数量可降至 100 000/mm³ 以下[101]。体格较小年龄较大患者由于血容量较少，并且术前血小板计数可能低于前述的士兵们，因此输注较少单位血液后血小板数量即可降至 100 000/mm³。40 余年前，我们已明确了血小板数量的重要性，因为当其约为 75 000/mm³ 或更低时，即可出现出血倾向（表 61-5）。一个创伤小组甚至认为严重创伤患者需要比正常值更高的血小板数量[13]。即使血栓弹力图（TEG）已作为一种检测手段，血小板数量仍然是临床出血的指标之一[102]。同时，正如第 62 章所述，TEG 和其他设备已经越来越多地应用在临床中来替代各种血液中特定凝血因子浓度的检测 [如血小板计数、部

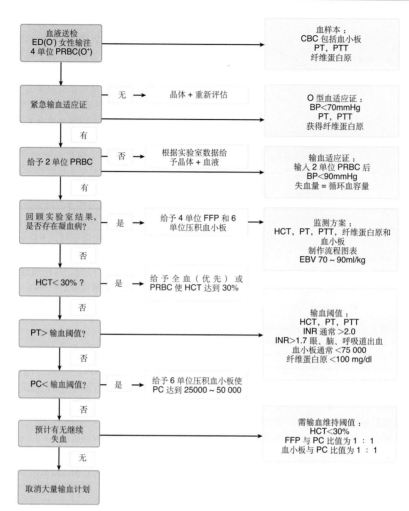

图 61-4　这是根据旧金山总医院大量输血方案修改的诊断与处理大量输血的流程。有许多其他类似方法（如图 61-8 提供的是一个纯凝血方面的流程）。该方案提示如何处理大失血患者，但是并不包括将来可能应用的重组活化因子Ⅶ [1168]。BP，血压；CBC，全血细胞计数；EBV，有效容量；ED，急诊科；FFP，新鲜冰冻血浆；HCT，血细胞比容；INR，国际标准化比率；PC，血小板计数；PRBC，压积红细胞；PT，凝血酶原时间；PTT，部分凝血活酶时间

表 61-5　血小板数量和出血发生率的关系

血小板数量（/mm³）	患者总例数	出血患者例数
>100 000	21	0
75 000 ~ 100 000	14	3
50 000 ~ 75 000	11	7
<50 000	5	5

Data from Miller RD, Robbins TO, Tong MJ, et al: Coagulation defects associated with massive blood transfusions, Ann Surg 174:794, 1971

分凝血活酶时间（PTT）]。

　　如前所述，稀释性血小板减少症是输注大量血液后出血的主要原因。在这种情况下，临床医师能可靠地预测血小板计数 [11]。然而，一个共存的医学情况可以改变这种关系。其他学者认为，血小板计数不能预测 [96]。当然，如果患者有其他疾病（如 DIC、脓毒症），血小板减少症的发生更为迅速。常规凝血功能监测（见后续讨论）应为出血时的标准监测方法 [96]。如本章前面所述，军队及创伤医院不倾向于应用这种方

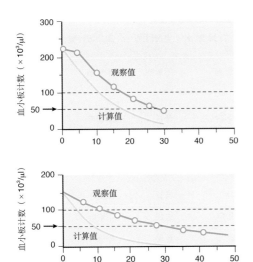

图 61-5 大量输血后的平均血小板计数与输血单位数的关系。观察值与血液交换模型为根据计算的预测值之间的比较 *(From Myllylä G: New transfusion practice and haemostasis, Acta Anaesthesiol Scand Suppl 89:76, 1988.)*

法，因为他们结合输血比率进行输血。

虽然人们主要强调监测血小板数量，但是一些研究者[103-104]已质疑稀释性血小板减少症在大量输血患者凝血障碍中的作用。他们指出，血小板数量很少降低到如单纯稀释预计的低水平（图 61-5）。这可能是因为血小板可从脾和骨髓中释放到循环中，并可能出现无功能的血小板。Reed 等[104]发现大量输血期间预防性输注血小板并无任何益处。除非同时出现临床凝血障碍，否则不应给予血小板治疗实验室检查提示的血小板减少症。仅根据实验室检查数据而不考虑临床情况进行治疗有悖于良好的医疗实践，在输血医学中也不例外。当血小板数量低于 50 000～75 000/mm³ 时，可能发生由稀释性血小板减少症和 DIC 共同结果导致的出血。这种情况适合输注血小板（见后续"血小板浓缩液"）。关于某些血液治疗益处的文献很难评估。基本上，越严重的患者需要的血液越多。但是，这些患者会因输血得益吗？一项研究表明输注血小板可能导致肝移植患者死亡率升高[105]。尚未得到证实的是上升的死亡率是否由于接受血小板输注的患者本身疾病严重程度就较高。这只是为何难以评估使用血制品的效果的原因之一。

如前所述，作为一项指南如此强调血小板计数是恰当的，但是也存在一些例外。例如，众所周知，慢性血小板减少症或白血病的患者血小板数量低于 15 000/mm³

时常可存活，并无出血倾向。然而，这并不否定一般指南认为血小板数量低于 75 000/mm³ 的患者可能出血的说法。急性诱发的血小板减少症患者（如由于血液输注）与慢性诱发的血小板减少症（如特发性血小板减少性紫癜）患者相比，前者发生出血倾向时血小板计数要高得多，其原因不明。因为需要血小板来堵塞受损的毛细血管，所以需要较高血小板数量来维持外科切口或创面的充分止血。在本书第 7 版关于输血疗法的章节中指出，对于患者何时因稀释性血小板减少症而发生出血问题，血小板数量是一项相当准确的指标（见表 61-5）。尽管此结论正确，由于床旁检测血栓弹性（ROTEM）的应用增加，实际上血小板计数已很少应用[106]。

纤维蛋白原、因子 V 和 VIII 水平降低

可能由于某些国家已经有了临床使用的冻干纤维蛋白原浓缩液，过去几年人们逐渐开始关注血液丢失和血液置换后出现的纤维蛋白原浓度降低。以前，纤维蛋白原主要由输注新鲜冰冻血浆和冷沉淀补充。Levy 等[107]发表了一篇相当详细的关于纤维蛋白原和止血的综述。如前所述，对血栓弹性的准确监测使得关于纤维蛋白原的更多信息变得可行。Levy 等得出了两个主要的结论。第一，"纤维蛋白原对有效血凝块的形成极为重要，其监测及在大量出血时作为补充治疗应受到重视。"第二，他们在综述中的最后一句话很有代表性，"未来关于在获得性出血患者中补充纤维蛋白原的研究需要准确评估其适用的临床情况、补充的最佳方法和这个治疗流程中使用纤维蛋白原浓缩液的综合安全措施。"确实，这些研究结论即将陆续出现。循证医学数据库的查找结果显示，使用纤维蛋白原可减少血液的输注[108]。另外一个研究小组指出，现今纤维蛋白原补充治疗的推荐过于保守[109]。然而，有意思的是其他小组[110]指出，创伤患者输注新鲜冰冻血浆效果并不显著，但输注纤维蛋白原浓缩液可提高治疗效果。笔者认为新鲜冰冻血浆无效的结论不可信，但是我们有义务报道完整的文献。并且，有研究发现纤维蛋白原可加固主动脉手术后纤维蛋白血凝块[111]。此外，治疗由输注胶体液引起的稀释性凝血障碍，纤维蛋白原联合 VIII 因子比单纯使用纤维蛋白原效果更好[112]，这个结果并不意外。最后，引用 Weiskopf[113]的一句话来做最好的总结："有关纤维蛋白原应用于动态手术的临床试验为测试我们对静态凝血的理解程度提供了一种令人兴奋的可能性。"

一直以来，与纤维蛋白原相比，因子 V 和 VIII 获得

表 61-6　ICU 中不同血小板和凝血障碍的实验室发现

情况	凝血酶原时间	活化部分凝血活酶时间	纤维蛋白原水平	D-二聚体水平	出血时间	血小板计数	血涂片上的发现
维生素 K 缺乏或使用维生素 K 拮抗剂	延长	正常或轻度延长	正常	不影响	不影响	不影响	
阿司匹林或噻吩并吡啶	不影响	不影响	不影响	不影响	延长	不影响	
肝衰竭							
早期	延长	不影响	不影响	不影响	不影响	不影响	
晚期	延长	延长	低	升高	延长	降低	
尿毒症	不影响	不影响	不影响	不影响	延长	不影响	
DIC	延长	延长	低	升高	延长	降低	碎片红细胞
TTP	不影响	不影响	不影响	不影响	延长	很低	碎片红细胞
纤溶亢进	延长	延长	低	很高	可能延长	不影响	

From Hunt BJ: Bleeding and coagulopathies in critical care, N Engl J Med 370;847-859, 2014.
DIC，弥散性血管内凝血；TTP，血栓性血小板减少性紫癜

更多的关注[114]。全血储存 21 天后，这两个因子的水平分别逐渐降低到正常的 15% 和 50%。浓缩红细胞里面的凝血因子更少。因此推荐输注包含除血小板之外所有凝血因子的新鲜冰冻血浆（FFP）作为治疗或预防的主要方法。然而，这种方法是否有益值得怀疑，因为外科手术期间充分止血只需要正常的 5% ～ 20% 因子Ⅴ和 30% 因子Ⅷ。换言之，尽管患者接受了大量输血，但是因子Ⅴ和Ⅷ很少降低至止血所需要的水平以下。笔者及同事探讨了该问题，对 5 例接受输注 15 单位以上库存且临床上出现明显出血倾向的患者给予500 ～ 1000ml 的 FFP。结果尽管部分凝血活酶时间（衡量除因子Ⅶ和ⅩⅢ因子外的所有凝血因子的功能）和血小板值已经恢复至正常，但是每例患者都仍继续出血。只有当给予新鲜血来源的血小板时出血才停止。虽然因子Ⅴ和Ⅷ似乎并不是导致大量输血时出血的主要原因，但是这两种因子的缺乏可能加重其他原因（通常指输血导致的稀释性血小板减少症）导致的出血。

1985 年，美国国立卫生研究院就此问题召开共同会议[115]。会议认为，几乎或根本没有科学证据支持 FFP 作为大量输血诱发凝血障碍的治疗手段。尽管该次会议及其推荐已有超过 25 年的历史，即使没有 ROTEM 的优势，会议达成的标准仍有着重要意义：

1. 外科缝合或电凝不能控制的全身性出血。
2. 部分凝血活酶时间为正常的 1.5 倍以上。

3. 血小板计数大于 70 000/mm³（确保血小板减少症不是出血的原因）。

DIC 样综合征

凝血系统包括血液凝固与纤维蛋白溶解机制。前者的作用是阻止血液丢失过多，后者的作用为确保血管内的循环。DIC 样综合征时，血液凝固系统紊乱，导致弥散性纤维蛋白沉积，致使血液不凝固。沉积的纤维蛋白可能严重地改变微循环，并导致各种器官缺血性坏死，尤其是肾。不凝固血液或循环血清可能引起严重出血倾向。尽管表 61-6 以血小板紊乱为中心总体描述了对凝血系统的影响，但它同时显示了不同临床情况的变换以及其对凝血系统的影响，这些都在此表得到很好的描述[116]。

DIC 样综合征出现的特殊原因通常并不明显。然而，血流淤滞的低氧性酸中毒组织可能直接释放或通过蛋白 C 通路调理介导的一些毒素释放而间接释放组织凝血激活素[101]。受损组织释放组织型纤溶酶原激活物可能引起纤维蛋白溶解。在脓毒症和终末器官衰竭时，这种 DIC 样综合征的发病机制更明显。外源性凝血系统可由肿瘤坏死因子和内毒素所激活。可以推测，肿瘤坏死因子可诱导组织因子在激活的单核细胞表面的表达，也可能是通过暴露于血液中的内皮下局部组织因子[117]（详见第 62 章）。虽然内源性凝血系统

不诱发 DIC，但是它可能加重低血压。这可触发凝血过程，导致因子 I、II、V、VIII 和血小板消耗。可推断，血栓和纤维蛋白沉积在重要器官微循环中，可干扰其血流。

为了对抗血液高凝状态，纤维蛋白溶解系统几乎同时激活，以溶解过多的纤维蛋白；这称为继发性纤维蛋白溶解（见第 62 章）。不应该将 DIC 当做是一个特定的疾病单元，而应作为其他疾病的一种体征。DIC 与几乎所有威胁生命的疾病相关。组织损伤以释放组织产物或毒素进入循环的任何情况均与 DIC 相关。如果循环血液中存在足够的促凝血酶原激酶，将导致大量局灶性坏死或凝血系统更广泛激活。

溶血性输血反应

输血后出现出血倾向应该是溶血性输血可能性的信号。本章随后讨论该问题。

全血输注后出血倾向的诊断和治疗

虽然明确出血的原因后治疗更容易成功，但是明确诊断却非常困难。多年来，不同的凝血功能实验室检查已作为患者临床检查的补充。传统方法是获得血样本行以下检查：血小板计数、部分凝血酶原时间、血浆纤维蛋白原水平，观察血块大小、稳定性和溶解度以及血浆中溶血的证据。假如部分凝血酶原时间为正常的 1.5 倍或更长而其他检验结果正常，则出血可能是由于因子 V、VIII 水平极低所致。采用含除血小板外所有凝血因子的 FFP 或冷沉淀可治疗这种出血。虽然上述情况是精彩的理论阐述，但是笔者从未观察到临床输血导致部分促凝血酶原时间延长而不伴有血小板减少的情况。

Srivastava 和 Kelleher[118] 指出，TEG 和 ROTEM 大大简化了围术期临床凝血障碍的床旁诊断。特别是床旁 ROTEM（黏弹性的和旋转的）已应用于诊断术中凝血障碍[119-123]。所有不同类型的手术和患者均可使用这些设备之一进行监测，包括肝移植手术[124]和产后出血[102]。这些设备可在 10～20min 内得出数据，已越来越多应用在创伤患者中，指导止血治疗。最近，它们也开始应用在其他临床情况中。理论上讲，它们的优势是可评估在全血环境中的血液凝块形成，包括血小板和 RBCs 的贡献和分析从纤维蛋白形成到纤维蛋白溶解的凝血过程的多个阶段（详见第 62 章）。

与 DIC 和低灌注相关的稀释性血小板减少症是输血后出血的最可能原因[114]。当血小板计数低于

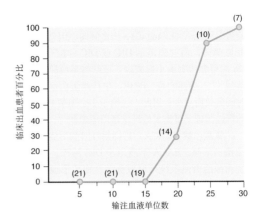

图 61-6 输注血液单位数与有出血倾向患者百分比之间的关系。括号内数字代表每个基准点的患者数量 *(From Miller RD: Transfusion therapy and associated problems, Reg Refresher Courses Anesthesiol 1:101, 1973.)*

100 000 /mm³ 时，就可能发生出血（见表 61-5），因此宜备用血小板。就经验而言，健康患者输注 20 单位库存血后将可能出现出血倾向，而弱小患者输入较少量即可能出现出血倾向（图 61-6）。

选择通过输注新鲜血、富含血小板的血浆或血小板浓缩液这些措施中的某种形式给予血小板，取决于血管内容量补充的需求、个人偏好及实验室可用人员数。新鲜血（6h 以内）提供的血小板数目最多。富含血小板的血浆可补充超过 80% 的血小板，相当于一个单位全血中血小板的一半。然而，因为大多数血库提倡仅给予患者必要的输血成分，所以常推荐使用血小板浓缩液。单位血中除去血小板的剩余部分如 RBCs、血浆和白蛋白能保存用于其他患者。血小板浓缩液以 50ml 单位包装，可提供一个单位血中约 70% 的血小板。对于一个70kg 患者，升高血小板数量 100 000/mm³ 需要约 10 单位的血小板浓缩液。

虽然新鲜血液获取困难，但其在治疗输血诱发的凝血障碍极其有效。笔者在越南战争时主观观察显示，新鲜血液（即不超过 6h 的未冷藏血液）对广泛出血患者具有奇特的效果。约 20 年后，Lavee 等[125]发现 1单位新鲜全血的作用相当于 8～10 单位血小板。1996年，Erber 等[93]对给予足够成分输血和充分外科止血后仍广泛出血的手术患者使用新鲜未冷藏全血。同时发表的评论表示对此宜谨慎，并描述了应用新鲜血进行的一项更大型的试验出现令人遗憾的问题[126]。笔者相信全血还含有一些未经确认的因子，使其效果远远超过血液成分。

确定血浆纤维蛋白原水平有利于诊断与治疗，因

为这种凝血因子在库存血中并不减少。如果体内血浆纤维蛋白原低（<150mg/dl），出血倾向原因就不是稀释性凝血障碍，而强烈提示 DIC 或 DIC 样综合征。DIC在 2h 内可能伴有血小板减少、低纤维蛋白原症和血块溶解[114]。遗憾的是，PRBCs 中纤维蛋白原水平随储存时间延长而减少。因此，当给予多个单位 PRBCs 时，在稀释性基础上可出现低纤维蛋白原血症[127]。

ε- 氨基己酸（EACA）可抑制纤溶酶形成，并减弱纤维蛋白溶解。EACA 不应用于 DIC 治疗。阻断纤溶系统和激活凝血系统可导致弥散性血栓形成。除了前列腺切除术和肝移植[128]（参见第 75 章）以外，罕见原发性纤维蛋白溶解，因此，除非专家会诊后明确上述诊断，否则可能不应给予 EACA。尽管遵循了上述所有建议，但是输血相关凝血障碍导致的出血仍在持续。目前已出现一种新方法，即应用重组活化凝血因子Ⅶ（rFⅦa, Novo Nordisk Pharmaceuticals, Plantation, FLa）治疗术中这种凝血障碍已经取得成功的效果。大多数这类患者还伴有其他问题，如坏死性胰腺炎、肝硬化或严重创伤。这个令人激动的产品极为昂贵，在美国食品和药物管理局（FDA）批准更广泛应用之前应该视为一种救援疗法[129]（详见第 62 章）。

输注浓缩红细胞后出血倾向的诊断与治疗

浓缩 RBCs 所含血浆远远少于全血，因此输注PRBCs 对某些凝血因子的稀释可能更为明显。Murray等[127] 特别研究了大失血时应用 PRBCs 的问题。一般而言，除了以下一个重要差别之外，PRBCs 与全血的凝血变化相似：应用 PRBCs 时，纤维蛋白原水平显著下降；而应用全血时，除非出现 DIC，纤维蛋白原水平保持不变（图 61-7）。虽然所有凝血因子都减少，但是其下降程度低于血液稀释所预期的水平。研究者认为，凝血因子如Ⅷ因子可能储存于内皮细胞中，手术应激期间可从内皮细胞释放出来。当 PRBCs 用于治疗大失血时，临床医师可能会尝试预防性给予 FFP。然而，Murray 等[127] 特别建议不应采取该方法；他们强调只有在凝血酶原时间和部分促凝血酶原时间至少为正常值的 1.5 倍以及纤维蛋白原水平低于 75mg/dl 时才需要给予 FFP。这些建议类似于"新鲜冷冻血浆"一节中的建议。PRBCs 用于大量输血时，Leslie 和 Toy[130] 提出了更为特殊的指南，他们认为在输注了 ≥ 12 个单位PRBCs 或回收血液时，必须补充凝血因子（即 FFP）。输注了 ≥ 20 单位 PRBCs 或回收血液的患者常需输注血小板，该结果与输注全血的患者一致。

可疑凝血障碍患者评估与初始治疗的程序见图

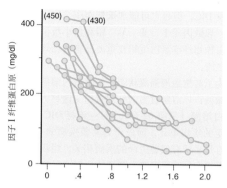

图 61-7　随着 Adsol-PRBCs 和晶体液补充血容量，纤维蛋白原水平降低。每例患者以一条实线表示 *(From Murray DJ, Olson J, Strauss R, et al: Coagulation changes during packed red cell replacement of major blood loss, Anesthesiology 69:839, 1988.)*

61-8（也见于"血液输注、药理学和止血"一节）。

输 血 比 例

特别是对于创伤或手术中大量失血的患者而言，20 世纪 70 年代从全血输注到成分输血的转变对输血治疗提出了新的挑战。如前所述，输注全血（20 世纪60 ~ 70 年代中期）通常不需要补充新鲜冰冻血浆。输注 15 ~ 20 单位血液后可发生显著的血小板减少症[5]。是否给予新鲜冰冻血浆或血小板浓缩液通常由实验室检查结果决定，如血小板计数和部分凝血活酶时间（PTT）。

随着从输注全血到 PRBCs 的改变，尤其是在给创伤患者输注了所需的单位数后，凝血障碍的发生率有所上升。除了基于临床判断和实验室检查的输血治疗或临床输血引发的凝血障碍，又提出了浓缩红细胞与FFP 和（或）血小板浓缩液的比例这个概念。例如，1：1：1 这个比例即输注血浆和血小板与 RBCs 以1：1 为基础。1：1 比例经常出现在文献中，表示FFP 或血小板与 RBCs 的输注组合。

有专门分析如何确定这个比例的文献吗？最为激进的推荐认为高浓度 FFP（1.5RBC 比 1FFP）和血小板（1 血小板比 6RBCs）可降低死亡率[131]。一些临床医师对大量输血但尚未出现凝血障碍患者主动给予FFP，结果发现并不增加死亡率[132]。Holcomb 等[133]也总结出增加血小板（而不是 FFP）的比例与大量输血后生存率上升有关。然而，这种对 FFP、血小板及其他血液制品的大胆用法应该仅仅用于大量输血引起的凝血障碍。例如，给非大量输血患者输注了大量FFP 可以导致严重并发症发生率的升高，其中包括急

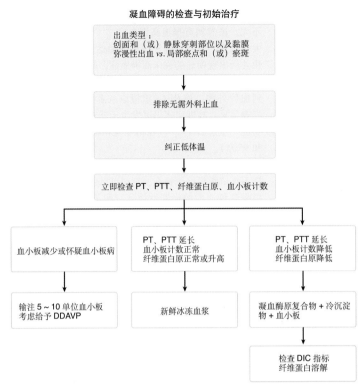

凝血障碍的检查与初始治疗

出血类型：
创面和（或）静脉穿刺部位以及黏膜
弥漫性出血 *vs.* 局部瘀点和（或）瘀斑

↓

排除无需外科止血

↓

纠正低体温

↓

立即检查 PT、PTT、纤维蛋白原、血小板计数

↓

| 血小板减少或怀疑血小板病 | PT、PTT 延长
血小板计数正常
纤维蛋白原正常或升高 | PT、PTT 延长
血小板计数降低
纤维蛋白原降低 |

↓

| 输注 5 ~ 10 单位血小板
考虑给予 DDAVP | 新鲜冰冻血浆 | 凝血酶原复合物 + 冷沉淀物 + 血小板 |

↓

检查 DIC 指标
纤维蛋白溶解

图 61-8　围术期可疑凝血障碍患者评估和初始疗法的程序。该评估建立在临床方案基础上，并受到损伤的类型与部位、输液量以及患者年龄和体温的影响。DDAVP，1- 脱氨 -8- 右旋 - 精氨酸加压素，为一种称为醋酸去氨加压素的血管加压素类似物；PT，凝血酶原时间；PTT，部分促凝血酶原时间 *(Modified from Habibi S, Corrsin DB, McDermott JC, et al: Trauma and massive hemorrhage. In Muravchick S, Miller RD, editors: Atlas of anesthesia: subspecialty care, New York, 1998, Churchill Livingstone.)*

性呼吸窘迫综合征（ARDS）和器官功能障碍[134]。

　　输注高比例 FFP/PRBCs 的血液制品并不增加创伤性颅脑损伤患者的死亡率[135]。一项回顾性研究表明，高 FFP/PRBCs 比例与产后出血患者高级生命支持的需求有关[136]。然而，一项对 26 个研究的分析指出，"缺乏控制生存者偏倚的随机对照试验，目前尚不能作出支持高 FFP/PRBCs 比例复苏结论。"最近，Maier[137]发表的评论报道了重大创伤输血多中心前瞻性研究（PROMMTT）的研究结果。这些数据的来源是 10 个美国 I 级创伤中心。这项研究[138]的结论是"在复苏初期，输注了至少 3 个单位血液制品的患者采用更高的血浆和血小板比例输注后，其 24h 内死亡率下降"。但在 24h 后的生存者中，其随后 30 天死亡风险与血浆或血小板比例无关。然而，军队中一个小组的综述根据损伤严重程度评分对其数据进行分类发现，高血浆 /RBC 比例复苏对生存有益。但是，并无更为确切的证据表明 1：1 超过 1：2 的比例有额外益处[139]。

　　对笔者而言，一个有趣的哲学问题衍生了。大约 30 ~ 40 年前，主要以输注全血为主。到了 20 世纪 70 年代，单纯给予患者所需的血液成分这个概念成为把血液分离成各种成分的基础。然而，最近 10 年中，军队和创伤单位已经使用"重建创伤者被破坏的血液"这个概念，即将各血液成分加入到 PRBCs 中，使其更接近全血，但其称为重组全血。总而言之，30 ~ 40 年前我们以输注全血为主，大约在 2005 年又重新回到这个概念。对于输血治疗的发展来说，这显得相当奇怪而且也很讽刺。

血液输注、药理学和止血

　　Goodnough 和 Shander[33]撰写了一篇比较全面的关于患者血液管理药物学治疗的综述。铁剂治疗和促红细胞生成药物已在本章前面部分介绍。止血药物分为以下三组：①抗纤维蛋白溶解剂，②丝氨酸蛋白酶抑制剂和③抗利尿激素类似物。

　　第一组，抗纤维蛋白溶解剂，包括 EACA 和氨甲环酸，属于纤溶酶原抑制剂。有两项研究发现，使用纤溶酶原抑制剂可减少全膝关节置换术的出血。据推测，放松充气止血带可导致纤溶物质的释放，而这些物质可被氨甲环酸所抑制。

第二组是丝氨酸蛋白酶抑制剂，包括抑肽酶、萘莫司他和艾卡拉肽。抑肽酶可抑制纤维蛋白溶解，改善血小板功能，已应用于多种手术中以减少出血量，其中包括心肺转流术。然而，其在凝血障碍治疗的最终地位还没有确立。

第三组是抗利尿激素血管加压素的合成类似物。三种其他药物（即去氨加压素、重组因子Ⅶa和凝血酶原复合物）已推荐用于治疗围术期凝血障碍[140]。其中两种药物受到了特殊的关注，一个是去氨加压素 [1-脱氨基 -8- 右旋 - 精氨酸血管加压素 (DDAVP)]，它是一种抗利尿激素血管加压素的合成类似物和促凝血药物，可以使因子Ⅷ和血友病因子的水平升高，是血友病的确切治疗药物。同时，它可以减少术前凝血功能正常的接受脊柱或心脏手术患者的出血量和输血需要。然而，去氨加压素的最终地位尚待明确。如前所述，重组因子Ⅶa和凝血酶原复合物也属于这个种类。

其他止血的药物包括血纤蛋白黏合剂、胶原、凝血酶和明胶海绵。一项以心脏手术围术期输血量作为指标的大型 meta 分析得出了这样的结论：抑肽酶和氨甲环酸，而不是去氨加压素，可降低围术期同种异体血的输注率[141]。目前，这些药物的最终应用还在不断发展中。

柠檬酸盐中毒和高钾血症

柠檬酸盐中毒并非由柠檬酸盐离子本身所致，而是由柠檬酸盐与钙结合所引起。柠檬酸盐中毒体征表现为低钙血症：低血压、脉压小、心室舒张末压和 CVP 增高。然而，柠檬酸盐中毒极为罕见。低体温、肝病、肝移植或过度通气或小儿患者[60]发生柠檬酸盐中毒的可能性增大。肝移植期间出现严重低钙血症是有据可查的（也见于第 74 章）。大量输入柠檬酸盐（即通过输血）同时因肝血流中止或减少导致的代谢降低（即肝移植无肝期）时，可导致柠檬酸盐中毒。因此，肝移植期间常输注钙。当体温从 37℃ 降到 31℃ 时，柠檬酸盐代谢速率降低 50%。此外，当输血速度超过 1 单位 /10min 时，钙离子水平开始下降。但即便是这种输血速度，钙离子水平也不会降低到足以导致出血的程度。如前所述，如果在输血后出现了出血倾向，低钙水平并不在鉴别诊断之列。

正如前面所讨论的，柠檬酸盐中毒是罕见的。Kleinman 等[51]发现，储存 21 天血中血清钾水平可能高达 19 ~ 50mEq/L，而在 PRBCs 中大约是 90mEq/L。然而，失血丢失的钾离子与输血所获相比，净得钾离子约为 10mEq/L。由于过量的钾离子要么转移到细胞内要么通过尿液排出，所以血清钾离子浓度通常变化不大。虽然偶有报道高钾血症[142-143]，仍然需要实施大量输血。库存血输注速度需要达到 120ml/min 或更快才会出现明显的临床高钾血症。产生高钾血症需要如此快速的输血速度，提示钾离子必须从血管内弥散到血管外腔，被 RBCs 重摄取或者经肾完成此过程。尽管罕见，高钾血症仍可发生于严重创伤或（和）肾功能不全患者中[144]（包括婴儿和新生儿，参见第 94 和 95 章）。

与柠檬酸盐中毒一样，高钾血症也比较罕见，同样不支持常规给予钙剂。钙剂可以引起心律失常。应根据高钾血症的诊断性体征（即 T 波高尖）给予钙剂。虽然对静脉有刺激作用，但是 10% 氯化钙提供的钙为同容积 10% 葡萄糖酸钙的 3 倍以上，因为氯化钙的分子量为 147，而葡萄糖酸钙为 448。总之，尽管高钾血症罕见，但仍有发生。最近，Lee 等[145]发现 9 例儿科患者在大量输血时出现心搏骤停，这些患者平均血钾水平为 (9.2 ± 1.8) mmol/L。危险因素有多种，其中包括输注陈旧（即长时间储存）库存血。

温　度

输注储存于 4℃ 的非加温血液能降低受血者的体温。如果体温下降至 30℃ 以下，可能发生心室易激惹，甚至心搏骤停。输血前将血液加温至体温水平能防止体温下降。即使在手术中只接受 1 ~ 2 单位血液的患者，也有较充分理由输注加温血液。因为手术室温度低，患者体温常降低，尤其是接受腹部大手术的患者；输注冷的血液可进一步降低体温。维持患者正常体温现在变得越来越重要（参见第 54 章）。

也许，加温血液最安全最常用的方法是将血液通过（37 ~ 38℃）温水浴或加温板中的塑料盘曲管道或塑料袋。这些热交换设备应具有温度上限（如 43℃）与下限（如 33℃）（也见于第 54 章）。

酸　碱　失　衡

大多数储存媒介的 pH 值较低（如 CPD 的 pH 值为 5.5）。当该液体加至新采集的 1 单位血液中时，可使该血液 pH 值立即降到 7.0 ~ 7.1。随着 RBC 代谢和糖酵解产生的乳酸和丙酮酸蓄积，库存血在储存 21 天后 pH 值持续下降至约 6.9。这种酸中毒的主要原因是 PCO_2 达到 150 ~ 220mmHg。高 PCO_2 的主要原因是储存血液的塑料容器不容许 CO_2 逸出。如果受血者通气充足，则这种高 PCO_2 的影响很小。即使 PCO_2 降至

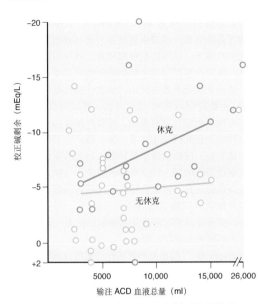

图 61-9　手术中输血量（ml）和校正碱剩余之间的关系 *(From Miller RD, Tong MJ, Robbins TO: Effects of massive transfusion of blood on acid-base balance, JAMA 216:1762, 1971.)*

40mmHg，库存血液仍然存在代谢性酸中毒（见表 61-2）。不仅经验性给予碳酸氢钠没有指征，而且实际上在没有同时分析动脉血 PCO_2 和 pH 值的情况下这样做可能也不明智[146]。Miller 等[147]发现，输血导致的代谢性酸碱反应多变（图 61-9）。输血提供了一种名为柠檬酸盐的底物，大量输入可产生内源性碳酸氢盐，可导致输血后代谢性碱中毒发生率增高[146]。凭经验预防性应用碳酸氢盐来处理无法预测的酸碱失衡是缺乏依据的。

输 血 反 应

溶血性输血反应

2008—2012 年，输血相关急性肺损伤（TRALI）是输血相关死亡的主要原因（表 61-7）[148]。之所以首先讨论溶血性输血反应是因为这是输错血的常见后果。随后将讨论 TRALI。1975 年以来，FDA 要求所有 FDA 注册的输血机构必须在 24h 内通过电话或 7 天内通过书面报告在受血者或供血者中发生的所有致命性反应。1976—1985 年间，共报道并分析了 328 例死亡病例[149]，其中 159 例死于急性溶血性输血反应，23 例死于迟发性输血反应。2011 年，由于 ABO 血型不符引起的急性溶血性输血反应发生率为 1 ：1200 ~ 1 ：190 000[150]（《麻

表 61-7　40 例溶血性输血反应患者的体征和症状及出现频率

体征或症状	患者例数
发热	19
发热、寒战	16
胸痛	6
低血压	6
恶心	2
面色潮红	2
呼吸困难	2
血红蛋白尿	1

醉学消息》[150] 报道发生率为 1 ：606978）。在 159 例因急性溶血性输血反应而死亡的患者中，137 例是由于 ABO 血型不符所致。这些错误中一半以上发生在血库发出血后，由手术室、急诊室或病房的护士和医师给予患者输血所致。溶血性输血反应的发生率足以使健康机构联合鉴定委员会（Joint Accreditation of Healthcare Organizations，JCAHO）[152] 要求实施同行确认程序，以减少输血错误和并发症的发生。特别是输注血液制品前必须双人确认患者身份（见相容性检测的讨论内容）。新技术的应用有助于减少输血相关性错误的发生率。然而，如果把迟发性溶血性反应（后面讨论）包括在内时，ABO 不相容性 RBC 输注的发生率会有所增加[153]。最具灾难性的输血反应之一是发生血管内溶血。当受血者的抗体和补体直接攻击输入的供血者细胞时，就可发生血管内溶血。这种反应在输入 10ml 血液后就能发生[154]。如果治疗恰当，很少发生死亡[152]。治疗的关键是预防肾衰竭和凝血障碍（DIC）。涉及血管外 RBC 破坏的溶血性输血反应的严重程度通常不及血管内溶血。在这些病例中，受血者抗体包裹输入的 RBCs，但是不立即使其溶解。这种 RBCs 破坏主要发生在网状内皮系统。

体征和症状

不相容性输血的临床后果极为严重而临床表现差异甚大。影响因素包括输血量、红细胞膜上抗原位点数量以及网状内皮系统活性。此外，抗体特性诸如抗体浓度及其激活补体能力等也很重要。

麻醉可掩盖溶血性输血反应的典型症状（表 61-7）：寒战、发热、胸腰痛和恶心。全身麻醉状态下，仅有的体征可能是血红蛋白尿、出血倾向或者低血压。

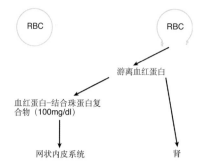

图 61-10 输注不相容血液后 RBC 发生溶血的示意图

而通常出现的体征为血红蛋白尿。输入 50ml 的不相容血液即可能超过结合珠蛋白的结合能力；结合珠蛋白是一种能结合约 100mg 血红蛋白/100ml 血浆的蛋白质。当输注或释放入血流的血红蛋白不超过该值时，这些血红蛋白以与结合珠蛋白结合的复合物形式存在于循环中，并由网状内皮系统清除（图 61-10）。含 2mg/dl 血红蛋白的血浆样本呈淡粉红色或浅褐色；当血红蛋白水平达到 100mg/dl 时，血浆呈红色；当血浆血红蛋白达到 150mg/dl 时，则出现血红蛋白尿。一般而言，血浆中游离血红蛋白数量与输入不相容血液量有关。补体激活亦可引起各种物质释放，包括组胺与血管活性胺类。其症状非常具有警示性，即使血浆中未见血红蛋白，也有指征停止输血。如怀疑有溶血性输血反应，则应进行实验室检查，包括血清结合珠蛋白、血浆与尿血红蛋白、胆红素、直接抗球蛋白测定。直接抗球蛋白试验能确诊溶血性输血反应，因为该试验可显示与输入供血者 RBCs 结合的抗体。

治 疗

如怀疑发生溶血性输血反应，应立即送血、尿样本进行实验室检查。血库应核对所有资料以明确输入患者的血液成分是否正确。应行实验室检查以确定是否存在血红蛋白血症：直接抗球蛋白试验、重复相容性检验、重复其他血清学试验（即 ABO 和 Rh）及尿液分析查找血红蛋白尿。

虽然血管内溶血可引起一些后果，但是其主要影响肾和凝血系统。血管内溶血导致急性肾衰竭的原因可能是血红蛋白以酸性正铁血红素形式沉积在远端小管，导致机械性远端小管堵塞。沉积量可能与尿量及其 pH 值呈负相关。治疗重点应该是通过大量静脉输液和利尿剂使尿量维持在 75ml/h 以上。框 61-1 总结了一种方法，包括首先给予 12.5 ～ 50g 甘露醇后输入

晶体液以维持 CVP 在 10 ～ 15cmH₂O。如果无效，可增加甘露醇剂量，或使用更强效利尿剂如增加肾皮质血流的呋塞米，以维持足够的尿量。碱化尿液以预防酸性正铁血红素在远端小管沉积的效果并不肯定，但由于其易于实施而推荐使用。溶血性输血反应常发生DIC，可能是因为 RBC 基质分离，释放出红细胞素，后者可激活内源性凝血系统，导致纤维蛋白形成。随后消耗血小板和因子 Ⅰ、Ⅱ、Ⅴ、Ⅶ。一旦证实溶血性输血反应，应检测血小板计数、凝血酶原时间和部分促凝血酶原时间，以获得基准值便于与随后的实验室检查数值进行对比。溶血性输血反应期间的低血压可能是因为激肽释放酶系统的激活所致[155]。在一系列反应后，血浆激肽原可转化为缓激肽，这是一种可引起低血压的强效血管舒张剂。

Seager 等[70]提出另一项治疗严重溶血性输血反应的方法，他们假设通过将患者的所有血液移出并用相容性血液代替，从而使肾免于暴露在大量溶血的红细胞中。一例输注 3000ml 不相容血液的患者，通过应用体外回路进行血液稀释后泌尿功能迅速恢复，表明该方法极具前景。

总之，在有其他排除诊断的证据出现前，血红蛋白尿或溶血时都应推测为溶血性输血反应。在怀疑或明确该诊断时，都应按照框 61-1 中列举的步骤进行治疗。

输血相关性急性肺损伤

从 2008—2012 年，输血相关性急性肺损伤 (TRALI) 是输血相关性死亡的主要原因（表 61-8）。ARDS 和急性肺损伤 (ALI) 等涉及威胁生命的呼吸功能不全可由多种原因引起（也见于第 101 章）[157]，包括脓毒血症、肺炎和输血。尽管可能未被诊断或未被报道（见表 61-7）[158-160]，TRALI 是目前输血相关性死亡的首要原因。这种损害表现为非心源性肺水肿。特别的是，TRALI 的发生不伴随血管内容量超负荷和心脏衰竭[161]。临床症状和体征出现在输血后 1 ～ 2h，并在 6h 内达高峰。典型表现为发热、呼吸困难、气管导管内液体增多及严重低氧。麻醉期间血氧饱和度持续下降为首发体征。虽然胸片以肺水肿为特征，但是并无循环超负荷表现（即左心房高压）。所有血液成分，尤其是 FFP，均可为致病因素。除了停止输血、进行重症监护支持外，TRALI 并无特异性疗法。一旦发生，应该立即停止输血并通知血库准备采集其他供血者的血液，同时留检该供血者的所有血液制品。应该再次核查所有医疗记录，如果可能应该评估者 HLA 检验

框 61-1　溶血性输血反应治疗的步骤

1. 停止输血
2. 通过下列方法维持尿量至少在 75～100ml/h：
   a. 静脉输注大量液体，可给予甘露醇（12.5～50g，5～15min 以上）
   b. 如果静脉内输液和甘露醇无效，静脉内注射呋塞米（20～40mg）
3. 碱化液体：因为碳酸氢盐优先分泌到尿中，每 70kg 体重通常只需要 40～70mEq 碳酸氢钠，可提高尿 pH 达到 8；根据重复测定尿 pH 值决定需要追加的碳酸氢盐量
4. 测定尿和血浆血红蛋白浓度
5. 测定血小板计数、部分促凝血酶原时间、血清纤维蛋白原水平
6. 未使用的血液返回血库行再次交叉配血
7. 患者血液和尿液样本送血库检查
8. 防止低血压，确保肾血流量充足

表 61-8　2008—2012 年美国输血相关性死亡率

死亡原因	2008—2012	2012
TRALI	74	17
其他反应（非 ABO 溶血性治疗，过敏反应）	53	8
细菌污染	21	3
ABO 溶血性输血治疗	22	3
不能排除输血原因	99	27

From Fatalities Reported to FDA following blood collection and transfusion:annual summary for fiscal year 2012. These reports are available online. at http://www.fda.gov/BiologicsBloodVaccines/ SafetyAvailability/ ReportaProblem/TransfusionDonationFatalities/ ucm346639.htm.
TRALI，输血相关急性肺损伤

结果。尽管 TRALI 仍是输血相关性死亡的首要原因，但是大部分患者可在 96h 内恢复。

最近，关于 TRALI 相关危险因素的分析已有报道[162]。其中包括高白介素 -8（IL-8）水平、肝脏手术、慢性酗酒、休克、机械通气时高气道峰压、吸烟和液体正平衡。就输血而言，应识别及随后大量减少由女性捐献者提供的血浆或全血。因为减少使用女性捐献的血浆可降低 TRALI 的发生率。一项相关研究发现，已患有 ALI 的 ICU 患者输注 PRBCs 与 90 天死亡率无关[18]。

迟发性溶血性输血反应（血管外免疫反应）

因为抗体浓度过高而迅速发生反应，并可观察到 RBC 破坏，速发型溶血性输血反应常非常显著。在许多溶血性输血反应的情况中，输入的供血者细胞最初可很好地存活，但是不同时间后（2～21 天）将出现溶血[163]。这种反应主要发生在曾经输血或妊娠而被红细胞抗原致敏的受血者。因此，该迟发性反应更常见于具有已知的同种异体免疫倾向的女性。这种反应即为迟发性溶血性输血反应；在输血时由于患者抗体水平太低，以致无法检出或不能引起 RBC 破坏。只有在经过第二次刺激后抗体水平升高（即回忆应答反应）时，才发生 RBC 破坏。这种延迟性反应通常只表现为输血后血细胞比容下降。但是，这些患者也可能出现黄疸和血红蛋白尿，发生肾功能损害，但是罕见死亡。与速发型反应不同的是，引起迟发性溶血性输血反应最常见抗体为 Rh 和 Kidd 系统，而不是 ABO 系统。虽然改善血库操作流程可降低速发型溶血性输血反应的发生率，但是因为输血前检验不能检出潜在受血者中极低水平的抗体，可能无法预防迟发性溶血性输血反应。

虽然肾功能损害并不常见，但是对输血后 2～21 天时出现无法解释的血细胞比容下降的患者，即使没有明显的溶血表现，外科医师也应注意鉴别诊断迟发性溶血性输血反应。这对术后患者特别重要，因为一般认为血细胞比容下降是由于失血所致，并可能成为是否需要再次手术的一项重要指标。

非溶血性输血反应

非溶血性输血反应通常并不严重，一般只出现发热或过敏反应。发热反应的特定感染原因将在"减少感染的其他选择"一节中讨论。发热有时可能为溶血反应或细菌污染的首要体征。

输血最常见的不良反应是不太严重的发热反应。症状包括输血后不久出现的寒战、发热、头痛、肌痛、恶心及干咳，这是由供血者白细胞释放出致热源性细胞因子和细胞内容物所致。使用滤过白细胞的血液可降低发热反应的发生率[164]。少数情况下，患者可能出现低血压、胸痛、呕吐和呼吸困难。已有报道胸部 X 线片显示肺浸润，包括肺门前结节形成和下肺浸润并伴明显肺水肿[164]。由于发热反应必然有发热的症状，所以容易与溶血性输血反应混淆。因为直接抗球蛋白试验可排除 RBC 抗体黏附在输入的供血者 RBCs 上，非常容易区分溶血性输血反应和发热反应。必须排除可引起发热和寒战的更严重的并发症（溶血性反应和脓毒性反应）。当发生发热反应时，是否应停止输血尚无明确的一致意见[165-166]。

过敏反应可能是轻微的、类过敏反应或者过敏反应。类过敏反应在临床上与过敏反应相似，但并不是

由 IgE 所介导。大部分过敏性输血反应是轻微的，由输入血中的外源性蛋白质所致。最常见的症状是荨麻疹伴有瘙痒。患者偶尔出现面部肿胀。当确定这些反应并不是严重溶血性反应时，不必停止输血。可给予抗组胺药以减轻过敏反应的症状。有时可发生一种涉及过敏反应的较严重变态反应，患者可出现呼吸困难、低血压、喉头水肿、胸痛和休克。这是由于给缺乏 IgA 但已产生抗 -IgA 抗体的患者输入 IgA 所引起的过敏反应。这类反应并不会导致红细胞破坏，通常在输入仅数毫升血液或血浆后迅速发生。有此类过敏反应史的患者应输注去除供血者 IgA 的洗涤 RBCs 或无 IgA 蛋白成分的血液。一些研究者已回顾分析了许多其他罕见的输血反应 [149, 154, 167-168]。

输血的其他非传染性风险

尽管溶血性输血反应和 TRALI 在本章受到了主要的关注，输血的非传染性风险仍然存在问题并且同样应当引起重视（表 61-9）。其中一些风险已在前面有所讨论，包括发热、过敏反应和类过敏反应。实际上，非传染性危险或风险之所以获得关注，部分原因是由于输血的传染性并发症风险降低，如肝炎和人类免疫缺陷病毒（HIV）感染。实际上，英国全系统报告方案（SHOT）要求上报所有输血相关不良反应。过去几年发表的一些回顾性文章 [169-170] 中，题目稍有不同，因为 Hendrickson 和 Hillyer 在他们的题目中加了"严重"二字（即输血非传染性严重危险）。然而，总的来说他们讨论的风险是一样的。

表 61-9 列出了大部分输血非传染性危险的问题。TRALI 和溶血性输血反应已在本章其他节分别讨论。术语"NISHOT"包括所有非传染性并发症。以下是一些不太常见的风险。

1. 输血相关循环超负荷（TACO）：与 TRALI 不同的是，TACO 仅仅是指输血过多。患有心肺疾病、肾衰竭和极端年龄（尤其是婴儿，也见于第 93 章）的患者尤其容易受此伤害。使用利尿剂而不是降低输血速度可能对此有帮助。

2. 输血相关免疫调节（TRIM）：输血可通过循环淋巴细胞抑制免疫系统。输血对移植结果的影响与这个假设一致，证实了 TRIM 的概念，然而，其对恶性疾病和感染的影响却不明确（也见于输血相关免疫调节一节）。

3. 微嵌合体：微嵌合体是指单　生物体内存在不止一个细胞系。如捐献者的淋巴细胞可能存在于患者体内。它与怀孕、移植和创伤有关。患者体内含有微嵌合体的后果尚未明确。

4. 输血后紫癜：由受血者同种抗体攻击捐献者血小板抗原所致，可通过静脉输注免疫球蛋白治疗。

5. 低血压输血反应：活化凝血通路可激活缓激肽产物和过敏反应。

6. 输血相关移植物抗宿主疾病（GVHD）：表面上，是指给免疫功能不全宿主输血。这是一个相当严重且常常致命的问题（详见参考文献 22 和输血相关 GVHD 一节）。

7. 输血相关 AKI。

8. 同种异体免疫：只有 2% ~ 8% 慢性输血受血者产生 RBC 同种抗体（详见 Hendrickson 和 Hillyer，参考文献 22）。

9. HLA 同种异体免疫和人类血小板抗原（HPA）同种异体免疫：HLA 同种异体免疫是指由于抗体直接对抗 HLA I 级抗体导致的患者血小板产生不应性。HPA 同种异体免疫则是指血小板不应性来自于抗体对抗血小板抗原（HPA 抗体）。

10. 输血过少和输血过多：列出此并发症仅仅是为了完整性，因为此题目已在本章前面几节得到了充分的回顾。

11. 铁超负荷：此并发症通常不涉及麻醉，因为它是长期输血治疗的结果。由此，铁沉积在重要器官内。当铁缺乏适当的螯合作用时，可产生致命的肝或（和）心脏功能不全。

Hendrickson 和 Hillyer [170] 正确地指出了此列表繁冗，而他们的推荐是综合性的。其中包括开放性和限制性输血指征以及血液的合理储存时间。二者在本章均有广泛的介绍。Gilliss 等 [169] 指出应以证据为基础进行血液输注。同时，他们强调 FDA 提供的是指南而不是指令，他们的关注点是输血治疗的多样性应逐步形成。他们总结出这样的结论：避免不必要的输血将是减少输血并发症的最有效方法。尽管他们的推荐本身很明确，但是却难以定义"必要"和"不必要"。没有临床医生会故意进行不必要的输血。必要和不必要有何区别呢？本章（见输血指征一节）将用一整节讨论在决定输注 1 单位血液时要考虑的所有因素。

使用更敏感的筛查检测手段和输血治疗临床实践的变化使这些感染风险相当罕见。2011 年，FDA 发表了关于感染风险的表格，即表 61-10。因为感染的概率相当低，FDA 可能不会再发布这样的表格。最后，即使罕见，仍可能发生过敏反应。

表 61-9　输血的非传染性危险

输血反应	发生率（每 10^5 次输血）	病因	治疗	预防
发热	所有成分：70～6800	因血液储存产生的促炎性细胞因子 患者抗白细胞抗体与供血者白细胞结合	停止输血 给予退热药 支持疗法	储存前减白细胞
TACO	所有成分：16.8～8000 根据实践	循环超负荷 患有心脏或肾疾病的患者，婴儿和危重患者风险增高	停止输血 给予利尿剂 氧疗	识别高危患者 慢速输血
TRALI	红细胞：20 血小板/血浆：50～100	被动输入供血者抗体 因血液储存产生的毒性脂质	支持疗法	排除高危供血者
过敏	所有成分：3000，轻微的，2 例过敏反应	轻微反应：输入供血者血浆中的可溶性抗原 过敏反应：IgA 缺陷或其他受血者蛋白缺陷	停止输血 ASA 管理 建立大静脉通道 肾上腺素 抗组胺药 支持疗法	即使缺乏证据，输血前仍普遍使用抗组胺药
溶血	红细胞：1.1～9.0	供血者抗体与患者红细胞结合 患者抗体与供血者红细胞结合	停止输血 重新配血 支持疗法 治疗 DIC	标准的手术过程
TRIM	未知	其机制未知但可能与供血者白细胞有关	治疗并发症（如感染、恶性疾病）	输血前减白细胞可能有益，但此方法存在争议
微嵌合	所有成分：5000～10000 大量输血	供血者细胞永久存在于受血者体内	未知	未知
输血后紫癜	所有成分：2	受血者同种抗体攻击供血者血小板抗原	IVIG	避免对有 PTP 史的患者输注含 HPA 抗原阳性的血液
低血压	未知	激活接触系统产生激肽 服用 ACEIs 患者风险增高	停止输血 ASA 管理 建立大静脉通道 支持疗法	避免使用充满负电的减白细胞滤过器
移植物抗宿主	因人群而异	免疫功能不全宿主输血 供血者细胞与 HLA 类型高度匹配的输血	尚无一致意见 考虑骨髓移植	伽马射线照射细胞制品

Reprinted from Hillyer CD, Silberstein LE, Ness PM, et al: Blood banking and transfusion medicine: basic principles and practice, ed 2, Philadelphia, 2007, Elsevier, pp 678-679.
ACE，血管紧张素转换酶；ASA，美国麻醉医师协会；DIC，弥散性血管内凝血；HLA，人类白细胞抗原；HPA，人类血小板同种抗原；IgA，免疫球蛋白 A；IV，静脉注射；IVIG，静脉注射免疫球蛋白；PTP，输血后紫癜；TACO，输血相关性循环超负荷；TRALI，输血相关性急性肺损伤；TRIM，输血相关性免疫调节

非供血者传播的问题已成为主要关注问题（见"输血反应"，见表 61-7）。Fiebig 与 Busch[171] 为此提供了明确的资料。

从 1982—2008 年采取的一些血液安全性措施使同种异体输血的疾病传播风险大大降低，以致因为同种异体血安全性而使自体输血的需求量一直下降。也许西尼罗病毒的例子正说明了血库反应有多迅速。2002 年，西尼罗病毒导致美国史上最大范围的虫媒病毒性脑炎爆发（约 4200 例患者发病）。23 例因输血传播感染的病例中 7 例死亡。到了 2003 年，由于检验手段提高，目前感染极罕见（见表 61-10）。

即使如此，依然出现了许多问题。例如，变异型克雅病。在英国有 3 例可能因输血传播的病例。该如何严格检测？正如近期学者所述[172]，"从 1995 年以来，

表 61-10　美国每单位已筛查血液导致输血传播性感染的风险
百分比

感染	风险	窗口期（天）
人类免疫陷病毒 -1 和 -2	1：1 476 000	5 ~ 6
人 T 淋巴细胞病毒（HTLV- Ⅱ）	1：2 993 000	51
巨细胞病毒（CMV）	应用去白细胞成分血罕见	
丙型肝炎病毒（HCV）	1：1 149 000	3 ~ 4
乙型肝炎病毒（HBV）	1：280 000	24
甲型肝炎病毒（HAV00）	1：1 000 000	
细菌性红细胞	1：500 000 中有 1：1 000 发生脓毒性反应	
提取血小板（早期需氧培养）		
寄生虫：巴贝西虫和疟疾	<1：4 000 000	7 ~ 14
西尼罗病毒（WNV）	1：1 100 000	?
急性溶血性输血反应	1：38 000 ~ 1：70 000	

Data from AABB: AABB technical manual, ed 17, 2011, AABB; and Fiebig ER, Busch MP: Infectious risks of transfusions. In Spiess BD, Spence RK, Shander A, editors: Perioperative transfusion medicine, Philadelphia, 2006, Lippincott Williams & Wilkins

Modified from National Institutes of Health, Consensus Development Panel on Infectious Disease Testing for Blood Transfusions: Infectious disease testing for blood transfusions, JAMA 274:1374-1379, 1995

生率在 3% ~ 10%。90% 的输血后肝炎是由丙型肝炎病毒所致。这些患者中不到 1/3 出现黄疸[175]。为确定其预后，Tong 及其同事[175] 对 131 例输血后慢性丙型肝炎患者随访多年，得出了下列症状、体征和病情的发生率：

- 疲乏（67%）
- 肝大（67%）
- 慢性肝炎（23%）
- 慢性活动性肝炎（51%）
- 肝细胞癌（11%）

发现 20 例患者死于下列原因：

- 肝硬化并发症（8 例）
- 肝细胞癌（11 例）
- 慢性活动性肝炎 - 肺炎（1 例）

在 20 世纪 60 年代和 20 世纪 70 年代初表面上康复的丙型肝炎患者，即使到了 2013 年仍可衍生出其他疾病。几十年后，他们可患上肝癌。尽管笔者不知道其发生率，但已有三位亲近的朋友获此病。疾病控制和预防中心（CDC）报道了每 100 例感染丙型肝炎病毒的患者中，大约 75 ~ 85 例发展为慢性丙型肝炎，其中 60 ~ 70 例将继续发展为慢性肝病，5 ~ 20 例在 20 ~ 30 年后发展为肝硬化，1 ~ 5 例将死于肝硬化或肝癌（疾病控制中心，丙型肝炎常见问题解答，见 Centers for Disease Control, Hepatitis C FAQs for the Public. Available at http://www. cdc.gov/hepatitis/c/cfaq. htm. Accessed July 8, 2014）。

潜在病原体的总数量已经威胁到血液供应[173-174]"，这使得为每一种新的病原"增加昂贵的安全性检测变得不太实际"。所有检测都必须加强监督才能保证安全。

与 1998 年（框 61-2）的检测手段相比，2008 年（表 61-11）的输血检测有了很大的变化。核酸技术的应用降低了感染的窗口期（即从开始感染到检出阳性结果的时间），这就是肝炎、HIV 和西尼罗病毒感染率下降的主要原因。

乙 型 肝 炎

当 20 世纪 40 年代输血成为现实时，人们认识到病毒性肝炎是一个主要的并发症。主要关注的是乙型、丙型以及罕见的丁型肝炎，这些病毒是经胃肠道外途径传播的。1985 年之前，输血后肝炎的总体发生率为 3% ~ 19%，这取决于输血的机构和地点（如来自了大城市的供血者肝炎发生率较高）。大部分地区肝炎的发

巨细胞病毒

无症状型巨细胞病毒（CMV）慢性感染常见于健

表 61-11　用于检测所有单位血液感染性病原体的检验，2008

病毒	RNA Minipool	相应抗体
人免疫缺陷病毒（HIV）	核苷酸技术	HIV-1, HIV-2
丙型肝炎病毒（HCV）	核苷酸技术	HCV
乙型肝炎病毒（HBV）		HCV
人类嗜 T 淋巴细胞性病毒（HTLV）		HTLV-1, HTLV-2
西尼罗病毒	核苷酸技术	

表 61-12　无法检测出的理论上可经输血传播的传染病，2004

疾病	风险
疟疾	美国为 <1：1 000 000
南美洲锥虫病	<1：1 000 000
非典型肺炎（SARS）	？
变异型克雅病	英国为 3 例（？）

康人，以致人们几乎将该病毒认为是正常菌群。CMV在细胞内能很好地生活，一般认为其以潜伏状态存在于许多人的单核细胞中，存在抗体预示有早期感染。主要需要关注的是妊娠（多胎）、早产或免疫抑制风险的受血者。CMV 血清抗体转化通常发生在接受多次输血的患者亚群。CMV 可导致嗜异染细胞抗体阴性反应，在许多方面与传染性单核细胞增多症非常类似。心脏直视手术后 1 ~ 2 个月发生的类传染性单核细胞增多症被称为灌注后综合征或输血后单核细胞增多症[176]。当受血者由输血前血清反应阴性状态转为输血数周后阳性状态并且伴有类单核细胞增多症表现时，是 CMV传播最有说服力的证据。

输血传播 CMV 能导致某些人群严重的临床问题，如早产儿、同种异体移植物受者及脾切除的患者[177]。为预防高危人群的感染，建议需要时使用去除白细胞血液、冰冻去甘油 RBCs 以及筛选无 CMV 抗体的供血者（见 "减白细胞的红细胞输血"）。血清转化总体风险约为 0.14%，或输注每单位血清阳性供体血为0.38%。Wilhelm 等[178] 的研究结论认为，对于接受输血的大部分患者，没有必要提供 CMV 血清抗体阴性供体的血液制品。他们在早产儿和新生儿中继续使用 CMV 血清阴性血液以防止 CMV 感染。

一般认为血浆制品如 FFP、冷沉淀、血清反应阴性供血者的血液成分以及减白细胞的血液成分不会引起 CMV 感染。

其他输血相关性传染病

虽然理论上输血能传播许多其他传染病，但是真正受到关注的只有几种，包括小肠结肠炎耶尔森菌感染、梅毒、疟疾、美洲锥虫病、变异型克雅病、细小病毒 B19 及非典型肺炎（SARS）（表 61-12）。

20 世纪 80 年代晚期，Tripple 等[179] 报道了 7 例

输血相关的致命性小肠结肠炎耶尔森菌脓毒症。他们回顾文献发现有 26 例输注全血或 PRBCs 后发生的革兰氏阴性细菌脓毒症。小肠结肠炎耶尔森菌是一种能够引起最多轻微胃肠不适的细菌。然而，在重症患者能引起脓毒症和死亡。遗憾的是，在 4℃ 磷酸盐缓冲液中储存的血液可促进其生长。

由于梅毒病原体不能在 1 ~ 6℃ 的储存温度下存活，所以不可能发生输血后梅毒。只有储存在室温下的血液制品才有传播梅毒的可能性。因为常保存在室温下，血小板浓缩液是最可能传播梅毒的血液成分。

输血后疟疾从来都不是受血者疟疾发病的主要原因。然而，尤其是在供血者没有排除疟原虫携带者风险时，疟疾仍有可能发生。因此，血库应充分询问献血者旅行史或疟疾流行区迁移史。

有报道输血传播的其他一些疾病，包括疱疹病毒感染、传染性单核细胞增多症（即 EB 病毒）、弓形体病、锥虫病、利什曼病、普鲁斯病、斑疹伤寒症、丝虫病、麻疹、沙门菌病及科罗拉多蜱传热。

如同疟疾一样，无任何相关检测手段却可能经输血传播疾病给患者的几种传染性病原体让人担忧（表61-13）。由于缺乏特异性检验方法，所以应该采用更严格的标准筛查供血者。例如，2003 年，美国不接受疑似 SARS 或在东南亚某些国家旅行过的献血者。即使没有输血引起变异型克雅病的病例，但是在动物模型中该病毒能经血液传播，因此对有英国或欧洲其他国家旅行和居住史的献血者宜实行严格的政策。日益严格的献血者政策是否会增加血液供应不足的风险呢[180]（见合成性携氧物质一节）？

其他输血不良反应

输血相关性移植物抗宿主病

输血相关性移植物抗宿主病是通过输注血液制品使供血者淋巴细胞进入受血者体内引起的，从而引起

表 61-13　全血与 PRBCs 的比较

数值	全血	PRBCs
容量 (ml)	517	300
红细胞量 (ml)	200	200
血细胞比容 (%)	40	70
白蛋白 (g)	12.5	4
球蛋白 (g)	6.25	2
总蛋白 (g)	48.8	36
血浆钠 (mEq)	45	15
血浆钾 (mEq)	15	4
血浆酸 (柠檬酸 - 乳酸)	80	25 (mEq)
供血者 / 受血者比率	1 单位 / 患者	1 单位 /4 ~ 6 例患者

From Landers DF, Hill GE, Wong KC, et al: Blood transfusion-induced immunomodulation. Anesth Analg 82:187, 1996

针对受体组织的免疫反应。严重免疫抑制患者为危险人群。此外，因为输入的淋巴细胞携有共享的 HLA 单倍型而不能被受血者识别和清除，来自一级或二级亲属的直接供血者也是危险人群 [181]。患者可出现全身皮疹、白细胞减少以及血小板减少，通常导致脓毒症和死亡。虽然有输注滤过白细胞血液后仍发病的一例个案 [182]，血液辐照能预防输血相关性移植物抗宿主病的发生。

眼睛不良反应

1997 年，有报道 112 例患者在输血 24h 内发生双侧结膜红斑。美国疾病控制与预防中心研究了 1997 年和 1998 年的其他 49 例患者，结论认为这是血液采集滤过系统中所用的一种化学物质或材料引起的毒性反应，最可能是减白细胞滤过系统 [183]。

输血相关性免疫调节

输注同种异体血液可引起受血者非特异性免疫抑制反应。超过 150 项临床研究试图阐明输注同种异体血与手术切除后肿瘤复发、术后感染和病毒激活的关系，结论认为输血相关性免疫调理有可能引起这些不良反应。虽然这些研究结论尚有争议且不确定，但是减白细胞 RBCs 已普遍应用（见后续章节）[184]。

减白细胞和经照射血制品的输注

概　况

白细胞可能引起输注 PRBCs 的一些并发症。其中包括针对 I 级抗原的 HLA 同种异体免疫反应、发热反应和经输血传播的 CMV 感染。国际上广泛应用减白细胞 PRBCs 的包括西欧、英国和加拿大。而在美国输注的 PRBCs 大部分也是减白细胞的。应用减白细胞血液的依据何在？

减白细胞血液的应用有明确的适应证。输注减白细胞血液能减少发热反应的概率，特别是因妊娠已经产生同种异体免疫的患者。应用减白细胞血液能降低输血引起 HLA 同种免疫的风险，尤其有助于减少对血小板输注的耐受；并能降低 CMV 感染的风险。这些特别的人群包括长期输血患者、潜在的移植受者、移植受者、有非溶血性输血发热反应史的患者及未能接受血清反应阴性血液成分输注的 CMV 血清反应阴性的高危患者。Kleinman[51] 提出了如何识别这些特异的患者分组。

人们一直认真考虑普遍应用减白细胞血液，这是因为其存在一些预期的优点，包括减少变异型克雅病（vCJD）的传播、减轻白细胞诱导的免疫调节甚至降低术后死亡率。2001 年，人们对支持与反对普遍应用减白细胞血液进行了争论 [185-186]。到 2004 年，虽然进行了大量研究，但是尚未确定减白细胞血液的这些预期的优点 [187]。正如 Corwin 和 AuBuchon[185] 的合理总结，"可能有益，不会有害"成了普遍应用减白细胞血液的理由。血小板的细菌污染、TRALI 和急性溶血性反应可引起更高的发病率和死亡率，这些并不能通过减白细胞血液得到显著改善（见表 61-7）。尽管如此，普遍应用减白细胞血液是输血医学未来发展的方向。

经照射的血制品

经照射的血液成分包括单一的细胞制品（RBCs、血小板和粒细胞），但不包含非细胞型制品（解冻的冰冻血浆和冷沉淀）。输注经照射血制品的适应证包括子宫内输血、小于 4 个月的新生儿、新生儿、正在输血的儿科患者（只用于 ICU）（也见于第 93 ~ 95 章）、正在进行体外膜肺氧合和体外循环生命支持的 1 岁以下的婴儿、患有血液病或肿瘤的成年患者以及在血库供血之前直接由亲属献血所致的免疫缺陷综合征的患者。照射血制品不能应用于进行常规非骨髓抑制性化疗的实体肿瘤患者和接受常规移植后免疫抑制治疗的

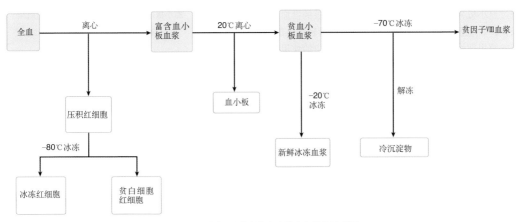

图 61-11　用于血液成分疗法的全血分离示意图

实体器官移植患者。

血液成分疗法

　　血库领域的一个重要进步是开展了血液成分疗法。虽然详细阐述各种分离步骤超出了本章范围，但是对各种不同血液成分来源的简要图解可见图 61-11。其基本哲学思想是基于给予患者缺乏的特定血液成分是对患者最好的治疗的这种理念。该理念给常要求输注全血的外科医师提出了问题。

浓缩红细胞

　　PRBCs 含有与全血同等数量的血红蛋白，但是已去除了大部分血浆。全血血细胞比容为 40%，而 PRBCs 为 70%（见表 61-13）。理论上，全血可提高携氧能力，并扩充血管内容量。除严重出血外，需要输注红细胞的大多数指征能用 PRBCs 来有效治疗，而剩下的血浆和其他成分可用于其他患者（见图 61-11）。许多血库认真地遵守这个原则，除非特殊需求，否则手术室不能获得全血。实际上，血库工作人员认为除特殊情况外（如低血容量性休克），不需要输注全血。

　　晶体或胶体液与 PRBCs 重组有助于 PRBCs 的输注；但是并非所有晶体液都适用。如果溶液含有钙离子，将会出现凝血块。不推荐将乳酸林格液用作 PRBCs 的稀释液（表 61-14）。相反，Cull 等[188]应用血液流速和血块形成的研究发现，乳酸林格液和生理盐水同样可以接受。更重要的因素可能是与血浆相比稀释液是否为低张液。如果是低张液，RBCs 将会肿胀并最终溶解。引起溶血的溶液见表 61-14。临床医师

表 61-14　静注溶液与血液相容性

血液加入到静注溶液（1∶1 的比率）	30min 时溶血	
	室温	37℃
5% 葡萄糖的水溶液	1+	4+
Plasmanate*	1+	3+
含 5% 葡萄糖的 0.2% 盐水	0	3+
含 5% 葡萄糖的 0.4% 盐水	0	0
含 5% 葡萄糖的 0.9% 盐水	0	0
0.9% 盐水	0	0
pH 7.4 的 Normosol-R†	0	0
乳酸林格溶液	0（血凝块）	0（血凝块）

*Cutter Laboratories, Berkeley, Calif.
†Abbott Laboratories, Chicago, Ill

担心晶体液与 RBCs 重组可能导致血清浓度降低，因此他们可能试图应用血浆衍生物，如 Plasmanate（一种人血浆蛋白制剂）。然而，这些液体也能引起溶血。Plasmanate 的渗透压只有 180 mOsm/kg。推荐用于重组 PRBCs 的溶液为含 5% 葡萄糖的 0.4% 盐水、含 5% 葡萄糖的 0.9% 盐水、0.9% 盐水和 pH 为 7.4 的 Normosol-R 溶液。

血小板浓缩液

　　血小板浓缩液可来自 4～6 个单位捐献全血的合并浓缩液或单一供血者的单采浓缩液[189]。血小板浓缩液可通过从新鲜采集的单位血经差异离心来制备，或

通过血小板分离技术从专门捐献大量血小板的供血者采集。如果室温储存血小板，收集后宜持续轻微振荡，有效使用期为 7 天。血小板浓缩液在医学中的使用有独特的"矛盾"。首先，主要源于血小板浓缩液的细菌污染是输血相关性死亡的第三大原因（见表 61-7）。血小板浓缩液主要在室温时有效，而该温度可促进细菌生长。而且，这已经是 20 多年来都未解决的问题。1982—1985 年报道的 10 例小板输注相关的脓毒症中，有一半病例所输小板储存时间为 5 天或 5 天以上。1987—1990 年的一项前瞻性研究结果显示，应用血小板治疗继发于骨髓衰竭的血小板减少症患者中，有 7 例患者出现脓毒症[190]。应用储存 5 天源于多个供血者的血小板制品患者的脓毒症发生率较应用储存 4 天者增高 5 倍，因此强调缩短储存时间。血小板相关性脓毒症的发生率约为 1/12 000[191]。估计的血小板细菌污染发生率约为 1/2 000[192]。

细菌过度生长的风险增高与 20 ~ 24℃ 的储存温度有关。对输注血小板后 6h 内出现发热的任何患者，应该考虑血小板导致的脓毒症。为增加效能，储存血小板需要评估，但是还需要额外的检验，这样临床医师实际上可应用血小板的时间只有 3 天左右（见表 61-15）。最近，允许储存 7 天的血小板减 2 天检验时间使其有 5 天可供利用，从而增进了该贵重血液制品的总体利用并改善了血小板的储存管理。目前血小板浓缩液需常规检验以排除细菌，同时是唯一在室温下储存的血液制品[193]。血小板中的细菌存在率在常规细菌培养前后分别为 1/5 000 和 1/50 000[193]。2007 年的资料表明，1 004 206 个单位血小板中细菌培养阳性的有 186 个单位，其中 20 个单位出现脓毒症反应。其中有 13 例发生在采血后 5 天，并导致 3 例患者死亡[194]。

确定应用血小板的适应证有一定困难。1989 年 7 月 FDA 药品公告强调，血小板不应该用于免疫性血小板减少性紫癜患者（除非存在威胁生命的出血）、预防性用于大量输血或心肺转流术后。ASA 特别小组[67] 提出以下建议：

1. 当血小板减少症是由于血小板破坏增加（如特发性血小板减少性紫癜）时，预防性输注血小板无效，基本没有指征。

2. 如手术患者血小板减少症是由于血小板生成减少，而血小板计数大于 $100×10^9/L$ 时，几乎没有预防性输注血小板的指征；而当血小板计数小于 $50×10^9/L$ 时通常有指征。当患者血小板计数在中间值 [（50 ~ 100）$×10^9/L$] 时，确定是否需要输注血小板治疗应以患者出血风险为依据。

表 61-15　血小板浓缩液储存期限与主要事件的回顾

年份	储存期限	实际储存期限*
1984—1986	7 天	6 ~ 7 天†
1986—1999	5 天	3 天‡
1999—2004	5 天	3 天§
2004 年至今	5 天	2.5 ~ 3 天

* 临床医师实际应用血小板浓缩液的时间
† 细菌污染的报道
‡ 核苷酸技术检验，集中供血者检验
§ 应用细菌检测

3. 微血管出血的外科和产科患者如果血小板计数小于 $50×10^9/L$，通常需要输注血小板；当血小板计数大于 $100×10^9/L$ 时很少需要输注血小板；当患者血小板计数在中间值 [（50 ~ 100）$×10^9/L$)] 时，确定是否需要输注血小板应以患者是否有更明显出血的危险为依据。

4. 血小板计数小于 $50×10^9/L$ 的患者可耐受经阴式分娩或失血一般不明显的手术。

5. 如果已知血小板功能障碍和微血管出血，即使血小板数量明显充足，仍可能有指征输注血小板。

ASA 将在 2015 年出版新版指南。

一些机构（如 UCSF）已经列出以下几种情况所需的最低血小板计数：①预防性，②围术期，③活动性出血。对于第一类，化疗患者的血小板计数要求为 20 000/μl。第二类，骨髓活检或腰椎穿刺血小板计数应为 20 000/μl 和 30 000/μl，而神经外科手术则为 10 000/μl。第三类，之前所列的血小板计数可能至少为 100 000/μl。正如这里描述的一样，很可能所有大型医疗机构血库都有这样的列表。局部地区血库的临床医师可能会对多种情况有确切的推荐，应该遵循这些推荐进行治疗。

严重血小板减少症（<20 000/mm³）和临床有出血体征的患者通常需要输注血小板。然而有时候患者血小板计数可能极低（远远低于 20 000/mm³），却没有任何临床出血的表现。这种情况下的患者可能不需要输注血小板。遭受创伤或需要手术的患者需要较高的血小板数量，可达 100 000/mm³，以维持充分止血（见表 61-5）。决定输注血小板之前必须进行实验室检查和临床评估。

如可能，应该使用 ABO 相容性的血小板。然而，是否必须应用 ABO 相容性血小板尚未得到良好的证实。其难以进行特异性检验。因血小板导致凝集，所以不能利用 RBC 交叉配血终点的凝集反应来检验。血小板膜上存在免疫球蛋白，难以检测到受血者抗体的额外沉积。尽管直接针对血小板膜上 I 型人白细胞抗原蛋白的抗体能破坏坏血小板，而且针对 ABO 的抗体破坏坏血小板的程度较轻，但是选择输注的血小板时可能将仍不考虑抗原系统 [134]。ABO 不相容性血小板可发挥非常充分的止血作用。

输注血小板的效果难以监测（参见第 62 和 81 章）。理想情况下，70kg 成人输注 1 个单位血小板浓缩液后 1h 血小板计数通常增加约 7000 ～ 10 000/mm³。若增加血小板计数 100 000/mm³，则需要输注 10 个单位血小板浓缩液。然而，许多因素如脾大、既往致敏史、发热、脓毒症和活动性出血可能导致输注血小板的存活减少和功能恢复降低。

人们已提出使用各种不同类型的血小板浓缩液，包括单采血小板（即从一位供血者采集更多血小板，以避免多位供血者血小板混合）、去除白细胞的血小板、紫外线 B- 照射的血小板。Kruskall[192] 对这些血制品的应用进行了综述。

新鲜冰冻血浆

FFP 是最常用的血浆制品，采集供血者血液时即可制备。FFP 含有所有的血浆蛋白，特别是因子 V 和 Ⅷ，后两者在血液储存期间逐渐减少。使用 FFP 如同其他任何血液制品一样带来一定固有的风险，如致敏外源蛋白。为了提高血液制品的总体利用率，FFP 制品也存在许多差异。例如，FFP 解冻后有效时间存在从 24h 到 5 天的差异性。同时，静脉采血后 24h 冰冻的血浆（FP24）相当于 FFP，除了因子 Ⅷ 下降约 25%[195]。当然，血浆是输血比例这个概念的重要组成部分。

2006 年，ASA 特别小组总结出几乎没有证据支持增加 FFP 应用于临床治疗。该小组将在 2015 年发表一份关于 FFP 和其他血制品的总结。尽管 FFP 用于急性失血时血管内容量替代治疗是可靠的，但是其他疗法同样令人满意且更为安全。没有证据表明 FFP 作为输血治疗的一部分用于大量失血具有突出优势。众所周知，输注 FFP 的风险包括 TRALI、输血相关性循环超负荷和变态或过敏反应。同时还存在其他不常见的风险 [196]。

2012 年，ASA 出版了关于血浆应用的指南 [197]。与 2006 年版相比，ASA 在 2012 年版指南中反映了以下不同之处：

1. 对无抗病毒产品存在的遗传性单一凝血因子缺乏的替代治疗

2. 对合并出血或（和）DIC 的多种凝血因子缺乏的替代治疗

3. 作为血浆交换的成分治疗血栓性血小板减少性紫癜

4. 当无法使用凝血酶原复合物时，用于逆转华法林抗凝作用引起的严重出血

5. 预防性用于严重创伤和（或）大量失血的稀释性凝血障碍的患者

FFP 或血浆常在置入血管内导管之前用于危重患者。Hall 等 [198] 对英国 29 个 ICUs 的 1923 例置入血管内导管的患者进行研究，对比是否输注 FFP 发现，慢性肝病和凝血功能检测异常的患者接受 FFP 输注的频率更高。然而，PT 的严重程度不是其中一个因素。在这种情况下是否应用 FFP 仍不确定。

为了促进血浆在需要大量输血的患者中的应用，一些创伤中心随时供应解冻血浆。在一项研究中，将已接受 1 个单位 RBCs 和血浆的严重创伤患者分为两组，其中一组立刻输注 4 个单位解冻血浆。研究发现，接受血浆输注的一组患者总体血制品使用量和 30 天死亡率均下降 [199]。预后的改善让笔者感到欣慰。让人疑惑的是，除输血外是否有其他原因可使预后得到改善。

其他血浆制品

简单介绍一下几种血浆制品。Tanka 和 Kor[197] 在 ASA 的一个出版物中对此作了很好的综述。采集的血浆在 24h 内冰冻会贴上 PF24 的标签。其他的制品则标为凝血酶原复合物。在欧洲，凝血酶原复合物浓缩液即维生素 K 依赖因子的无菌冻干浓缩液。还有其他制品可选。在美国，有 3 种因子凝血酶原复合物可供使用，但 FDA 批准的适应证非常严格。

冷 沉 淀 物

冷沉淀物的制备方法使其含有高浓度的因子 Ⅷ 和纤维蛋白原，也含有 von Willebrand 因子和纤维连接蛋白，而其他血浆蛋白含量甚少。Brown 及其同事 [200] 概述了冷沉淀物用于治疗 Ⅷ 因子缺乏或血友病甲。冷沉淀物含有因子 Ⅷ :C（即前凝血剂活性）、因子 Ⅷ :vWF（即 von Willebrand 因子）、纤维蛋白原、因子 Ⅷ 和纤维连接蛋白；后者是一种糖蛋白，它在网状内皮系统清除血中异物颗粒和细菌中可能发挥作用。

冷沉淀物常用于 ABO 相容者；然而，这可能并不非常重要，因为冷沉淀物中抗体浓度极低。冷沉淀

物可能含有 RBC 碎片，从 Rh 阳性个体制备的冷沉淀物可能能使 Rh 阴性个体对 Rh-O 抗原致敏。

冷沉淀应通过过滤器尽可能快速输注，输注速率应至少达到 200ml/h，并应在解冻后 6h 内输完。

商业化的因子Ⅷ浓缩液已经是血友病的标准治疗方法。虽然热灭活因子Ⅷ浓缩液可降低传染性，但是传染风险依然存在。重组 DNA 技术已经用于生产因子Ⅷ，且不存在疾病的传播风险[201]。轻度血友病可用去氨加压素治疗，而不用血液制品。对存在因子Ⅷ抑制物（即同种异体抗体）的患者，难以确定合适的治疗方法。

外科医师有时应用纤维蛋白胶进行局部止血。这种纤维蛋白胶的制备方法类似于冷沉淀物。当 FFP 解冻时，沉淀物包含大量纤维蛋白原，离心后形成约 4ml 浓缩沉淀物，再加入凝血酶后即可局部使用，但是难以确定其效能。

凝血酶原复合物

通过离子交换吸附或无机化学吸附方法能够从血浆或血浆成分中获得因子Ⅸ。这些制品为因子Ⅱ、Ⅶ、Ⅸ和Ⅹ复合物。两种商业制剂是 Konyne（凝血因子Ⅸ，Cutter Laboratories, Berkeley, Calif）和 Proplex（凝血因子Ⅱ、Ⅶ、Ⅸ和Ⅹ复合物，Hyland Division of Travenol Laboratories, Costa Mesa, Calif）。其他产品包括 Alpha Nine SD（BDI Pharma, Columbia, SC）、BeneFix（Wyeth Pharmaceuticals, New York）、Mononine（CSL Behring, King of Prussia, Pa）和 Profilnine SD（Grifols, Los Angeles, Calif）。Bebulin VH（Baxter, Deerfield, Ill）是一种热蒸发的维生素 -K 依赖性因子浓缩液，其容量远远小于 FFP。

这些制品的主要适应证是治疗因子Ⅸ缺乏症或血友病乙（即 Christmas 病）。这是一种只有通过实验室检验才能与血友病甲相鉴别的出血性疾病。因子Ⅸ或凝血酶原复合物也被用于治疗获得性低凝血酶原出血性疾病，主要为华法林使用过量；但是因其有发生肝炎的风险，应用受到限制。

纤维蛋白原浓缩液

纤维蛋白原浓缩液来源于人类血浆而不包含相关水平的其他凝血因子。它不会发生输血相关的并发症。因此，应用纤维蛋白原可降低对同种异体血液成分的需求。输注纤维蛋白原的功效常常由以纤维蛋白为依据的 ROTEM 作临床记录，这在本章和第 62 章有简要

叙述[202]。该项随机对照试验强烈建议输注纤维蛋白原浓缩液应作为减少输血需求的一线治疗。在随后的一项评论中，Faraday[203] 指出，应用纤维蛋白原浓缩液证明了其比其他传统的同种异体血液制品更快地改善止血和更少发生免疫反应、感染和血管内容量超负荷的确切潜力。同时，Tanka 等[204] 总结出 4g 纤维蛋白原的单一剂量可达到大约 200mg/dl 的血液水平，并且可降低输注血小板的发生率和供血者暴露数。然而对 5 项随机试验和 15 项非随机试验的系统综述总结认为，对于治疗围术期出血患者的凝血病，凝血酶原复合物和纤维蛋白原浓缩液与传统的血液成分相比并没有优势[205]。

单纯供血者血浆

单纯供血者血浆是对凝血因子未行任何保护性处理的储存血液中分离出来的血浆。单纯供血者血浆用作容量扩张剂时非常有效。当输注单纯供血者血浆时，应该遵守给予 FFP 相同的所有注意事项。很显然它不能用于纠正凝血因子缺乏症。

白蛋白和血浆蛋白制剂

数种包含白蛋白的商业制品可用于增加血管内容量。临床可获得的白蛋白为 5% 或 25% 的等张盐溶液。可供使用的血浆蛋白组分包括白蛋白、α 和 β 球蛋白。这些商业制备的溶液是用等张电解质溶液重新溶解从大量混合血浆中提取的白蛋白成分。使用这些白蛋白溶液时不需考虑 ABO 血型和交叉配血，应该主要用作容量扩增剂。白蛋白的价格非常昂贵，且供不应求。研究显示，细菌性脓毒症与输注白蛋白有关[206]。1997 年的大部分时间内里，因为变异型克雅病污染的问题，5% 白蛋白供应紧缺。如可能，因为药瓶开启后可能存在污染的问题，白蛋白应在开始输注后 4h 内输完。2003 年 Vincent 等[207] 分析了 1998—2000 年全球范围人类白蛋白的 10 个主要供应商有关所有不良反应的报告。虽然病例可能低报，但是研究者的结论认为应用人类白蛋白的不良反应很少。白蛋白的使用似乎相当安全，但是其适应证仍有争议。

治疗明确的低蛋白血症或可能存在低蛋白血症的情况，如烧伤和腹膜炎时应该限制应用 5% 血清白蛋白溶液。这些溶液比电解质平衡液扩充血容量的时间更长。然而，白蛋白的渗透压可使其他细胞外隔室的液体进入血管内。在大多数低血容量和脱水状态下，整个细胞外液容量已处于缺乏状态。应该给予可扩充

整个细胞外液量的液体如生理盐水或乳酸林格液等。

合成胶体溶液疗法

关于使用晶体液与胶体液的争论已持续多年。大学医院协会发布了关于应用白蛋白、非蛋白类胶体及胶体溶液的指南[208]。遗憾的是，没有麻醉学者参与该指南的制定。无疑胶体液扩充血管内容量方面肯定强于晶体液（即充分血管内复苏需要较少量胶体液）[209]。然而，在疾病的最终转归方面（如死亡率），并无有力证据表明哪类液体替代疗法更有效。

合成的羟乙基淀粉

多年来，许多淀粉制剂已用于扩充血管内容量。Van Der Linden 等[210]发表的一篇很好的综述指出，羟乙基淀粉的药代动力学和药效学已获得很大进展，因此人们现今关注的是二者的变化取决于不同淀粉来源及其化学成分，如取代程度、取代的分子位置、平均分子量和分子量分配。最常用的制剂是 6% 羟乙基淀粉（HES，Hespan）。尽管 6%HES 可有效扩充血管内容量，可能是因为 6%HES 对凝血功能有影响，特别是增加出血和影响血小板功能，其并未得到广泛使用。分子量在不良凝血反应中发挥一定的作用（即分子量越小对凝血影响越小）。人们开发出两种新型 HES 制剂，以减轻其对凝血功能的影响。关于 Hextend 的研究最广。Hextend 为 6%HES，而且同时含有一种由电解质、葡萄糖和乳酸组成的生理性平衡媒质。其药代动力学特性和药效学模型与其他淀粉制剂相似，但对凝血功能的影响更小[211]。人们也一直应用明胶类，但是不如 HES 受到广泛的研究[212]。

Van Der Linden 等[211]尚未发现羟乙基淀粉 130/0.4 引起不良安全问题的证据。然而，Zarychanski 及其同事[213]总结认为不应该使用这些淀粉制剂，因为其存在严重的安全问题，特别是可增加死亡率和 AKI 的风险。他们同时考虑到其中一位发表过很多关于类 HES 合成物临床应用的文章的学者，可能存在研究行为不端的问题。在随后的评论中[214]，提出了关于类 HES 合成物的结论，包括大量的缺乏职业道德的研究已被认为是学术造假及科学行为不端。因此，Aatonelli 和 Sandroni[214]总结认为，HES 很可能不应该用于危重患者的急性血管内容量复苏。人们仍在观望是否出现更多相关的临床研究。

2013 年，FDA 安全通知及不良反应报告系统通过其 MedWatch 系统发表了"关于增加死亡率、严重

肾损伤和出血风险的警告框"。他们特别建议 HES 溶液不应用于 ICU 中的脓毒症患者、有肾功能不全史及正在进行心肺转流的患者。同时，若要输注 HES，一旦出现凝血功能障碍和（或）肾功能不全的体征时，应立即停用。

2012 年以来，逐渐出现了对应用 HES 不同形式的关注，使胶体液的未来临床应用成为一个问题。然而在 2013 年末，Seymour 和 Angus[215]在一项评论中指出，在医学上，低血容量休克患者是否应该使用胶体液或晶体液（即生理盐水或乳酸林格溶液）是一个古老的争论。他们的评论来自于另外的一项关于低血容量休克患者使用胶体液还是晶体液的研究[216]。尽管对于 90 天死亡率来讲，使用胶体液比晶体液的预后稍好，但是总体结论倾向于认为二者并无差别［胶体液 vs. 晶体液用于复苏的重症 III 期（CRISTAL）试验］。他们指出已经开展的大量临床研究，包括生理盐水和白蛋白溶液评估（SAFE）、容量置换和胰岛素治疗在严重脓毒症中的功效（VISEP）、斯堪的纳维亚淀粉用于严重脓毒症 / 感染性休克（6S）、晶体液和羟乙基淀粉试验（CHEST）以及上述的 CRISTAL 试验。

上述关于胶体液和晶体液的题目已被广泛研究，但却没有确切的答案。几乎所有这些研究小组都是对危重患者进行研究，且通常是 ICU 患者，但是其中一个例外。HES 对于治疗麻醉引起的过敏反应可能更有效[217]。然而，尽管很多结论认为 HES 可在手术中应用，但是却没有进行其关于手术及麻醉中应用的研究。总而言之，即使已经进行了大量研究，应用胶体液的理由和好处（非常广泛）（替代晶体液）还常常不明确，因此他们认为需要更多的研究。对此，笔者却持不同意见。若胶体液的使用等同于晶体液，即二者几乎没有或没有差别，就不需要那么多的研究。使用胶体液（特别是 HES）时，麻醉医师应该具备根据最新获得的临床证据证明此决定正确的能力。Moral 及其同事[218]提出了这样一个问题：使用羟乙基淀粉 130/0.4 是否一定导致死亡？ Nolan 等[219]进一步评论说："羟乙基淀粉，今天存在，明天不再。"

右 旋 糖 酐

右旋糖酐 70（Macrodex）的分子量约为 70 000 道尔顿，是一种有效的容量扩增剂。然而，24h 内输注右旋糖酐超过 20ml/kg，可能干扰正常血液凝结，导致交叉配血失败，并可能引起出血倾向。这种血液凝结不全反映了由于抗凝血酶作用引起的血小板黏附性下降。严重类过敏或过敏反应的发生率是人们关注

的一个问题。这些反应由右旋糖酐反应抗体所介导；该抗体为 IgG 免疫球蛋白，通过对右旋糖酐多糖类的反应而产生。如果在给予抗体（译者注：应为抗原）之前封闭右旋糖酐反应抗体上的潜在反应位点，则能够防止这些反应过程。通过预先给予半抗原，一种能与免疫球蛋白结合但不产生反应的物质，抗体的反应位点将被占据，从而不能对抗原产生反应。研究已证实预先输注右旋糖酐 I（Promit，分子量 1 000 道尔顿）作为半抗原，可降低严重反应的发生率，但是不能完全消除这种反应 [220]。右旋糖酐 70 的胶体渗透压高于血浆。右旋糖酐 70 与白蛋白一样可能减少细胞外的水分。

右旋糖酐 40（Rheomacrodex）的分子量为 40 000 道尔顿，一直主要用于降低血液黏度和细胞聚集，并改善低灌注状态下的微循环。常预防性应用右旋糖酐 40 来降低术后血栓栓塞的发生率。创伤、失血、烧伤和内毒素休克都可能增加血液黏度。虽然右旋糖酐 40 能降低血液黏度，但是尚未明确证实其改善微循环血流的推测。

高张盐水，可能复合右旋糖酐

高张盐溶液的钠浓度为 250 ~ 1200mEq/L。其理论上的优点为：钠浓度越高，所需完全复苏的总容量越小。较低的输入量即可能反映细胞内水分渗透性转移到细胞外。其他机制包括对心肌的直接正性肌力作用和直接外周血管舒张作用。高张盐溶液的主要问题是严重高钠血症，这可能引起脑脱水，甚至致死。

人们一直将各种高渗 - 高张溶液用于低血容量患者的复苏。最常见的是联合应用高张盐水与 6% 右旋糖酐 70。动物实验研究发现，这些液体使消化道和肾微循环恢复的效果优于生理盐水 [221-222]。加入右旋糖酐可增强高张盐水扩充血管内容量的效果，但是并不显著地延长其临床作用时间 [221]。因此需进行更多临床实践以确定这些液体的最终作用。

合成类携氧物质

除人类红细胞（血液）外的合成类携氧物质

人们制造了各种携氧或促进氧运输的物质，并尝试了两种合成类血液的方式。第一种方法是使用线性结合动力学，这不同于血红蛋白非线性结合。最著名的是称为 Fluosol-DA 的全氟化合物乳剂。然而因它只

有在 PaO_2 超过 300mmHg 时才携带氧（即少量）[222]，因此很少应用。与 Fluosol-DA 相比，另一种较新的全氟复合物 - 全氟辛基溴化物（perfluorooctyl bromide）携氧增加 3 ~ 4 倍，半衰期较长，预计问题较少。其他相关的产品有 Oxygent（Alliance）、Oxycyte（合成类血液）及数种其他全氟碳乳剂。

其他合成类血液（笔者使用的术语，但是均未被企业和 FDA 官方认可）或氧治疗剂被称为血红蛋白氧载体（HBOCs）。这些产品是通过修饰来自人体、动物或重组技术得到的血红蛋白分子。首先使血红蛋白去基质，以防止肾毒性作用。接着必须对无基质血红蛋白进行修饰以增强其与氧的亲和力，并延长其相对较短的血管内半衰期。目前只有 3 种产品进行了临床试验。其中 2 种来自过期的人类 RBCs，另一种来自于牛 RBCs。这些液体仍然有并发症，最严重的是肾毒性、对氧亲和力增加（即氧离曲线左移）以及由于输入血红蛋白清除了一氧化氮所致的小动脉血管收缩。如本部分内容结尾所述，这种血管收缩作用可能导致该产品最终失败的结局。人们正在利用各种方法包括交联、吡啶羟化与聚合以及共轭与包裹等来降低氧亲和力，增加网状内皮系统的沉积以及延长半衰期。

基因工程为血液制品带来了希望。最早开发出了重组红细胞生成素，用于贫血的治疗，并有助于自体血的应用（参见第 63 章）。1992 年，人们设计出一种作为血液替代品的人类重组血红蛋白（rHb1.1）[223]。运用基因工程技术从大肠埃希杆菌中制造出 rHb1.1。其在携氧容量方面与正常血红蛋白一样，且不需要交叉配血，也不会传播疾病或很快过期。人体能耐受多少重组物质仍有待研究。遗憾的是，它可引起与一氧化氮清除相关的小动脉收缩作用。在动脉血压维持不变的情况下，它是以微血管结构严重收缩为代价，这不利于器官灌注。与 rHb1.1 和琥珀酰水杨酸交联血红蛋白相比，新近合成的 rHbg2.0 可使一氧化氮清除降至最低，几乎不引起小动脉收缩 [224-225]。人们希望对这些较新的血红蛋白溶液的研究将给人类带来新型的合成类血液制品。

最先可能得到批准临床常规使用的产品似乎是 Hemopure[226]。它来自于经戊二醛聚合的超纯化牛 RBCs。其 P_{50} 较高（即 43mmHg 而不是 26mmHg），这意味着其运输氧到组织的能力即使不超过也至少与人类 RBCs 一样 [226]。它另外的优点是不需要检测血型和交叉配血，不传播感染性疾病如 HIV 和肝炎病毒 [225-226]。这也确实是大多数合成类血液制品的典型特点（表 61-16）。目前已经安全地进行了许多临床试验，可能有一些轻微的并发症，但是其意义仍不明确。并发症包括平

表 61-16　一般合成类血液制品与同种异体血液的比较

参数	合成类血液制品	同种异体血液
氧输送	迅速且稳定	取决于 2,3-DPG
疾病传播的风险	无	见表 61-11
储存	室温，效能稳定	冷藏，效能丧失
储存期	1～3 年	42 天
制剂	随时可用	需交叉配血
相容性	通用	血型特异性
作用时间	1～3 天	60～90 天

2,3-DPG，2,3- 二磷酸甘油酯

均动脉血压轻度增高，心指数降低，推测可能是一氧化氮所致。大多数临床试验表明同种异体血的应用减少[227]。

然而，关于 HBOCs 的最新消息不容乐观。Natanson 等[228] 对 16 项试验研究，包括 5 种不同产品和 3711 例患者进行了累积性 meta 分析。其结论认为，给予 HBOCs 后，心肌梗死和死亡风险明显增加。随后发表的评论认为，死亡风险增加 30% 以及心肌梗死风险增加 3 倍，应该停止任何其他的研究[229]。而且，应用的所有技术（如交联、聚合或共轭）均存在一致性的损害作用。实质上，研究者必须证明 HBOCs 在降低死亡率或严重并发症发病率方面的效果至少相当于目前标准的治疗。笔者遗憾地断定，以当前技术方法不可能将合成类血液（HBOCs）应用于临床。

虽然对于 HBOCs 的未来不容乐观，但是偶尔还会出现一些发现其有效作用的尝试。

例如，在极度贫血的情况下使用全氟化碳乳剂

（一种 HBOC）可维持大鼠器官功能和系统氧合[230]。建议或许 HBOC 可在输血之前使用。因此，一种人类聚合血红蛋白，PolyHeme，其对于等待血制品的创伤出血患者具有"维持生命"的作用[231]。Olofsson 等[232] 使用一种氧化的聚乙烯醇化 Hb 以减少全髋关节置换术中的低血压事件发生。尽管这种做法成功了，但是出现不良反应的风险更高。这些结果使 Levy[36] 总结出"除非出现治疗低血压或休克的 NO- 清除药物，否则不太可能提供足够安全有效的血制品分子"。虽然这种途径的应用可能性不大，仍有可能推荐 HBOC 溶液作其他用途。

知 情 同 意

进行任何输血前，必须从患者或其监护人获得知情同意书（参见第 11 章）。同意书包括的内容在全美国尚未统一标准，且仍在不断变化中。如果在没有取得有效知情同意下患者因为输血受到伤害，医务人员即使采取了所有正确措施使伤害可能恢复后仍可能成为被告而对损害作出补偿[228]。很多年前，加利福尼亚通过了《Paul Gann 血液安全法案》。该法律赋予患者了解输血相关风险及其他可选择方案的知情权。输血医学的迅速变化迫使使用血液制品的临床医师接受更深层次的继续教育，以确保其适应现行的法规。地区医院输血治疗委员会应该给临床医师提供这样的信息。

参 考 文 献

见本书所附光盘。

第62章　患者血液管理：凝血

Thomas F.Slaughter

殷 伟 译　嵇富海　杨建平　审校

要　点

- 在正常生理状态下，血凝块的形成需要血管内皮细胞、血小板和血浆介导的止血机制来共同参与。
- 组织因子（外源性途径）启动血浆介导的止血过程，而XI因子（内源性途径）将这一反应进行放大。
- 凝血酶的产生是止血过程中起关键作用的可调节的酶促反应步骤。
- 血小板通过以下几个方面参与血凝块的形成：①作为凝血因子激活复合物的锚合位点；②作为媒介释放具有止血活性的蛋白；③作为血凝块的主要结构成分。
- 仔细询问有关出血的病史仍然是最有效的发现出血和血栓形成倾向的手段。
- 血流淤滞、血管内皮细胞损伤以及机体潜在的高凝状态都可以促进血栓形成。
- 肝素诱发的血小板减少症（HIT）是一种肝素介导的自身免疫反应，它能够促进血小板激活和动静脉血栓形成。

正常止血过程

　　止血是由一系列细胞和生物化学过程组成的，其目的是为了限制由损伤引起的机体出血量、维持血管内血液的流动性以及促进损伤后被血栓堵塞部位的血管再生。正常生理止血过程需要在以下两者之间取得微妙的平衡，一方面是可以形成一个稳定的局限性的止血块的促凝途径；另一方面是限制除了损伤部位以外其他部位的血栓形成的抗凝机制。血管内皮细胞、血小板和血浆凝血蛋白在这个过程中起着同等重要的作用。一旦无法维持这个平衡，通常会导致出血过度或病理性的血栓形成。

　　机械性或者生物化学性的血管内皮细胞损伤导致血小板在损伤部位的沉积，这个过程通常被称为初期止血。尽管初期止血对于轻微损伤来说可能已经足够，但是对于更严重的出血，就需要有稳定的血凝块的形成，这种血凝块包含有交联的纤维蛋白，这一过程由激活的血浆凝血因子所介导，通常被称为二期止血。尽管初期止血和二期止血是为了描述和诊断而用的术语，但在止血所涉及的细胞和分子过程方面取得的进展提示，血管

内皮细胞、血小板、血浆介导的止血这三者的相互作用远比在该模型中的情况复杂得多。

止血过程中血管内皮细胞的作用

　　在正常生理状态下，血管内皮细胞提供了一个非促进血栓形成的表面，以利于血液的流动。健康的内皮细胞具有抗血小板、抗凝和促纤维蛋白溶解的作用，以抑制血凝块形成[1]。携带负电荷的血管内皮细胞排斥血小板，同时产生前列环素（PGI$_2$）和一氧化氮（NO），它们是强效的血小板抑制剂[2]。血管内皮细胞可合成降解二磷酸腺苷（ADP）的二磷酸腺苷酶，而ADP是另一个强效的血小板激活剂。由于这些内源性的抗血小板效应，非激活状态的血小板是不会黏附在健康血管内皮细胞表面的。血管内皮细胞还同时表达几种血浆介导的止血过程的抑制物，包括血栓调节蛋白（一种间接的凝血酶抑制物）、肝素样的葡萄糖胺聚糖以及组织因子途径抑制物（TFPI）[3]。最后，血管内皮细胞还合成组织型纤溶酶原激活物（t-PA），它的作用是激活纤维蛋白溶解反应（一种初步的限制血凝

块蔓延的拮抗性调节机制）。

尽管存在这些生理性的抑制血栓形成的防御机制，一系列机械性和化学性的刺激可以使内皮细胞的这一平衡方向发生移动，以致促进血凝块形成。血管内皮细胞的损伤使位于其下的细胞外基质（ECM）包括胶原、血管假性血友病因子（vWF）以及其他具有黏附血小板作用的糖蛋白暴露 [4-5]。由于细胞外基质的暴露，血小板与之结合并被激活。组织因子（恒定表达于细胞外基质中的成纤维细胞）的暴露，激活血浆介导的凝血途径，进而产生凝血酶，最终产生纤维蛋白凝块。某些特定的细胞因子（比如，白介素 -1、肿瘤坏死因子、γ- 干扰素）和激素（比如，去氨加压素或内皮素）会引起血管内皮细胞的促血栓形成性变化，包括合成和表达 vWF、组织因子、纤溶酶原激活物抑制剂（PAI-1，一种纤溶的抑制物），同时正常情况下阻止血栓形成的细胞和生物化学途径也被下调 [6-7]。凝血酶、低氧血症和高血流剪切力能诱发血管内皮细胞发生改变，而这种改变可以促进血栓形成。血管内皮细胞合成 PAI-1 的增加，以及与之相关的对纤维蛋白溶解作用的抑制，被认为与手术之后的促血栓形成状态和静脉血栓形成发生率增加有关 [8-9]。

血小板与止血

血小板在止血过程中发挥关键作用。血小板来源于骨髓巨核细胞，未被激活时以圆盘状的无核细胞在血液中循环 [10]。血小板膜的特征是具有多种受体以及一个与表面相连的开放的管道系统，这有助于增加血小板膜的表面积，同时还促进血小板内部和外部环境的快速联系 [11]。在正常情况下，血小板并不与血管内皮细胞结合；但是，当损伤使 ECM 暴露时，血小板发生了一系列的生物化学和物理学变化，表现为三个主要阶段：血小板的黏附、激活和聚集。

内皮下基质蛋白的暴露（比如：胶原蛋白、vWF、纤维连接蛋白）使得血小板黏附于血管壁。vWF 被证实是一个尤其重要的连接分子，vWF 可以连接 ECM 和血小板糖蛋白 Ib/ IX 因子 / V 因子受体复合物 [12]。缺少 vWF（von Willebrand 病）或者血小板糖蛋白 Ib/ IX 因子 / V 因子受体（Bernard-Soulier 综合征）会导致临床上显著的出血性疾病。

当血小板黏附于 ECM 时，会发生一系列物理学和生物化学变化，这被称之为血小板的激活。血小板含有两种类型的储存颗粒：α 颗粒和致密体 [11]。α 颗粒内含有多种对于止血和损伤修复起到关键作用的一些蛋白质，包括纤维蛋白原、凝血因子 V 和Ⅷ、vWF、

血小板衍生生长因子（PDGF）以及其他物质。致密体内含有二磷酸腺苷（ADP）和三磷酸腺苷（ATP），以及钙离子、5- 羟色胺、组胺和肾上腺素。在激活阶段，血小板释放颗粒内容物，引起更多血小板的募集和活化，进而增强了血小板介导的凝血过程 [13]。在激活阶段，血小板经历了结构变化，形成了伪足样的膜伸展，同时释放具有生理活性的微颗粒，这两种机制都有助于显著增加血小板膜的表面积。在激活阶段，血小板膜磷脂的重新分布暴露了新的活化了的血小板表面糖蛋白受体，以及同钙离子和凝血因子激活复合物结合的磷脂结合位点，这对增强血浆介导的止血过程很重要 [14]。

在血小板聚集的最后阶段，激活阶段中由血小板释放的激活因子有助于将更多的血小板募集到损伤部位。新激活的血小板表面的糖蛋白 IIb/ IIIa 受体同纤维蛋白原结合，使其与临近的血小板发生交联（血小板聚集） [15]。这些受体的重要性在一些与它们的先天性缺乏相关的出血性疾病（Glanzmann 血小板无力症）中得到了反映。

血浆介导的止血过程

血浆介导的止血过程，即凝血级联反应，可以被很好地概括为一个增强放大系统，它加速了凝血酶从无活性的前体（如凝血酶原）的生成。通过暴露于组织因子或者暴露于异物表面，微量的血浆蛋白被激活，引发了一系列级联反应，最终导致了可溶性的纤维蛋白原向不溶性的纤维蛋白凝块的转变 [16]。凝血酶的产生，也称"凝血酶爆发"，是止血过程中一个关键的调节步骤。凝血酶不仅能产生纤维蛋白，也能激活血小板，同时介导一系列的附加过程，从而影响着炎症反应、丝裂原形成甚至止血过程的下调 [17]。

传统意义上，血浆介导的止血过程的"凝血级联反应"，被描述为内源性和外源性凝血途径，两条途径最后终止于一条共同途径，即纤维蛋白的产生 [18]。尽管有人认为这个级联反应模型过于简化，但如果要展开对血浆介导的止血过程的讨论，它仍然是一个有用的描述工具（图 62-1）。大部分凝血因子是在肝合成的，以一种被称为酶原的无活性形式在血液中循环。经典的凝血级联反应的命名之所以有点让人疑惑，是基于如下事实：无活性的酶原是按照发现的次序被冠以罗马数字的名称。当酶原被转化为有活性的酶时，一个小写字母 a 被加在罗马数字命名之后。比如，无活性的凝血酶原被称为凝血因子 II，而有活性的凝血酶则被称为因子 IIa。随着我们对有关止血过程的生物

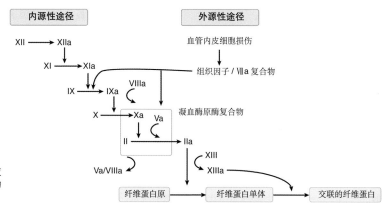

图 62-1 对经典的凝血级联反应（包括外源性途径和内源性途径）的描述

图 62-2 血管损伤部位血凝块的形成。血管损伤暴露了内皮下的组织因子（TF），进而通过外源性途径启动了血浆介导的止血过程。内源性途径进一步增强凝血酶和纤维蛋白的产生。血小板黏附于暴露的胶原并被激活，导致更多血小板的招募和聚集 *(From Mackman N, Tilley RE, Key NS: Role of extrinsic pathway of blood coagulation in hemostasis and thrombosis, Arterioscleros Thromb Vasc Biol 27:1688, 2007, with permission.)*

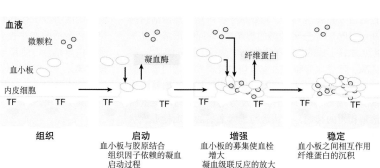

化学机制的理解的加深，有些凝血因子名称已经不再使用或者被重新命名了。凝血级联反应特征性地描述了一系列酶促反应，包括无活性的前体——酶原——经过激活并使整个反应得到放大。级联反应的每一步都需要与膜相结合的激活复合物的聚合，每个激活复合物都由一种酶（激活的凝血因子）、底物（无活性的前体酶原）、辅助因子（加速剂／催化剂）和钙离子四者共同组成[19]。这些激活复合物的聚合发生在磷脂膜上（通常是血小板膜或者微颗粒膜），这样有助于这些反应物质得到定位和聚集。如果缺乏磷脂膜的锚合位点，凝血因子的激活过程将明显延缓，进而使得生成的血凝块在损伤部位定位。

凝血的外源性途径

凝血的外源性途径，被广泛认为是血浆介导的止血过程的启动步骤，它是从血浆与组织因子的接触开始的[20]。组织因子在围绕血管的内皮下组织中广泛存在，然而在正常状态下，血管内皮细胞会尽量减少组织因子和血浆凝血因子的接触。在血管受到损伤后，循环于血浆中的低浓度的Ⅶa因子与组织因子、X因子和钙离子一起形成与磷脂相结合的激活复合物，促进因子X向Xa的转化[21]。最近，组织因子／Ⅶa因子复合物已经被证明能够激活内源性途径的Ⅸ因子，进一步证实了组织因子在启动止血过程中的关键作用[22]。

凝血的内源性途径

经典理论认为，内源性的或者接触激活系统是一条通过Ⅻ因子促进凝血酶生成的并行途径。然而，由于接触激活因子的缺乏而引起出血性疾病是非常罕见的。这就促使我们将内源性途径理解为一种放大系统，即在外源性途径启动后，内源性途径会增加凝血酶的生成[22]。近期以细胞为基础的凝血模型提示，由外源性途径产生凝血酶的过程被一种天然抑制剂，即组织因子途径抑制物（TFPI）所限制[23]。然而由外源性途径产生的少量凝血酶在被中和以前会激活Ⅺ因子和内源性途径。内源性途径继而放大并增强止血反应，以使凝血酶的产生最大化（图 62-2）。尽管Ⅻ因子能被异物表面（如，心肺转流的管道或者玻璃瓶）所激活，但是内源性途径在启动止血过程中的作用似乎不大。然而，内源性途径的相关蛋白可以促进炎症反应、补体激活、纤维蛋白溶解、激肽的生成和血管发生[22, 24]。

凝血的共同途径

最终途径是内源性和外源性凝血级联所共有的，描述的是凝血酶的产生和接下来的纤维蛋白的生成。贯穿于内源性和外源性途径中的信号放大终止于凝血酶原酶复合物（与磷脂膜结合的激活复合物）的产生，凝血酶原酶复合物由 Xa 因子、Ⅱ 因子（凝血酶原）、Va 因子（辅助因子）和钙离子共同组成[25]。凝血酶原酶复合物介导凝血酶爆发，即从无活性的前体凝血酶原大量生成凝血酶。凝血酶以蛋白水解的方式将纤维蛋白原分子裂解为纤维蛋白肽 A 和 B 以产生纤维蛋白单体，纤维蛋白单体相互聚合形成纤维蛋白链（即纤维蛋白凝块）[25]。最后，XⅢa 因子，由凝血酶激活的一个谷氨酰胺转移酶，以共价方式交联纤维蛋白链形成纤维蛋白凝块，以抵抗纤维蛋白溶解的降解作用。纤维蛋白原和 XⅢ 因子都与获得性出血性疾病有关，这两种蛋白中任何一种浓度降低，都可能导致手术后过度出血和需要输血。近年来，纤维蛋白原和 XⅢ 因子的血浆浓缩物都已可以制备，提示我们可以进行随机对照研究，来确定探究这些生物制品用于治疗获得性凝血功能障碍的效果[26]。无论如何，凝血酶的产生是调节止血过程的关键酶步骤[27]。凝血酶的活性不仅介导纤维蛋白原向纤维蛋白的转化，也能激活血小板，将无活性的辅助因子 V 和 XⅢ 转化成有活性的构象，激活 XI 因子和内源性凝血途径，上调组织因子的细胞表达，刺激血管内皮细胞表达 PAI-1 来下调纤维蛋白溶解活性[17, 27]。

内在的抗凝机制

通过激活内在抗凝机制调节止血过程、限制血凝块的蔓延，使之仅局限于损伤部位。一个简单却也重要的抗凝机制来源于血液的流动和血液稀释。早期的血小板／纤维蛋白凝块对血液流动时的剪切力的破坏作用高度敏感。血液流动进一步限制血小板和凝血因子的局部定位和浓缩，使得临界数量的止血成分很难结合在一起[25, 28]。然而，在形成血凝块过程的后期，需要有更有力的抗凝机制来限制血凝块的蔓延。已经发现四个主要的抗凝途径对下调止血过程显得很重要：纤维蛋白溶解、TFPI、蛋白 C 系统和丝氨酸蛋白酶抑制剂。

纤维蛋白溶解系统由一个级联放大反应组成，最终生成纤溶酶，并以蛋白水解的方式降解纤维蛋白和

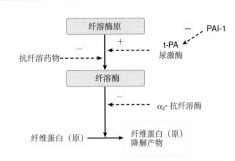

图 62-3　纤维蛋白溶解的主要调节物。虚线表示纤维蛋白溶解的促进物和抑制物的作用位点。PAI，纤溶酶原激活物抑制因子；t-PA，组织型纤溶酶原激活物 *(From Slaughter TF: The coagulation system and cardiac surgery. In: Estafanous FG, Barasch PG, Reves JG, editors: Cardiac anesthesia: principles and clinical practice, ed 2, Philadelphia, Lippincott Williams & Wilkins, 2001, p. 320, with permission.)*

纤维蛋白原。正如血浆介导的凝血级联反应一样，无活性的前体蛋白被转化成有活性的酶，需要有一个可调节控制的平衡系统来预防过度出血或者血栓形成（图 62-3）。纤维蛋白溶解最重要的酶学介导物是纤溶酶，它是由无活性的前体即纤溶酶原生成的[29]。在体内，纤溶酶的产生通常是由来源于血管内皮细胞的 t-PA 或者尿激酶的释放而启动的。凝血酶是 t-PA 合成的一个强烈的刺激因子[27]。内源性的 XⅡa 因子和激肽释放酶在暴露于异物表面后会激活纤维蛋白溶解。纤维蛋白的存在会加速纤溶酶的生成[30]。对游离的纤溶酶的快速抑制可以限制纤溶活性的扩大。除了对纤维蛋白和纤维蛋白原的酶学降解，纤溶酶可以通过降解关键性的辅助因子 Va 和Ⅷ，以及减少对于血小板的黏附和聚集非常重要的血小板糖蛋白受体，来抑制止血过程[31]。纤维蛋白的降解产物也具有轻微的抗凝活性。TFPI 抑制组织因子／Ⅶa 因子的复合物，进而抑制负责启动止血过程的外源性凝血途径。TFPI 和 Xa 因子形成了与磷脂膜结合的复合物，包裹和抑制组织因子／Ⅶa 因子复合物[3]。大多数 TFPI 是与血管内皮细胞结合的，但在给予肝素后可以释放进入循环。肝素进一步催化 TFPI 抑制凝血的活性[32]。随着 TFPI 迅速中止组织因子／Ⅶa 因子的活性，内源性途径对凝血酶和纤维蛋白的连续产生所起的关键作用就变得明显了[22]。

蛋白 C 系统在下调止血过程中显得尤其重要，因为它不仅抑制凝血酶，也抑制重要的辅助因子 Va 和Ⅷa。凝血酶与一种膜相关蛋白（血栓调节素）的结合而激活蛋白 C，从而启动这个抑制途径[33]。蛋白 C 通过与其辅助因子蛋白 S 共同降解辅助因子 Va 和Ⅷa。

缺少这些重要的辅助因子限制了弹性蛋白酶和凝血酶原酶激活复合物的形成，而后两者分别对 X 因子和凝血酶的形成起到重要作用。凝血酶一旦与血栓调节素结合就失活并被从循环中清除，这也为蛋白 C 下调止血过程提供了另一种机制[33]。

调节止血过程的最重要的丝氨酸蛋白酶抑制剂包括抗凝血酶（AT）和肝素辅助因子 II。抗凝血酶与凝血酶结合并抑制凝血酶，也抑制凝血因子 IXa、Xa、XIa、XIIa。肝素辅助因子 II 仅抑制凝血酶。尽管肝素辅助因子 II 的精确生理作用不是很清楚，但抗凝血酶在下调止血过程中是起着关键作用的[34]。肝素作为一个催化性的加速剂与抗凝血酶结合，增强抗凝血酶对靶酶的抑制作用[35]。在体内，位于血管内皮的肝素样葡萄糖胺聚糖提供了对凝血酶和 Xa 因子的抑制位点。

止血障碍

对出血性疾病的评估

很少有人会对手术前评估出血风险的重要性提出质疑，但是确定这个风险的合适方法仍然是大家争论的话题。尽管术前对所有外科手术患者进行直观的常规凝血功能检查似乎很有吸引力，但这个方法对出血性疾病缺少预测价值，当然也缺少成本效益[36]。一份详尽的有关出血的病史仍然是预测围术期出血的最有效的方法。

一份详尽的病史应该关注患者既往的出血情况[37]。患者是否存在与创伤或者既往手术相关的"过度"出血的病史？为了控制出血是否需要输血或者再次手术？提示存在出血性疾病的病史包括：经常性的严重鼻出血，需要进行鼻腔填塞或者外科干预。因为口腔内的高浓度的纤维蛋白溶解活性物质，口腔手术和拔牙手术是验证止血功能的极佳方法。Von Willebrand 病通常表现为月经过多或者产后出血，这经常发生于合并有止血障碍的妇女[38]。非创伤性的自发性出血病史，如果是发生在关节（关节出血）或者深部肌肉，那么就值得注意了。如果出血性疾病于早年发生或者同样存在于家族成员中，提示是遗传性的，这与获得性出血的情况正相关[39]。一份详细的用药史，包括直接询问是否服用含阿司匹林的非处方药、中草药和鱼肝油，可能非常有价值的。最后，应该包括对并存的相关疾病的询问（比如，肾疾病，肝疾病，骨髓疾病以及恶性肿瘤）。

对于多数患者而言，全面详尽的有关出血的病史可以避免手术前进行凝血功能的实验室检查。但是有几种情况需要在手术前进行凝血功能检查。如果手术前的病史或者实验室检查结果提示存在出血性疾病的症状或者体征，那么基于实验室检查对于凝血功能的进一步的评估就很有必要。对于那些预计会有较多出血的重大手术（比如心肺转流），尽管病史是阴性的，仍然具备手术前进行凝血筛查的适应证。对于那些手术前无法提供有关出血病史的患者，术前的凝血检查也是合理的。如果手术前发现了出血性疾病的证据，可能的话应该在手术之前弄清其潜在机制。

遗传性出血性疾病

尽管遗传性止血障碍可能涉及血小板功能、血浆介导的止血过程或者纤维蛋白溶解途径，Von Willebrand 病（其特征是 vWF 质量的缺陷或者数量的减少）仍然是最常见的遗传性出血性疾病[38]。其类型包括：I 型和 III 型（不同程度的 vWF 数量减少），和 II 型（影响 vWF 功能的质量缺陷）。正常情况下，vWF 对血小板与 ECM 的黏附起着关键作用。vWF 进一步发挥着携带分子的作用，能够避免 VIII 因子在游离血浆中被以蛋白水解的方式降解[40]。Von Willebrand 病患者的典型病史是：容易淤青，反复鼻出血，月经过多，以及初期止血过程（由血小板介导）缺陷的所有特征性表现。在某些严重病例（比如 III 型 vWD），由于并存 VIII 因子的缺少，可能导致严重的自发性出血，包括关节腔出血（这在血友病患者中比较常见）。与瑞斯西丁素反应，实验室检查经常显示：活化部分凝血活酶时间（aPTT）轻到中度延长，出血时间延长，有免疫活性的 vWF 浓度降低，血小板聚集降低[38, 41]。PFA-100 和类似的体外血小板功能检测已经越来越多地代替了出血时间来评估 vWD[42]。在严重病例中可以检测出 VIII 因子活性降低。轻微的 vWD 患者对醋酸去氨加压素（DDAVP）会有反应，然而如果有严重的出血病史，可使用 VIII 因子的浓缩物（比如，Humate-P:CSL Behring, King of Prussia, Pa.）来特异性替代 vWF 和 VIII 因子[43-44]。

尽管血友病相对罕见，但是鉴于其临床表现多样，还是值得关注。血友病 A，其特征是不同程度的 VIII 因子缺乏，是一种 X- 连锁的遗传性出血性疾病，最常发生于儿童，表现为关节和（或）深部肌肉的自发性出血。血友病 A 的发生率在男性为 1∶5 000，然而几乎 1/3 患者没有家族史，表明患者出现了新的突变[45]。对于病情较轻的血友病患者，通常一直到生命的后期，在手术或者创伤后出现了无法解释的出血才会被发现。通常，血友病患者的实验室检查显示 aPTT 的延长，而凝血酶原时间（PT）和出血时间在正常范围内。为了确定诊断和区分Ⅷ因子缺乏的程度，需要进行Ⅷ：C因子的特异性检测。血友病 A 的轻型患者可以用去氨加压素治疗，然而对于大多数患者的围术期处理需要咨询血液病专家，以及给予重组的或者纯化的Ⅷ因子浓缩物[43, 46]。血友病尤其是血友病 A 患者中越来越常见的一个并发症是，产生了针对Ⅷ因子蛋白质的自身抗体。对于存在高滴度自身抗体的患者，给予Ⅷ因子的浓缩物可能无法控制出血。有几种方法可以减少这些患者的出血，包括用猪的Ⅷ因子进行替代，给予"激活的"或者"非激活的"凝血酶原复合物，或者使用重组的Ⅶa 因子（NovoSeven，Novo Nordisk Inc.，Bagsvaerd，Denmark）（见第 63 章）[44, 47]。血友病 B（即 Christmas 病）也是 X - 连锁的疾病，其发生率大概是 1 ： 40 000，需要使用含Ⅸ因子浓缩物的血液成分进行替代治疗。

获得性出血性疾病

关于获得性止血功障碍的详细描述不在此处讨论

范围之内，然而，鉴于不少药物和并存的疾病状态是大多数获得性出血性疾病的原因，这些情况就值得考虑了。肝素、华法林和纤维蛋白溶解药物历来是多数药物引起的严重出血并发症的原因（表 62-1）[48-49]。近来，抗血小板药物治疗进一步使围术期管理变得复杂（表 62-2）[49-52]。非片段肝素是由来源于猪或者牛的黏膜组织的膜相关葡萄糖胺聚糖的异质性混合物组成。非片段肝素的特异性和效力随着分子量（一般在 5 000 ~ 30 000 道尔顿）的不同而改变[35]。肝素的抗凝效应来源于其与血浆抗凝血酶的相互作用，抗凝血酶继而又抑制了参与血浆介导的止血过程的丝氨酸蛋白酶[34]。肝素的半衰期是 1 ~ 2h，并且随着总剂量的不同而直接发生变化。肝素通过肾和肝从循环中清除。通常肝素的抗凝效应可通过监测 aPTT，目标是较对照组延长 1.5 ~ 2 倍，通常用于治疗静脉血栓形成[53]。当肝素的浓度超出了 aPTT 的测量极限时，比如在心肺转流或者介入性心血管操作时，活化凝血时间（ACT）尽管敏感性稍低，但可以作为一个监测肝素抗凝效果的替代方法[54]。肝素的抗凝效应可以通过给予鱼精蛋白来快速逆转[55]。

表 62-1　抗凝药物

药物	作用位点	给药途径	血浆半衰期	排泄	拮抗药	术前停用时间	延长 PT/APTT
未分级肝素	Ⅱa / Xa	IV/ 皮下	1.5h	肝	鱼精蛋白	6h	否 / 是
LMWH	Xa	皮下	4.5h	肾	鱼精蛋白（部分逆转）	12 ~ 24h	否 / 否
链激酶	Plg	IV	23min	肝	抗纤溶药物	3h	是 / 是
t-PA	Plg	IV	<5min	肝	抗纤溶药物	1h	是 / 是
香豆素类	维生素 K 依赖的凝血因子	口服	2 ~ 4 天	肝	维生素 K rf Ⅶa PCCs		
璜达肝癸钠	Xa	SC	14 ~ 17h	肾	无	3 天*	否 / 否
比伐卢定	Ⅱa	IV	25min	肝	无	3h	是 / 是
阿加曲班	Ⅱa	IV	45min	肝	无	4 ~ 6h	† 是 / 是
利匹卢定 / 带丝卢定	Ⅱa	IV	1.5h	肾	PMMA，透析	8 ~ 10h*	† 是 / 是
利伐沙班	Xa	口服	9 ~ 13h	肾	无	24 ~ 48h*	是 / 是
阿哌沙班	Xa	口服	9 ~ 14h	肝	无	26 ~ 30'h	是 / 是
达比加群	Ⅱa	口服	14 ~ 17h	肾	无	±5* 天	是 / 是

Data from Roberts HR, Monroe DM, Escobar MA: Current concepts of hemostasis: implications for therapy, Anesthesiology 100:722-730, 2004, with permission.

HIT，肝素诱发的血小板减少症；Ⅱa，凝血酶；IV，静脉注射；LMWH，低分子量肝素；PCCs，凝血酶原复合物；Plg，纤溶酶原；PMMA，甲基丙烯酸甲酯；rF Ⅶa，基因重组Ⅶa 因子；t-PA，组织型纤溶酶原激活物。
* 有关安全范围的资料有限（假设采用的是预防给药的剂量方案）。
† 阿加曲班和水蛭素可以使 PT 延长数秒。

表 62-2　抗血小板药物

药物	作用位点	给药途径	血浆半衰期	代谢	拮抗药物	术前停用时间	是否延长 PT/aPTT
阿司匹林	COX 1-2	口服	20min	肝	无	7 天	否 / 否
双嘧达嗼	Adenosine	口服	40min	肝	无	24h	否 / 否
氯吡格雷	ADP	口服	7h	肝	无	7 天	否 / 否
普拉格雷	ADP	口服	7h	血浆 / 肝	无	7 ~ 10 天	否 / 否
噻氯吡啶	ADP	口服	4 天	肝	无	12 ~ 14 天	否 / 否
阿昔单抗	GP Ⅱb-Ⅲa	IV	30min	肾	无	48 ~ 72h	否 / 否
依替菲巴肽	GP Ⅱb-Ⅲa	IV	2.5h	肾	无	24h	否 / 否
替若非班	GP Ⅱb-Ⅲa	IV	2h	肾	血液透析	24h	否 / 否

Data from Roberts HR, Monroe DM, Escobar MA: Current concepts of hemostasis: implications for therapy, Anesthesiology 100:722-730, 2004, with permission.
ADP，二磷酸腺苷；COX，环氧化酶；IV，静脉注射；GP，糖蛋白

最近，低分子量肝素（LMWHs）获得了人们的青睐，这是由于它减少了给药频率以及不需要监测。由于 LMWHs 的糖脂链长度较短，它在减少了对凝血酶的抑制活性的同时，保留对 Xa 的抑制活性[56]。理论上来说，LMWHs 能够减少出血倾向。无论如何，LMWHs 有更容易预测的药代动力学反应，对血小板功能的影响减少，引起肝素诱发的血小板减少症（HIT）的风险也降低了。尽管对 LMWHs 的监测并不常规进行，PT 和 aPTT 通常也不受影响，因此需要监测抗 Xa 因子的活性。此外，如果有必要进行对 LMWHs 的快速逆转，鱼精蛋白只具有部分逆转效应[57]。

香豆素衍生物的口服抗凝剂能干扰维生素依赖的凝血因子，即因子 Ⅱ、Ⅶ、Ⅸ、Ⅹ，以及蛋白 C 和蛋白 S 的合成[58]。香豆素类特异性地抑制对谷氨酸残基的羧化过程，而这一过程对凝血因子激活复合物锚合在磷脂膜上非常重要。香豆素类药物治疗的监测是通过来源于 PT 的 INR（国际标准化率）系统。一般来说，INR 值在 2 ~ 3 提示抗凝效果比较合适[53]。对于多数患者，香豆素类的过度抗凝效应可以通过停药来处理。然而，鉴于此类药物的半衰期在 2 ~ 4 天，在围术期可能需要进行更快的逆转。维生素 K 1 ~ 2mg 口服或者肠道外给予能逆转香豆素类的抗凝效应[58]。如果需要更快的逆转可以给予血浆或者凝血酶原复合物浓缩物[59]。重组的Ⅶa 因子对逆转香豆素类相关的出血也有效果。

纤维蛋白溶解类药物尽管相对来说半衰期较短，而且对纤维蛋白的特异性作用增强，仍然有导致显著出血的可能。使用纤维蛋白溶解药物后的出血其原因是多方面的：对纤维蛋白和纤维蛋白原的溶蛋白式降解作用，对辅助因子 Ⅴ 和Ⅷ的蛋白溶解作用，以及对血小板糖蛋白表面受体的消化作用[29]。另外，纤维蛋白和纤维蛋白原的降解片段都可以抑制血小板功能，

抑制纤维蛋白单体聚合成链。一旦纤维蛋白溶解类药物从血浆清除，抗纤维蛋白溶解药物就只能显示有限的作用了。治疗必须依赖于血小板和血浆蛋白成分的选择性补充。多数患者可能需要使用冷沉淀或者纤维蛋白原浓缩物来替代纤维蛋白原，同时需要输注血小板来代偿血小板的功能缺陷。可能需要输注血浆来补充血浆凝血因子，尤其是辅助因子 Ⅴ 和Ⅷ。

肝疾病

与肝衰竭相关的止血障碍比较复杂，原因是多方面的。严重肝疾病会损害凝血因子的合成，干扰对激活的凝血和纤溶蛋白的清除，而且会导致血小板的数量和质量的异常。与肝疾病相关的实验室检查结果包括：PT 延长，aPTT 可能延长，血小板减少[60]。出血时间的延长反映了血小板黏附和聚集功能的缺陷。对肝疾病引起的出血的治疗通常是基于实验室检查的异常。急性出血时往往需要给予血浆和血小板。纤维蛋白原浓度较低时可能需要给予冷沉淀或者纤维蛋白原浓缩物。此外，某些情况下，给予抗纤维蛋白溶解药物可能对低水平的纤维蛋白溶解反应有益处。

肾疾病

慢性肾衰竭时常会发生血小板功能异常，表现为出血时间延长，以及与手术或者创伤有关的出血倾向。潜在的机制似乎是多方面的，可能包括：胍琥珀酸和一氧化氮在尿毒症患者血浆中的蓄积[61]。另外，红细胞（RBC）浓度似乎也起着一定作用，因为纠正了贫血之后出血时间会缩短，其机制可能与血液层流状态下，红细胞引起血小板沿着血管壁的边集作用有关[28]。有研究显示，慢性肾衰竭患者，透析或者纠正贫血可以缩短出血时间。传统意义上，在这种情况下会给予冷沉淀，然而去氨加压素（0.3μg/kg）和结合的雌激

素也会类似地缩短出血时间 [43]。这些治疗都存在风险，另外出血时间延长对继发出血的预测价值也不清楚。

弥散性血管内凝血

弥散性血管内凝血（DIC）由一种病理生理性止血反应组成，它是由组织因子 / Ⅶa 因子复合物的暴露和外源性凝血途径的激活引起。很多疾病均可能促发 DIC，包括创伤、羊水栓塞、恶性肿瘤、脓毒症或者不相容血型输血 [62]。大多数情况下，DIC 临床表现为：在广泛的微血管血栓形成的前提下，与凝血因子和血小板消耗相关的弥散性出血。并发的纤维蛋白溶解反应的激活，作为能够维护血管完整性的抗凝机制，此时也很常见。DIC 的特征性实验室检查结果包括：血小板计数降低，PT 和 aPTT 以及凝血时间（TT）延长，可溶性纤维蛋白和纤维蛋白（原）降解产物的浓度升高。慢性 DIC 状态时，凝血功能的筛选检查结果会相对正常，但是伴有可溶性纤维蛋白和纤维蛋白（原）降解产物浓度的升高 [63]。对 DIC 的处理需要减少那些促发止血过程的状况，另外，治疗措施包括：对 DIC 过程中消耗的凝血因子和血小板，需要通过输注选择性的血液成分来补充。DIC 时抗纤溶药物通常是禁忌使用的，因为存在导致毁灭性的血栓形成并发症的可能。

促进血栓形成的状态

血栓症作为一种发生血栓事件的倾向，通常的临床表现形式是静脉血栓形成（往往是下肢深静脉血栓形成）[64]。同出血性疾病一样，血栓症可能是遗传性的，也可能是获得性的（框 62-1）。在多数患者，能够发现一种促发事件 [65]。例如，血栓并发症通常发生于手术后，怀孕期间，并且与肥胖或者潜在的恶性肿瘤有关 [66]。对于无症状者常规筛查血栓风险并未显示有利于成本效益或者有临床效果 [67-68]。与出血性疾病一样，对患者病史的详细询问，需要致力于既往的血栓事件，血栓形成的家族史，以及同时使用的治疗药物，这比随机常规筛查更有预测价值。

常见的遗传性血栓性疾病

从生物化学和分子学水平来说，尽管目前对血栓性疾病的了解还非常有限，但通过仔细的检查，可以在高达 50% 的静脉栓塞患者中发现有潜在的遗传性血栓形成倾向 [69]。相对少见的有促血栓形成倾向的遗传因素包括：Ⅴ 因子（Ⅴ 因子 Leiden）或者凝血酶

框 62-1　高凝状态和围术期血栓形成的风险因素
高风险
肝素诱发的血小板减少症
抗凝血酶缺乏
蛋白 C 缺乏
蛋白 S 缺乏
抗磷脂抗体综合征
中等风险
Ⅴ 因子 Leiden 基因多态性
凝血酶原 G20210A 基因多态性
高同型半胱氨酸血症
异常纤维蛋白原血症
手术后促血栓形成状态
恶性肿瘤
制动

原（凝血酶原 G20210A）基因的点突变。在 Ⅴ 因子 Leiden 突变的患者中，重要的辅助因子 Va 获得了对蛋白 C 降解作用的抵抗力 [70]。这种在止血过程和蛋白 C 的抗凝机制的平衡之间的轻微变化诱发了一种促进血栓形成的倾向，在人群中的发生率大约为 5%。在凝血酶原基因突变的患者中，血浆中凝血酶原浓度的升高同样也会引起血液高凝状态。相对少见的遗传性血栓症的遗传性形式包括：抗凝血酶、蛋白 C 以及蛋白 S 的缺乏 [34]。遗传性血栓症的特征是高度可变的外显率，这种外显率受血型、性别以及其他混杂因素的影响。在没有其他促血栓形成因素的情况下，继发于遗传性血栓症的绝对性血栓形成风险较为有限 [71]。如果没有血栓形成的病史，但是存在家族史或者检查结果提示血栓症，那么长期的预防性抗凝治疗的结果可能弊大于利。但是这些患者在发生了血栓并发症后，大多数通常要接受终生的抗凝治疗。

常见的获得性血栓性疾病

抗磷脂综合征

抗磷脂综合征描述的是一种获得性自身免疫性疾病，其特征是静脉和（或）动脉血栓形成，伴有反复的流产。这种综合征可以继发于其他自身免疫性疾病，如系统性红斑狼疮或者类风湿性关节炎，也可以单独发生。典型的抗磷脂综合征会导致 aPTT 的轻度延长，以及狼疮抗凝物或者抗心磷脂抗体的检查结果阳性 [72]。尽管抗磷脂综合征会有 aPTT 延长，但它不增加出血风险，而是增加血栓形成的可能。与抗磷脂综合征相关的抗体会干扰磷脂，这些磷脂是许多与凝血相关的实验室检查所共有的。当手术前患者出现单独的 aPTT 延

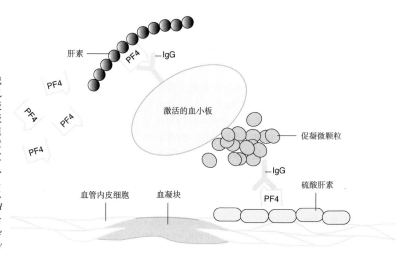

图62-4　肝素诱发的血小板减少症（HIT）时血栓形成的机制。免疫复合物由肝素、血小板第4因子（PF4）以及同血小板表面Fcγ受体结合的抗体共同组成，继而激活血小板。PF4/肝素免疫复合物进一步激活血管内皮细胞、单核细胞和巨噬细胞，从而使组织因子的表达上调。IgG，免疫球蛋白G *(From Slaughter TF, Greenberg CS: Heparin-associated thrombocytopenia and thrombosis: Implications for perioperative management, Anesthesiology 87:669, 1997, with permission.)*

长时，我们应当考虑到抗磷脂综合征的诊断。有这种综合征的患者如果经历了血栓并发症，其再次发生血栓形成的风险骤增，往往需要接受终生的抗凝治疗[73]。

肝素诱发的血小板减少症

肝素诱发的血小板减少症（HIT）描述的是一种自身免疫介导的药物反应，在高达5%的使用肝素的患者中可能发生。同其他药物诱发的血小板减少症相反，HIT导致了血小板的激活，可能促成了静脉和动脉血栓形成[74-75]。有证据提示HIT是由免疫复合物［由IgG抗体、血小板第4因子（PF4）以及肝素组成］介导的，该免疫复合物与血小板Fcγ受体结合后激活血小板。抗-PF4/肝素抗体可以激活血管内皮细胞、单核细胞和巨噬细胞，并上调组织因子的表达（图62-4）。患者在接受肝素治疗期间如果发生了HIT，其血栓形成的风险大幅度增加（比值比20：40，绝对风险30%~75%）[74-75]。

在多数患者，HIT临床表现为开始肝素治疗后5~14天发生的血小板减少症，然而，如果患者之前接触过肝素，血小板减少或者血栓形成可以在1天内发生。在某些报道的病例中，血小板减少的同时发生了血栓形成，并且没有任何预示。尽管HIT依然是个临床诊断，但实验室检查可以提供确诊的依据。对PF4/肝素免疫复合物的功能检查（比如，血清素血小板释放试验或者肝素诱导的血小板聚集试验）和数量检测［比如固相的酶联免疫吸附试验（ELISA）］都被证实是有益的[75]。最近有证据提示，在没有血小板减少或者血栓形成的情况下，仅有PF4/肝素抗体也提示预后不良[76-77]。

对于任何接受肝素治疗期间或者其后发生血栓形成或者血小板减少［绝对的或者相对的降低（血小板计数降低≥50%）］的患者，应该考虑HIT的诊断。如果怀疑患者有HIT，必须立即中止使用肝素（比如包括非片段肝素，肝素涂层的导管，肝素冲洗，LMWH）。在此同时应当使用其他可选择的非肝素抗凝药物。对于多数患者，直接的凝血酶抑制剂（比如，比伐卢定、利匹卢定和阿加曲班）可以替代肝素，直到华法林可以使INR足够程度地延长[78-79]。在典型患者，PF4/肝素免疫复合物可在3个月内从血浆清除。如果有可能，发生过HIT的患者应该避免将来再使用非片段肝素；然而，有几例报道描述了在实验室检查确定没有PF4/肝素免疫复合物后，继续在围术期有限制地使用非片段肝素的情况。

凝血的监测

以往，围术期的凝血监测侧重于：①通过术前检查识别那些围术期出血风险高的患者；②在心脏和血管手术期间使用肝素时进行术中监测。正如之前讨论过的，常规进行手术前凝血检查缺少预测价值，成本收益也不高[80]。然而，如果患者有提示出血性疾病的病史，或者与手术相关的出血及凝血功能障碍的发生率很高，手术前基础凝血检查是可取的。

尽管肝素的药代动力学和药效动力学反应为人们广泛认可，但是在心脏和血管手术期间监测抗凝还是很常见的。有些特异性因素会影响患者对肝素的反应性，这些特异因素包括：年龄、体重、血管内容量以及抗凝血酶、肝素辅助因子Ⅱ、血小板第4因子、其他肝素结合蛋白的血浆/膜浓度。因此，患者对基于相同体重计算的肝素剂量可以显示差异广泛的抗凝反应。不管如何，在心肺转流或者血管手术之前，为了避免出现由于疏忽而没有给予肝素的罕见但却可能致命的并发症，必须进行肝素抗凝的监测。

　　理想的围术期抗凝监测应该易于实行、精确、可重复、具有诊断特异性和好的成本效益。目前尚没有一种抗凝监测措施能够达到这些标准，然而，将多种监测形式的结果进行综合后，也能对围术期的凝血功能障碍提供有价值的诊断信息。

常用的凝血实验室检测

活化部分凝血活酶时间（aPTT）

　　aPTT 评价的是血浆介导的止血过程的内源性和共同途径的完整性。方法是将患者血浆的一份样本与磷脂、钙离子以及凝血的内源性途径的激活物（比如，硅藻土、高岭土、二氧化硅或者鞣花酸）混合后，检测血凝块形成所需要的秒数。在多数患者，当凝血因子浓度低于正常的30%～40%时可以检测出凝血因子的缺乏；然而，由于aPTT的试剂对凝血因子浓度的敏感性不同，所以需要设定特定"正常值"范围[81]。对aPTT延长的进一步评价需要混合试验，以确定血凝块形成的延缓是由于凝血因子缺乏所致还是抑制剂的原因（比如，肝素、抗磷脂抗体和纤维蛋白裂解产物）。混合试验是将患者的血浆样本与"正常"供体的血浆混合。如果是凝血因子缺乏，血凝块形成延缓能够得到纠正，再通过对特定的凝血因子浓度的连续测定来发现是哪种因子的缺乏。确定肝素导致的aPTT延长的一个常用方法是进行凝血酶凝血时间（TCT）试验。在这项试验中，将含有枸橼酸的患者血浆样本与凝血酶混合，再检测血凝块形成时间所需的秒数[39]。TCT延长的最常见机制是存在肝素或者直接抑制凝血酶的抗凝剂，然而，异常纤维蛋白原血症或者纤维蛋白（原）降解产物也干扰此种情况下的血凝块形成。

凝血酶原时间

　　PT 评价的是血浆介导的止血过程的外源性和共同途径的完整性。方法是将患者血浆的一份样本与组织因子（凝血活酶）和钙离子混合后，检测血凝块形成时间所需要的秒数。同aPTT一样，凝血活酶检查的试剂的敏感性不同，限制了在不同实验室结果之间进行相互比较。鉴于对长期进行华法林治疗患者监测PT的重要性，我们引进了 INR 作为使不同实验室之间

PT 标准化的手段[81]。将凝血活酶试剂与一种国际重组标准物进行测试，并根据结果分配一个国际敏感指数（ISI）。相应的 INR 的计算是 INR=（患者的PT/标准的PT）ISI。其中"标准的PT"是代表来自于该测试实验室的多份正常样本值的几何均数。建立了 INR 后极大地减少了不同实验室之间 PT 的差异。同 aPTT 一样，对 PT 延长的进一步评估需要进行混合实验。

血小板计数和出血时间

　　血小板计数仍然是筛查凝血异常的一项标准检查。大量的自动化血小板计数是用光学的或者基于阻抗的测量方法。有关最佳血小板计数的建议显得有些主观，然而，血小板计数超过 100 000/μl 时，往往具有正常止血功能。异常降低的血小板计数需要进一步评估，包括通过血涂片进行肉眼的血小板计数。样本的血液稀释或者血小板成团是低血小板计数结果假阳性的常见原因。乙二胺四乙酸（EDTA）诱发的血小板成团，是一个常见的解释血小板减少的人为原因，可以通过人工血小板计数或者通过更换枸橼酸抗凝剂来鉴别，而不是用 EDTA（常常是血小板的集合容器）。

　　随着床边血小板功能监测技术的发展，出血时间这一指标的使用已逐渐减少。但在一些条件受限的情况下，出血时间可以为初期止血提供有用的信息。使用商业化的模板切割设备和血压计将静脉压力调整到 40mmHg，前臂的出血时间在 2～10min 内是正常的。出血时间的缺点包括可重复性差、耗时以及形成伤疤的可能。另外，出血时间受很多混杂因素的影响，包括：皮肤温度、皮肤厚度、年龄、种族、检查的解剖学位置以及其他一些因素[82]。总之，出血时间不能预测出血，正因为如此，用它作为手术前筛选检查来评估出血风险不值得推荐。

常用的床边凝血监测

　　尽管基于实验室的凝血检测仍然是主流的术前凝血检查，但是由于床边凝血监测灵敏度和特异度提高，同时没有标准实验室检查所固有的时间耽搁，使其不久之后将可能成为专门指导成分输血和止血药物治疗的监测方法。目前市场上可用于围术期的床边监测手段可以概括为四大类：①凝血的功能性检测或者检测血液固有的产生血凝块的能力的分析法；②肝素浓度监测；③凝血的黏弹性检测；④血小板功能监测。

凝血的功能性检测

　　活化凝血时间（ACT）由 Hattersley 于 1966 年描

述，是作为 Lee-White 全血凝血时间的一个改变形式，使用了接触激活启动物，通常是硅藻土或者高岭土，来加速血凝块形成，从而缩短完成分析的时间。接受抗纤维蛋白溶解药物抑肽酶的患者推荐使用高岭土，因为这种情况下的硅藻土 ACTs 容易受人为延长的影响[83]。如果没有认识到这种药物介导的效应，可能会发生对接受抑肽酶的患者检测硅藻土 ACT 的肝素用量不当。高血浆浓度的抑肽酶是否会影响高岭土 ACT 尚不清楚。

目前商业化的 ACT 监测仪可以自动进行血凝块的检测。一种更广泛使用的 ACT 监测仪使用的是一个含一小块磁的玻璃试管（Hemochron Response Whole Blood Coagulation System，ITC，Edison,，NJ）。加入了血样后，将试管放进分析仪，然后试管在 37℃ 下缓慢旋转，使得磁块与临近的一个检测开关一直保持接触。随着纤维蛋白凝块的形成，磁块被包围，从检测开关上脱落，从而启动一个报警装置，标志着 ACT 测定的完成。另一种 ACT 设备是使用一个"铅垂"旗帜装置，通过反复的提升和释放，定植于含有血和接触激活物的样本小瓶中（Hepcon HMS Plus，Medtronic，Minneapolis，Minn.）。随着血凝块的形成，旗帜通过血样的下降速度变慢，激发一种光学检测器，启动报警装置，标志着 ACT 测定的完成。

正常人的 ACT 值是 $107 \pm 13s$（均数 ± SD），然而，患者的"基线"ACT 值的测定时间会影响测量结果[83]。在手术切皮之后，基线 ACT 可能会下降。由于 ACT 测定的是通过内源性和共同途径形成血凝块，肝素和其他抗凝剂会延长血凝块形成时间。然而，ACT 似乎不受血小板功能异常和血小板减少的影响。

ACT 检测由于其简便性、低成本和高肝素浓度时的线性操作反应，仍然不失为一常用的围术期凝血监测方法。ACT 监测的缺点包括：低肝素浓度时的敏感性较低以及可重复性差[83]。含有肝素酶的 ACT 试管在检测低肝素浓度时可以增加敏感性。ACT 的其他缺点包括：由于低温或者血液稀释导致的结果的人为延长，以及 ACT 大于 600s 时会超出测定的线性反应范围。重复检测会改善结果，然而，新的基于电生化的 ACT 分析仪（i-STAT，Abbott，Princeton，NJ）能够提高可重复性，甚至单次 ACT 检测就足够了。

高剂量凝血酶时间（HiTT）（ITC）为肝素抗凝的功能性检测提供了另一选择。HiTT 分析最初用于心脏手术中，其含有高浓度凝血酶，直接裂解纤维蛋白原并产生纤维蛋白血凝块[84]。在过高凝血酶浓度时，血凝块的形成不依赖于血浆凝血因子（除了纤维蛋白原）。因此，HiTT 能够被肝素（或其他凝血酶抑制剂）、严重的低纤维蛋白原血症、异常纤维蛋白原血症

以及高浓度的纤维蛋白裂解产物（常发生于纤维蛋白溶解时）所延长。在多数需要给予肝素的手术操作期间，HiTT 的延长与肝素的抗凝效应相关。

肝素浓度检测

鱼精蛋白滴定法仍然是围术期确定肝素浓度的最常用的床旁手段。鱼精蛋白是一种含多碱基的蛋白质，以化学计量方式直接抑制肝素。换言之，1mg 鱼精蛋白能抑制 1mg（约 100U）肝素，因此形成了以鱼精蛋白滴定作为检测肝素浓度的方法的基础。随着含肝素的血样中加入的鱼精蛋白浓度的不断上升，血凝块形成时间缩短，直到鱼精蛋白浓度超过了肝素浓度的那一点。如果检测一系列血样，血样中含有的鱼精蛋白剂量不断增加，那份含有的鱼精蛋白和肝素浓度最相匹配的血样将最先形成血凝块。以此种方式，鱼精蛋白滴定法为肝素浓度估计提供了方法。假设某患者的肝素 - 鱼精蛋白滴定曲线在手术期间保持稳定，鱼精蛋白滴定法可以估计为了维持一个预设的肝素血浆浓度所需要的肝素剂量，或者为了逆转血液中给定的肝素浓度所需要的鱼精蛋白剂量[54]。目前的床边肝素浓度监测仪使用的是自动的检测技术（Hepcon HMS plus，Medtronic）。肝素浓度检测法的优点包括：肝素浓度较低时也敏感，以及对血液稀释和低温相对不敏感。另外，肝素浓度检测不受抑肽酶的影响。

肝素浓度检测的一个主要的缺点就是无法直接评估抗凝效应。举个极端的例子，设想一个患者是纯合性的抗凝血酶缺乏，在此情况下，仅仅测定肝素浓度将无法发现给予肝素后却缺乏抗凝效应。

凝血的黏弹性监测

最初发展于 20 世纪 40 年代的凝血的黏弹性监测再次获得了人们的青睐。黏弹性监测的独特之处在于它能够检测血凝块形成的整个阶段，从早期的纤维蛋白链的生成，到血凝块回缩，再到最终的纤维蛋白溶解。血栓弹力图（TEG）是 1948 年由 Hartert 发明的，目前已经发展为两个独立的黏弹性监测：现代 TEG 或 TEG5000 血栓弹力图止血分析仪系统（Haemoscope，Braintree，Mass.），以及旋转式血栓弹力仪（ROTEM）（TEM System，Durham，NC）。血栓弹力图（TEG5000）将一份 0.35ml 的血样加入仪器内的一次性试管中，37℃ 恒温保存，以大约 5° 围绕着轴心不停旋转。由一根螺旋丝系于电子记录仪的感应活塞下降到位于试管内的血液中。除了激活物，通常是由高岭土或者硅藻土来启动血凝块形成。随着纤维蛋白 - 血小板塞子的形成，活塞陷入血凝块中，试管

的旋转被传送至活塞、螺旋丝和电子记录仪 [85]。

尽管来源于 TEG 记录的参数与凝血的实验室检查结果并不直接吻合，但 TEG 描述了血凝块形成和纤维蛋白溶解的特征性异常。TEG 已经发现和检测了多种描述血凝块形成和纤溶的参数。例如，R 值（反应时间）测量的是原始血凝块形成的时间（正常值，7.5 ~ 15min）。与全血凝血时间类似，向样本试管中加入接触激活物（比如：硅藻土或者高岭土），会缩短反应时间。一种或者多种凝血因子缺乏或者使用抑制剂，比如肝素，能够使 R 值延长。最大振幅（MA）提供了对血凝块强度的一种检测，血小板数量或者质量异常或者纤维蛋白原浓度降低，能够使 MA 下降。正常 MA 是 50 ~ 60mm。α 角和 K 值（BiKoatugulierung 或者凝血）测量的是血凝块形成率，能够被任何使血凝块形成速度减慢的因素所延长，比如血浆凝血因子的缺乏或者肝素抗凝。合用凝血激活物，可以评估血小板或者纤维蛋白在血凝块强度中的作用。ROTEM 采用的是有点类似的方式，检测全血样本处于凝血激活状态时的黏弹性变化。特异性激活物因 TEG5000 检测的量化指标不同而不同，量化指标包括：①凝血时间（CT；s），②α 角（血凝块形成时间；s），③血凝块最大强度（MCF；mm）和④溶解时间（LT；s）。

The Sonoclot 分析仪（Sienco，Arvada，Colo.）提供了另一种凝血的黏弹性检测的方法。与 TEG 和 ROTEM 不同的是，Sonoclot 将一个快速振动的探头浸在 0.4ml 的血样中。当血凝块形成时，探头在血液内运动的阻力增加，产生了一个电信号以及特征性的血凝块"识别标志"。Sonoclot 可以用来代替 ACT，也可以提供有关血凝块力量和纤维蛋白溶解的信息。

黏弹性监测仪器会产生特征性的图表，它是将感应器在血样中移动时的机械阻力转换为电子波形以便于量化分析。黏弹性监测的一个最常见的用途是在肝移植或心脏手术时对过度的纤维蛋白溶解反应提供实时的监测。黏弹性监测对区分手术相关的出血和凝血功能障碍也能提供帮助。当血栓弹力图和 ROTEM 用作诊断方案的一个成分时，都可以减少输血。但由于异常结果的特异性较低，以及定性分析的解释特异性也较低，这都限制了黏弹性监测的更广泛使用。随着这些设备实现数字自动化，其解释变得简化了，结果的可重复性也提高了。

血小板功能监测

由于诸多原因，评估血小板功能显得比较困难。以往，测定血小板功能成本较高，花费时间较多，而且技术要求较高。各种遗传性或者获得性的疾病都会导致血小板异常，这些疾病可能影响到以下方面，包括：参与血小板黏附和聚集阶段的表面受体，储存颗粒，内源性激活途径，磷脂膜或者其他机制 [51]。没有标准化的质量对照时，需要使用当地供者的血液来建立正常对照值范围。而且，即便是已被确认的检查，比如血小板聚集，也缺少结果的标准化，导致不同实验室结果之间的广泛差异。以下因素使进一步的评估变得复杂，即血小板在样本采集、转运、储存和处理过程中非常容易激活或者脱敏感。

尽管凝血的黏弹性检测（比如 TEG5000 或 ROTEM）可以发现血小板功能障碍，但这些方法的灵敏度和特异度还是比较有限的。血栓弹力图和血小板图检测，则可对药物引起的血小板抑制进行黏弹性测量，其与光学血小板聚集试验结果有较好的相关性 [85]。识别血小板的质量缺陷的标准实验室手段仍然是使用特异性的血小板激动剂和富含血小板的血浆样本进行的肉眼可见的血小板聚集试验。使用荧光标记抗体进行的流式细胞仪检测可以敏感地定量测定血小板激活、反应性、表面受体的有效性 [87]。尽管这些检测方法提供了治疗的标准，但它们仍然具有技术上的操作困难、成本较高以及实验室分析较耗时等缺点。

幸运的是，如今有了越来越多的专门设计的血小板功能分析手段，可以作为床边的检测仪器 [88-89]。PFA-100（血小板功能分析仪，Siemens，Tarrytown，NY）作为一种初期止血的检测方法，已经越来越多地取代了出血时间这一指标。PFA-100 具有与实验室和床边血小板功能监测手段不一样的特点，当存在 ADP 或者肾上腺素这两种强效血小板激活剂时，PFA-100 通过高剪切力状态来刺激小血管发生损伤 [90]。血凝块介导的血管壁上的伤口闭合的时间被称为"闭合时间"。PFA-100 在检测 von Willebrand 病以及阿司匹林介导的血小板功能障碍中被证实是有效的。这种仪器作为一份标准化的筛查方案的组成部分，节省了发现和区分血小板障碍的时间。PFA-100 的缺点是受血小板减少和血液稀释的干扰。

HemoSTATUS（Medtronic）血小板功能检测利用了血小板激活因子（PAF）具有使高岭土 - 激活的 ACT 的血凝块形成加速的能力。HemoSTATUS 检测是在 Medtronic HMS 凝血分析仪上进行的，使用了一只含有一系列连续增加的 PFA 浓度的六通道的高岭土 ACT 暗盒。以 PAF 激活的 ACT 与标准 ACT 的比值为基础为每个患者确定一个血凝块比值。将每个患者的血凝块比值与最大血凝块比值相比较，此最大血凝块比值来源于正常志愿者，目的是为了对血小板功能提供一个相对的检测标准。如果存在血小板功能障碍。需要更高浓度的 PAF 才能达到一个可比的 PAF- 激活的 ACT。在心脏手术中，研究者证实了血小板功能障碍与术后出血之间的关系[83]。另外，根据 HemoSTATUS 确定的最大血凝块比值在给予去氨加压素或者输注血小板后，患者情况有改善。但是，其余研究者未能发现血小板功能障碍（由 HemoSTATUS 测定）与术后出血之间存在关系。

VerifyNow 系统（以前叫做"快速血小板功能分析仪"，Accumetrics，San Diego，Calif.）是一种自动化的浊度计的全血血小板功能测定仪，它评估的是激活的血小板与纤维蛋白原包裹的聚苯乙烯小珠结合的能力。在全血测定样本中，凝血酶受体激活肽直接激活血样内的血小板，刺激血小板表面受体 IIb/IIIa 糖蛋白的表达。随着激活的血小板与纤维蛋白原包裹的小珠的结合和聚集，穿过血样的光线增加，产生信号。尽管 VerifyNow 系统操作简便，为血小板功能提供了一个快速的床边检测方法，但是每位患者需要有一基线测定值作参考，以便于计算接下来的血小板功能变化的范围[88]。这种方法在围术期能否应用尚不清楚。

Plateletworks（Helena Laboratories，Beaumont，Tex.）使用了一种血细胞计数仪来进行自动化的全血样本中的血小板计数，血样中血小板刺激物的激动剂（如胶原或者 ADP）可有可无。在添加激动剂前后的血小板计数的差别提供了对血小板聚集（即血小板反应性）的直接检测，被称为"% 聚集"。初步调查显示，使用 Plateletworks 仪和实验室设备所分别进行的血小板计数之间存在着良好的相关性[88]。另外，Plateletworks 测定在发现由于糖蛋白 IIb/IIIa 拮抗剂引起的血小板功能异常方面被证实是有效的，而且与基于实验室的血小板聚集检测结果显示出良好的相关性。

止血分析系统（Hemodyne，Bethesda，Md.）使用一份全血样本来检测血小板收缩力（血凝块回缩过程中血小板会产生这种收缩力）和血凝块弹性模量（对血凝块坚硬度的一种检测）。初步调查显示，血小板收缩力在心肺转流后下降，而且与围术期血液丢失量基本相关。

随着我们从分子水平对止血过程和血栓形成过程的了解越来越多，直接促成了近来关于床边测量方法的生物技术革新。床边凝血监测手段的进一步发展为临床医师做出正确决策提供了机遇，通过输血治疗和给予止血药物以尽量较少围术期出血量。在考虑任何一种床边凝血功能测量方法时，必须认识到，这些测定结果并不必然反映那些基于实验室检测所报告的结果。各家生产商所提供的试剂敏感性不同，甚至同一厂商的一批试剂与另一批试剂的敏感性也有差别。另外，床旁测量方法通常依赖于全血样本；相反，基于实验室的检查方法使用的是血浆或者处理过的血小板。关于床边血小板功能测量，最终需要着重考虑的是，不同生产商的监测仪器测量的是血小板介导的或者血浆介导的止血过程的不同方面。就拿血小板功能监测仪器来说，有十几种仪器声称可以监测"血小板功能"。然而，对于同一份血样，使用不同的仪器，可以得出大相径庭的结论，从"严重的血小板功能障碍"到"无血小板功能障碍"。在选用床边监测仪器时，了解质量保证要求、测量方法以及仪器相应的长处和不足之处，这对更好地维护患者健康很重要。

参 考 文 献

见本书所附光盘。

第63章 患者血液管理：自体输血、重组因子Ⅶa治疗和血液利用

Lawrence T. Goodnough • Terri G. Monk

王颖林 译　田国刚　陈晔明 审校

要 点

- 采用自体输血的两个最主要的目的是避免异体输血的并发症和节省血液资源。

- 自体输血有三种方式：术前自体血储备 (preoperative autologous donation, PAD)，急性等容血液稀释 (acute normovolemic hemodilution，ANH)，术中、术后失血回输。

- PAD 在一些择期手术中 (如全关节置换术) 已经作为一个标准方法被广泛接受。1992 年美国自体输血量超过总输血量的 6%。随后，由于人们对费用相对低廉的替代方法 ANH 感兴趣，PAD 逐渐减少，输血的安全性得到了实质性的提高。自体供血与异体供血的标准不同。医院输血委员会负责执行的输血规范中，对病毒标记阳性血液的收集和使用方面的原则不尽相同。考虑到患者安全，为了避免血液错误输给别的患者，通常禁用乙肝表面抗原阳性、丙型肝炎病毒与人类免疫缺陷病毒携带者的自体血。自体血储备的禁忌证包括：菌血症和传染病、择期主动脉狭窄矫正术、不稳定型心绞痛等。

- PAD 的费用比异体采血费用高。

- ANH 是指对预期术中失血较多的患者，提前采集部分全血，同时补充液体以维持循环容量。ANH 主要是通过降低围术期的血细胞比容，减少失血时红细胞的丢失量。

- 术中血液回收是指收集手术过程中的失血并回输给患者本人。因为回收的红细胞的存活率至少与输注的异体红细胞存活率相当，回收的红细胞携氧能力和库存的异体血相似。

- 术后血液回收是指将术后引流的血液经处理 (或者不处理) 后回输给患者。术后自体输血应用广泛但并不规范。

- 重组凝血因子Ⅶa (rfⅦa) 可以用来治疗伴有因子Ⅷ或Ⅸ抑制物升高的血友病患者的出血。药理剂量的 rfⅦa 能增强激活的血小板凝血酶生成，可用来治疗以消耗性凝血病和凝血酶生成障碍相关的血小板问题为特征的出血。

- Ⅰ级循证医学证据和指南主张有限制的临床输血。然而，尚缺乏需启动输血的血红蛋白水平标准，对于不同患者，输血的决定应该实现个体化 (见第61章)。

- 无血医疗和无血外科是多学科进行团队合作，通过贫血治疗、有效止血、自体血采集及输血、药物替代等方法来代替异体输血。

"血液管理"的概念是指正确使用血液和血液成分，并达到最小化使用的目标[1]。这个目标是根据既往经验确立的，包括：①已知的输血风险；②未知的输血风险；③全国血库库存量；④控制不断上升的成本。已知的输血风险包括传播传染病、输血反应和潜在的免疫抑制作用（如术后感染或肿瘤进展）。未知的输血风险包括通过血液传播新的病原体［如新变异型克雅病（Creutzfeldt-Jakob）和西尼罗河病毒（West Nile virus）］[2-3]。多个研究发现，异体输血可导致死亡率和各种并发症发生率升高等不良后果[4]。"血液管理"观念的提出是自 20 世纪 60 年代以来输血医学的十大关键进展之一[5]。

血液管理是在循证医学和手术方式发展的基础上，由多学科（输血科、外科、麻醉科和重症医学科）和多职业（医师、护士、灌注师和药剂师）共同实现的[6]。重点是采取以下预防性措施：确诊、评估和处理贫血[7-9]（如药物疗法[10]、减少诊断试验引起的医源性血液丢失等）[11]；完善止血（如药物疗法[12]和床旁检验[13]）和确立决策临界值（如指南）来更恰当地进行血液治疗[14-15]。

在美国，联合委员会制定了患者血液管理的实施措施，并将其递交给国家质量论坛（NQF）进行认证。因为其预期结果缺乏足够大量的数据支持，从而无法确定这些措施与结果之间的因果关系，国家质量论坛并没有认可这些措施。由于这些措施基于过程而非结果制定，故难以获得预期的结果。联合委员会已经将这些措施纳入他们的主题库，作为额外的患者安全改善举措和（或）质量提升计划[15]。这些执行指标的相关原则总结于框 63-1。

自体血利用

自体输血有三种方法：术前自体血储备（preopera-

框 63-1　患者血液管理

TJC 指标	原则
1. 术前贫血筛查	A. 预先制订个体化的管理计划，避免和控制可能的失血
2. 术前血型和抗体筛查（血液相容性试验）	B. 多学科联合的综合干预措施（如药物疗法，床旁检测）
3. 输血知情同意书	C. 立即诊治贫血
4. 血液管理	D. 加强临床判断，必要时随时准备调整常规做法（如调整输血阈值）
5. 红细胞输注适应证	E. 限制不必要的采血检验
6. 血浆输注适应证	F. 减少或避免围术期使用抗凝血剂和抗血小板药物
7. 血小板输注适应证	

TJC，联合委员会

---

tive autologous donation，PAD）；急性等容血液稀释（acute normovolemic hemodilution，ANH）；术中、术后失血回收。每种方法有其各自的优缺点、使用方法以及相关的并发症。

采用自体输血主要出于两种需要：一是避免同种异体输血的并发症，二是节约血液资源。对于罕见血型或存在同种异体抗体的患者，因为并不能保证随时都有配型合适的异体血，所以常需采用自体输血[16]。自体输血能避免或最大限度地减少同种异体输血潜在的并发症，如急性或迟发性溶血反应、同种异体免疫、过敏、发热反应和血源传播性疾病。术中出现急性、严重出血时，为了提供足量血型相合的血液往往只有选择失血回输。ANH 成为在实际应用中唯一能提供新鲜全血的方法。

随着对输血安全性要求的提高、用血费用的增加以及替代输血药物的不断出现[17-19]，自体血利用的地位也在不断变化。PAD 在一些择期手术中（如全关节置换）作为一个标准方法被广为接受，所以到 1992 年时美国自体血输血量已超过总输血量的 6%[20]。随着对输血安全性要求的大幅度提高，PAD 的应用有所下降，同时人们对作为可选方案的 ANH 兴趣有所提高[21]。然而，人们对血液的安全性仍存疑虑，非紧急情况下不愿接受异体输血[22]，加上未来库存血可能出现短缺和出现新的血源性病原体，这些使得自体血利用在外科领域仍在发挥重要作用。

术前自体血储备

病例选择

自体供血的标准没有同种异体输血那样苛刻。美国血库协会（American Association of Blood Banks，AABB）规定自体血储备者血红蛋白含量不应低于 11g/dl 或血细胞比容不低于 33%[23]。没有年龄、体重限制，每次可采血 10.5ml/kg（不包括血液检验样品）。患者每周可按计划采血一次以上，但最后一次必须早于术前 72h 以上，以保证血容量的恢复及所采血液运送和检验的时间。

各医院输血委员所执行的输血政策对于病毒标记物阳性血液收集和使用的原则不尽相同。考虑到血液错输给到其他患者的风险，一些医院禁止对乙肝表面抗原阳性、丙型肝炎病毒与人类免疫缺陷病毒携带者进行自体血回输。有些医院对不论何种病毒标记物阳性者均允许进行自体血回输，因为拒绝对人类免疫缺陷病毒感染者进行自体血回输，可能被指违反美国残疾人法案[24]。

只有术中有可能输血的择期手术患者才能行术前自体血储备，最常见的自体血储备的手术术式是全关节置换术[25]。而对某些不需要输血的外科手术［即最大手术失血等级评估（maximal surgical blood ordering schedule，MSBOS）认为这类患者不必进行术前交叉配血］，则不推荐行术前自体血储备[26]。胆囊切除术、疝修补术、经阴道子宫切除术、非复杂性产科手术等术中输血可能性较小（<10% 病例数）的手术，可不采用术前自体血储备[27]。

特殊情况下，对常规无需自体血储备的患者，也可术前采集自体血。能否获得医疗支持是评价患者是否适用的重要标准。在容量调整合适、父母合作、精心准备与安全保障的前提下，小儿也可以实施术前自体血采集[28]。有明显心脏疾病患者是自体血采集的高危人群。尽管也有小样本量心脏病患者自体血采集是安全的报道，但其危险性[30]比当前认识到的异体输血大[2-3]。框 63-2 总结了术前自体血采集的禁忌证[31]。由于极少需要输血，一般不主张为正常的孕妇采集自体全血[32]。对于某些存在多重或多发抗原抗体的孕妇、有前置胎盘或者其他因素可能导致产前、产程中大出血的高危产妇可考虑实施 PAD[27]。AABB 标准不再允许将未使用的自体储备用于异体输血，因为在严格意义上自体储血者并非无私愿献血者[23]。

根据血红蛋白基础水平和手术方式将患者分为"需要输血"和"不需输血"两组，实践中已能看出作用。加拿大一项研究采用要点评分系统发现，80% 行矫形外科手术的患者被确定为"不需要输血"（可能性<10%），因此对这些患者不推荐进行自体储血[33]。然而，即使同一个外科医师做同一种手术，其出血量也往往相差悬殊，且失血量难以测量[34]，所以依据术前血细胞比容和预计失血量来判断是否需行 PAD 有一定困难。尽管自体血储备项目在患者中很受欢迎，但是自体血收集的费用比异体输血高，且异体输血的风险已降低，这使得 PAD 的性价比降低[35-36]。

积极采血术和促红细胞生成药物的应用

PAD 的效果取决于患者代偿性红细胞（RBCs）生成以增加红细胞的数量[37]。通常情况下，每周采血一个单位，内源性红细胞生成素作用和代偿性红细胞生成量欠理想[38]。表 63-1 表明，每周进行 PAD 的情况下，红细胞数量增加11%（未口服铁剂）至19%（口服铁剂），不足以避免 PAD 的患者出现贫血。如果在自体采血间隔内，红细胞代偿性生成不能维持适度的血细胞比容，从而引起围术期贫血和异体输血概率的增加，实际上这种情况下的术前自体血储备对患者就是有害的[37-38]。已有现成的数学模型[39]用于阐明预计手术失血量与理想的血细胞比容以及自体输血必要性之间的关系。

相对于"标准"情况下的 PAD，术前积极储血方案（术前 25 ~ 35 天开始，每周 2 次，连续 3 周）确实

框 63-2　自体血采集的禁忌证

1. 有感染的征象和菌血症的可能
2. 择期主动脉狭窄矫正术
3. 不稳定型心绞痛
4. 频繁癫痫发作
5. 6 个月内有心肌梗死和脑血管意外病史
6. 严重心肺疾病患者，内科医师认为暂不适宜手术者
7. 高分级的冠状动脉左主干病变
8. 发绀型心脏病
9. 未控制的高血压

表 63-1　内源性红细胞生成素介导的红细胞生成（自体供血患者）*

| | 患者（例） | 红细胞（ml） | | 红细胞生成量 | | 参考文献 |
		采血量	产生	比容增加（%）	铁剂治疗	
标准采血方案	108	522	351	19	口服	Goodnough 等，1989[40]
	22	590	220	11	未治疗	Messmer 等，1986[47]
	45	621	331	17	口服	Messmer 等，1986[47]
	41	603	315	16	口服 + 静脉注射	Messmer 等，1986[47]
积极采血方案	30	540	397	19	未治疗	Brecher 和 Rosenfeld，1994[48]
	30	558	473	23	口服	Brecher 和 Rosenfeld，1994[48]
	30	522	436	21	静脉注射	Brecher 和 Rosenfeld，1994[48]
	24	683	568	26	口服	Weiskopf，1995[51] 和 Petry 等，1994[52]
	23	757	440	19	口服	Monk 等，1999[53]

From Goodnough LT, Skikne B, Brugnara C: Erythropoietin, iron, and erythropoiesis, Blood 96:823-833, 2000.
* 数值均表示均数

能刺激内源性红细胞生成素水平的增加，同时伴有红细胞生成的增加，表现为红细胞增加 19%~26%（表63-1）。自体血采集期间，促红细胞生成药物能进一步刺激红细胞生成（红细胞增加 ≤ 50%）[40-42]，这种方法在欧盟、加拿大和日本已经得到批准，但在美国还没有得到批准[43]。但美国和加拿大已经批准对非心血管手术的贫血患者（血细胞比容 <39%），围术期可以应用红细胞生成素。

输血临界点

自体输血的有利之处和不利之处总结在表 63-2。到底什么水平的血红蛋白值和血细胞比容（输血临界点）才需要自体输血？这个问题至今未达成共识[44]（见第 61 章）。一般来说，自体和异体输血指征应该相似，因为自体复合异体输血在操作错误的风险上比单纯异体输血高。

急性等容血液稀释（ANH）

ANH 是指对预期术中失血较多的患者，提前采集部分全血，同时补充液体以维持循环容量。为了减少血液稀释所需的人工劳动力，将血液保存到含有抗凝剂的标准血袋里，血袋放在自动反复倾斜装置上，到达预采量时由传感器自动切断采集。血袋保存在室温下，当手术大量出血停止或更早些符合指征时回输。采集全血的同时输入晶体液（每采 1ml 全血输入 3ml 晶体液）或胶体液[右旋糖酐、淀粉类、明胶类、白蛋白（每采 1ml 全血输入 1ml 胶体液）][46]。回输顺序与采血的顺序相反，这样最后回输的血液血细胞比容最高、凝血因子和血小板浓度最高。

减少红细胞丢失

ANH 主要优点是：通过实施 ANH，使患者在失

表 63-2　自体血输注优缺点

优点	缺点
避免血源传染性疾病	存在细菌污染的危险
避免红细胞同种异体反应	不能改变不同血型误输可能性
增加血液供应	费用高于异体输血
为具有异体抗体患者提供合适血液	因存在同种异体抗体而不能回输造成血液浪费
避免输血不良反应	增加自身供血者的不良反应
为患者担心输血风险消除顾虑	增加围术期贫血和输血可能性

血时处于低血细胞比容状态，从而使红细胞丢失量减少[47]。数学模型显示：只有实施重度 ANH，术前血细胞比容低于 20%，且预计有相当多的术中失血，ANH 带来的红细胞"节约"在临床上才具有重要意义[48]。通过对"最低限度"ANH（替换 15% 或更少的血液）患者的临床分析表明，估计只能"节约"红细胞 100ml（相当于 0.5 单位血液）[49-50]。中等程度血液稀释（血细胞比容水平达到 28%），才使红细胞的"节约"更具有实质性意义。一个患者术前采集 3 个单位血液，术中失血 2600ml，血液稀释可节省红细胞215ml，相当一个单位异体血（图 63-1），接近于标准方案下术前自体储血后的红细胞的增加量[50]。

实施 ANH 的意义可用一个数学模型描述[46]。估计一个成年人体内 5L 血液，初始血细胞比容 40%，不用自体输血，术中失血 3000ml，术后血细胞比容将保持在 25%。如果患者没有其他危险因素，我们通常认为这个值是安全的。在这个模型中，血细胞比容在 40%~45% 的患者实施 ANH，术中允许失血量在 2500ml~3500ml，最低血细胞比容仍可维持在 28%。

提高氧合能力

采集全血后输注晶体液或胶体液，使动脉血氧容量有所降低，但由于血流动力学的代偿机制以及剩余携氧功能的存在，实施 ANH 仍然是安全的。红细胞浓度突然降低使血液黏稠度下降，从而降低外周血管

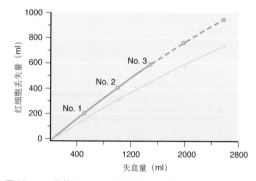

图 63-1 一位体重 100kg 的患者实施血液稀释时失血量（横坐标）和红细胞丢失量（纵坐标）的关系。
深蓝实线表示：术前采血 1500ml，术中失血 2800ml 时红细胞丢失量；浅蓝实线曲线表示：术前采血 3 次每次 500ml，术中失血 2800ml 时红细胞丢失量；深蓝虚线表示：术前不实施血液稀释，术中失血 2800ml 时累计红细胞丢失量。两曲线的分离度可知血液稀释节约红细胞 215ml（From Goodnough LT, Grishaber JE, Monk TG, et al: *Acute normovolemic hemodilution in patients undergoing radical suprapubic prostatectomy: a case study analysis*, Anesth Analg 78:932-937, 1994, with permission.)

阻力和增加心排血量。如果心排血量能够有效代偿，血细胞比容 25%～30% 时的携氧能力几乎与血细胞比容 30%～35% 时相当[51]。

保留止血功能

实施 ANH 时，通常情况下，采集的血液保存在室温，且采集后 8h 内回输，所以保留了凝血因子和血小板的大部分止血功能。由于骨科和泌尿外科手术患者很少需要补充血浆和血小板，ANH 止血功能难以得到体现。但是对于心脏手术体外循环过程，ANH 所起到的保护血浆和血小板的作用比较明确[52]。

临床研究

一系列前瞻性随机对照研究表明：在前列腺根治术[53]、膝关节置换术[54] 和髋关节置换术[55] 中，ANH 和 PAD 获取自体血的效果相当。其他 ANH 临床试验研究[56-72] 见表 63-3。已有文献报道了 ANH 的优点。ANH 和回输均由手术室内人员实施，采血和回输费用很低。ANH 不像 PAD 需要占用患者特定的时间、交通、费用及造成误工。PAD 法对血液造成的浪费（大约占收集血量的 50%[27]）在 ANH 中亦可以避免。另外，ANH 获得的自体血无需库存和检验等费用。采集的血始终不离开患者所在的房间，所以 ANH 最大限度减少了错误输血和文书错误所致 ABO 血型不相容输血导致患者死亡事件，以及长时间 4℃ 环境下保存

血液发生细菌污染的可能性。

实施 ANH 时，考虑到一些实际因素是很重要的。ANH 方案应该根据手术种类、患者术前血容量、血细胞比容、预期稀释的血细胞比容以及其他生理指标制订。要建立部门规章制度、实施程序和人员培训机制，定期回顾总结。

采血过程中应该密切监测患者的循环容量和组织灌注状况。采用无菌技术将血液收集到含有枸橼酸抗凝的标准血袋里。血液必须正确标记和储存。标签至少包括患者全名、住院号、采集日期、时间，并注明"仅供自体输血"。室温储存一般不超过 8h。如果采血和回输时间间隔过长，血液应保存在有人看护的冰箱内。ANH 患者的推荐标准见框 63-3。

ANH 与 PAD 成本-效益对比

大多数评价 ANH 有效性的研究，是与 PAD 进行比较的。美国一些州的血液安全法案规定：医师在择

框 63-3　ANH 适应证

1. 输血量可能超过血容量的 10%（即：预计最大手术血液准备量）
2. 术前血红蛋白含量不低于 12g/dl
3. 无严重的心脏、肺、肾、肝疾病
4. 无严重高血压病
5. 无传染病和感染性疾病

表 63-3　与 ANH 相关的临床研究

手术类型	估计血液丢失量（ml）			术后血细胞比容（%）			异体输血量（U 或 L）			参考文献
	对照	ANH	*P*	对照	ANH	*P*	对照	ANH	*P*	
结肠切除术	NR	NR	NR	37.0	35.0	NR	2.4	0	NR	Semkiw et al, 1989[56]
脊柱融合术	5490	1700	<0.005	NR	28.7	NR	8.6	<1	<0.001	Eng et al, 1990[57]
髋关节成形术	1800	2000	NS	38.4	32.4	NS	(2.1)	(0.9)	NR	Roberts et al, 1991[58]
前列腺手术	1246	1106	NS	35.5	31.8	<0.001	0.16	0	NS	Martin et al, 1992[59]
肝切除术	1479	1284	NS	37.9	33.8	<0.01	3.8	(0.4)	<0.001	Ward et al, 1993[60]
前列腺手术	1717	1710	NS	29.5	27.9	<0.5	0.30	(0.13)	NS	Umlas et al, 1994[61]
血管手术	2250	2458	NS	NR	33.0	NR	6.0	2.6	<0.01	De Haan et al, 1995[62]
肝切除术	890	750	NS	31	32	NS	NR	NR	NR	Matot et al, 2002[63]
肝切除术	700	800	NS	29	32	NS	47	28	0.06	Jarnagin et al, 2008[64]
胰十二指肠切除术	500	700	NS	30	29	NS	12	11	NS	Fischer et al, 2010[65]

Modified from Brecher ME, Rosenfeld M: Mathematical and computer modeling of acute normovolemic hemodilution, Transfusion 34:176-179, 1994.
ANH，急性等容血液稀释；NR，未报道；NS，无显著性差异

期手术前必须讨论自体输血的可能性，这在法律层面也防止了一些医疗分支机构只考虑施行异体输血的做法[18]。这些研究成果发现，择期手术行 ANH 和 PAD 在减少输注异体血上的程度上相似[76]。其他效果包括患者的麻醉和手术时间、术中血流动力学状况以及住院时间等的比较，ANH 和 PAD 也差不多。尽管只有很少数的研究涉及两种自体输血的经济学评估，但结果都表明 ANH 成本比 PAD 低得多[76]，因此可以认为 ANH 是择期手术前采集自体血花费最低的技术。

术中血液收集

术中血液收集或血液回收是指将患者术中丢失的血液收集和再输注给患者本人的技术。回收的红细胞运输氧气的功能等同于库存的异体血的红细胞。自体血回收的红细胞存活率至少不低于异体血[77]。当手术部位应用促凝血材料（如局部应用胶原）时，由于可能导致全身凝血物质激活，术中自体血回收是禁忌的。回收的血液里面可能含有组织碎片、小血凝块或者骨头碎片等，故在血液回收过程中一般使用微粒过滤器（40μm）。

细胞洗涤装置能为一个大量出血的患者提供相当于每小时 12 单位的库血[77]。已有数据阐释了自体血回输的副作用[78]：空气栓塞是可能发生的严重问题。纽约州公共卫生部门报道了 5 年 3 例由空气栓塞导致的死亡案例，占总死亡率的三万分之一[35]。用负压吸引过程中，吸取表面的血液，而不是从血池深部吸引采集的血液，可能会发生溶血。因此，制造商的指南推荐最大负压设置不要超过 150mmHg；另一项研究则发现，当必要时负压设置达到 300mmHg 也可用，不会造成过多的溶血[79]。自体输血患者的血浆游离血红蛋白的量高于同种异体输血的患者。尽管过多的游离血红蛋白可能提示洗涤不足，但游离血红蛋白的浓度的在回输中的临床意义还尚未明确。对回收的自体血行细菌培养有时会发现阳性结果，但临床感染很少发生[80]。基本的操作流程是采用机器收集引流的血液并洗涤，然后浓缩红细胞，最后以生理盐水稀释成血细胞比容 50% ~ 60%、225ml 为一个单位的回输血。

临床研究

与 PAD、ANH 一样，对术中自体血收集和回输的安全性和有效性应严格把关[80]。一项心胸外科手术的对照研究显示：从是否需输注异体血和患者预后来看，术中自体输血的价值不高[81]。随后的一项研究发现，只有少数复杂骨科和心脏外科手术，应用半自动回收装置收集自体血，其费用和应用库血相当[82]。虽然收集 1 个单位血液（采用不洗涤方式）的花费较少，但通常至少要收集 2 个单位以上的血液（应用细胞洗涤装置），才可获得与输库血相当的成本 - 效益比[83]。出血量大的血管手术应用术中血液回收的价值是肯定的，如主动脉瘤修补术、肝移植术[84]。但是，一项关于主动脉瘤修补术的前瞻性随机研究表明：采用术中血液回收并不一定就能够减少异体输血[83]。这种技术的价值可能在于减少大量失血患者输血费用和节约库血资源[85]。

在回输之前，没有经过回收装置的洗涤和浓缩会增加输血的风险。术野失血已经历不同程度的凝血、纤维蛋白溶解和溶血等情况，输入大量经洗涤或未洗涤的回收血被认为与弥散性血管内凝血（DIC）有关[84]。总之，低流量回收的血液或收集未经全身抗凝且出血缓慢的血液，常伴有凝血和纤溶系统的激活，回输后亦无止血作用。高负压吸引、湍流和滚轮泵的机械压力会不可避免地导致一定程度的溶血。对已经存在肾功能损害的患者，高浓度游离血红蛋白具有肾毒性。很多的操作规程对未经处理的自体血液回输进行了量的限制。尽管在快速大量失血期间可能需要高负压吸引，但为了减少溶血，负压吸引一般不超过 150mmHg。

另一个可供选择的方法是将血液收集到一个直接用于输注的滤罐系统中，然后通过血库的洗涤装置进行浓缩和洗涤。术中回收的血液必须像其他自体血一样经过输血科实验室处理，回输时使用过滤器。

红细胞回收的一些基本原则列在框 63-4。无菌条件下，生理盐水洗涤并标记的血液，室温下可储存 4h，或者血液收集后 4h 内将其保存在 1 ~ 6℃环境下，可以保存 24h[23]。室温条件下术中回收血的允许保存时间（4h）比 ANH（8h）短。是否洗涤不影响术中回收血的保存时间。

框 63-4　手术中红细胞的回收、储存和回输原则

1. 如果从无菌手术区回收的血液，通过收集装置用 0.9% 生理盐水洗涤处理后不能够马上回输，输注前应该保存在下列条件下：
   a. 室温下不超过 4h；
   b. 假如收集后 4h 内，将其移至 1 ~ 6℃环境下，可以保存 24h。
2. 术中，其他自身输血方式采集的血液，应该在 6h 内回输。
3. 血液必须适当标记，标签至少包括患者全名、住院号、采集和过期的时间，以及用途，比如"仅为自体输血"。
4. 如果在血库储存，处理流程与其他自体血液一样。
5. 如果输注的血液是术后或创伤后收集的，应于 6h 内回输。

术后血液收集

术后血液回收是指术后引流的血液经过处理或不处理后回输给患者[62]。有些术后引流的血液收集到无菌罐，不经处理，通过微聚体血液滤器过滤后回输。这种血液部分溶血、去纤维蛋白而且比较稀释，可能含有高浓度的细胞因子。因此，多数做法是对这种未经处理的血液设置回输量的上限（如 1400ml），而且从开始收集到回输应在 6h 内完成，超过 6h 没有回输的血液应该丢弃。

临床研究

随着心脏外科的发展，术后血液收集收获了大量的经验。术后自体输血应用广泛但尚无统一的标准。对心脏外科手术后的自体血回收有效性进行的前瞻对照研究结果尚存争议。至少有三个此类研究结果表明术后血液回收是无效的[58,60]，而至少有两个研究显示其有效[57]。这些研究结论不同的部分原因在于血液回输的具体操作不同。医师输血规范的不断修订对于血液回收的研究也可能是一个不确定的干预因素。

在矫形外科关节成形术后将创口引流的血液洗涤[56]（或未洗涤[59]）并成功回输已有大量报道。报道的回输血量高达 3000ml，在骨骨水泥膝关节置换术中平均回输量也超过 1100ml[59]。因为引流红细胞浓度比较低（血细胞比容 20%），所以回输的红细胞量也比较少[61]。一项关于术后血液回收再利用的前瞻性随机研究表明，全膝关节、髋关节置换术，无论术后有无引流装置，围术期的血红蛋白水平及异体输血量没有显著差异[86]。

业界对矫形外科回输未经洗涤的引流血的安全性有争议。理论上认为回收血里可能的危险物质包括：游离血红蛋白、红细胞细胞质、骨髓内脂肪、毒性刺激物、组织或脂质碎片、纤维蛋白降解产物、激活的凝血因子和补体。尽管两个小规模研究报道了相关并发症[87-88]，但另几个大的研究证实，引流液回输时，通过孔径 40μm 的标准过滤网，没有发现严重不良反应[56,59,89]。

对未使用骨水泥的双膝关节置换术、髋关节翻修、全膝关节置换和多节段脊柱融合术，术后引流血液收集和回输，无论是否洗涤，能够降低异体输血的风险。类似于术中血液回收，只有在失血量足够多的情况下，术后血液回收才能使处理成本物有所值[90]。一项关于全膝关节置换术的术后血液回收和异体输血花费的比较研究发现，术后血液回收可以明显节约费用[91]。如同对可能受益于 PAD 和 ANH 患者的选择一样，需要对患者术前血红蛋白水平、预计术中出血量和围术期的输血指征加以权衡，才能确定哪些患者可以从术中或术后血液回收中获益。

重组凝血因子Ⅶa

重组凝血因子Ⅶa（rfⅦa）已获准用于治疗伴有抑制物的血友病、先天性因子Ⅶ缺乏症和遗传性血小板功能缺陷症。治疗剂量的 rfⅦa 能增强血小板生成凝血酶，因此可用来治疗以广泛出血和凝血酶生成障碍为特征的出血[92]，例如血小板减少症和血小板功能缺陷症[93-94]。此外，rfⅦa 还用于治疗多种特征不明显的伴有稀释性或消耗性凝血障碍以及肝功能受损所致的出血[95-97]。对于 rfⅦa 尚未核准的治疗领域方面，现在的政策是定期检查并按照新的数据和信息不断修订[98]。目前 rfⅦa 在未获准的情况下被许多学科的医生使用的趋势，这引起了业界对其安全性、有效性和费用问题的日益关注。此外，rfⅦa 临床应用宽泛而剂量缺少统一标准。

复杂手术和创伤造成的广泛出血

在数量有限的一些创伤和出血患者中，已经证实 rfⅦa 的止血效果（另见第 61 章和第 62 章）[95-96]。7 例创伤患者在常规治疗方法无效后，输注 rfⅦa，其广泛出血的情况得到缓解，异常的凝血检查结果得到改善。其中三例死亡，但死因并非出血或血栓栓塞[96]。

也有部分个案报道了 rfⅦa 对围术期大量出血的止血效果。rfⅦa 用于创伤和术后大量出血的临床经验主要源自个案报道，剂量为 20～120μg/kg 不等。对 9 名伴有凝血障碍的神经外科急症手术患者，术前给予 rfⅦa（40～90μg/kg）进行研究，发现输注 rfⅦa 20min 后凝血指标即恢复正常，而且未出现明显的手术并发症和相关的血栓并发症[99]。此外一项对 36 例经耻骨联合后前列腺切除术的前瞻性随机研究表明，围术期分别给予 rfⅦa（20μg/kg 或 40μg/kg）和安慰剂，接受 rfⅦa 治疗的病例组平均出血量比对照组明显减少（分别是 1235ml、1089ml 和 2688ml）[100]。但这项研究并不足以证明 rfⅦa 能减少异体输血量。

一个单中心的序列研究对 51 例心脏术后顽固性出血的病例应用 rfⅦa 治疗，并与另 51 例患者建立了配对，结果显示治疗组在应用 rfⅦa 1h 后的出血量明显减少，两组间严重并发症的发生率无显著差异[101]。同一中心随后的一项研究比较了 114 例应用 rfⅦa 的心脏手术患者和同期 541 例未用 rfⅦa 的患者，结论是：rfⅦa 不会增加不良事件发生的风险，早期应用效果更佳[102]。

另一序列研究表明，53 例心脏手术患者术中接受 rfⅦa 治疗后，所需血制品的量显著减少[103]。但是，另一研究对 24 例接受 rfⅦa 治疗的心脏术后顽固性出血患者和另 24 例患者配对进行观察，结果发现应用 rfⅦa 后 24h 内，所需红细胞和血浆的量无差别[104]。

有研究对 20 例接受非冠脉的复杂心脏手术患者随机分为预防性应用 rfⅦa（90μg/kg）组及安慰剂对照组，在体外循环结束、拮抗肝素后给予 rfⅦa，结果发现应用 rfⅦa 组异体输血量显著减少[105]。但是，一项对 76 例先天性心脏病小儿手术的研究表明，以体外循环后关胸时间为评判指标，预防性给予 rfⅦa（40μg/kg）并未显示额外益处（另见第 94 章）[106]。

有两项随机对创伤患者采用 rfⅦa 辅助治疗或安慰剂对照的病例研究已经发表[107]。在 48h 存活的 143 例钝挫创伤患者中，大量输血比率（大于 20 单位红细胞悬液）由 33% 降至 14%，组间有显著性差异（$P=0.03$）；而在 143 例贯通伤患者中，该比率由 19% 降至 7%，两组无显著性差异（$P=0.08$）。应用 rfⅦa 组与安慰剂组的严重不良事件发生率并无显著差异（另见第 62 章和第 81 章）。

剂　　量

在基于网络数据的一项回顾性研究中，13 家医疗机构内外科的 40 例凝血功能障碍患者，排除既往凝血功能障碍或外伤史，接受了 rfⅦa 的治疗（15 ~ 180μg/kg，其中 38 例用药次数 <5 次），其中 80% 的患者（$n=32$）收到了完全（$n=18$）或部分（$n=14$）的止血效果[108]。所有剂量下都有效，且疗效和剂量间无相关性。在低于 70μg/kg、70 ~ 90μg/kg 和高于 90μg/kg 三组间，"完全""部分"以及"无效"患者的百分比均无显著性差异。rfⅦa 治疗后血制品的输注量明显减少。23 例（58%）患者死亡，反映了在面临应用 rfⅦa 的决策点时患者病情的不稳定。这项研究结论得出的推荐剂量为：体重 50 ~ 100kg 的成人应用 4.8mg（1 支），相当于按习惯改为 50 ~ 100μg/kg[98]。

口服抗凝药的患者

一项研究中，7 例国际标准化比率（INR）延长的成年患者（其中三人需要外科手术），接受剂量范围 20 ~ 90μg/kg 的 rfⅦa 治疗，所有患者的预后良好[109]。此研究说明在单用维生素 K 效果不佳的情况下，rfⅦa 可以逆转华法林或其他维生素 K 拮抗剂的抗凝血作用。有两份文献报道，逆转华法林过量的 rfⅦa 剂量

为 20μg/kg，或成人剂量 1.2mg[110-111]。同期有研究回顾了 12 例急性华法林相关颅内出血患者的治疗情况，所有患者均应用了 rfⅦa（30 ~ 135μg/kg）、维生素 K（10mg/d，3 天）和新鲜冰冻血浆 [（1307±652）ml]，发现 INR 均迅速纠正，而且对于这种高危患者来说单次剂量是安全的[112]。然而，一些医学会最近推出的指南中不鼓励在这种情况下超说明书使用 rfⅦa（另见第 62 章）。

肝功能受损的患者

一项多中心的研究纳入 71 例有严重肝病行腹腔镜下肝活检术的患者，这些患者随机接受 4 种不同剂量的 rfⅦa（5、20、80 和 120μg/kg）65 例中有 48 例（74%）在 10min 内出现止血的效果[115]。出现血栓和 DIC 各 1 例，但认为与 rfⅦa 无关。因为凝血功能障碍，通常这些患者是禁忌行腹腔镜下肝活检术的。尽管也有以上并发症发生，但研究者的结论是 rfⅦa 的应用保障了患者安全可靠地接受肝活检术。

245 例随机研究探讨了 rfⅦa 用于肝硬化上消化道出血患者的安全性和有效性，观察终点指标包括：首次剂量后 24h 仍无法控制出血、无法预防 24h 至 5 天期间的再出血和 5 天内死亡[116]。安慰剂组与 rfⅦa 组（8 次剂量，30h 以上达 100mg/kg）之间差异不显著：至观察终点判为失败的分别是 16% 和 14%（$P=0.72$）。类似的随机对照研究观察了接受部分肝切除术的肝硬化患者，与安慰剂组相比，rfⅦa 组在血制品用量、异体输血比例方面并无优势[115]。此外有关肝移植手术研究表明，与安慰剂相比，rfⅦa 作为辅助性用药没有明显价值（另见第 62 章）[114]。

肝功能正常的患者

一项对行部分肝切除术的非肝硬化患者的前瞻性、随机、双盲的多中心研究中，应用两种剂量（20μg/kg 和 80μg/kg）的 rfⅦa，平均输注红细胞量分别为：1024ml，1354ml 而安慰剂组为 1036ml（$P>0.05$），各组需要输血的比例和术中出血量均无显著差异，严重不良事件的发生率也无差异[117]。

出血性脑卒中患者

一项针对急性出血性脑卒中（4h 内）患者的前瞻性的随机、双盲、安慰剂对照研究[118]中应用安慰剂与三种不同剂量（40μg/kg、80μg/kg 和 160μg/kg）的

rfⅦa，治疗后 24h 患者表现出病损扩大的比例分别为 28%、16%、14% 和 11%（P<0.05，治疗组 vs. 安慰剂组）；死亡率则对应分别为 29%、18%、18% 和 19%（P<0.05，治疗组 vs. 安慰剂组）。损伤后 90 天的伤残评分，治疗组也优于对照组。然而，一项临床随访研究（安慰剂组、40μg/kg 组和 80μg/kg 组）未发现 rfⅦa 治疗组在死亡率对安慰组的优势[119]。

安 全 性

超过 170 000 个标准剂量 rfⅦa 应用于血友病和有凝血因子抑制物的患者，罕有（<1：11 300）血栓形成的报道[92]。无Ⅷ或Ⅸ因子抑制物的患者在接受 rfⅦa 后，也有出现血栓并发症的报道。有报道在微小手术或牙科手术前后，对Ⅻ因子缺乏症患者行 rfⅦa（90μg/kg）治疗，1 例患者发生急性脑血管意外并死亡[120]。有 10 例患者参加了一项 rfⅦa 剂量公开、逐步增加的实验以防止蛛网膜下腔出血后再次出血，最后一名患者接受治疗后发生大脑中动脉栓塞[121]。在一个被认为具有血栓形成高风险的 40 例高危创伤人群中，有 3 例（7.5%）在接受 rfⅦa 治疗后发生血栓[122]。

尽管在根治性前列腺切除[100]、创伤[109]、上消化道出血[114]或部分肝切除[120]的几项大型随机临床研究中，严重不良事件和血栓事件均衡地分布于治疗组与安慰剂组；但在出血性卒中患者中，血栓栓塞性事件的分布是不均衡的，对应于安慰剂组、40μg/kg、80μg/kg 和 160μg/kg 组，总的发生情况依次为：2（2%）、7（6%）、4（5%）和 10（10%）。绝大多数发生在动脉，包括血栓栓塞性卒中和心肌梗死。这些严重不良事件的发生是源于 rfⅦa 还是患者本身的病情，尚需临床随访研究才能确定。

一份上报美国食品药品管理局（FDA）的总结报告显示[123]：1999 年 3 月至 2004 年 12 月共有 151 起血栓栓塞性事件是由于非适应证情况下应用 rfⅦa 而导致，包括深静脉血栓（42）、脑血管意外（39）、急性心肌梗死（34）、肺栓塞（32）、动脉血栓形成（26）和体内装置被栓堵（10）。其中 38% 的病例同时应用了其他止血药。50 例死亡病例中有 36 例（72%）被认为可能是 rfⅦa 引起的。作者认为还需要随机的临床研究以评估在目前尚未获批准的情形下应用 rfⅦa 的安全性与有效性[124]。随后一份报告分析了 13 项临床研究，分别是给肝硬化、创伤和逆转抗凝治疗患者应用 rfⅦa，作者发现血栓性事件在安慰剂组为 5.3%，而 rfⅦa 组为 6.0%（P=0.57）。

一项对心脏手术患者的病例配对研究和系统回顾[100-101]提示，不能确定严重不良事件与 rfⅦa 相关（另见第 62 章）。我们报道一例患者，辅助体外膜肺人工氧合治疗，6h 前接受 2 个剂量的 rfⅦa 治疗，然后注射活性复合因子Ⅸ浓缩剂（PCC）后，发生致命性血栓[126]。为此，我们建议不同时进行 PCC 和 rfⅦa 的联合治疗。

总之，关于 rfⅦa 用于治疗自发性脑出血安全性的对照研究中，医生可能低估其导致动脉栓塞的风险[127]。上报给 FDA 的 rfⅦa 相关栓塞事件约占临床试验中病例数的 2%，但是没有足够的数据来确定 rfⅦa 拮抗华法林的病例中血栓事件发生的比例[123]。一项包含 285 例创伤患者应用 rfⅦa 治疗的病例回顾显示，27 例（9.4%）出现血栓栓塞并发症，其中 3 例的用药目的是拮抗华法林的作用[128]。Levi 及其同事分析了 35 组随机对照试验中 4468 名患者，发现 11.1% 的病例出现血栓栓塞性事件。rfⅦa 组和对照组的静脉栓塞发生率相差无几（分别为 5.3% 和 5.7%），rfⅦa 组动脉栓塞的发生率明显高于对照组（5.5% vs. 3.2%，P<0.003），老年患者（>75 岁）和使用高剂量时尤为明显[129]。

对于 rfⅦa 的剂量、应用时机及安全性需根据不同病情加以确定，且有待于规范的前瞻性的研究证实。业界对尚未获批准情况下如何应用 rfⅦa 也已形成了共识性的指导意见[130]。何时何地对难以控制的出血患者给予 rfⅦa 治疗？这个问题需由医师自己决定，当然也需要医院药物治疗或输血委员会的协助。

血 液 利 用

在 2004 年美国约 3900 万例住院患者中，约 5.8%（230 万例）接受了输血治疗[132]。2009 年中，有超过 10% 的住院患者接受输血，使输血成为最为频繁的临床操作。从 1997 年到 2009 年，输血率增加一倍以上[133]。近年来，对输血费用问题[134]和不良反应风险的认识不断加深，促进了多学科、多职业、以医院为基础血液管理模式的建立（另见第 61 章）。

输血指南认为以不连续的血红蛋白值为输血的"临界点"是不恰当的，并推荐以每次 1 单位血量的方式输注，此外还强调必须考虑其他生理因素[14]。一般认为，血红蛋白浓度超过 10g/dl 时输血无益，而低于 6g/dl 时输血获益明显[15, 135]。即使把患者和医院的相关因素考虑在内，心胸外科手术患者的输血情况仍存在很大的差异[136-137]。一系列前瞻性随机对照研究表明，在心脏手术[138]与非心脏手术患者[139-140]中承受围术期 7~8g/dl 的血红蛋白而不输血，与通过输血维持血红蛋白在 10g/dl 以上的患者预后相当。FOCUS 试验研究发现，对于高龄（>80 岁）和高危（如合并冠状动脉疾病）的髋部骨折手术患者，需要输血的血红蛋白临界值可低至 8g/dl（如有临床症状，则此值更高）[140]。

一项关于前瞻性随机对照研究的 meta 分析，在 3700 多例患者中比较输血的"高"和"低"血红蛋白临界值，结果发现：①低血红蛋白临界值输血的患者耐受良好；②随机分到低血红蛋白临界值组中的患者，输血量显著减少；③低血红蛋白临界值组中，患者的感染发生率减少 34%；④ 7g/dl 的血红蛋白含量对大多数患者已足够[141]。最近，一项随机对照研究了 2016 名有心血管疾病史或相关风险、接受髋部手术的患者，发现限制输血组的输血量显著减少，但其与常规输血组的死亡率、丧失独自行走能力、院内致残率等相近似[140]。基于此项研究，美国血库协会建议对于没有心血管危险因素的患者，实行限制性输血策略（血红蛋白 7～8g/dl）[142]。

美国最新的国家血液采集和利用的调查数据表明，由于血液库存限制而被迫取消择期手术的数量逐年显著下降[143]。目前关于库存血的不良反应及对氧供的影响等方面的文献不断增多，反映了当前有关输血的研究热点和趋势[144]。

血浆输注的适应证

循证医学观点出发，AABB 输血委员会基于文献中现有的证据（血浆疗法被评估为"疗效不佳"[145]），推荐血浆疗法只用于少部分的临床情况：持续出血的创伤患者、复杂心胸外科手术患者和需要紧急逆转华法林相关的凝血障碍的颅内出血患者（另见第 62 章）[146]。INR 轻微延长（INR<1.7）的患者没有出血的风险，也不需要输血浆作为辅助治疗[147]。因此，在大多数情况下，输血浆是不合理的。然而，原因可能在于后勤上和技术上的壁垒阻碍了及时和有效的血浆治疗（"太少"或"太迟"的血浆治疗），才导致缺乏证据表明"血浆治疗有益"[12]。

后勤上或技术上的障碍导致血浆治疗可能太少或太迟。首先，输血部门在发出相容血型的血浆前必须先识别患者的血型；对输血部门而言，患者是未知的，或者患者的病历里没有过去的血型记录。从描述病情到下医嘱、抽血测血型、再到输血部门同意发血，已经过去相当长一段时间（总计 1h）。其次，血浆贮存于 -18℃，解冻和发血需要多花一些时间（30～45min）。第三，每袋血浆的容量约 200～250ml，有容量超负荷的

风险，尤其是合并多种疾病（如合并房颤或其他心血管疾病）的老年患者更易发生。纠正凝血障碍所需要的血浆剂量多被低估，因此血浆治疗在一些临床实践中只是辅助性的。在需快速逆转华法林作用时，血浆的治疗剂量必须达到 15～30ml/kg，才能使凝血因子水平从正常的 30% 升至 50%[12]。

对肝疾病导致的凝血障碍，血浆疗法并非好办法[148]。在肝疾病中，凝血酶原时间或 INR 提示的凝血障碍的程度，与出血并发症风险并非正相关[149-151]。凝血酶生成试验可以反映血小板的促凝活性[152-153]，通过该试验发现，肝硬化患者可通过细胞介导的凝血途径进行初步止血。而细胞介导的凝血途径，是传统的实验室检测指标（如凝血酶原时间和部分凝血活酶时间）无法反映的。更多的证据表明，肝硬化患者可以耐受肝组织活检等手术过程，而无需血浆治疗，也没有出血并发症[154]。而且，在此情况下，血浆治疗也很少能使实验室检查指标恢复正常[155]。临床相关的出血，多为局部血管异常和静脉压力增加所致[151,156]。因此，更保守的血浆疗法会避免容量与液体超负荷，从而防止液体超负荷导致的出血增加，这种情况在门脉高压和内皮损伤时更易发生[157]。血浆的其他替代疗法已被推荐用于治疗肝疾病的凝血障碍，包括输注低容量的凝血酶原复合物（PCCs）或抗纤溶制剂，没有容量超负荷的副作用[148]。

一项目前最大的关于血浆输注及其对 INR 和出血影响的前瞻性研究，纳入了输血前 INR 1.1～1.85 的内外科患者[158]。作者指出，不到 1% 的患者 INR 达到正常，只有 15% 的患者 INR 达到 50% 及以上的纠正。血浆的中间值剂量是 2 单位（5～7ml/kg），而且血浆剂量和 INR 变化之间没有相关性。本研究存在同其他临床研究相似的不足之处[154]：缺乏对照组、只是凝血指标方面轻度变化、未明确研究终点（例如血红蛋白变化或需要输血）和（或）血浆治疗的剂量不足等。即时检测和目标导向（如心胸外科手术、肝移植和创伤外科手术等）的血浆疗法，在合理用血和改善预后等方面展现出了作用（另见第 61 章）[159]。

血浆输注有益的证据匮乏，且更多的证据表明血浆输注的风险被低估。在一项前瞻性研究中，6% 的患者出现输血相关的心脏容量负荷过度[160]，这个比例高于先前回顾性研究的报道[161-162]。输血相关的急性肺损伤是输血致残和致死的一个重要原因[163]，通过男性供体血浆和无妊娠史的女性供体血浆的使用，这一并发症的发生率已经下降[164]。

凝血酶原复合物

凝血酶原复合物（PCCs）可为激活形式（即：在治疗血友病甲或乙时，绕过Ⅷ因子或Ⅸ因子的抑制物），或非激活形式。当前世界范围内可用的非激活PCCs产品被列在表63-4中[12]，并根据是（包含四种因子）否（包含三种因子）有足够水平的Ⅶ因子进一步分类[165]。含有所有四种维生素K依赖性凝血因子（包括Ⅶ因子）的PCCs被欧盟[166]以及加拿大、澳大利亚等国家所认可，现在也被美国批准用于紧急拮抗华法林所致出血[167-168]，也用于治疗围术期应用华法林的患者[169]。含有三种因子的PCCs在美国只被批准用于Ⅸ因子的替代治疗。此种含三种凝血因子的PCCs，可否用于拮抗华法林所致出血尚有争议。尽管报道这些制剂能使INR指标恢复正常[170]，但也有研究表明其增加Ⅶ因子水平的作用微弱[165]，使其INR纠正的效果大为逊色。关于PCCs拮抗华法林相关的凝血障碍的综述已经出版[12]。

已有多家医学会出版快速拮抗华法林凝血障碍的指南（表63-5）[171-177]。一篇关于紧急拮抗神经外科接受抗凝治疗患者的综述，推荐配伍使用三种凝血因子浓缩液（4000国际单位）和rfⅦa（1.0mg），这也是美国一家创伤中心的治疗方法[178]。另一篇关于PCCs用于紧急拮抗华法林的综述总结出："PCCs应该在随机对照试验中直接与新鲜冷冻血浆、rfⅦa及其他治疗策略进行比较，并评估其对患者预后的影响。[179]"INR正常化仅仅是一个临床治疗终点的替代指标[180]。相对于血浆疗法，PCCs治疗效果不断演变，部分与下列原因相关：PCCs成分和凝血因子水平的可变性[165, 181]；不同国家的标准不同；在医院，尤其是社区医院，获得渠道的不确定性；潜在的促凝风险等。

激活的PCCs产品，如FEIBA VH Immuno和Autoplex-T（Baxter, Deerfield, Ⅲ .），产品说明提出警告：这些制剂"必须只用于含有针对一种或更多的凝血因子抑制物的患者，而不能用于因凝血因子缺陷导致出血的治疗[182-183]。"此外，PCCs使用说明书上明确DIC为禁忌证。

PCCs紧急拮抗华法林抗凝作用的安全性是争论的

表63-4　目前被批准使用的凝血酶原复合物制品

产品名称（生产商）	凝血因子含量（IU/ml）*			
	II	VII	IX	X
Ⅰ.在美国批准使用的制品				
A.4因子				
KCentra（CSL Behring）	17～40	10～25	20～31	25～51
B.PCCs，含三种凝血因子（Ⅱ、Ⅸ、Ⅹ）				
1.Profilnine SD（Grifols）‡	≤150	≤35	≤100	≤100
2.Bebulin VH（Baxter, Deerfield, Ⅲ .）‡	24～38	<5	24～38	24～38
Ⅱ.在美国以外被批准使用的制品				
A.PCCs，含四种凝血因子（Ⅱ、Ⅶ、Ⅸ、Ⅹ）				
1.Beriplex（CSL Behring, King of Prussia, Pa）§	20～48	10～25	20～31	22～60
2.Octaplex（Octapharma, Lachen, Switzerland）‡	14～38	9～24	25	18～30
3.Cofact（Sanquin, Amsterdam）¶	14～35	7～20	25	14～35
4.Prothromplex T（Baxter）#	30	25	30	30
5.Proplex T（Baster）**	20	20	20	20
B.PCCs，含三种凝血因子（Ⅱ、Ⅸ、Ⅹ）				
1.Prothromplex HT（Baxter）††	30	—	30	130
2.Prothrombinex VF††（CSL Bioplasma, Broadmeadows, Australia）	100	—	100	100
Ⅲ.活化的PCC				
FEIBA（Baxter）‡‡	32±8	38±5	35±2.5	28±5

Modified from Goodnough LT, Shander AS: How I treat warfarin-associated coagulopathy in patients with intracerebral hemorrhage, Blood 117:6091-6099, 2011.

PCC，凝血酶原复合物；
* 因子的含量值是一瓶试剂中每100单位Ⅸ因子时的量（国际单位/ml）；
‡ 产品标签特别强调：适用于血友病B患者的因子Ⅸ的替代治疗，不适用于因子Ⅶ缺乏症的治疗；
§ 英国和欧盟；‡ 英国、加拿大和欧盟；¶ 欧盟；# 奥地利；** 日本；†† 澳大利亚；
‡‡ 因子Ⅷ抑制物旁路活性计为每小瓶25U/ml，产品指定说明FEIBA禁忌用于不含因子Ⅷ或Ⅸ抑制物的患者

表 63-5　对于颅内出血患者，拮抗华法林抗凝作用的相关指南

协会（年）	维生素 K	血浆（ml/kg）		PCC（U/kg）	rf Ⅶ
澳大利亚（2004）	IV（5～10mg）	是（NS）	和	是（NS）*	NS
EU stroke（2006）	IV（5～10mg）	是（10～40）	或	是（10～50）	NS
ACCP（2012）	IV（5～10mg）	否（NS）	或	倾向于使用（NS）	是 †
AHA（2010）	IV（NS）	是（10～15）	或	是（NS）	否
French（2010）	口服或 IV（10mg）	是（NS）‡	或	倾向于使用（25～50）	否
British Standards（2011）	IV（5mg）	否（NS）		是（NS）	否

ACCP，美国胸内科医师协会；AHA，美国心脏协会；EU，欧盟；IV，静脉注射；NS，未规定；PCC，凝血酶原复合物；rf Ⅶ a，重组人活化凝血因子Ⅶ。
* 如果输注三因子 PCC，建议给予新鲜冰冻血浆以提供因子Ⅶ。
† 选用 PCCs 或 rf Ⅶ a，取决于哪种更方便获得。
‡ 没有 PCCs 时，选用血浆

焦点。一项对 173 例患者接受 PCCs 治疗的前瞻性研究发现：4.6% 的患者出现血栓，但研究者把其归因于对潜在的和正在进行的血栓形成病例中止抗凝治疗[184]。一项对钝性肝损伤合并凝血障碍的模型猪的研究发现，尽管每千克体重 35 国际单位的 PCCs 改善凝血状态并减少出血，但增加剂量（每千克体重 50 国际单位的 PCCs）则增加了血栓形成和 DIC 的风险[185]。血栓形成一直被认为是患者本身的问题[186-187]，部分原因在于活化的凝血因素的出现（因此添加肝素和抗凝血酶Ⅲ）有关，部分是因为先前存在的血栓栓塞的危险因素（例如静脉血栓形成）或新的、并发的风险因素（例如创伤、颅脑损伤）。

我们先前提到一位患者，在心胸外科手术后进行体外膜肺氧合（ECMO）支持时，起初用 rf Ⅶa 成功治疗了难治性大出血，但随后输入活化的 PCCs 时，患者却出现了广泛的血栓形成[126]。另外一个病例也见诸报端：为了紧急逆转华法林的作用而快速给予活化的 PCCs 时，伴随而来的是致命的心内血栓形成[188]。在 1998 年与 2008 年间，报道的血栓栓塞的发生率从 0% 到 7% 不等（整体的加权平均数为 2.3%），高剂量和反复给药可能与发生率正相关[179]。一项跨患者试验，以不同速度输注 4 因子 PCCs 制剂来紧急逆转维生素 K 拮抗剂的作用，结论支持快速输注 PCCs 的安全性和有效性[189-190]。然而，"只要可能，接受 PCCs 治疗的患者应预防性使用低剂量肝素"的建议[181]，强调了这种情况下，PCCs 的使用伴随着血栓形成的风险。一篇关于 8 项临床研究的综述指出，PCCs 相关血栓栓塞的发生率为 0.9%[191]。这些对于 PCCs 的最佳治疗剂量 [固定剂量还是可变剂量（以体重为基础）] 的探讨，为未来的研究提供了基础[192]。

表 63-6　血浆和 PCCs 治疗的潜在风险与局限性

血液制品	风险和局限性
Ⅰ．单一供体血浆	1. 输注时间长 2. 容量限制 3. 已知和未知的传染性疾病 4. 过敏反应 5. 输血相关性急性肺损伤（TRALI）
Ⅱ．PCCs	1. 供应量有限 2. 一些制品缺乏凝血因子Ⅶ 3. 供体人群：3000～20000 4. 已知和未知的传染性疾病（如无包膜病原体） 5. 血栓形成

From Goodnough LT: A reappraisal of plasma, prothrombin complex concentrates, and recombinant factor VIIa in patient blood management, Crit Care Clin 28:413, 2012 with permission

作为一种血制品衍生物，PCCs 也有传播感染的潜在风险[193]。生产者应用不同的加工方法如纳米过滤法、溶剂洗涤法和蒸汽消毒法用于市售 PCCs 和血浆制品的病原菌灭活[194]。这些血制品的成本-效益比目前存在争论[195-196]。与血浆疗法相比，PCCs 疗法潜在的的风险与局限性，在表 63-6 中进行了总结。

血小板输注的适应证

联合委员会制定了一项关于造血系统恶性疾病或接受造血干细胞移植的预防性血小板输注的指征：当血小板低于 10 000/mm³ 时，即可预防性输注血小板[197]。

欧盟和美国当前的指南把血小板计数 10×10^9/L 作

为预防性血小板输注的临界点[158, 198]。这些指南是基于 4 个随机的临床研究的结果，研究分别以 $10 \times 10^9/L$ 和 $20 \times 10^9/L$ 为预防性血小板输注的临界值，对急性白血病患者和自体 / 异体造血干细胞移植患者进行临床研究[197, 199-202]。另外两项研究也显示，以 $10 \times 10^9/L$ 作为临界值预防性输注血小板是安全的[203-204]。采用不同的临界值标准，所需输注的血小板数量和输血量是不同的[204]。一份研究显示，与 $20 \times 10^9/L$ 的临界值相比，采用 $10 \times 10^9/L$ 的临界值，输注血小板量和输血量分别减少 36% 和 16%，但是另一项研究的结论却没有显著差异[203]。

另一项临床研究试验表明，"小剂量"的预防性血小板输注与"标准剂量"或"大剂量"同等有效[205]。对于治疗性血小板输注，基于床边实时检测的输注策略在血小板缺乏所致出血的患者（例如心胸外科手术患者[13, 206]和创伤患者[207]）有应用前景。与血浆治疗的循证文献相比，在血小板输注治疗方面还需要更多的研究支持（另见第 61 章）[208]。

无输血医学

一些患者反对接受血液或血制品作为他们的医学治疗的一部分，他们中大多是"耶和华的见证人"的信徒，由于笃信旧约、新约关于血液圣洁性的诠释，他们拒绝输注他人的血液[209]。目前，这种宗教派别在全世界有 600 多万的活跃分子，1400 万的追随者，他们的出版物翻译成 200 多种语言。为了让这些信徒在避免输血的同时获得医院最好的治疗，20 世纪 80 年代出现了无输血医疗[209]。

最近，相当一部分美国人关注输血的安全性，与宗教信仰无关。一项电话调查表明，在美国仅有 61% 的受访者相信输血是安全的，另有 33% 的人表示如果住院治疗将拒绝输血[22]。从 2000 年以来，人们对血液供应和献血志愿者缺乏的顾虑也促进了无输血医学的发展。

无输血医学和无输血外科的定义为：它可减少失血，并用最好的、合适的方法替代异体输血，其中心就是给予所有的患者最好的医疗护理[16]。无输血医学的宗旨包括"在机构中发挥无输血医学的领导作用，倡导患者不输血[210]"。即使其机构中没有无输血医学中心，所有临床医生都应该认识到避免不必要的输血是正确的[16]。血液管理的原则是实现异体输血最小化，不仅是为了"耶和华见证人"的患者，也是为了所有患者（图 63-2）[6]。

小　　结

输血有风险、价格贵，并且血液的供给也有限（另见第 61 章）。因此，医疗机构应重新审查输血的情况，以减少用血。除了鉴定机构，专业团体也在指南

患者血液管理

	促进红细胞生成	减少失血量	治疗贫血
手术前	· 识别、评估和治疗已存在的贫血，术前自体血液储备 · 已排除营养性贫血或已经治疗营养性贫血，可考虑使用促红细胞生成的药物 · 如必要可转（会）诊做进一步的评估	· 查找和应对出血危险因素（包括既往史和家族史） · 回顾用药史（抗血小板和抗凝治疗） · 减少医源性失血 · 术前规划和提前预演练	· 评估预计失血量和患者可耐受失血量 · 评估和改善生理储备功能（例如心肺功能） · 建立个体化的治疗方案，针对贫血应用恰当的血液保护方法
手术中	· 选择在红细胞数值最理想时进行手术（未经治疗的贫血是择期手术的禁忌证）	· 术中仔细、彻底止血 · 减少失血的外科技术 · 麻醉血液保护策略 · 急性等容血液稀释 · 术中自体血液回收 / 回输 · 止血药的应用	· 心输出量最优化 · 通气和氧合最优化 · 循证为基础的输血策略
手术后	· 治疗营养性贫血和可纠正的贫血（例如避免叶酸缺乏和缺铁性贫血） · 如需要可考虑使用促红细胞生成的药物 · 注意药物的相互作用可导致贫血（例如血管紧张素转换酶抑制剂）	· 密切监测出血量并及时处理 · 维持正常体温（除非要求低体温） · 自体血液回收 · 减少医源性失血 · 注意药物的副作用（例如：继发性维生素 K 缺乏）	· 氧供最大化 · 氧耗最小化 · 快速避免 / 治疗感染 · 循证为基础的输血策略

图 63-2　患者血液管理。经治医生在围麻醉期利用这些处理原则可以提供以患者为中心的、基于循证的血液管理，从而减少异体输血量 *(From Goodnough LT, Shander A: Patient blood management, Anesthesiology 116:1367-1376, 2012.)*

和推荐中将输血作为质量控制指标[211]。

　　围术期血液管理的基本原则在表63-2有详细阐述：①促进红细胞生成；②减少失血；③治疗贫血。原则的实施应该开始于术前检查，贯穿于术中，延伸到术后，使临床医生在尽量减少异体输血的情况下，提供安全有效的医疗保障。临床医生和医院质量控制部门应该将血液管理原则纳入医院流程的改进计划中，从而提高患者的安全及治疗效果。

参 考 文 献

　　见本书所附光盘。

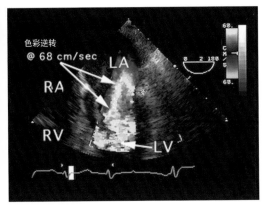

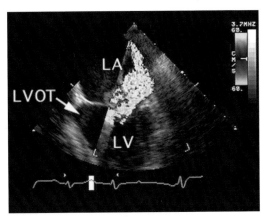

彩图 46-12 正常彩色多普勒混叠。在这幅超声心动图中，可以看见"正常"彩色多普勒混叠是因为流经并进入左心室的分层血流超过了尼奎斯特极限（本例中为68cm/s——见图右上方彩色参考插图），从而导致流向色码的逆转。可以看到这一色彩逆转穿越相当宽阔、规则的区域，并非以随机或点对点的方式伴随湍流（总是异常的）而发生。在这个实例中，跟随来自左心房上部的蓝色血流加速进入二尖瓣口，并注意到彩色多普勒如何描绘增加的流速：蓝色变得越来越淡直至达到取样极限。然后发生色彩逆转，淡蓝色逐渐变成黄色。就在逆转点，速度与取样极限相等（本例中为68cm/s）。之后的逆转发生于那一极限或那一极限的倍数。RA，右心房；RV，右心室 *(Reproduced with permission from Cahalan MK: Intraoperative transesophageal echocardiography. An interactive text and atlas, New York, 1997, Churchill Livingstone.)*

彩图 46-13 描绘湍流的彩色多普勒混叠。在这幅超声心动图中，彩色多普勒显示严重二尖瓣反流所致的混叠：发自二尖瓣的基底宽大的收缩期彩色喷血扩散至左心房远端。这一喷血由随机的、点状彩色马赛克混合组成，这是因为喷血由二尖瓣反流的湍流所致。由于心脏中湍流永远都是不正常的，因此这里显示的嵌合体喷血具有高度基础病理学体征的诊断价值。LV，左心室；LVOT，左心室流出道 *(Reproduced with permission from Cahalan MK: Intraoperative transesophageal echocardiography. An interactive text and atlas, New York, 1997, Churchill Livingstone.)*

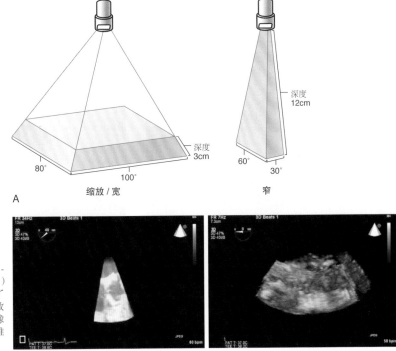

彩图 46-16 A. 三维实时成像 - 缩放（左侧）和窄形（右侧）模式示意图。每幅图均标注了扇区宽度和深度。B. 显示缩放模式中的二尖瓣三维实时成像和窄形模式中的主动脉瓣三维实时成像

1

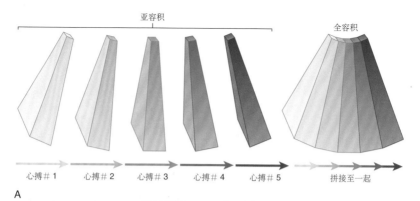

心搏 # 1　　心搏 # 2　　心搏 # 3　　心搏 # 4　　心搏 # 5　　拼接至一起

A

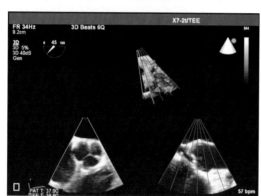

彩图 46-17 A. 全容积三维成像中的门控获取示意图。亚容积利用心电图的 R 波作为触发从而按顺序依次扫描每一个亚容积。然后亚容积被拼接在一起形成全容积影像。B. 通过将二维影像分割成的七个亚容积（白线）构建为一个全容积三维影像

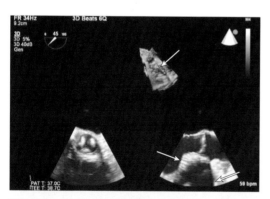

彩图 46-18 图示伴有拼接伪像的主动脉瓣全容积成像。沿扫描线指示的成像不连贯（箭头处）

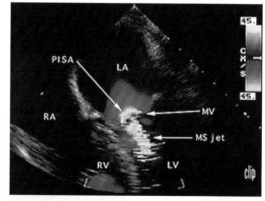

彩图 46-34 这一四腔超声心动图显示了提示二尖瓣狭窄的增厚和狭窄的瓣膜。彩色多普勒显示：①血流加速进入狭窄的瓣膜［紧邻瓣膜上方的淡蓝色半圆形区域，称为近端等速表面积（PISA）］，②跨瓣膜本身的狭窄彩色喷血，和③一股 1 ~ 4cm 的彩色喷血从瓣膜底面延伸进入左心室。LA，左心房；RA，右心房；RV，右心室 *(Reproduced with permission from Cahalan MK: Intraoperative transesophageal echocardiography. An interactive text and atlas, New York, 1997, Churchill Livingstone.)*

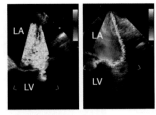

彩图 46-36　两磨刀石状静态四腔经食管超声心动图阐述了重度二尖瓣反流的表现。左侧视图显示用于描述二尖瓣对合点中央发出湍流的巨大彩色喷血。这个患者反流的病因为瓣环扩张，注意瓣叶水平喷血的宽大基底部和喷血穿入左心房的范围。右侧静态超声心动图显示另一种偏心性基底宽大的喷血提示二尖瓣前瓣叶脱垂，这一紧靠心房壁的喷血因其大多数能量被心房壁吸收，显示的切面面积较小。LA，左心房；LV，左心室

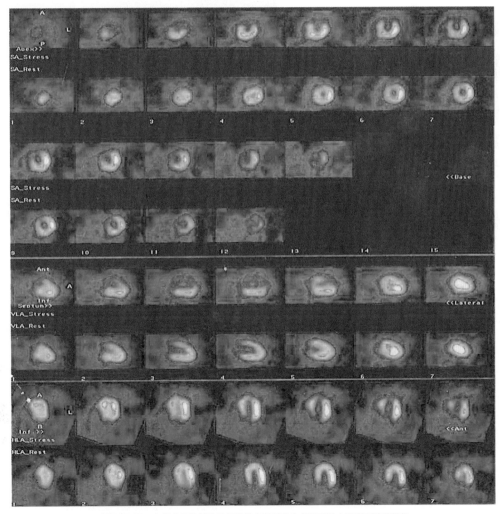

彩图 47-25　患者术前放射性铊显像检查发现整个前壁可见中重度可逆性缺损

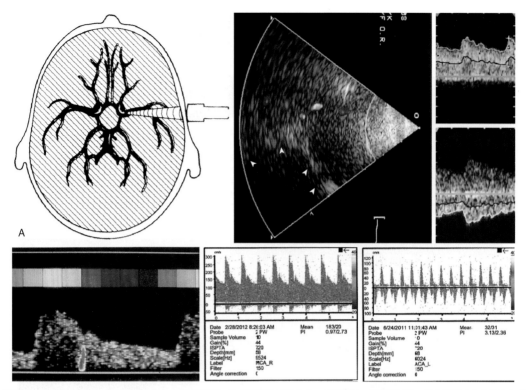

彩图 49-1 A. TCD 通过较薄的颞骨探测脑内动脉声波。B. 使用探头成像技术，可以看见一些颅内结构，如大脑脚（白色箭头）或鞍区（标记 "S" 的白色箭头）。多普勒信号来自大脑右中动脉、右前动脉和左前动脉。C. 大脑中央动脉的正常多普勒图谱。D. 颈内动脉的终末分支进入大脑中央动脉（血流朝向探头）和大脑前动脉（血流远离探头）的多普勒图谱。如果按照图 A 所示放置传感器，可以得到流动的信号。E-G. 三种多普勒临床应用的示例。E. 栓子是高回声波并显示为高强度瞬间信号（HITS），可发出短促的哔哗或唧唧声报警信号。F. 动脉瘤蛛网膜下腔出血患者，大脑中动脉严重痉挛的多普勒图谱（与图 C 比较）。G. 颅内循环障碍的多普勒图谱，主要显示为收缩期血液流入和舒张期血液回流

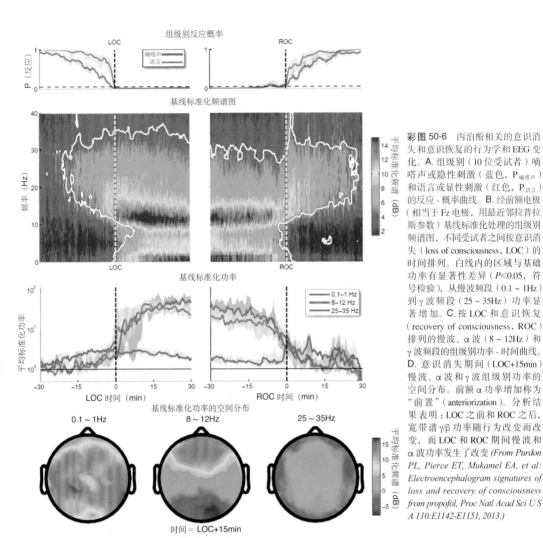

彩图 50-6 丙泊酚相关的意识消失和意识恢复的行为学和 EEG 变化。A. 组级别（10 位受试者）嘀嗒声或隐性刺激（蓝色，P嘀嗒声）和语言或显性刺激（红色，P语言）的反应 - 概率曲线。B. 经前额电极（相当于 Fz 电极，用最近邻拉普拉斯参数）基线标准化处理的组级别频谱图，不同受试者之间按意识消失（loss of consciousness，LOC）的时间排列。白线内的区域与基础功率有显著性差异（P<0.05，符号检验），从慢波频段（0.1～1Hz）到 γ 波频段（25～35Hz）功率显著增加。C. 按 LOC 和意识恢复（recovery of consciousness，ROC）排列的慢波、α 波（8～12Hz）和 γ 波频段的组级别功率 - 时间曲线。D. 意识消失期间（LOC+15min）慢波、α 波和 γ 波组级别功率的空间分布。前额 α 功率增加称为"前置"（anteriorization）。分析结果表明：LOC 之前和 ROC 之后，宽带谱 γ/β 功率随行为改变而改变，而 LOC 和 ROC 期间慢波和 α 功率发生了改变 *(From Purdon PL, Pierce ET, Mukamel EA, et al: Electroencephalogram signatures of loss and recovery of consciousness from propofol, Proc Natl Acad Sci U S A 110:E1142-E1151, 2013.)*

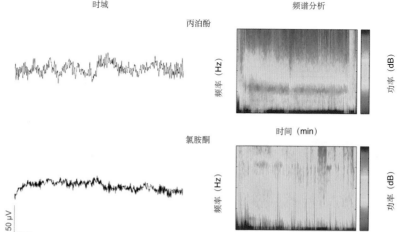

彩图 50-7 常用麻醉药的时域和频谱脑电图（EEG）特征。左侧为每种麻醉药 10 秒钟的 EEG 片段（未经处理）。右侧为每种麻醉药数分钟的 EEG 频谱图（密度谱阵）。A. 丙泊酚的频谱图显示特征性的 α 波振荡（8 ~ 12Hz）和慢 -δ 波振荡（0.1 ~ 4Hz）模式。B. 氯胺酮频谱图显示高频 β 波（20 ~ 24Hz）和低频 γ 波（25 ~ 35Hz）范围内的高频振荡

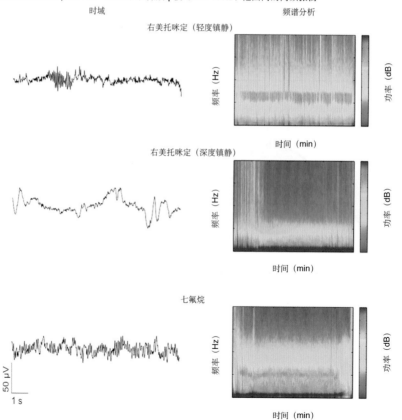

彩图 50-8 常用麻醉药的时 - 域特征和脑电图频谱特征。左侧为每种麻醉药 10 秒钟的 EEG 片段（未经处理）。右侧为每种麻醉药数分钟的 EEG 频谱图（密度谱阵）。A. 轻度镇静时右美托咪定的频谱图显示纺锤形（9 ~ 15Hz）振荡以及与 NREM 睡眠第二阶段 EEG 相似的慢波振荡。在未经处理的 EEG 上呈明显的纺锤形（红色卜划线。译者注：原图中未标出），纺锤形呈间隙性，密度小于丙泊酚的 α 波振荡。B. 右美托咪定深度镇静时，频谱图无纺锤形波，而以慢波为主（类似于 NREM 睡眠第三阶段的慢波，称为"慢波睡眠"）。C. 七氟烷频谱图与丙泊酚频谱图类似，此外还增加了 4 ~ 8Hz 的 θ 波振荡活动

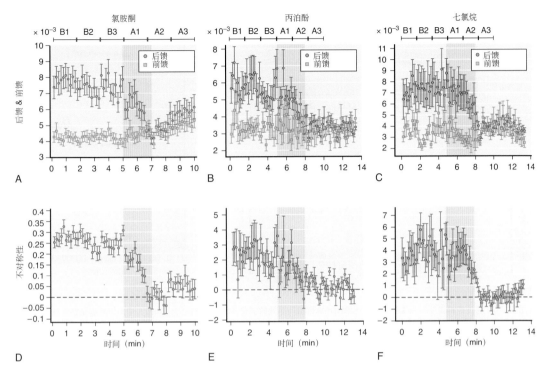

彩图 50-9 标准化符号转移熵。用标准化符号转移熵分析氯胺酮、丙泊酚和七氟烷诱导的意识消失。三种全麻药均可见前馈和后馈连接变化的不对称性。额 - 顶叶前馈连接（蓝色）/ 后馈连接（红色）(A-C) 及其相应的不对称性（D-F）。A 和 D 为氯胺酮、B和 E 为丙泊酚、C 和 F 为七氟烷。绿色高亮部分为全身麻醉诱导期。B1 至 B3 为基础状态。A1 至 A3 为麻醉状态。氯胺酮组、丙泊酚组和七氟烷组分别纳入 30、9 和 9 位受试者。意识消失时，三种全身麻醉药额 - 顶叶的后馈失连接程度均显著大于前馈失连接 *(Redrawn from Lee U, Ku S, Noh G, et al: Disruption of frontal-parietal communication by ketamine, propofol, and sevoflurane, Anesthesiology 118:1264-1275, 2013)*

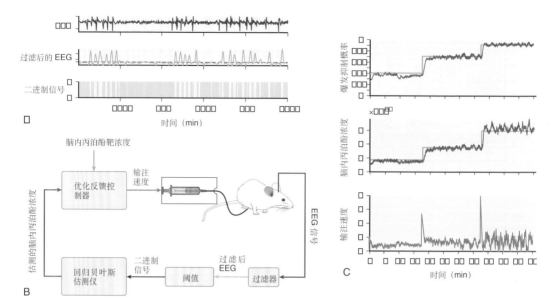

彩图 50-10 通过控制爆发抑制维持医学昏迷的闭环麻醉给药系统的实验。A. 大鼠脑电图（EEG）中的爆发抑制信号经过过滤和设定阈值后，转换成二进制数据（即爆发为 0，抑制为 1）。B. 通过指定爆发抑制概率来设定脑内丙泊酚的靶浓度。贝叶斯估测仪根据 EEG 估测脑内丙泊酚浓度。控制器通过比较丙泊酚估测浓度和靶浓度的差别，每秒钟调整一次输注速率，以维持设定的目标爆发抑制概率或相应的脑内丙泊酚靶浓度。C. 上方的图显示将目标爆发抑制概率（绿线）维持在 0.4，持续 20min，而后改为 0.7，持续 20min，最后改为 0.9，持续 15min。估测的爆发抑制概率（紫线）与目标水平紧密贴合。中间的图显示相应的脑内丙泊酚靶浓度（绿线）与估测的丙泊酚浓度（紫线）紧密贴合。下方的图显示控制器如何即刻改变输注速率以维持爆发抑制目标水平。该研究验证了实时控制爆发抑制以及全身麻醉状态的可行性 *(Redrawn from Shanechi M, Chemali JJ, Liberman M, et al: A brain-machine interface for control of medically-induced coma, PLoS Comput Biol 9:e1003284, 2013.)*

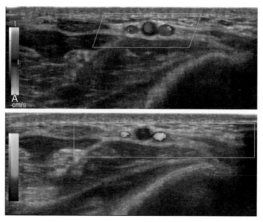

彩图 58-9 多普勒频移声像图说明。A，在彩色多普勒中，彩色编码基于平均频移。B，在功率多普勒中，编码基于功率谱